스트레칭을 위한 가이드

ULTIMATE GUIDE TO

STRETCHING

■ **대표역자**
정형국(안산대학교 물리치료과 교수)

■ **감수**
이종민 현) 서울 투탑 정형재활의학과 의원 원장
전) 브레인 요양병원 원장

■ **공동역자**(가나다 순)
김항진(모던필라테스 대표이사)
박성희(경희대학교 후마니타스칼리지 체육교과 겸임교수)
백형진(동국대학교 산학협력단 겸임교수)
성기석(한국선수트레이너협회 이사장)
성도현(한국대학선수트레이너 대표)
심경섭(여주대학교 건강재활과 교수)
정연옥(동원대학교 보건건강운동관리과 교수)
엄기매(여주대학교 물리치료과 교수)
이동건(한국선수트레이너협회 교육이사)

Ultimate Guide to STRETCHING
by **Sophie Cornish-Keefe**

스트레칭을 위한 가이드

2022년 7월 11일 초판인쇄
2022년 7월 18일 초판발행

지 은 이 : Sophie Cornish-Keefe
옮 긴 이 : 정 형 국 외
발 행 인 : 박 병 조
발 행 처 : 도서출판 영문출판사
등 록 : 1987년 12월 21일 제2-419호
주 소 : 서울시 강남구 삼성동 69-1
전 화 : (02) 514-5590, 776-5590
팩 스 : (02) 756-8943
E-mail : yeongmunsa@empas.com
홈페이지 : www.ymsbook.net
정 가 : 45,000원
ISBN 978-89-7224-533-9 93510

※ 파본은 교환해 드립니다.

스트레칭을 위한 가이드

160 가지 스트레칭에 대한 자세한 지침 및 해부학적 그림

ULTIMATE GUIDE TO

STRETCHING

WITH DETAILED INSTRUCTIONS AND ANATOMICAL ILLUSTRATIONS FOR 160 STRETCHES

Sophie Cornish-Keefe

영 문 출 판 사

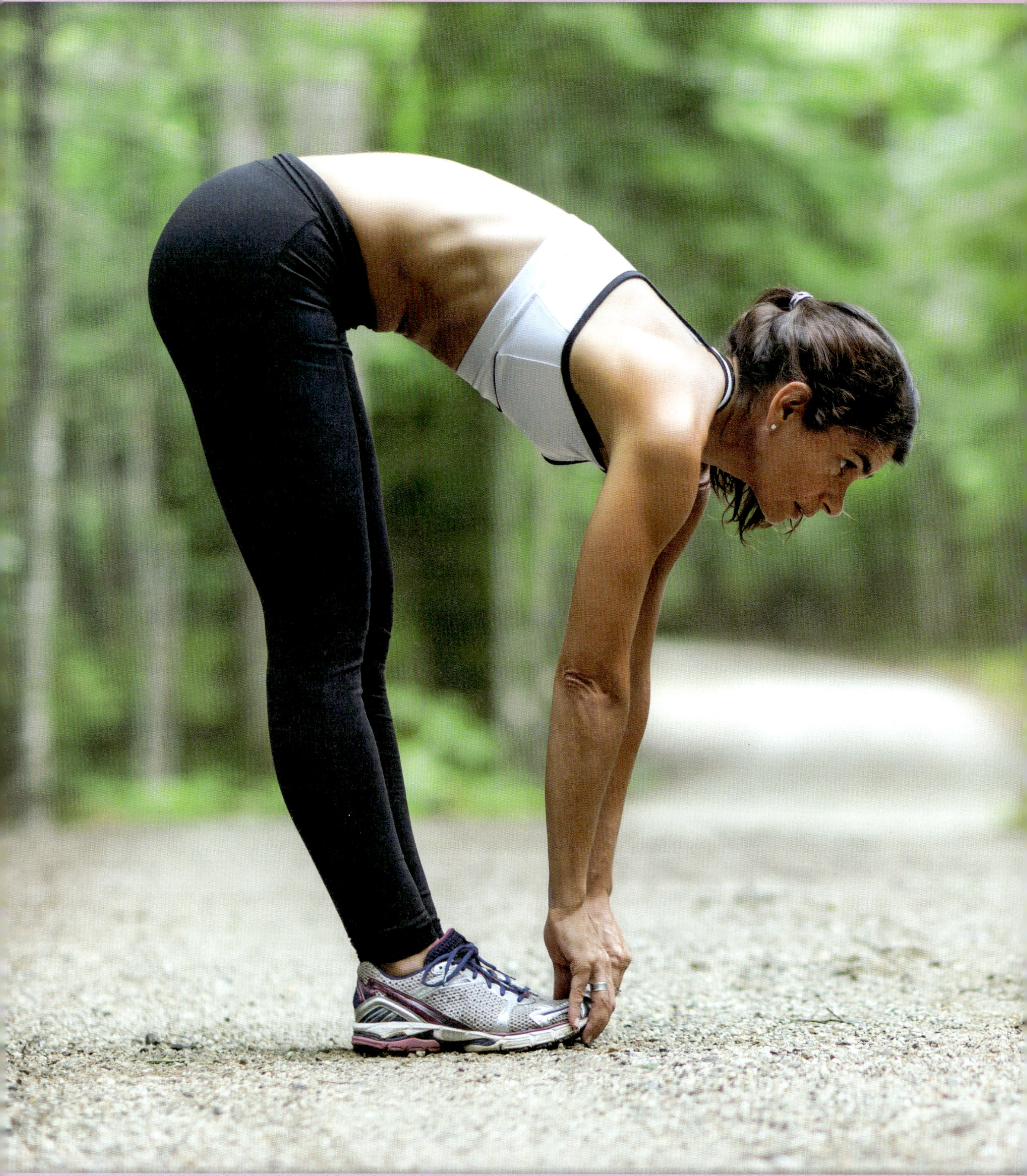

목차 CONTENTS

스트레칭이란 무엇인가?

스트레칭은 유연성을 증가시키고 관절의 가동범위를 향상시키기 위한 근육 길이를 연장하는 기법이다. 스트레칭은 운동이나 재활 치료의 중요한 부분이다. 스트레칭은 활동을 하기 전에 신체의 워밍-업에 도움을 주어, 손상과 근육통의 위험을 감소시킨다. 또한 정기적인 스트레칭은 좌식 생활에서 오는 문제점을 해소하는데 효율적이다.

모두를 위한 유연성

엄밀히 말해, 유연성은 특정 지절이나 관절의 완전 가동범위로서 이해될 수 있다. 우리들은 유연성을 전문 댄서나 요가 수련자들만 가진 스킬로써 생각한다. 그러나, 일정의 유연성 유지는 모든 사람에게 중요하다. 나쁜 유연성은 통증성 또는 경직성 관절, 나쁜 신체 정렬/자세, 그리고 만성 통증의 가능성을 초래할 수 있다. 유연성을 향상시킨 후 유지하는 방법은 아주 간단하다. 여러분의 지절과 관절을 그들의 가동범위로 1주일에 몇 분씩, 그리고 몇 회만 스트레칭에 투자하면 된다. 그리고 특정의 문제 영역에 집중한다.

왜 스트레칭을 하는가?

스트레칭과 요가 수행은 신체의 통증을 완화시킬 뿐만 아니라 유연성을 향상시킬 수 있다. 스트레칭을 정기적으로 수행하는 사람들은 허리 통증을 덜 경험하는 편이다.

목의 스트레칭은 도수치료로서 목 통증을 감소시키는데 효율적일 수 있다. 또한 아킬레스건의 스트레칭은 심한 발꿈치 통증을 완화 시킬 수 있다. 새로운 연구에 따르면, 스트레칭 후 몇 분 이내 부교감신경(이완을 담당하는 신경계)의 활성이 증가되었다고 한다. 요가 수련자들이 스트레칭을 한 후에 경험하는 행복감을 이것으로 일부 설명할 수 있다.

언제 스트레칭을 하는가?

정기적이고 안전한 스트레칭은 모든 사람과 신체 능력에 이점을 줄 수 있다. 운동선수나 운동하는 일반 사람도 스트레칭을 준비운동과 마무리 운동 안에 통합시켜야 한다. 그러나, 심지어 여러분이 운동을 전혀 하지 않는 사람일지라도, 여러분 삶의 일부분으로서 매일 스트레칭을 수행해야 한다. 만약 여러분의 직종이 사무직이거나 대부분의 시간을 책상 앞에서 보낸다면, 다리, 어깨 및 가슴의 근육을 스트레칭하기 위해 일정 휴식시간을 가지는 것을 강력히 권장한다. 스트레칭은 손상으로 고생하는 사람이나 자신의 건강을 위해 재활치료를 받고 있는 사람에게 매우 중요하다. 물리치료사는 여러분의 특정 회복 요구에 맞는 가장 좋은 스트레칭 운동을 결정하는데 도움을 줄 수 있다.

어떻게 스트레칭을 하는가?

스트레칭이 통증을 유발해서는 안된다. 통증은 근육, 건, 또는 인대의 가동범위를 초과해서 스트레칭했다는 징후이다. 이것은 손상, 반흔조직 형성, 또는 유연성의 감소를 초래한다. 스트레칭할 때, 여러분은 인대(뼈와 뼈 사이에 부착하는 조직)가 아니라, 스트레칭하는 근육과 건(뼈에 근육을 붙이는 조직)에만 집중해야 한다. 만약 좋은 느낌의 스트레칭이 아니라면, 조직의 능력을 초과해서 스트레칭하고 있거나 잘못된 방법으로 스트레칭하고 있는 것이다.

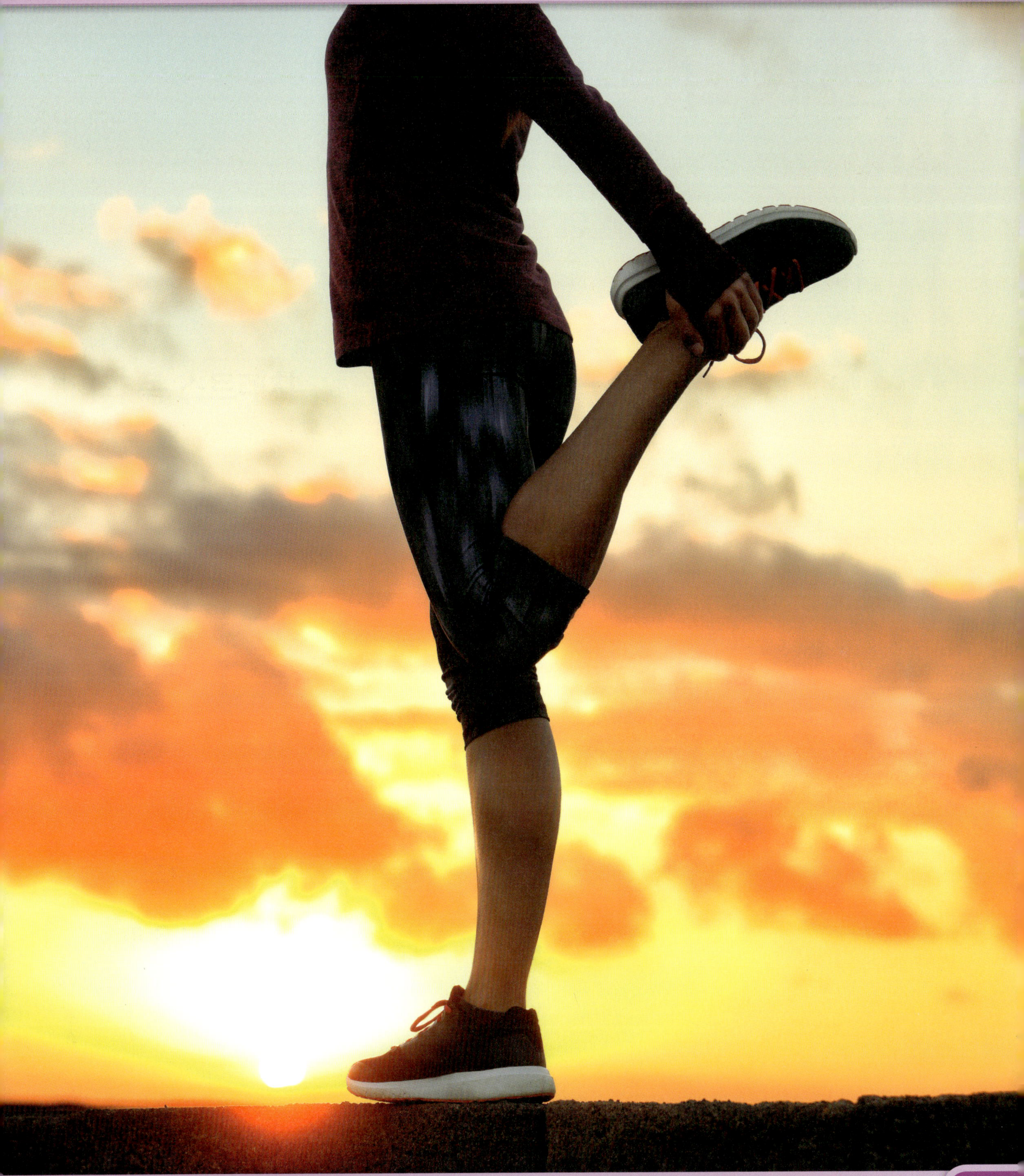

스트레칭의 종류

모든 스트레칭 운동은 적용되는 기법에 따라, 폭넓게 여러 범주 중의 하나로 분류될 수 있다. 여러 스트레칭 기법 사이의 차이점을 아는 것은 그 사람의 신체 목표에 어떤 스트레칭이 가장 좋은 것인지를 결정하는데 필수적이다. 제공된 스트레칭 기법의 과정과 성과를 아는 것도 올바른 실행을 이해하는데 도움을 줄 것이고, 이것으로 여러분은 각 스트레칭을 안전하고 효율적으로 수행할 수 있을 것이다.

정적 스트레칭과 동적 스트레칭

정적 스트레칭(Static Stretches):

정적 스트레칭은 대부분의 스트레칭이 포함될 수 있는 가장 일반적인 형태이다. 정적 스트레칭은 목표 근육을 신장하고 이완하는데 도움을 주고, 타이트니스를 완화하고 유연성을 향상시킨다. 이들 스트레칭은 목표 근육을 최대 지점까지 늘이고, 그 지점에서 일정 시간 동안 그 스트레칭을 유지함으로써 수행된다. 스트레칭 유지 시간은 연령과 현재의 능력 뿐만 아니라, 통증이나 손상에 좌우된다. 정적 스트레칭은 바운딩이나, 반복적인 움직임이나 빠른 움직임으로 이루어지지 않는다. 정적 스트레칭은 자세를 유지하는 동안 목표 근육에 통증이 없는 가벼운 당김 감각을 초래해야 한다. 정적 스트레칭은 초보자를 위한 가장 안전하고 접근하기 쉬운 스트레칭으로 간주된다.

정적 스트레칭의 종류:

능동적 스트레칭: 더 강한 강도를 위한 추가적인 힘은 스트레칭을 하는 사람에 의해 적용된다.

수동적 또는 등척성 스트레칭: 강도를 증가시키기 위한 추가적인 힘은 외적 힘(예, 파트너나 보조장비)에 의해 적용된다. 예를 들어, 여러분이 압박에 저항하는 동안 파트너에게 여러분의 다리를 잡도록 요구하고, 여러분은 반대 방향으로 여러분의 다리에 힘을 가해 보자.

동적 스트레칭(Dynamic Stretching):

정적 스트레칭과는 달리, 동적 스트레칭은 지속적인 움직임 패턴의 사용을 요구한다. 일반적으로, 동적 스트레칭은 특정 스포츠나 활동을 수행하는데 요구되는 유연성을 향상시키기 위해 설계된다. 이런 이유 때문에, 종종 동적 스트레칭은 특정 활동에 수행되는 움직임을 모방한다: 예를 들어, 단거리 달리기 선수는 길고, 과도한 런지로 달리기를 위한 준비를 한다. 동적 스트레칭은 정적 스트레칭의 자세 유지와는 반대로, 모멘텀과 능동가동범위를 이용하는 운동 시리즈를 가진다. 동적 스트레칭의 종류는 정적 스트레칭이 과신장의 위험을 가지는 것과는 달리, 근육을 과신장 없이 근육을 이완하고 활성화하는데 도움을 준다.

탄성 스트레칭(Ballistic Stretching)

탄성 스트레칭은 가동범위를 초과하기 위해 스트레칭 위치까지 바운딩을 주어 신체의 일부에 힘을 가한다. 탄성 스트레칭은 가동범위를 증가시키고 근육의 신장반사를 유발시키는 능동 스트레칭의 한 형태이다. 이런 형태의 스트레칭은 일반적으로 운동선수의 훈련(athletic drills)을 위해 사용된다. 이것은 목표 근육군을 스트레칭하기 위해 반복적인 바운딩(튕기는 동작)을 이용한다. 이들 바운딩 움직임이 손상의 위험을 증가시킬 수 있지만, 만약 정적 스트레칭을 선행하고 낮은 속도에서 높은 속도로 점진적으로 수행한다면 탄성 스트레칭을 안전하게 수행할 수 있다. 일반적으로, 탄성 스트레칭은 높은 컨디셔닝을 가진 유능한 운동선수에게만 적용된다.

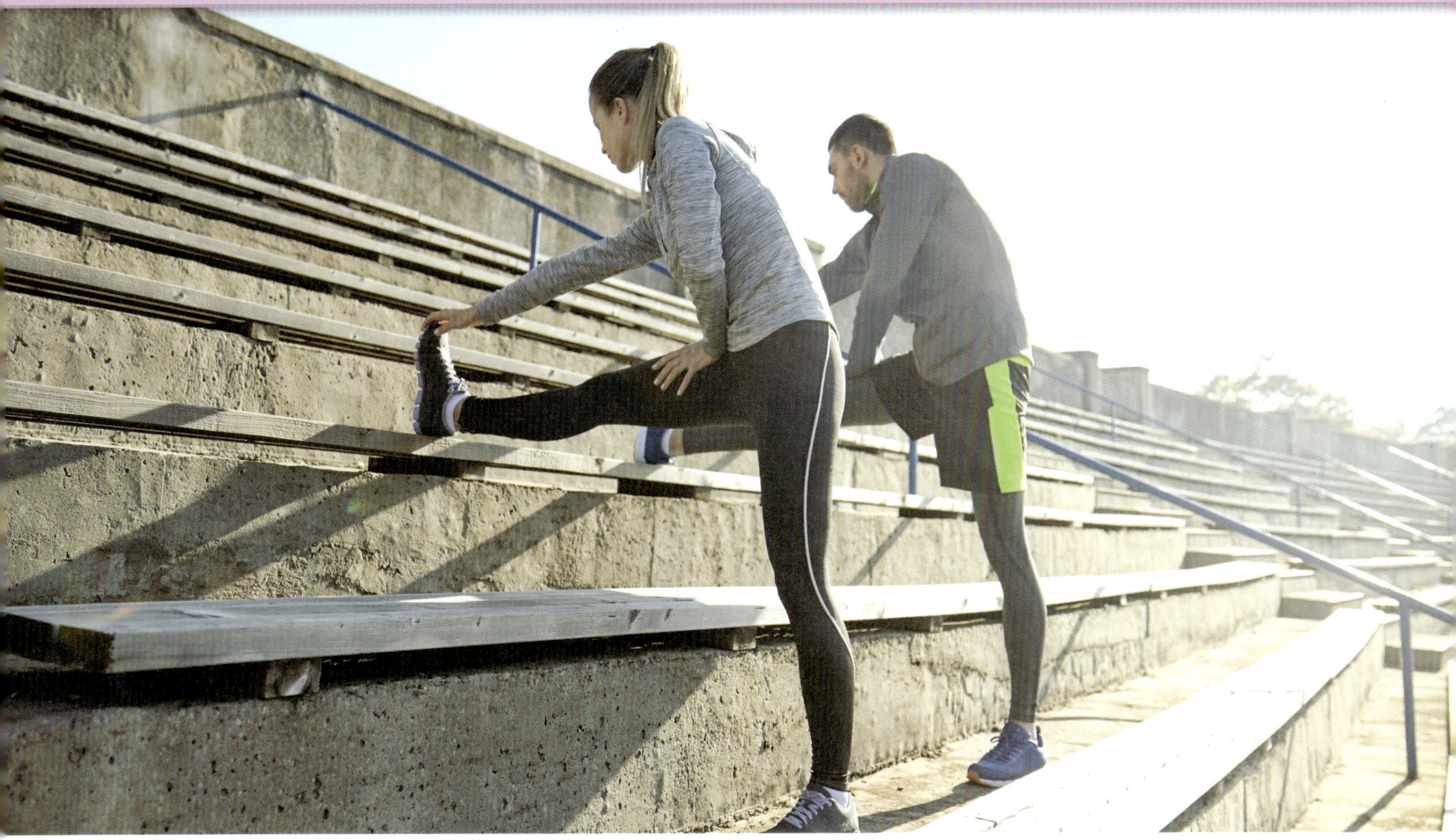

능동적 고립 스트레칭
(Active Isolated Stretching, AIS)

이 스트레칭 기법은 한 번에 2초 정도만 유지된다. 이것은 이전 저항 지점을 초과할 목적으로 반복적으로 수행된다. 근력 강화 운동처럼, AIS는 여러 세트로 수행되고, 각 세트는 특정 반복횟수를 가진다. AIS는 전문가(운동선수, 트레이너, 마사지 치료사, 기타)에 의해 일반적으로 사용된다.

AIS 스트레칭의 목표는 어떤 도움 없이 유지할 수 있는 특정 위치에 도달한 다음, 당신의 몸을 밀어서 각각의 시도에서 그 위치의 운동 범위를 늘리는 것이다. 예를 들어, 시티드 포워드 벤드의 경우, 여러분은 여러 번 이루어지는 빠르고 연속적인 시도로 손가락끝을 발가락 쪽으로 더 멀리 밀 것이다. 이들 스트레칭은 근육과 근막의 탄성을 증가시키고 또 혈액 순환을 향상하기 위해 자연스런 생리적 과정으로 작용한다.

근막이완 스트레칭
(Myofascial Release Stretching)

이런 범주의 운동은 근육 타이트니스의 지점이나 불편 지점까지 부드럽고 지속적인 압박을 적용하기 위해 힘의 적용이나 외적 장비를 사용하면서 이루어진다. 폼 롤러나 유사 도구의 도움으로, 근막이완술은 근육은 물론, 근막(장기나 근육을 연결하고 덮고 있는 치밀한 결합조직)의 긴장을 완화하고 유연성을 향상시킨다.

마사지치료는 또 다른 형태의 근막이완술로서, 치료사가 타이트한 근육 영역을 찾기 위해 부드러운 압박을 적용한 후, 조심스럽고 신중한 근육-스트레칭 기법을 통해 그들 영역을 치료하는 것이다. 치료사는 작고 지속적인 전후 움직임을 30~60초 동안 국소 신체 부위에 적용한다. 사람의 통증 내성이 목표 영역에 적용되는 압박의 강도를 결정할 것이다.

스트레칭의 이점

여러분은 정기적인 스트레칭의 수행으로 즉각적이고 장기적인 이점을 경험할 수 있다. 스트레칭의 단기적 이점으로는, 가동범위의 유지와 증가, 부드러운 근조직으로의 혈액순환, 근육의 타이트니스와 통증의 감소 등이 있다. 유연성과 가동범위의 향상은 운동 능력을 강화하고 운동과 관련된 손상을 예방할 수 있다. 정기적인 스트레칭은 가동범위를 유지하는데 도움을 줄 수도 있다. 스트레칭은 많은 신체적 이점 말고도, 마음을 진정시키고 무드를 향상시키는 이완운동의 한 종류이다.

유연성 증가

좋은 근육 유연성은 삶의 질을 크게 향상시킬 수 있다. 무거운 물건 들기, 신발끈을 매기 위한 몸통 굽힘, 버스 잡기를 위한 빠른 행동 등과 같은, 일반 과제가 더 쉬워지고 힘이 덜 든다. 유연성 훈련은 약한 근육을 강화하고, 좋은 균형을 얻고, 자세를 향상시키는데 도움을 줄 수 있다. 유연한 근육과 좋은 신체 정렬을 가지면, 노후에 발생하는 질병과 통증 발생의 위험을 낮춘다.

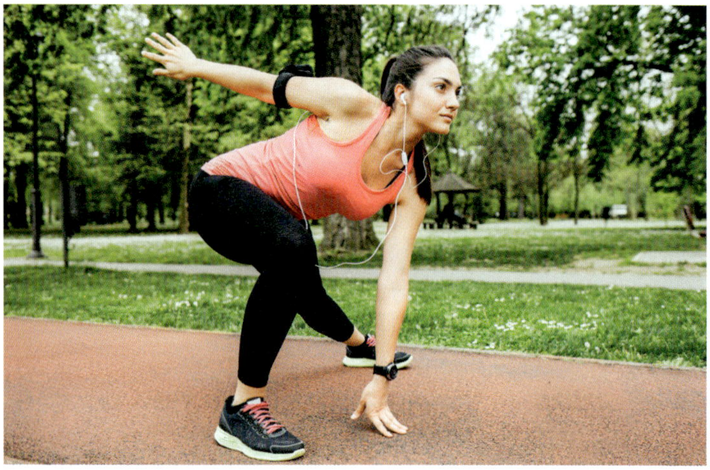

혈액순환 향상

스트레칭은 근육으로 가는 혈액순환을 강화시킬 것이다. 혈액이 근육으로 들어가서 산소와 영양분을 공급하고, 또 근조직에서 배출되는 노폐물을 제거할 것이다. 더 좋은 혈액 순환은 근육 손상으로 치유되는 회복시간을 단축시킬 것이다. 신체를 통한 영양분 공급과 혈액순환의 향상은 여러분의 에너지 레벨을 증가시킨다.

자세 향상

나쁜 자세를 초래하는 수년 동안의 구부정한 자세에 의해 가슴과 어깨의 인대와 건도 타이트해질 수 있다. 이것은 허리의 심한 통증과 양쪽 견갑골 사이의 통증을 초래할 수 있다. 빈번한 스트레칭으로 근육의 탄력을 지켜 주는데 도움을 줄 수 있고, 적절한 신체 정렬을 유지할 수 있도록 만든다. 더 좋은 자세를 가졌다면, 척추 주변의 근육들이 더 잘 균형을 이루고, 신체를 대칭적으로 지지할 것이다.

스트레스 완화

스트레칭은 신체에 이득이 될 뿐만 아니라, 마음에도 좋은 영향을 준다. 스트레칭은 스트레스를 동반하는 타이트한 근육을 이완시킨다. 종종 스트레스의 느낌은 여러 신체 부위의 근육을 긴장시켜, 혈액순환을 감소하고 불편을 초래한다. 스트레칭은 스트레스 호르몬의 생산을 감소시키는 신경계의 수용기를 자극한다. 여러분은 신체 부위를 사용하여 근육을 이완시키는 방법을 배움으로써 스트레스를 완화시킬 수 있을 것이다.

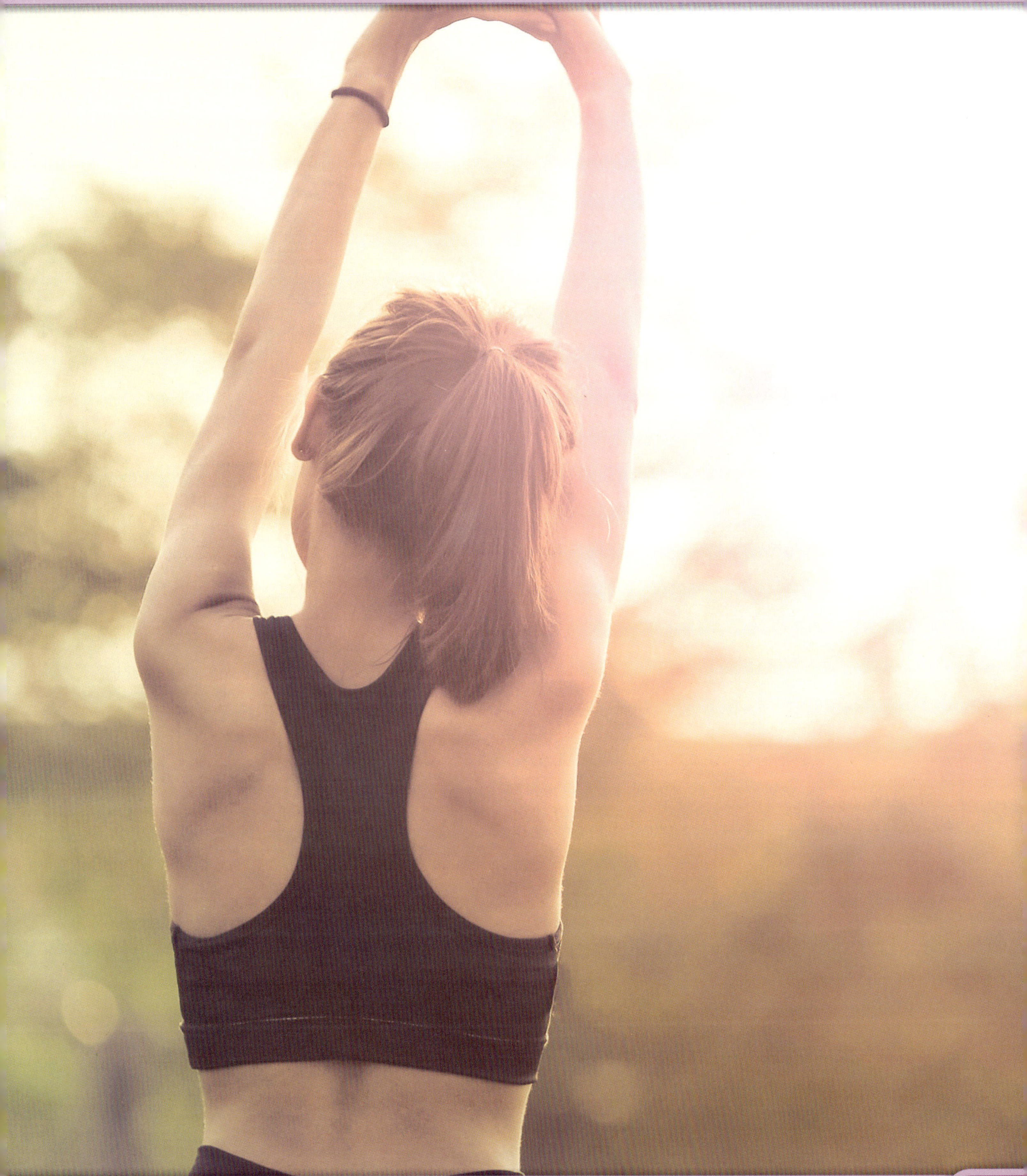

적절한 스트레칭 기법

적절한 스트레칭 기법을 수행하는 것이 필수적이다. 적절한 스트레칭의 수행은 손상을 피할 수 있도록 만든다. 적절한 스트레칭 기법에 대한 팁은 다음과 같다:

먼저 워밍-업 하기: 여러분의 몸이 활동을 위한 준비가 덜 되어 있을 때 근육을 스트레칭하면, 근육의 손상이 증가할 수 있다. 워밍-업으로서 양 팔을 가볍게 펌핑하면서 걷거나, 5분 동안 낮은 강도의 운동을 수행한다.

적어도 30초간 스트레칭 유지하기: 이 시간이 조직을 안전하게 신장할 수 있는 시간이다. 타이트한 근육이나 문제 영역을 위해 30~60초 동안 스트레칭을 유지한다. 이 시간이 긴 시간처럼 보일 수 있어서, 여러분은 충분한 스트레칭이 이루어지고 있는지를 확인하면서, 스트레칭하는 것이 좋다. 대부분 근육군의 경우에 30초 이상의 스트레칭을 유지한다면, 한 번만 스트레칭해도 될 것이다.

바운딩을 하지 않기: 바운딩 스트레칭은 미세열상을 초래할 수 있고, 이것은 다시 근육 치유의 과정으로서 반흔조직을 형성할 수 있다. 반흔조직은 근육의 타이트니스를 더욱 악화시켜 유연성을 떨어뜨리고 통증을 더 잘 일으킬 수 있다.

통증 없는 스트레칭에 집중하기: 만약 스트레칭할 때 통증을 느낀다면, 스트레칭을 너무 심하게 한 경우이다. 통증을 못 느끼는 지점까지 다시 돌아온 후, 그 스트레칭을 그대로 유지한다.

자유롭게 이완하고 호흡하기: 스트레칭을 할 때 호흡을 중단해서는 안된다. 천천히 신중하게 내쉬고 들이쉰다.

양쪽 모두 스트레칭하기: 가능하면 신체 좌우측 관절가동범위를 동등하게 만든다.

활동 이전과 이후에 스트레칭하기: 최상의 방책은 격렬한 운동을 하기 전에 가벼운 스트레칭을 수행하는 것이고, 운동 이후에도 스트레칭을 적용하는 것이다.

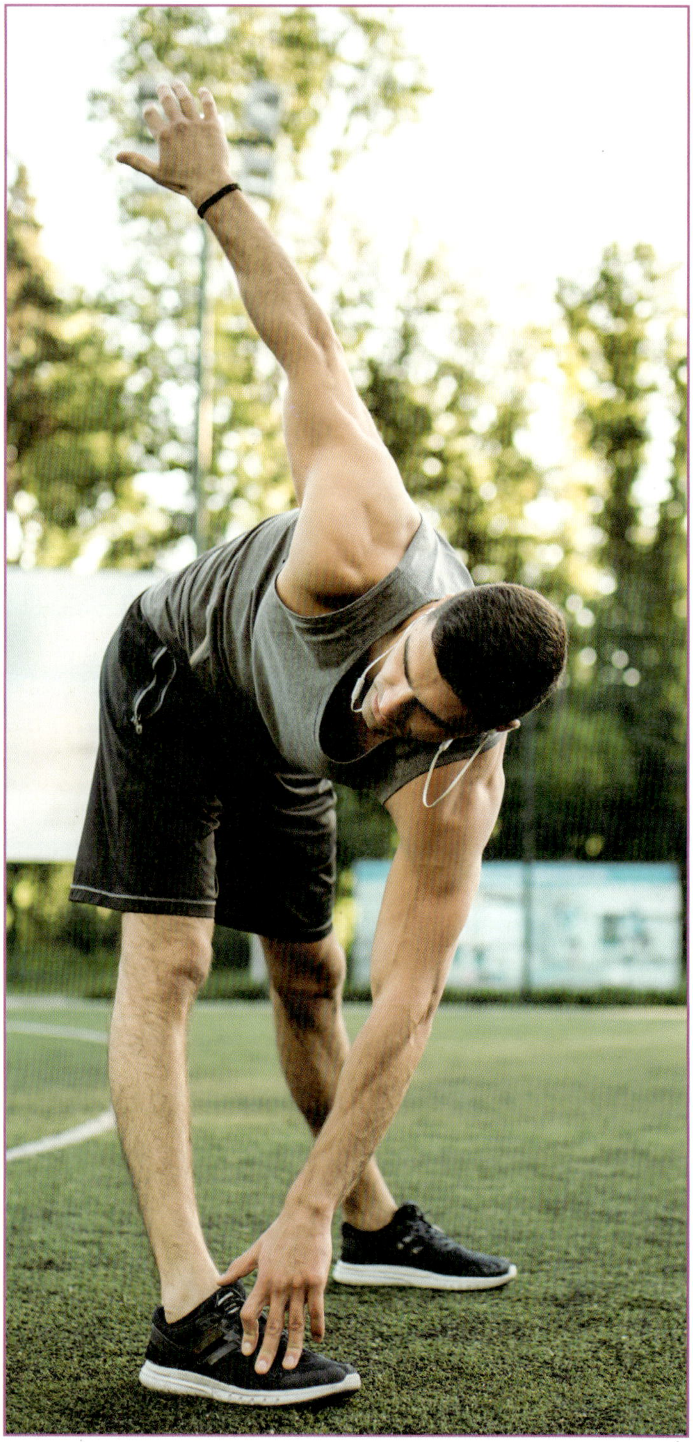

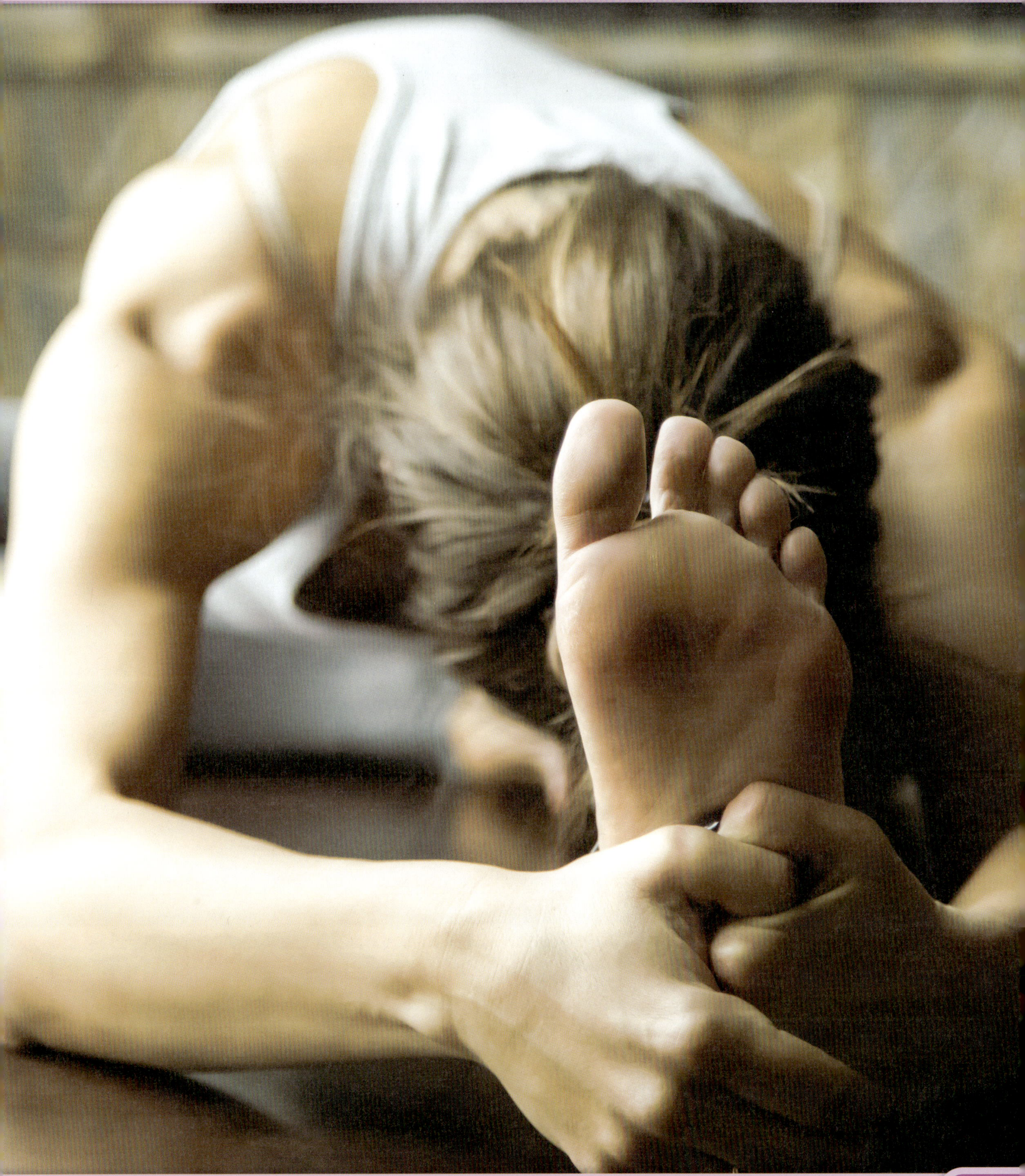

신체 부위의 스트레칭

유연성을 생각할 때, 갑자기 생각하는 일반적인 예는 발가락 닿는 능력이다. 그러나 유연성은 머리에서 발가락까지 전신 근육을 목표로 해야 한다. 특정의 신체 요구와 타이트하거나 불편한 근육을 위한 포괄적인 스트레칭 루틴을 설계할 때, 각 신체 부위를 고려하고 올바른 방법으로 근육이 참여하고 있는지를 확인하는 것이 중요하다.

목: 우리는 한 번 이상 목이 뻣뻣한 상태로 잠에서 깨어났던 적이 있었다. 수면 동안의 움직임 부족이 목을 타이트하게 만든 흔한 원인이다. 나쁜 자세를 유지면 상부 및 중간등의 긴장이 발생하여 목의 뭉침이 생긴다. 목 근육의 신장은 등의 긴장을 풀어주고 전신을 이완시키는데 도움을 준다. 그러나 이런 민감한 신체 영역의 근육을 스트레칭할 때는 부드럽게 수행해야 한다.

어깨: 만약 여러분의 어깨가 앞쪽으로 말린 구부정한 자세를 가지고 있다면, 아마도 여러분의 어깨 근육은 매우 긴장되어 있을 것이다. 구부정함이 심할수록, 어깨 가동범위에 문제가 심할 것이다. 어깨 가동성의 소실에 맞서기 위해, 어깨 스트레칭을 정기적으로 수행하자. 상체와 어깨를 이완하기 위해 몇 가지 월-어시스티디 스트레치를 시도하자.

등: 일상 움직임 중 많은 부분은 강하고 안정된 등에 좌우되지만, 우리의 척추는 지극히 약한 편이다. 등을 유연하게 유지하는 것이 손상의 위험을 줄이는데 도움을 줄 수 있고, 허리에 발생된 긴장을 완화시킬 수 있다. 여러분의 일상 운동 루틴에 등 스트레칭을 첨가함으로써 자세를 향상하고 등 통증을 줄일 수 있다.

둔부: 둔부 근육은 걷기, 달리기, 점프 등에 도움을 주는 주요 운동 복합체일 뿐만 아니라, 신체 중에서 가장 무거운 부분이다. 우리는 둔부를 매우 자주 사용하기 때문에, 둔부가 쉽게 타이트해지거나 통증을 일으킨다. 그래서 둔부를 정기적으로 스트레칭하는 것이 중요하다.

고관절 굴곡근: 고관절 굴곡근은 다리를 움직이는데 중요하다. 걷고, 달리고, 자전거를 탈 때, 고관절 굴곡근이 활성화된다. 그러나 여러분이 하루 종일 의자에 앉아 있으면, 고관절 굴곡근이 타이트해지는 경향이 있고, 이것은 여러분의 가동성을 손상시켜 허리를 당긴다. 이것을 해결하기 위해서는, 고관절 굴곡근을 자주 스트레칭해야 한다.

고관절 내전근: 안쪽 허벅지는 매우 강한 근육군이 아니다. 그렇다고 해서 그들이 타이트해지지 않는다는 의미는 아니다. 이들 근육의 낮은 사용 빈도, 기능적 움직임의 부족, 또는 다리를 교차하고 의자에 앉는 것도 안쪽 허벅지가 다른 활동적인 근육군 만큼 타이트해지는 원인이다. 이 근육군의 무시가 다른 근육의 불균형을 일으킬 수 있다. 그래서 일상 루틴의 일환으로 이들 근육을 스트레칭해야 한다.

발: 발은 작은 신체 부위이지만, 많은 뼈와 근육을 가지고 있다. 이런 해부학적 복합성은 하루종일 움직일 때 체중을 잘 지지하는 필수 요소이다. 발을 무시하면 손상당하기 쉽다. 특히 충분한 지지를 제공 못하는 신발을 신었을 때 더욱 그러하다. 기본 발 스트레칭 기법의 적용은 균형과 협응을 향상시키는 한편, 발과 발꿈치, 발목의 통증을 해결하는데 도움을 줄 수 있다.

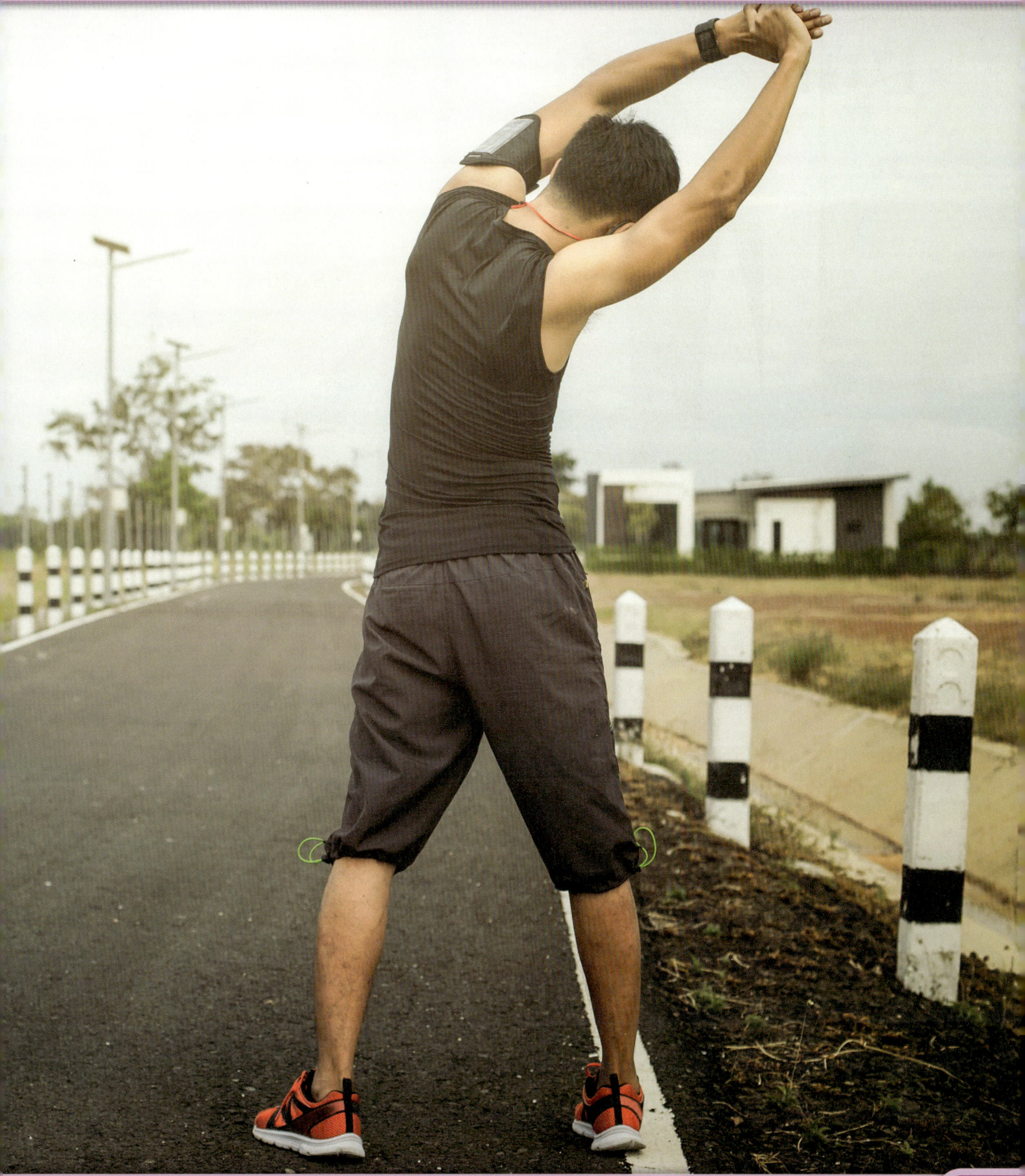

안전한 스트레칭

스트레칭은 무한한 신체 이점을 제공하지만, 특정 위험이 없는 것은 아니다. 스트레칭의 긍정적 효과를 최대화하기 위해서는 스트레칭을 안전하고 올바르게 수행해야 한다. 스트레칭을 안전하게 하는 최상의 방법은 특정 스트레칭의 올바른 단계와 기대 성과를 알고 있을 뿐만 아니라, 스트레칭과 관련된 기본 해부학을 아는 것이다.

스트레칭 알기

스트레칭을 알기 위해서는, 근육이 실제로 가동범위에 영향을 주고 있는지를 알아야 한다. 골격근은 완전 가동범위를 담당하는 뼈와 관절의 작용을 촉진한다. 근육을 스트레칭할 때, 실제로 관절과 인대가 다양한 접촉면을 가로질러 움직인다. 각 관절은 가동성과 제한을 결정하는 독특한 접촉면을 가진다.

특정 관절을 둘러싸는 근육을 신장시면 특정 신체 부위를 위한 가동성이 증가하지만, 관절과 인대에 무리가 되는 지점까지 운동하지 않도록 주의해야 한다. 정상 가동범위는 건강한 관절 움직임의 한 부분이지만, 그들의 한계점을 초과해서 스트레칭하면 문제가 발생한다. 스트레칭이 통증이나 근육통을 일으켜서는 안된다.

연구에 따르면, 신체 한계점을 초과해서 지속적으로 강한 스트레칭을 수행한 사람은 골관절염을 초래할 수 있는 좋지 않는 관절과 인대의 역학적 마모를 일으켰다고 한다.

적절한 범위에서 스트레칭하기

여러분은 너무 강한 힘으로 스트레칭해서는 안된다. 스트레칭은 자연스럽고 편안한 느낌을 가져야 한다. 어떤 사람은 선천적으로 신체 한계점까지 근육이 신장되는 능력을 가지고 태어나지만, 대부분의 사람들은 정상 가동범위를 유지하기 위해 많은 노력을 해야 한다. 여러분의 몸에 집중하고 점진적으로 스트레칭을 진행해 보자.

의심할 것 없이, 요가와 필라테스는 보다 전인적인 방법으로 운동하기 위한 "고통 없이 얻을 수 있는 것은 없다"라는 정신력을 삼가함으로써 많은 미국인들이 운동하는 방법을 혁신시켰다. 그러나 이들 운동도 극단 지점까지 신체를 움직일 때는 신체 정렬, 근균형 및 자세를 변화시킬 수 있다.

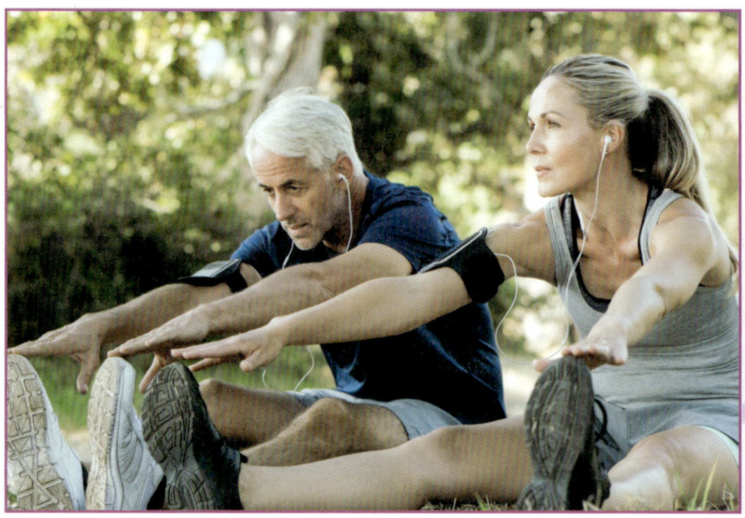

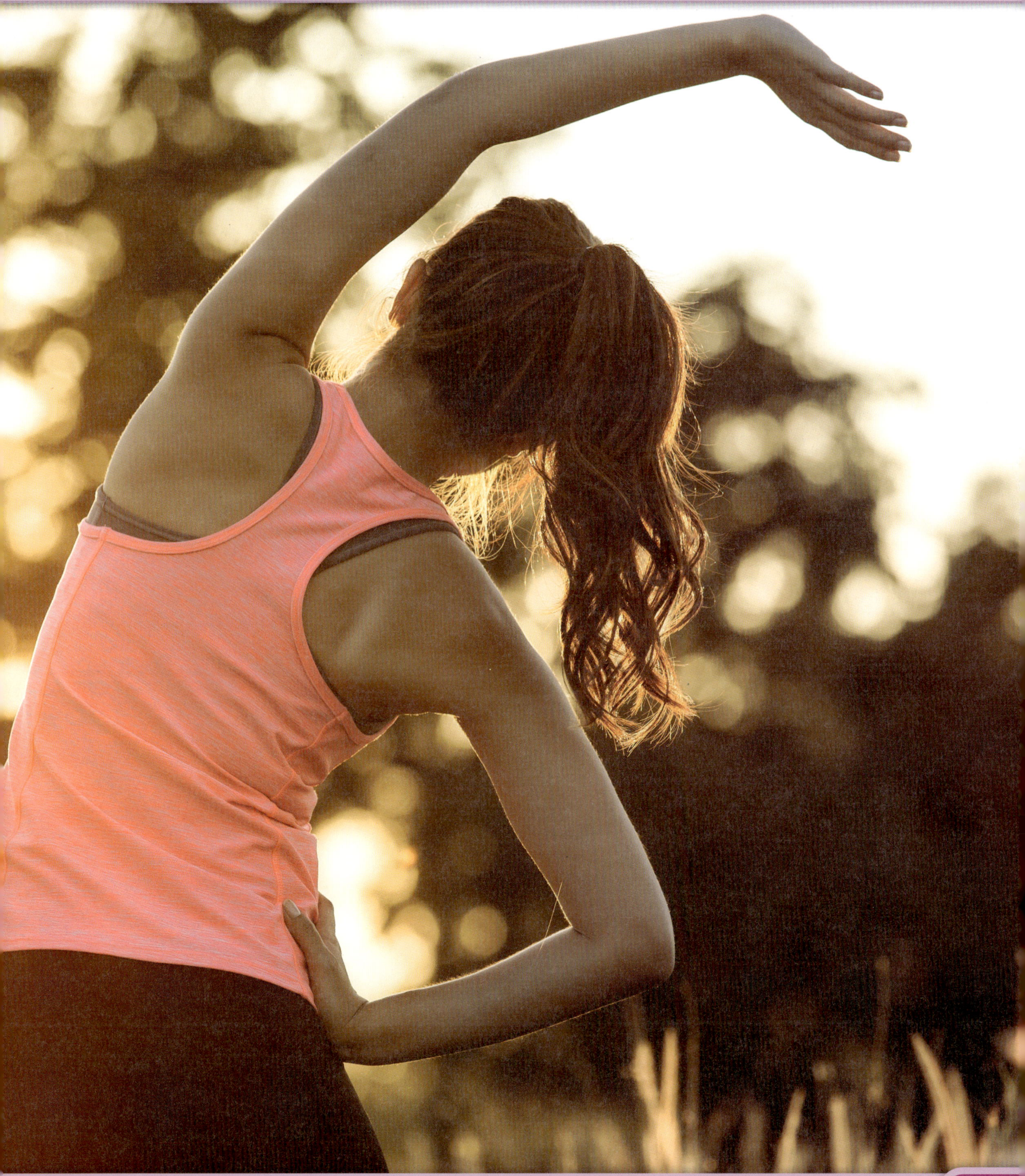

언제 스트레칭을 하지 않아야 하는가?

비록 스트레칭의 이점이 많지만, 가끔 스트레칭으로 인한 신체의 위험이 스트레칭으로 얻는 것보다 중요할 수 있다. 만약 여러분이 최근에 근육 손상, 염좌 및 골절을 당했다면, 어떤 스트레칭이 여러분의 회복에 가장 적합한지, 그리고 언제 스트레칭을 시작하는 것이 가장 적당한지 등에 대해 의사나 물리치료사와 상담을 하는 것이 가장 좋다.

급성 근육 좌상: 근육 좌상으로 고생하는 사람들은 스트레칭 활동을 통해 근육에 더 많은 스트레스를 가해서는 안된다. 손상된 근육은 일정 기간 휴식을 필요로 한다. 급성 염증시기에 근육 스트레칭은 더 심한 손상을 초래할 수 있다.

골절: 골절이 치유되는 데는 시간이 필요하다. 골절 부위의 근육 스트레칭은 뼈에 스트레스를 줄 수 있고, 치유를 방해할 수 있고, 또 골절 부위를 변위시킬 수도 있다. 의사의 동의 없이는 골절 주위의 관절을 스트레칭해서는 안된다.

관절 염좌: 스트레칭할 때 관절 염좌가 발생했다면, 뼈들을 고정시키는 인대가 과도하게 스트레칭된 것이다. 이런 이유 때문에, 관절 염좌 이후의 조기 스트레칭을 피해야 한다. 골절과 마찬가지로, 이들 구조물은 치유되는데 시간이 필요하고, 손상 직후의 스트레칭은 치유 과정을 더욱 지연시킬 것이다.

전문가 조언: 정기적 스트레칭은 여러분의 신체와 관절을 더 자유롭게 움직일 수 있고, 완전한 기능적 가동성을 가질 수 있도록 만든다. 여러분에게 맞는 가장 좋은 스트레칭이 무엇인지를 찾기 위해 물리치료사와 함께 점검해 보자.

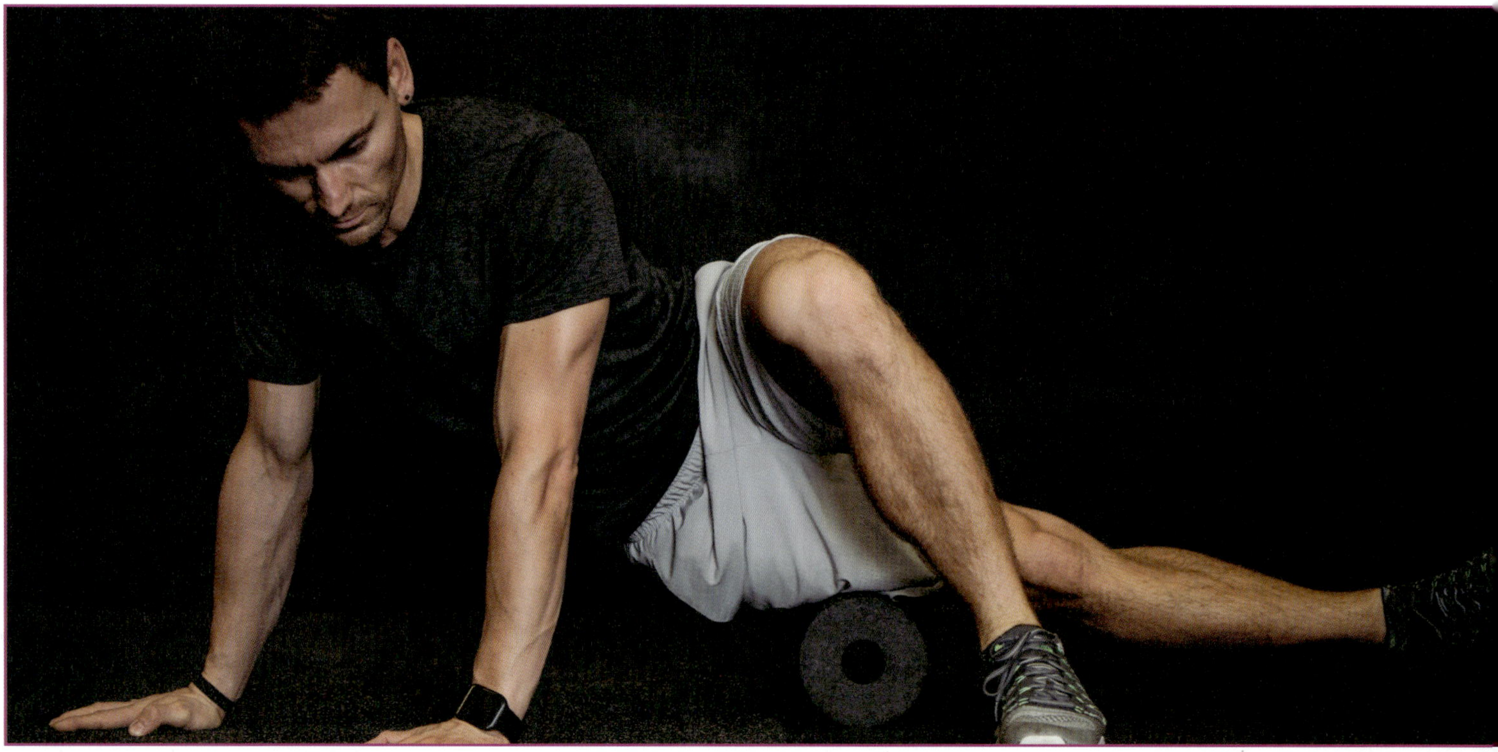

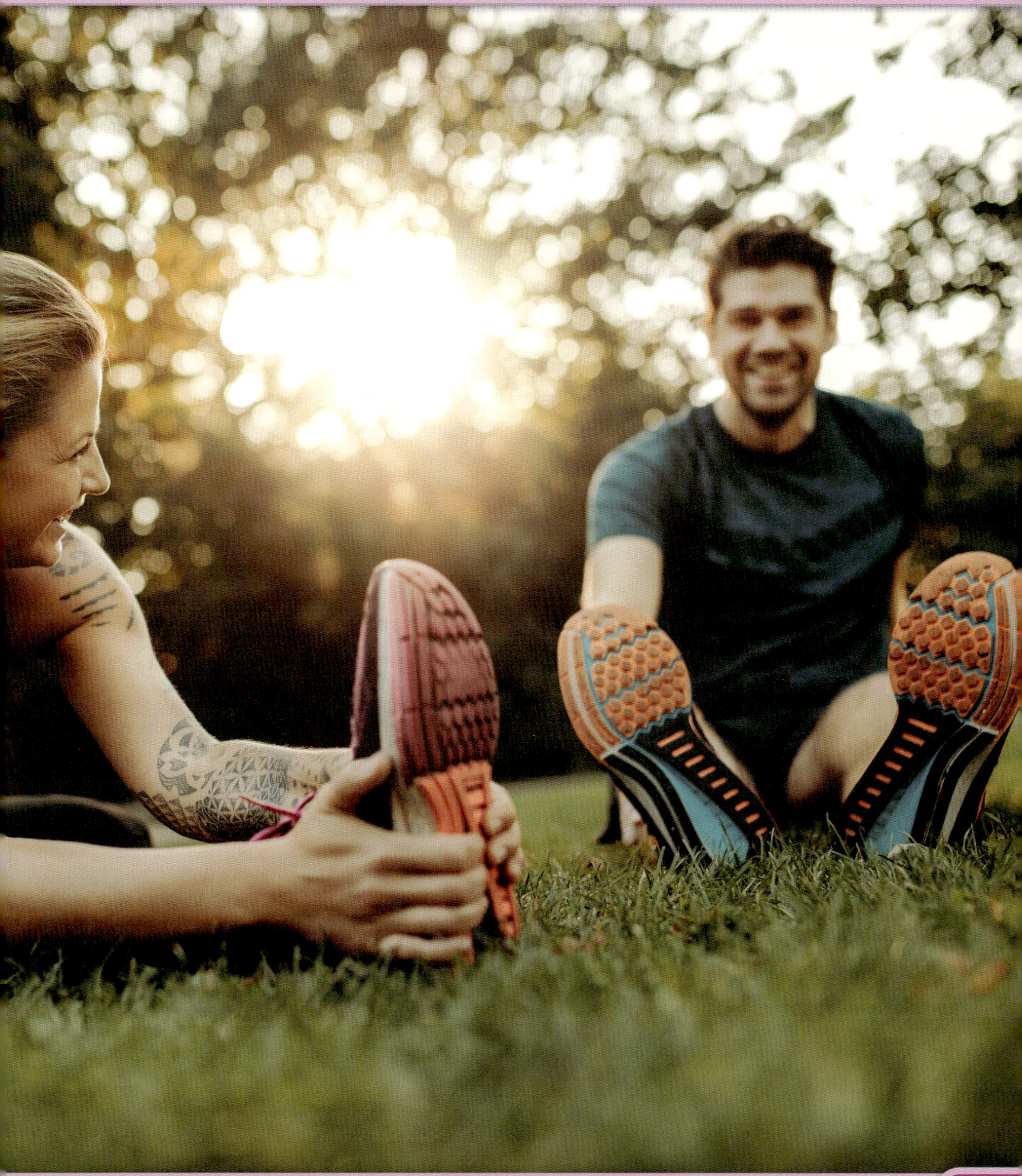

이 책의 사용 방법

이 책은 다양한 스트레칭 프로그램에 맞도록 특별히 선택된 160개 운동을 단계별로 교육하고 있다.

1장: 머리와 목 스트레치는
경추, 얼굴 및 목 근육을 이완시킨다.

2장: 팔, 어깨 및 상부 등 스트레치는
이들 주요 근육군을 목표로 하는 운동을 배운다.

3장: 가슴 스트레치는
가슴 근육과 기타 근육을 다룬다.

4장: 복부와 복사근 스트레치는
주요 코어 근육을 스트레칭하는 가장 좋은 방법을 배운다.

5장: 허리 스트레치는
허리 통증과 뻣뻣함을 이완시키는데 도움을 준다.

6장: 엉덩이, 서혜부 및 둔부 스트레치는
이들 주요 근육군을 확장하고 스트레칭한다.

7장: 다리, 발목 및 발 스트레치는
다리를 목표로 스트레칭한다.

8장: 스트레칭 루틴
특정 스트레칭 운동에 친숙해지면, 스트레칭 루틴 안에 그들을 포함시키는 방법을 배우기 위해 이 장을 다시 공부한다.

요점 (Key)

요점 포즈 스프레드

1. **범주**
목표가 되는 신체 전반을 의미한다: 등, 팔, 가슴, 코어, 다리 및 전신 등.
2. **운동 정보**
운동의 이름과 그것에 대해 알아야 하는 몇 가지 주요 사항을 제공한다.
3. **운동 방법**
운동 수행 방법에 대해 단계별 설명을 제공한다.
4. **단계별 사진**
주요 운동 단계의 사진을 보여준다.
5. **올바른 수행**
여러분의 동작을 완벽하게 수행하는데 도움을 주는 팁을 제공한다.
6. **팩트 파일**
주요 팩트를 목록한다: 목표 근육, 운동의 장점, 적용할 수 있는 주의사항 등.
7. **해부학 그림**
주요 작용 근육을 알려준다. 삽입 그림은 주요 이미지에 그려지지 않은 근육들을 보여준다.
8. **다른 버전**
낮은 난이도, 높은 난이도, 또는 유사 난이도를 가진 다른 운동 버전을 보여준다.

워크아웃 루틴

1. **루틴 정보**
루틴의 이름과 그것에 대해 알아야 하는 몇 가지 요점 사항을 제공한다.
2. **운동 정보**
동작의 이름, 이것을 찾을 수 있는 페이지, 그리고 이 동작을 유지하는데 얼마나 호흡해야 하는지를 보여준다.
3. **사진 아이콘**
빠른 운동 리뷰를 제공한다.
4. **팩트 파일**
루틴의 요점에 대한 빠른 목록: 난이도, 목표, 일/휴식의 비율, 그리고 수행하는데 걸리는 시간 등.

1
2
3
4
5
6
7
8

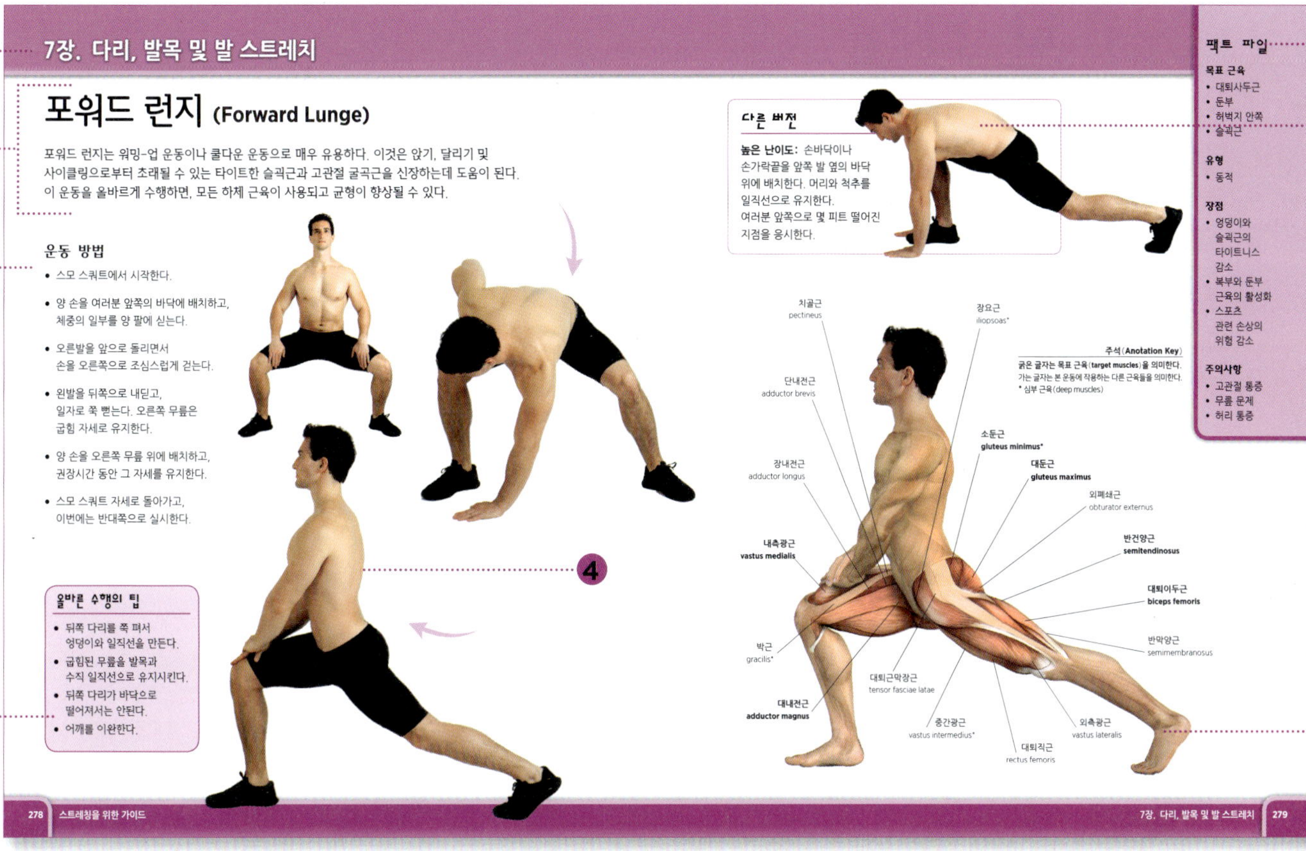

7장. 다리, 발목 및 발 스트레치
포워드 런지 (Forward Lunge)
포워드 런지는 워밍-업 운동이나 쿨다운 운동으로 매우 유용하다. 이것은 앉기, 달리기 및 사이클링으로부터 초래될 수 있는 타이트한 슬괵근과 고관절 굴곡근을 신장하는데 도움이 된다. 이 운동을 올바르게 수행하면, 모든 하체 근육이 사용되고 균형이 향상될 수 있다.
운동 방법
• 스모 스쿼트에서 시작한다.
• 양 손을 여러분 앞쪽의 바닥에 배치하고, 체중의 일부를 양 팔에 싣는다.
• 오른발을 앞으로 돌리면서 손을 오른쪽으로 조심스럽게 걷는다.
• 왼발을 뒤쪽으로 내딛고, 일자로 쭉 뻗는다. 오른쪽 무릎은 굽힘 자세로 유지한다.
• 양 손을 오른쪽 무릎 위에 배치하고, 권장시간 동안 그 자세를 유지한다.
• 스모 스쿼트 자세로 돌아가고, 이번에는 반대쪽으로 실시한다.
올바른 수행의 팁
• 뒤쪽 다리를 쭉 펴서 엉덩이와 일직선을 만든다.
• 굽힘된 무릎을 발목과 수직 일직선으로 유지시킨다.
• 뒤쪽 다리가 바닥으로 떨어져서는 안된다.
• 어깨를 이완한다.
다른 버전
높은 난이도: 손바닥이나 손가락끝을 앞쪽 발 옆의 바닥 위에 배치한다. 머리와 척추를 일직선으로 유지한다. 여러분 앞쪽으로 몇 피트 떨어진 지점을 응시한다.
치골근 pectineus
장요근 iliopsoas*
주석(Anotation Key)
굵은 글자는 목표 근육(target muscles)을 의미한다.
가는 글자는 본 운동에 작용하는 다른 근육들을 의미한다.
* 심부 근육(deep muscles)
단내전근 adductor brevis
소둔근 gluteus minimus*
장내전근 adductor longus
대둔근 gluteus maximus
외폐쇄근 obturator externus
내측광근 vastus medialis
반건양근 semitendinosus
대퇴이두근 biceps femoris
반막양근 semimembranosus
박근 gracilis*
대퇴근막장근 tensor fasciae latae
대내전근 adductor magnus
중간광근 vastus intermedius*
외측광근 vastus lateralis
대퇴직근 rectus femoris
팩트 파일
목표 근육
• 대퇴사두근
• 둔부
• 허벅지 안쪽
• 슬괵근
유형
• 동적
장점
• 엉덩이와 슬괵근의 타이트니스 감소
• 복부와 둔부 근육의 활성화
• 스포츠 관련 손상의 위험 감소
주의사항
• 고관절 통증
• 무릎 문제
• 허리 통증
278 스트레칭을 위한 가이드
7장. 다리, 발목 및 발 스트레치 279

1
2
3
4

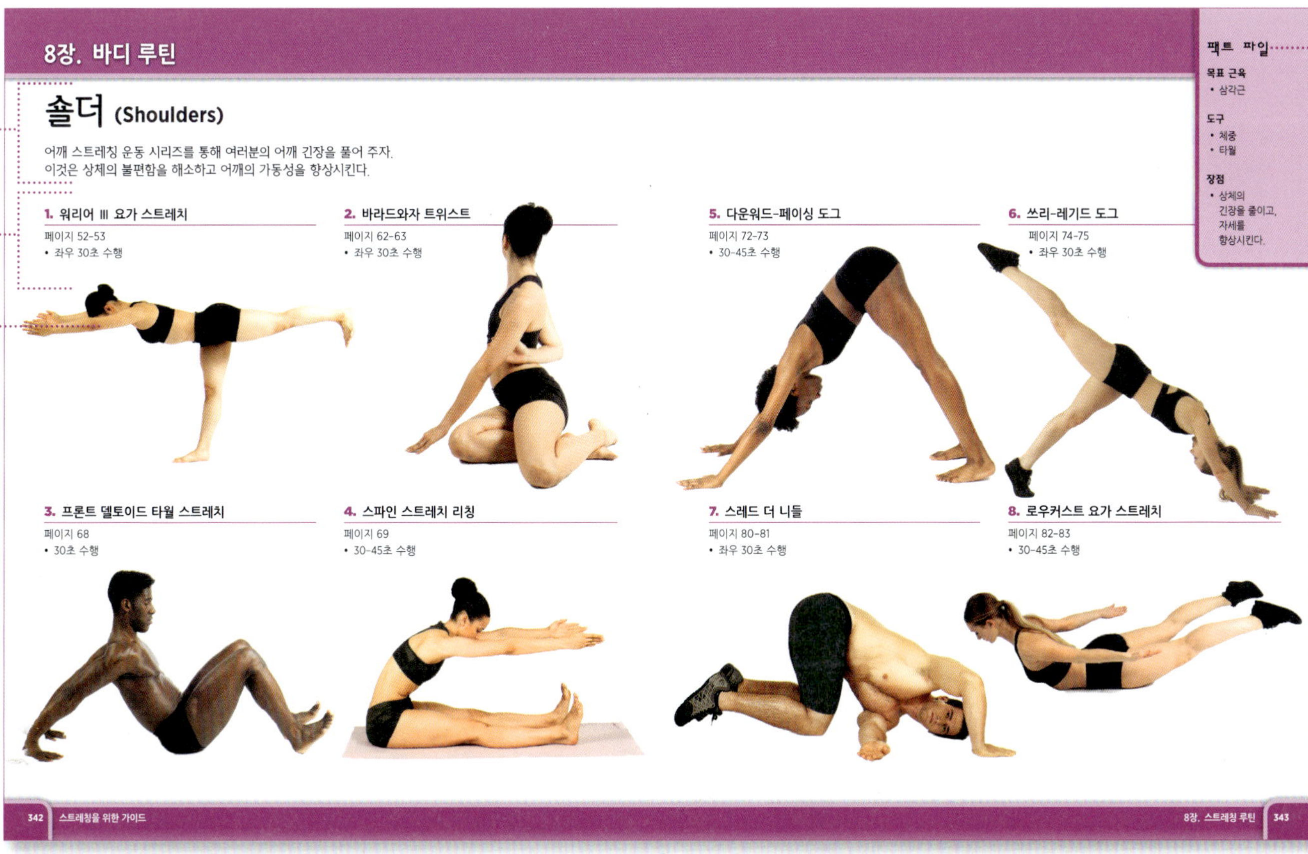

8장. 바디 루틴
숄더 (Shoulders)
어깨 스트레칭 운동 시리즈를 통해 여러분의 어깨 긴장을 풀어 주자.
이것은 상체의 불편함을 해소하고 어깨의 가동성을 향상시킨다.
1. 워리어 III 요가 스트레치
페이지 52-53
• 좌우 30초 수행
2. 바라드와자 트위스트
페이지 62-63
• 좌우 30초 수행
5. 다운워드-페이싱 도그
페이지 72-73
• 30-45초 수행
6. 쓰리-레기드 도그
페이지 74-75
• 좌우 30초 수행
3. 프론트 델토이드 타월 스트레치
페이지 68
• 30초 수행
4. 스파인 스트레치 리칭
페이지 69
• 30-45초 수행
7. 스레드 더 니들
페이지 80-81
• 좌우 30초 수행
8. 로우커스트 요가 스트레치
페이지 82-83
• 30-45초 수행
팩트 파일
목표 근육
• 삼각근
도구
• 체중
• 타월
장점
• 상체의 긴장을 풀이고, 자세를 향상시킨다.
342 스트레칭을 위한 가이드
8장. 스트레칭 루틴 343

전신 해부학

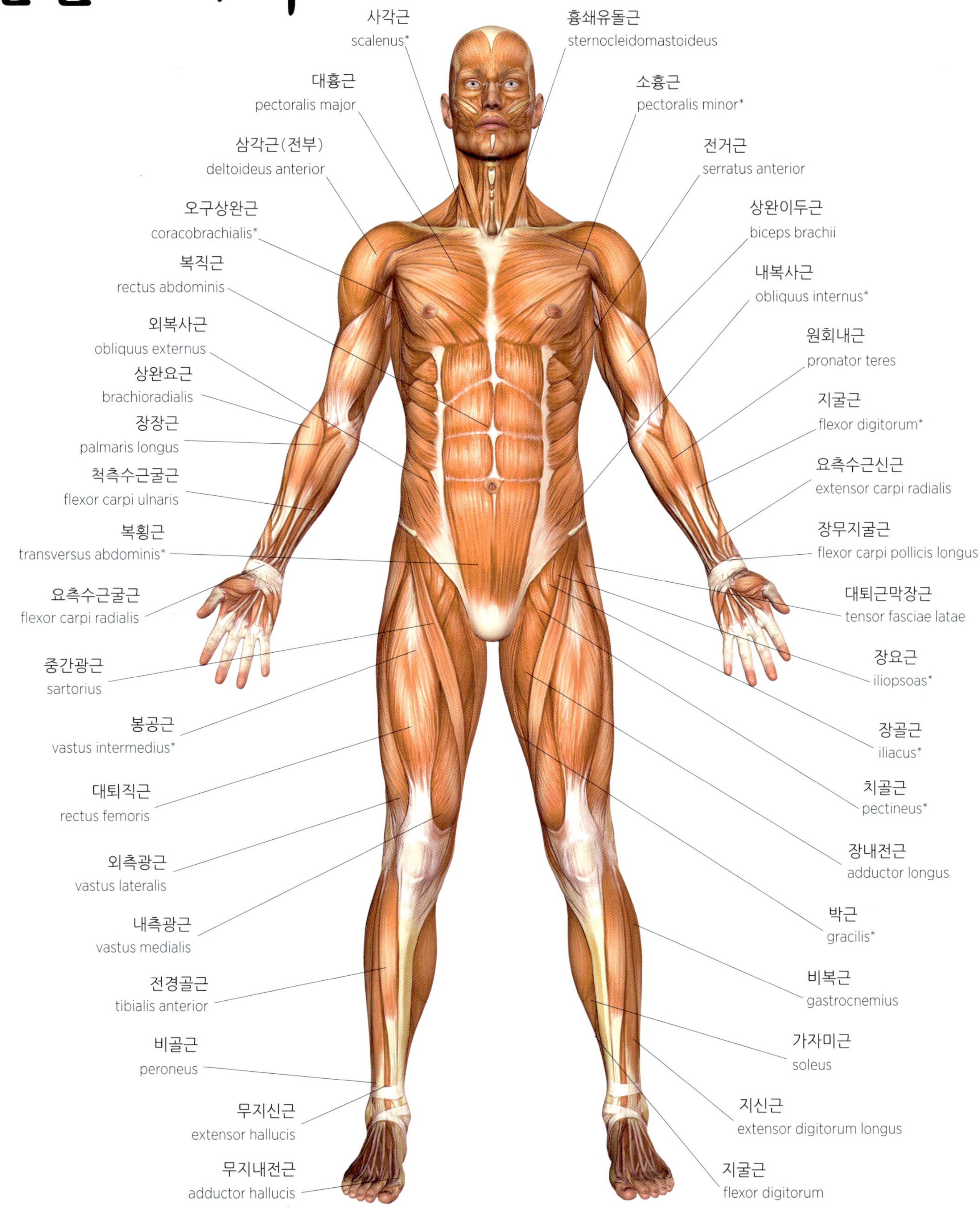
사각근
scalenus*
흉쇄유돌근
sternocleidomastoideus
대흉근
pectoralis major
소흉근
pectoralis minor*
삼각근(전부)
deltoideus anterior
전거근
serratus anterior
오구상완근
coracobrachialis*
상완이두근
biceps brachii
복직근
rectus abdominis
내복사근
obliquus internus*
외복사근
obliquus externus
원회내근
pronator teres
상완요근
brachioradialis
지굴근
flexor digitorum*
장장근
palmaris longus
요측수근신근
extensor carpi radialis
척측수근굴근
flexor carpi ulnaris
장무지굴근
flexor carpi pollicis longus
복횡근
transversus abdominis*
대퇴근막장근
tensor fasciae latae
요측수근굴근
flexor carpi radialis
장요근
iliopsoas*
중간광근
sartorius
봉공근
vastus intermedius*
장골근
iliacus*
대퇴직근
rectus femoris
치골근
pectineus*
외측광근
vastus lateralis
장내전근
adductor longus
내측광근
vastus medialis
박근
gracilis*
전경골근
tibialis anterior
비복근
gastrocnemius
비골근
peroneus
가자미근
soleus
무지신근
extensor hallucis
지신근
extensor digitorum longus
무지내전근
adductor hallucis
지굴근
flexor digitorum

주석(Anotation Key)
* 심부 근육(deep muscles)

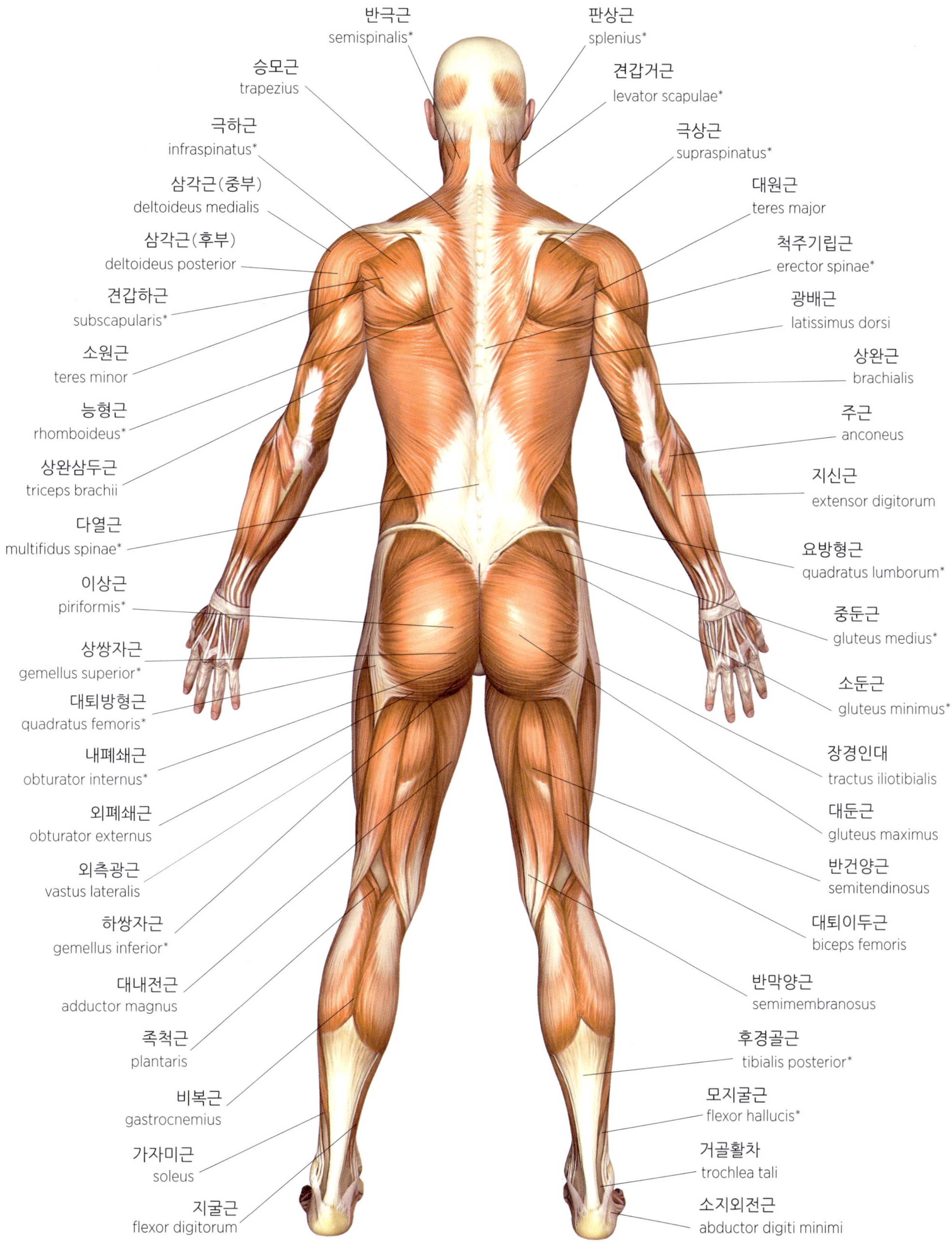

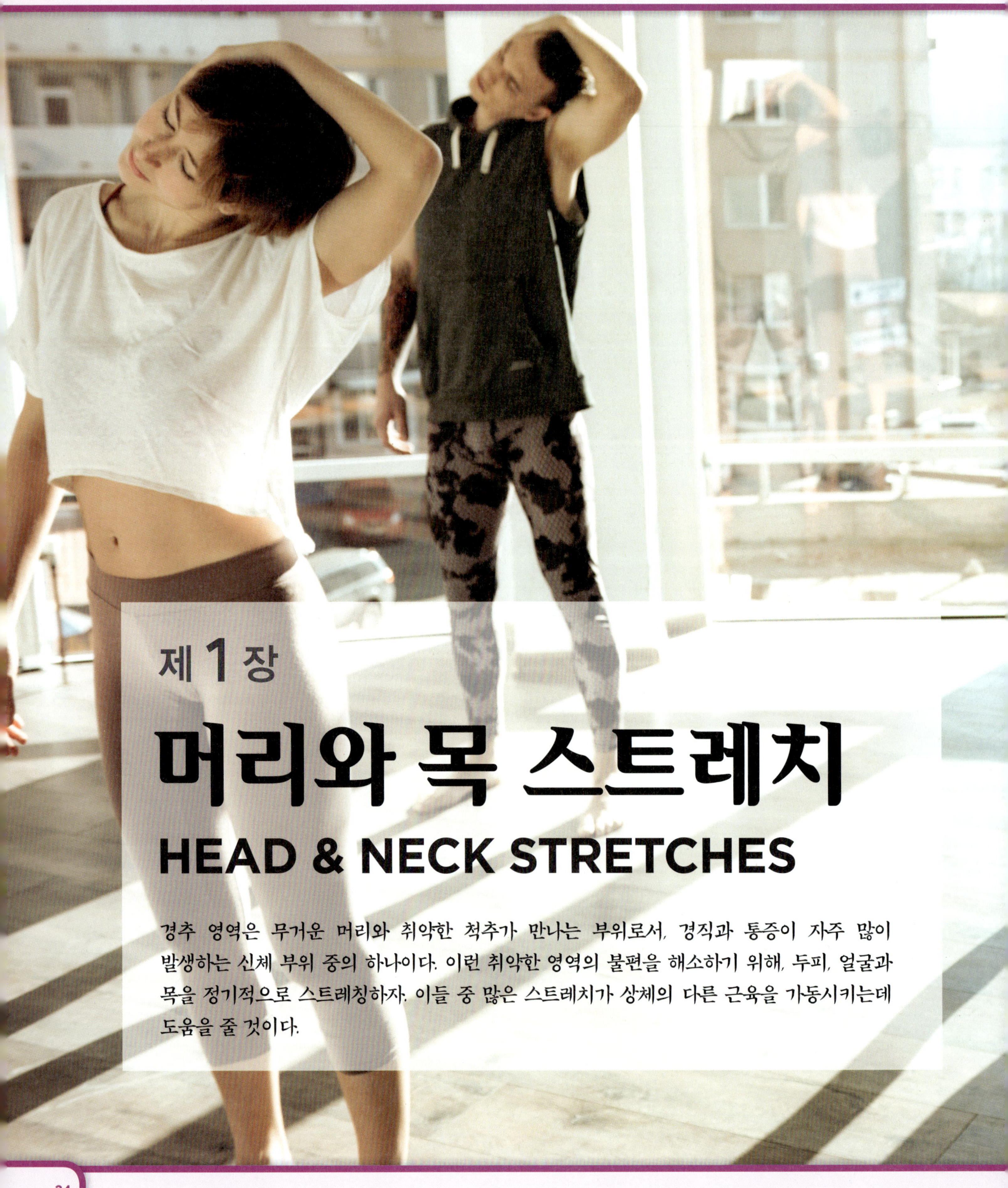

제 1 장

머리와 목 스트레치

HEAD & NECK STRETCHES

경추 영역은 무거운 머리와 취약한 척추가 만나는 부위로서, 경직과 통증이 자주 많이 발생하는 신체 부위 중의 하나이다. 이런 취약한 영역의 불편을 해소하기 위해, 두피, 얼굴과 목을 정기적으로 스트레칭하자. 이들 중 많은 스트레치가 상체의 다른 근육을 가동시키는데 도움을 줄 것이다.

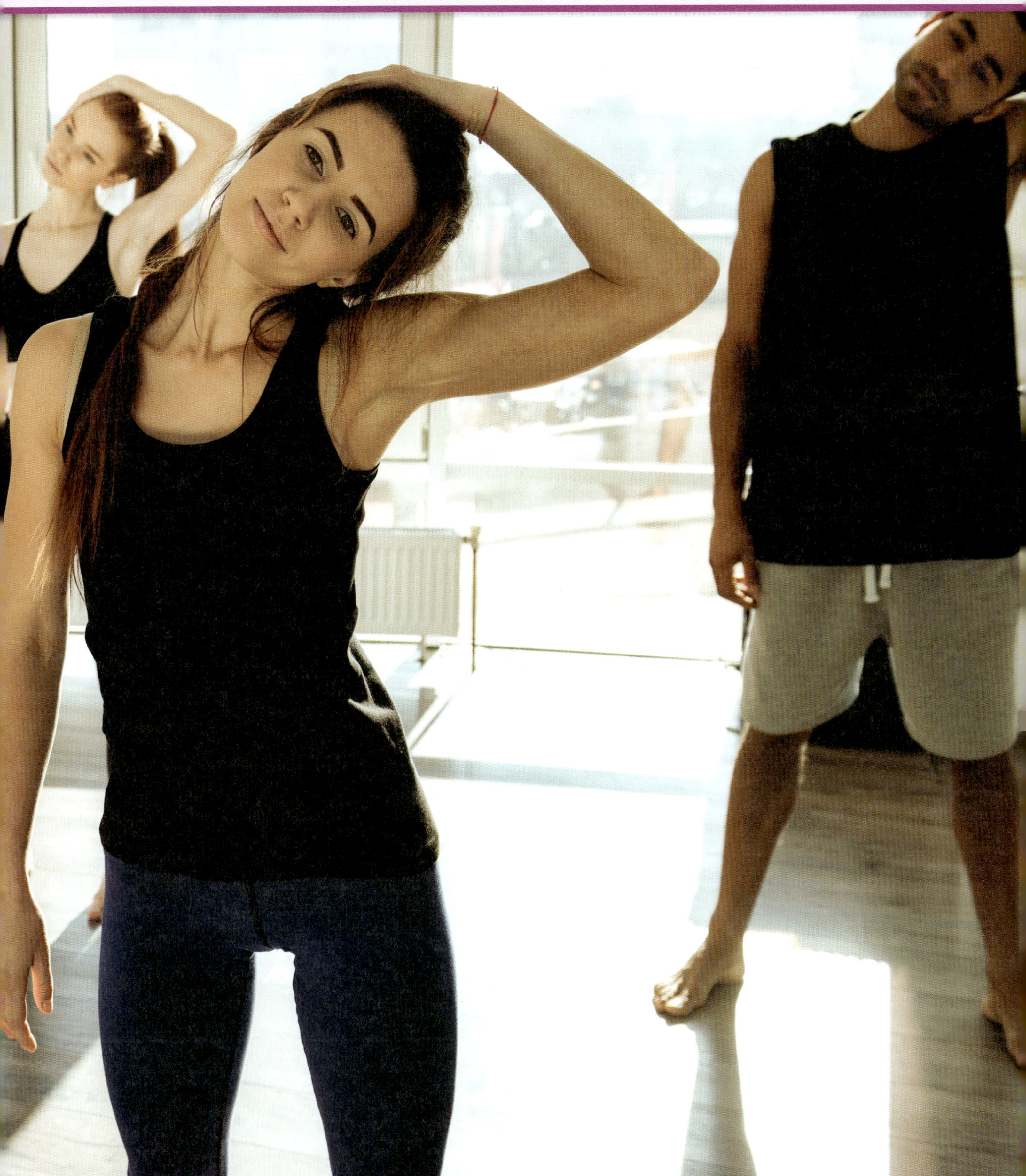

스캘프 스트레치 (Scalp Stretch)

두피의 타이트니스는 신체적 요소와 심리적 요소 등 여러 요소에 의해 발생할 수 있다. 두피와 관자놀이의 스트레스를 완화하기 위해 정기적으로 스캘프 스트레치를 자주 수행하자.

운동 방법

- 목, 어깨, 몸통을 이완한 중립위로 앉거나 선 자세를 취한다.
- 손바닥을 관자놀이에 배치한다. 손가락을 벌려 두피를 따라 약간 뒤쪽으로 활주한다.
- 엄지로 머리의 좌우 측면에 있는 머리카락을 잡는다.
- 두피에서 긴장이 약간 느껴질 때까지 머리카락을 부드럽게 당긴다. 권장시간 동안 그 자세를 유지한 후, 스트레치를 해제한다. 그 다음, 권장 반복횟수만큼 실시한다.

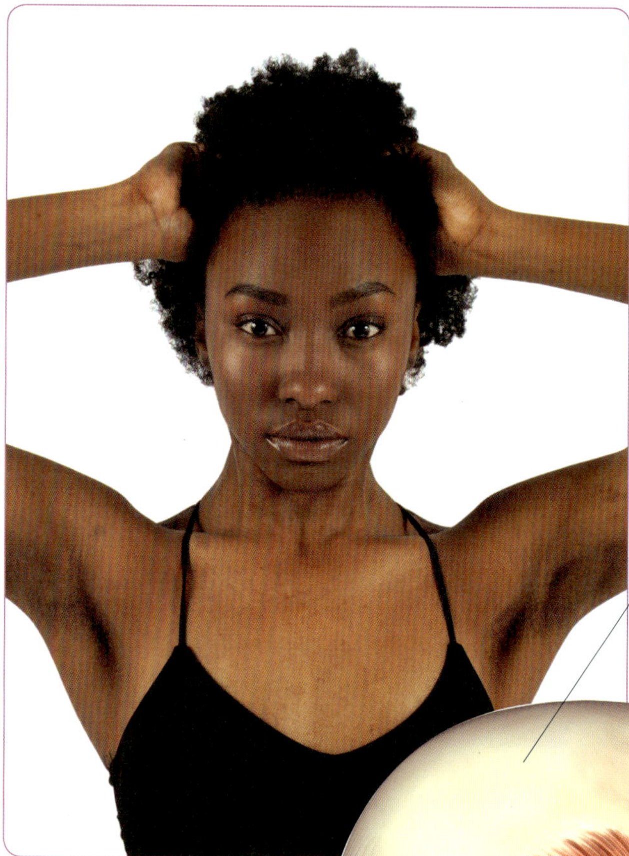

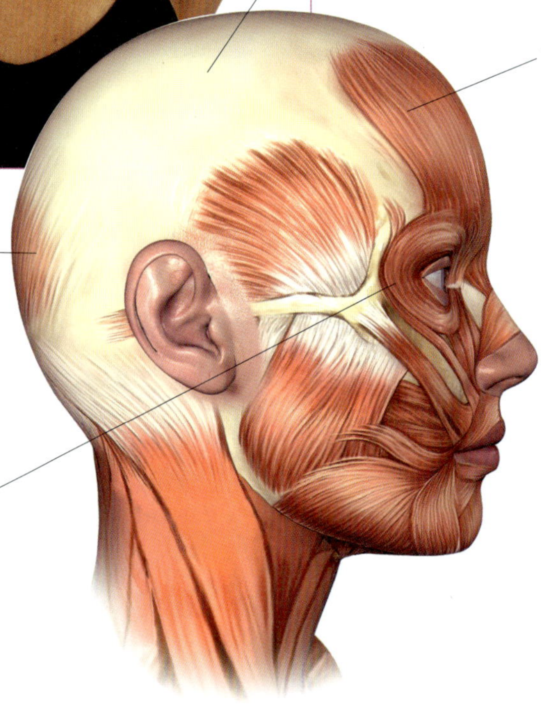

올바른 수행의 팁

- 머리를 움직이지 않는다.
- 여러분의 머리를 다양하게 대칭적으로 나눠 이 스트레치를 연습한다.

팩트 파일

목표 근육
- 두피
- 얼굴

유형
- 정적

장점
- 두통 완화
- 긴장 감소
- 머리카락 성장 자극

주의사항
- 목 문제

주석(Anotation Key)

굵은 글자는 목표 근육(target muscles)을 의미한다.
가는 글자는 본 운동에 작용하는 다른 근육들을 의미한다.
* 심부 근육(deep muscles)

라이언 스트레치 앤드 아이 박스 스트레치 콤보 (Lion Stretch and Eye Box Stretch Combo)

장시간 영화를 보면, 눈이 피로해지고 지지하는 근육도 긴장해질 수 있다. 라이언 스트레치와 아이 박스 스트레치 콤보를 이용해 이들 근육을 회복시키고, 얼굴의 탄력을 향상시키자. 이런 재미있는 운동을 수행할 때 이상하게 보이는 모습에 대해서는 걱정하지 말자.

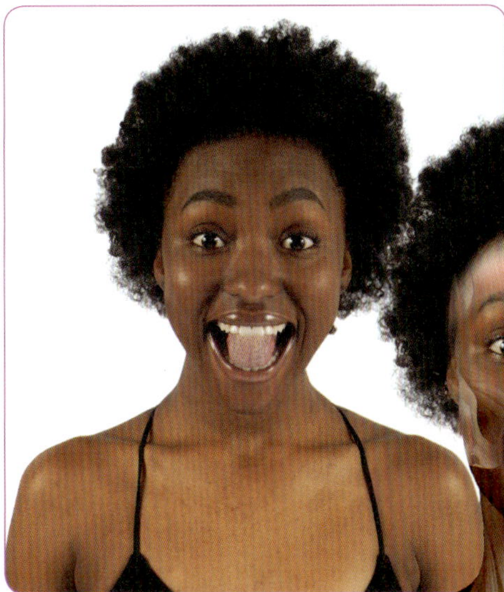

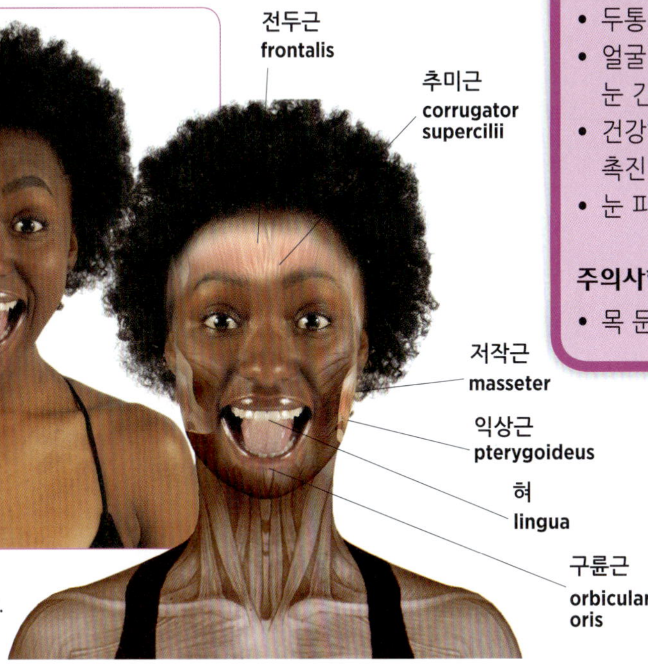

운동 방법

- 목, 어깨, 몸통을 이완한 중립위로 앉거나 선 자세를 취한다.
- 라이언 스트레치를 수행하기 위해, 귀를 위쪽과 뒤쪽으로 들어올리려 할 때 양쪽 눈썹도 들어 올리자.
- 입을 넓게 벌리고, 그 다음 혀끝을 아래쪽 치아 뒤에 배치하자. 혀를 편안한 범위 내에서 밖으로 내민다.
- 콧구멍을 넓게 벌리자. 이런 표정을 유지한 후, 해제한다.
- 아이 박스 스트레치를 하기 위해, 위쪽-오른쪽 코너 쪽으로 바라보고, 몇 초간 유지한다.
- 시계방향으로 움직인다. 즉, 아래쪽-오른쪽 코너 쪽으로 시선을 이동한다. 그리고 그 시선을 몇 초간 유지한다.
- 이번에는 아래쪽-왼쪽 코너로 시선을 이동하고, 몇 초간 유지한다.
- 시선을 위쪽-왼쪽 코너로 이동하고, 몇 초간 유지한다. 그런 다음 스트레치를 해제한다.

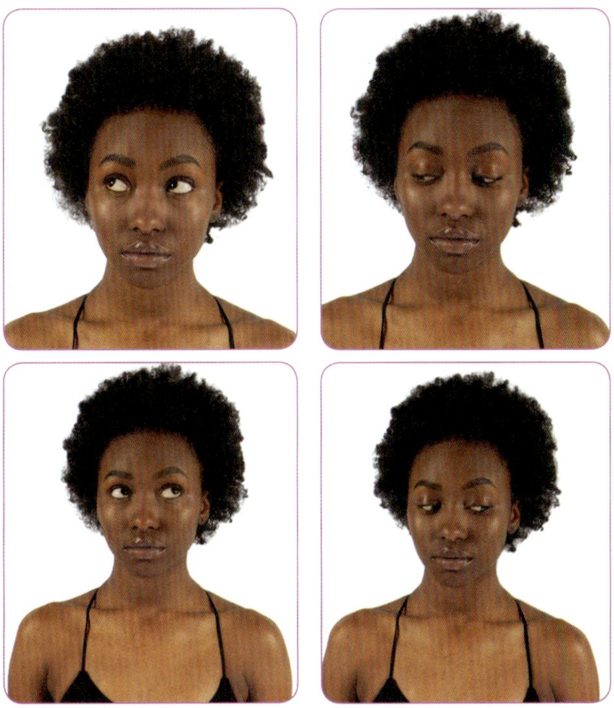

팩트 파일

목표 근육
- 얼굴
- 목
- 눈
- 눈썹

유형
- 동적

장점
- 얼굴 탄력 향상
- 두통 완화
- 얼굴 및 눈 긴장 감소
- 건강한 피부 촉진
- 눈 피로 완화

주의사항
- 목 문제

올바른 수행의 팁

- 머리를 움직이지 않는다.
- 전방을 응시한다.
- 가능하면, 얼굴 표정을 과도하게 짓는다.
- 아이 박스 스트레치를 수행할 때, 여러분이 할 수 있을 만큼 각 방향으로 응시한다.

주석(Anotation Key)

굵은 글자는 목표 근육(target muscles)을 의미한다.
가는 글자는 본 운동에 작용하는 다른 근육들을 의미한다.
* 심부 근육(deep muscles)

서비컬 스타즈 (Cervical Stars)

이 운동은 간단하지만 꼭 필요한 스트레치로서, 목의 타이트니스를 감소시키고, 목의 가동성을 증가시킨다. 서비컬 스타는 경추 주위의 많은 근육을 효율적으로 스트레칭한다.

운동 방법

- 앉은 자세나 선 자세에서 목, 어깨 및 몸통을 일자로 유지한다. 턱을 가볍게 당기고 전방을 응시한다.
- 여러분의 앞에 수직선, 수평선, 그리고 2개의 대각선을 가진 별이 있다고 상상하자. 여러분의 머리와 목으로 별 모양을 따라 움직이자. 그 다음, 수직선을 따라 위아래로 3번 움직인다.
- 그 다음, 수평선을 따라 움직인다.
- 끝으로, 2개의 대각선을 따라 움직인다.
- 시작자세로 돌아오고, 권장 반복횟수만큼 실시한다.

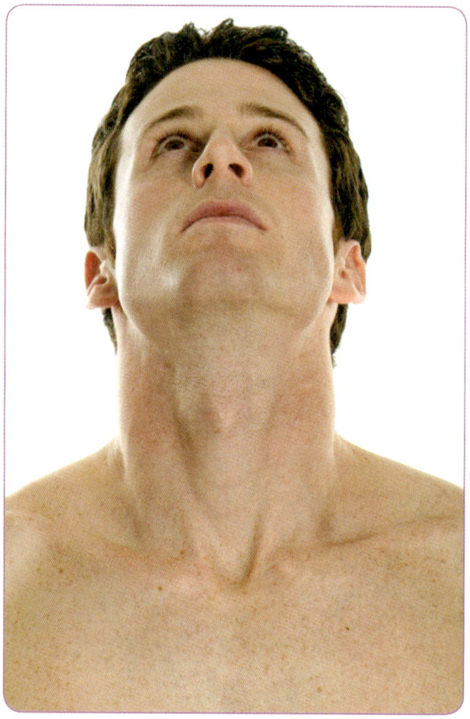

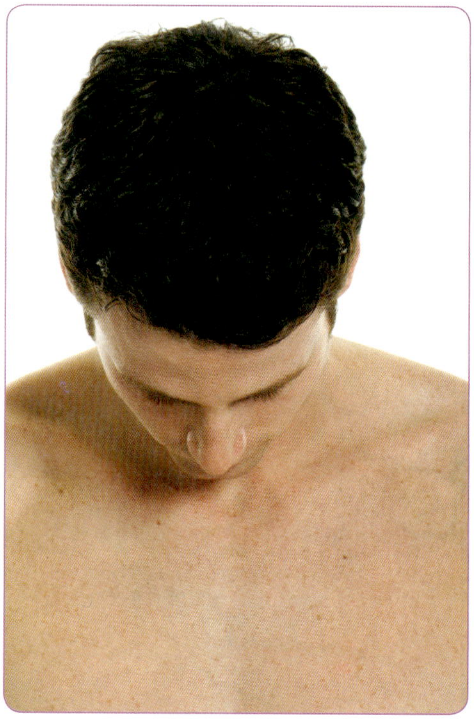

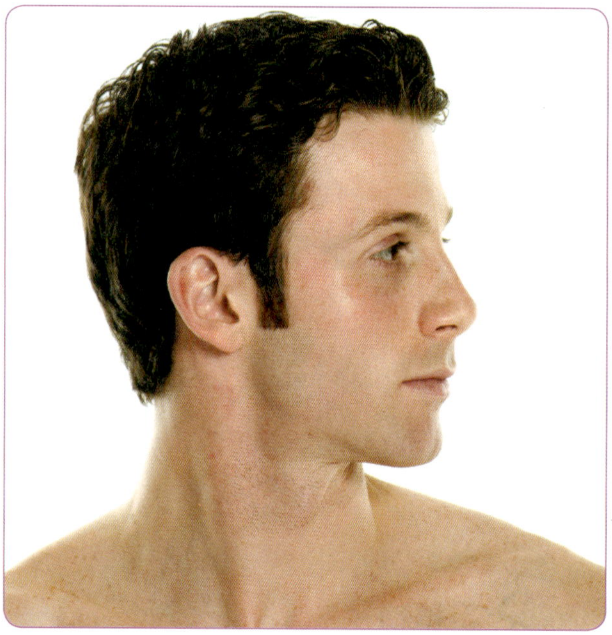

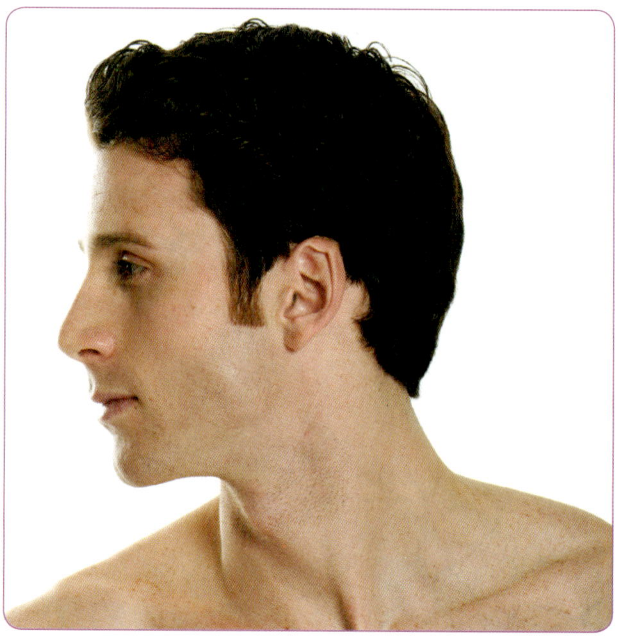

주석(Anotation Key)

굵은 글자는 목표 근육(target muscles)을 의미힌다.
가는 글자는 본 운동에 작용하는 다른 근육들을 의미한다.
* 심부 근육(deep muscles)

올바른 수행의 팁

- 조절하면서 부드럽게 움직인다.
- 어깨가 구부정해지거나 어깨 긴장을 피한다.

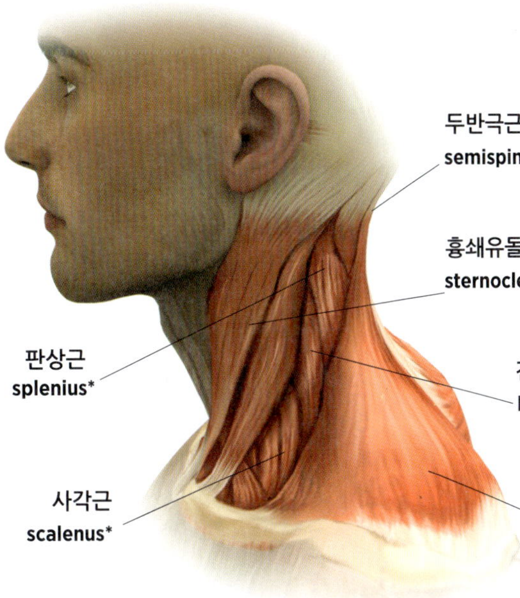

팩트 파일

목표 근육

- 목 회전근
- 목 굴곡근
- 목 신전근
- 목 측굴근

유형

- 정적

장점

- 가동범위 향상
- 목 통증 완화

주의사항

- 팔이나 손의 둔감

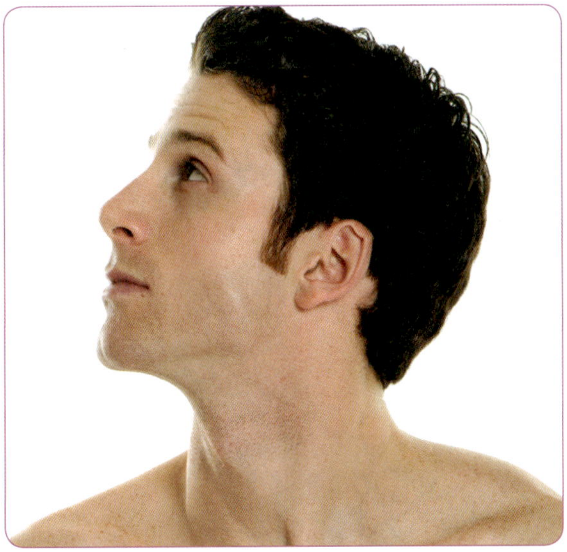

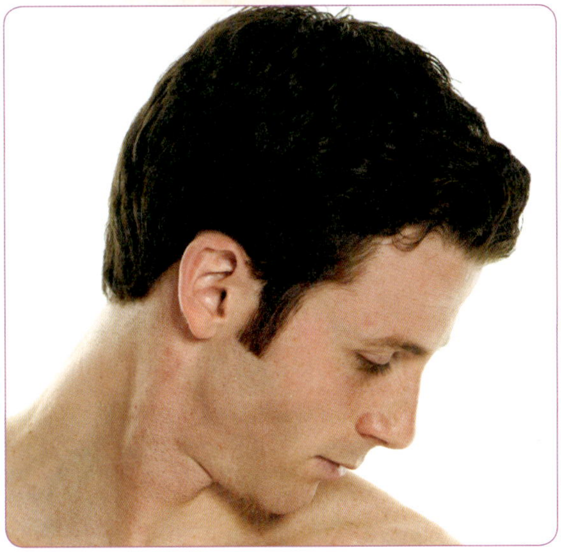

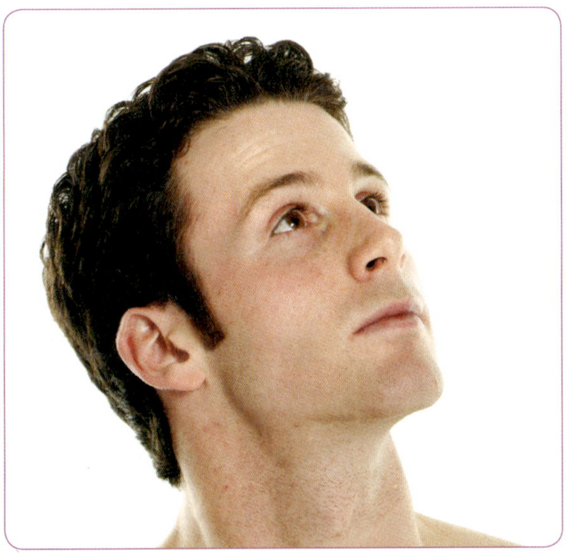

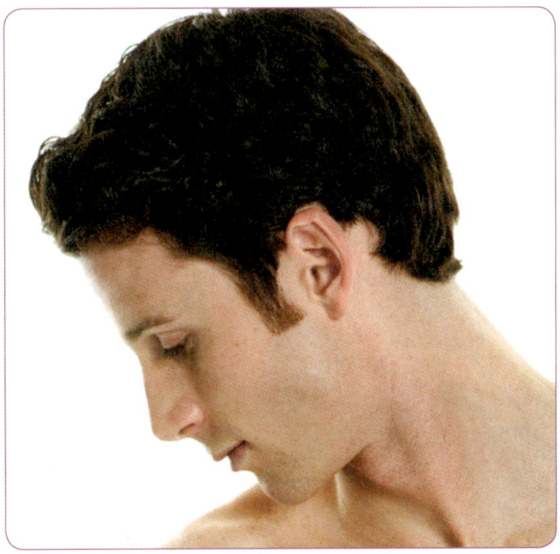

플렉션 스트레치 (Flexion Stretch)

목 플렉션에는 2 종류가 있다. 첫 번째는 턱을 아래쪽으로 당기기 위해 목의 앞쪽에 있는 깊은 근육을 굴곡하는 것이다. 두 번째는 몸통 위쪽에 있는 전체 목을 전방으로 굴곡하는 것이다. 플렉션 스트레치의 수행은 머리를 전방으로 내민 자세에서 발생하는 목의 경직을 이완하는데 도움을 줄 수 있다.

운동 방법

- 앉은 자세나 선 자세에서 목, 어깨 및 몸통을 일자로 유지한다. 한 손이나 양 손을 머리 뒤에 배치한다.
- 목뒤가 스트레칭되는 느낌이 들 때까지 천천히 턱을 가슴쪽으로 당긴다.
- 권장시간 동안 유지한 후, 스트레치를 해제한다. 그런 다음, 권장 반복횟수만큼 실시한다.

올바른 수행의 팁

- 반대팔을 몸통 옆에 유지한다.
- 스트레칭할 때 아랫방향으로 응시한다.
- 천천히 조절하면서 움직인다.
- 등을 일자로 유지한다.
- 어깨 근육을 이완한다.
- 손으로 너무 심하게 당기지 않는다.

팩트 파일

목표 근육
- 목

유형
- 정적

장점
- 가동범위 향상
- 목 통증 완화
- 어깨와 상부 등의 긴장 감소

주의사항
- 심한 목 통증이나 둔감
- 척추협착증
- 팔이나 손의 둔감

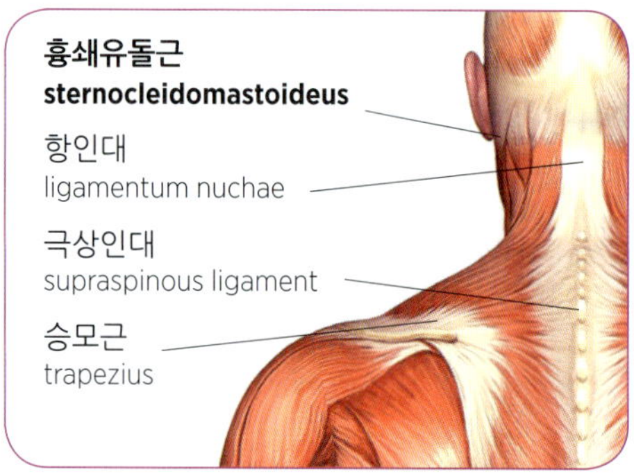

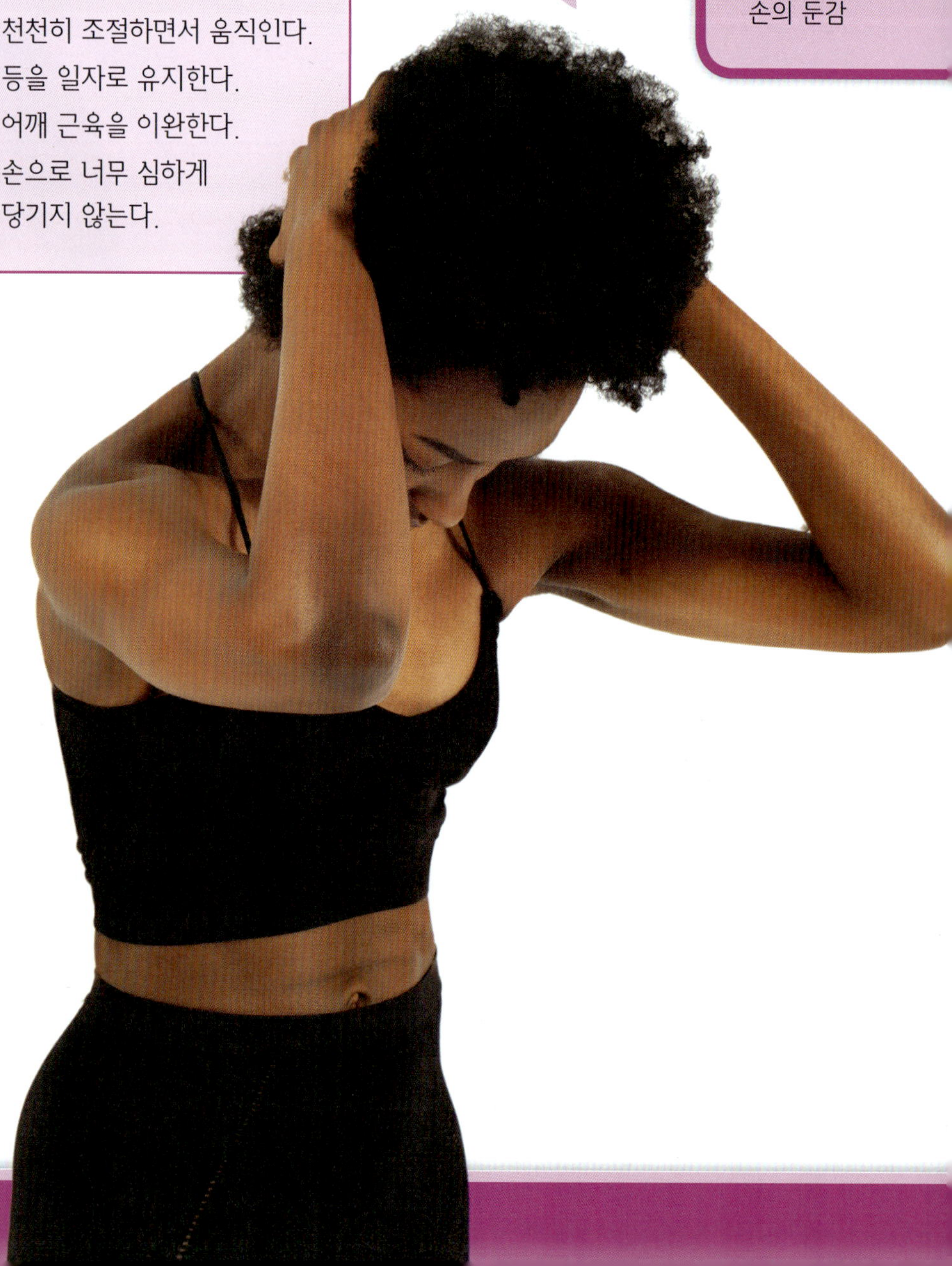

주석(Anotation Key)

굵은 글자는 목표 근육(target muscles)을 의미한다.
가는 글자는 본 운동에 작용하는 다른 근육들을 의미한다.
* 심부 근육(deep muscles)

플렉션 아이소메트릭 (Flexion Isometric)

목 스트레치인, 플렉션 스트레치와 반대되는 움직임을 일으킨다. 등척성 운동은 인대, 건 및 관절을 자극하지 않고 근육을 강화시킨다.

팩트 파일

목표 근육
- 목 굴곡근

유형
- 등척성

장점
- 목 굴곡근 강화

주의사항
- 팔이나 손의 둔감

올바른 수행의 팁

- 부드럽게 압박을 적용한다.
- 목을 움직이지 않는다.

운동 방법

- 앉은 자세나 선 자세에서 목, 어깨 및 몸통을 일자로 유지한다. 목을 약간 굴곡한다.
- 손바닥을 이마에 배치하고, 정적 자세를 유지하면서, 여러분의 이마로 손바닥을 부드럽게 민다.
- 권장시간 동안 그 자세를 유지한 후, 스트레치를 해제한다. 그 다음, 권장 반복횟수만큼 실시한다.

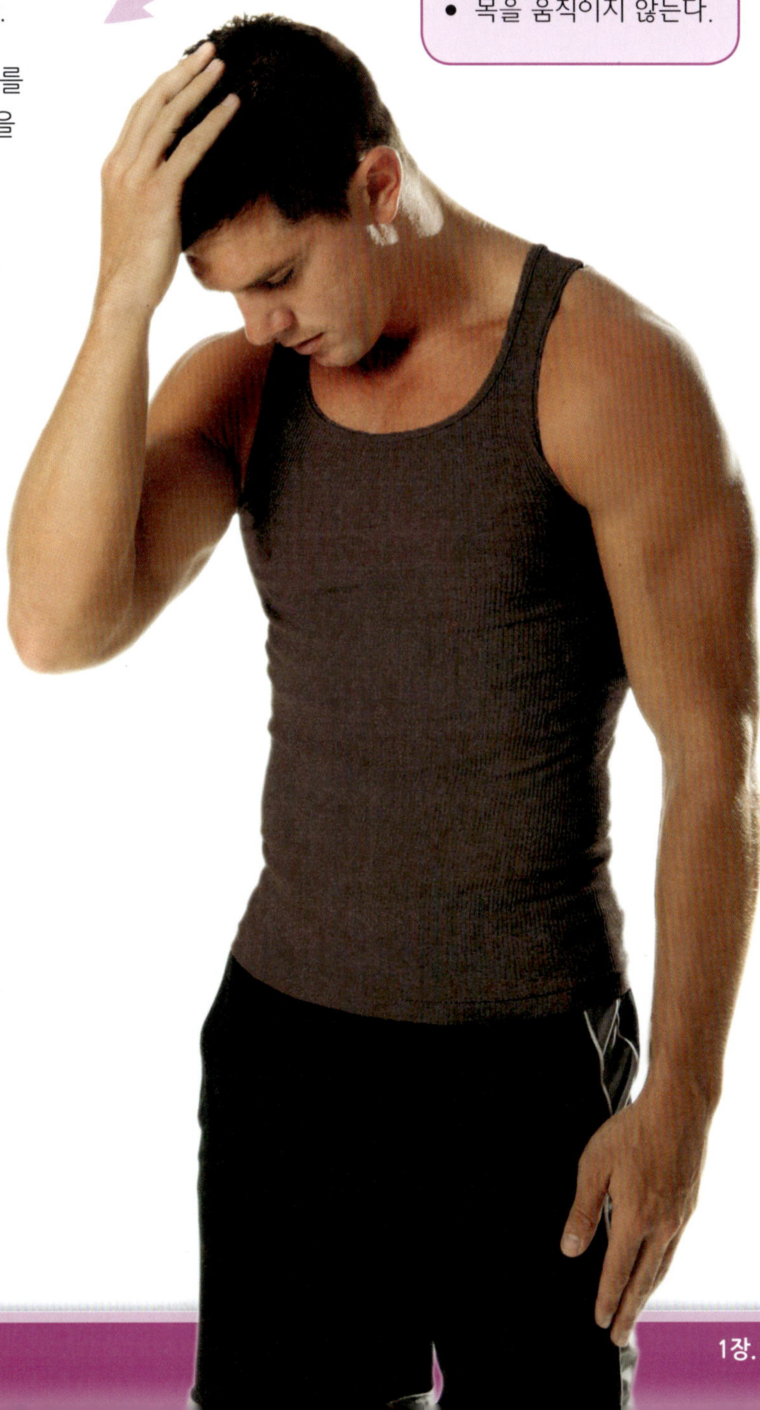

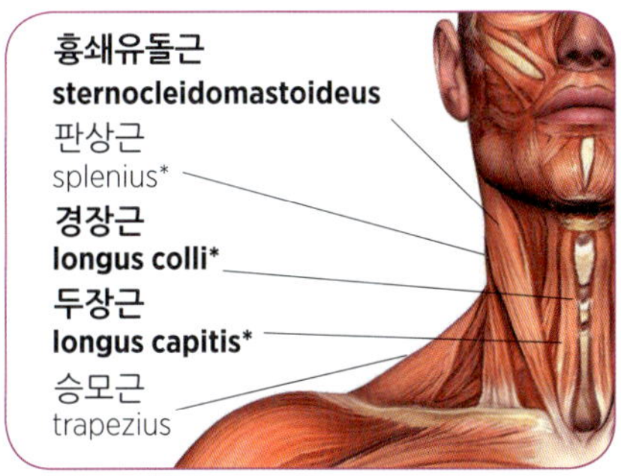

주석(Anotation Key)

굵은 글자는 목표 근육(target muscles)을 의미한다.
가는 글자는 본 운동에 작용하는 다른 근육들을 의미한다.
* 심부 근육(deep muscles)

래터럴 스트레치 (Lateral Stretch)

래터럴 스트레치는 똑바른 머리 자세에서 측방으로 굴곡하기 때문에 이름이 붙여졌다. 사각근으로 불리는 근육군이 이런 동작을 돕는다.

팩트 파일

목표 근육
- 목 측굴근

유형
- 정적

장점
- 목 통증 완화

주의사항
- 팔이나 손의 둔감

운동 방법

- 앉은 자세나 선 자세에서 목, 어깨 및 몸통을 일자로 유지한다.
- 머리를 좌우 아래쪽으로 기울인다. 귀가 오른쪽 어깨에 근접할 때까지 계속 기울인다. 이때 여러분은 목의 좌측이 스트레칭되는 것을 느낄 것이다.
- 권장시간 동안 자세를 유지한 후, 스트레치를 해제한다. 그런 다음, 반대쪽도 실시한다. 권장 반복횟수만큼 좌우측을 교대로 실시한다.

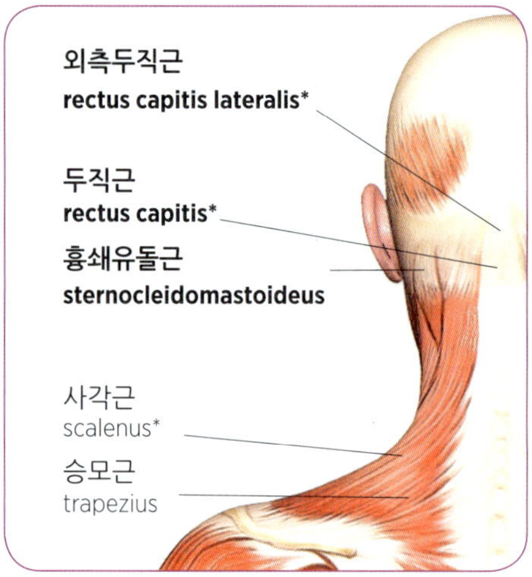

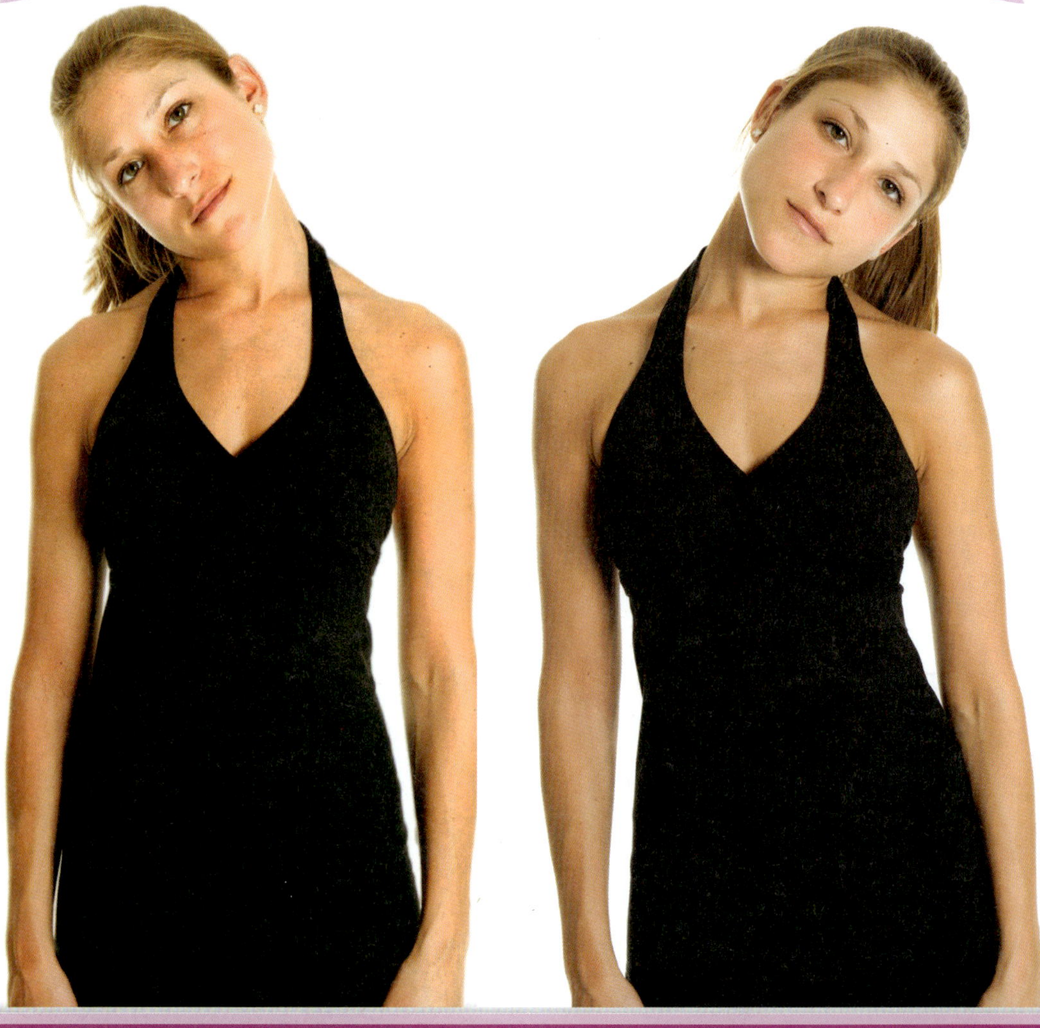

올바른 수행의 팁

- 어깨 근육을 이완한다.
- 목을 옆으로 기울일 때, 머리를 회전시켜서는 안된다.

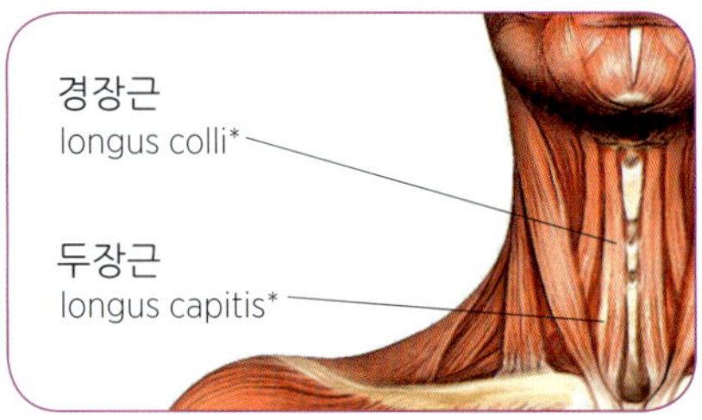

주석(Anotation Key)

굵은 글자는 목표 근육(target muscles)을 의미한다.
가는 글자는 본 운동에 작용하는 다른 근육들을 의미한다.
* 심부 근육(deep muscles)

목표 근육
- 목 측굴근

유형
- 등척성

장점
- 측굴근 강화

주의사항
- 팔이나 손의 둔감

래터럴 아이소메트릭 (Lateral Isometric)

이 스트레치는 목이 정상적으로 움직일 때 압박을 적용함으로써 목의 가동성을 유지하거나 다시 회복하는데 도움을 준다. 어깨의 위쪽과 아래쪽 목 근육을 이완하기 위해 이 스트레치를 천천히 부드럽게 수행하자.

주석(Anotation Key)

굵은 글자는 목표 근육(target muscles)을 의미한다.
가는 글자는 본 운동에 작용하는 다른 근육들을 의미한다.
* 심부 근육(deep muscles)

운동 방법

- 앉은 자세나 선 자세에서 목, 어깨 및 몸통을 일자로 유지한다. 오른손을 머리 위에 배치한다.
- 왼쪽 팔꿈치를 굽힘하여 왼손을 등 쪽으로 뻗는다.
- 여러분이 목의 측면에서 스트레칭을 느낄 때까지 올라간 팔꿈치 쪽으로 머리를 기울인다.
- 어깨 쪽으로 귀를 기울이려고 시도할 때, 머리로 손바닥을 압박한다.
- 권장시간 동안 자세를 유지한 후, 스트레치를 해제한다. 그런 다음, 반대쪽도 실시한다. 권장 반복횟수만큼 좌우측을 교대로 실시한다.

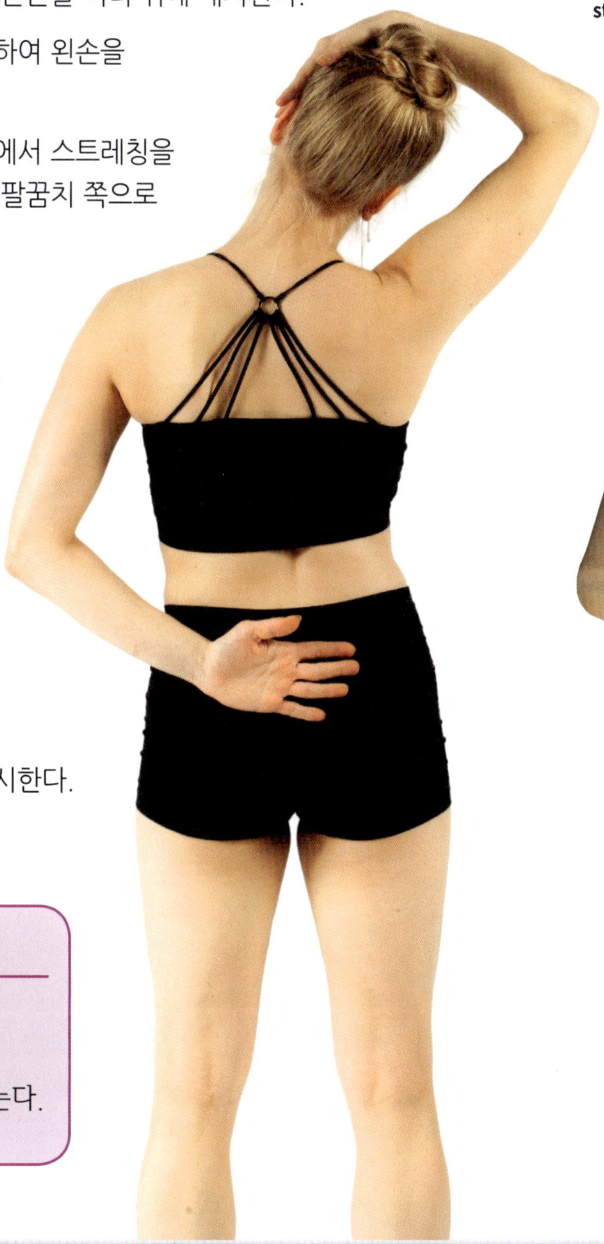

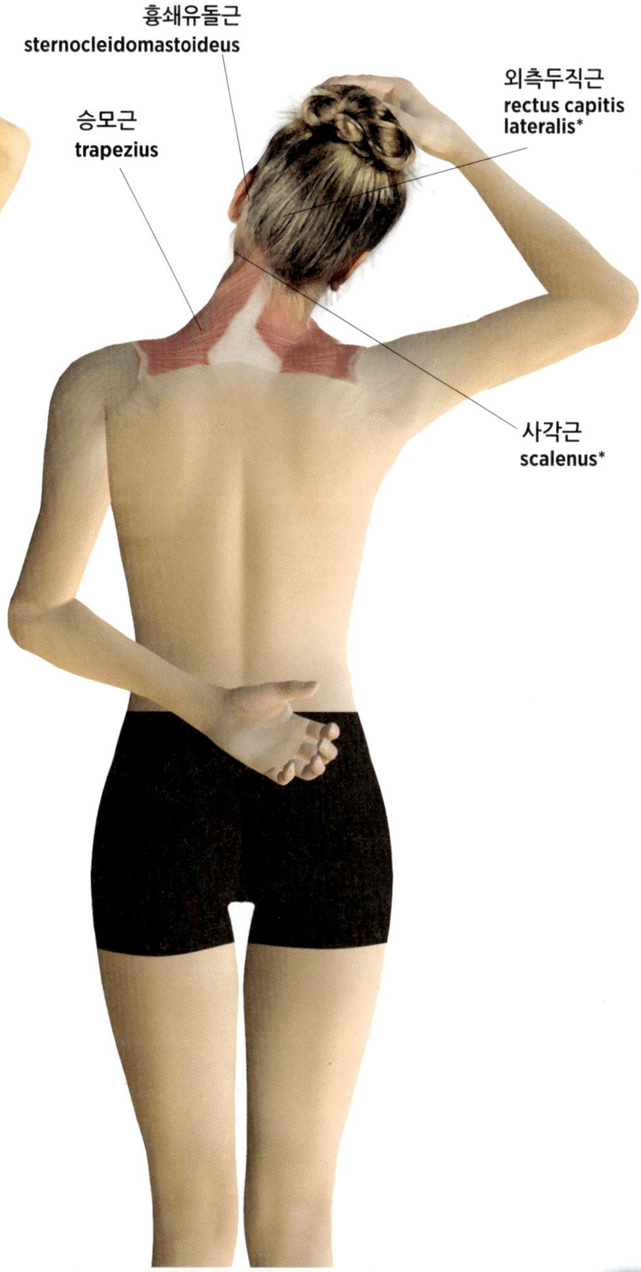

올바른 수행의 팁

- 부드럽게 압박을 적용한다.
- 목을 움직이지 않는다.

로테이션 스트레치 (Rotation Stretch)

로테이션 스트레치는 머리 움직임과 안정성에 관련된 작은 근육을 워밍-업 시킨다. 손바닥으로 매우 가벼운 압박을 적용함으로써 보다 효과적인 스트레치를 제공할 수 있다.

운동 방법

- 앉은 자세나 선 자세에서 목, 어깨 및 몸통을 일자로 유지한다.
- 오른쪽 손바닥을 왼쪽 관자놀이에 배치한다.
- 머리를 천천히 오른쪽으로 돌린다. 목의 왼쪽 측면에서 스트레칭이 느껴질 때까지 부드럽게 민다.
- 권장시간 동안 자세를 유지한 후, 스트레치를 해제한다.
  그런 다음, 반대쪽도 실시한다.
  권장 반복횟수만큼 좌우측을 교대로 실시한다.

올바른 수행의 팁

- 어깨 근육을 이완한다.
- 머리를 중립위로 유지한다.
- 손으로 너무 심하게 밀지 않는다.

주석(Anotation Key)

굵은 글자는 목표 근육(target muscles)을 의미한다.
가는 글자는 본 운동에 작용하는 다른 근육들을 의미한다.
* 심부 근육(deep muscles)

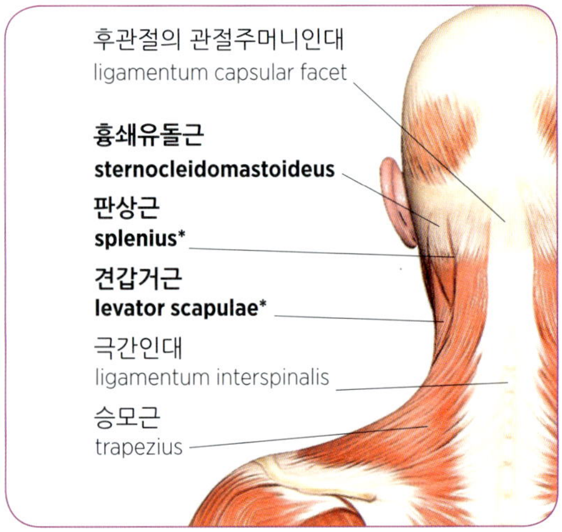

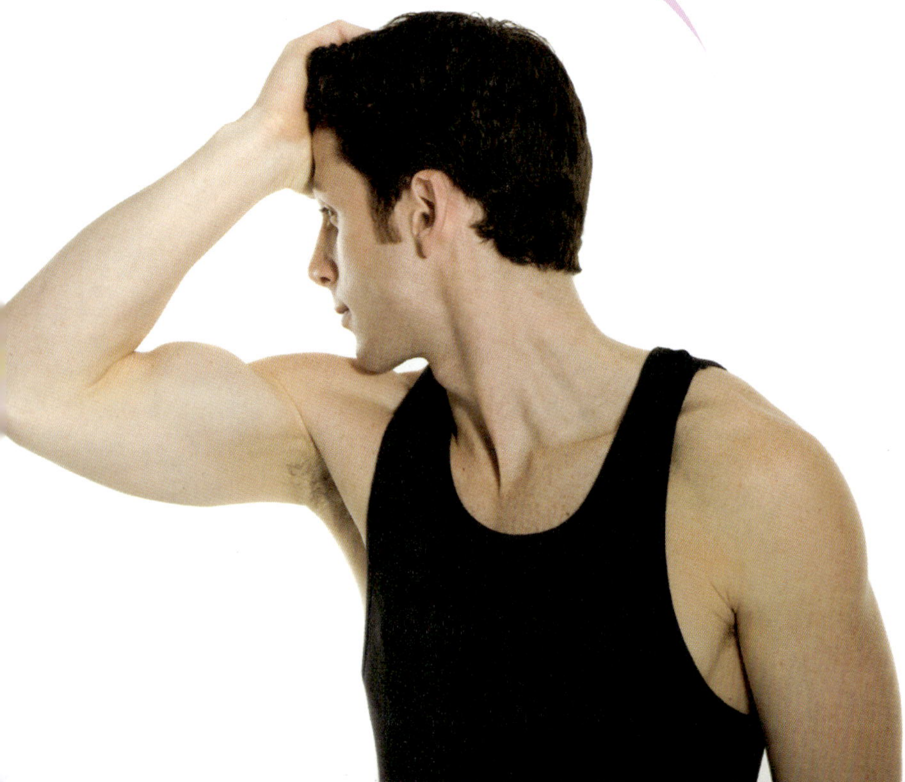

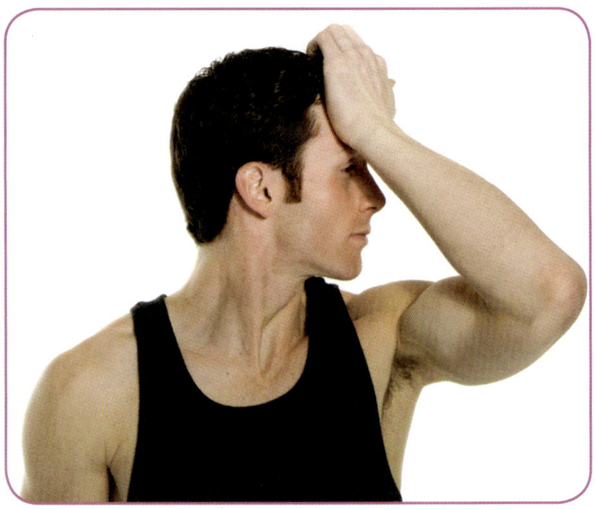

팩트 파일

목표 근육
- 목 회전근

유형
- 정적

장점
- 가동범위 향상
- 목 통증 완화

주의사항
- 팔, 손 및 손목의 둔감
- 심한 목이나 등의 통증

로테이션 아이소메트릭 (Rotation Isometric)

로테이션 아이소메트릭과 같은 등척성 목 운동에 관여할 때, 여러분은 과도한 압박 없이도 목 근육의 근력을 증가시킬 수 있다. 가장 손상되기 쉬운 영역 중의 하나인 경추의 근력을 향상시키기 위해 이 운동을 정기적으로 수행하자.

팩트 파일

목표 근육
- 목 회전근

유형
- 등척성

장점
- 목 회전근 강화

주의사항
- 팔, 손 및 손목의 둔감
- 심한 목이나 등의 통증

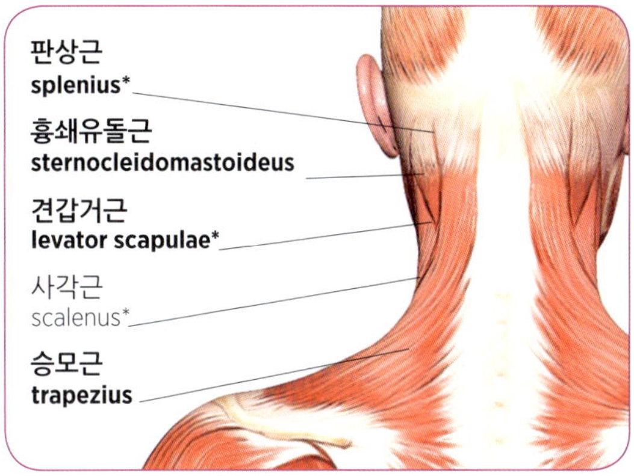

운동 방법

- 앉은 자세나 선 자세에서 목, 어깨 및 몸통을 일자로 유지한다. 턱을 가볍게 당기고 전방을 응시한다.
- 왼쪽 손바닥을 왼쪽 관자놀이에 배치하고, 머리를 왼쪽으로 돌릴 때처럼 머리로 왼쪽 손바닥을 압박하자.
- 권장시간 동안 자세를 유지한 후, 스트레치를 해제한다. 그런 다음, 반대쪽도 실시한다. 권장 반복횟수만큼 좌우측을 교대로 실시한다.

올바른 수행의 팁

- 부드럽게 압박을 적용한다.
- 목을 움직이지 않는다.

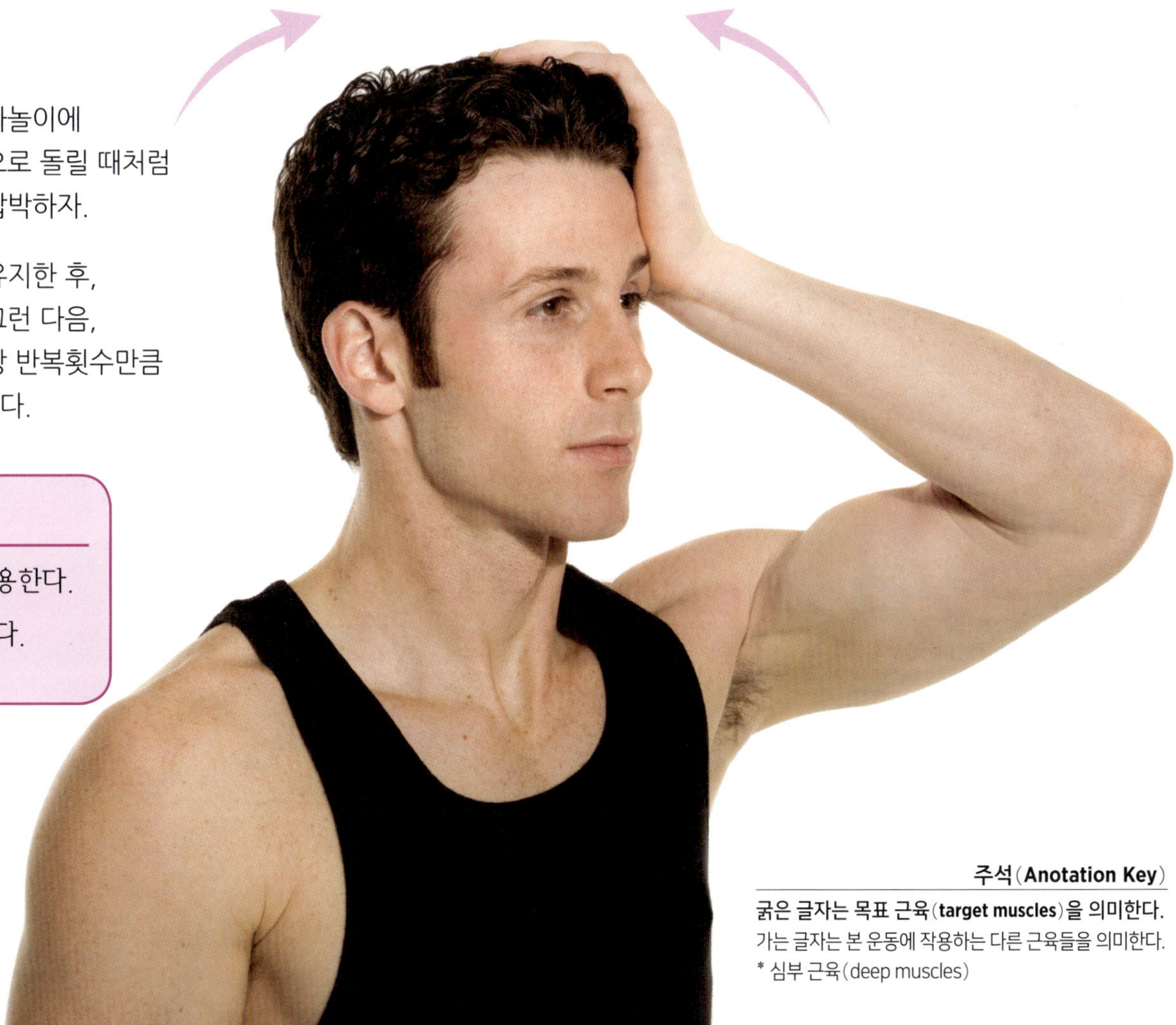

주석(Anotation Key)

굵은 글자는 목표 근육(target muscles)을 의미한다.
가는 글자는 본 운동에 작용하는 다른 근육들을 의미한다.
* 심부 근육(deep muscles)

익스텐션 스트레치
(Extension Stretch)

익스텐션 스트레치는 자세 근육을 이완하는데 도움을 줄 수 있는 가벼운 스트레칭 운동을 제공한다. 이것은 경추에 과도한 압박을 하지 않고 목 통증도 감소시킨다.

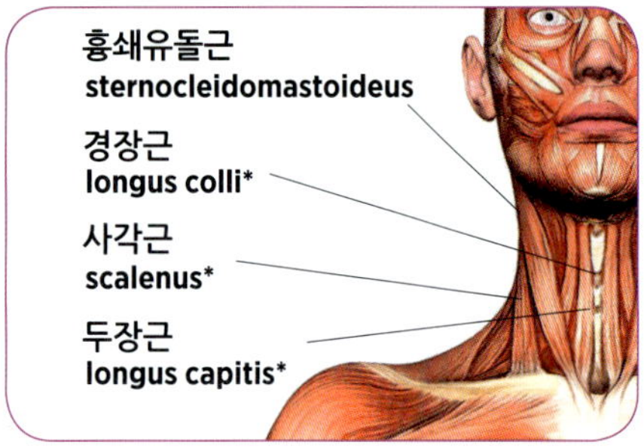

주석(Anotation Key)

굵은 글자는 목표 근육(target muscles)을 의미한다.
가는 글자는 본 운동에 작용하는 다른 근육들을 의미한다.
* 심부 근육(deep muscles)

운동 방법

- 앉은 자세나 선 자세에서 목, 어깨 및 몸통을 일자로 유지한다. 턱을 가볍게 당기고 전방을 응시한다.
- 천장을 쳐다보기 위해 부드럽게 머리를 뒤쪽으로 굴곡한다. 목의 앞쪽 부분이 스트레칭되는 것을 느낄 때 스트레치를 중단한다.
- 권장시간 동안 자세를 유지한 후, 스트레치를 해제한다.

올바른 수행의 팁

- 어깨 근육을 이완한다.
- 목을 뒤로 기울일 때 머리를 회전하지 않아야 한다.

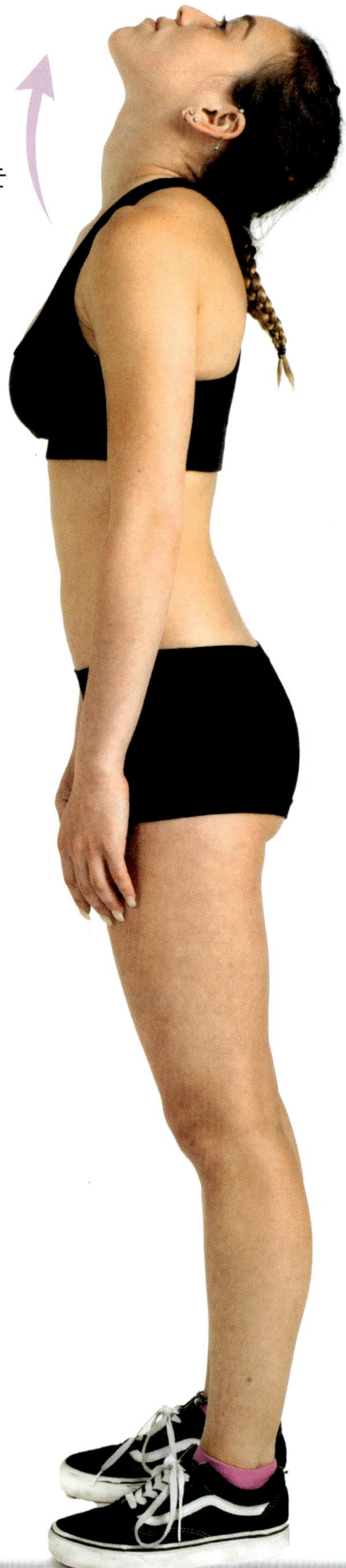

팩트 파일

목표 근육
- 목 신전근

유형
- 정적

장점
- 가동범위 향상
- 목 통증 완화

주의사항
- 팔, 손 및 손목의 둔감
- 심한 목이나 등의 통증

익스텐션 아이소메트릭

(Extension Isometric)

이런 등척성 스트레치는
목 뒤쪽 근육을 대상으로 한다.
머리로 손바닥을 부드럽게 압박하면,
목 뒤쪽의 아래쪽과 경추의 윗부분으로
주행하는 근육이 관여한다.

운동 방법

- 앉은 자세나 선 자세에서 목, 어깨 및 몸통을 일자로 유지한다. 턱을 가볍게 당기고 전방을 응시한다.
- 양 손을 깍지껴서 머리 뒤에 배치한다.
- 머리로 손바닥을 압박한다.
- 권장시간 동안 자세를 유지한 후, 스트레치를 해제한다. 그런 다음, 권장 반복횟수만큼 실시한다.

올바른 수행의 팁

- 부드럽게 압박을 적용한다.
- 목을 움직이지 않는다.

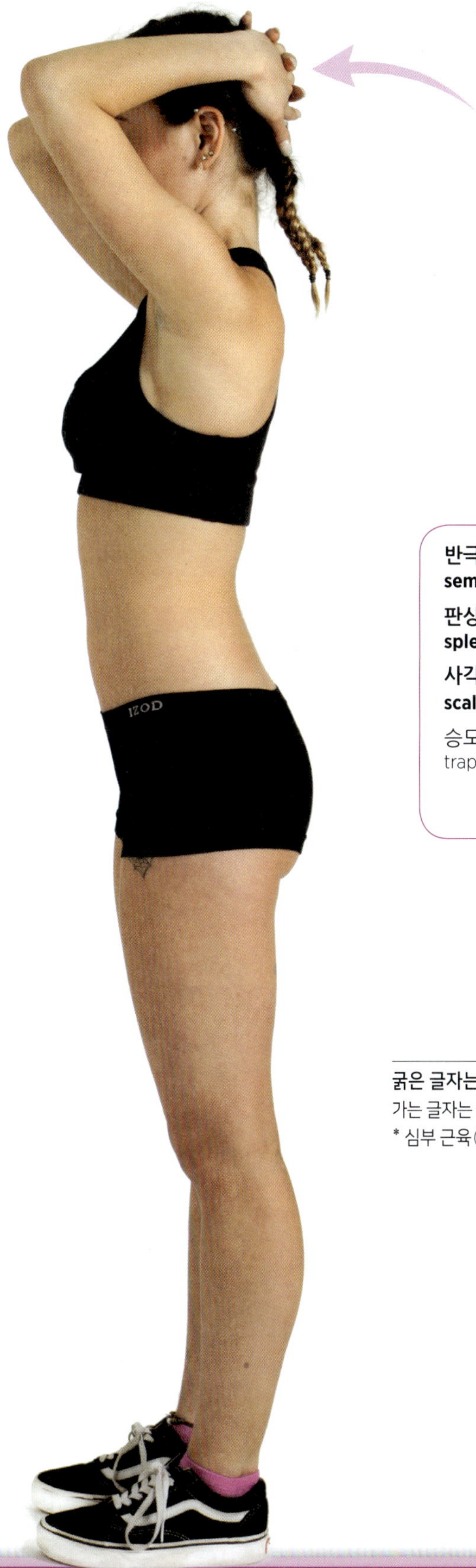

팩트 파일

목표 근육
- 목 신전근

유형
- 등척성

장점
- 목 신전근 강화

주의사항
- 팔, 손 및 손목의 둔감
- 심한 목이나 등의 통증

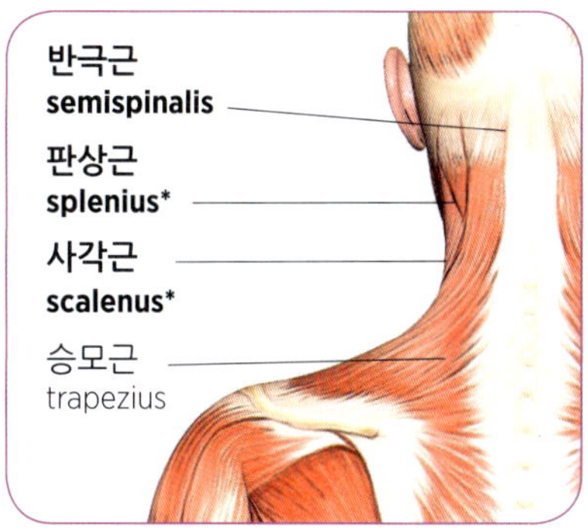

주석(**Anotation Key**)

굵은 글자는 목표 근육(target muscles)을 의미한다.
가는 글자는 본 운동에 작용하는 다른 근육들을 의미한다.
* 심부 근육(deep muscles)

어퍼-트라페지어스 스트레치

(Upper-Trapezius Stretch)

승모근은 견갑골을 움직이고 회전시키는 역할을 하고, 또 팔을 고정하고, 목을 신전시키는 역할도 한다. 이들 근육의 긴장을 완화시키기 위해, 여러분은 어깨, 목 및 상부 등을 관여시켜야 한다.

운동 방법

- 스위스 볼 위에 앉아서 양 발을 어깨너비 만큼 벌린다.
- 왼손을 볼 측면인 아래쪽으로 뻗고, 손바닥을 펴서 볼의 아래 부분을 잡는다.
- 오른손으로 머리의 좌측면을 잡는다. 마치 오른쪽 귀를 오른쪽 어깨에 닿으려고 시도하는 것처럼, 머리를 오른쪽으로 기울인다.
- 권장시간 동안 자세를 유지한 후, 스트레치를 해제한다. 그런 다음, 반대쪽도 실시한다. 권장 반복횟수만큼 좌우측을 교대로 실시한다.

올바른 수행의 팁

- 견갑골을 하강하기 위해 공의 측면을 견고하게 잡는다.
- 머리를 앞쪽이나 뒤쪽으로 떨어뜨리지 않는다.

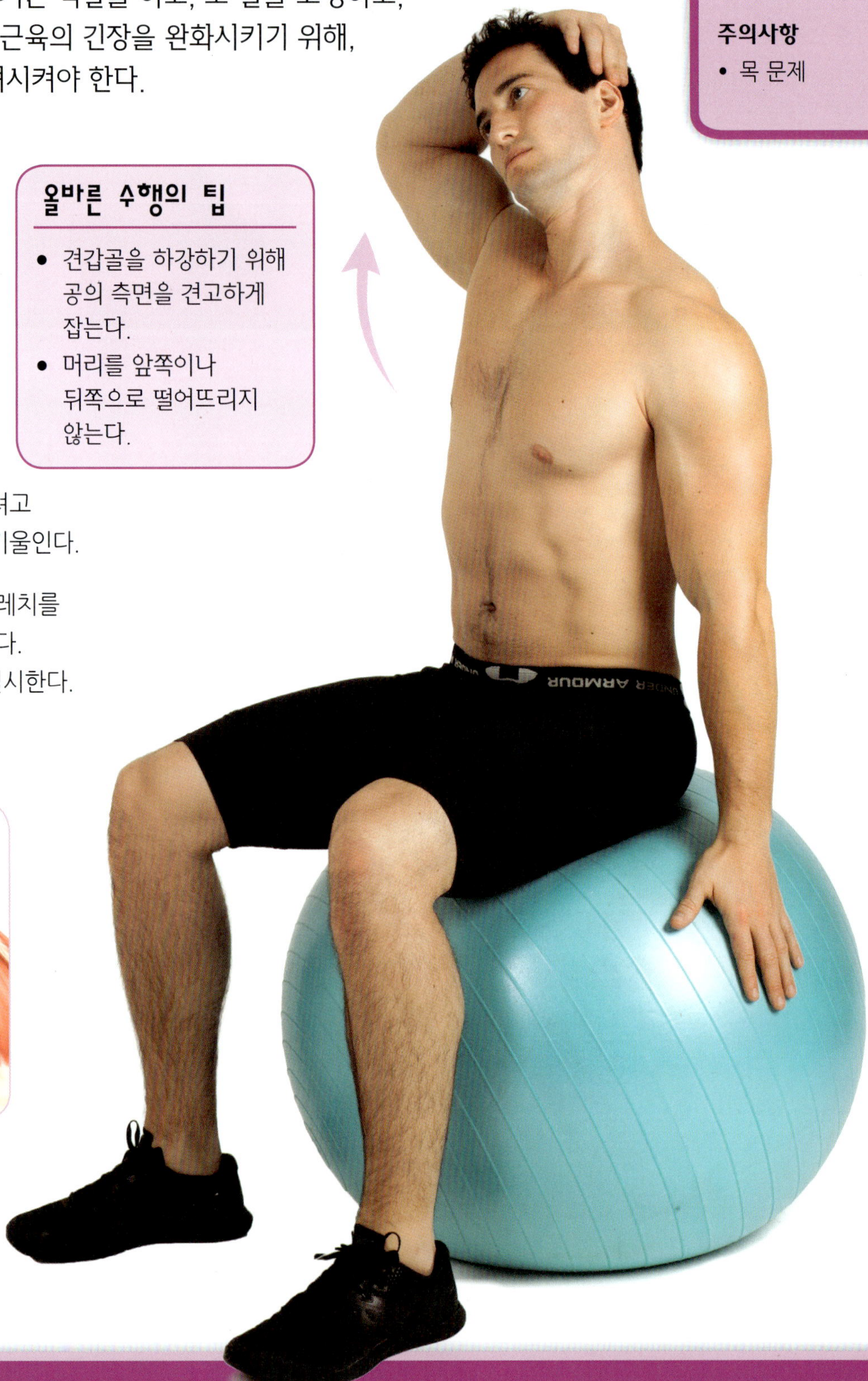

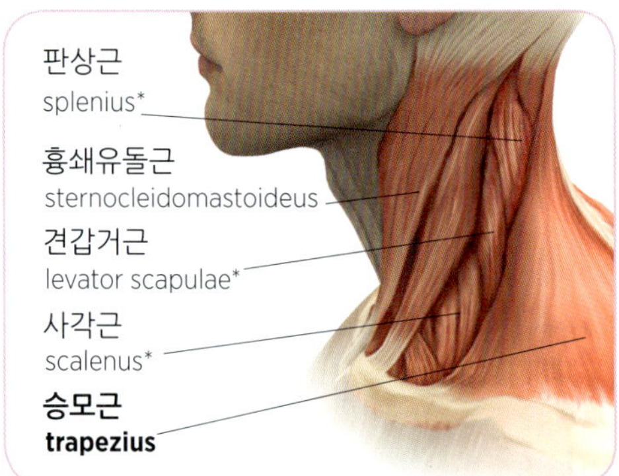

주석(Anotation Key)

굵은 글자는 목표 근육(target muscles)을 의미한다.
가는 글자는 본 운동에 작용하는 다른 근육들을 의미한다.
* 심부 근육(deep muscles)

팩트 파일

목표 근육
- 상부 승모근

유형
- 정적

장점
- 가동범위 향상

주의사항
- 목 문제

레베이터 스캐플러 스트레치
(Levator Scapulae Stretch)

깊은 근육인 견갑거근은 견갑골의 위쪽 부분에서 위쪽 4개 경추(C1–C4)까지 주행한다. 나쁜 자세는 견갑거근을 단축시켜 어깨나 견갑대를 거상시킨다. 이런 볼 스트레치를 수행함으로써 이 근육을 신장시켜 보자.

운동 방법

- 스위스 볼 위에 앉아서 양 발을 어깨너비 만큼 벌린다.
- 오른손을 볼 측면인 아래쪽으로 뻗고, 손바닥을 펴서 볼의 아래 부분을 잡는다.
- 왼손으로 머리 뒤쪽과 우측면을 잡는다. 견갑골의 끝에서 목의 오른쪽까지 긴장을 느낄 때까지 턱을 위쪽 가슴의 외측면쪽으로 당긴다.
- 권장시간 동안 자세를 유지한 후, 스트레치를 해제한다. 그런 다음, 반대쪽도 실시한다. 권장 반복횟수만큼 좌우측을 교대로 실시한다.

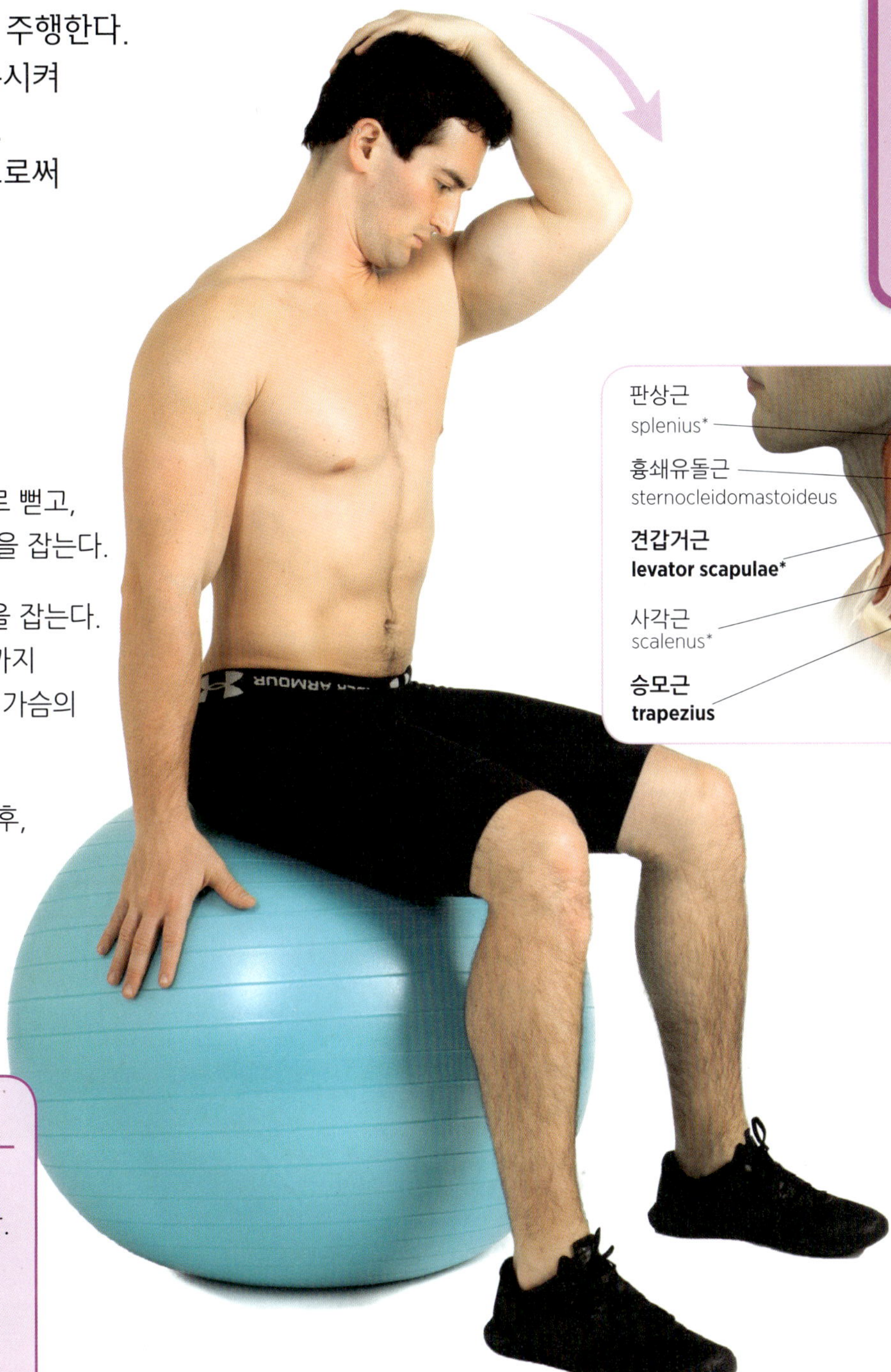

올바른 수행의 팁

- 견갑골을 하강하기 위해 공의 측면을 견고하게 잡는다.
- 타이트한 근섬유를 찾기 위해 여러 각도로 스트레칭을 시도한다.
- 과도한 측방굴곡을 하지 않는다.

팩트 파일

목표 근육
- 견갑거근

유형
- 정적

장점
- 가동범위 향상

주의사항
- 목 문제

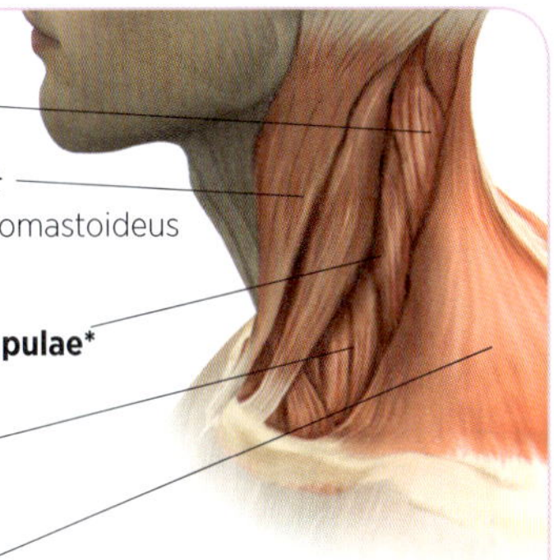

주석(Anotation Key)
굵은 글자는 목표 근육(**target muscles**)을 의미한다.
가는 글자는 본 운동에 작용하는 다른 근육들을 의미한다.
* 심부 근육(deep muscles)

터틀 넥 (Turtle Neck)

흉쇄유돌근을 포함한 목의 굴곡근으로 알려진 근육군은 머리를 측면으로 회전시키고 기울이는 역할을 담당한다. 터틀 넥 스트레치는 이들 근육을 강화시키는 효율적인 방법이다.

운동 방법

- 앉은 자세나 선 자세에서 목, 어깨 및 몸통을 일자로 유지한다. 턱을 가볍게 당기고 전방을 응시한다.
- 목의 뒤쪽이 스트레칭되는 느낌이 들 때까지 마치 거북이가 자신의 껍질 안으로 목을 집어 넣는 것처럼, 여러분은 턱을 당긴다.
- 그 다음, 거북이 머리가 껍질에서 나오는 것처럼, 머리를 앞쪽으로 뻗는다.
- 권장시간 동안 자세를 유지한 후, 스트레치를 해제한다. 그런 다음, 권장 반복횟수만큼 실시한다.

올바른 수행의 팁

- 부드럽게 조절하면서 움직인다.
- 머리를 뒤쪽으로 움직일 때 턱을 위로 들지 않아야 한다.

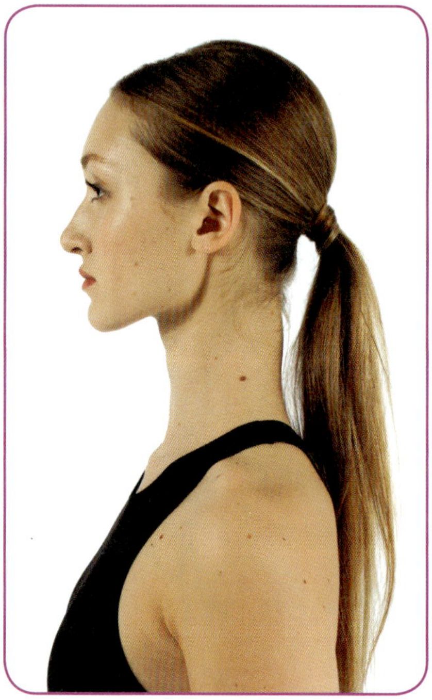

팩트 파일

목표 근육
- 목 굴곡근

유형
- 정적

장점
- 가동범위 향상
- 머리 전방 돌출 교정

주의사항
- 팔이나 손의 둔감

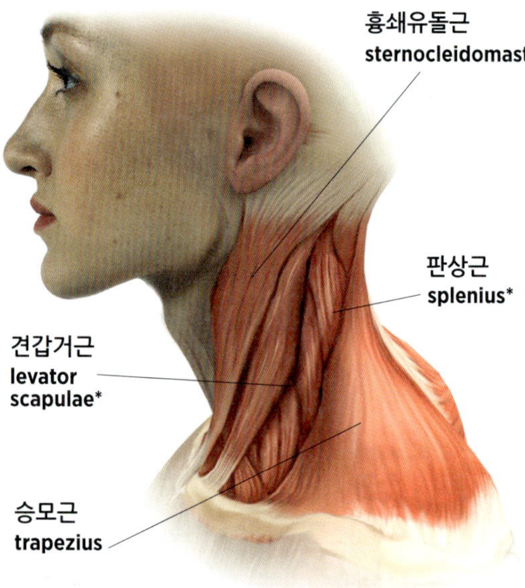

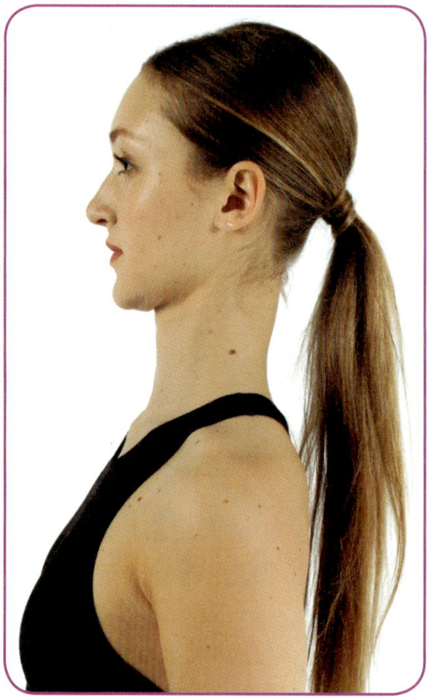

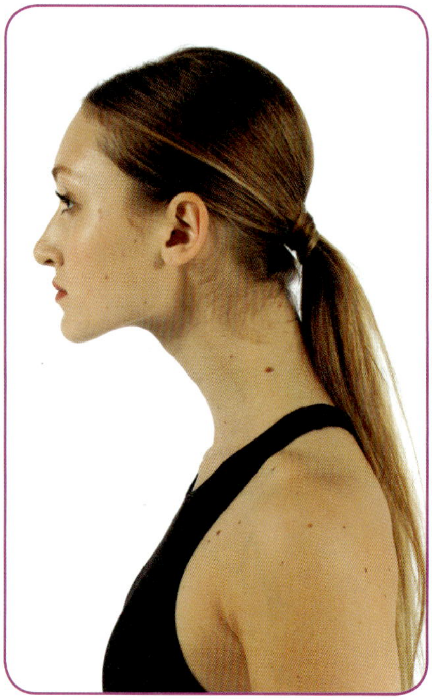

주석(Anotation Key)
굵은 글자는 목표 근육(**target muscles**)을 의미한다.
가는 글자는 본 운동에 작용하는 다른 근육들을 의미한다.
* 심부 근육(deep muscles)

스러그 (Shrug)

이것은 우리가 어깨를 위쪽으로 으쓱 올리는 것과 같지만, 의도적으로 어깨를 으쓱하는 근육의 활성화는 목, 상부 등 및 어깨를 강화시키는 효율적인 방법일 수 있다.

운동 방법

- 스위스 볼이나 의자에 앉는다. 등을 일자로 유지하고, 머리와 목이 척주의 중앙 부위에 놓이도록 위치시킨다.
- 양 팔을 몸통 옆에 위치시키고, 팔꿈치를 약간 굴곡한다. 손바닥을 위쪽으로 향하게 하고, 양 손을 그대로 유지한다.
- 어깨를 아래쪽과 앞쪽으로 가져간 후, 여러분이 들어올릴 수 있을 만큼 어깨를 높이 들어올린다.
- 시작자세로 돌아오고, 권장 반복횟수만큼 실시한다.

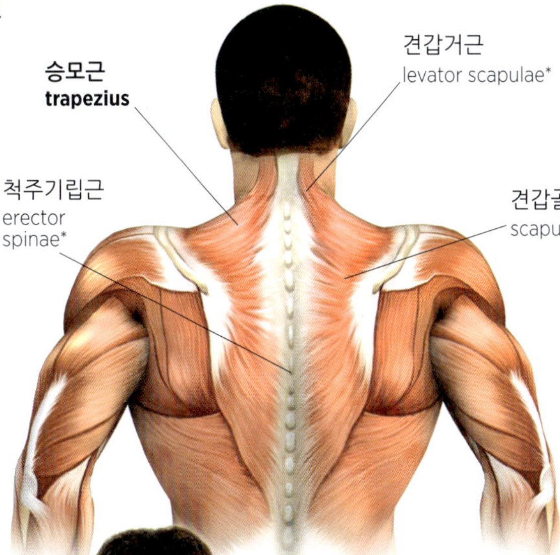

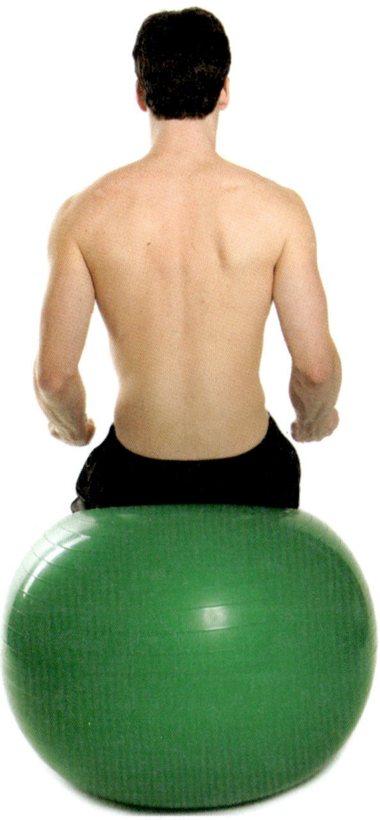

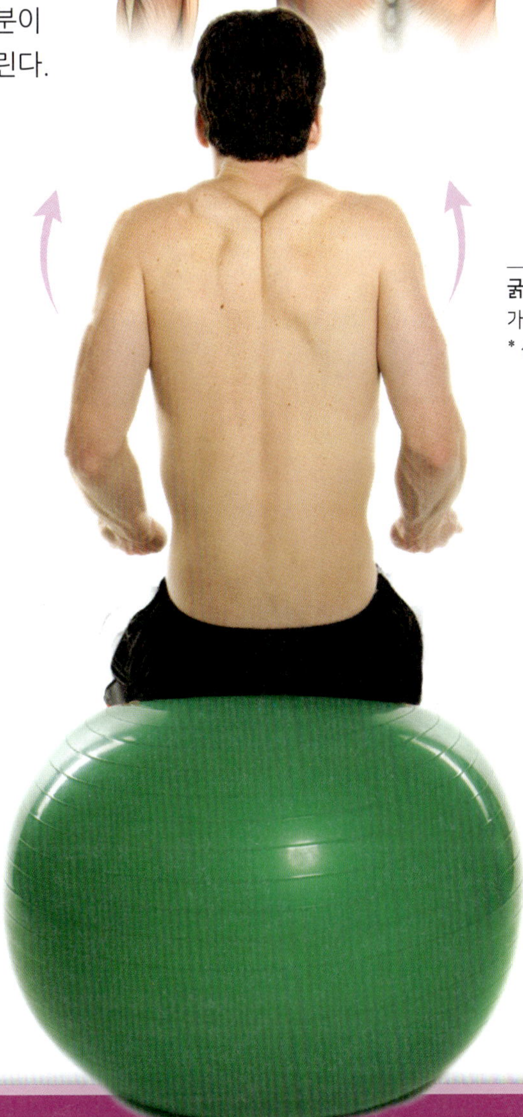

팩트 파일

목표 근육
- 목
- 어깨
- 견갑골

유형
- 동적

장점
- 가동범위 향상
- 타이트한 목, 어깨, 가슴 및 상부 등 근육 이완
- 견갑골 안정화

주의사항
- 팔이나 손의 둔감
- 심한 어깨나 척추 통증

주석(Anotation Key)

굵은 글자는 목표 근육(target muscles)을 의미한다.
가는 글자는 본 운동에 작용하는 다른 근육들을 의미한다.
* 심부 근육(deep muscles)

올바른 수행의 팁

- 부드럽게 조절하면서 움직인다.
- 어깨를 앞으로 말지 않아야 한다.

하이 플랭크 파이크 (High Plank Pike)

하이 플랭크 파이크는 어려운 운동이고, 각 척추 사이의 공간을 넓힘으로써 척추를 신장하여 척추의 압박을 완화시킨다. 이 버전의 강화 운동은 혈액순환도 향상시키고 목의 긴장도 감소시킨다.

운동 방법

- 하이 플랭크 자세에서 시작한다. 양 손을 어깨너비만큼 벌려서 바닥에 견고히 고정한다. 이때 양 팔을 일자로 쭉 펴고 일직선을 형성하기 위해 여러분의 몸을 바닥으로부터 들어올린다. 여러분의 양 발을 평행하게 배치한 후, 발꿈치를 들어올린다.
- 역 V자가 되도록 여러분의 엉덩이를 들어올린다. 머리를 아래쪽으로 떨어뜨려 발 뒤쪽으로 응시한다.
- 권장시간 동안 이 자세를 유지하고, 목과 상부 등을 스트레칭하기 위해 민다. 스트레치를 해제하고, 천천히 하이 플랭크 자세로 돌아오기 위해 엉덩이를 아래쪽으로 내린다. 권장 반복횟수만큼 실시한다.

올바른 수행의 팁

- 척추를 일자로 유지한다.
- 복부 근육을 활성화한다.
- 슬괵근과 장딴지 근육을 신장시킨다.
- 움직임 속도를 조절하고, 율동적으로 호흡한다.
- 어깨를 긴장시키지 않는다.

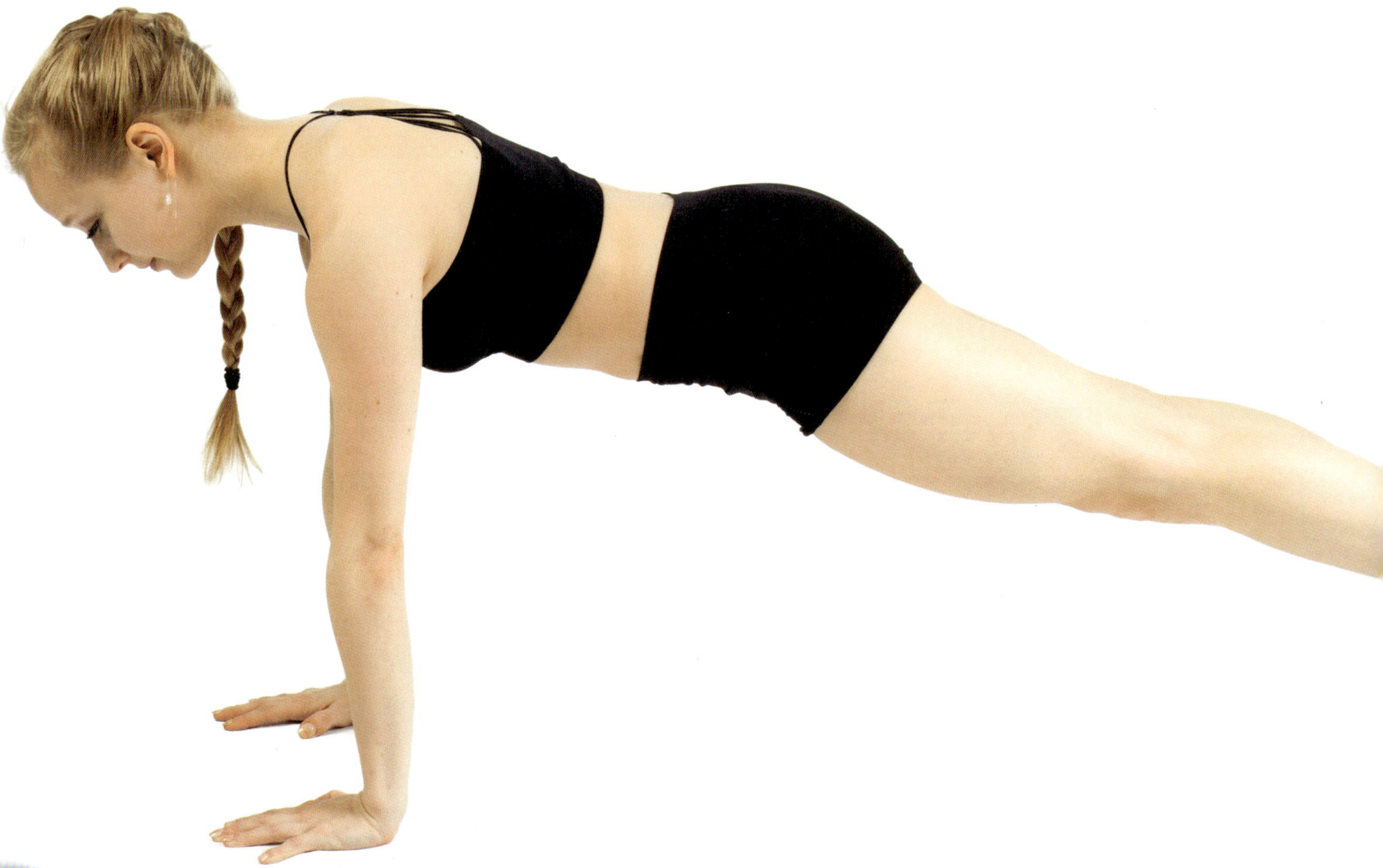

주석(Anotation Key)

굵은 글자는 목표 근육(target muscles)을 의미한다.
가는 글자는 본 운동에 작용하는 다른 근육들을 의미한다.
* 심부 근육(deep muscles)

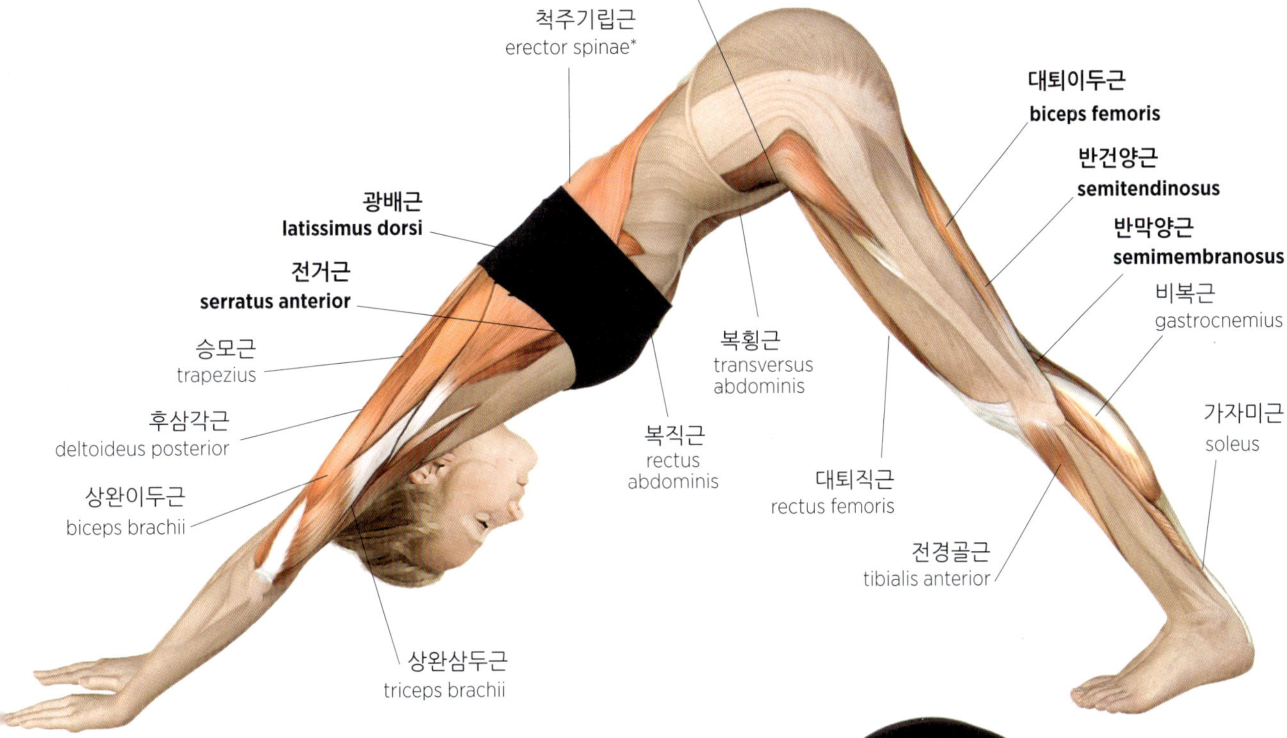

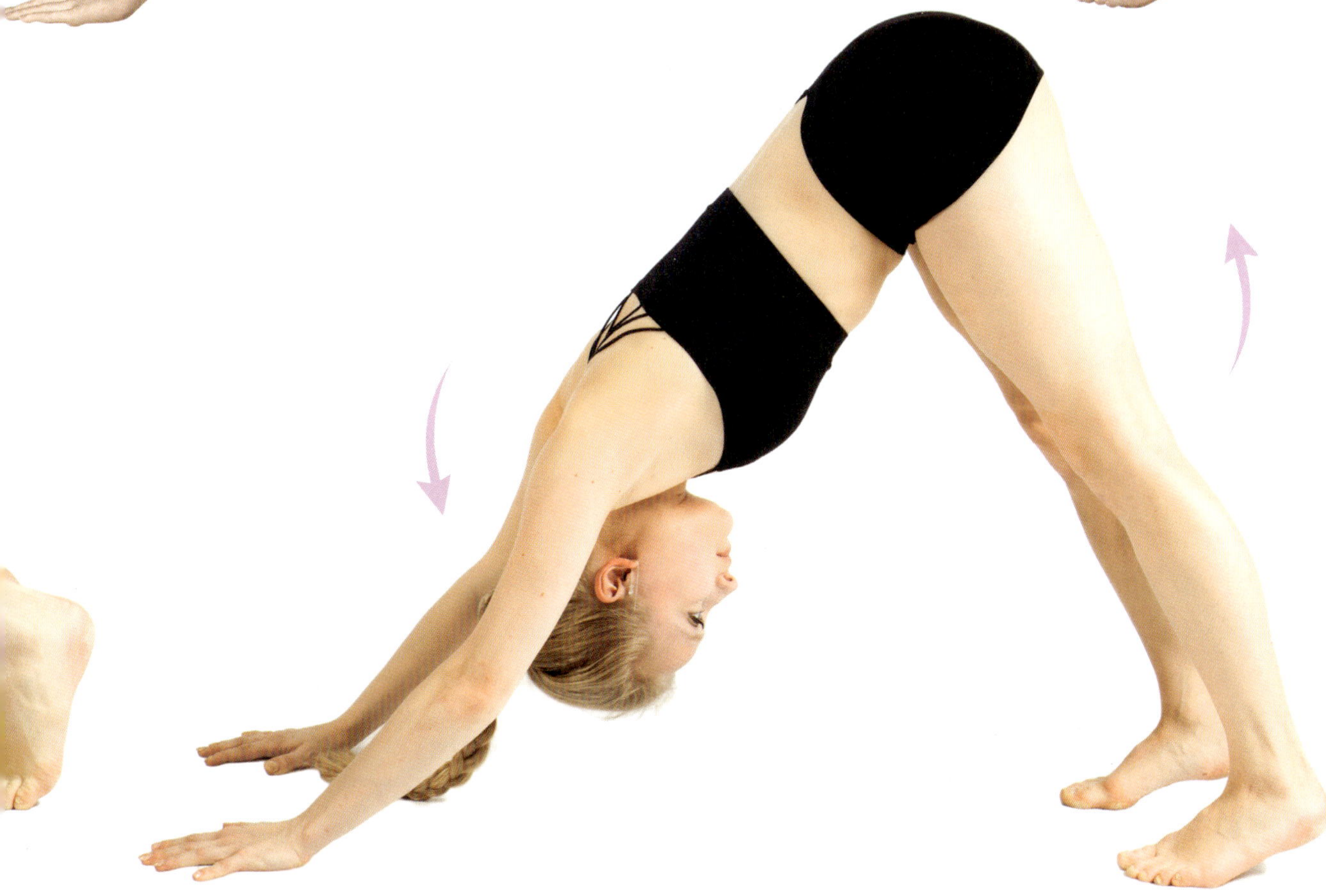

팩트 파일

목표 근육

- 척추
- 어깨
- 중간 등

유형

- 정적

장점

- 타이트한 목, 어깨, 가슴 및 상부 등 근육 이완
- 협응과 균형 향상
- 코어 근력 강화
- 유연성 증가

주의사항

- 등 통증

제 2 장

팔, 어깨 및 상부 등 스트레치

ARMS, SHOULDERS, & UPPER-BACK STRETCHES

어깨, 팔 및 상부 등의 근육은 가동성과 자세의 핵심이고, 여러분이 움직이거나, 또는 가만히 앉아 있을 때에도 항상 작용한다. 본 장의 근육들은 국소 근육 통증, 타이트니스 및 불편이 자주 일어나는 근육이다. 이들 근육을 목표로 하는 스트레치를 정기적으로 수행하면, 전신의 가동성이 향상될 뿐만 아니라, 전신의 가동범위와 신체 건강도 향상될 것이다.

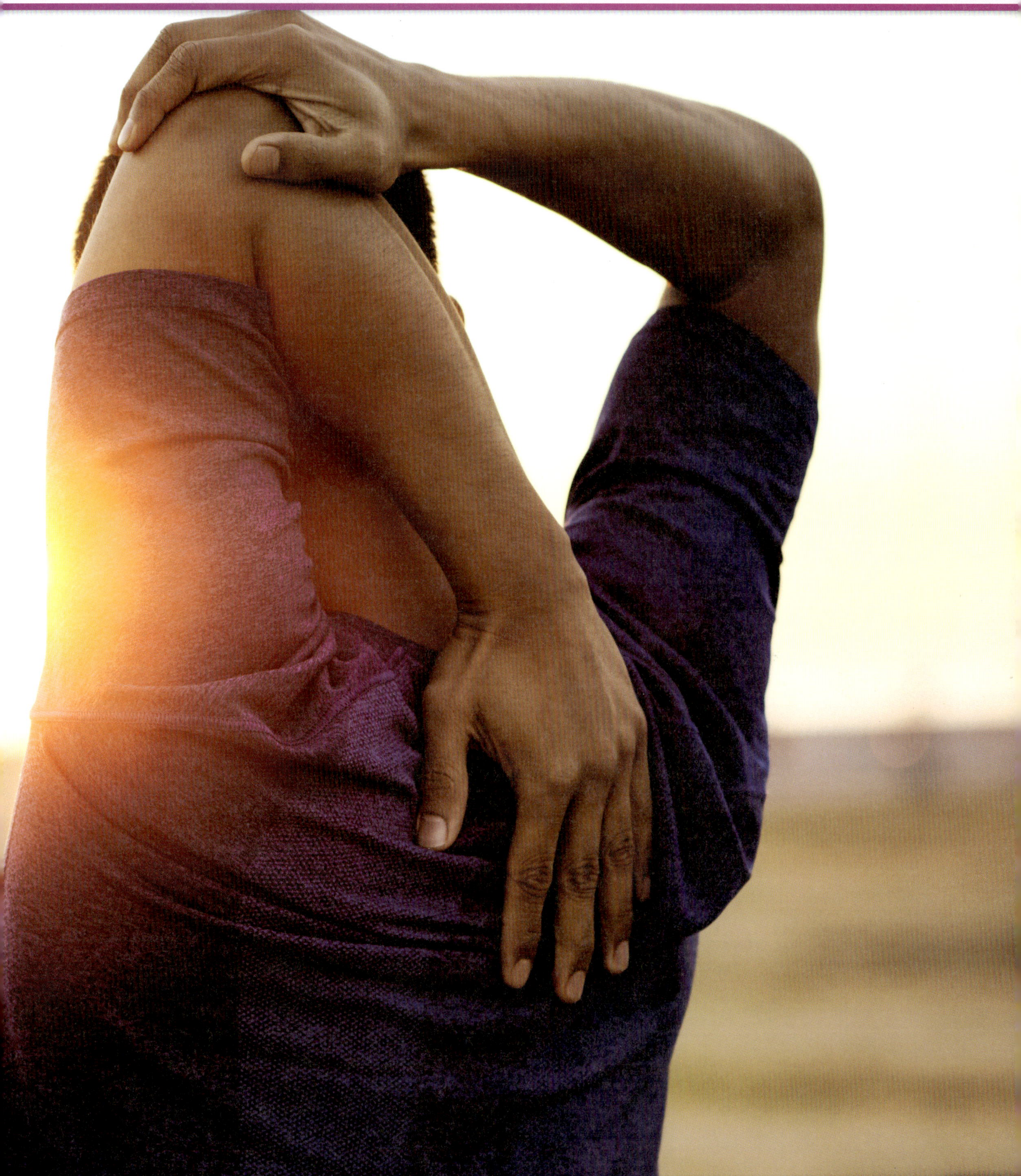

굿모닝 스트레치

(Good Morning Stretch)

아침에 일어나서 이런 활기찬 스트레치를 먼저 수행하자. 이것은 나쁜 수면으로 초래되는 어깨와 상부 등의 긴장을 완화시키는 한편, 여러분의 코어를 활성화하고, 척추를 신장시킬 것이다.

운동 방법

- 양 발을 평행하게 어깨너비만큼 벌리고 선 자세를 취한다. 양쪽 무릎을 약간 굴곡하고, 골반을 약간 후방경사시킨다.
- 양 팔을 여러분의 신체와 평행하게 천장 쪽으로 뻗는다. 이 자세를 장시간 유지한다. 양쪽 손바닥을 서로 마주 보게 하고, 손바닥 중앙에 에너지를 모은다. 여러분이 스트레칭을 할 때 위쪽을 응시한다.
- 권장시간 동안 자세를 유지한 후, 스트레치를 해제한다. 그런 다음, 권장 반복횟수만큼 실시한다.

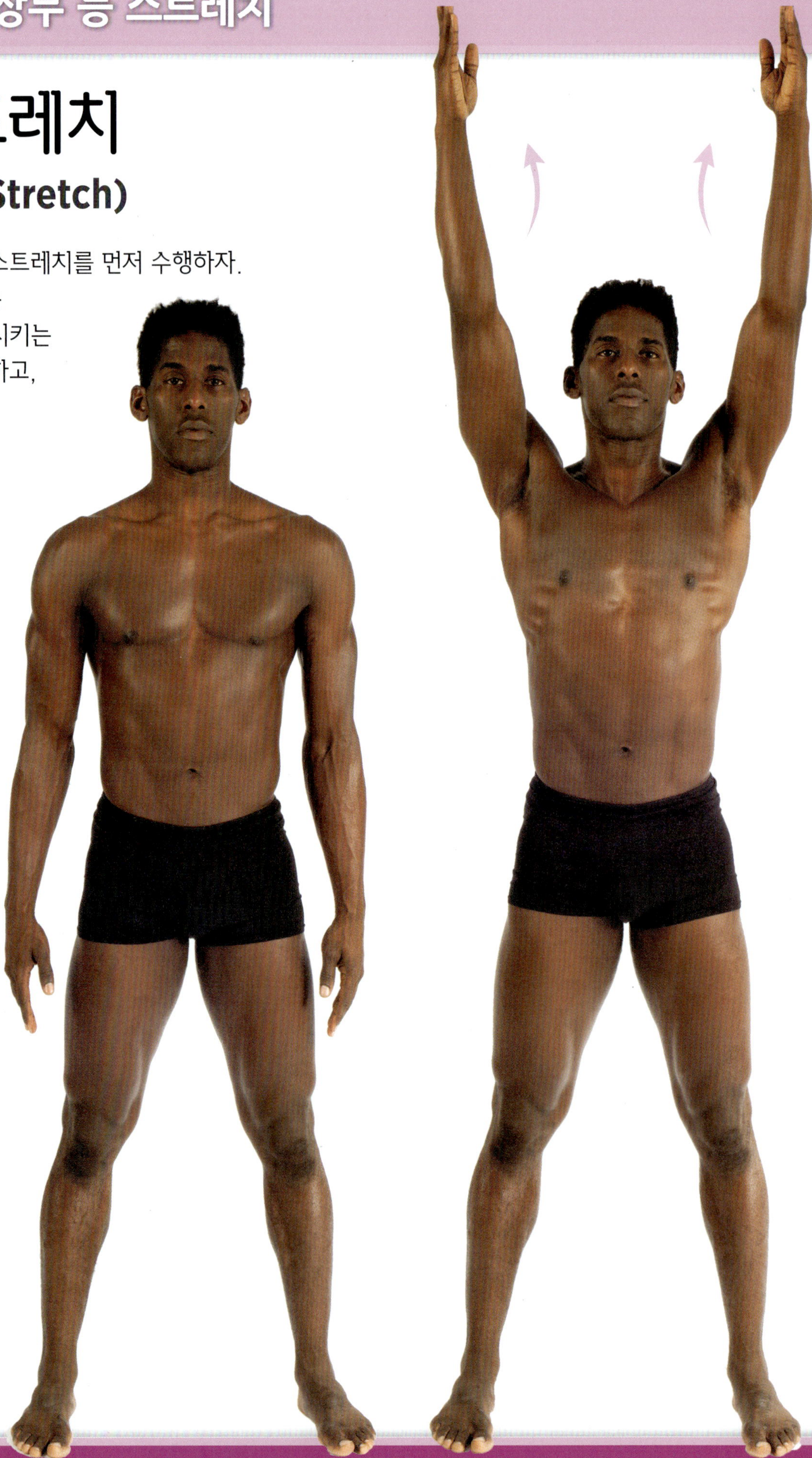

주석(**Anotation Key**)

굵은 글자는 목표 근육(**target muscles**)을 의미한다.
가는 글자는 본 운동에 작용하는 다른 근육들을 의미한다.
* 심부 근육(deep muscles)

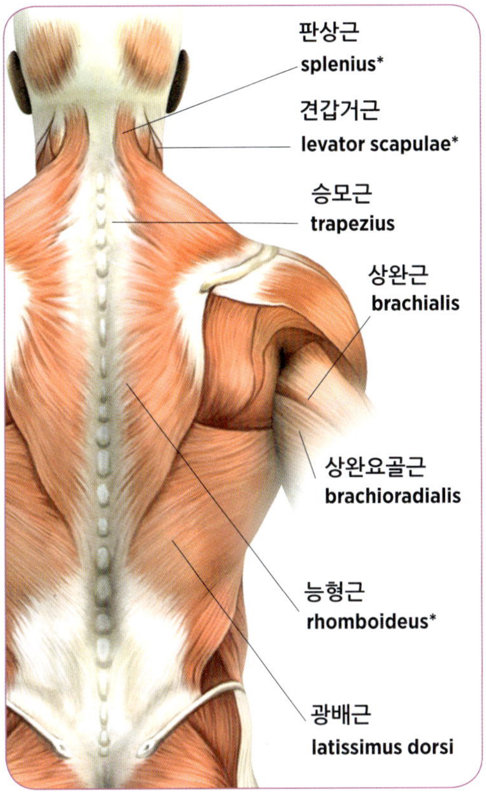

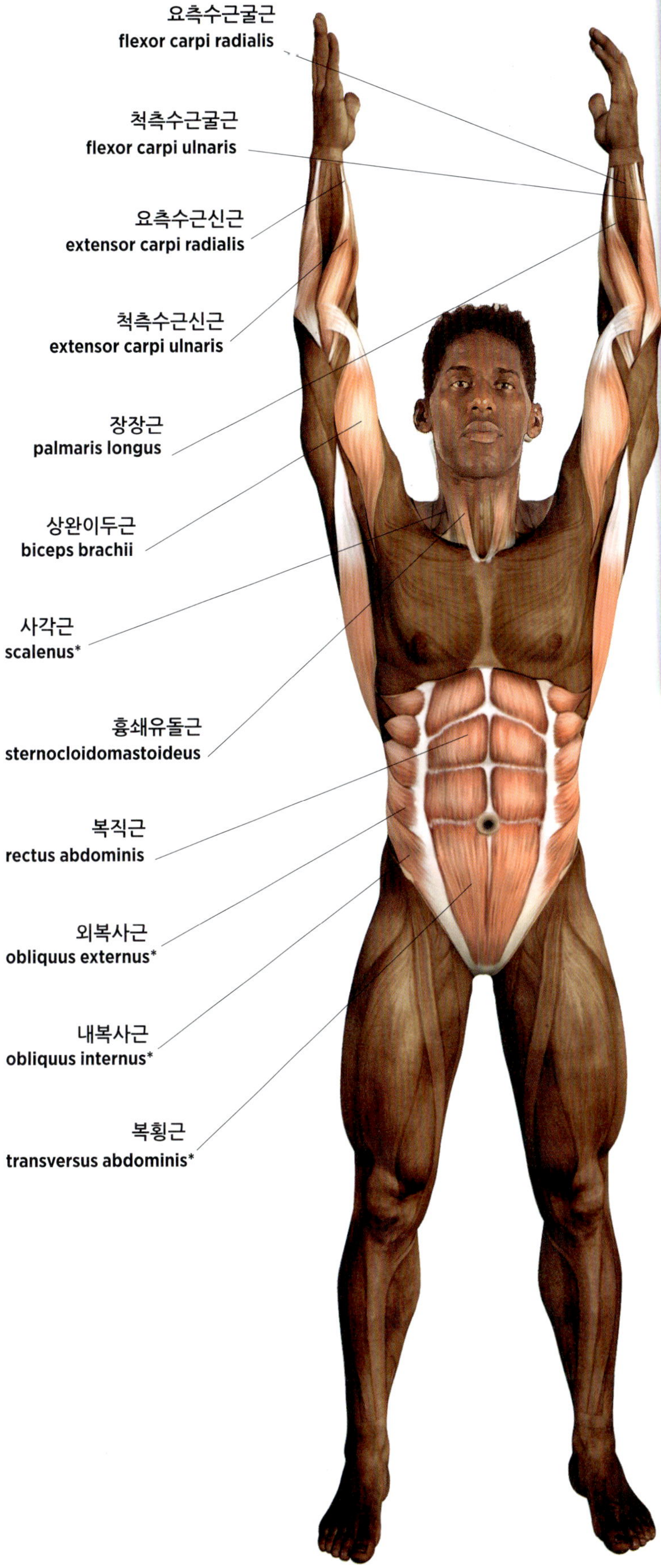

팩트 파일

목표 근육

- 등
- 목
- 복부
- 복사근
- 손바닥
- 전완
- 상완

유형

- 정적

장점

- 상부 등 가동성의 증가
- 어깨 타이트니스 감소
- 척주 신장

주의사항

- 목 문제
- 어깨 문제

올바른 수행의 팁

- 팔꿈치를 약간 굴곡된 자세로 유지한다.
- 골반을 후방 경사한다.
- 허리나 팔꿈치를 과신전하지 않는다.

체어 요가 스트레치

(Chair Yoga Stretch)

요가 수련에서 체어 포즈로 알려진 이 스트레치는 모든 신체 근육을 활성화시키는 한편, 근력, 균형 및 균형을 향상시킬 것이다. 이 운동은 팔을 뻗어 어깨와 상부 등의 근육을 관여시킬 때 지지되지 않은 앉은 자세를 지속시킬 것을 여러분께 요구한다.

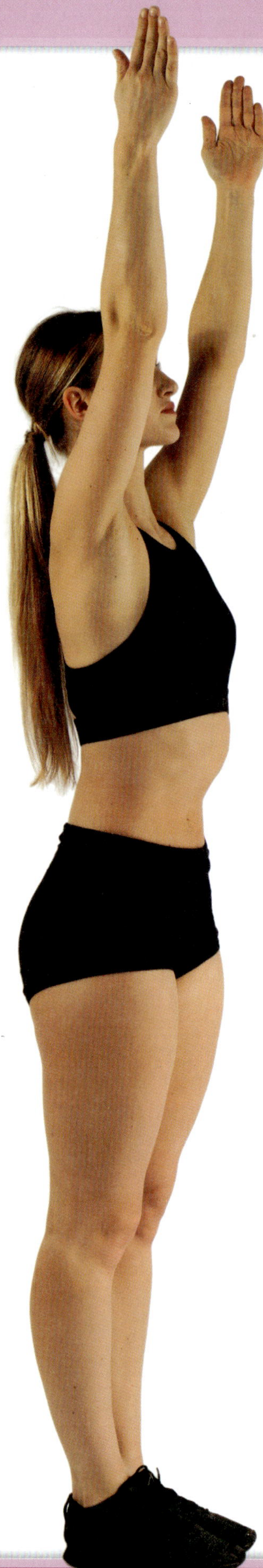

운동 방법

- 양 발을 붙이고 선 자세에서 양 팔을 몸통 옆에 배치한다.
- 팔을 옆으로 뻗을 때 들이쉬고, 팔이 머리 위로 위치할 때까지 계속 들어올린다. 그리고 양 손을 어깨너비만큼 벌린다.
- 팔을 쭉 뻗고, 양쪽 손바닥이 서로 마주 보도록 어깨를 외회전시킨다. 그리고 손가락을 펼친다.
- 내쉬면서 무릎을 굴곡한다. 양쪽 발목, 안쪽 허벅지 및 무릎이 서로 닿아야 한다. 여러분의 체중을 발꿈치 쪽으로 가져가고, 엉덩이를 뒤쪽으로 뺀다. 그리고 양쪽 무릎을 발목 위로 가져간다.
- 권장시간 동안 자세를 유지한 후, 스트레치를 해제한다. 그런 다음 권장 반복횟수만큼 실시한다.

올바른 수행의 팁

- 양 발을 붙인다.
- 발꿈치를 바닥 위에 댄다.
- 골반을 과도하게 후방경사하지 않는다.
- 허리를 과도하게 활처럼 휘지 않는다.
- 양쪽 무릎이 안쪽으로 잠김되지 않게 한다.

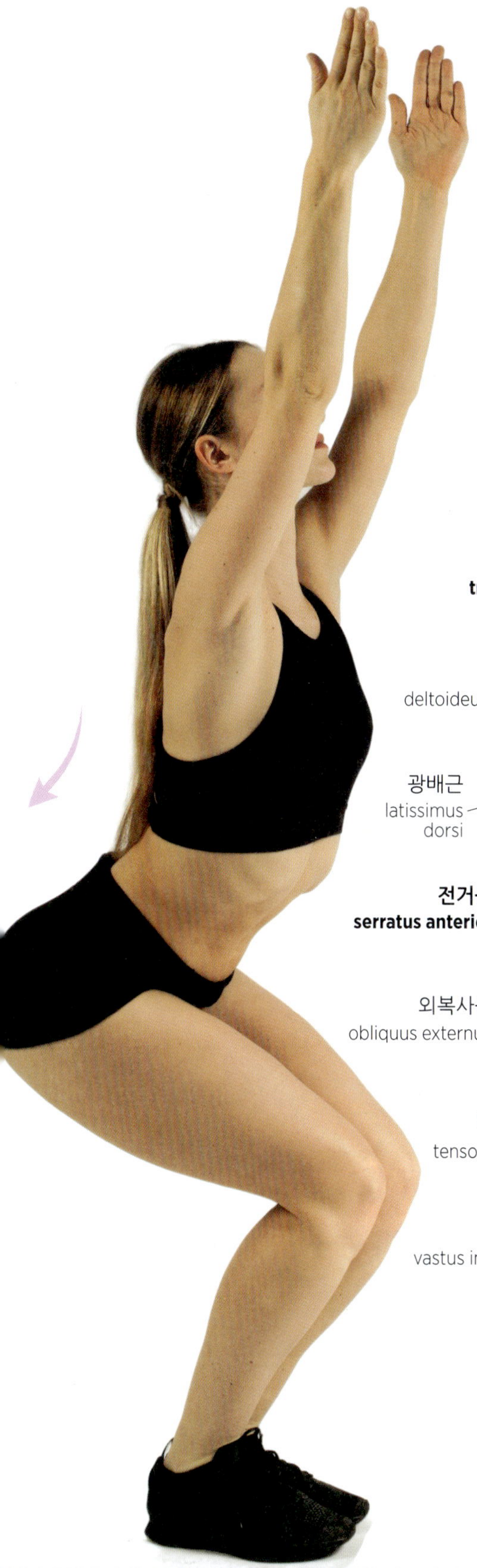

주석(Anotation Key)

굵은 글자는 목표 근육(target muscles)을 의미한다.

가는 글자는 본 운동에 작용하는 다른 근육들을 의미한다.

* 심부 근육(deep muscles)

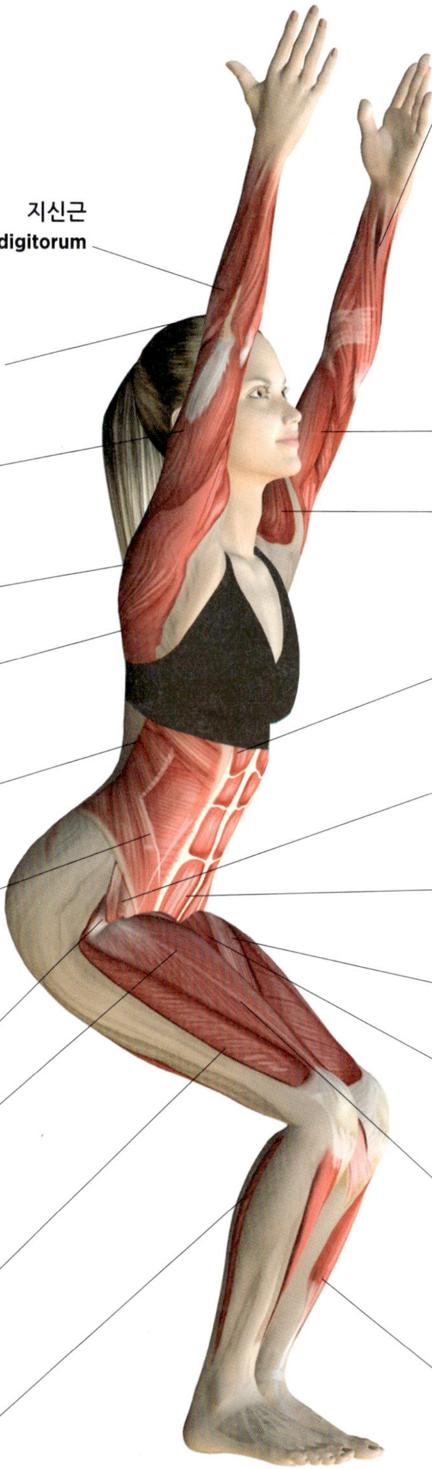

팩트 파일

목표 근육
- 다리
- 등
- 팔

유형
- 정적

장점
- 허벅지, 발목, 척추 및 팔의 강화
- 어깨와 가슴의 신장

주의사항
- 무릎 문제

트위스팅 체어 스트레치 (Twisting Chair Stretch)

이 스트레치는 체어 요가 스트레치보다 한 단계 더 높은 운동이고, 척추, 어깨 및 가슴을 스트레칭할 때 여러분의 균형 감각을 어렵게 만든다. 트위스팅 체어 스트레치는 모든 근육을 사용하지만, 특히 허벅지, 둔부 및 엉덩이의 근육을 강화시킨다.

운동 방법

- 양 팔을 머리 위로 평행하게 들어올리고 양쪽 무릎을 깊게 굴곡한 자세의 체어 요가 스트레치에서 시작한다.
- 척추를 신장할 때 들이쉬고, 양 손을 기도하는 자세로 모은다.
- 내쉴 때 양쪽 고관절이 정면을 향하도록 자세를 유지시키고, 오른쪽으로 몸을 비튼다. 즉, 왼쪽 팔꿈치를 오른쪽 허벅지의 바깥쪽으로 가져간다. 왼쪽 팔꿈치로 오른쪽 무릎을 압박하고, 또 오른쪽 무릎으로 왼쪽 팔꿈치를 압박한다.
- 들이쉬면서 척추를 신장하고, 여러분의 복부를 바깥으로 움직인다. 그 다음, 배꼽을 척추 쪽으로 강하게 당길 때 내쉬면서 몸을 비튼다.
- 권장시간 동안 자세를 유지한 후, 여러분의 몸을 중앙으로 다시 가져갈 때 들이쉬면서 양 팔을 위쪽으로 뻗는다. 반대쪽도 실시한다.

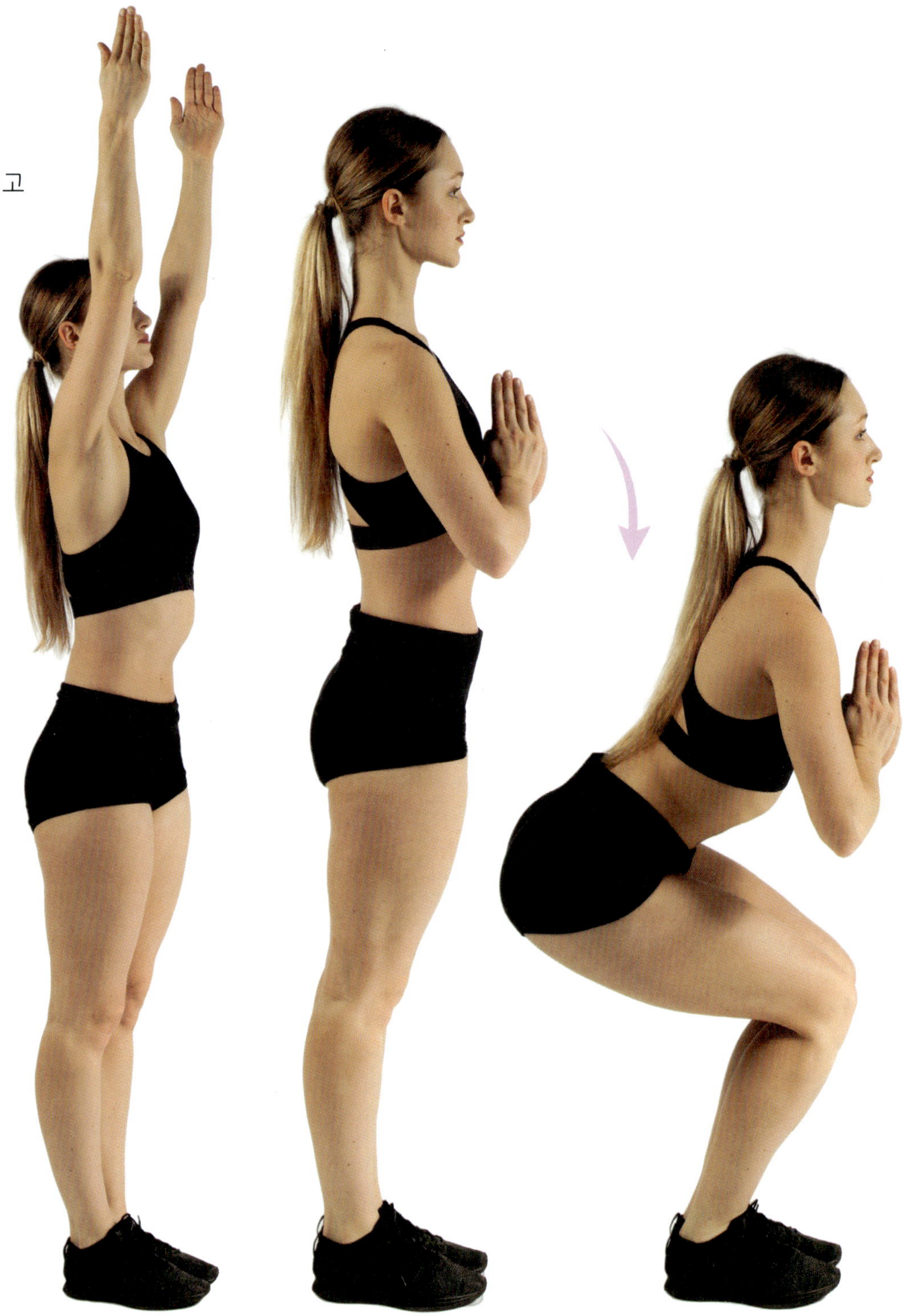

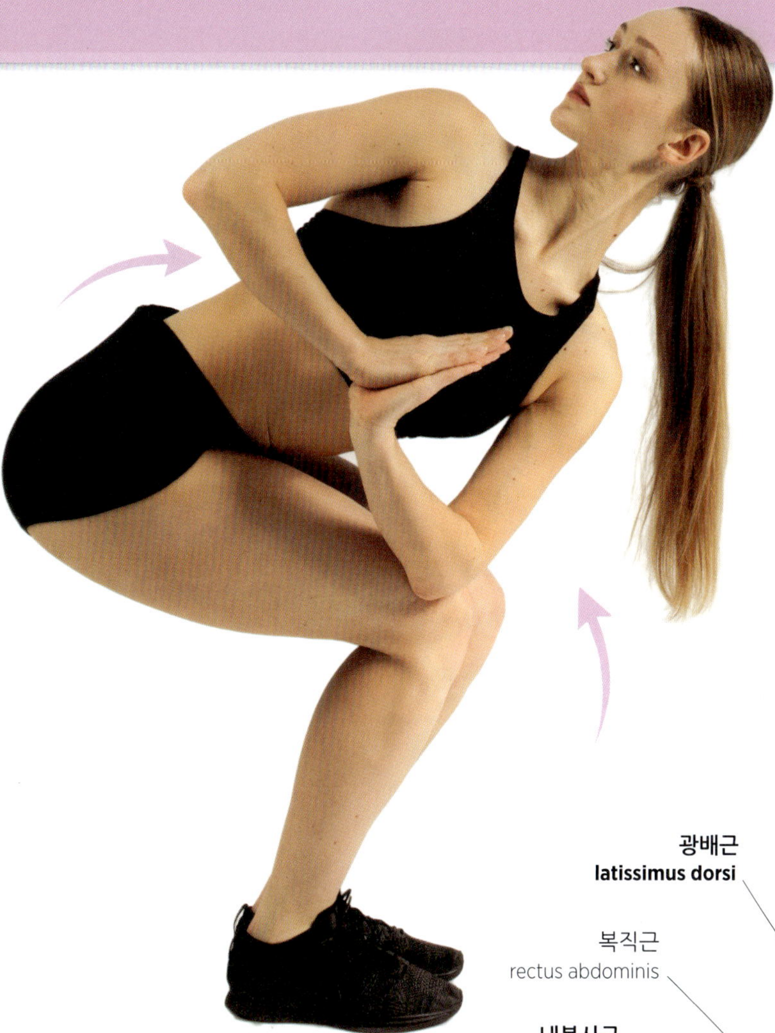

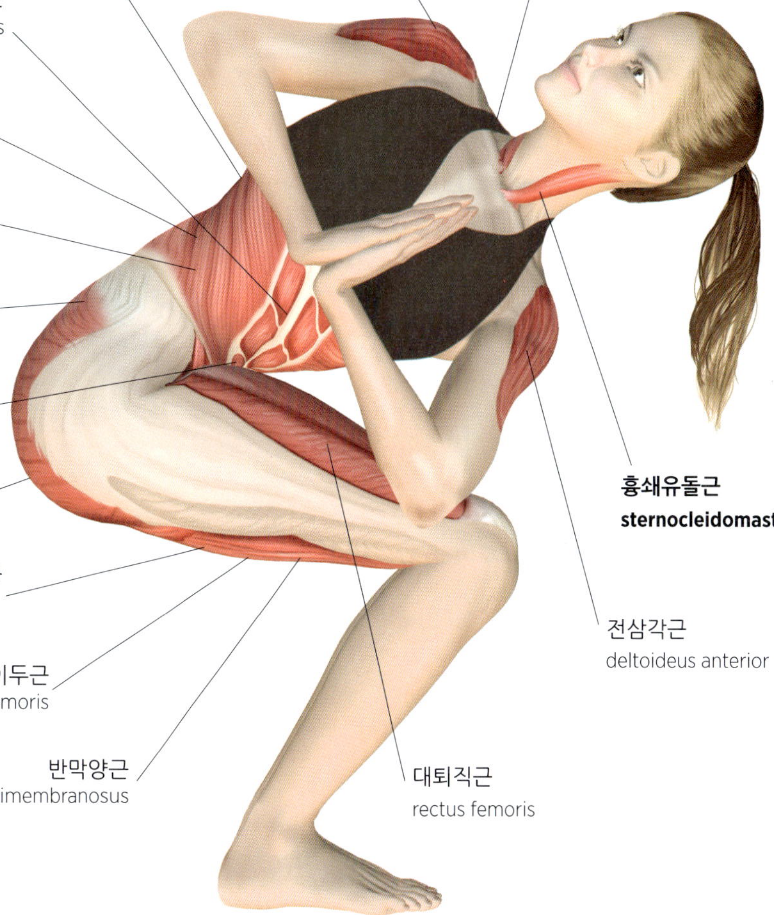

팩트 파일

목표 근육
- 하체
- 등
- 복사근

유형
- 정적

장점
- 척추와 복사근의 신장
- 허벅지, 발목, 척추, 둔부 및 팔의 강화
- 복부 탄력

주의사항
- 무릎 문제
- 등 문제
- 임신

주석(Anotation Key)

굵은 글자는 목표 근육(target muscles)을 의미한다.
가는 글자는 본 운동에 작용하는 다른 근육들을 의미한다.
* 심부 근육(deep muscles)

올바른 수행의 팁

- 양쪽 쇄골을 넓힐 때 상부 등에서 작은 굽힘이 있는지를 찾아본다.
- 몸통을 비틀 때 양쪽 고관절은 정면을 향하고 있어야 한다.
- 몸을 비틀 때 양쪽 어깨가 앞쪽으로 말리지 않도록 한다.
- 오른쪽으로 몸을 돌릴 때, 왼쪽 무릎을 너무 앞으로 내밀지 않는다. 반대 방향으로 돌릴 때도 마찬가지이다.

워리어 III 요가 스트레치
(Warrior III Yoga Stretch)

워리어 III은 선 자세에서 이루어지는 요가 포즈이고,
팔, 어깨 및 상부 등의 효율적인 스트레치를 제공한다.
또한 여러분의 복부를 탄력 있게 만들고,
코어, 팔 및 다리의 근육을 관여시킴으로써
전신의 안정성을 향상시킨다.

올바른 수행의 팁

- 고관절을 정면으로 향하게 한다.
- 손가락에서 발꿈치까지 쭉 뻗을 때, 척추를 길게 유지한다.
- 균형을 잡는데 도움을 주기 위해 들고 있는 다리에 힘을 준다.
- 체중부하하는 발의 발꿈치를 바닥에 붙인다.
- 들고 있는 다리가 굴곡하거나 흔들리지 않도록 한다.

운동 방법

- 매트의 중간 지점에서 양 발을 붙이고, 선 자세를 취한다. 이때 양 팔은 몸통 옆에 위치한다. 오른쪽 발을 앞쪽으로 약 12인치 정도 내딛는다.
- 양 팔을 머리 위로 뻗는다. 이때 양 팔은 평행하게 유지되어야 한다. 왼쪽 발꿈치를 위쪽으로 들어올리고, 체중을 오른발의 볼(ball) 위로 이동시킨다.
- 매트의 앞쪽 까지 양쪽 고관절을 정면으로 향하게 한다. 오른쪽 엉덩이를 뒤쪽으로 당기고, 왼쪽 엉덩이를 앞쪽으로 가져간다. 양 팔을 머리 위로 뻗은 채, 몸통을 오른쪽 허벅지 위인 앞쪽으로 숙인다.
- 왼쪽 다리를 고관절 높이까지 들어올리면서 체중을 오른쪽 다리 위로 계속 이동시킨다. 이때 왼쪽 발목을 배측굴곡한다. 양 팔과 왼쪽 다리는 바닥과 수평을 이루어야 한다.
- 권장시간 동안 자세를 유지한 후, 스트레치를 해제한다. 그런 다음 권장 반복횟수만큼 실시한다.

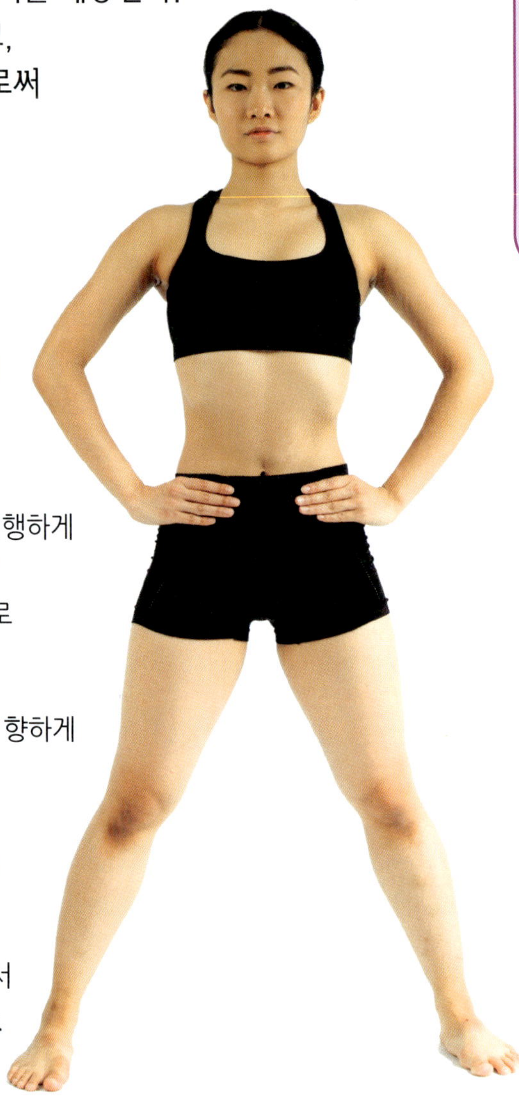

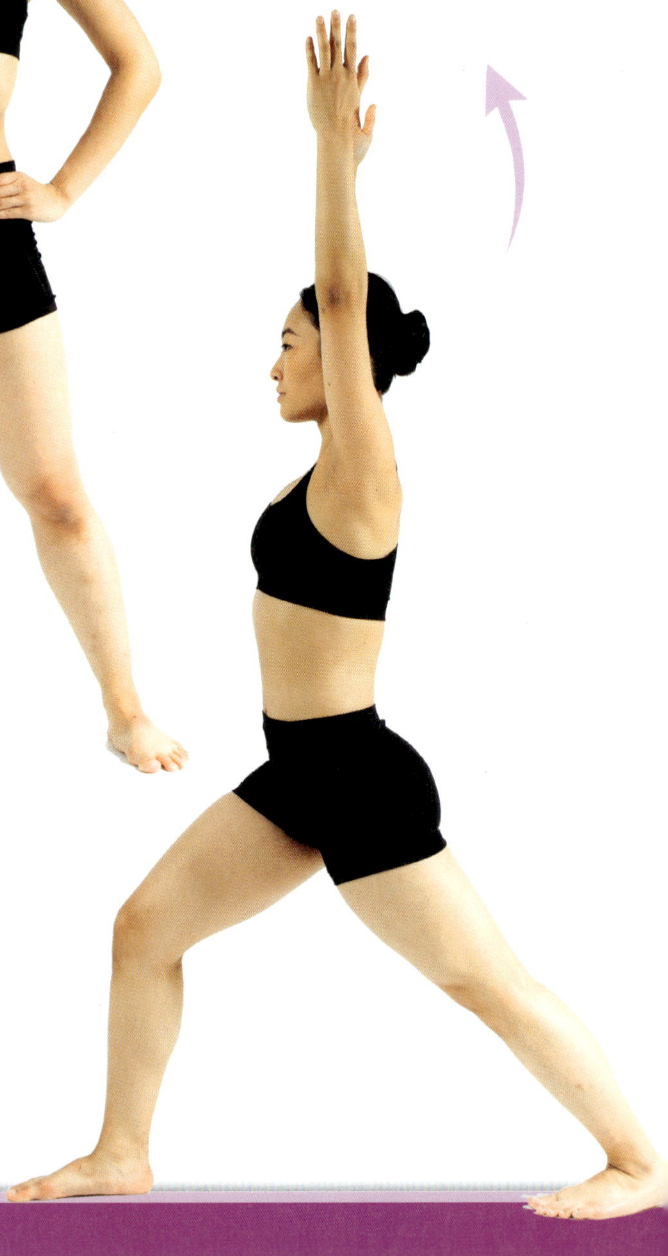

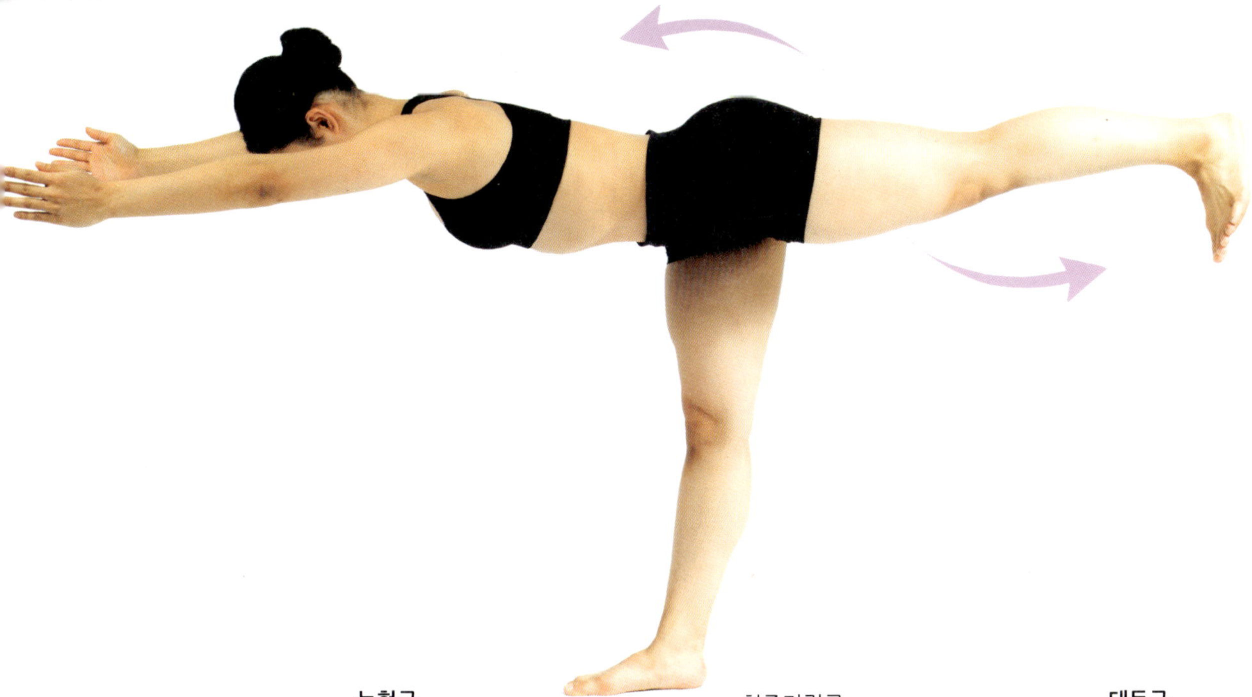

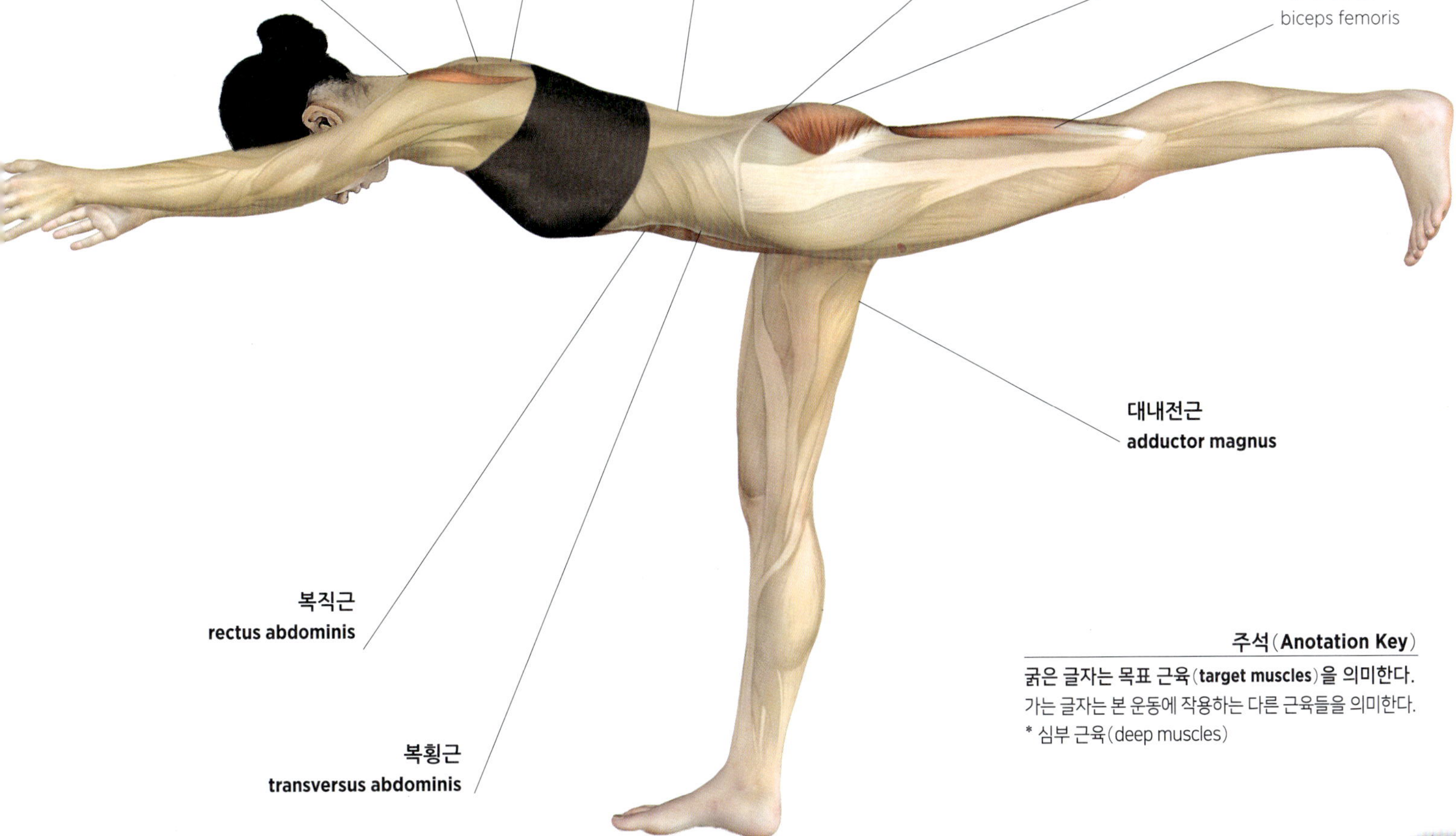

팩트 파일

목표 근육

- 다리
- 등
- 어깨

유형

- 정적

장점

- 어깨, 척추 및 슬괵근의 신장
- 발목, 허벅지 및 척추의 강화
- 균형 향상

주의사항

- 두통
- 저혈압

주석(Anotation Key)

굵은 글자는 목표 근육(target muscles)을 의미한다.
가는 글자는 본 운동에 작용하는 다른 근육들을 의미한다.
* 심부 근육(deep muscles)

업워드 살루트 (Upward Salute)

이 운동은 어깨와 상부 등을 목표로 하고, 적지만 가슴, 목, 상완이두근, 전완, 상완삼두근, 중간등 및 하부등을 작용시킨다.

운동 방법

- 양 팔을 몸통 옆에 붙이고 서서, 척추를 일자로 길게 만든다.
- 양 팔을 옆으로 뻗으면서 들이쉬고, 양 팔이 머리 위로 뻗을 때까지 계속 들어올린다. 이때 양 손을 어깨너비만큼 벌린다.
- 팔을 쭉 뻗고, 양쪽 손바닥이 서로 마주 보도록 어깨를 외회전시킨다. 그리고 손가락을 펼친다. 그리고 전방을 응시한다.
- 권장시간 동안 자세를 유지한 후, 스트레치를 해제한다. 그런 다음, 권장 반복횟수만큼 실시한다.

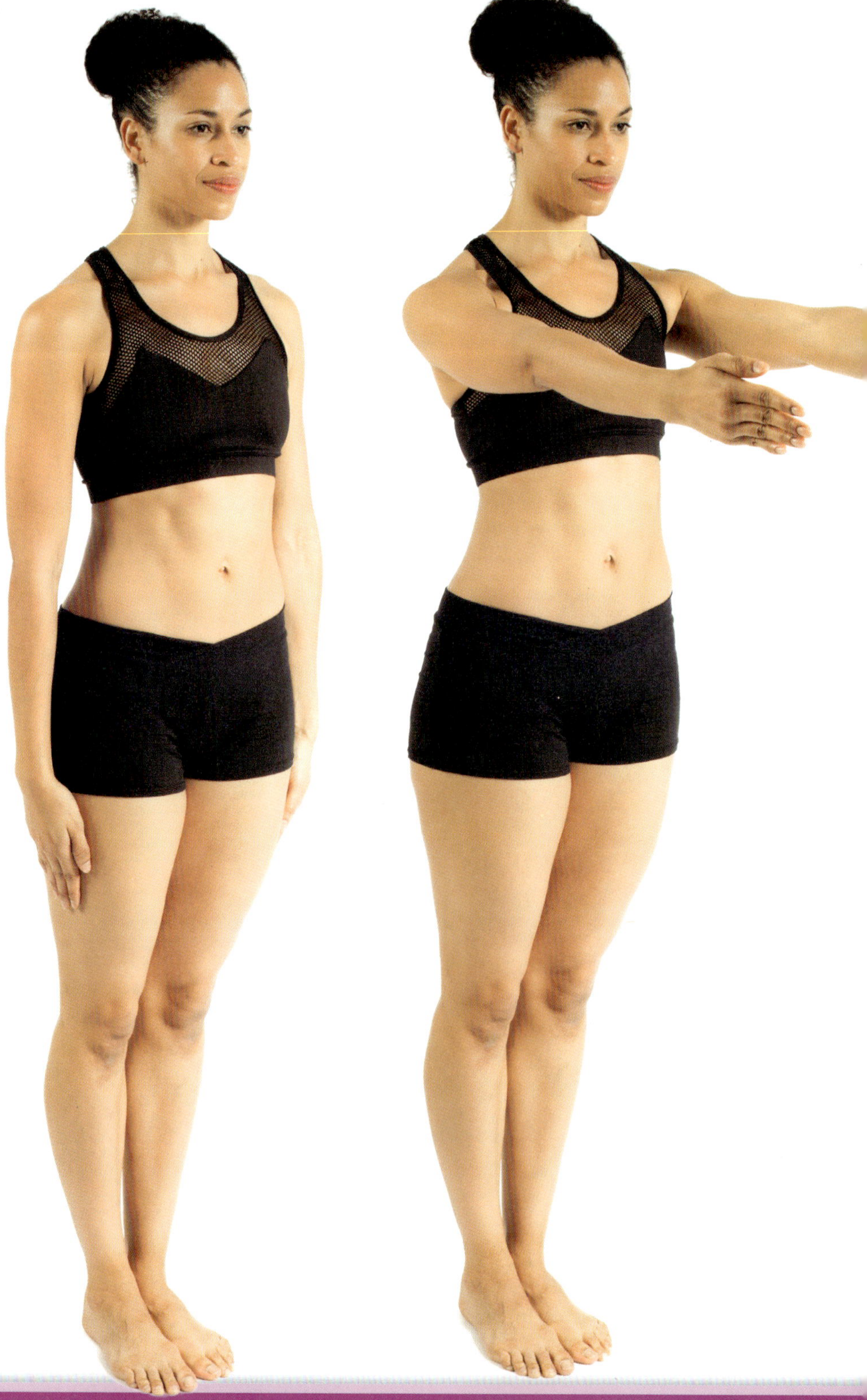

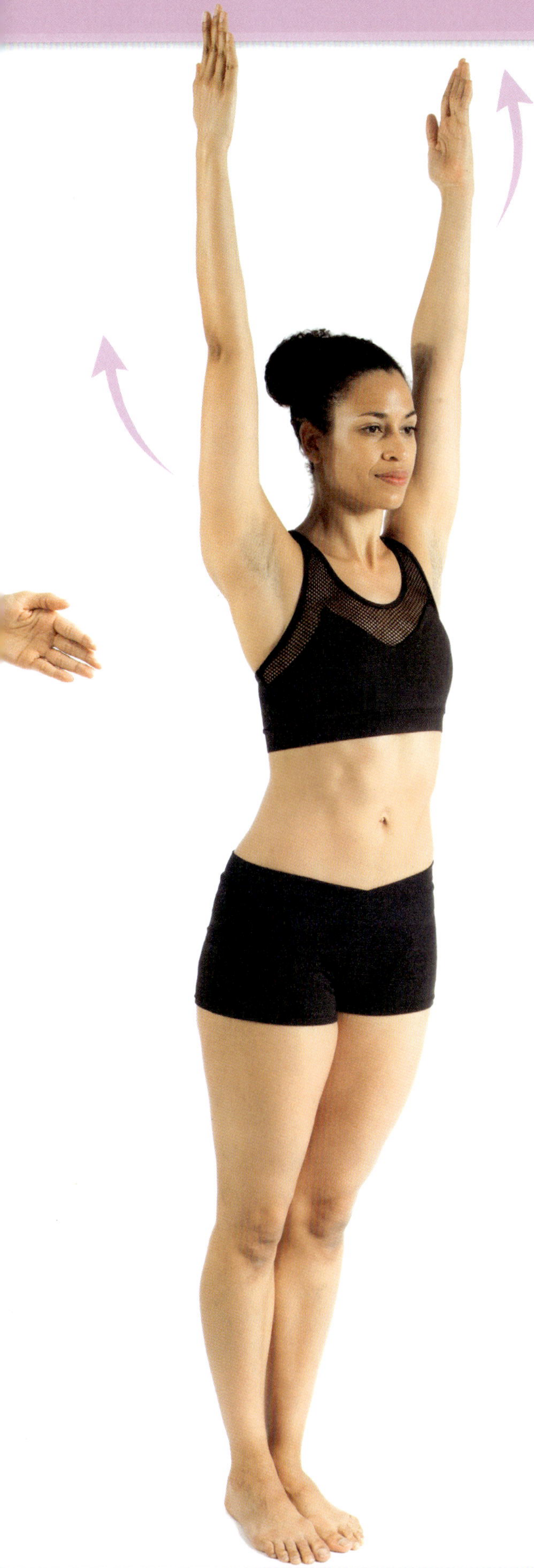

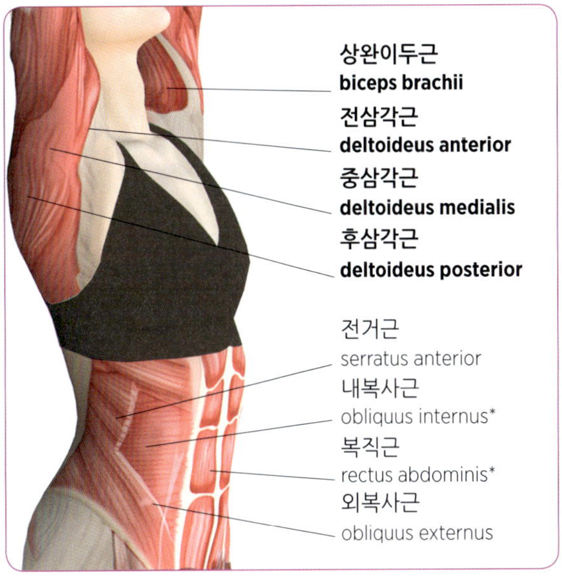

주석(Anotation Key)

굵은 글자는 목표 근육(target muscles)을 의미한다.

가는 글자는 본 운동에 작용하는 다른 근육들을 의미한다.

* 심부 근육(deep muscles)

팩트 파일

목표 근육

- 전신

유형

- 정적

장점

- 전신 신장(특히, 팔, 어깨 그리고 배)
- 요통 완화
- 자세 향상

주의사항

- 어깨 문제
- 등 문제
- 목 문제

올바른 수행의 팁

- 팔꿈치를 완전히 뻗는다.
- 어깨 긴장을 이완한다.
- 어깨 긴장 없이 팔을 귀쪽으로 올린다.

스탠딩 백 롤 (Standing Back Roll)

스탠딩 백 롤은 유연성 워크아웃에 포함되는 좋은 스트레치이고, 앞으로 숙인 자세에서 똑바른 서기 자세로 움직이기 쉽고 유연한 움직임을 제공한다. 이것은 능형근의 타이트니스와 긴장을 효율적으로 감소시키는 동적 상부 등 스트레치이다.

운동 방법

- 선 자세에서 양쪽 다리와 발을 어깨너비만큼 벌리고 평행하게 유지한다. 양쪽 무릎을 약각만 굴곡한다.
- 목에서 허리로 척추를 천천히 아래로 내리면서 둥글게 만들고, 양쪽 팔을 다리의 측면으로 내린다. 스트레칭할 때 체중이 머리를 바닥 쪽으로 당기도록 만든다.
- 허벅지와 엉덩이 위에서 둔부 근육을 느끼는 지점까지 절반쯤 천천히 상체를 들어올린다.
- 반대쪽 허벅지 위에 손을 올려놓기 위해 양쪽 전완을 교차시킨다. 그리고 어깨를 앞쪽으로 둥글게 만든다.여러분이 양쪽 견갑골 사이의 상부 등을 스트레칭할 때 머리의 무게를 느껴본다.
- 천천히 시작자세로 올라온 후, 권장 반복횟수만큼 실시한다.

올바른 수행의 팁

- 양쪽 무릎을 약간 굽힌다.
- 골반을 약간 후방경사한다. 상체가 숙여져도 된다.
- 양쪽 무릎을 안쪽으로 돌리지 않는다.

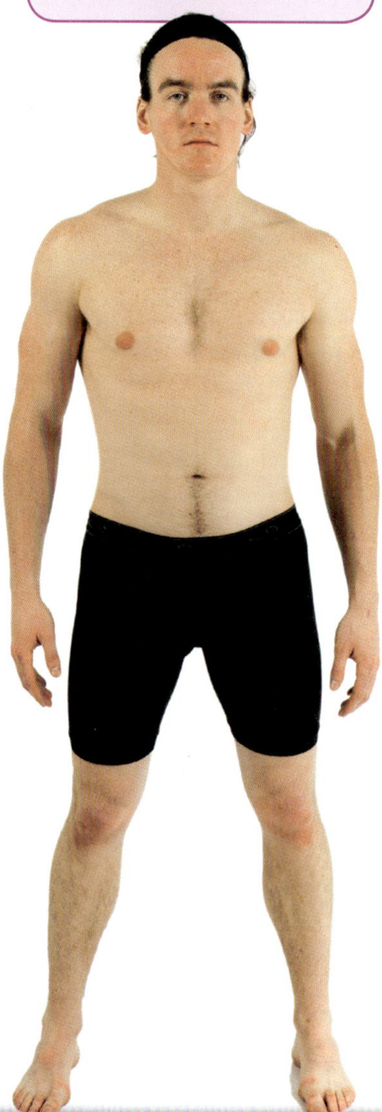

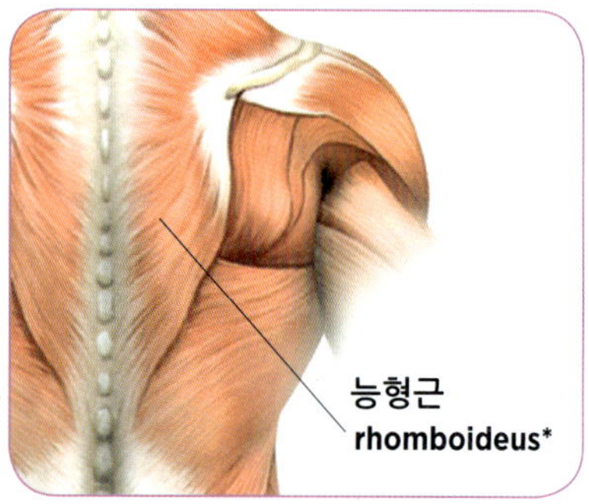

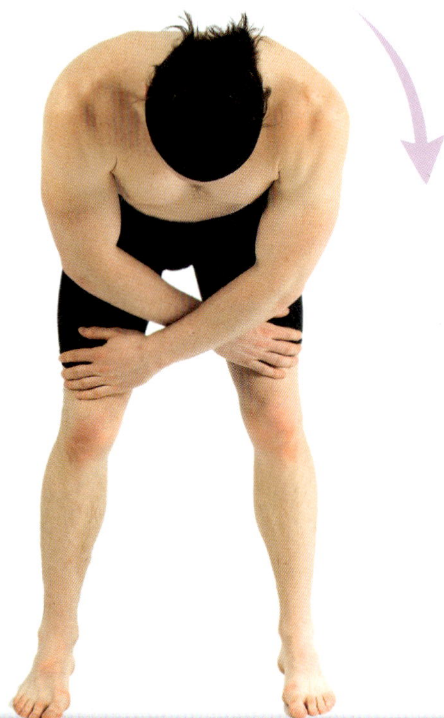

팩트 파일

목표 근육
- 상부 등
- 중간등

유형
- 동적

장점
- 상부 등의 가동성 증가
- 어깨 타이트니스 완화
- 척추 신장

주의사항
- 척추 손상
- 어깨 문제
- 엉덩이 문제

주석(Anotation Key)

굵은 글자는 목표 근육(target muscles)을 의미한다.
가는 글자는 본 운동에 작용하는 다른 근육들을 의미한다.
* 심부 근육(deep muscles)

스쿠프 롬보이드 (Scoop Rhomboids)

등의 중간 부위에 위치하는 능형근은 견갑골을 후인한다. 능형근은 심부근육으로서, 사용을 하지 않으면 약화된다. 상부 등과 어깨를 스트레칭하는 스쿠프 롬보이드는 능형근을 건강하게 유지하는 한편, 견갑골 근육의 긴장을 감소시킨다.

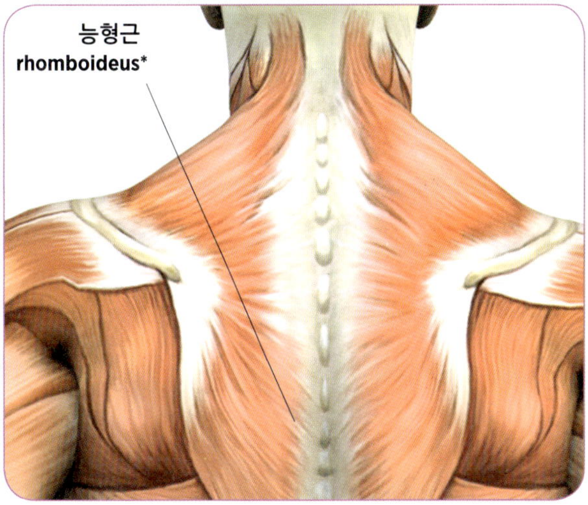

운동 방법

- 양쪽 다리를 앞쪽으로 쭉 뻗고 척추를 곧게 세우고 앉는다. 양쪽 무릎을 약간 굴곡하고, 발꿈치를 바닥에 붙인다. 그리고 무릎 뒤쪽의 허벅지를 잡는다.
- 턱을 아래로 당긴 채, 여러분이 바닥 쪽으로 등을 기울일 때 상부 등을 둥글게 만든다.
- 권장시간 동안 유지하고, 그 다음 천천히 시작자세까지 몸을 들어올린다. 권장 반복횟수만큼 실시한다.

올바른 수행의 팁

- 상부 등을 둥글게 만들어 뒤쪽으로 기울 때, 내쉰다.
- 호흡을 중단하지 않는다.

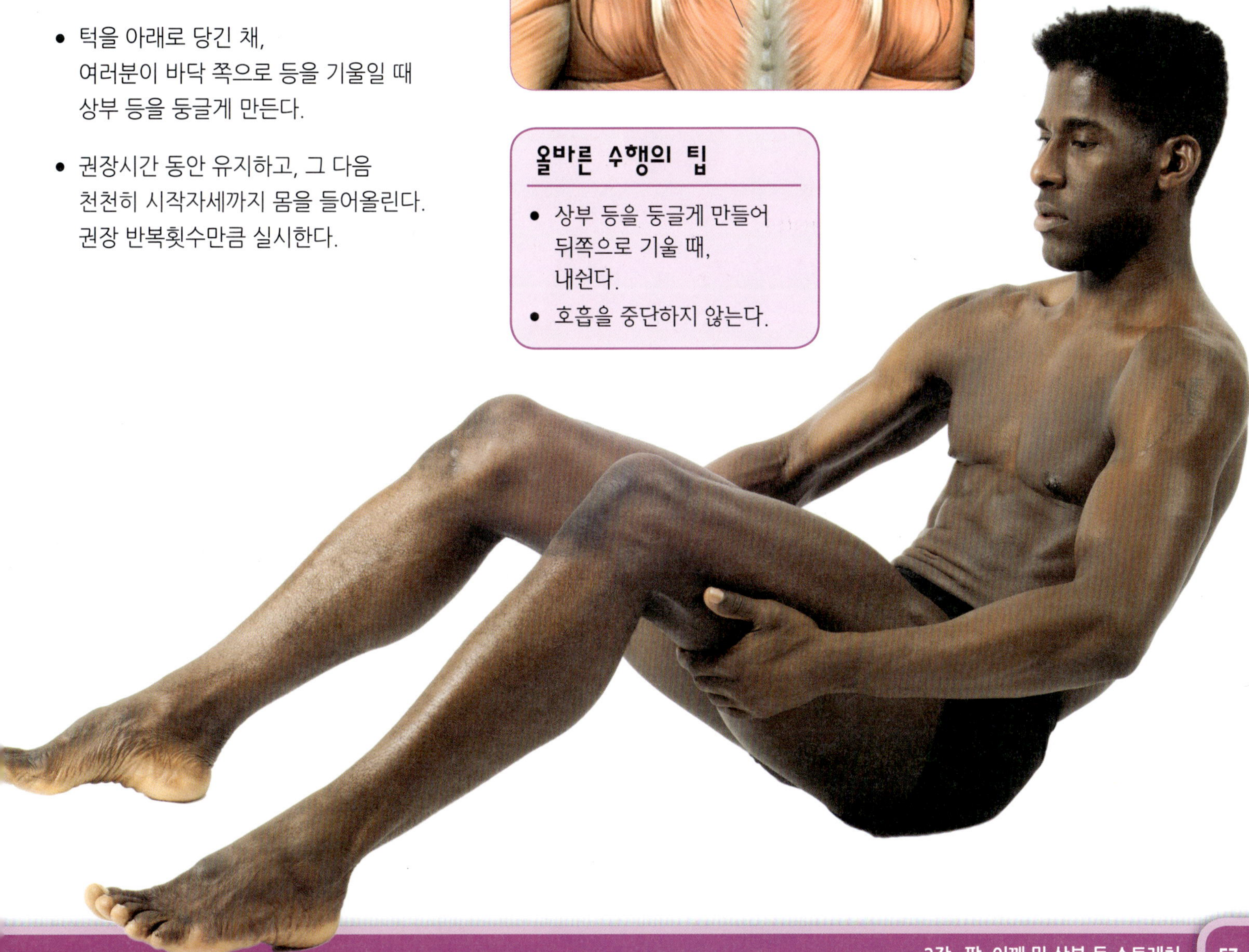

팩트 파일

목표 근육
- 상부 등

유형
- 정적

장점
- 상부 등의 가동성 증가
- 어깨 타이트니스 완화
- 척주 신장

주의사항
- 어깨 문제
- 등 문제

카우 페이스 요가 스트레치

(Cow Face Yoga Stretch)

요가의 카우 페이스는 앉기 포즈로서 엉덩이와 어깨를 목표로 한다. 이 운동은 팔의 뒤쪽, 회전근개, 상부 등, 둔부, 고관절 회전근 및 가슴 근육 등을 관여시키는 다중 목적의 스트레치이다. 이 운동은 다리 자세의 협력이 없어도, 여전히 어깨와 상부 등의 스트레치로서 효율적이다.

올바른 수행의 팁

- 고관절로부터 양 발이 동일 거리에 위치하도록 배치한다.
- 만약 바닥에 앉을 때 고관절이 균등하지 않으면, 블록이나 담요 위에 앉는다.
- 만약 양 손이 서로 닿지 않으면, 스트랩이나 밴드를 사용한다.
- 스트레치를 유지할 때 양쪽 팔꿈치를 반대 방향으로 당긴다.
- 머리를 똑바로 세우고, 전방을 응시한다.

운동 방법

- 똑바로 앉은 자세에서 양쪽 다리를 앞쪽으로 쭉 펴고 서로 붙인다. 오른쪽 무릎을 굴곡한 후, 양쪽 다리가 허벅지 안쪽면에서 교차되도록 왼쪽 다리 위로 오른쪽 다리를 교차한다.
- 양쪽 허벅지가 서로 겹쳐 쌓이도록 왼쪽 다리를 굴곡한다. 정강이와 발꿈치를 약간 앞쪽으로 끌어 당긴다.
- 왼쪽 팔을 왼쪽 옆으로 뻗어 바닥과 평행하게 한다. 손바닥이 천장을 향하도록 팔을 회전하고, 귀까지 뻗는다. 그 다음 팔꿈치를 굽혀서 손가락이 척추 쪽으로 향하게 한다. 이때 팔꿈치는 천장 쪽으로 향한다.
- 오른쪽 팔을 오른쪽 옆으로 뻗어서 바닥과 평행하게 하고, 엄지가 아래쪽 방향으로 향하도록 그 팔을 내회전시켜 등 뒤로 가져 간다. 왼팔을 굽혀 팔꿈치가 손가락이 척추의 윗방향으로 향하게 한다. 이때 손바닥은 여러분의 뒤쪽 방향으로 향하고, 팔꿈치는 아래쪽으로 향한다.
- 양 손을 서로의 방향으로 가져가서 맞잡는다. 권장시간 동안 자세를 유지한 후, 스트레치를 해제한다. 그 다음, 반대쪽으로도 실시한다.

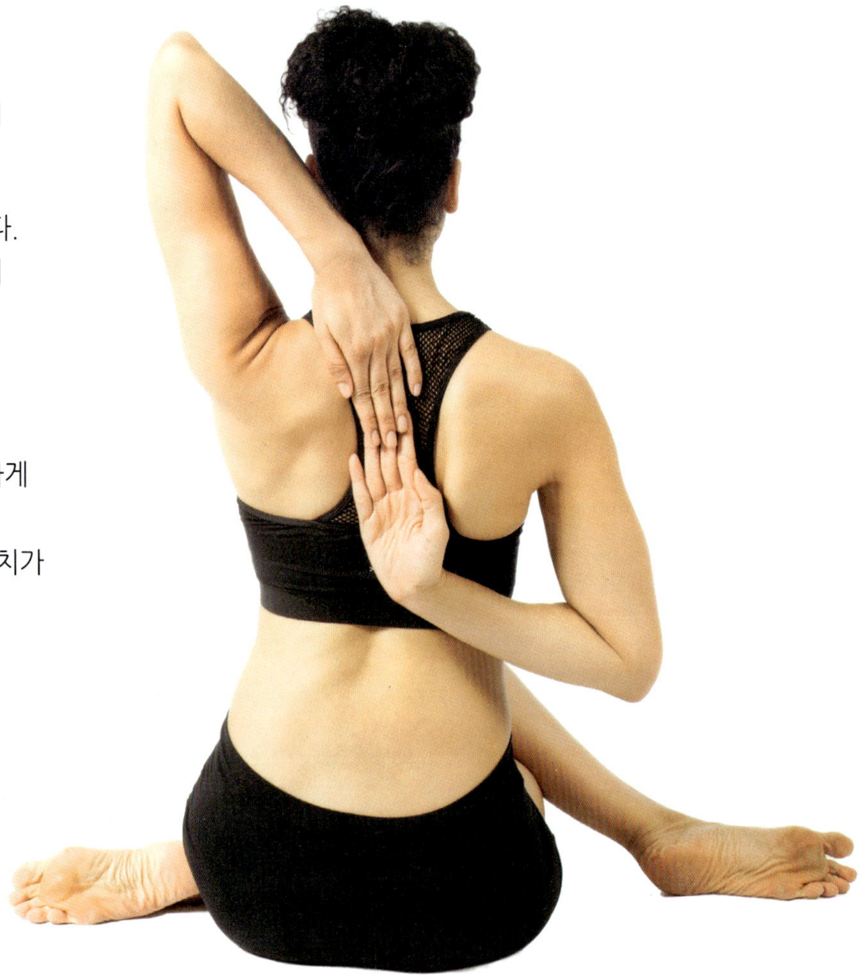

팩트 파일

목표 근육
- 다리
- 엉덩이
- 팔
- 가슴

유형
- 정적

장점
- 발목, 엉덩이, 허벅지, 어깨, 상완, 겨드랑이 및 가슴의 신장

주의사항
- 무릎 통증
- 어깨 문제

주석(Anotation Key)

굵은 글자는 목표 근육(**target muscles**)을 의미한다.
가는 글자는 본 운동에 작용하는 다른 근육들을 의미한다.
* 심부 근육(deep muscles)

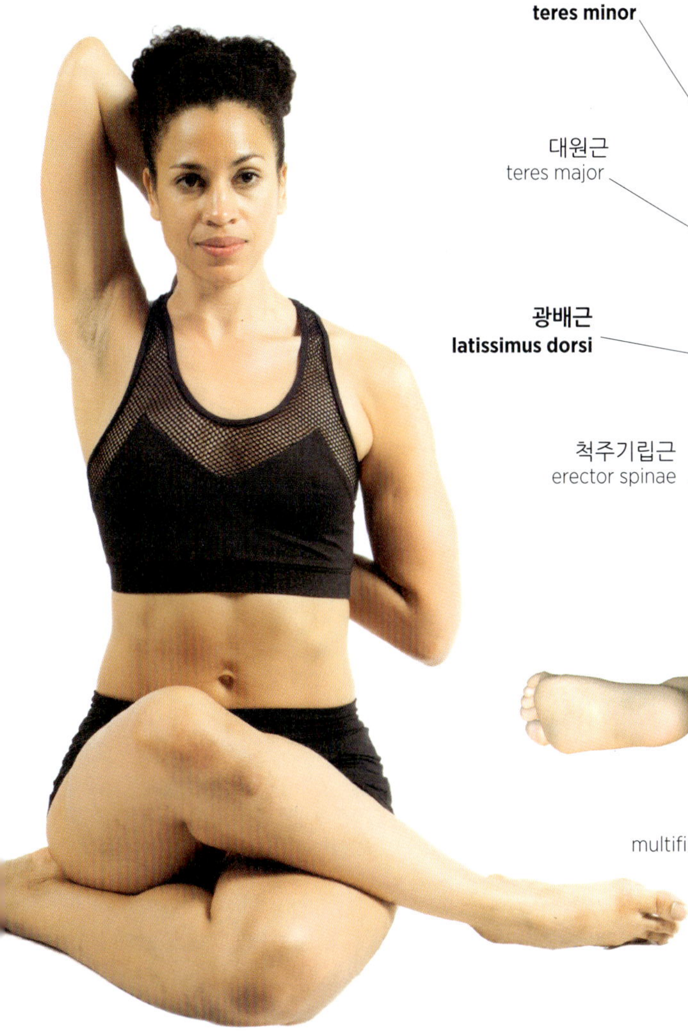

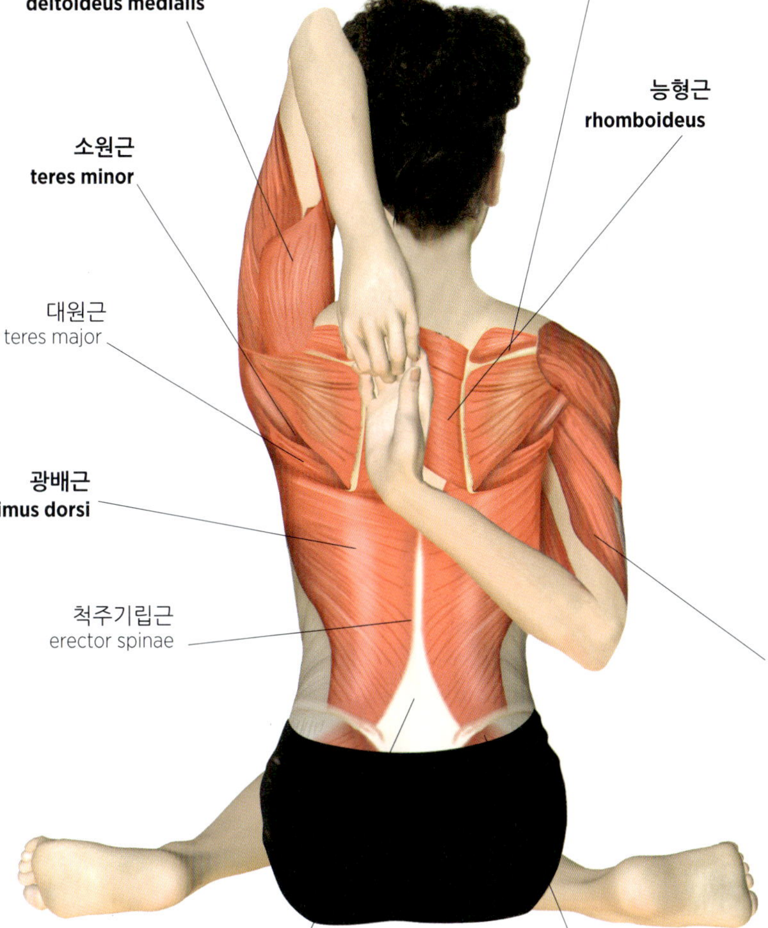

다른 버전

높은 난이도: 척추를 길게 신장하고, 위쪽 팔꿈치를 위로 들어올린다. 그리고 앞쪽으로 몸을 숙일 때, 가슴을 들어올린다. 이때 양쪽 다리는 움직이지 않고 제 위치에 있어야 하고, 양쪽 고관절을 정면으로 향하게 한다.

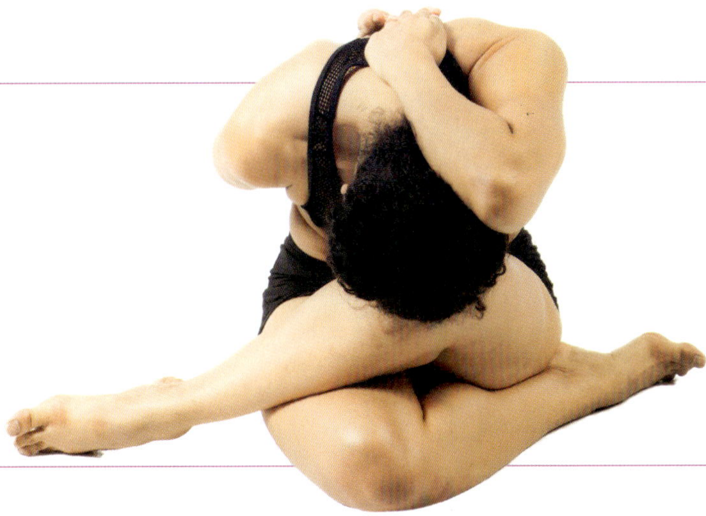

마리치의 요가 스트레치 (Marichi's Yoga Stretch)

이 요가 포즈는 등을 강화하고, 복부를 탄력 있게 만드는데 도움을 준다.
이것은 척주의 유연성과 기능을 증가시키기 매우 좋은 스트레치이다.

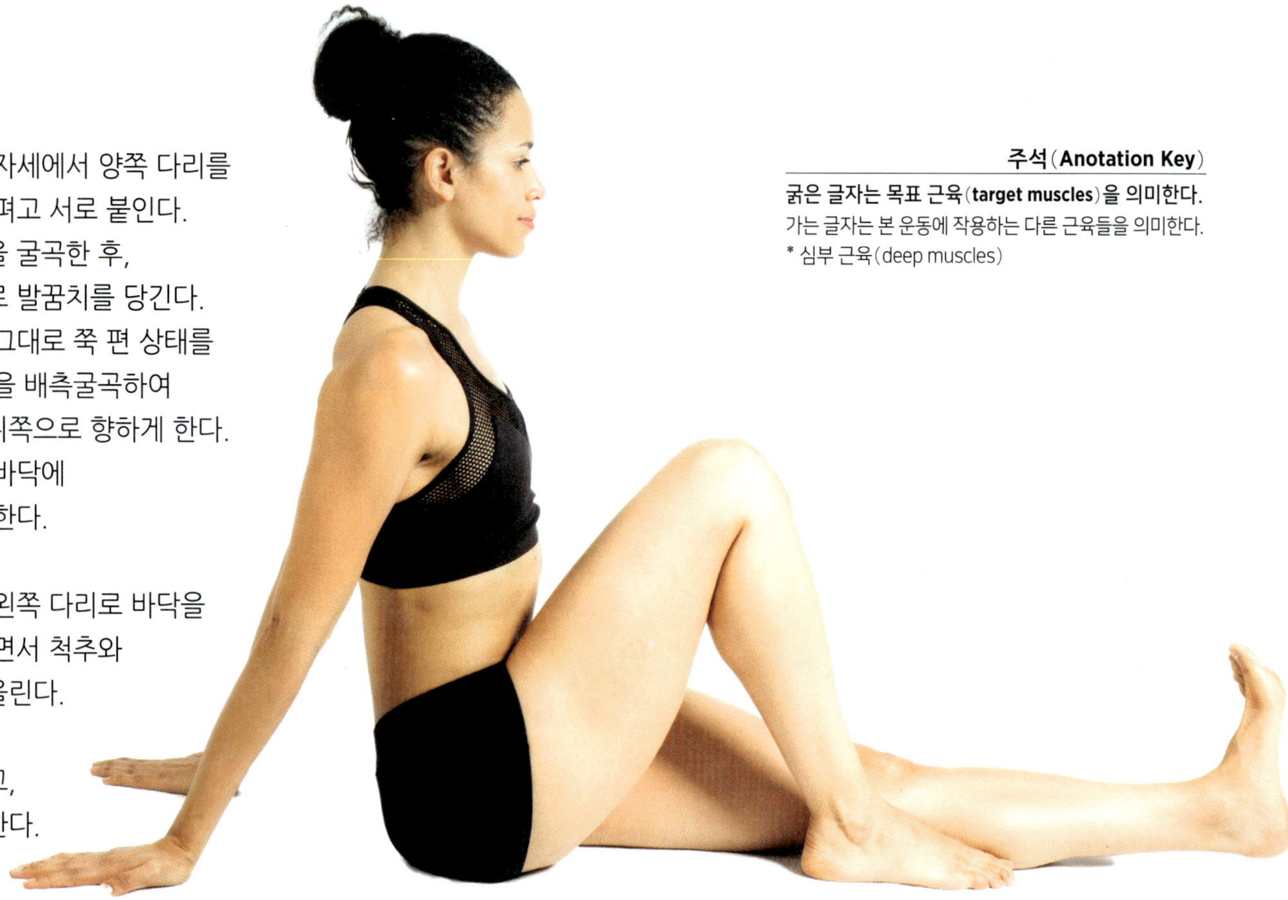

주석(Anotation Key)

굵은 글자는 목표 근육(target muscles)을 의미한다.
가는 글자는 본 운동에 작용하는 다른 근육들을 의미한다.
* 심부 근육(deep muscles)

운동 방법

- 똑바로 앉은 자세에서 양쪽 다리를 앞쪽으로 쭉 펴고 서로 붙인다. 오른쪽 무릎을 굴곡한 후, 서혜부 쪽으로 발꿈치를 당긴다. 왼쪽 다리는 그대로 쭉 편 상태를 취하고, 발목을 배측굴곡하여 발가락끝이 위쪽으로 향하게 한다. 몸통 뒤쪽의 바닥에 양 손을 배치한다.
- 오른쪽 발과 왼쪽 다리로 바닥을 밀고, 들이쉬면서 척추와 가슴을 들어올린다. 양쪽 좌골을 바닥에 붙이고, 어깨를 이완한다.
- 내쉬면서 오른쪽 무릎 쪽으로 몸을 회전한다. 왼손으로 오른쪽 허벅지의 가쪽면을 감싼 후, 복부 쪽으로 무릎을 당긴다. 오른쪽 손가락끝으로 엉덩이 뒤쪽의 바닥을 누른다.
- 머리를 오른쪽으로 돌리고, 왼쪽 팔꿈치를 오른쪽 무릎의 가쪽면에 배치한다. 약간 몸을 뒤쪽으로 기울인다. 이때 전체 척추를 회전하는데 도움을 주기 위해 상부 몸통부터 움직이면서 뒤쪽으로 기울인다.
- 권장시간 동안 자세를 유지한 후, 내쉬면서 부드럽게 몸의 회전을 푼다. 반대쪽도 실시한다.

올바른 수행의 팁

- 양쪽 좌골을 바닥에 유지한다.
- 아래에서부터 위쪽으로, 즉 허리, 몸통 및 가슴 순으로 회전한다.
- 귀로부터 멀어지도록 어깨를 하강한다.
- 척추를 둥글게 말지 않는다.
- 너무 심하게 회전하지 않는다. 즉, 똑바른 자세를 유지하면서, 몸통을 쉽게 회전한다.

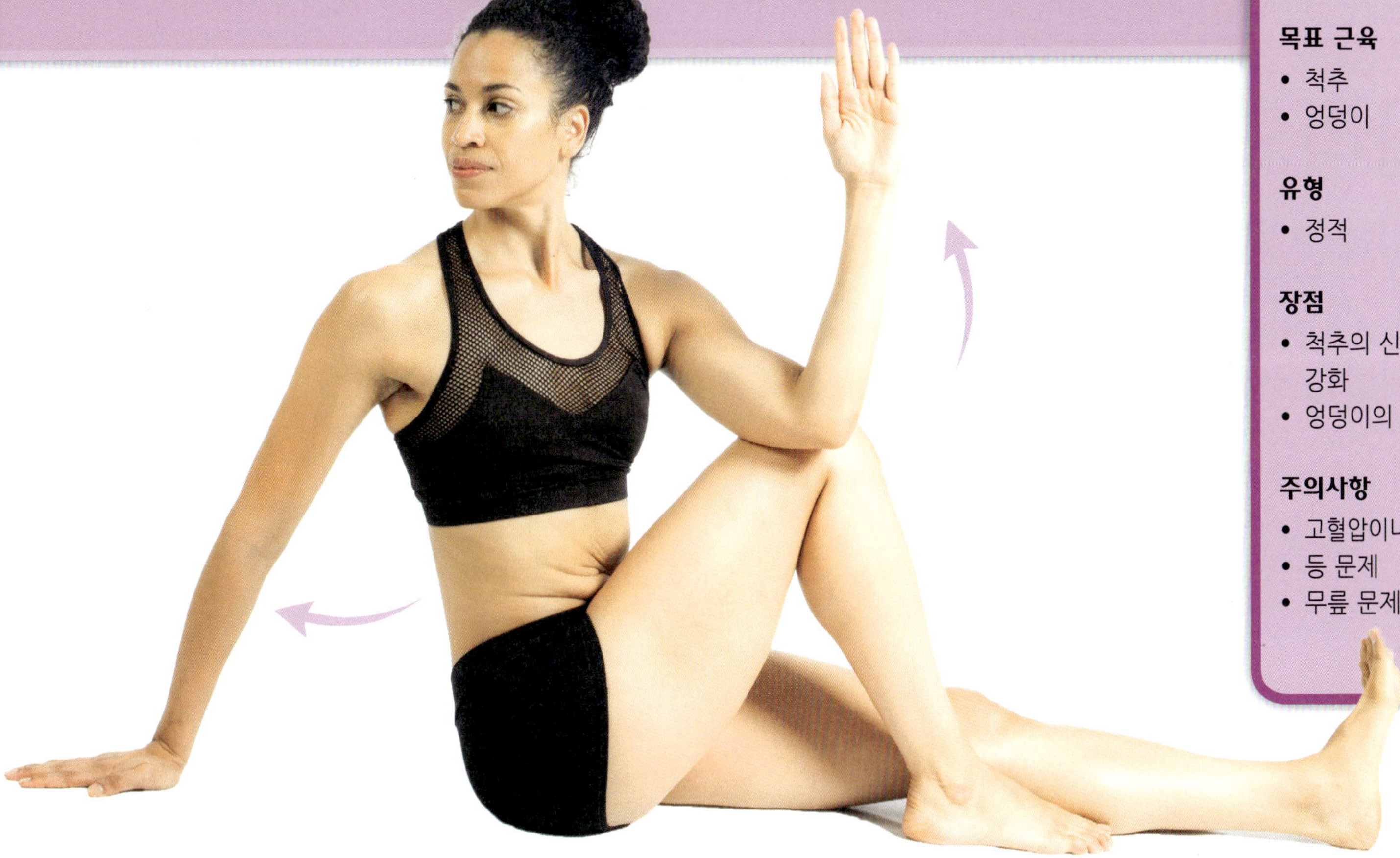

팩트 파일

목표 근육
- 척추
- 엉덩이

유형
- 정적

장점
- 척추의 신장과 강화
- 엉덩이의 확장

주의사항
- 고혈압이나 저혈압
- 등 문제
- 무릎 문제

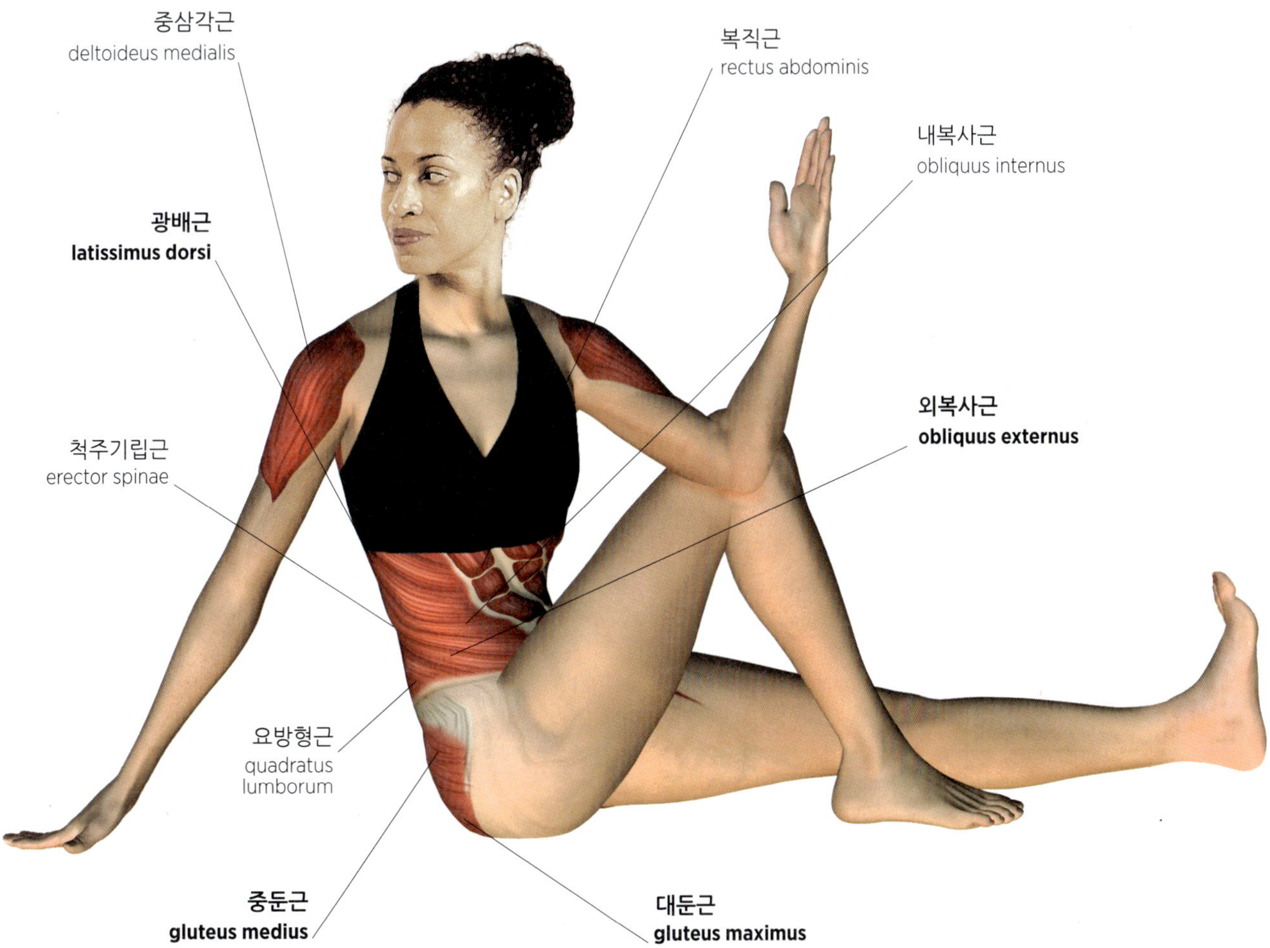

바라드와자 트위스트

(Bharadvaja's Twist)

앉은 자세에서 이루어지는 이런 요가 형태의 몸 비틀기는 척추, 복사근, 몸통, 어깨, 엉덩이를 스트레칭할 것이다. 바라드와자 트위스트는 허리 통증, 목 통증 및 좌골신경통을 효율적으로 완화시킬 것이다.

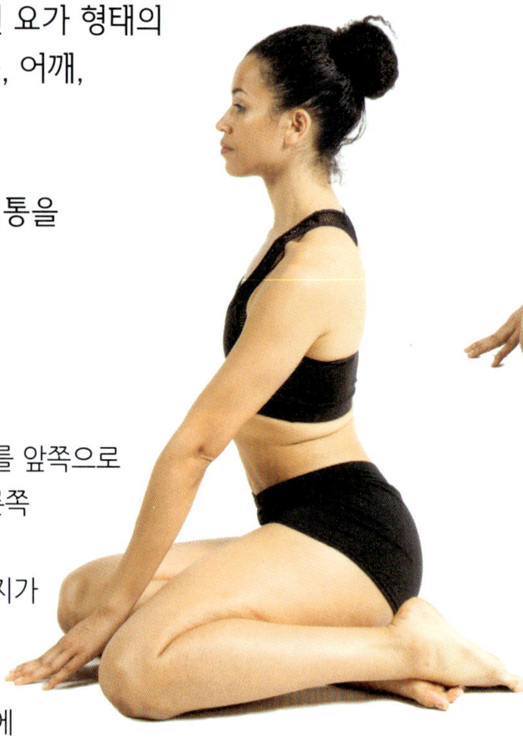

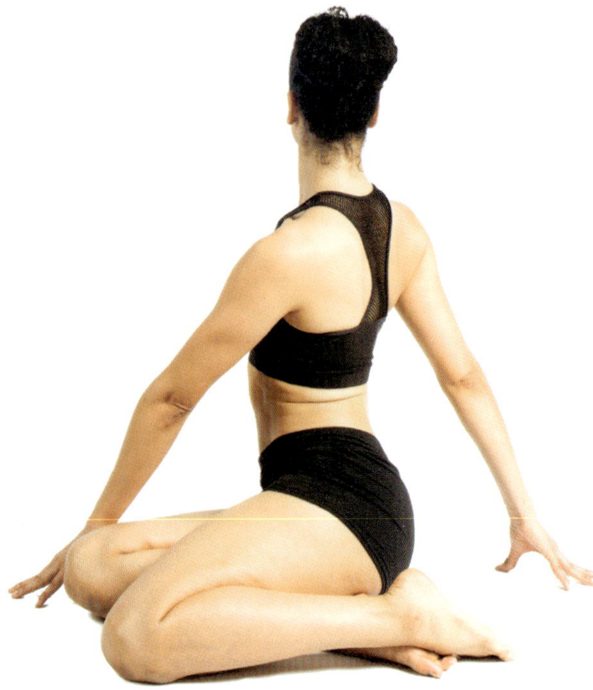

운동 방법

- 똑바로 앉은 자세에서 양쪽 다리를 앞쪽으로 쭉 펴고 서로 붙인다. 체중을 오른쪽 둔부로 이동시키고 양쪽 무릎을 왼쪽으로 굴곡한다. 오른쪽 허벅지가 바닥에 놓인다. 양쪽 발가락은 왼쪽 엉덩이 쪽으로 향하고, 왼쪽 허벅지가 오른쪽 장딴지 위에 놓여야 한다. 그리고 왼쪽 발목이 오른쪽 발등 위에 안착되어야 한다.

- 들이쉬면서 척추를 들어올린다. 내쉬면서 몸을 오른쪽으로 비틀어 오른쪽 어깨를 쳐다보다. 왼손을 오른쪽 무릎 가까이에 배치하고, 또 오른손을 오른쪽 엉덩이 옆의 바닥에 배치한다.

- 오른팔이 등을 가로지르도록 오른쪽 팔꿈치를 굴곡한다. 그 다음, 오른손으로 왼쪽 팔꿈치의 앞쪽면을 잡는다.

- 권장시간 동안 자세를 유지한 후, 내쉬면서 부드럽게 몸의 회전을 푼다. 반대쪽도 실시한다.

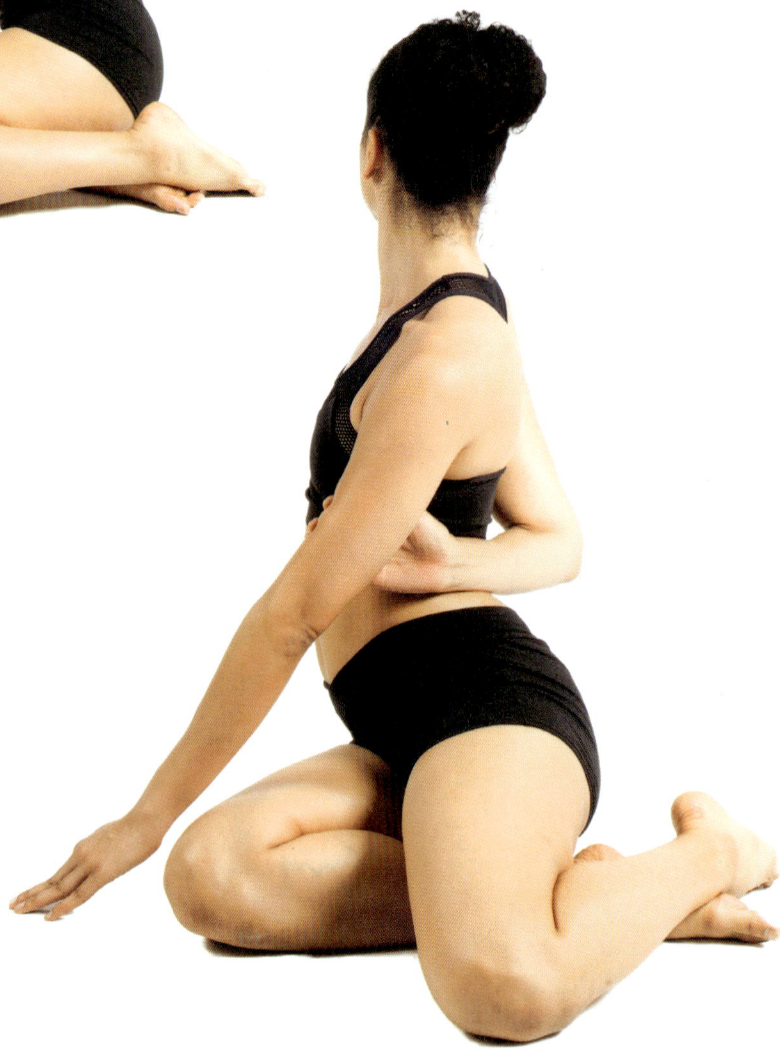

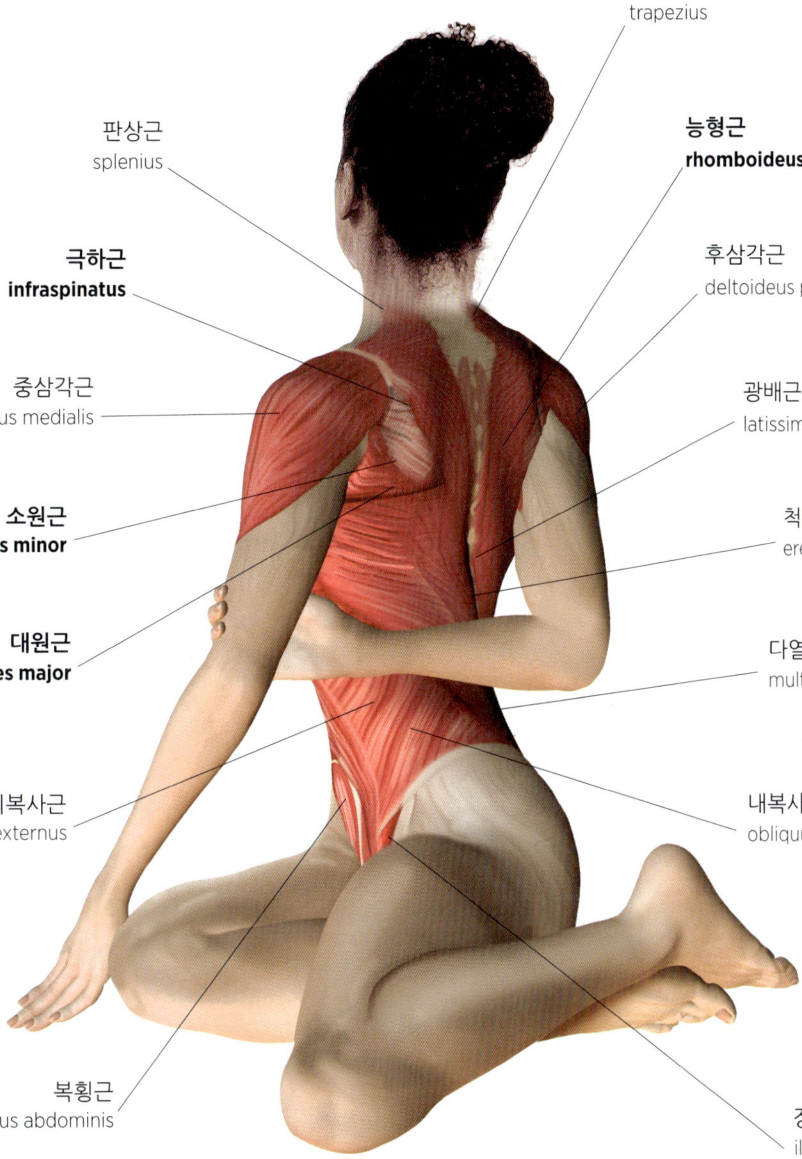

팩트 파일

목표 근육

- 척추
- 어깨
- 엉덩이

유형

- 정적

장점

- 척추, 어깨, 엉덩이의 신장
- 허리 통증, 목 통증 및 좌골신경통의 완화

주의사항

- 고혈압이나 저혈압
- 무릎 문제
- 어깨 문제

주석(Anotation Key)

굵은 글자는 목표 근육(target muscles)을 의미한다.
가는 글자는 본 운동에 작용하는 다른 근육들을 의미한다.
* 심부 근육(deep muscles)

올바른 수행의 팁

- 회전할 때 양쪽 좌골로 바닥을 누른다.
- 늑곽이 바깥으로 돌출되지 않아야 한다.
- 머리를 아래로 떨어뜨리지 않는다.

스파인 트위스트 (Spine Twist)

스파인 트위스트는 등을 스트레칭하고 강화하기 좋은 운동으로서 몸통과 척추의 가동범위도 증가시킨다. 이 운동은 미래의 손상을 예방하는데도 도움을 줄 수 있다.

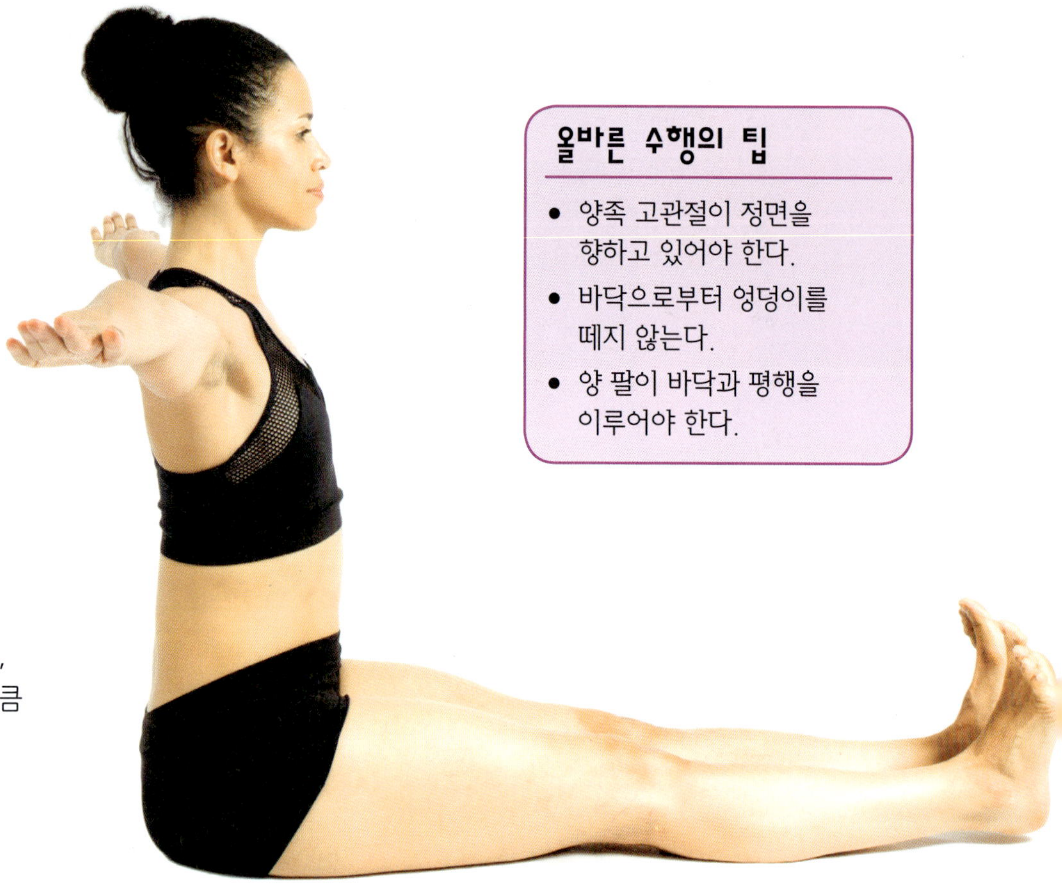

운동 방법

- 똑바로 앉은 자세에서 양쪽 다리를 앞쪽으로 쭉 펴고 고관절너비보다 약간 넓게 벌린다.
- 등을 일자로 유지하고, 양 팔을 어깨높이에서 옆으로 들어올린다. 이때 양 팔은 바닥과 평행을 이루어야 한다.
- 하복부를 안쪽으로 당기고, 오른쪽으로 허리를 비튼다.
- 내쉬면서 부드럽게 몸의 회전을 풀고, 반대쪽도 실시한다. 권장 반복횟수만큼 양측을 교대로 수행한다.

올바른 수행의 팁

- 양쪽 고관절이 정면을 향하고 있어야 한다.
- 바닥으로부터 엉덩이를 떼지 않는다.
- 양 팔이 바닥과 평행을 이루어야 한다.

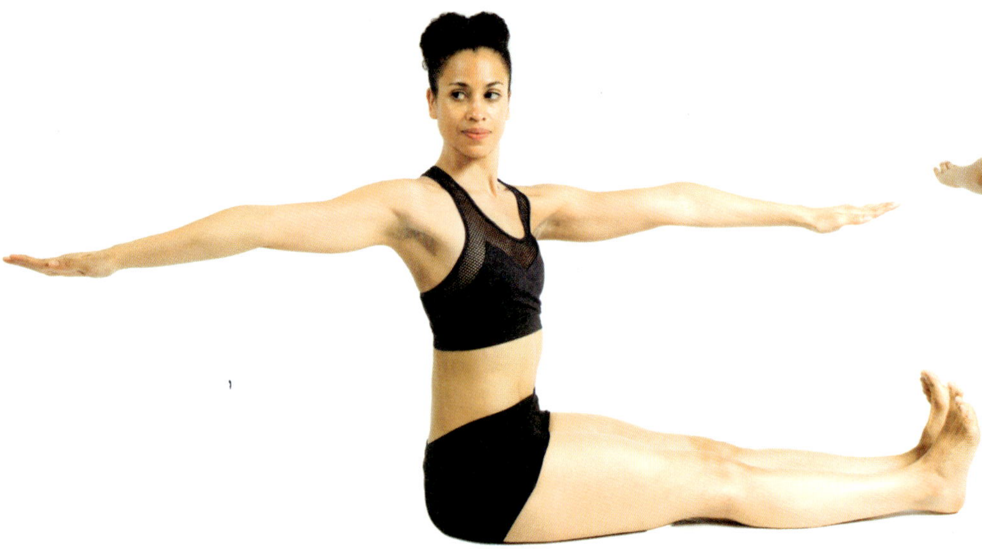

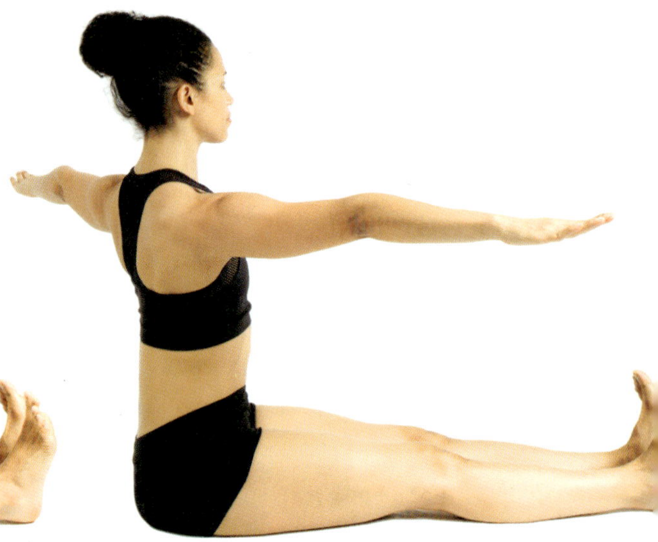

주석(**Anotation Key**)

굵은 글자는 목표 근육(**target muscles**)을 의미한다.
가는 글자는 본 운동에 작용하는 다른 근육들을 의미한다.
* 심부 근육(deep muscles)

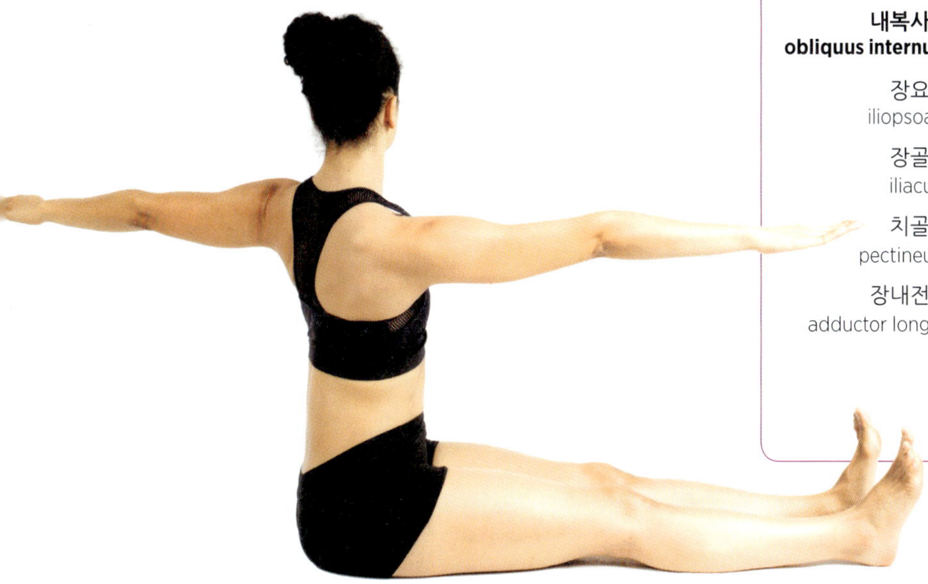

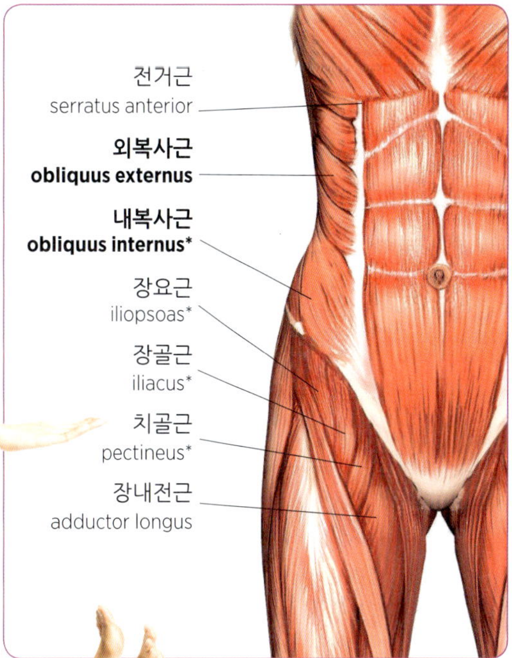

팩트 파일

목표 근육
- 척추

유형
- 동적

장점
- 등의 유연성 향상
- 몸통의 강화와 신장

주의사항
- 허리 통증
- 엉덩이 문제

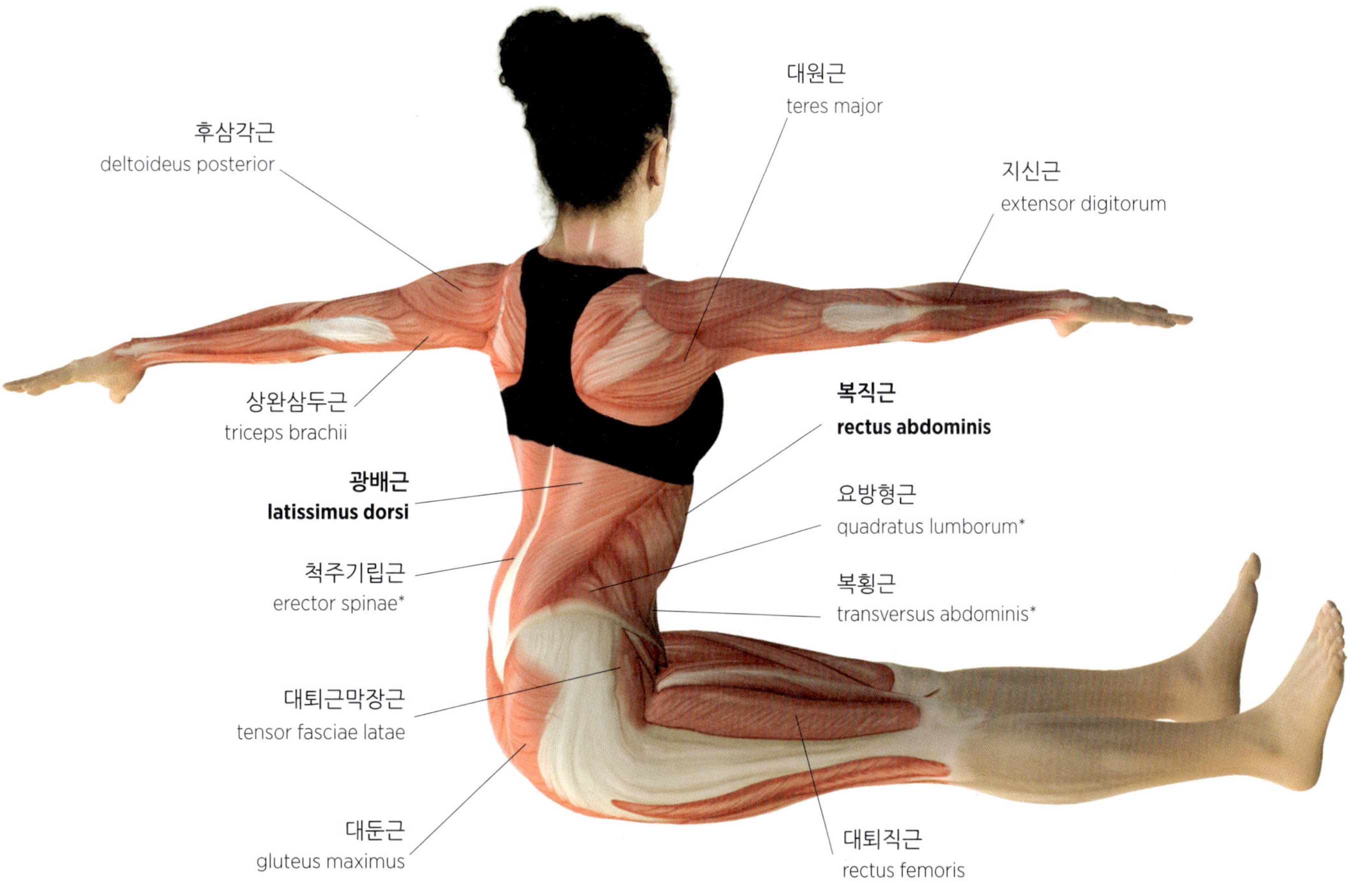

스파인 스트레치 포워드
(Spine Stretch Forward)

스파인 스트레치 포워드는 슬괵근과 척추의 유연성을 향상시키는 초보자 운동으로서 매우 좋다. 이와 같은 간단한 스트레치를 수행할 때, 여러분은 천천히 척추를 앞쪽으로 숙이면서 척추의 움직임에 집중한다.

올바른 수행의 팁

- 머리에서 꼬리뼈까지 척추를 C-커브로 만든다.
- 들이쉴 때 늑곽이 바깥으로 팽창하는지를 느낀다.
- 골반을 이동하거나 양쪽 무릎을 안쪽으로 회전하지 않는다.

운동 방법

- 똑바로 앉은 자세에서 양쪽 다리를 앞쪽으로 쭉 펴고, 고관절너비보다 약간 넓게 벌린다.
- 양 발을 배측굴곡하고, 양 손을 엉덩이 옆의 바닥에 배치한다. 들이쉰다.
- 몸을 앞쪽으로 숙이면서 내쉰다. 이때 머리, 목 및 상부 등의 순서로 숙인다.
- 손바닥을 위쪽으로 향하게 하고 양 팔을 앞쪽으로 뻗는다. 손가락이 발에 닿도록 시도한다.
- 권장시간 동안 자세를 유지한 후, 스트레치를 해제한다. 그 다음 척추를 천천히 들어올리면서 똑바른 자세로 돌아온다. 권장 반복횟수만큼 실시한다.

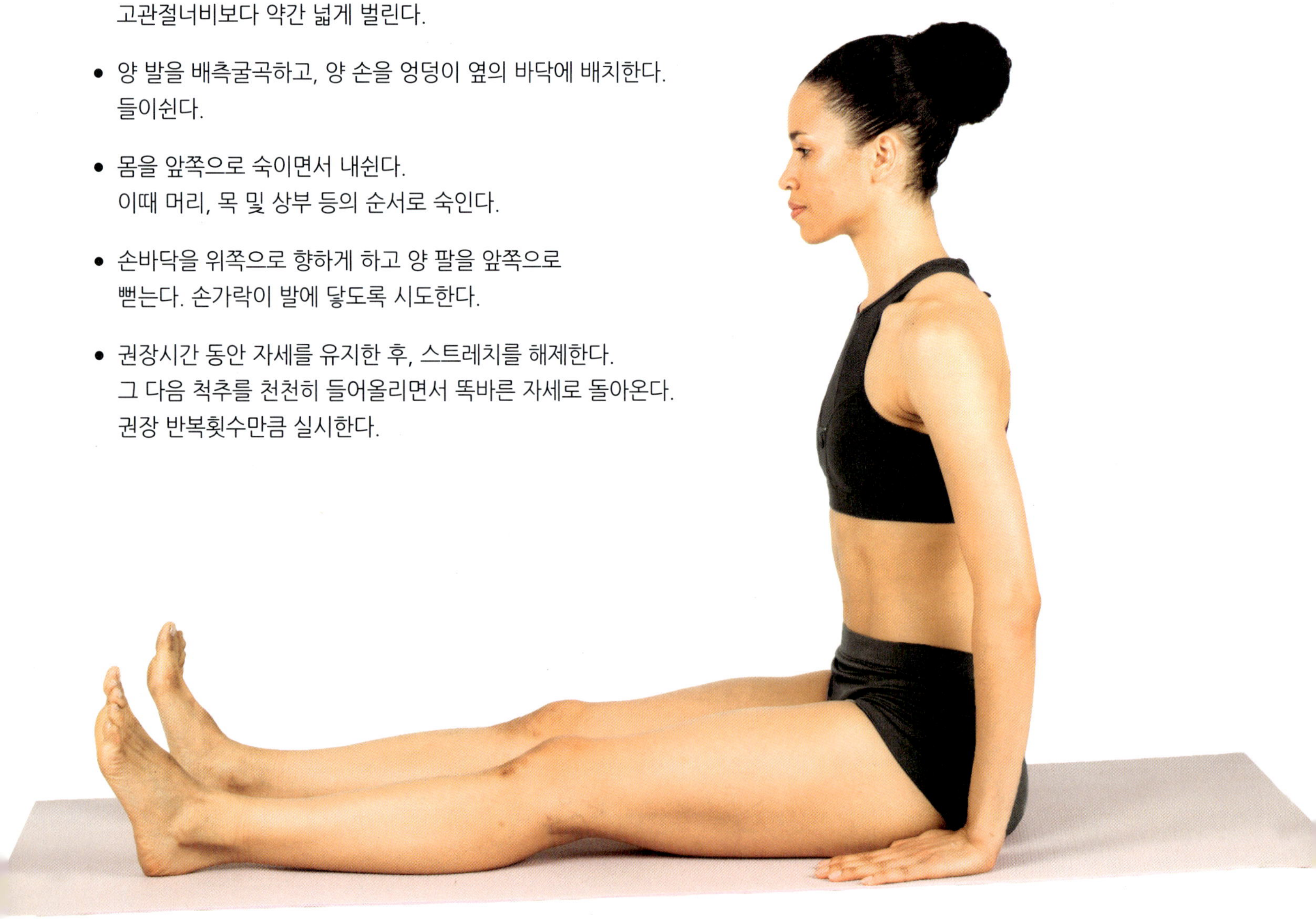

주석(Anotation Key)
굵은 글자는 목표 근육(target muscles)을 의미한다.
가는 글자는 본 운동에 작용하는 다른 근육들을 의미한다.
* 심부 근육(deep muscles)

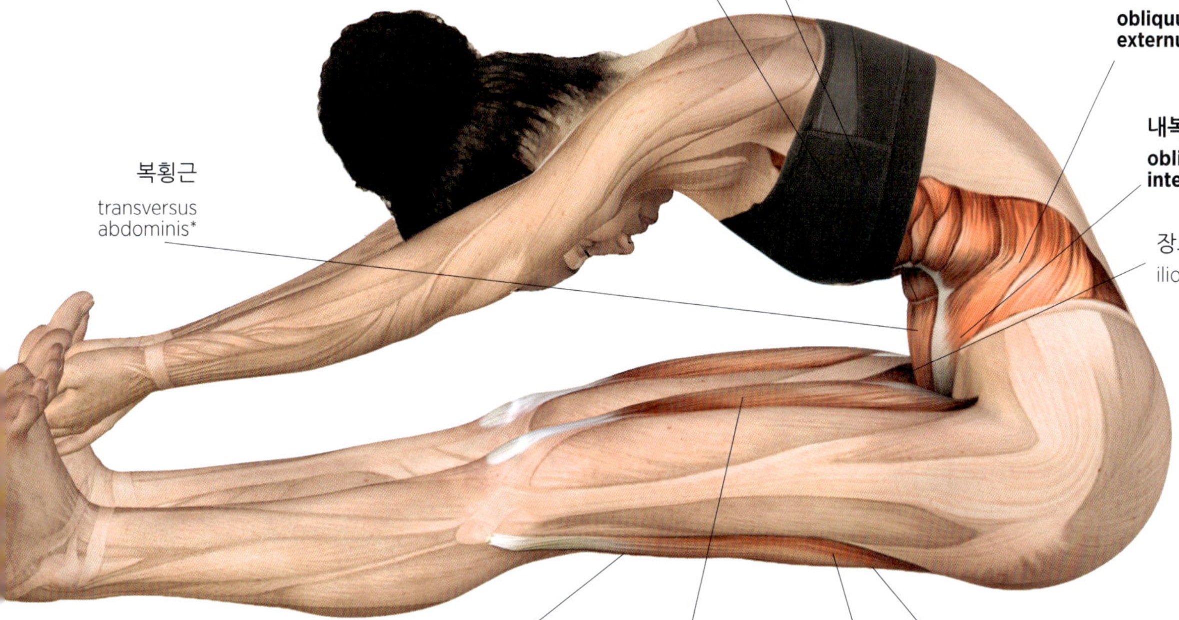

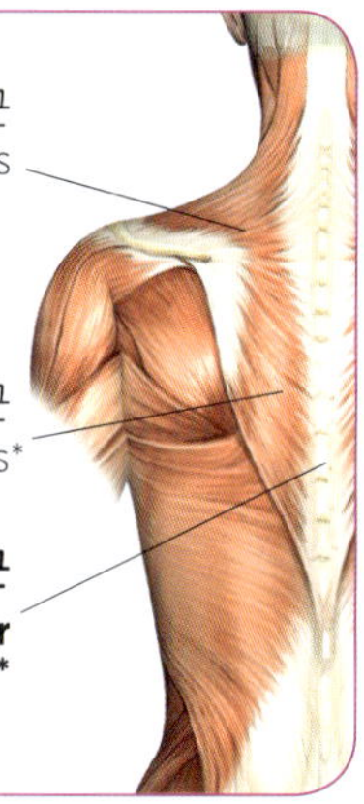

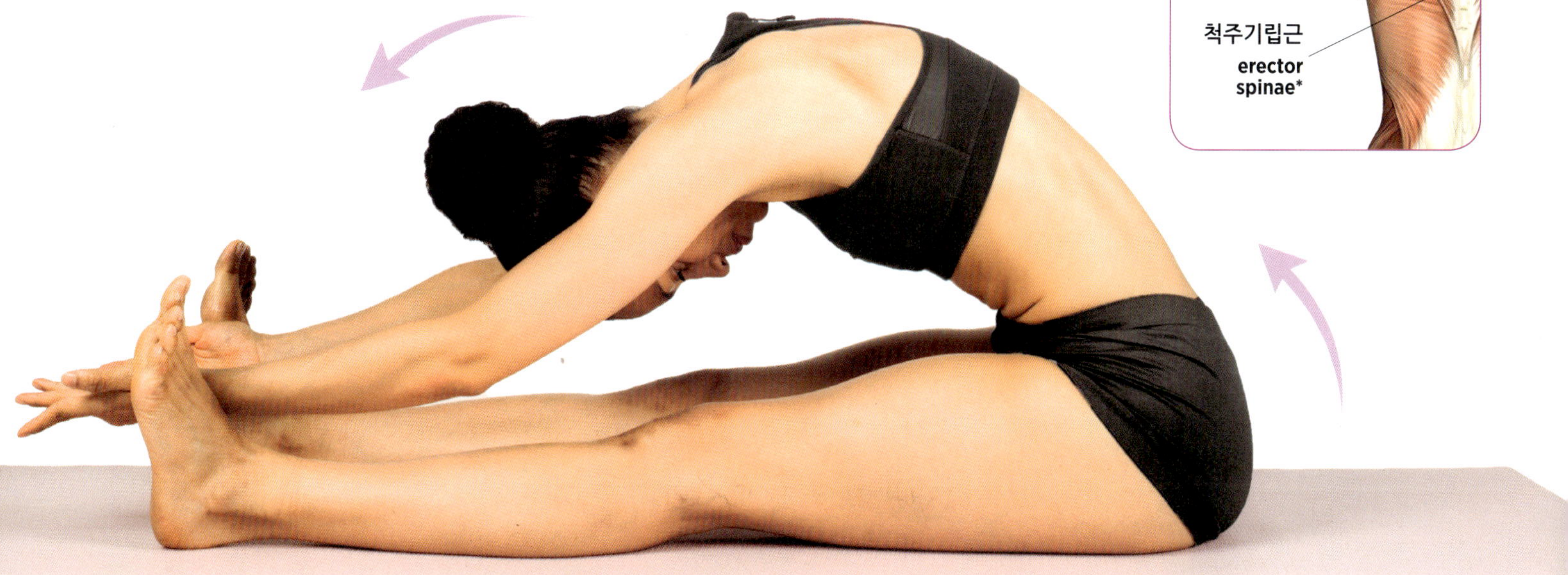

팩트 파일

목표 근육
- 척추
- 복사근
- 허벅지

유형
- 정적

장점
- 등의 유연성 향상
- 몸통의 신장과 강화
- 장딴지와 슬괵근의 신장

주의사항
- 등 문제
- 엉덩이 문제

프론트 델토이드 타월 스트레치

(Front Deltoid Towel Stretch)

이 스트레치를 정기적으로 수행하면, 어깨와 팔의 가동성이 향상된다. 양 손으로 짧은 타월의 양쪽 끝을 각각 잡는 것은 특정 어깨 근육을 목표로 하는 좋은 방법이다.

운동 방법

- 똑바로 앉은 자세에서 양쪽 다리를 앞쪽으로 쭉 뻗는다. 양쪽 무릎을 약간 굴곡하고, 발꿈치를 바닥에 유지시킨다.
- 등 뒤에 놓인 작은 타월의 양쪽 끝을 잡는다. 이때 손가락은 여러분 쪽으로 향한다.
- 전삼각근이 편안하게 스트레칭되는 것을 느낄 때까지 바닥을 따라 둔부를 부드럽게 앞쪽으로 활주시킨다.
- 권장시간 동안 자세를 유지한 후, 다시 뒤쪽으로 활주하여 시작자세로 되돌아간다. 권장 반복횟수만큼 실시한다.

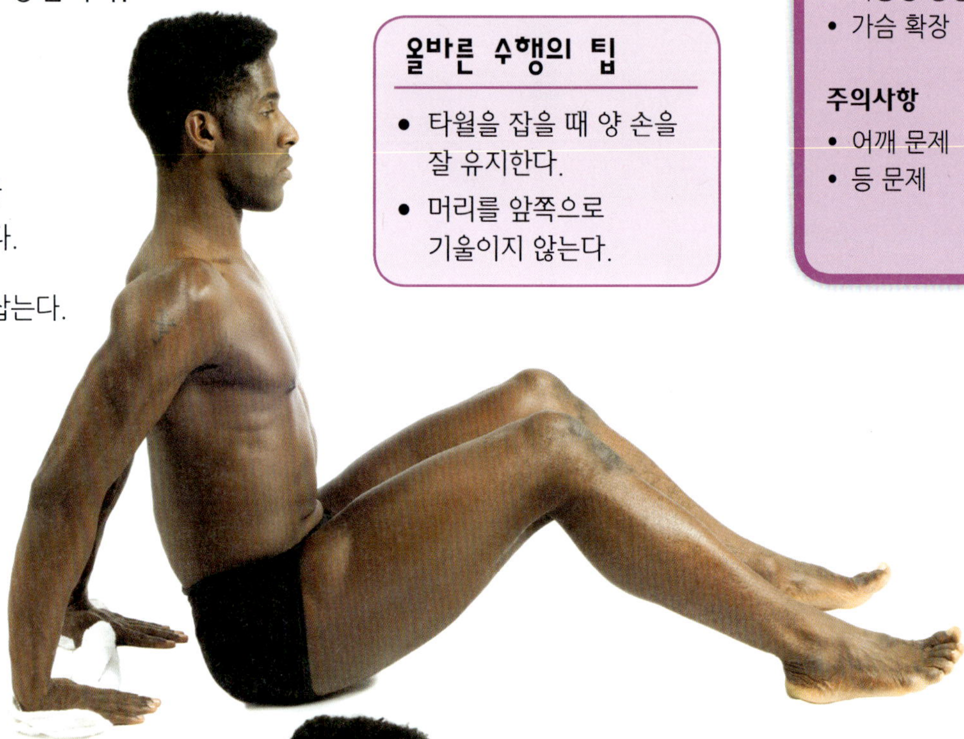

올바른 수행의 팁

- 타월을 잡을 때 양 손을 잘 유지한다.
- 머리를 앞쪽으로 기울이지 않는다.

팩트 파일

목표 근육
- 전삼각근

유형
- 정적

장점
- 어깨 타이트니스의 감소
- 상부 등의 가동성 향상
- 가슴 확장

주의사항
- 어깨 문제
- 등 문제

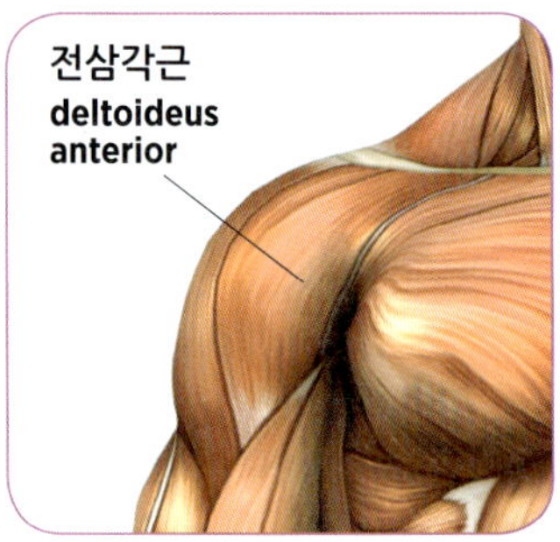

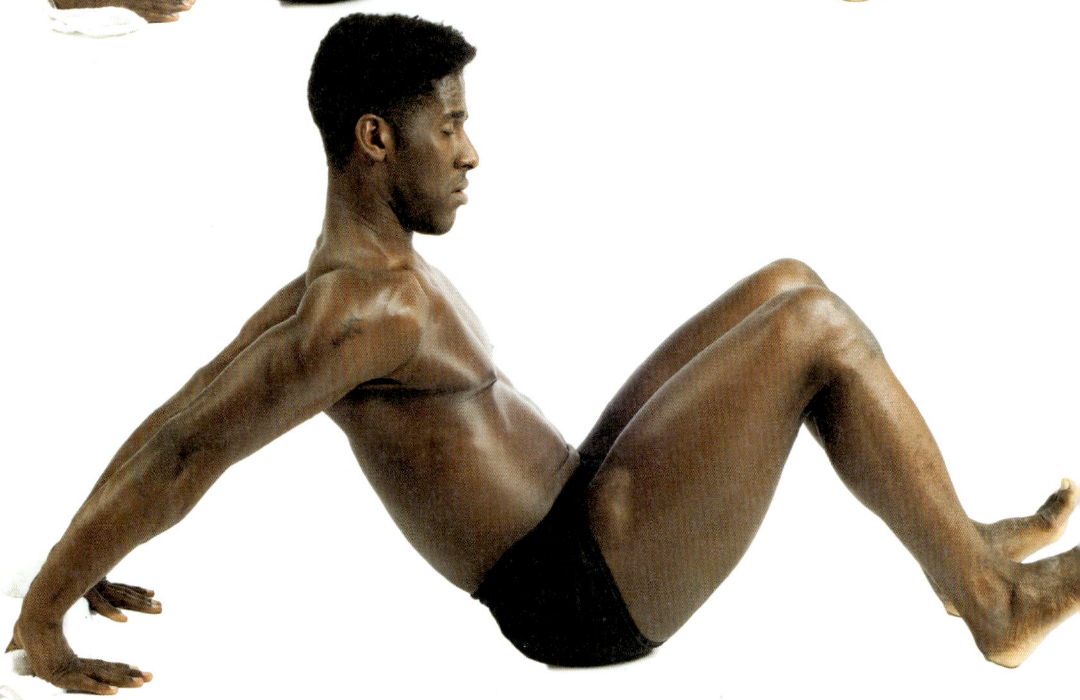

주석(Anotation Key)

굵은 글자는 목표 근육(target muscles)을 의미한다.
가는 글자는 본 운동에 작용하는 다른 근육들을 의미한다.
* 심부 근육(deep muscles)

스파인 스트레치 리칭
(Spine Stretch Reaching)

스파인 스트레치 리칭은 완전히 앞쪽으로 몸을 굴곡하는 것이다. 이 운동은 견갑골과 상부 척주를 신장시키는 좋은 기회를 여러분께 제공한다.

운동 방법

- 똑바로 앉은 자세에서 양쪽 다리를 앞쪽으로 쭉 펴고 고관절너비보다 약간 넓게 벌린다.
- 양 발을 배측굴곡하고, 양 손을 엉덩이 옆의 바닥에 배치한다. 들이쉰다.
- 양 팔을 머리 위로 들어올리고, 양쪽 손바닥을 마주 보게 한다. 등을 일자로 유지한다.
- 들이쉬면서 준비를 하고, 내쉬면서 몸을 앞쪽으로 숙인다. 양 팔을 어깨 높이로 유지하면서 앞쪽으로 쭉 뻗는다.
- 권장시간 동안 자세를 유지한 후, 스트레치를 해제한다. 그 다음 척추를 천천히 들어올리면서 똑바른 자세로 돌아온다. 권장 반복횟수만큼 실시한다.

올바른 수행의 팁

- 앞쪽으로 숙일 때 양 팔을 어깨높이에서 쭉 뻗는다.
- 양 발을 배측굴곡한다.
- 어깨가 앞쪽으로 말리지 않도록 한다.
- 스트레치 내내 호흡을 지속적으로 한다.

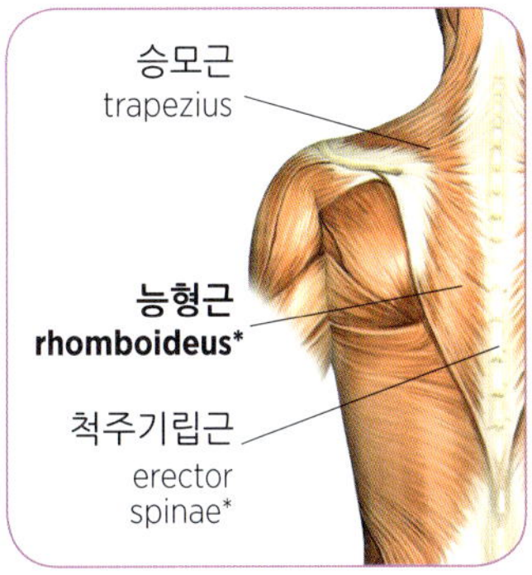

팩트 파일

목표 근육
- 어깨
- 목
- 상부 등
- 중간등

유형
- 정적

장점
- 척추의 가동성 향상
- 어깨 타이트니스의 완화
- 몸통의 강화와 신장
- 장딴지와 슬괵근의 활성화

주의사항
- 등 문제
- 엉덩이 문제

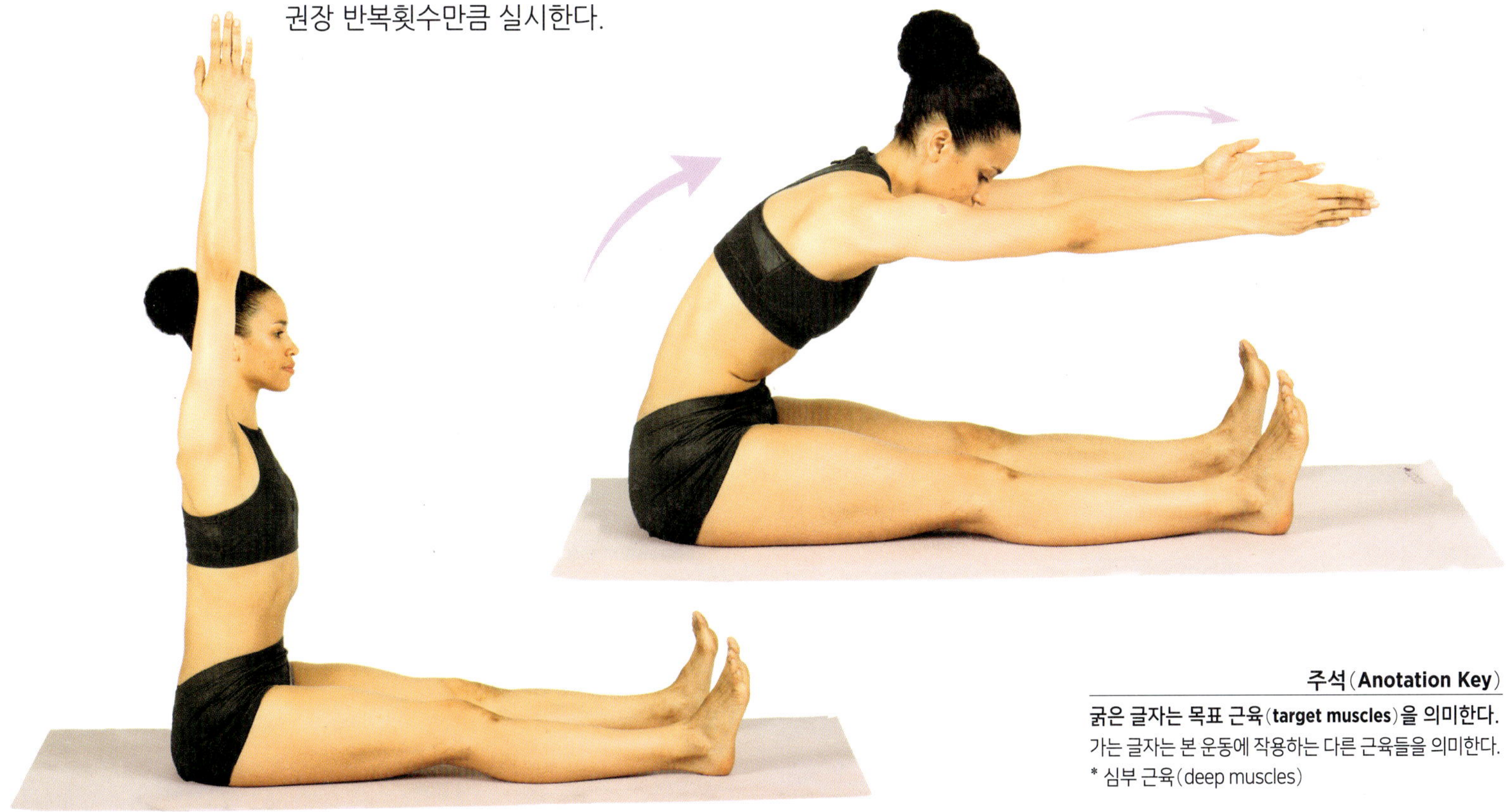

주석(Anotation Key)

굵은 글자는 목표 근육(target muscles)을 의미한다.
가는 글자는 본 운동에 작용하는 다른 근육들을 의미한다.
* 심부 근육(deep muscles)

닐링 랫 스트레치 (Kneeling Lat Stretch)

광배근은 가장 넓은 근육 중의 하나이고, 어깨관절에서 일어나는 많은 움직임을 담당한다. 대부분의 사람은 타이트한 광배근을 가지고 있고, 이로 인해 어깨가 앞쪽이나 아래쪽으로 쏠려 어깨 굴곡을 제한할 수 있다.
광배근의 적절한 스트레칭은 스트레칭 루틴에서 중요한 부분을 차지한다.

운동 방법

- 네발자세를 취하고, 양 손을 어깨너비만큼 벌린다.
- 양쪽 엄지발가락을 붙이고, 양쪽 무릎을 고관절너비만큼 벌린다.
- 몸통을 허벅지 위로 내리고, 양 팔을 머리 위로 뻗어서 이마가 바닥 위에 놓이도록 한다.
- 오른쪽 팔을 굽혀서 몸통과 수직되게 배치하고, 손바닥을 바닥에 붙인다.
  양쪽 어깨를 이 포즈로 기울여서, 왼쪽 광배근을 따라 스트레칭되는 느낌을 갖는다.
- 권장시간 동안 자세를 유지한 후, 다시 뒤쪽으로 활주하면서 시작자세로 돌아온다.
  권장 반복횟수만큼 실시한다.

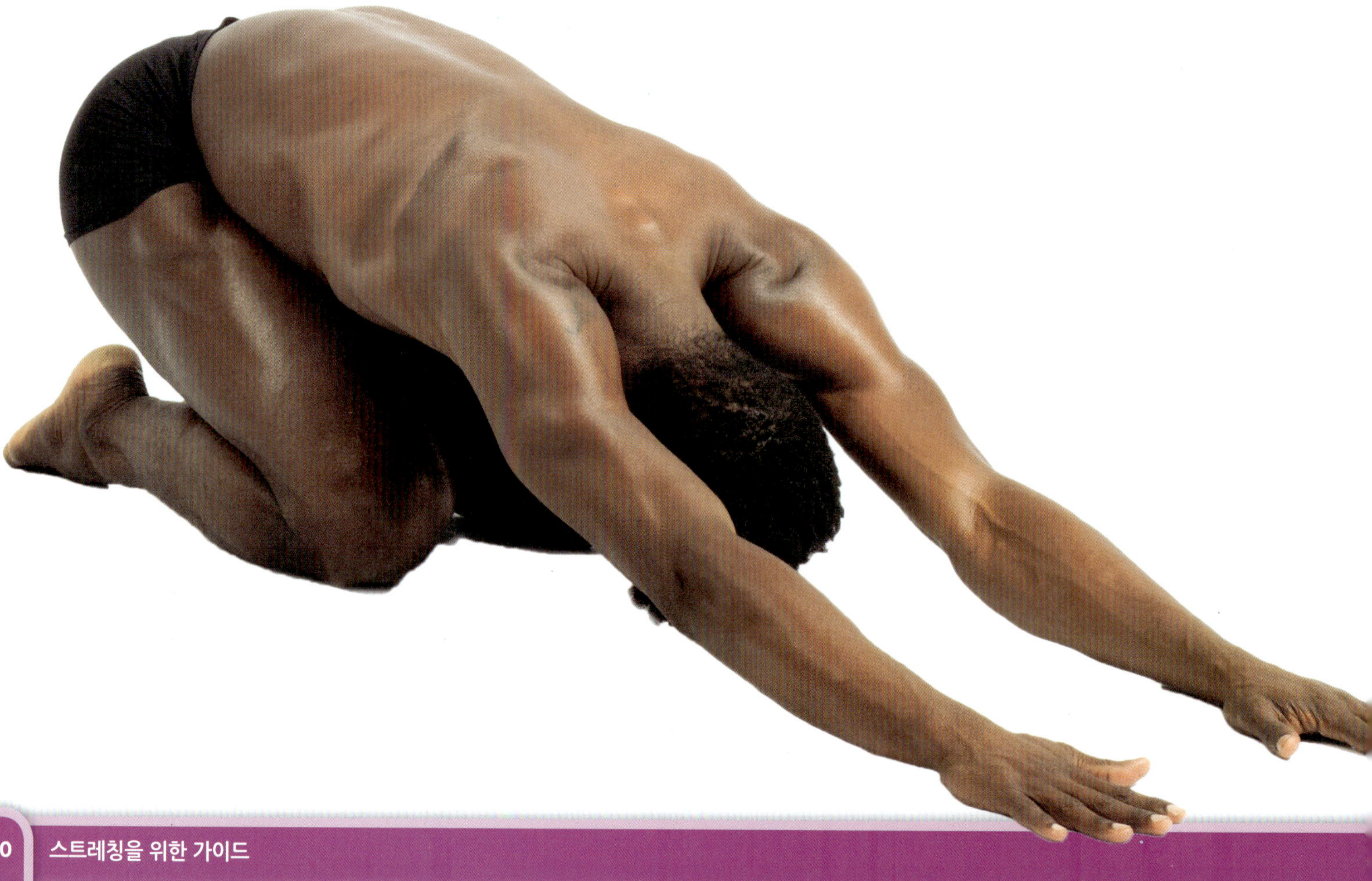

주석(Anotation Key)

굵은 글자는 목표 근육(target muscles)을 의미한다.
가는 글자는 본 운동에 작용하는 다른 근육들을 의미한다.
* 심부 근육(deep muscles)

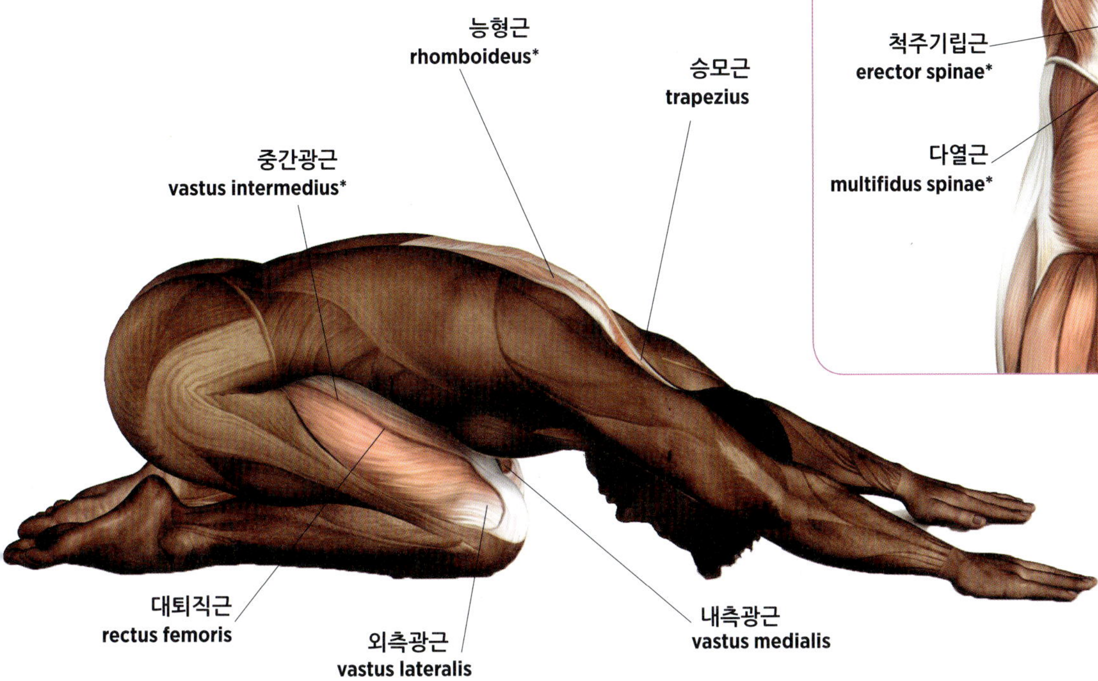

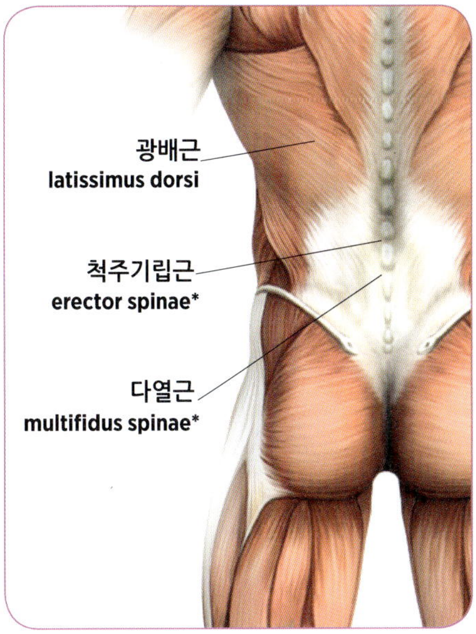

팩트 파일

목표 근육
- 광배근
- 견갑골
- 능형근

유형
- 정적

장점
- 팔 가동성의 향상
- 어깨 타이트니스의 감소

주의사항
- 어깨 문제

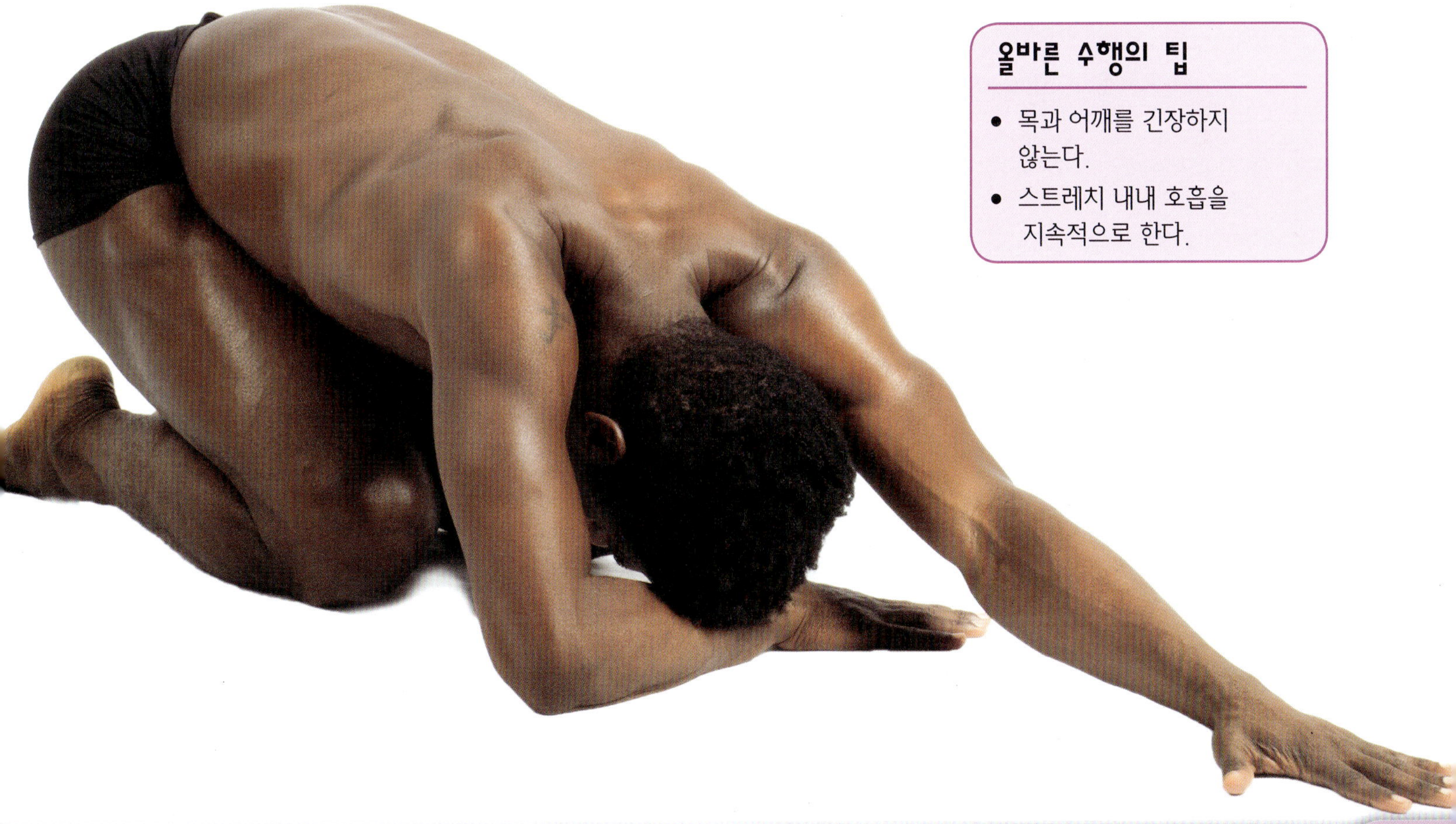

올바른 수행의 팁
- 목과 어깨를 긴장하지 않는다.
- 스트레치 내내 호흡을 지속적으로 한다.

다운워드-페이싱 도그 (Downward-Facing Dog)

몸을 세우기 위해 양 팔과 다리 근력을 이용한다. 다운워드-페이싱 도그는 척추를 완전히 그리고 균등하게 스트레칭한다. 이것은 고관절, 슬괵근 및 장딴지 근육도 스트레칭하고, 대퇴사두근과 발목 근육을 강화한다. 이 운동은 가슴과 어깨를 확장하고, 팔과 복부 근육의 탄력을 좋게 만든다.

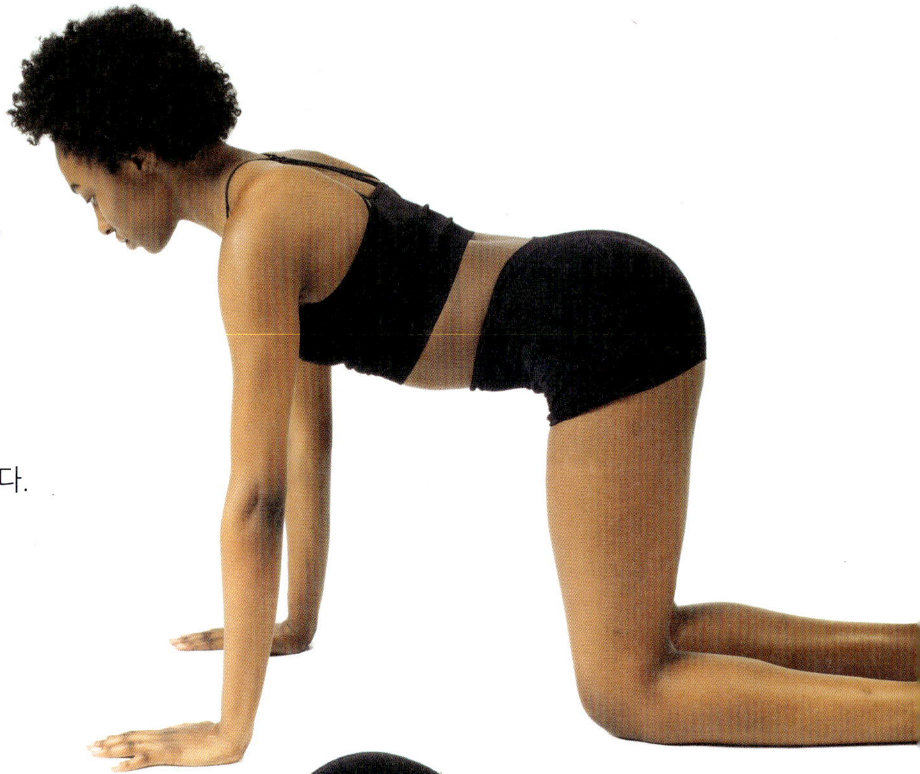

운동 방법

- 네발자세를 취한다. 손은 어깨와 수직 일직선을 유지하고, 무릎은 고관절과 수직 일직선을 유지한다.
- 발가락을 굴곡하고, 어깨 앞쪽의 손바닥 거리만큼 앞쪽으로 손으로 걷는다.
  양 손과 발가락으로 바닥에 견고하게 고정한 채, 양쪽 다리를 쭉 펴면서 엉덩이를 들어올린다.
  이때 바닥쪽으로 발꿈치를 내린다.
- 가슴을 허벅지 쪽으로 밀고, 양 팔 사이로 머리를 집어 넣는다. 꼬리뼈까지 척추를 길게 신장하고 허벅지를 약간 내회전시킨 상태에서 골반의 중립위를 찾는다.
  양쪽 발 사이나 배꼽 쪽을 응시한다.
  권장시간 동안 이 자세를 유지한다.

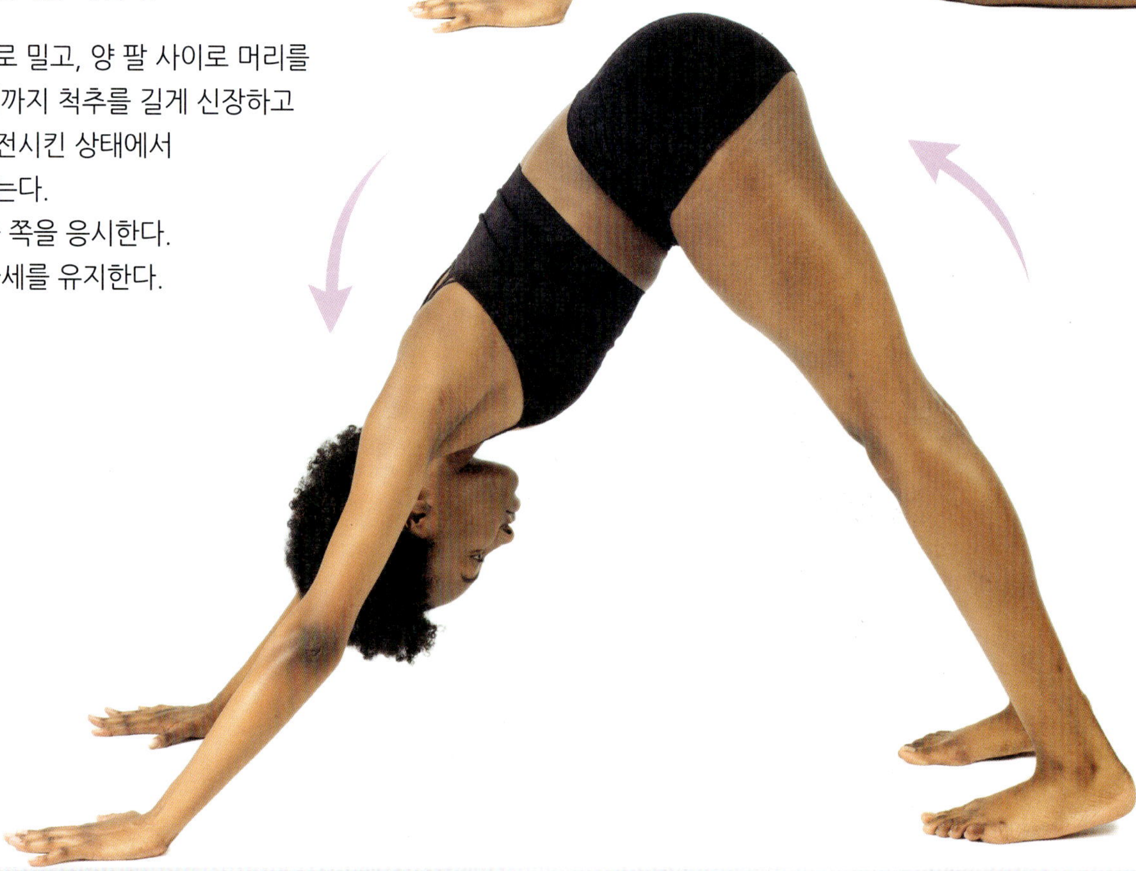

팩트 파일

목표 근육
- 어깨
- 팔
- 슬괵근
- 장딴지

유형
- 정적

장점
- 팔과 다리의 강화
- 척추, 슬괵근, 장딴지 및 족궁의 신장

주의사항
- 저혈압
- 어깨 문제
- 슬괵근 문제
- 수근관 증후군

올바른 수행의 팁

- 손목관절의 손상을 피하기 위해 항상 양 손으로 바닥을 누른다.
- 머리와 척추를 일직선으로 유지한다.
- 등을 편평하게 하고, 가슴을 들어올린다.
- 호흡을 중단하지 않는다; 턱을 약간 이완하고, 정상적으로 호흡한다.

주석(Anotation Key)

굵은 글자는 목표 근육(target muscles)을 의미한다.
가는 글자는 본 운동에 작용하는 다른 근육들을 의미한다.
* 심부 근육(deep muscles)

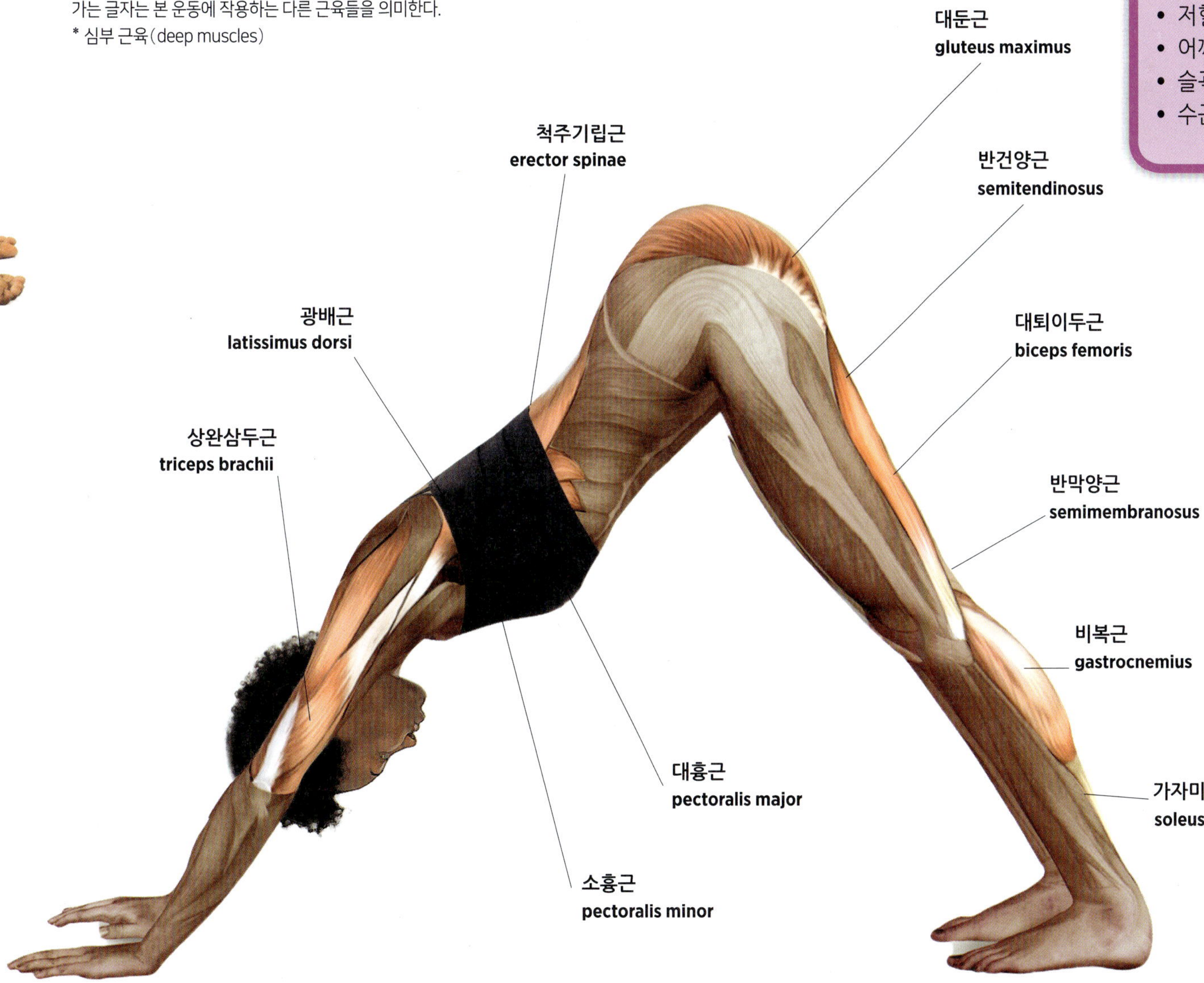

쓰리-레기드 도그 (Three-Legged Dog)

이것은 다운워드-페이싱 도그의 변형이고, 다리를 뒤쪽으로 뻗고 균형이 비대칭이기 때문에 난이도가 훨씬 높아진다. 이런 요가 포즈는 팔과 다리의 근육을 강화시킬 뿐만 아니라, 깊은 척추 근육과 상부 등 근육을 스트레칭하기 위해 몸통의 공간을 만든다.

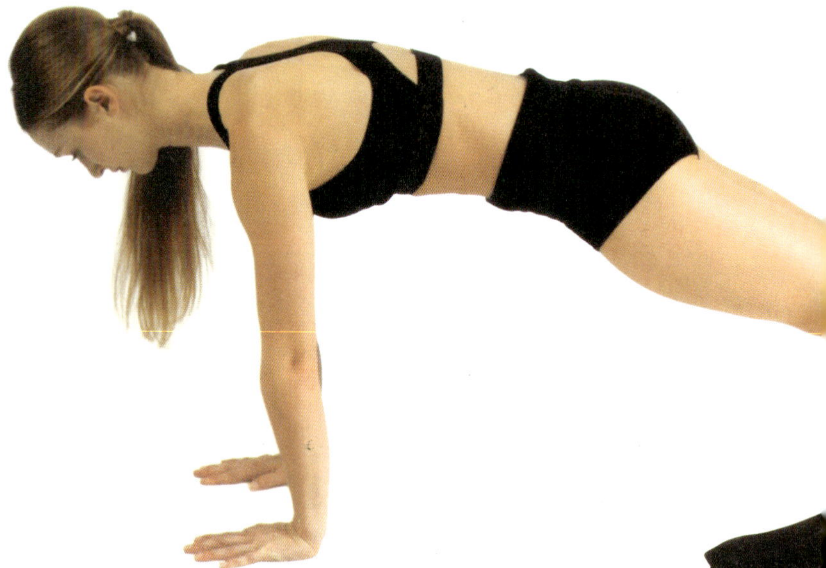

운동 방법

- 하이 플랭크 자세에서 시작한다.
  이때 양 손과 양쪽 어깨를 수직 일직선으로 정렬시키고, 몸통을 일자로 만들고, 체중을 양 팔과 다리 사이에 균등히 분배한다.
- 오른쪽 무릎을 가슴 쪽으로 당기고, 몸을 양 손 위인 앞쪽으로 흔들 때 그쪽 발을 굴곡한다. 왼쪽 발가락에 힘을 주어야 한다.
- 왼쪽 무릎을 뒤쪽으로 뻗고, 몸을 뒤쪽으로 흔들면서 체중을 발꿈치 쪽으로 이동시킨다.
  양 손 사이에 머리를 집어 넣고, 오른쪽 다리를 뻗어서 천장 쪽으로 들어올린다.
- 스트레치를 해제한 후, 반대쪽도 실시한다. 권장 반복횟수만큼 양측을 교대로 실시한다.

올바른 수행의 팁

- 어깨와 손을 수직 일직선으로 유지한다.
- 운동 동안 발가락을 안쪽으로 굴곡한다.
- 지지하는 다리의 무릎을 굴곡하지 않는다.

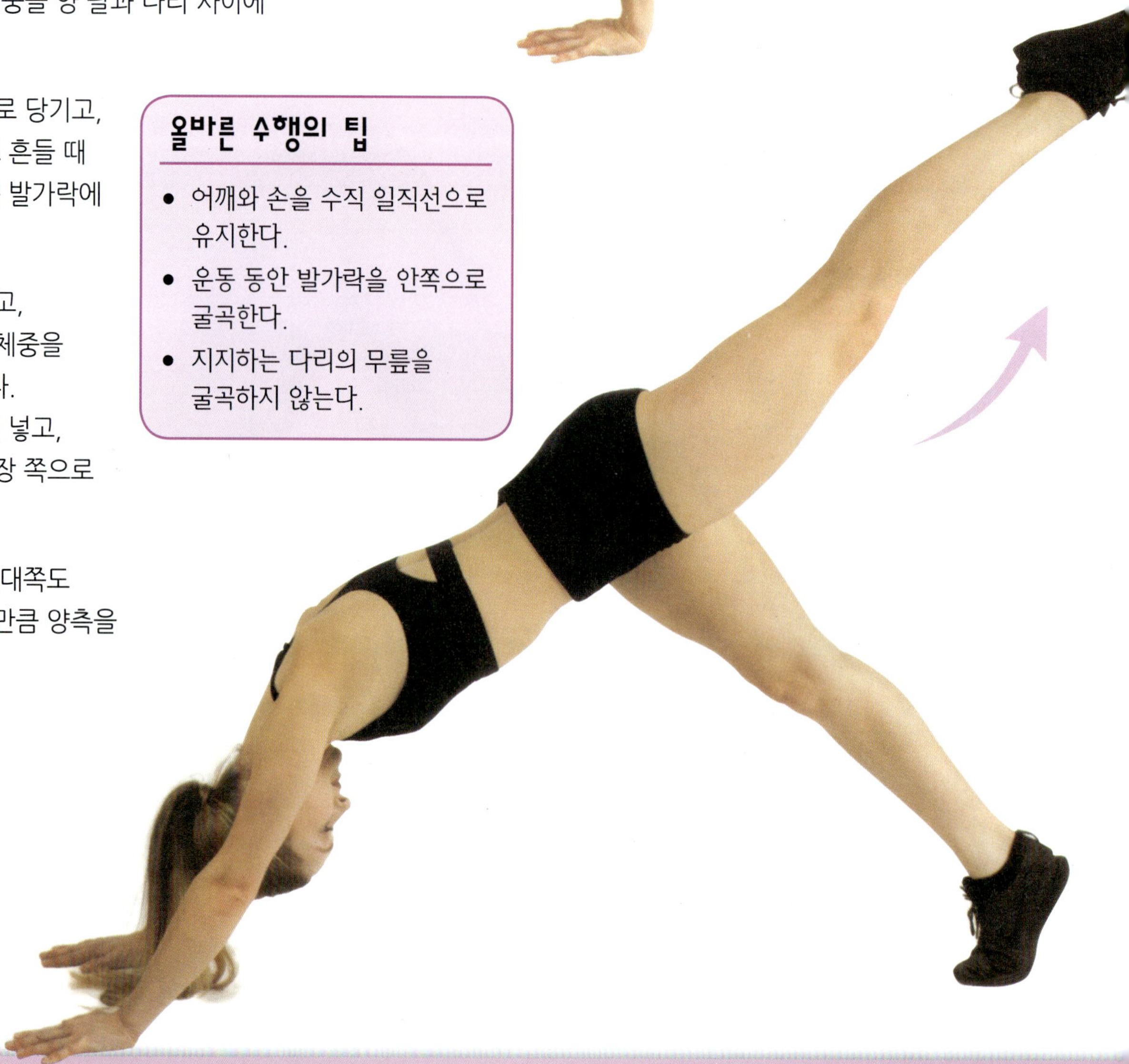

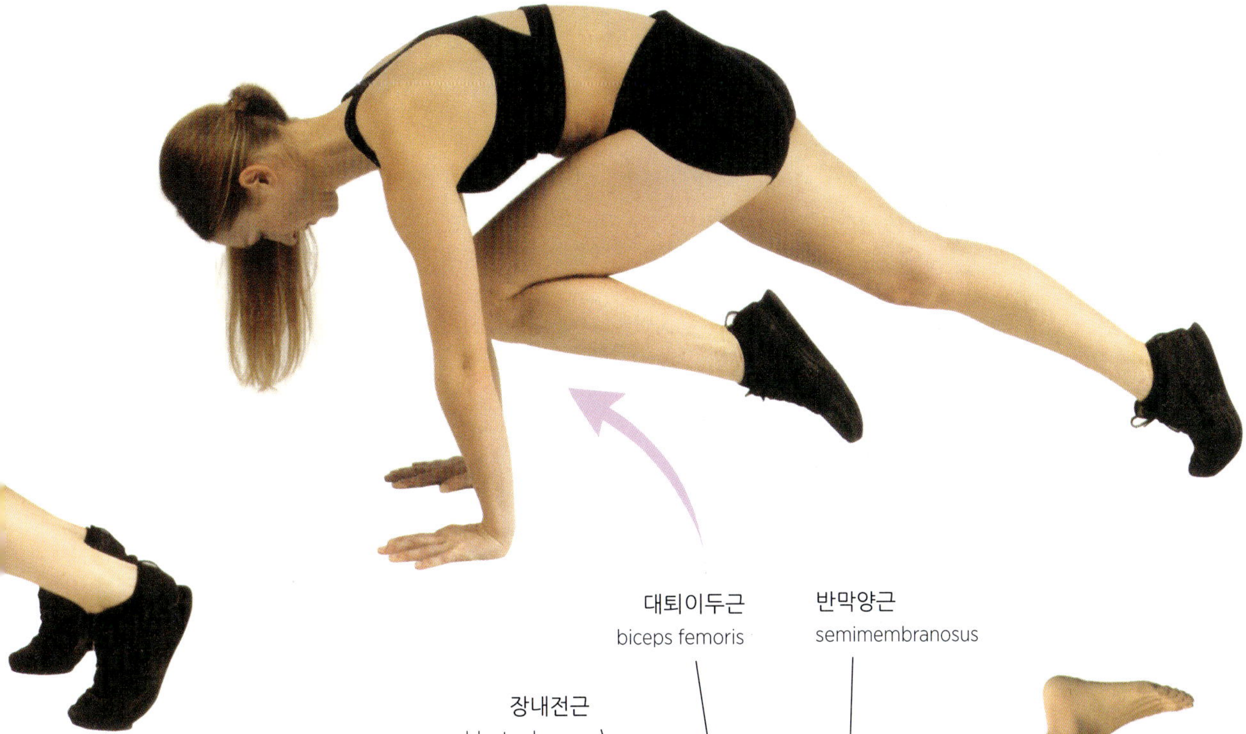

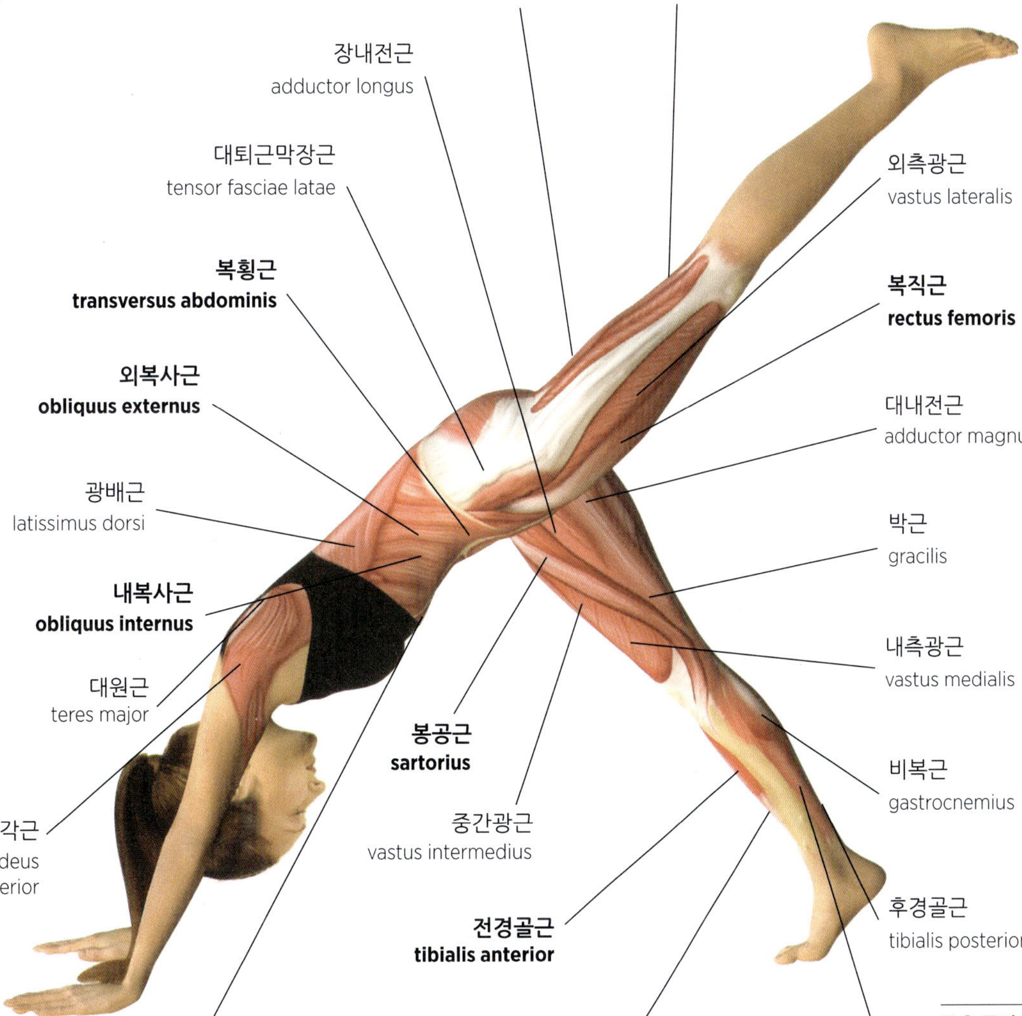

주석(Anotation Key)

굵은 글자는 목표 근육(target muscles)을 의미한다.
가는 글자는 본 운동에 작용하는 다른 근육들을 의미한다.
* 심부 근육(deep muscles)

팩트 파일

목표 근육
- 등
- 다리
- 어깨
- 팔

유형
- 동적

장점
- 코어의 안정화
- 어깨의 안정화
- 장딴지와 슬괵근의 신장

주의사항
- 허리 문제
- 손목 통증
- 발목 통증

헤드-투-니이 요가 스트레치
(Head-to-Knee Yoga Stretch)

이 운동은 앉은 자세에서 이루어지는 전방 굽힘 운동으로 많은 훈련의 필수 운동이다. 이 포즈를 마스터하면, 엉덩이와 어깨를 확장하는 한편, 척추와 슬괵근을 모두 신장할 수 있다.

운동 방법

- 똑바로 앉은 자세에서 양쪽 다리를 붙여서 앞쪽으로 쭉 뻗는다. 오른쪽 무릎을 굴곡하고, 발꿈치를 서혜부 쪽으로 당긴다. 그리고 오른쪽 다리가 왼쪽 정강이와 직각을 이룰 때까지 왼쪽 허벅지의 안쪽면에 오른쪽 발바닥을 배치한다. 양쪽 좌골을 바닥에 붙인다.
- 들이쉬고, 척추를 들어올린다. 내쉬면서, 몸통을 약간 왼쪽으로 돌려 왼쪽 다리와 정렬시킨다. 발을 배측굴곡하고, 다리의 뒤쪽 부분을 바닥 쪽으로 밀도록 왼쪽 허벅지의 근육을 수축한다.
- 몸통을 왼쪽 다리 위로 접기 위해 내쉬면서 흉골을 앞쪽으로 스트레칭한다. 왼손으로 왼발의 안쪽면을 잡는다. 몸통을 왼쪽으로 가이드하기 위해 오른손을 사용한다.
- 오른팔을 왼발 쪽인 앞쪽으로 뻗는다. 양 손으로 왼발을 잡을 수도 있고, 또는 양쪽 팔꿈치를 굽힘한 채 그 발의 측면에 배치할 수도 있다. 이마를 왼쪽 정강이 위에 붙인다. 들이쉬면서 척추를 신장하고, 내쉬면서 이 스트레칭을 더 깊게 한다.
- 권장시간 동안 자세를 유지한 후, 시작자세로 돌아온다. 반대쪽도 실시한다.

올바른 수행의 팁

- 허벅지를 닿기 위해 제일 먼저 복부가 닿아야 한다; 가장 마지막에 닿는 부위는 머리이어야 한다.
- 고관절의 굴곡을 돕기 위해, 둔부 밑에 담요를 접어서 배치한다.
- 등을 둥글게 말지 않는다.
- 굽힘된 다리의 발을 뻗은 다리 밑으로 이동시키지 않는다.

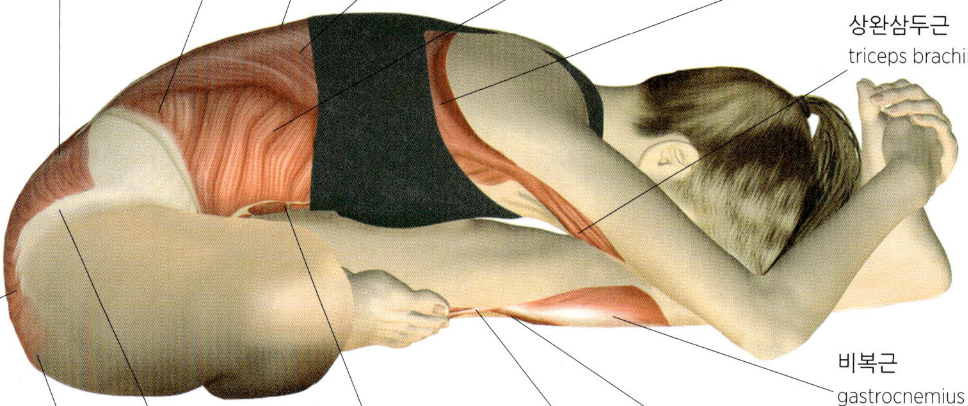

주석(Anotation Key)
굵은 글자는 목표 근육(target muscles)을 의미한다.
가는 글자는 본 운동에 작용하는 다른 근육들을 의미한다.
* 심부 근육(deep muscles)

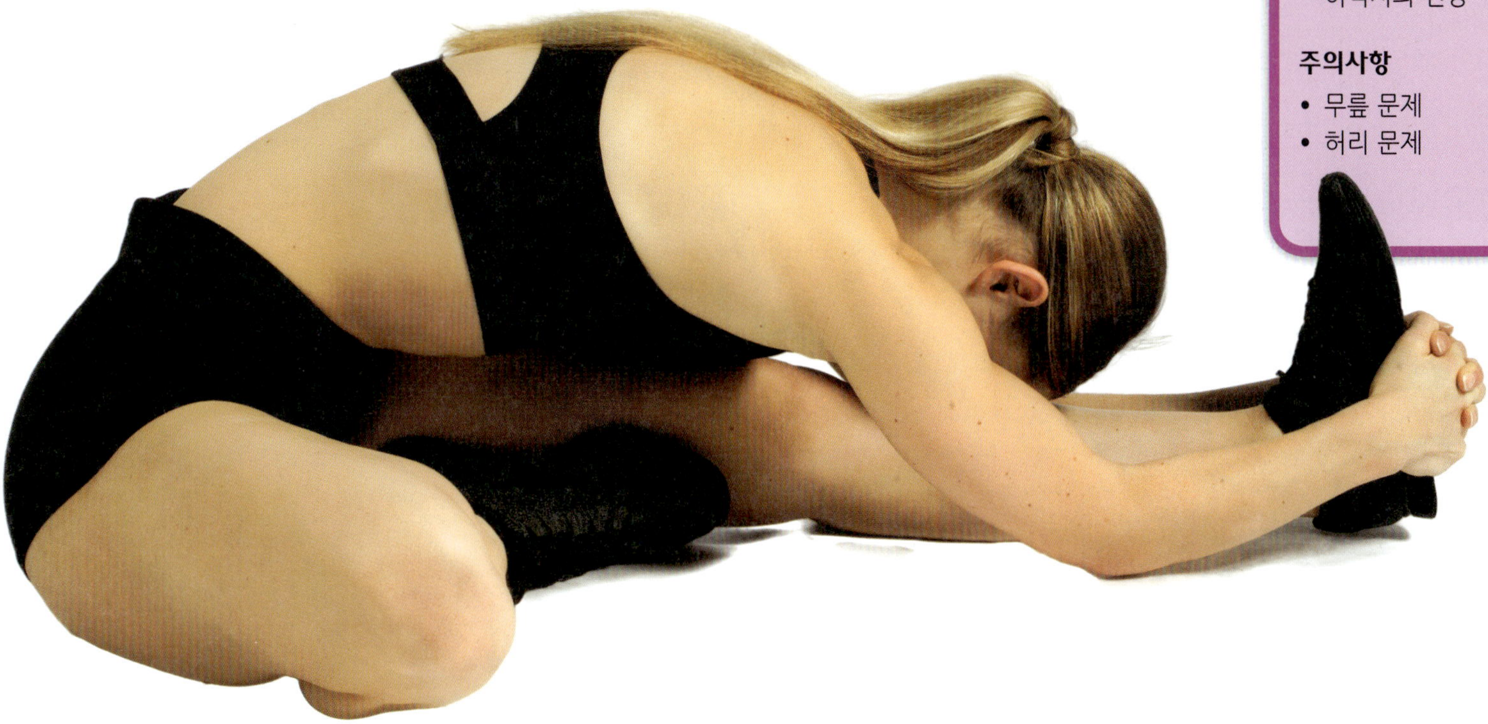

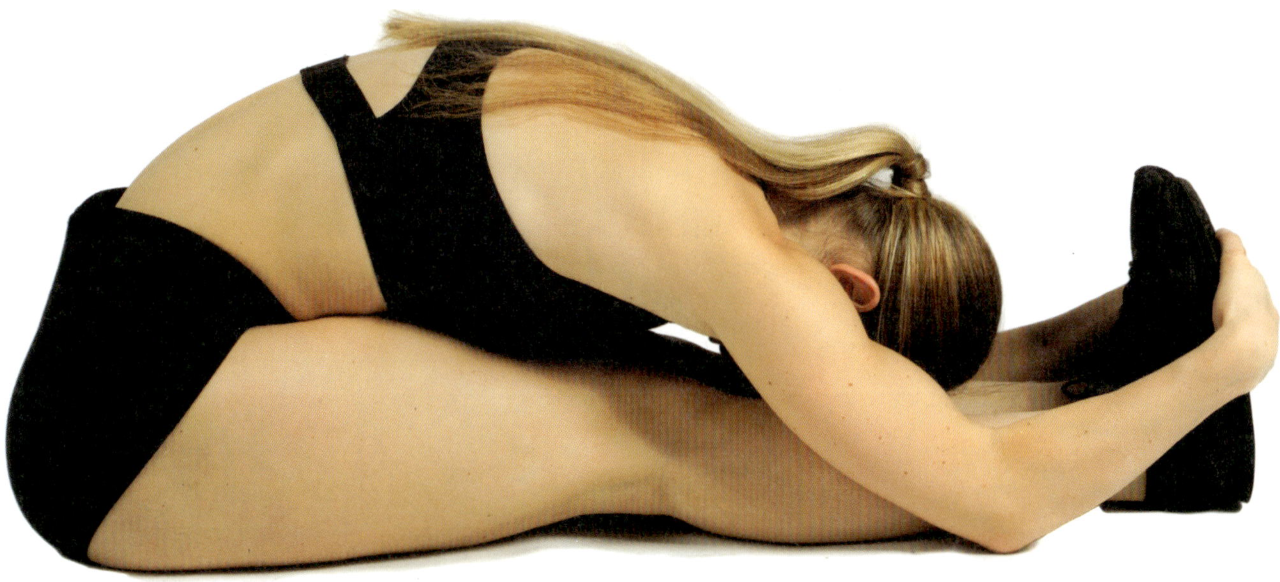

팩트 파일

목표 근육

- 슬괵근
- 서혜부
- 척추

유형

- 정적

장점

- 등, 코어 및 허벅지의 신장

주의사항

- 무릎 문제
- 허리 문제

캣-투-카우 스트레치 (Cat-to-Cow Stretch)

상부 등 사이에서 이루어지는 캣-투-카우 스트레치는 척추 가동성을 유지하는데 도움을 주는 부드러운 스트레칭 방법이다. 하루의 잔존 긴장을 풀어주기 위해 잠자기 전에 수행하자.

운동 방법

- 고양이 스트레칭을 수행하려면, 양 손이 어깨 바로 밑에 위치하고, 또 무릎이 고관절 바로 밑에 위치하는 네발자세를 취한다. 여러분의 고관절은 중립위를 유지해야 하고, 발끝이 지면에 닿아야 한다.
- 손가락을 펼쳐서 엄지와 검지를 통해 바닥을 누른다. 오른쪽 팔을 시계방향으로 열고, 왼쪽 팔을 반시계방향으로 연다는 생각으로 양쪽 팔을 외회전한다.
- 위쪽 등을 둥글게 만들 때 머리를 떨어뜨리고, 그 다음 복부를 척추쪽으로 당긴다. 바닥이나 여러분의 배꼽을 응시하고, 권장된 호흡을 유지한 후, 스트레칭을 풀기 위해 내쉰다.
- 카우 스트레칭으로 이동하기 위해, 들이쉬면서 흉골을 들어올리고, 상부 등을 활처럼 휘고, 좌골을 천장쪽으로 들어올린다. 권장된 호흡을 유지한 후, 스트레칭을 풀기 위해 내쉰다.
- 권장하는 반복횟수만큼 캣 스트레칭과 카우 스트레칭을 교대로 수행한다.

올바른 수행의 팁

- 양쪽 견갑골을 분리하고, 호흡을 통해 척추 상부를 크게 확장한다.
- 등을 둥글게 만들 때, 어깨와 손목을 수직 일직선으로 유지한다.
- 척추를 둥글게 만들 때, 체중을 무릎쪽으로 가져가서는 안된다.

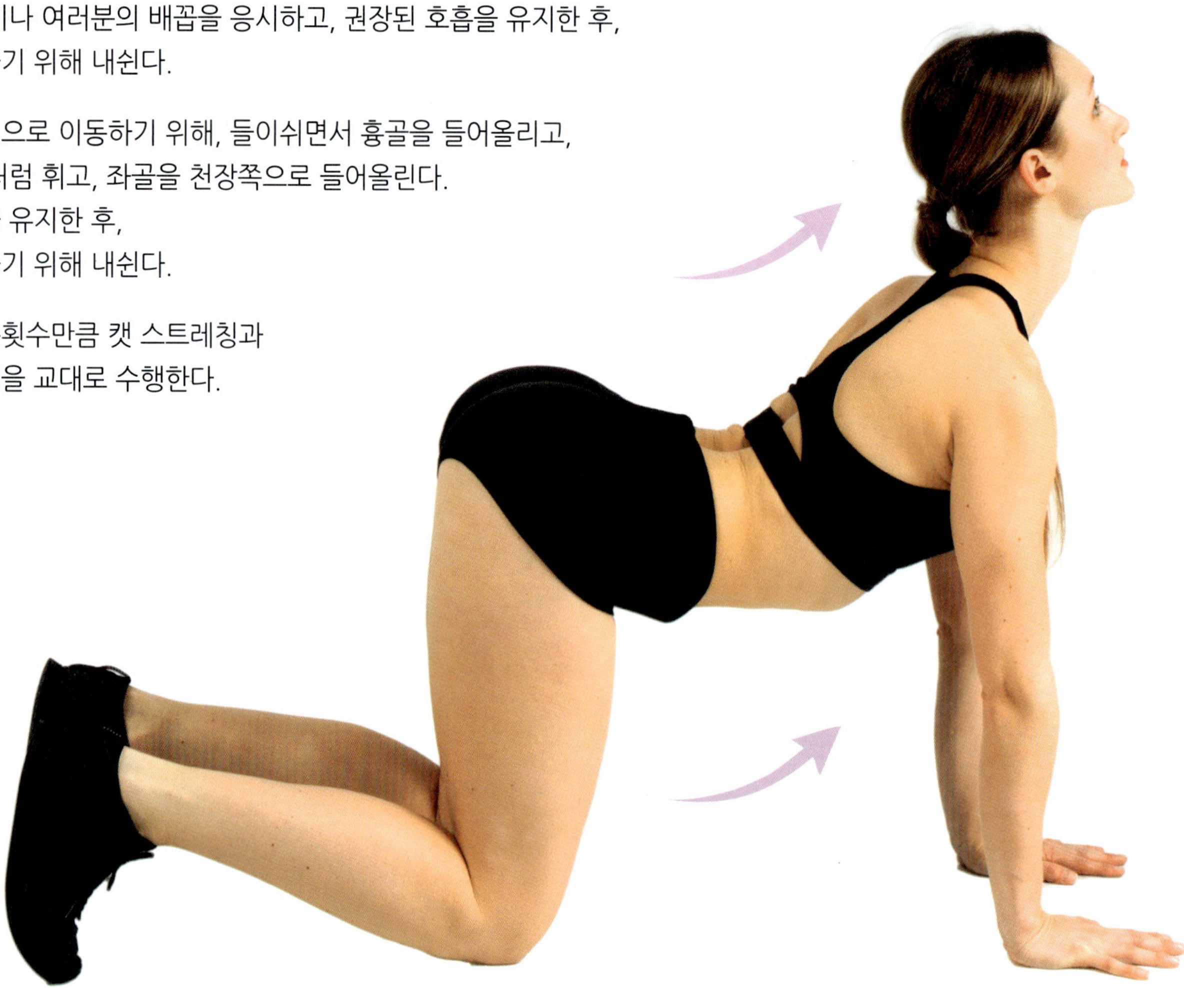

주석(**Anotation Key**)

굵은 글자는 목표 근육(target muscles)을 의미한다.
가는 글자는 본 운동에 작용하는 다른 근육들을 의미한다.
* 심부 근육(deep muscles)

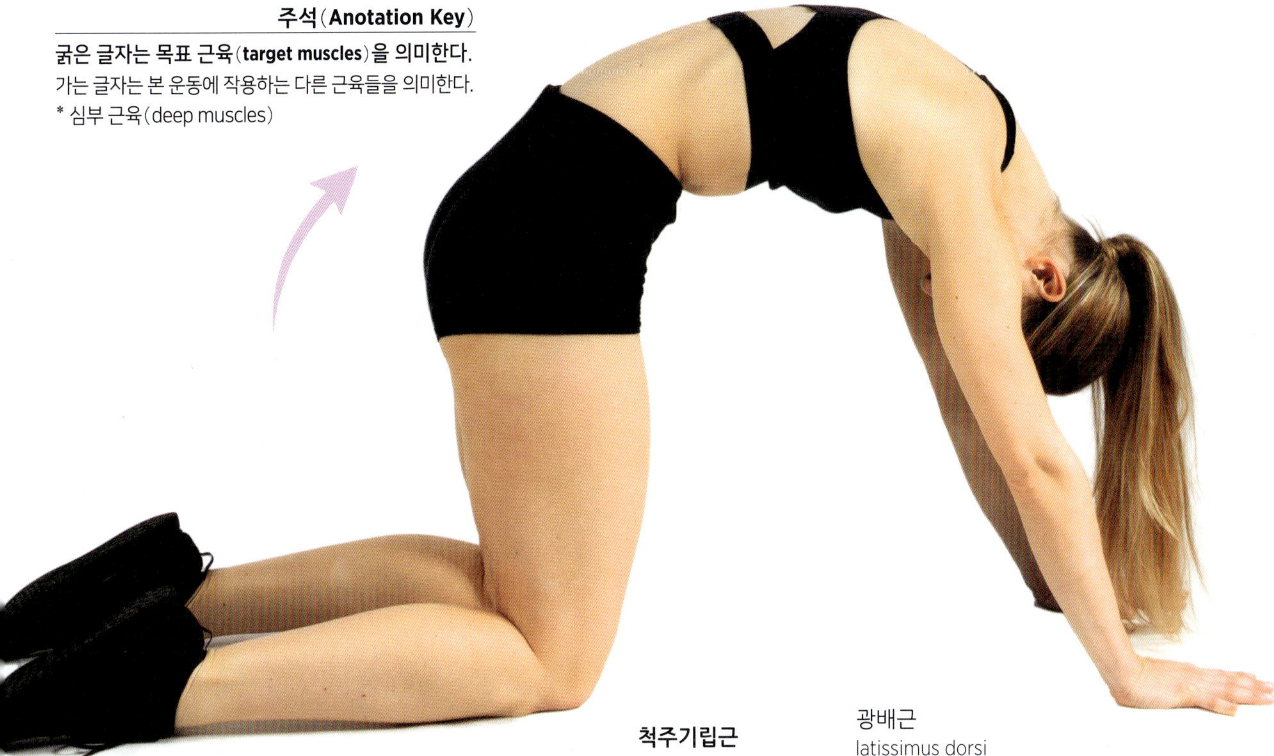

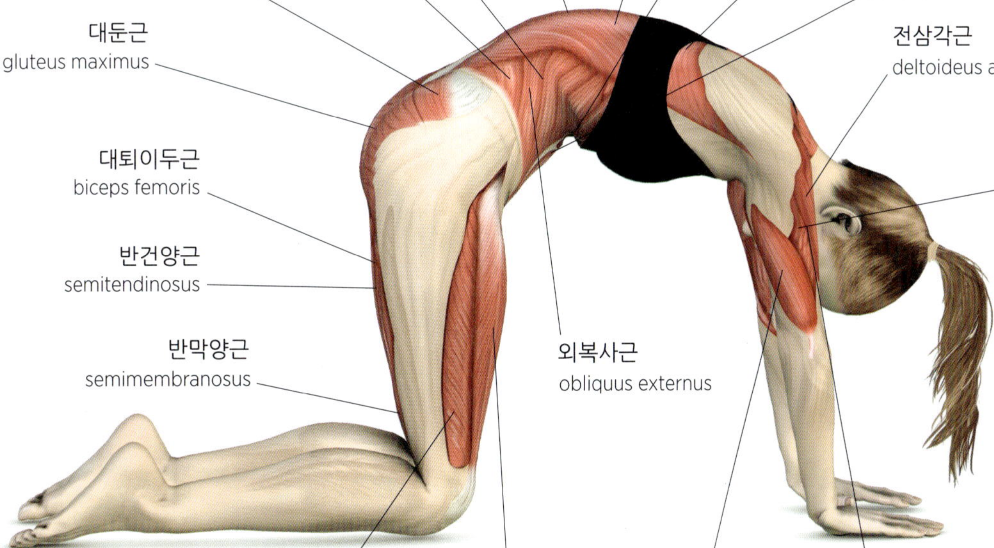

팩트 파일

목표 근육
- 척추
- 가슴
- 목

유형
- 정적

장점
- 등과 상체의 신장
- 손과 손목 근육의 강화
- 척추 마사지
- 가동성 증가

주의사항
- 목 문제
- 손목 문제

스레드 더 니들 (Thread the Needle)

스레드 더 니들 운동은 어깨, 가슴, 팔, 상부 등 및 목을 스트레칭하고 확장시킨다. 이것은 양쪽 견갑골 사이의 상부 등의 긴장을 완화시킨다. 이 스트레치는 척추를 가볍게 회전시키는데, 이것이 상부 등의 긴장을 더 완화시킬 수 있다.

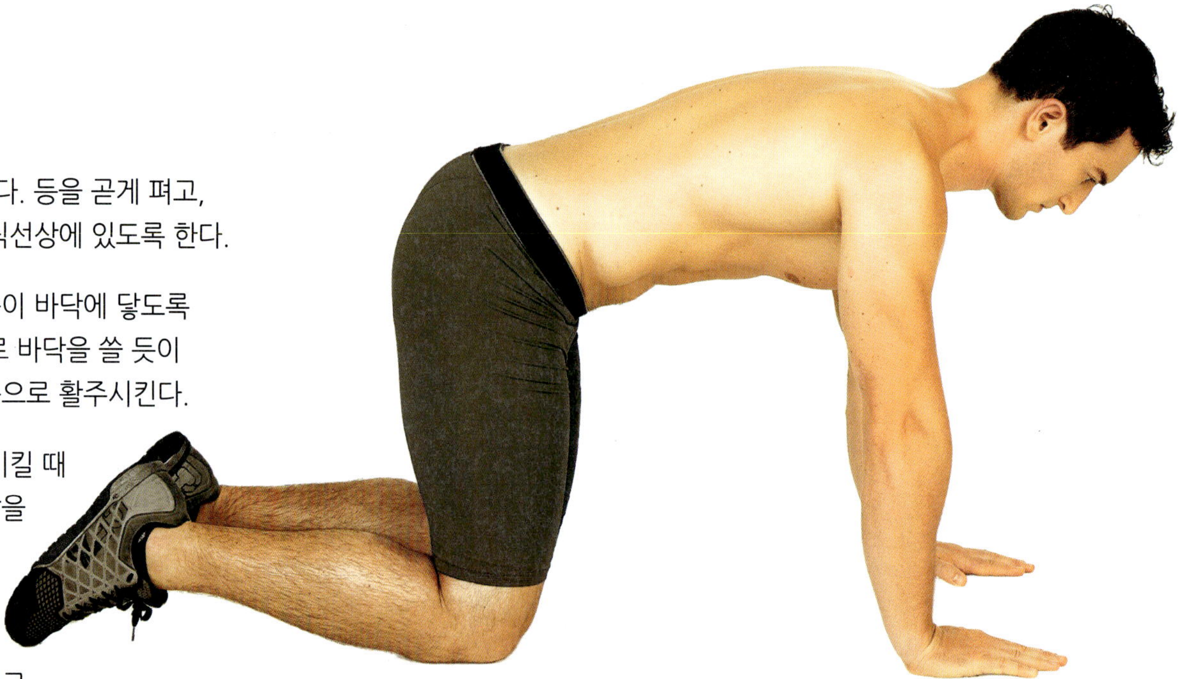

운동 방법

- 네발자세에서 시작한다. 등을 곧게 펴고, 손과 어깨가 수직 일직선상에 있도록 한다.
- 왼손을 뒤집어서 손등이 바닥에 닿도록 한다. 왼손의 손등으로 바닥을 쓸 듯이 왼손을 오른손의 뒤쪽으로 활주시킨다.
- 왼손을 더 멀리 활주시킬 때 지지하고 있는 오른팔을 굴곡시킨다. 왼쪽 어깨가 바닥에 닿을 때까지 계속 왼손을 활주시키고, 오른팔을 수직으로 굴곡한다. 머리의 측면이 바닥에 닿고 여러분은 오른쪽을 응시한다.
- 권장 시간 동안 이 자세를 유지한 후, 뒤쪽으로 활주하여 시작자세로 돌아온다. 그리고 반대쪽도 실시한다. 권장 반복횟수만큼 양측을 교대로 실시한다.

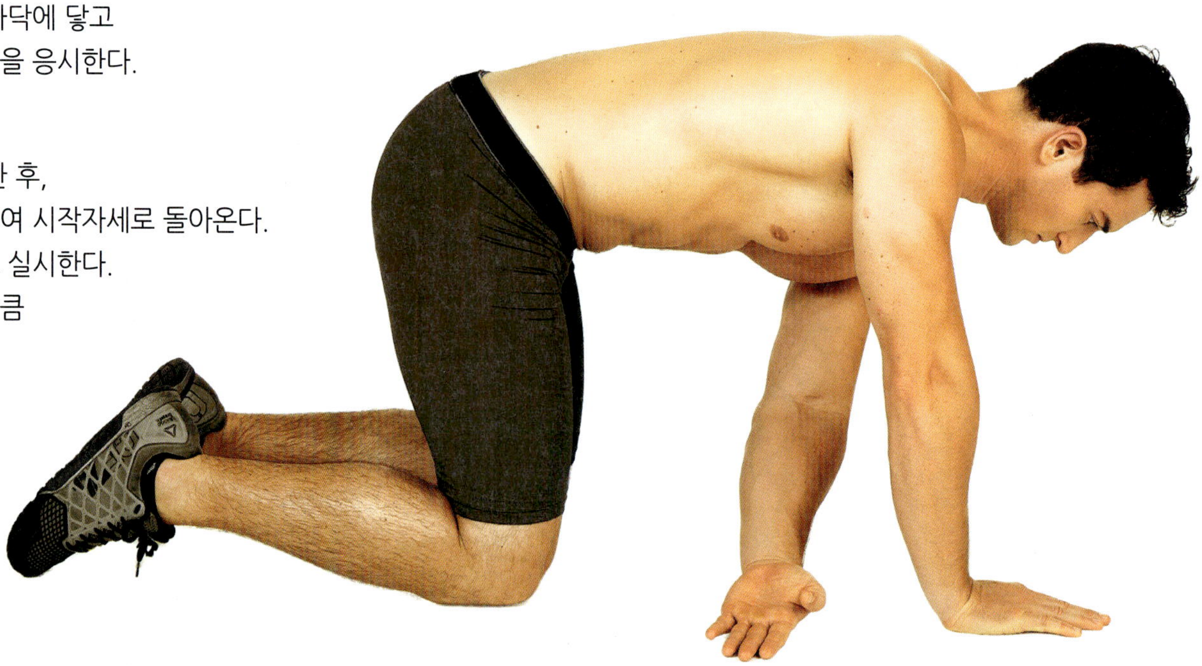

주석(Anotation Key)

굵은 글자는 목표 근육(**target muscles**)을 의미한다.
가는 글자는 본 운동에 작용하는 다른 근육들을 의미한다.
* 심부 근육(deep muscles)

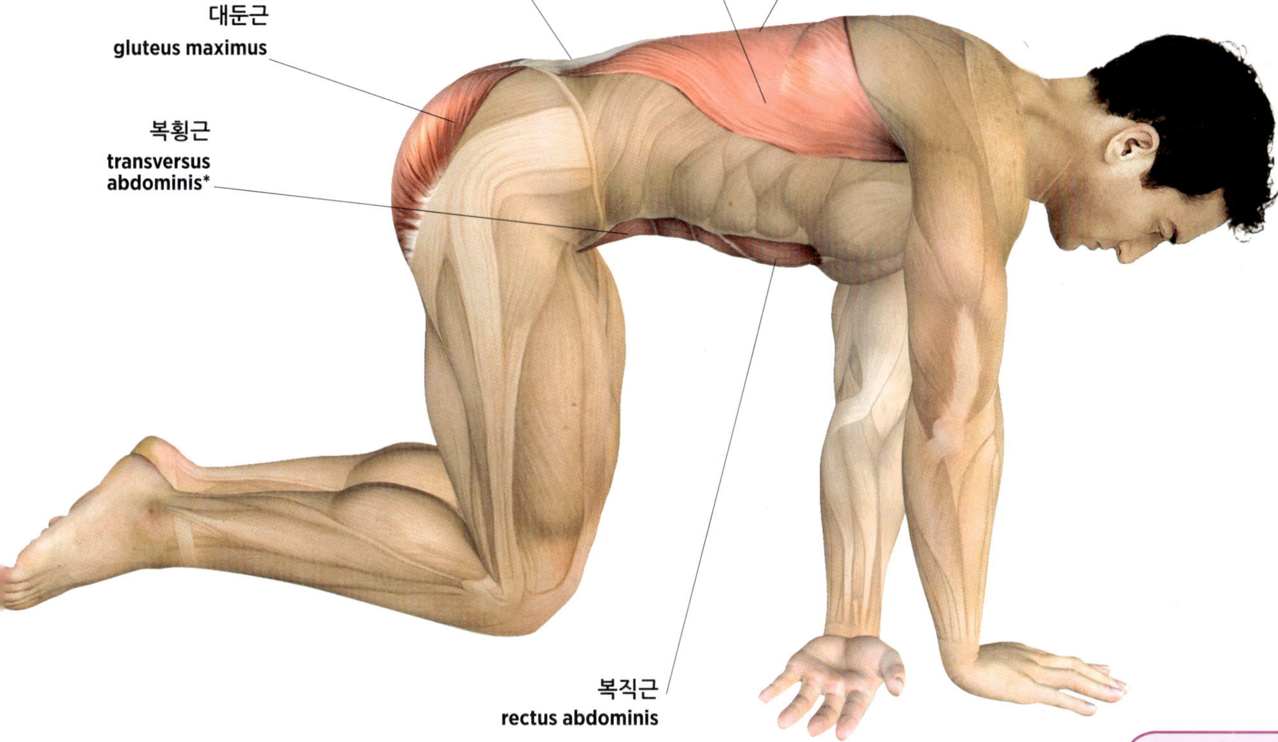

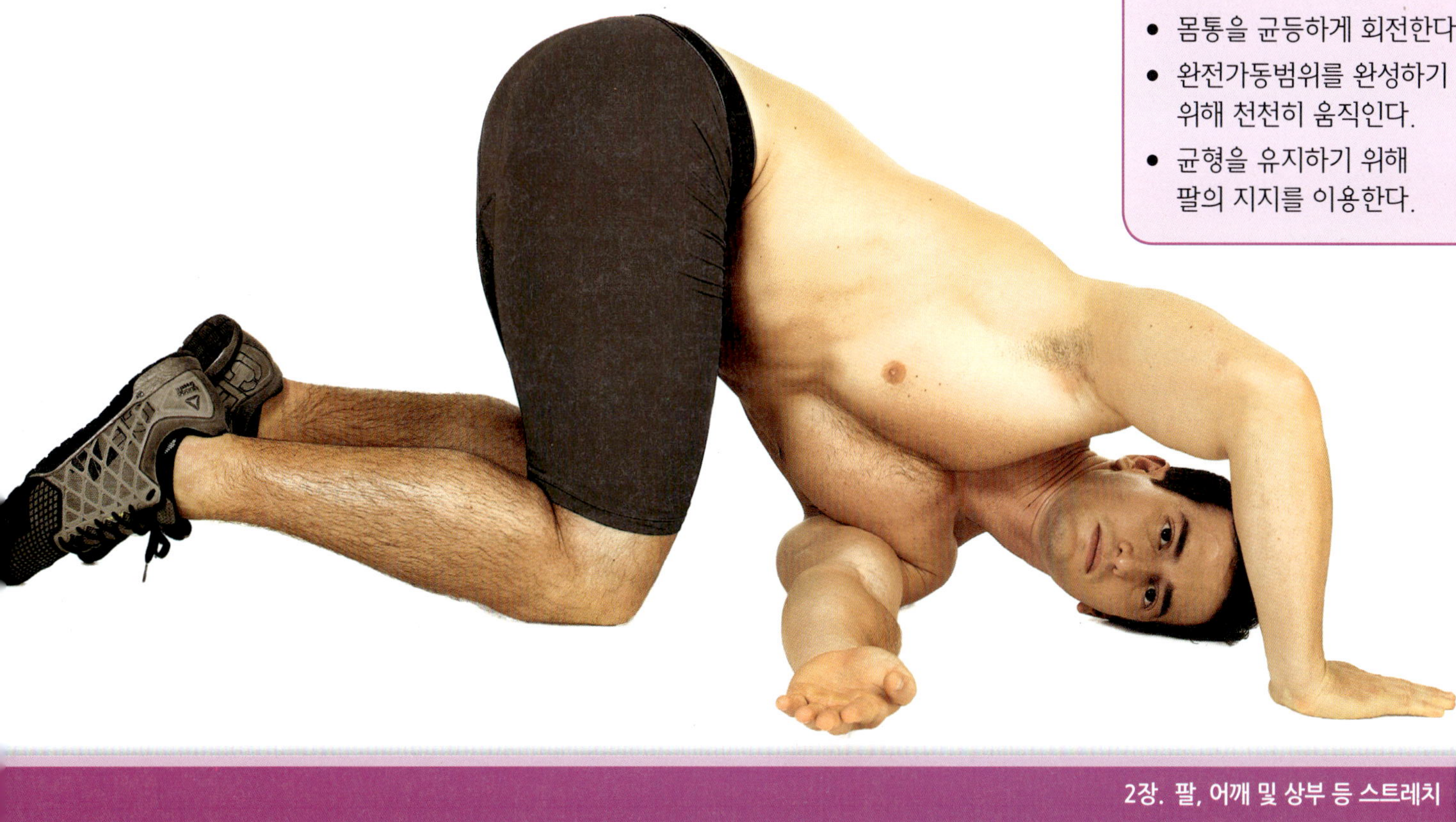

팩트 파일

목표 근육
- 흉추
- 복사근
- 가슴
- 어깨

유형
- 동적

장점
- 등과 어깨의 가동성 향상
- 척추 유연성 증가
- 자세 향상

주의사항
- 아래등 통증
- 손목과 팔꿈치 통증
- 어깨 문제

올바른 수행의 팁
- 몸통을 균등하게 회전한다.
- 완전가동범위를 완성하기 위해 천천히 움직인다.
- 균형을 유지하기 위해 팔의 지지를 이용한다.

로커스트 요가 스트레치

(Locust Yoga Stretch)

로커스트 스트레치는 요가에서 영감을 얻은 운동이며, 가슴, 어깨, 복부를 스트레칭하는 척추 후굴 운동이다. 이 운동은 상부 등과 허리를 강화시키고, 깊은 후굴을 위한 준비 단계이다.

운동 방법

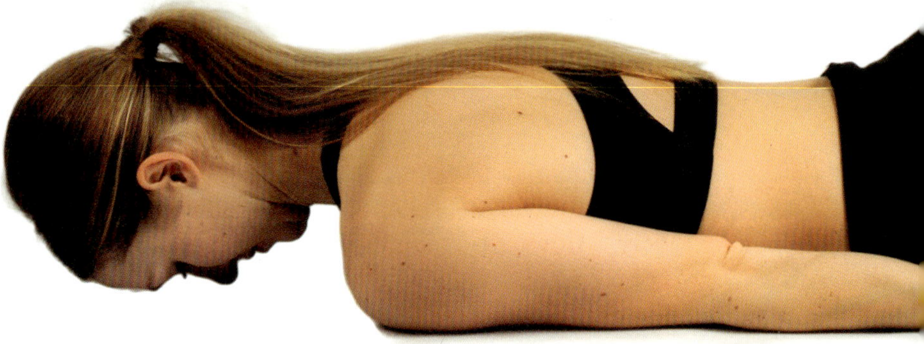

- 엎드린 자세에서 손바닥을 아래로 향하게 하고 양 팔을 몸통 옆에 배치한다. 양쪽 무릎이 바닥 쪽으로 향하도록 양쪽 다리를 서로의 방향 쪽으로 회전시킨다.
- 둔부에 힘을 주고, 들이쉬면서 머리, 가슴, 팔 및 다리를 동시에 들어올린다. 양쪽 팔과 다리를 뒤쪽으로 뻗고, 양쪽 팔은 바닥과 평행을 이루어야 한다. 골반과 하복부가 바닥 위에서 안정되도록 하고, 가능하면 상체와 다리를 높이 들어올린다. 이때 머리는 중립위를 유지해야 한다.
- 권장시간 동안 자세를 유지한 후, 스트레치를 해제한다. 그런 다음, 권장 반복횟수만큼 실시한다.

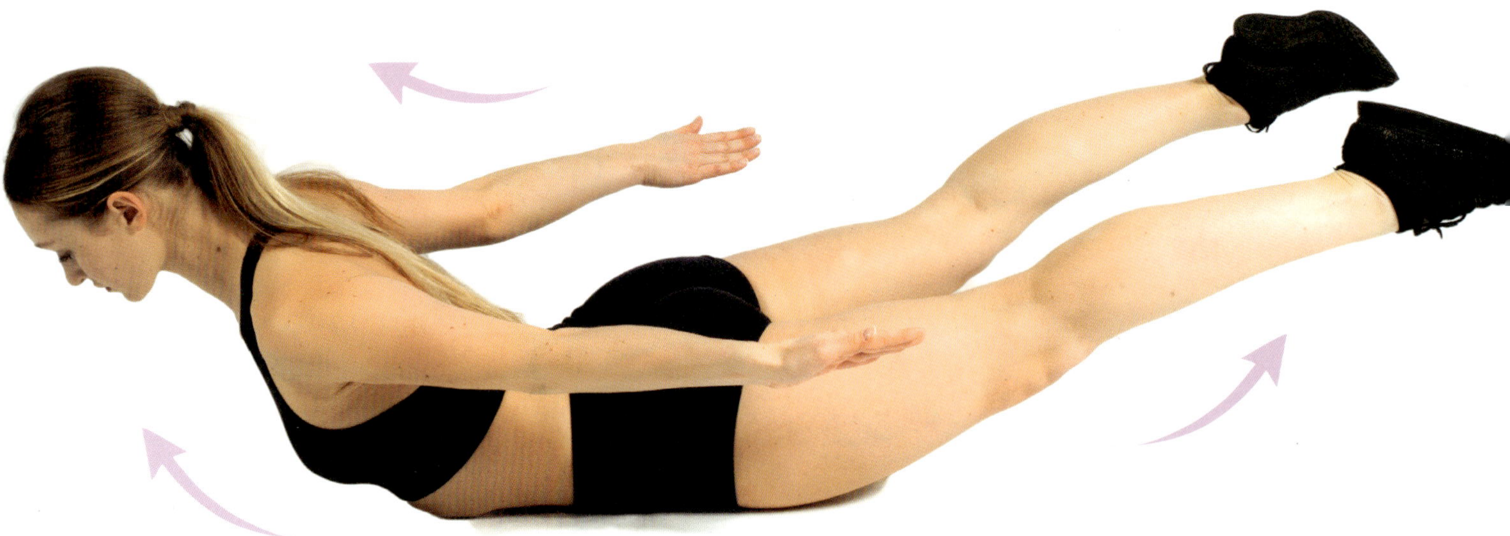

팩트 파일

목표 근육
- 가슴
- 어깨
- 복부
- 엉덩이
- 척추

유형
- 정적

장점
- 고관절 굴곡근, 가슴 및 복부의 신장
- 척추, 둔부, 팔 및 다리의 근력강화

주의사항
- 등 문제

올바른 수행의 팁

- 목 뒤쪽을 길게 늘인다.
- 전체 척추의 아치를 펴기 위해 가슴을 벌린다.
- 무릎을 굽히지 않는다.
- 호흡을 균등하고 일정하게 유지한다.

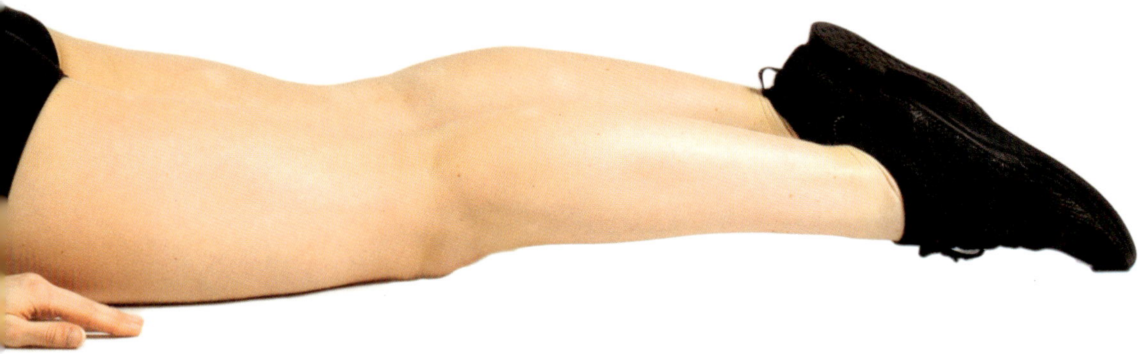

주석(Anotation Key)

굵은 글자는 목표 근육(**target muscles**)을 의미한다.
가는 글자는 본 운동에 작용하는 다른 근육들을 의미한다.
* 심부 근육(deep muscles)

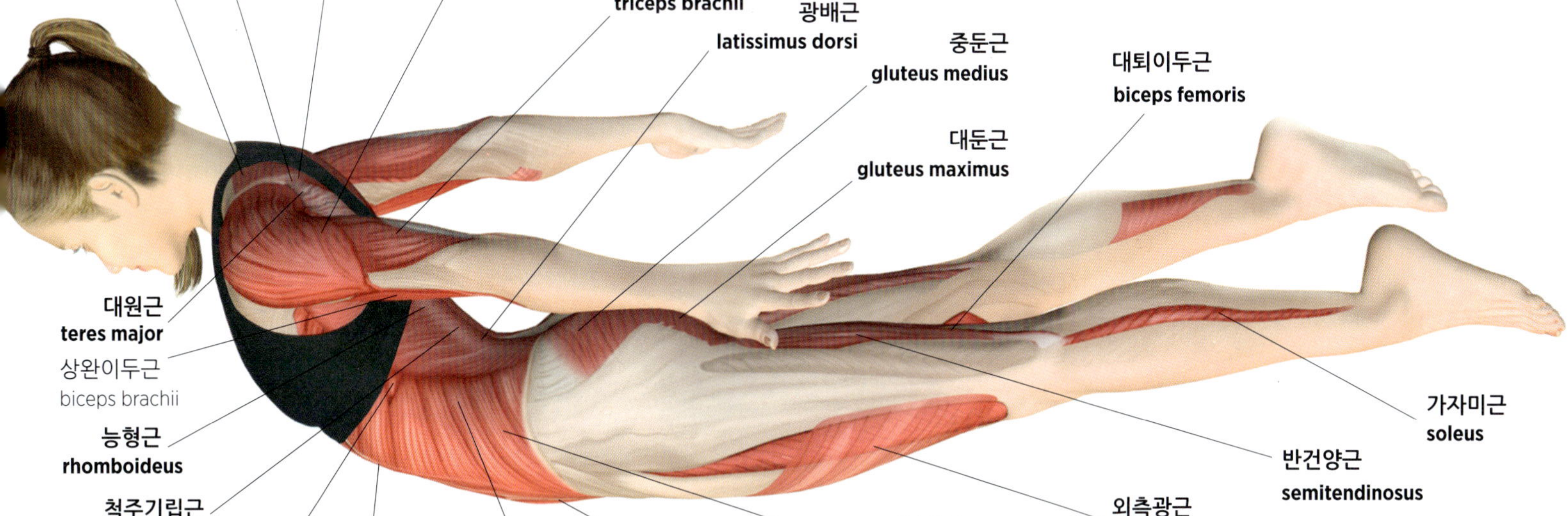

브레스트 스트로크 스트레치

(Breaststroke Stretch)

브레스트 스트로크(평영)는 척추(특히, 상부 등과 중간등)를 재정렬하는데 도움을 준다. 이 운동은 여러분이 팔을 회전할 때 견갑골 근육을 강화하고, 상체를 들어올린 상태로 유지할 때 척추 신전근을 발달시킨다. 만약 여러분이 구부정한 자세를 가지고 있다면, 이 운동이 매우 좋은 근력강화 스트레치가 될 것이다.

운동 방법

- 양 팔과 양쪽 다리를 뻗고 양 손을 어깨너비로 벌린 채, 매트 위에 엎드린다.

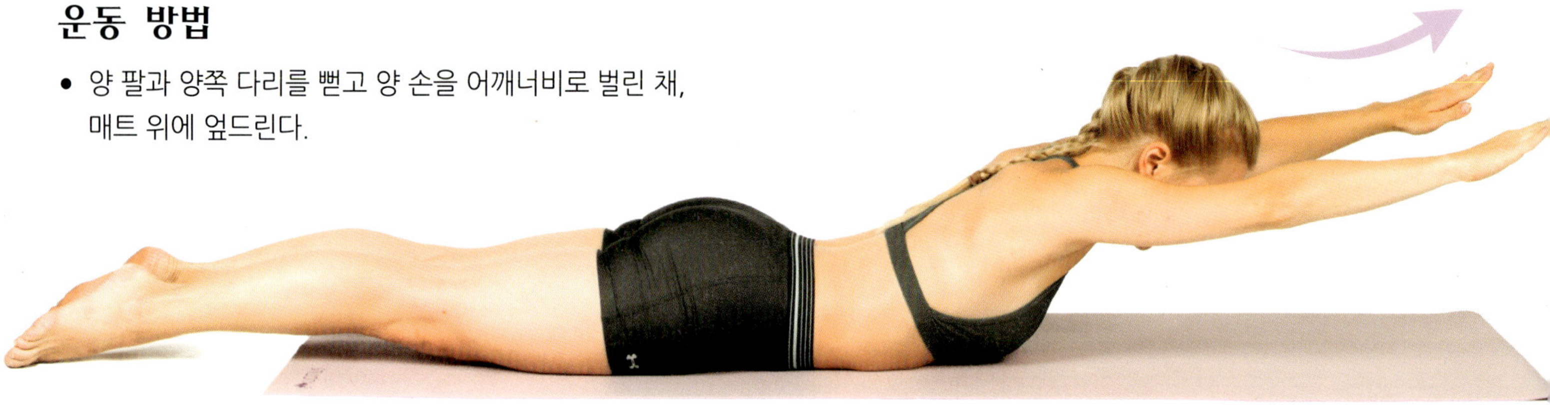

- 준비를 위해 들이쉰 후, 내쉬면서 양 팔을 매트로부터 들어올려 앞쪽으로 뻗는다.
- 손가락이 뒤쪽으로 향하도록 천천히 양 팔을 뒤쪽으로 돌린다.
- 양쪽 팔꿈치를 굴곡하고, 시작자세로 돌아온다. 권장 반복횟수만큼 실시한다.

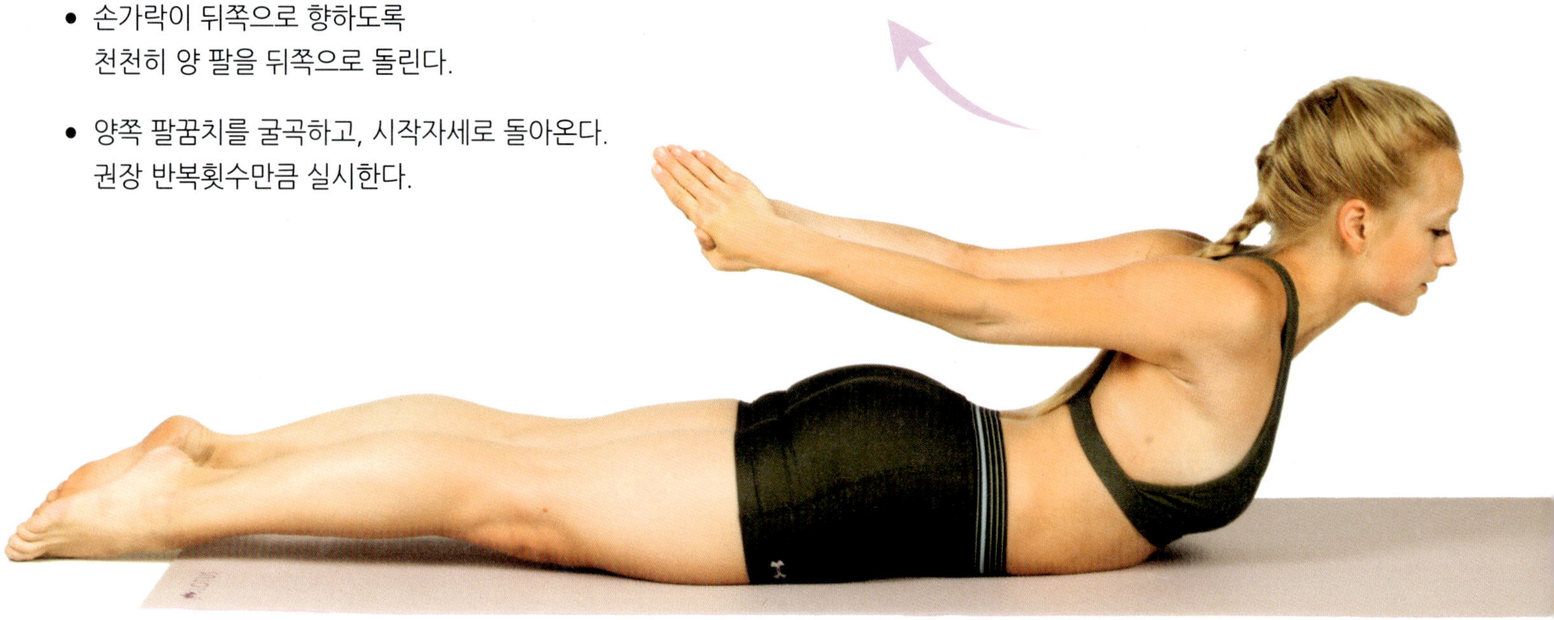

주석(Anotation Key)

굵은 글자는 목표 근육(target muscles)을 의미한다.
가는 글자는 본 운동에 작용하는 다른 근육들을 의미한다.
* 심부 근육(deep muscles)

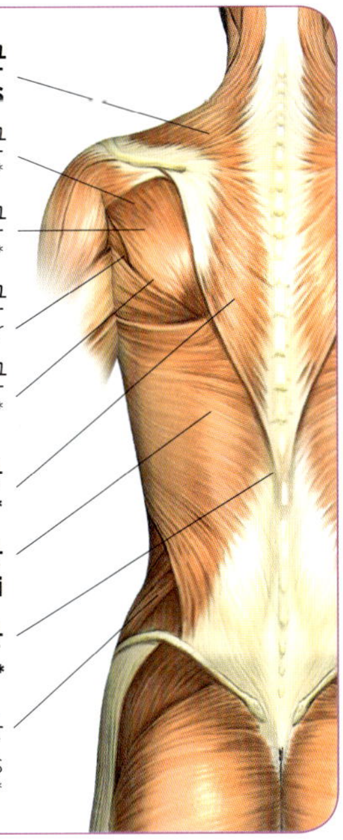

올바른 수행의 팁

- 양 팔을 매트로부터 들어올린 채로 유지한다.
- 손목의 작용을 유지한다.
- 고관절과 치골을 매트에 붙인다.
- 코어를 관여시키기 위해 양쪽 다리를 붙인다.
- 머리와 목의 뒤쪽 부분과 척추를 정렬시킨다.
- 몸통을 늑곽의 아랫 부분보다 더 높게 들지 않는다.

팩트 파일

목표 근육
- 어깨
- 회전근개
- 척추
- 상부 등
- 중간등

유형
- 동적

장점
- 상부 등과 척추 가동성의 증가
- 등, 척추 및 코어의 강화
- 어깨, 상완, 엉덩이 및 둔부의 활성화

주의사항
- 어깨 문제
- 목 문제

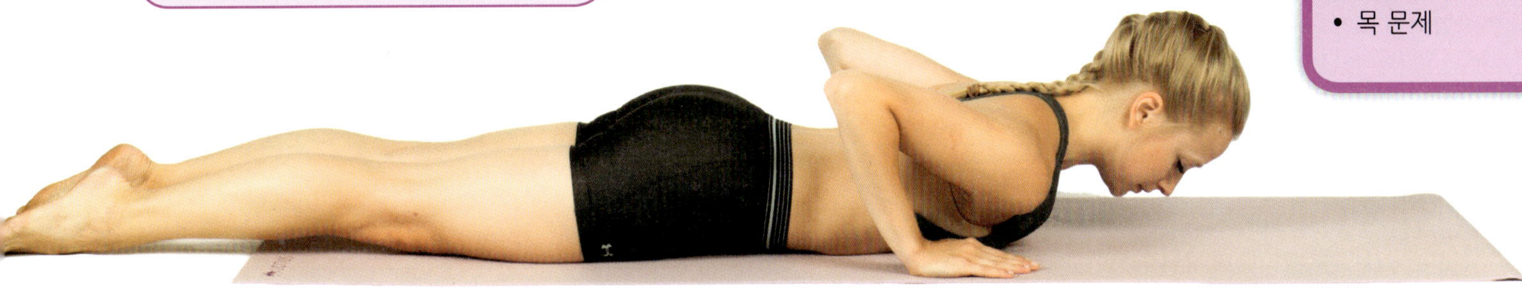

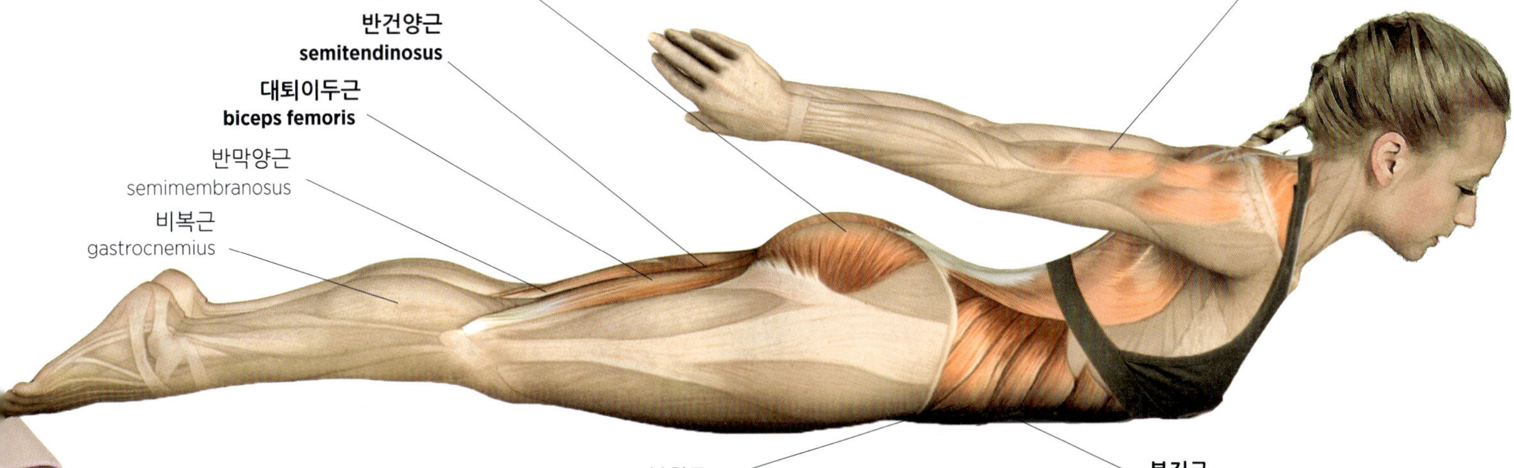

브릿지 스트레치 (Bridge Stretch)

브릿지는 척추를 완전히 들어올리기 위한 사전 스트레치이다.
보다 어려운 후굴을 준비하기 위해, 이 운동은 가슴을 확장하고
척추를 스트레칭하는 한편, 대퇴사두근, 둔부, 복부 근육의 근력에 의존한다.

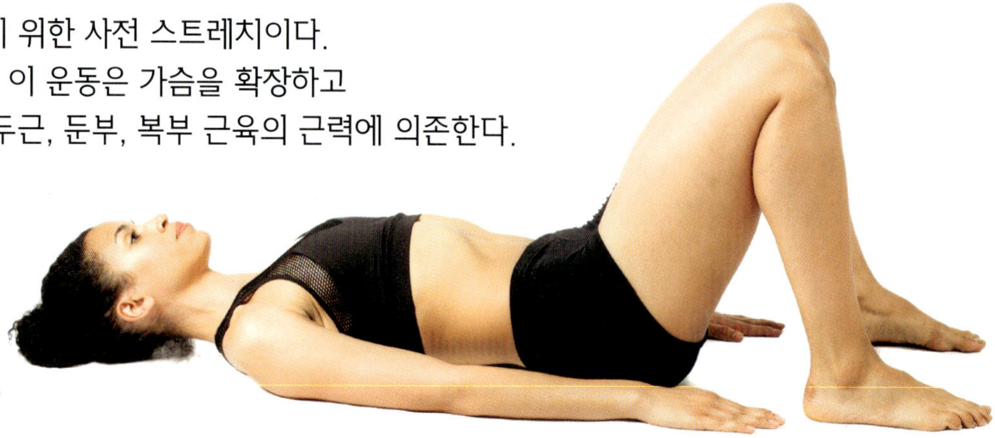

운동 방법

- 무릎을 세우고 누운 자세를 취한다.
  양 손을 몸통 옆쪽의 바닥에 배치한다.
- 숨을 내쉬고, 둔부를 바닥으로부터
  들어올리기 위해 양 발을 아래로 누른다.
  양 발과 허벅지는 서로 평행을 이루어야
  한다. 그리고 손가락끝을 통해 뻗을 때
  양 팔로 바닥을 민다.
- 목을 어깨로부터 신장한다.
  몸통이 바닥으로부터 들려지도록
  엉덩이를 높이 들어올린다.
- 권장시간 동안 자세를 유지한다.
  내쉬면서 척추를 바닥으로 내려놓는다.
  이때 한 번에 척추 하나씩 내려놓는다.
  그런 다음, 권장 반복횟수만큼 실시한다.

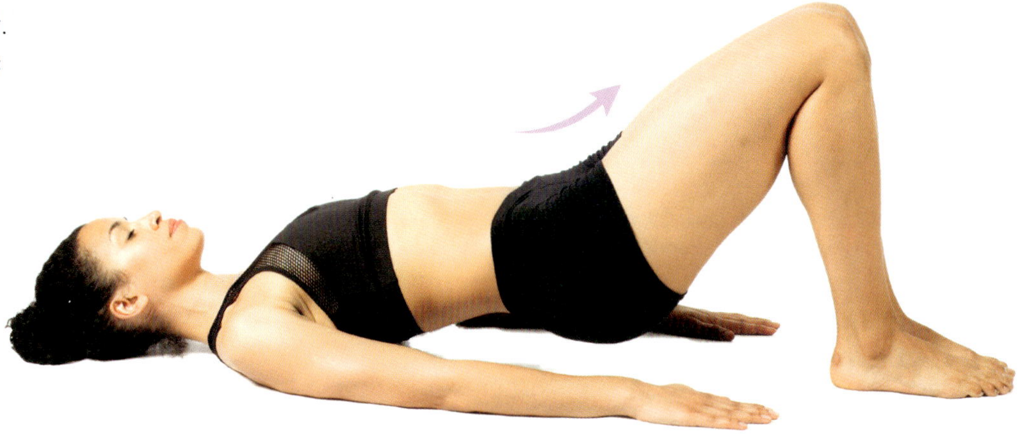

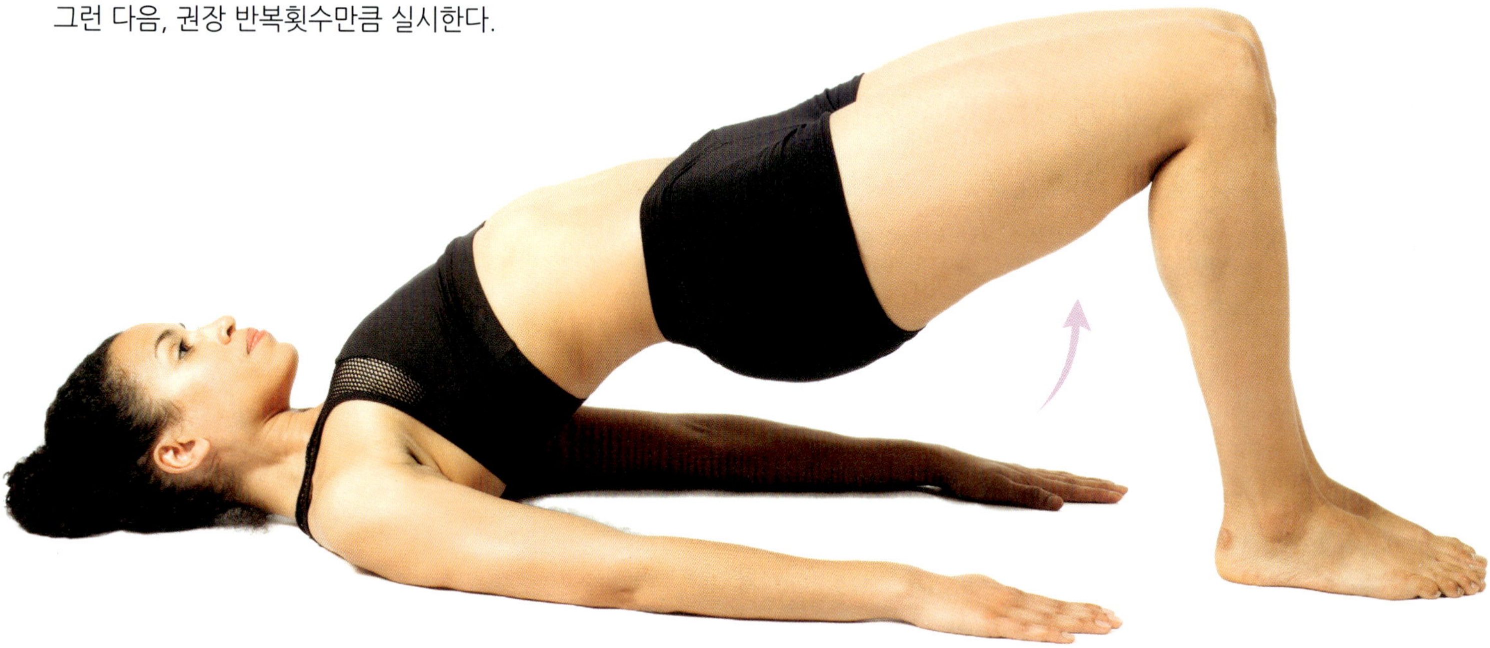

팩트 파일

목표 근육

- 척추
- 가슴
- 허벅지
- 둔부

유형

- 정적

장점

- 가슴과 척추의 신장
- 허벅지와 둔부의 강화

주의사항

- 어깨 문제
- 등 문제
- 목 문제

올바른 수행의 팁

- 무릎과 발꿈치를 수직 일직선으로 배치한다.
- 상부 등과 가슴의 굽힘에 집중한다.
- 필요하다면, 등을 지지하기 위해 천골 밑에 블록을 배치한다.
- 양쪽 다리의 활성화를 유지하기 위해 슬괵근을 수축한다.
- 복부나 늑골을 앞으로 내밀지 않는다.
- 허리를 굴곡하지 않는다.
- 둔부를 강하게 수축한다.

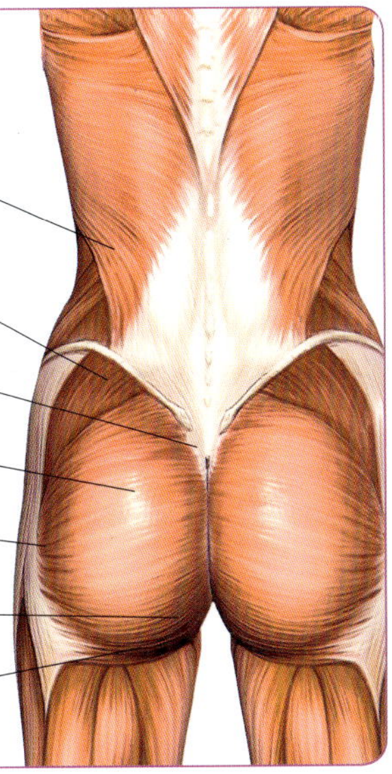

주석(Anotation Key)

굵은 글자는 목표 근육(target muscles)을 의미한다.
가는 글자는 본 운동에 작용하는 다른 근육들을 의미한다.
* 심부 근육(deep muscles)

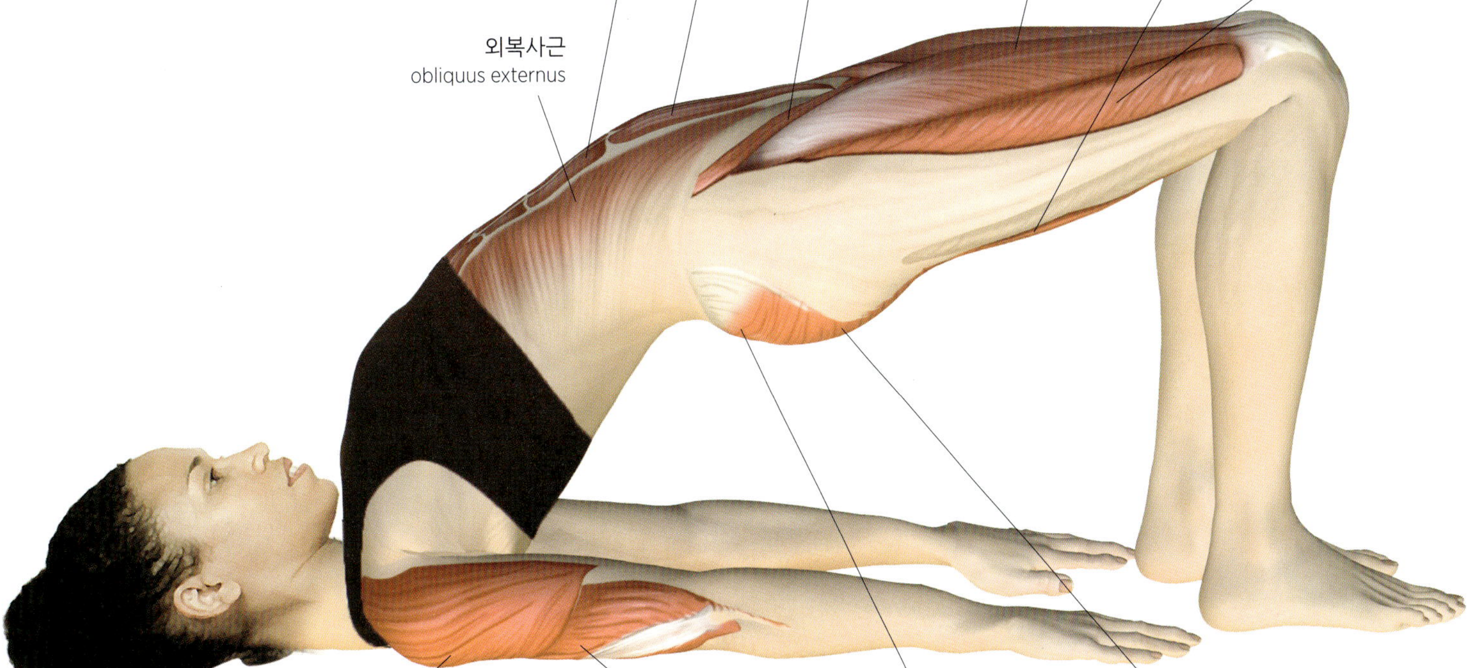

니이-투-체스트 허그 (Knee-to-Chest Hug)

니이-투-체스트 허그는 쉬운 스트레치이지만, 허리의 타이트니스를 완화하고, 척추의 가동범위를 증가시키기 좋은 방법이다. 척추 관절염이나 척추 협착증과 관련된 경직을 감소시키기 위해 이 운동을 수행해 보자.

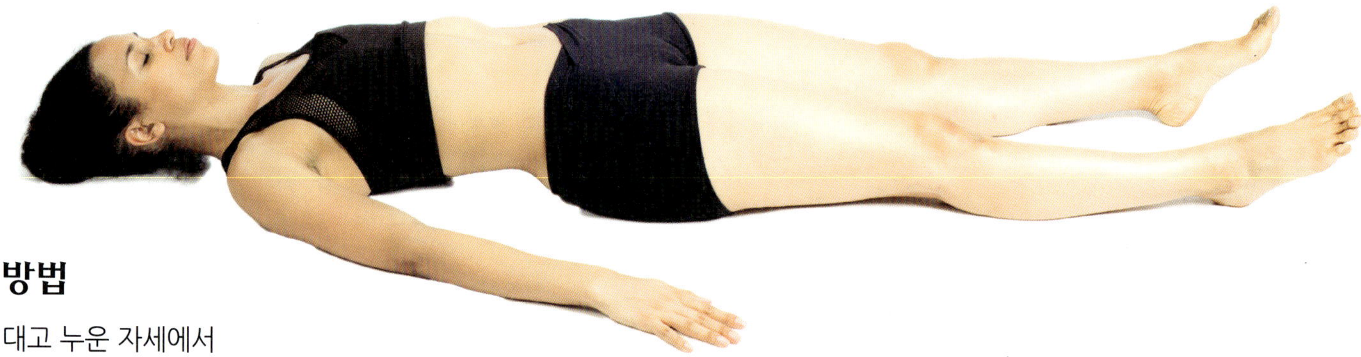

운동 방법

- 등을 대고 누운 자세에서 양쪽 다리는 붙이고, 양쪽 팔은 옆으로 벌린다.
- 왼쪽 무릎을 가슴 쪽으로 굽혀 그 발을 신체의 정중앙으로 가져간다. 양 손으로 무릎을 잡고, 가슴 쪽으로 부드럽게 당긴다.

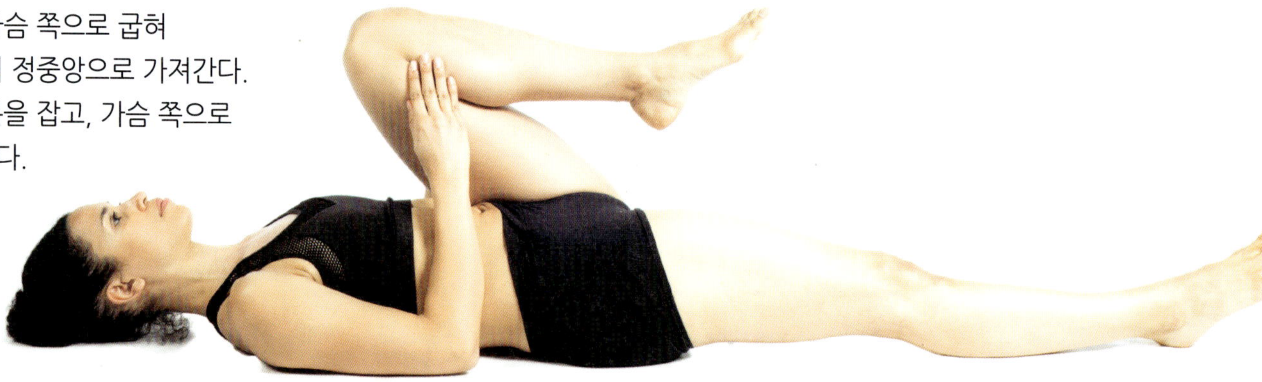

- 권장시간 동안 자세를 유지한 후, 스트레치를 해제한다. 그런 다음, 반대쪽도 실시한다. 양측을 교대로 권장 반복횟수만큼 실시한다.

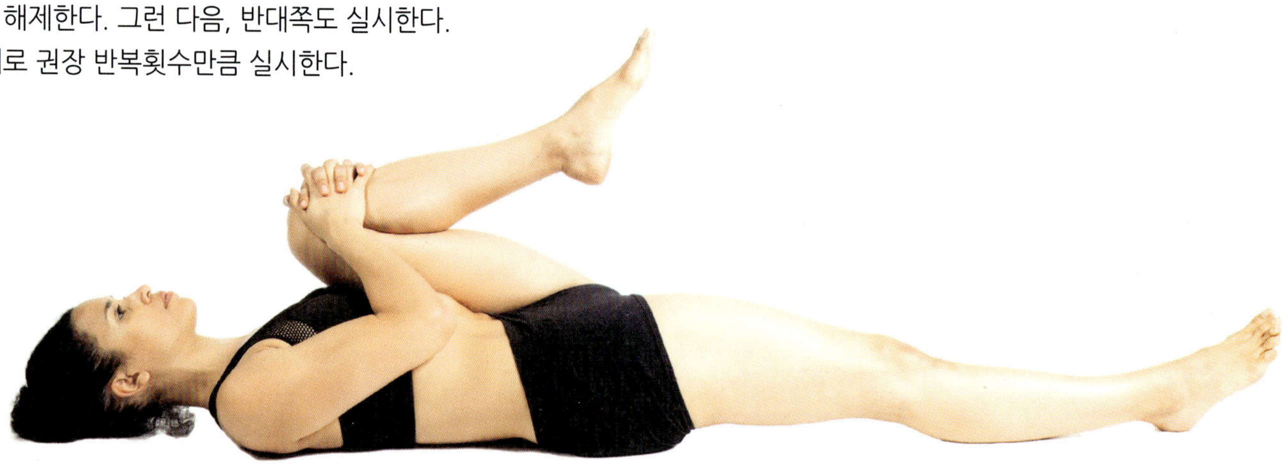

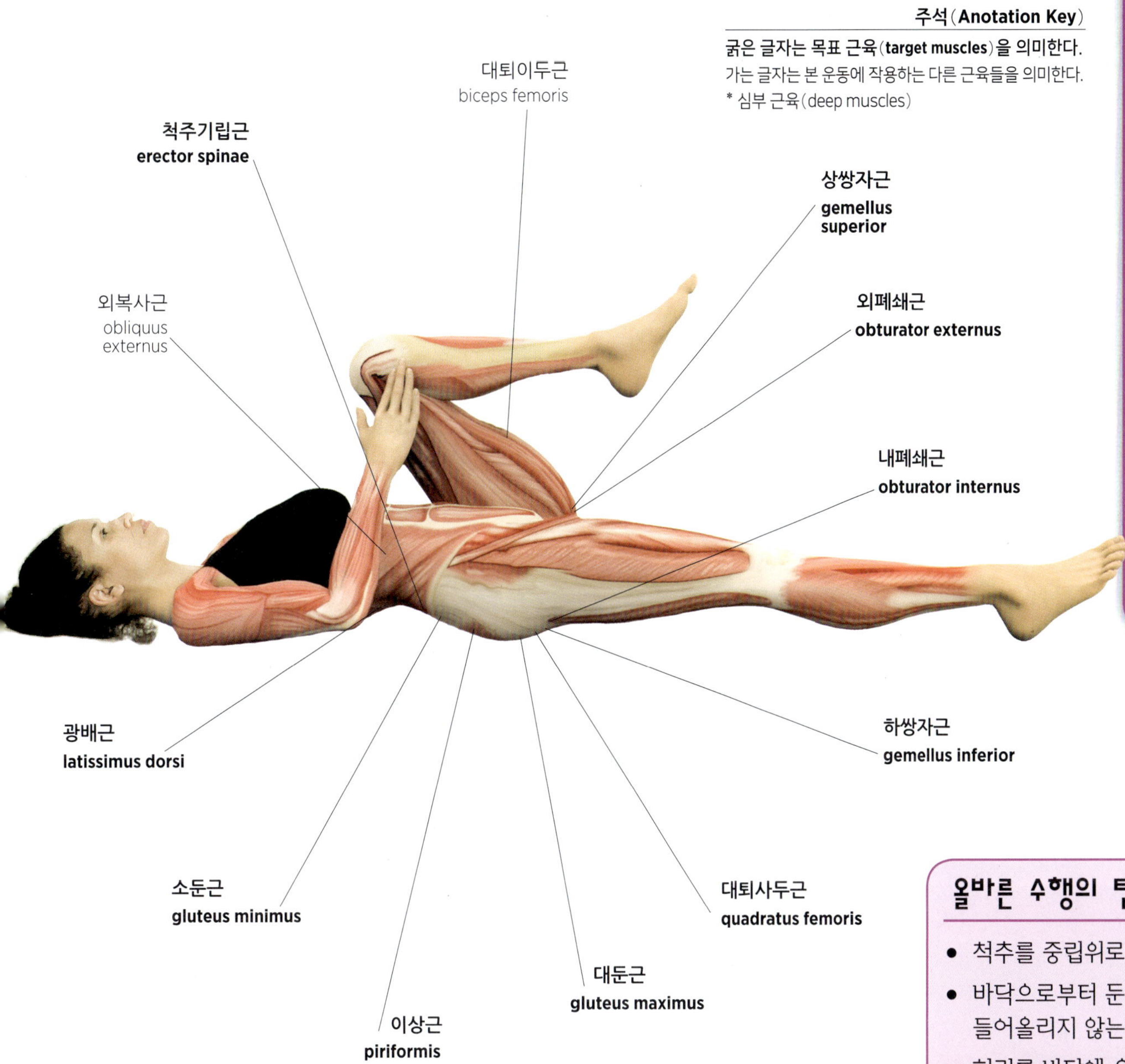

팩트 파일

목표 근육

- 허리
- 서혜부
- 둔부
- 슬괵근

유형

- 정적

장점

- 상부 등과 어깨의 스트레스 감소
- 허리, 고관절 신전근 및 회전근의 신장

주의사항

- 무릎 문제
- 어깨 문제

올바른 수행의 팁

- 척추를 중립위로 유지한다.
- 바닥으로부터 둔부를 들어올리지 않는다.
- 허리를 바닥에 유지하기 위해 골반을 약간 후방경사한다.
- 머리와 상부 등을 바닥으로부터 들어올리지 않는다.
- 호흡을 중단하지 않는다.

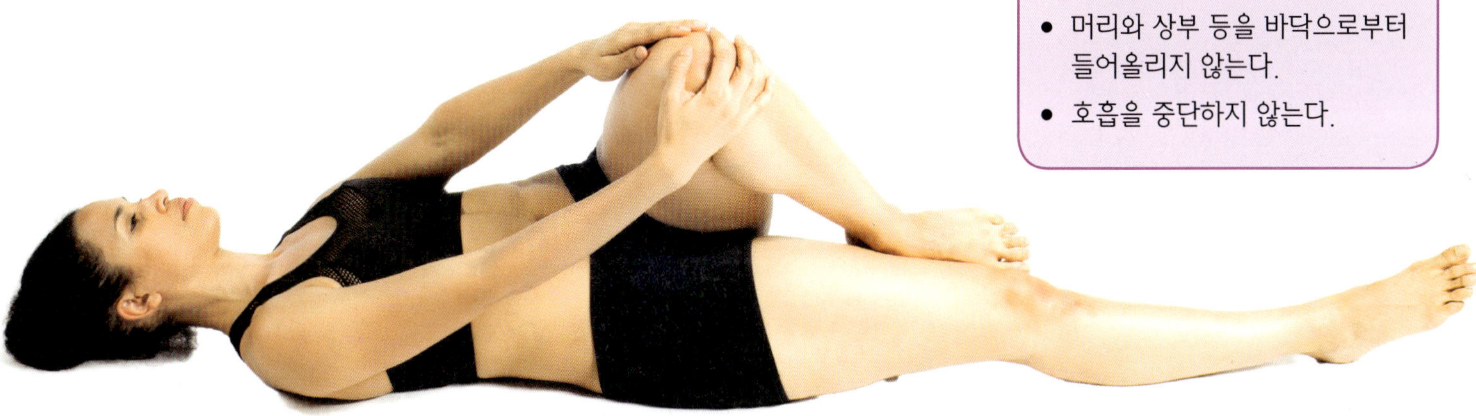

백워드 볼 스트레치 (Backward Ball Stretch)

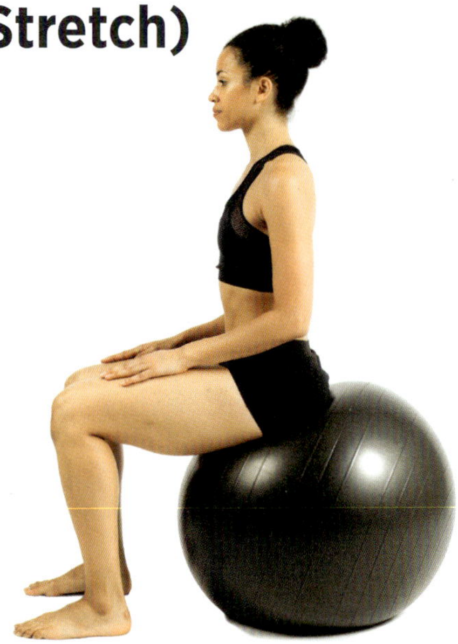

백워드 볼 스트레치는 협응력을 좋게 하는 효율적인 운동이고, 복부와 등의 스트레치를 코어 근력강화 운동과 결합한 것이다. 스위스 볼 위에서 등을 스트레칭하려면 고정되고 안정된 움직임을 이용하여 코어를 완전히 활성화시켜야 한다.

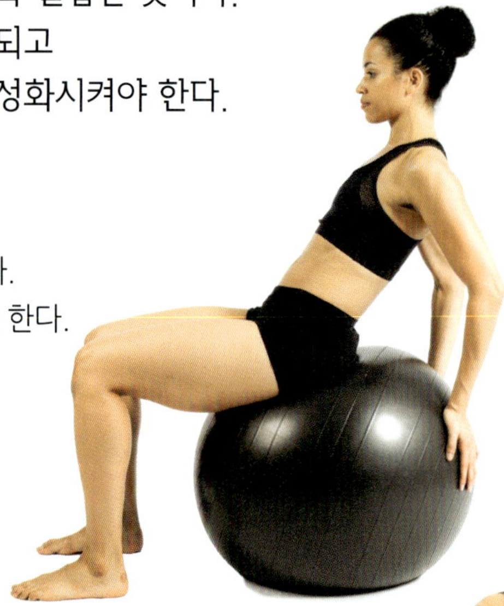

운동 방법

- 스위스 볼 위에서 안정된 중립위를 취하고 앉는다. 여러분의 엉덩이는 스위스 볼의 중심에 위치해야 한다.
- 좋은 균형을 유지하면서, 양쪽 팔을 뒤쪽으로 뻗기 시작한다.
- 척추가 볼 위에 놓이도록 발을 이용해 앞쪽으로 걷는다.
- 양 손이 바닥에 닿을 때, 편안하게 할 수 있는 만큼 양쪽 다리를 앞쪽으로 더 멀리 뻗는다. 이 자세를 약 10초간 유지한다.

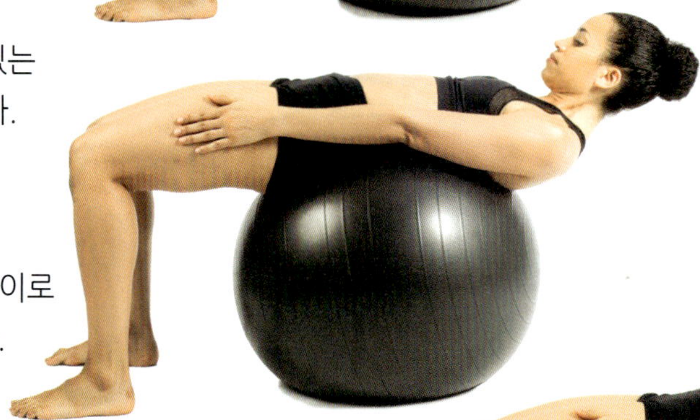

- 더 강한 스트레칭을 하기 위해, 양쪽 팔을 뻗고, 양쪽 다리와 손을 볼 가까이로 가져 간다. 이 자세를 약 10초간 유지한다.
- 스트레치를 해제하기 위해, 무릎을 굴곡하고, 엉덩이를 바닥으로 떨어뜨리고, 공으로부터 머리를 들고, 뒤쪽으로 걸으면서 시작자세로 돌아간다. 권장 반복횟수만큼 실시한다.

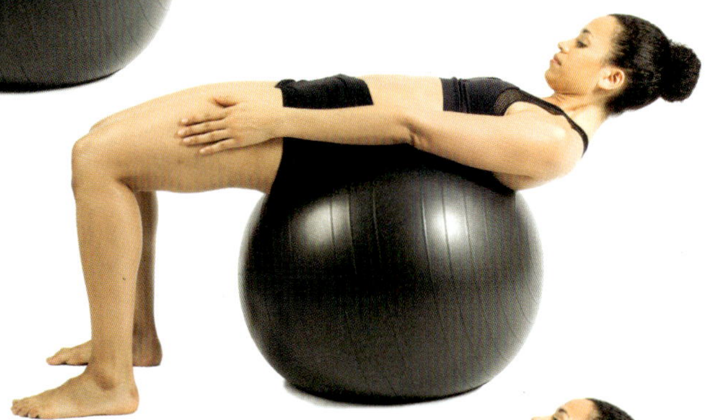

올바른 수행의 팁

- 스트레치 내내 좋은 균형을 유지한다.
- 천천히 조절하면서 움직인다.
- 공에 의해 몸통이 완전히 지지되는 느낌이 들 때까지 공 위에 머리를 지지한다.
- 공을 좌우로 이동하지 않는다.
- 어지럼을 느낄 때까지 또는 너무 장시간 동안 신전된 자세를 취하지 않는다.

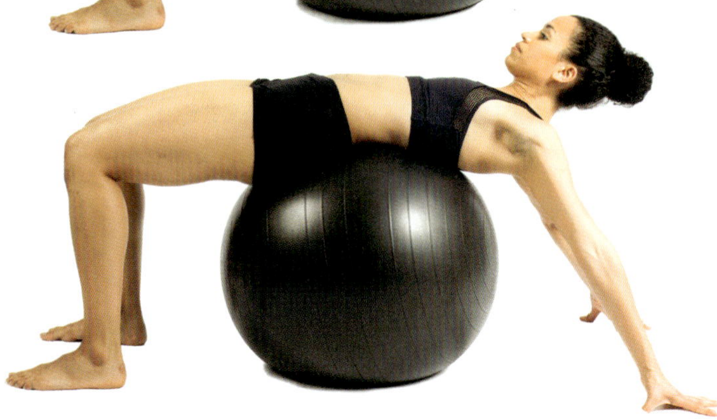

팩트 파일

목표 근육

- 흉추
- 어깨
- 중간등
- 가슴

유형

- 정적-동적

장점

- 흉추 신장
- 척추 신전 증가
- 복부와 큰 등 근육의 신장

주의사항

- 허리 문제
- 균형 문제
- 손목 문제

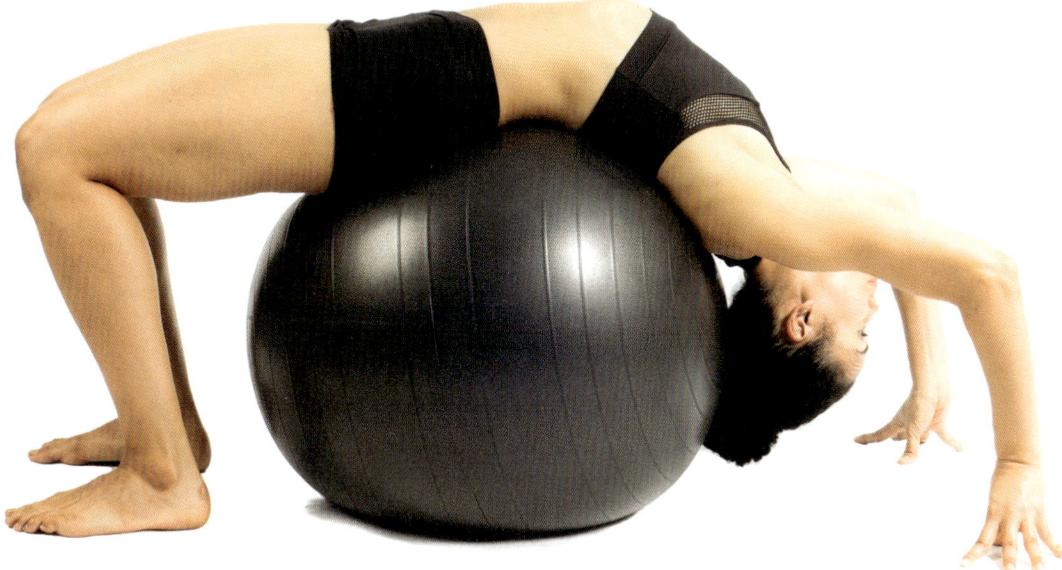

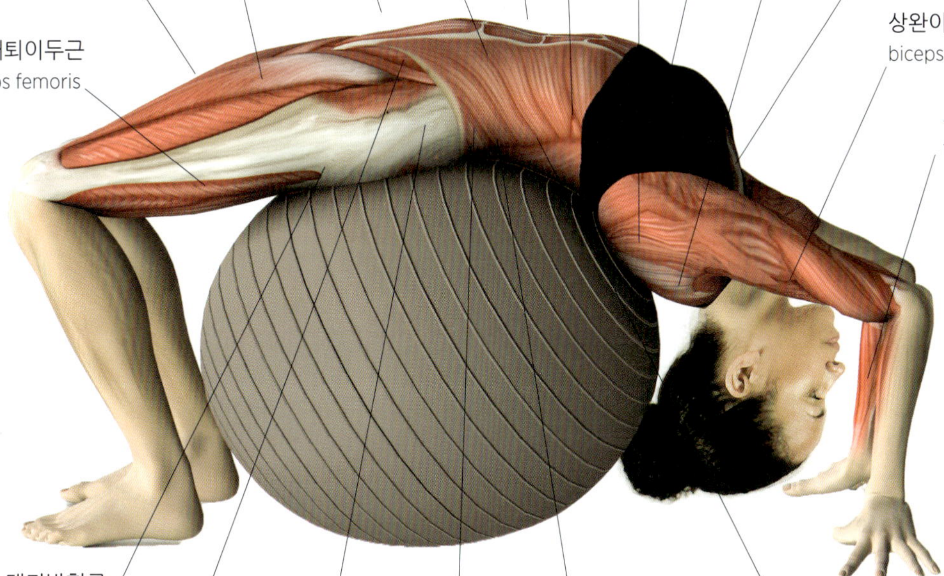

주석(Anotation Key)

굵은 글자는 목표 근육(target muscles)을 의미한다.
가는 글자는 본 운동에 작용하는 다른 근육들을 의미한다.
* 심부 근육(deep muscles)

리클라이닝 트위스트 (Reclining Twist)

이 운동은 누운 자세에서 이루어지는 부드러운 트위스트 스트레치로서 가슴을 확장하는 한편, 둔부와 척추를 스트레칭한다. 이런 스트레치의 정기적 수행은 허리의 통증과 긴장을 완화하고 어깨 가동성을 향상시킨다.

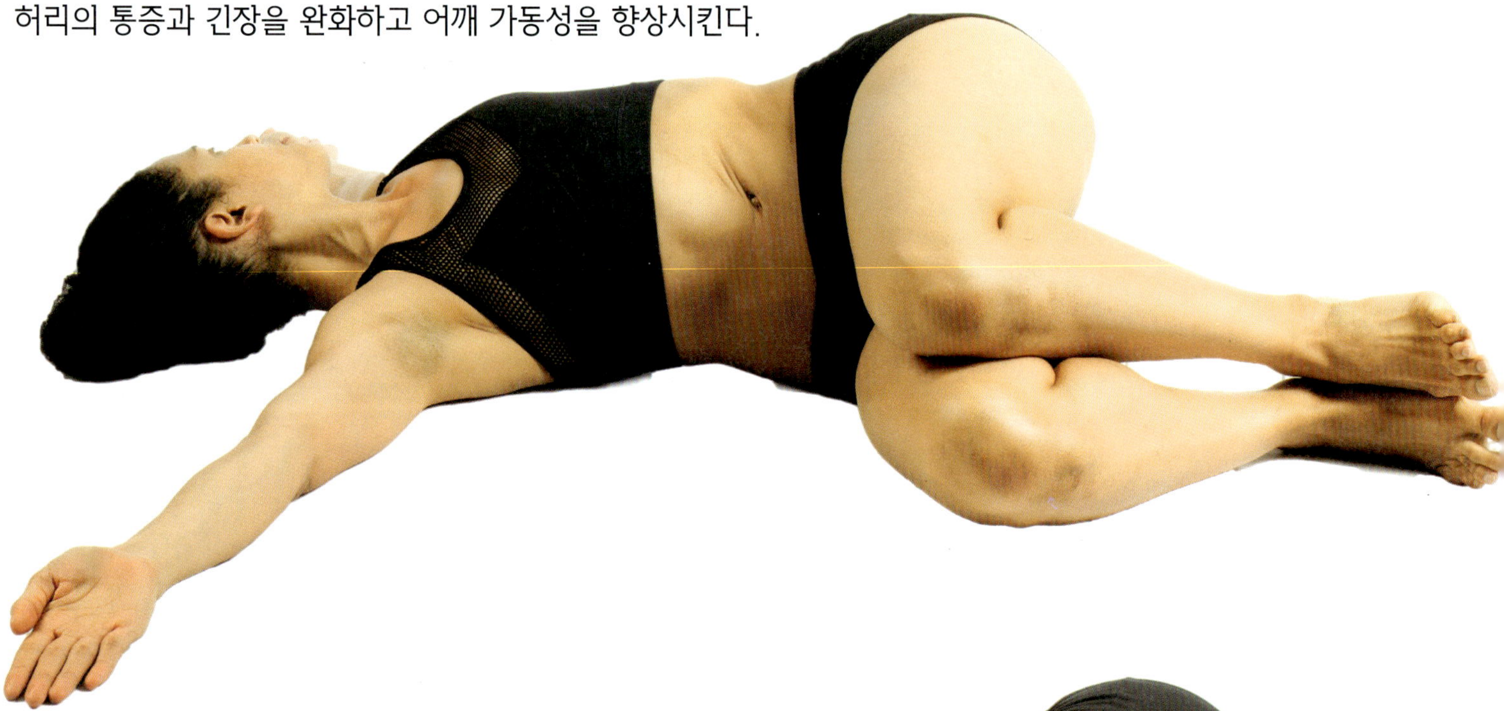

운동 방법

- 누운 자세에서 양쪽 다리를 길게 뻗고 나란하게 배치한다. 그리고 손바닥을 천장쪽으로 향하게 하고 양쪽 팔을 몸통으로부터 멀리 떨어뜨린다.

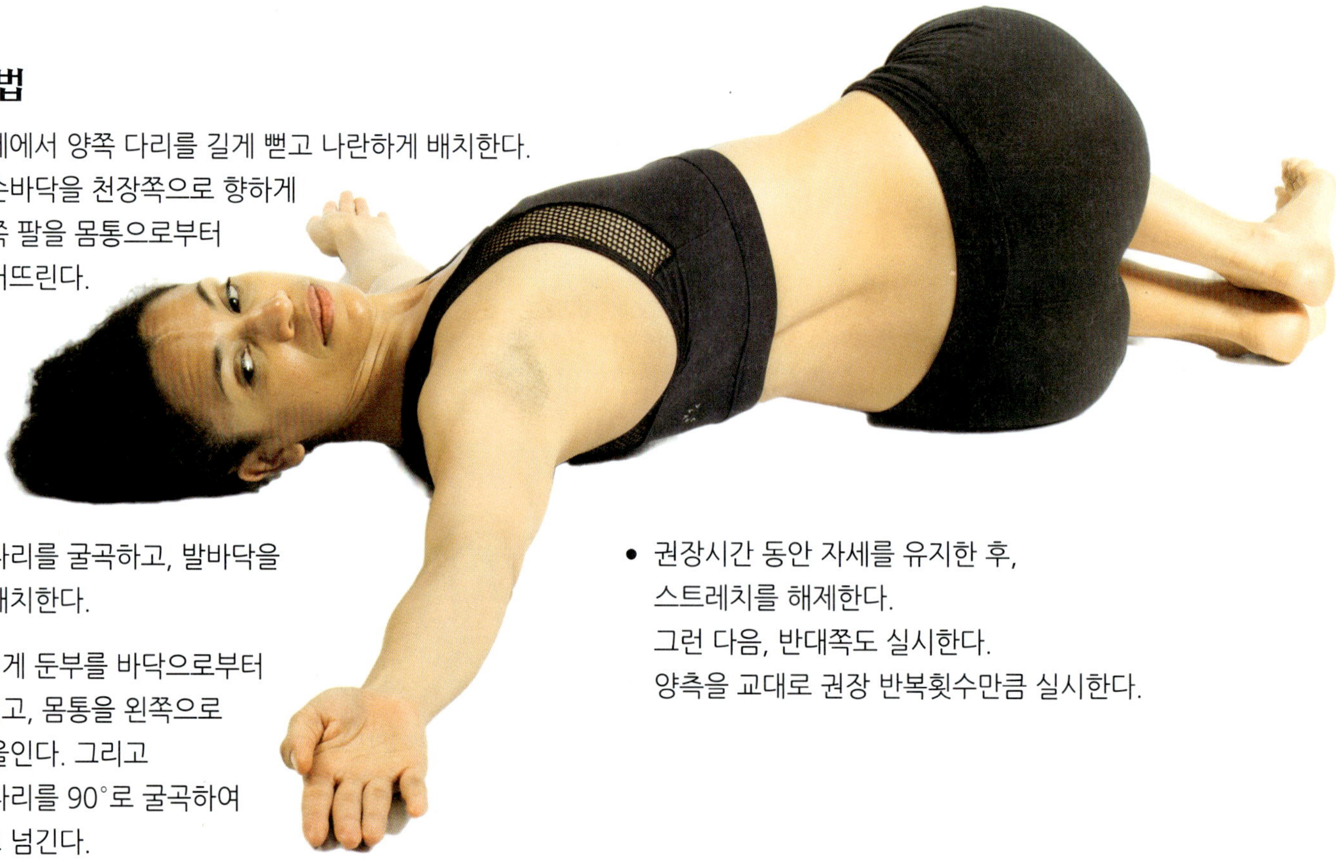

- 오른쪽 다리를 굴곡하고, 발바닥을 바닥에 배치한다.
- 조심스럽게 둔부를 바닥으로부터 들어올리고, 몸통을 왼쪽으로 약간 기울인다. 그리고 오른쪽 다리를 90°로 굴곡하여 좌측으로 넘긴다.
- 권장시간 동안 자세를 유지한 후, 스트레치를 해제한다. 그런 다음, 반대쪽도 실시한다. 양측을 교대로 권장 반복횟수만큼 실시한다.

올바른 수행의 팁

- 회전근개를 보호하기 위해 팔꿈치와 손목을 어깨보다 낮게 유지한다.
- 어깨를 바닥으로부터 들지 않는다; 스트레치 내내 견갑골이 바닥에 접촉하도록 유지한다.

다른 버전

높은 난이도: 오른쪽 다리를 왼쪽 다리 위로 교차하고(또는 반대로), 왼쪽 손바닥을 오른쪽 허벅지 위에 배치한다.

팩트 파일

목표 근육

- 회전근개
- 둔부
- 가슴

유형

- 정적

장점

- 둔부의 신장
- 가슴의 확장
- 허리 통증 완화

주의사항

- 어깨 문제

주석(Anotation Key)

굵은 글자는 목표 근육(target muscles)을 의미한다.
가는 글자는 본 운동에 작용하는 다른 근육들을 의미한다.
* 심부 근육(deep muscles)

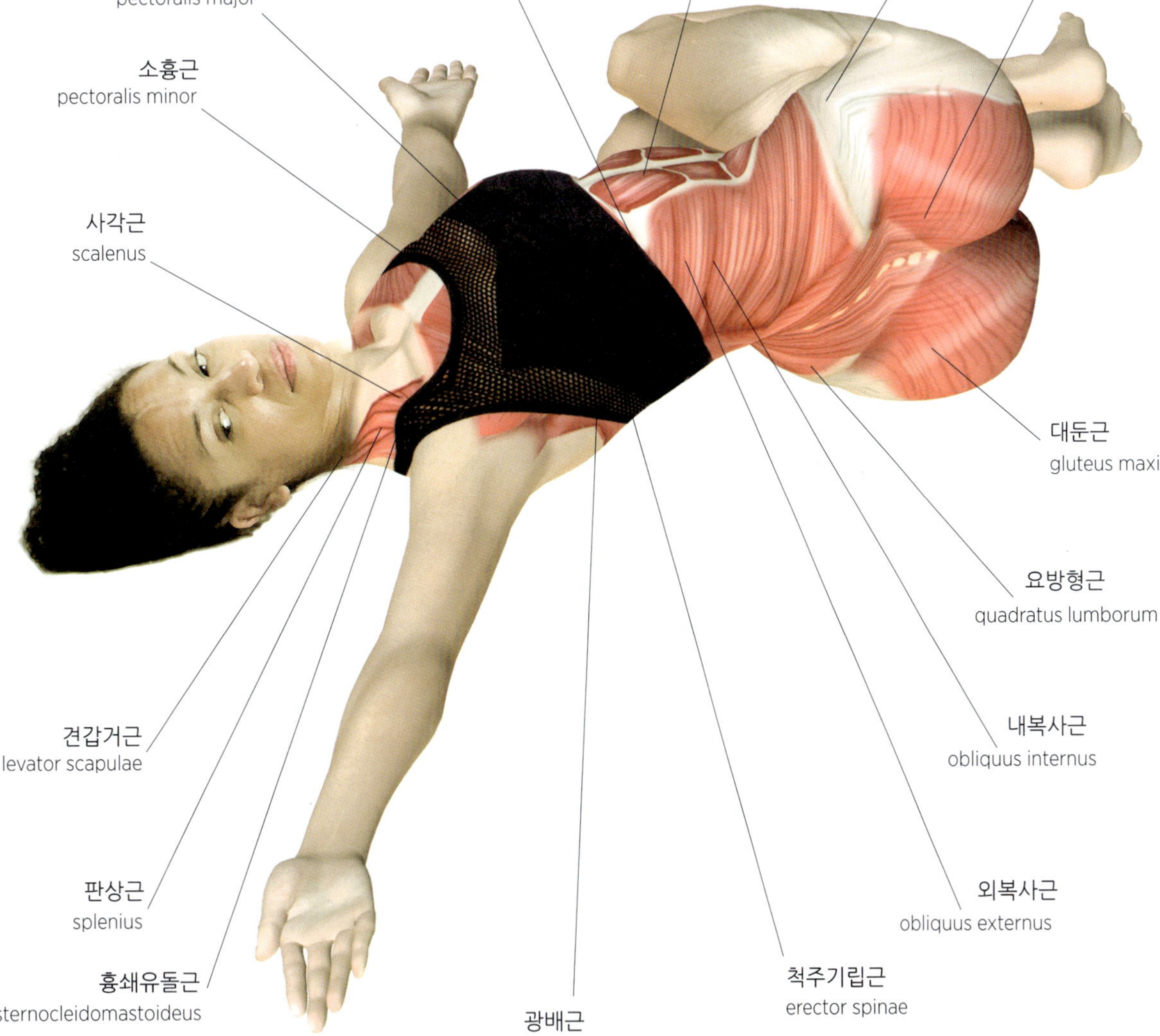

백 롤 (Back Roll)

폼 롤러는 근육 경직과 통증을 완화시키는 유용한 도구이다.
이 운동은 몇 분간 이루어지는 스트레칭 운동으로서 등 근육을 이완하고, 불편을 완화하는데 효과적이다. 만약 이 운동을 정기적으로 수행하면, 운동의 효과가 더욱 좋아질 것이다.

운동 방법

- 양쪽 다리를 굴곡하고 여러분 앞쪽의 바닥에 발바닥을 붙이고 앉는다. 허리 뒤에 폼 롤러를 배치하고, 그 다음 양 팔을 몸통 옆에 배치한다. 이때 손바닥으로 바닥을 짚는다.
- 다리를 뻗고, 등을 뒤로 기울이기 시작한다. 폼 롤러 쪽으로 허리를 뒤쪽으로 기울일 때 여러분의 코어 근육을 활성화시킨다.
- 폼 롤러가 상부 등 밑에 위치할 때까지 점진적으로 폼 롤러를 앞쪽으로 굴린다.
- 뒤쪽으로 폼 롤러를 굴려 시작자세로 돌아온다. 그 다음, 권장 반복횟수만큼 실시한다.

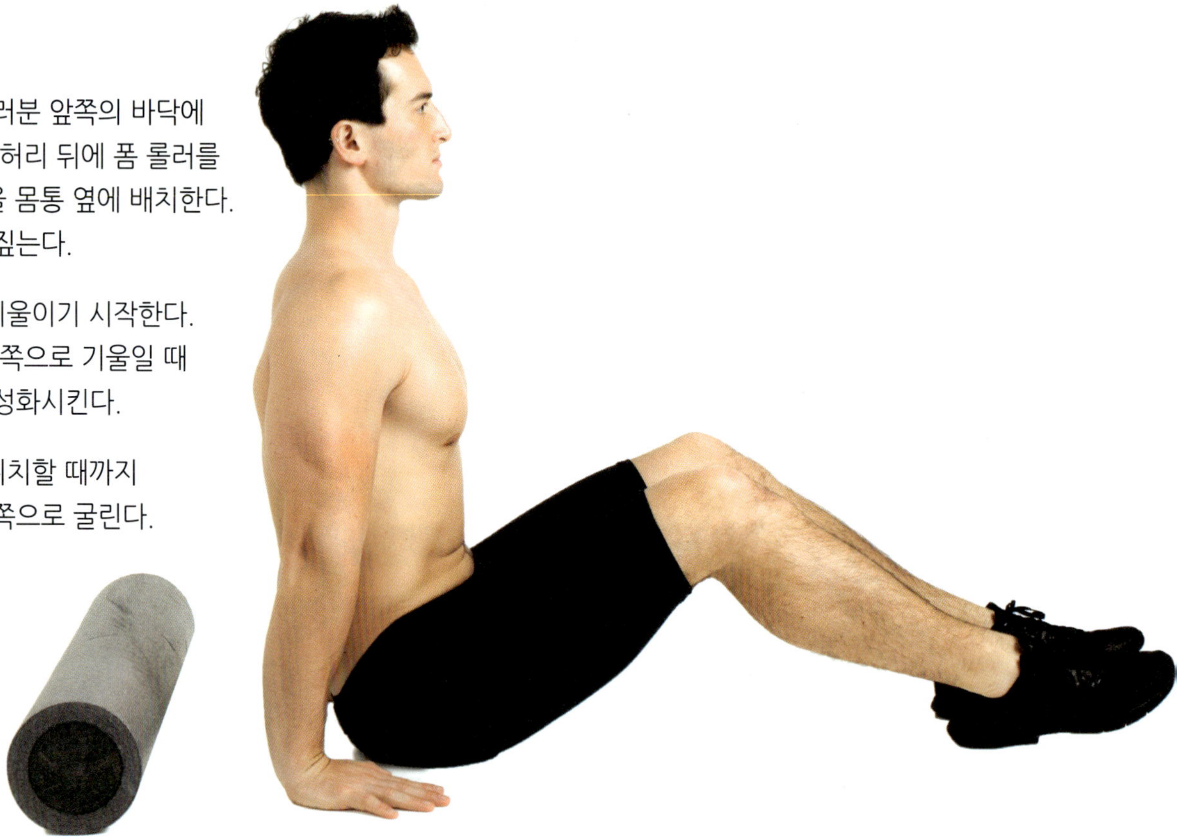

올바른 수행의 팁

- 부드럽게 조절하면서 움직인다.
- 움직임을 유도하기 위해 팔, 다리 및 복부 근육을 사용한다.
- 손바닥을 바닥에 붙인다.
- 귀로부터 멀어지도록 어깨를 하강한다.
- 목에 긴장을 주지 않고 머리를 들어올린다.
- 등을 활처럼 휘거나 어깨가 앞쪽으로 말리지 않도록 한다.

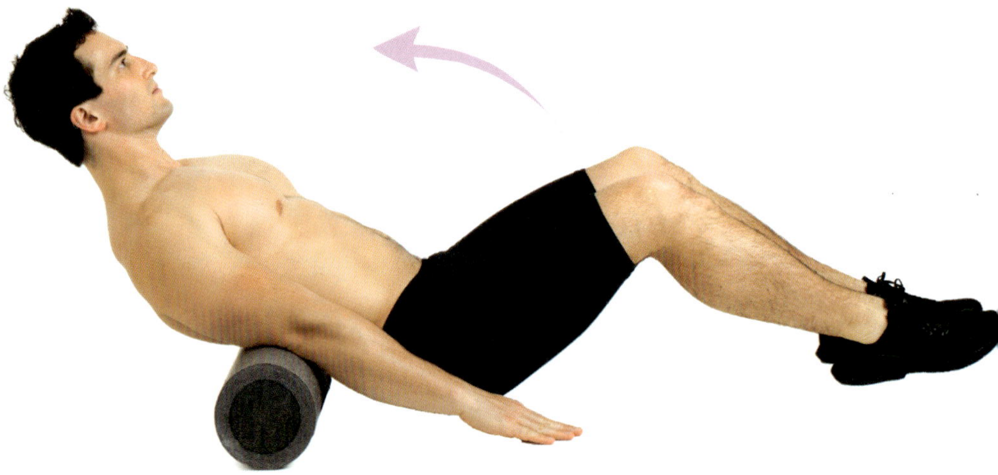

팩트 파일

목표 근육
- 등

유형
- 근막이완술

장점
- 등의 타이트니스나 통증 완화
- 가동범위 향상

주의사항
- 허리 통증
- 어깨 문제

주석(Anotation Key)

굵은 글자는 목표 근육(target muscles)을 의미한다.
가는 글자는 본 운동에 작용하는 다른 근육들을 의미한다.
* 심부 근육(deep muscles)

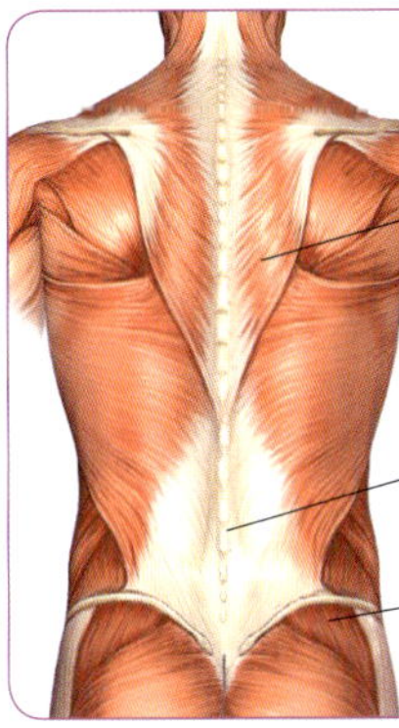

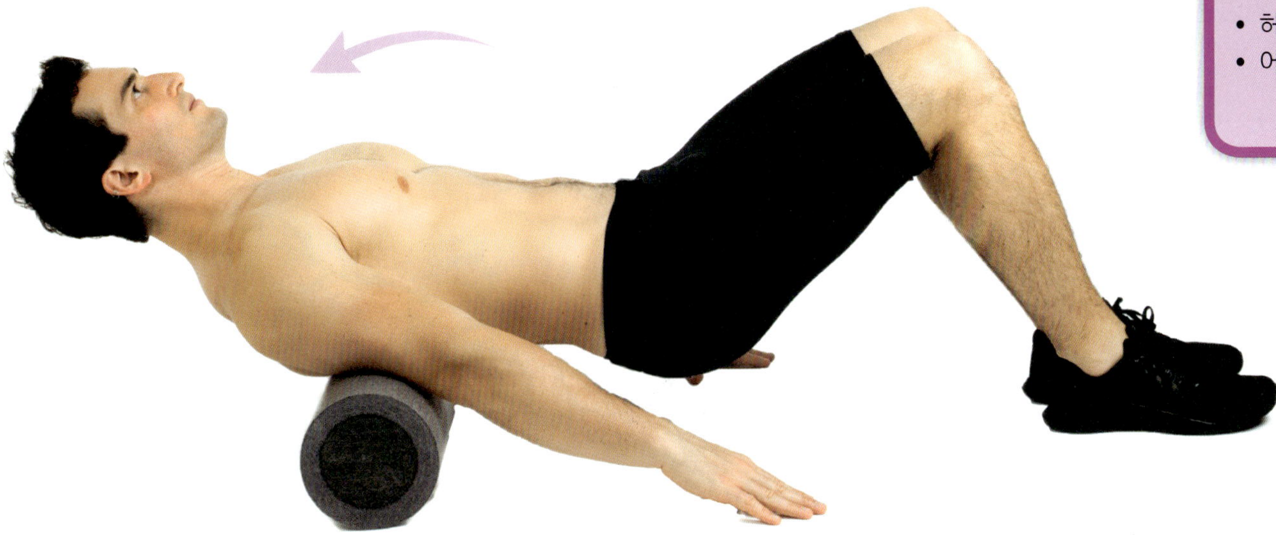

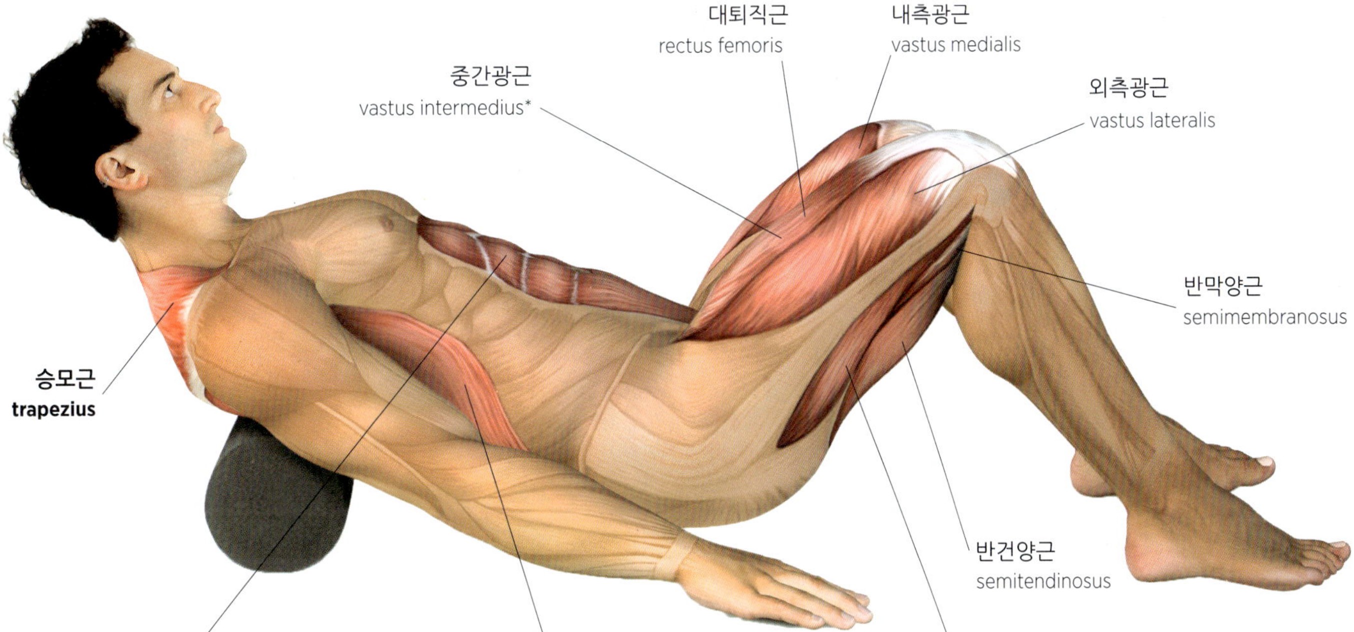

트라이셉스 스트레치
(Triceps Stretch)

상완삼두근 스트레칭은 시간과 장소에 구애받지 않고 쉽게 할 수 있는 운동이다.
이 운동은 어깨와 상체의 유연성을 향상시키고 근육통을 완화하는데 도움이며, 가동범위를 증가시킨다.

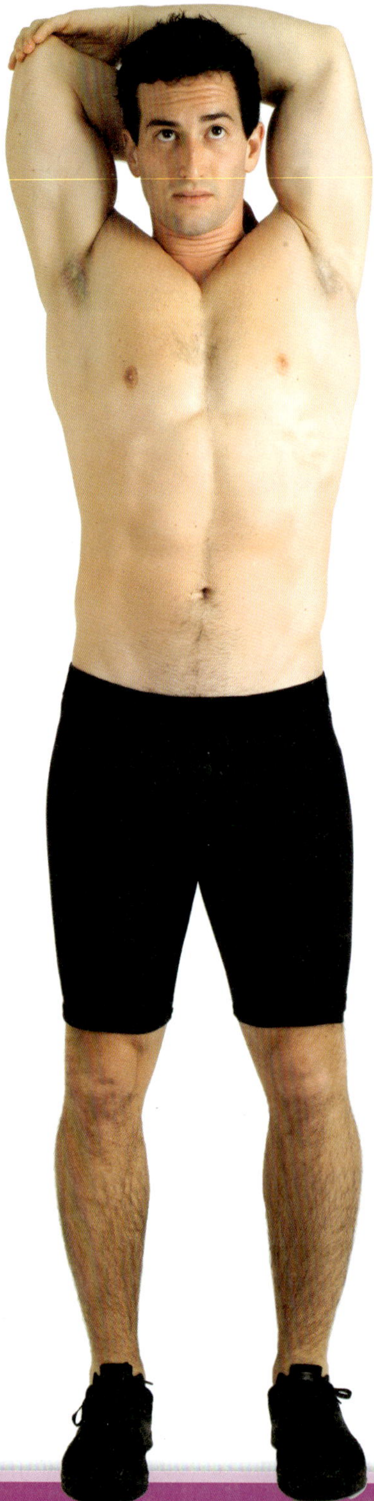

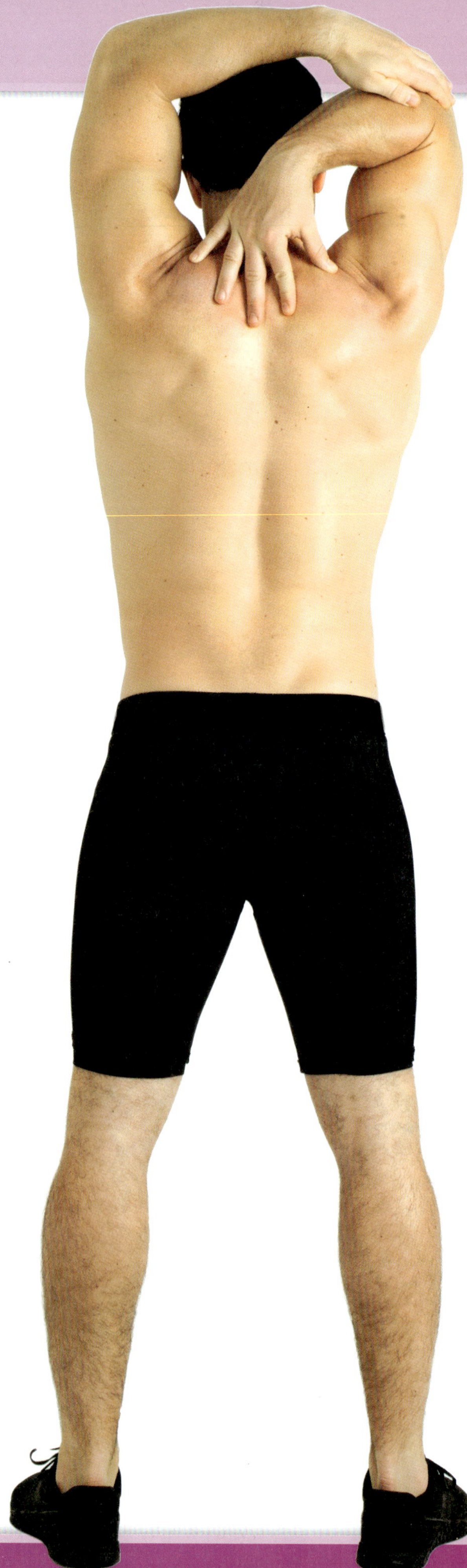

운동 방법

- 어깨너비만큼 양쪽 다리와 발을 나란하게 배치하고, 선 자세를 취한다. 양쪽 무릎을 아주 조금 굽힘하고, 골반을 약간 앞쪽으로 이동시킨다.
- 오른팔을 들어올려 머리 뒤쪽으로 뻗는다. 팔꿈치를 굴곡하여 머리 뒤쪽의 중앙지점으로 팔꿈치를 가져간다. 오른손이 양쪽 견갑골 사이에 위치해야 한다.
- 왼손으로 오른쪽 팔꿈치를 잡고, 스트레칭을 강화하기 위해 부드럽게 아래쪽으로 당긴다.
- 권장시간 동안 그 자세를 유지한 후, 스트레칭을 푼다. 그리고 반대쪽 팔도 똑같은 방법으로 수행한다.

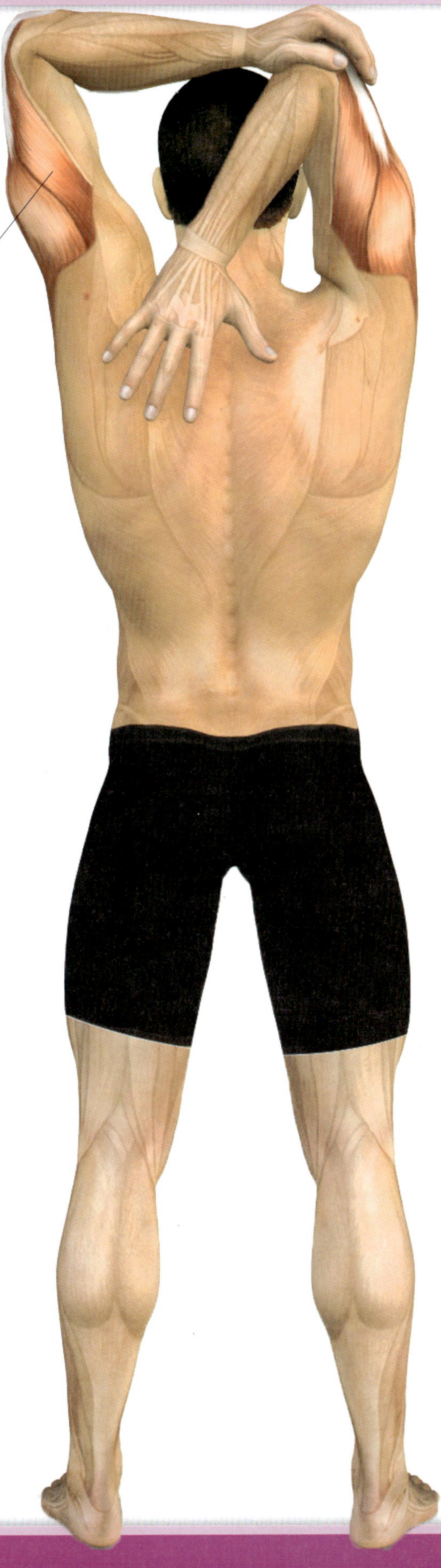

팩트 파일

목표 근육
- 싱완삼두근

유형
- 정적

장점
- 상지 가동성을 증가시킨다.
- 타이트한 어깨관절을 이완한다.

주의사항
- 어깨 문제

주석(**Anotation Key**)
굵은 글자는 목표 근육(target muscles)을 의미한다.
가는 글자는 본 운동에 작용하는 다른 근육들을 의미한다.
* 심부 근육(deep muscles)

올바른 수행의 팁

- 양쪽 어깨를 아래쪽으로 내려 귀에서 멀어지도록 한다.
- 견고하고 안정된 몸통을 유지하고, 골반을 약간 후방경사 해야한다.
- 머리나 목이 앞쪽으로 기울이지 않도록 한다.

바이셉스 스트레치
(Biceps Stretch)

상완이두근은 팔 가동성의 핵심이다. 상완이두근의 가동범위, 근력 및 유연성을 증가시키기 위해, 가슴과 어깨의 근육 뿐만 아니라 이들 근육을 작용시키는 상체 루틴 이후에 바이셉스 스트레치를 수행한다.

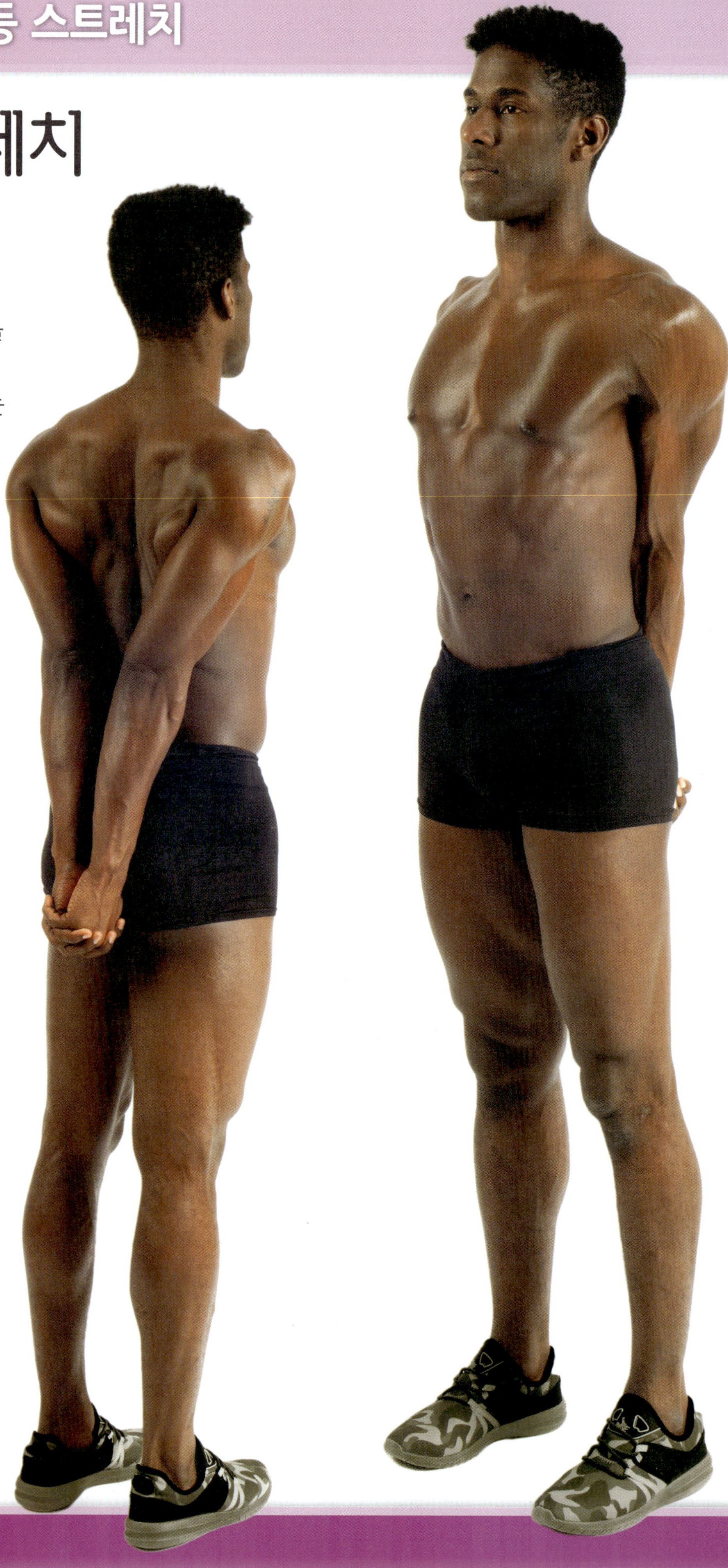

운동 방법

- 어깨너비만큼 양쪽 다리와 발을 나란하게 배치하고, 선 자세를 취한다. 양쪽 무릎을 아주 조금 굽힘하고, 골반을 약간 앞쪽으로 이동시킨다.
- 양 손을 등 뒤쪽으로 가져가서 깍지를 낀다. 만약 추가적인 스트레칭을 원한다면, 손바닥이 둔부 쪽으로 당겨지도록 손목과 손을 비틀고, 엄지를 아래쪽 방향으로 향하게 한다.
- 권장시간 동안 그 자세를 유지한 후, 스트레칭을 푼다. 그 다음, 권장 반복횟수만큼 반복한다.

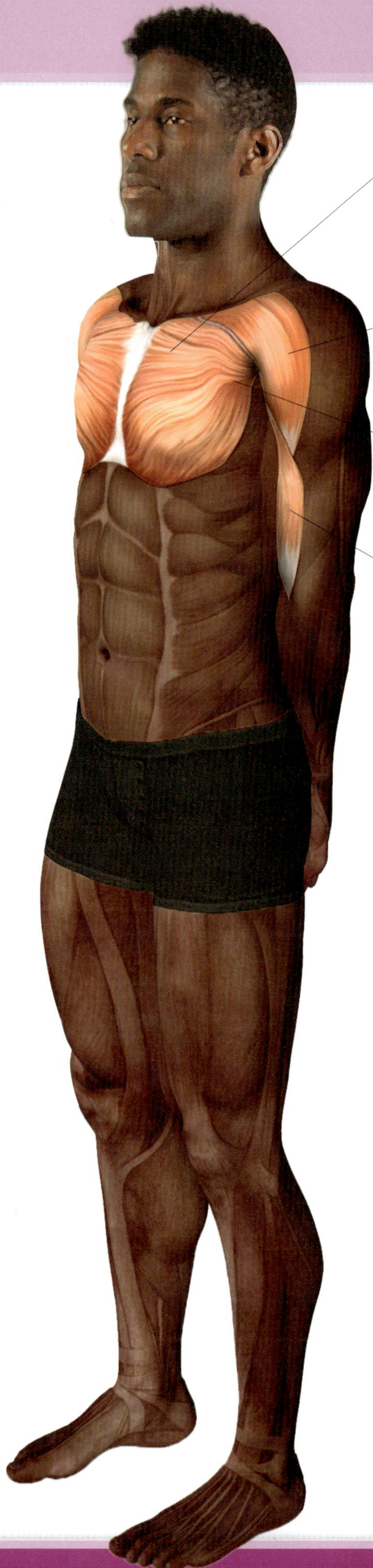

팩트 파일

목표 근육

- 상완이두근
- 어깨 근육
- 가슴 근육

유형

- 동적

장점

- 팔을 스트레칭하고 근력을 강화한다.
- 가슴이 넓어진다.

주의사항

- 어깨 문제
- 손목 문제

올바른 수행의 팁

- 양쪽 어깨를 아래쪽으로 내려 귀에서 멀어지도록 한다.
- 앞쪽으로 가슴이 무너지지 않도록 한다.

주석(**Anotation Key**)

굵은 글자는 목표 근육(**target muscles**)을 의미한다.
가는 글자는 본 운동에 작용하는 다른 근육들을 의미한다.
* 심부 근육(deep muscles)

리스트 플렉션 (Wrist Flexion)

타이핑이나 글쓰기 등과 같은, 다양한 반복 활동으로 손목과 전완에서 긴장과 통증이 증가할 수 있다. 이런 간단한 스트레치는 스트레스를 완화하고 손목 손상을 예방하기 위해 손목의 굴곡 동작 (손바닥을 손목 쪽으로 굴곡하는)을 이용한다.

올바른 수행의 팁

- 다른 손으로 손등을 잡는다. 여러분이 팔을 쭉 펼 때 손가락이 아랫방향으로 향하도록 뒤쪽으로 당긴다.

운동 방법

- 양 팔을 몸통 옆에 위치시키고, 앉거나 선 자세를 취한다.
- 팔꿈치에서 팔을 위쪽으로 90° 정도 굴곡한다. 손바닥을 아래쪽으로 돌린다.
- 손바닥이 안쪽으로 향하도록 오른손을 아래쪽으로 떨어뜨린다.
- 왼쪽 손가락을 오른쪽 손등 위에 배치하고, 왼쪽 엄지를 손바닥 위(오른손의 무지구)에 배치한다.
- 오른쪽 손목이 60-90°로 굴곡되도록 왼쪽 손가락으로 오른쪽 손등을 부드럽게 압박한다. 그리고 왼쪽 엄지를 가쪽으로 밀어서, 오른손이 안쪽으로 회전되게 하여 깊은 스트레칭을 일으킨다.
- 권장시간 동안 그 자세를 유지한 후, 스트레칭을 해제한다. 그리고 반대쪽 팔도 실시한다.

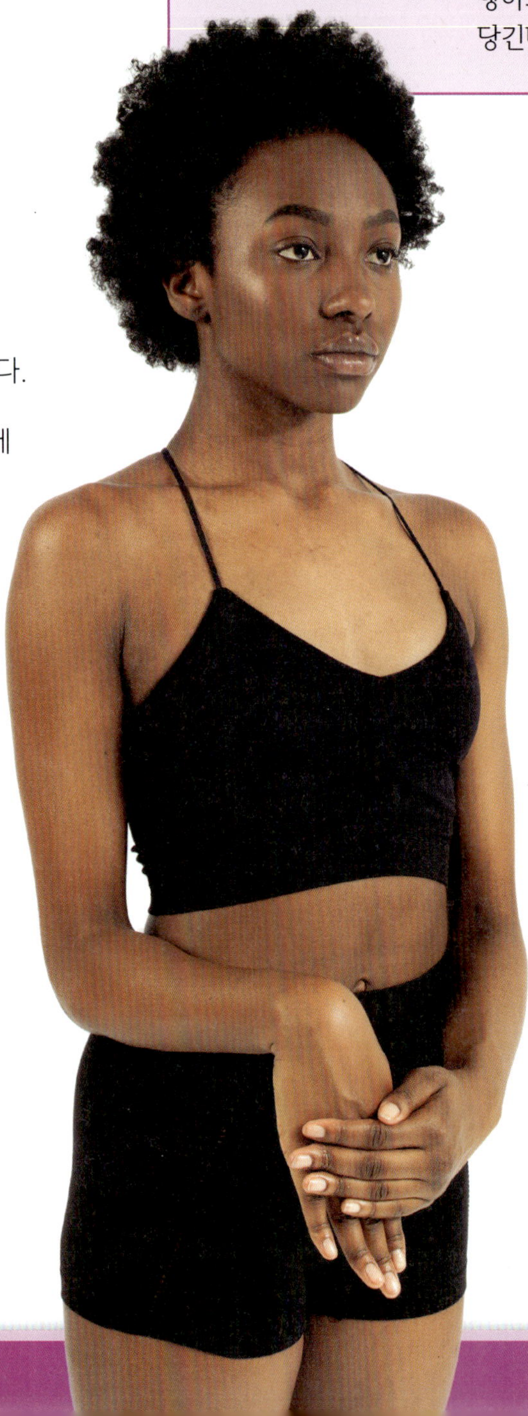

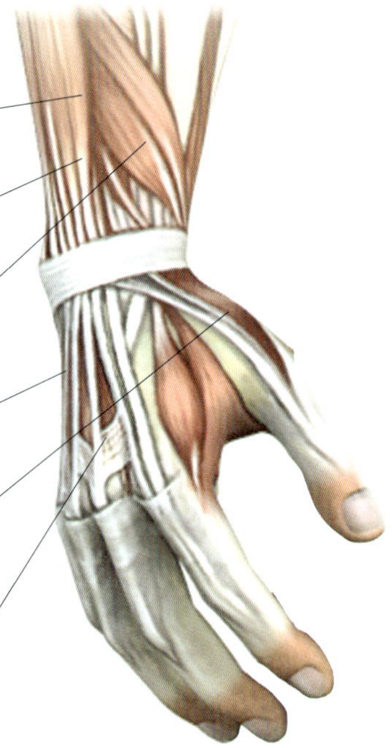

팩트 파일

목표 근육
- 손목 굴곡근
- 손
- 전완

유형
- 정적

장점
- 손목의 타이트니스와 통증 완화
- 전완 근육의 신장

주의사항
- 손목 통증

주석(Anotation Key)
굵은 글자는 목표 근육(target muscles)을 의미한다.
가는 글자는 본 운동에 작용하는 다른 근육들을 의미한다.
* 심부 근육(deep muscles)

리스트 익스텐션 (Wrist Extension)

이 스트레치는 리스트 플렉션과 반대되는 동작이며, 손등을 들어올리는 동작이다. 경직된 전완 근육을 이완하기 위해 일과가 끝난 후 단순한 루틴의 이런 스트레치를 수행해 보자.

팩트 파일

목표 근육
- 손목 신전근
- 손
- 전완

유형
- 정적

장점
- 손목의 타이트니스와 통증 완화
- 전완 근육의 신장

주의사항
- 손목 통증

운동 방법

- 양 팔을 몸통 옆에 위치시키고 앉거나 선 자세를 취한다.
- 팔꿈치에서 팔을 위쪽으로 90° 정도 굴곡한다. 손바닥을 천장 쪽으로 돌린다.
- 손바닥이 가쪽으로 향하도록 오른손을 아래쪽으로 떨어뜨린다.
- 엄지를 제외한 왼쪽 손가락들을 오른쪽 손등 위에 배치하고, 왼쪽 엄지를 손바닥 위(오른손의 무지구)에 배치한다.
- 왼손의 엄지와 손바닥을 이용하여 오른쪽 엄지와 손바닥을 여러분의 몸쪽 방향으로 부드럽게 압박한다. 이와 동시에, 왼손의 손가락으로 오른손의 손등을 압박하여 손바닥을 편평하게 만들고 깊은 스트레칭을 일으킨다.
- 권장시간 동안 이 자세를 유지한 후, 스트레칭을 해제한다. 그리고 반대쪽 팔도 실시한다.

올바른 수행의 팁

- 전완이나 손목의 스트레치를 강화하기 위해, 근육이 많은 손바닥 부위를 엄지로 누른다.
- 어깨가 거상되거나 긴장하지 않아야 한다.

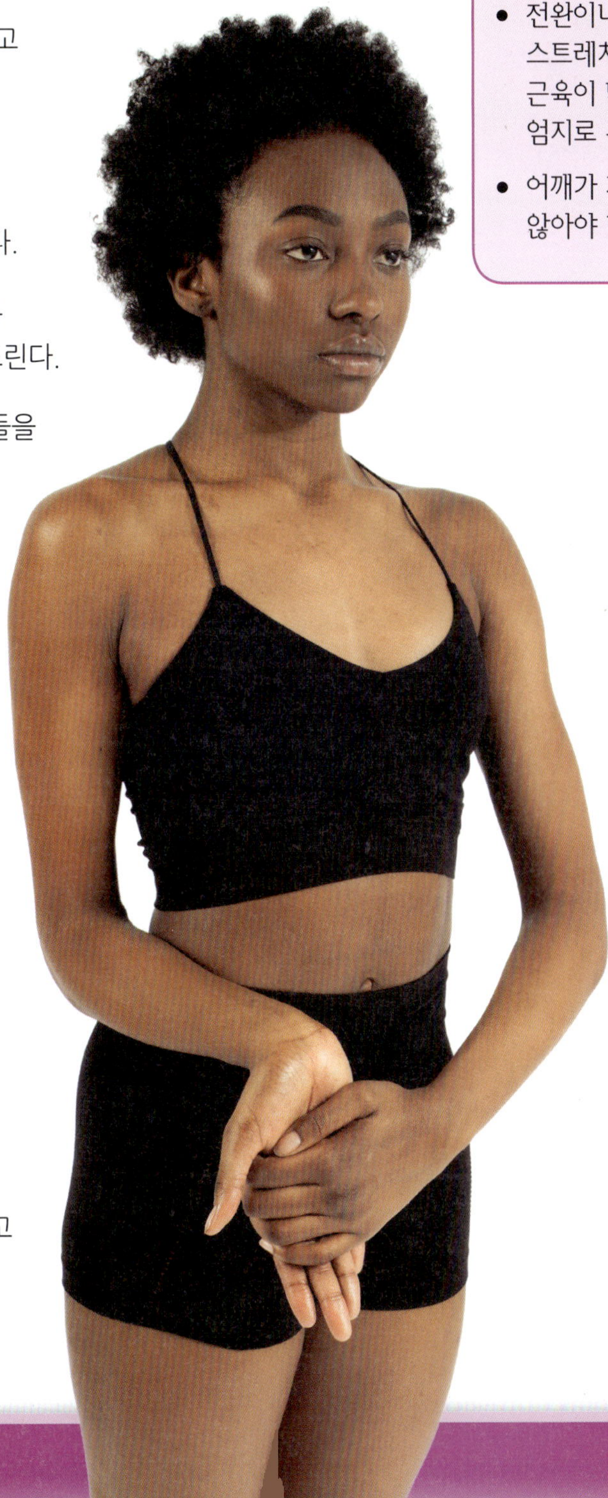

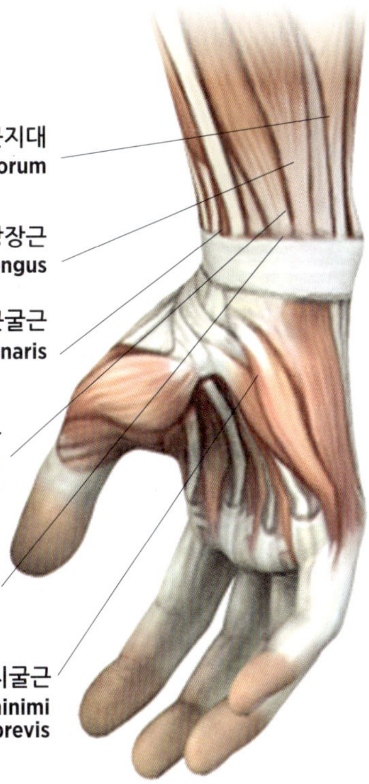

주석(Anotation Key)

굵은 글자는 목표 근육(**target muscles**)을 의미한다.
가는 글자는 본 운동에 작용하는 다른 근육들을 의미한다.
* 심부 근육(deep muscles)

제 3 장

가슴 스트레치

CHEST STRETCHES

가슴 근육의 타이트니스는 어깨 충돌증후군과 같은 다양한 문제를 일으킬 수 있다. 가슴 스트레치를 일상 루틴 안에 포함시키는 것은 신체의 자세와 기능을 향상시키는데 도움을 줄 수 있다. 강한 가슴은 만성 등 통증과 척추와 목의 문제로부터 보호하는데 도움을 준다. 대부분의 가슴 스트레치는 가슴에 위치하는 3개의 큰 근육군을 목표로 한다: 대흉근, 소흉근 및 상완이두근. 요가의 가슴 스트레치는 혈액 순환을 증가시키고 활기를 주기 때문에 종종 심장 확장 운동(heart opener)으로 불린다.

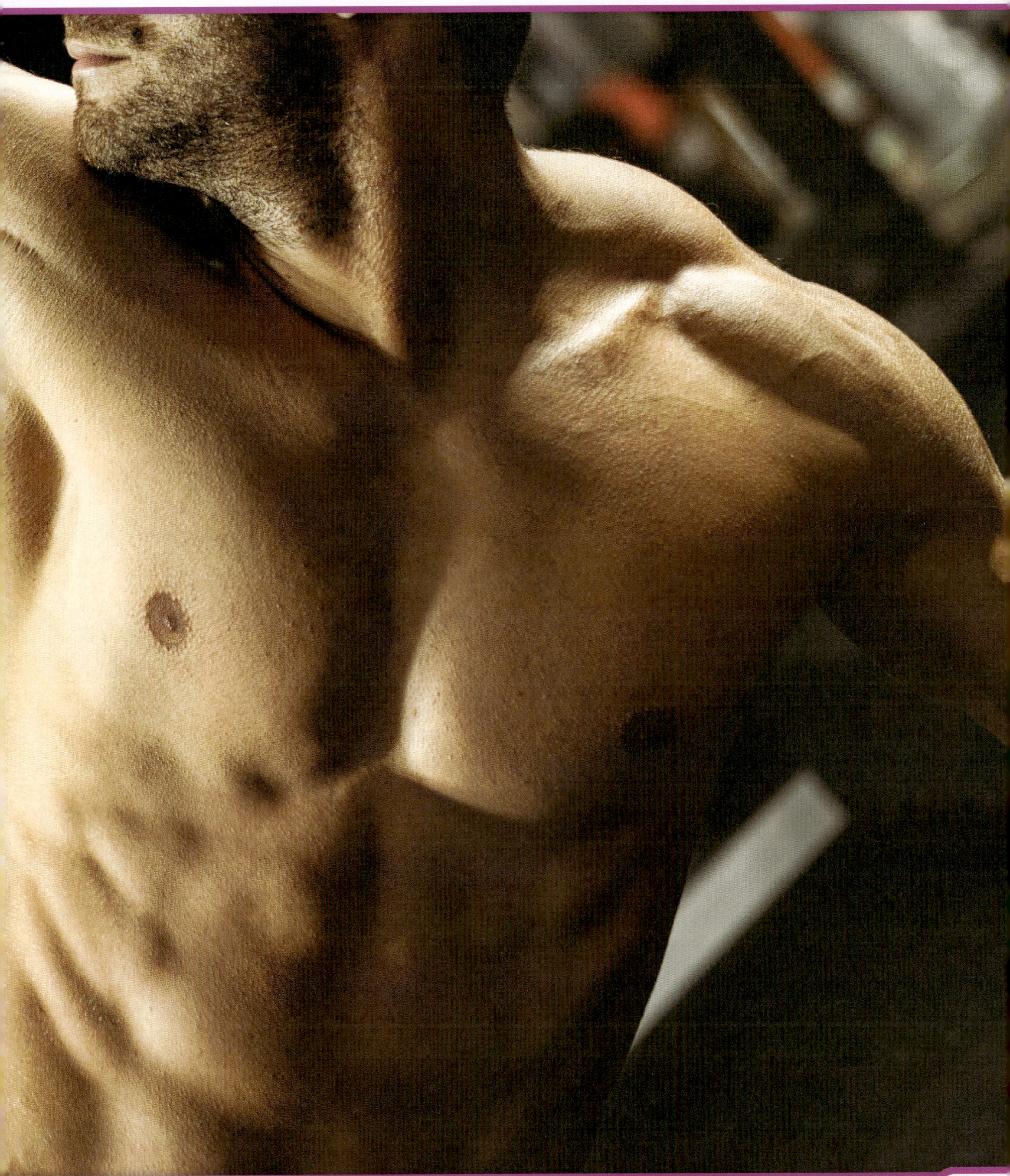

월-어시스티드 체스트 스트레치
(Wall-Assisted Chest Stretch)

어느 곳이든지 월-어시스티드 체스트 스트레치를 수행할 수 있다. 이런 가슴 확장 운동은 어깨와 가슴 근육의 긴장을 완화하고, 자세를 향상시키기 좋은 운동이다.

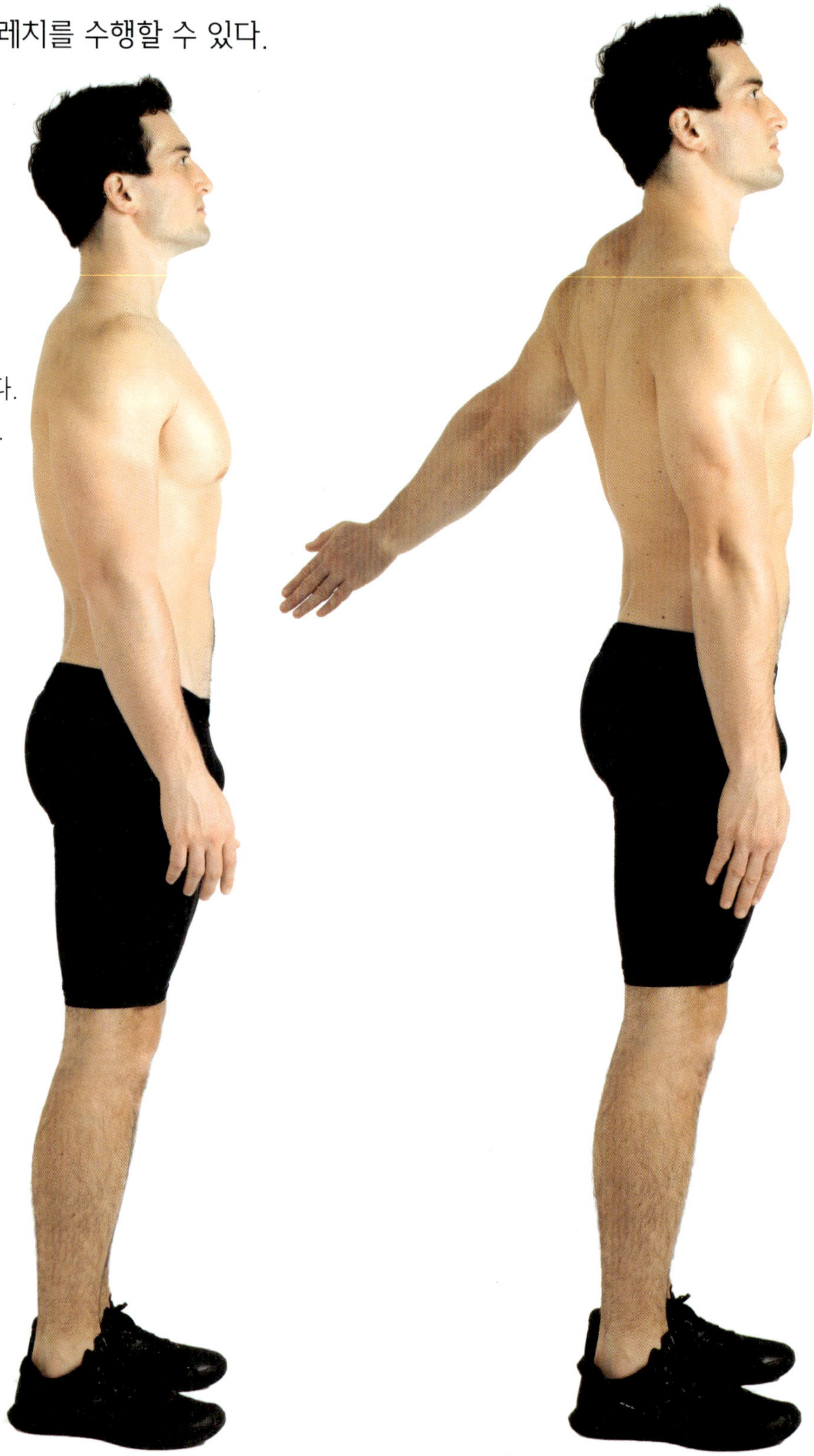

운동 방법

- 벽을 좌측에 두고 선 자세를 취한다.
- 왼팔을 벽 쪽으로 뻗고, 손바닥으로 벽에 붙인다. 이때 손가락은 여러분의 뒤쪽 방향으로 향한다.
- 왼쪽 다리를 앞쪽으로 런지한다. 여러분이 스트레칭할 때 앞쪽을 바라본다.
- 몸통이 한쪽으로 돌아가지 않도록 하기 위해, 여러분의 오른손을 왼쪽 가슴 근육 바로 밑의 늑곽에 배치한다.
- 권장시간 동안 자세를 유지한 후, 시작자세로 돌아온다. 그리고 반대쪽도 실시한다.

올바른 수행의 팁

- 귀로부터 멀어지도록 어깨의 하강을 유지한다.
- 회전근개를 손상으로부터 보호하기 위해, 어깨 보다 팔꿈치의 높이를 약간 낮춘다. 그리고 그 팔을 약간 대각선 방향으로 위치시킨다.
- 런지를 할 때 벽 쪽으로 가슴과 몸통을 돌리지 않는다; 얼굴은 정면을 향한다.

주석(**Anotation Key**)

굵은 글자는 목표 근육(**target muscles**)을 의미한다.
가는 글자는 본 운동에 작용하는 다른 근육들을 의미한다.
* 심부 근육(deep muscles)

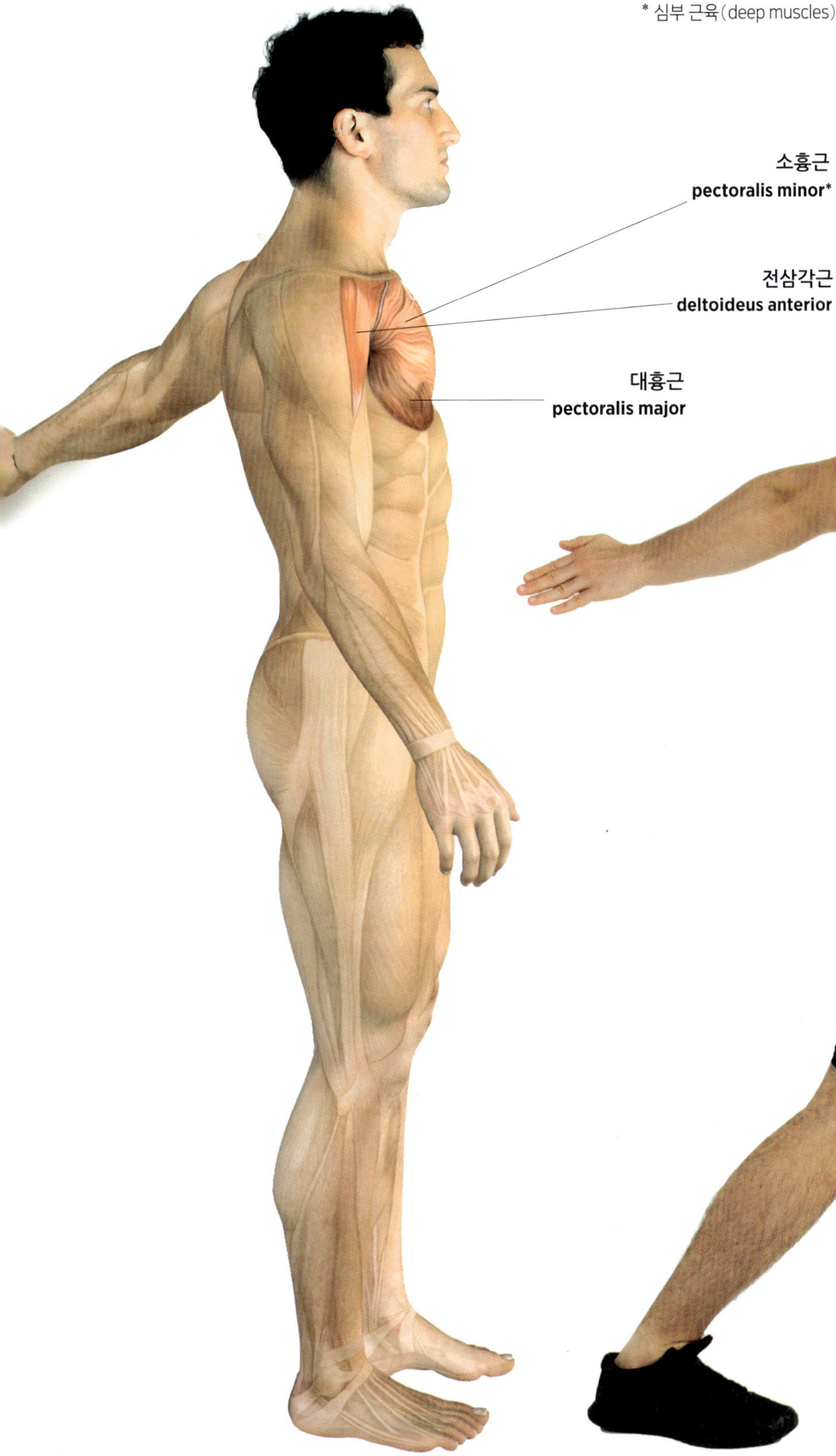

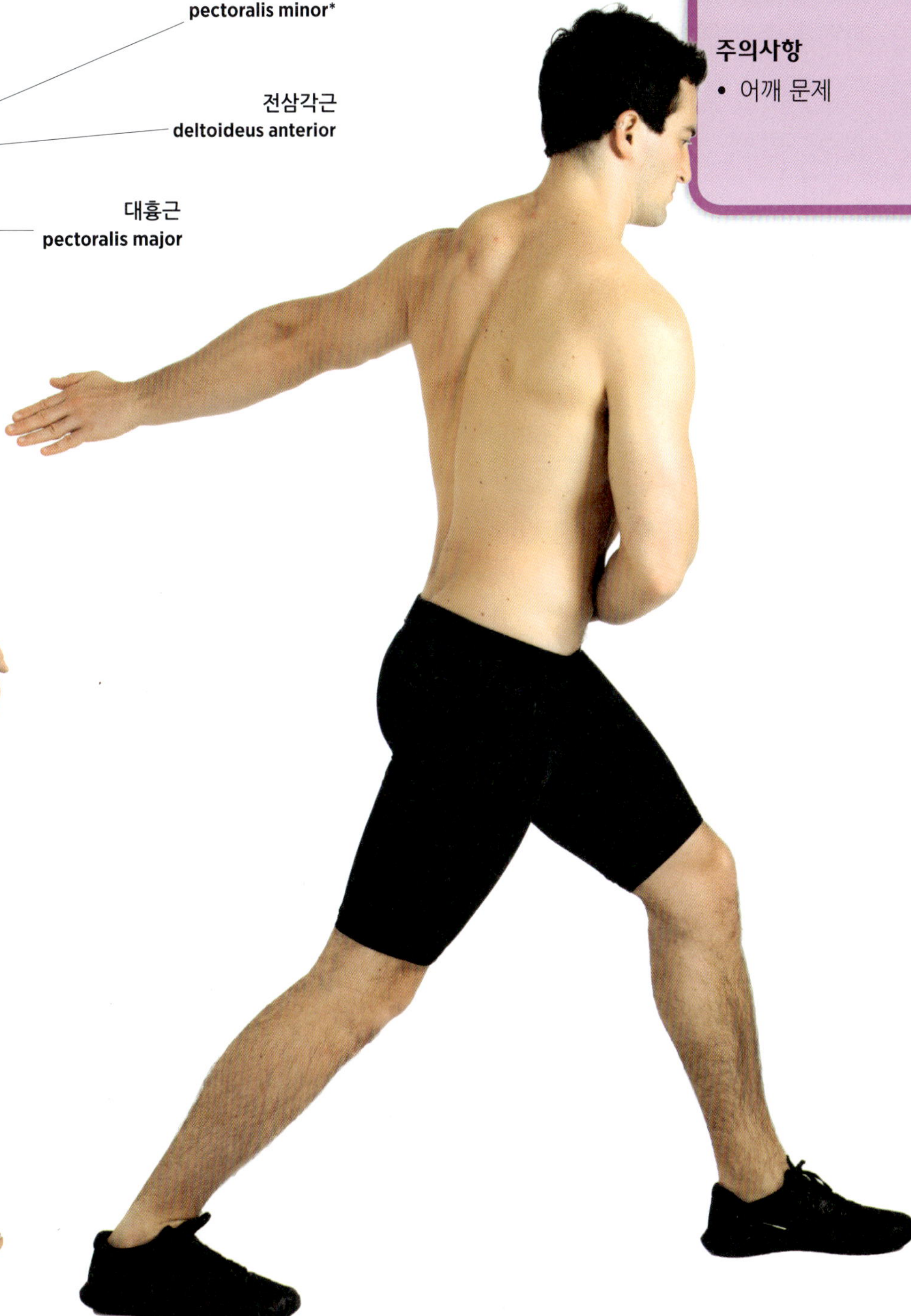

팩트 파일

목표 근육
- 가슴
- 어깨

유형
- 정적

장점
- 가슴의 확장
- 어깨 가동성 증가

주의사항
- 어깨 문제

카멜 요가 스트레치

(Camel Yoga Stretch)

요가에서 영감을 받은 카멜 스트레치는 거의 모든 주요 신체 근육(특히, 어깨와 허리의 근육)을 스트레칭한다. 이것은 가슴, 복부 및 허벅지의 탄력을 좋게 만든다.

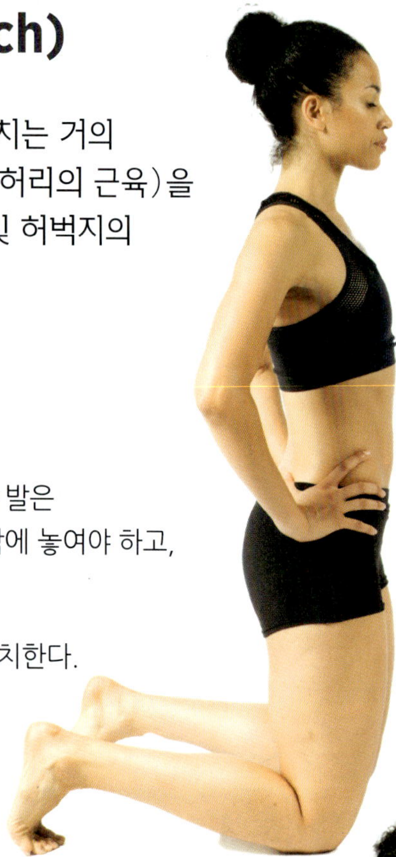

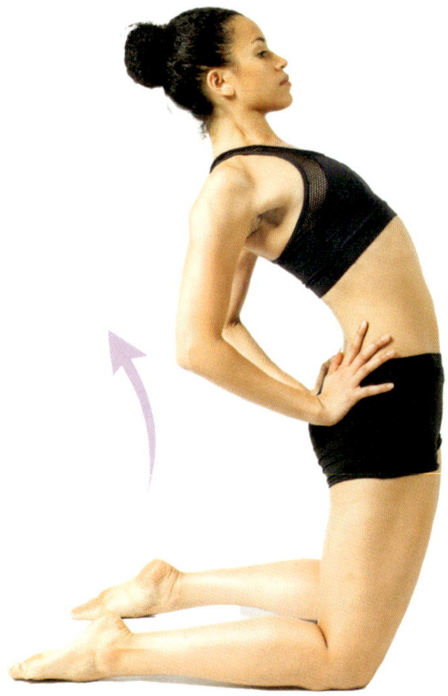

운동 방법

- 고관절너비만큼 양쪽 무릎을 벌리고 바닥에 무릎을 꿇는다. 이때 정강이와 발은 무릎 뒤에 정렬된다. 양쪽 발등이 바닥에 놓여야 하고, 발가락은 일직선으로 향한다.
- 팔꿈치를 굴곡하여 양 손을 허리에 배치한다. 이때 손가락은 위쪽으로 향한다. 양쪽 팔꿈치를 함께 붙여 가슴을 확장한다.
- 상부 등부터 굴곡하고, 양 팔을 뒤쪽으로 뻗어 발꿈치를 잡는다. 고관절이 무릎과 수직 일직선되도록 유지한다; 만약 여러분의 손이 발가락에 닿을 때 엉덩이가 뒤쪽으로 이동하면, 양 손을 허리에 배치한다.
- 가슴과 어깨를 확장하기 위해 쇄골을 넓히고 양쪽 견갑골의 간격을 좁힌다. 머리를 뒤쪽으로 떨어뜨린다. 권장시간 동안 자세를 유지한다.

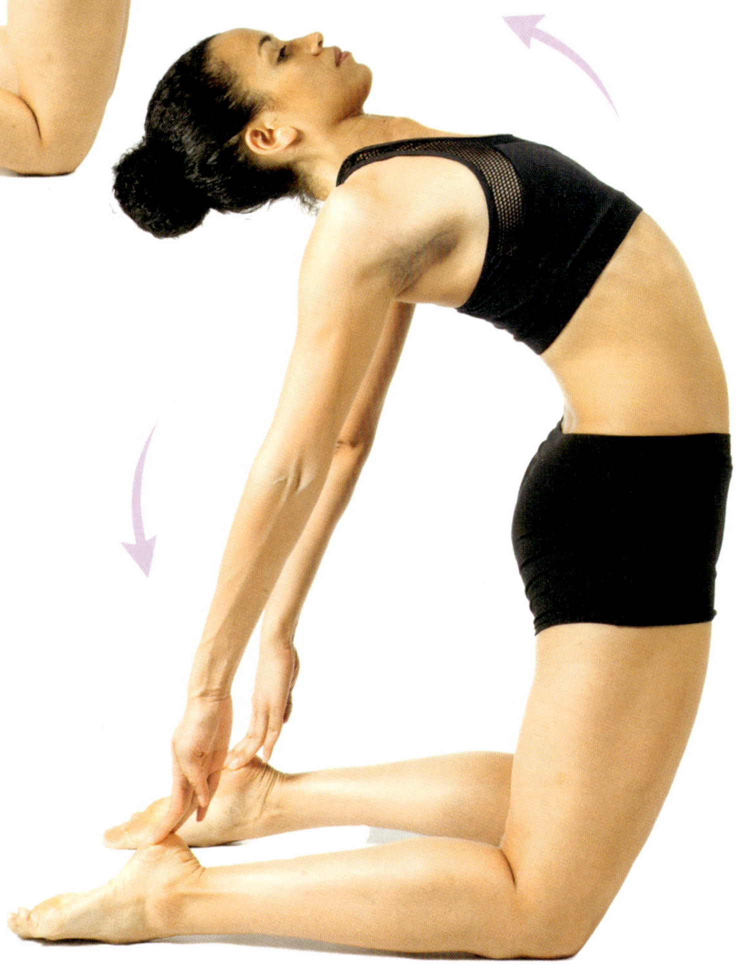

주석(Anotation Key)

굵은 글자는 목표 근육(target muscles)을 의미한다.
가는 글자는 본 운동에 작용하는 다른 근육들을 의미한다.
* 심부 근육(deep muscles)

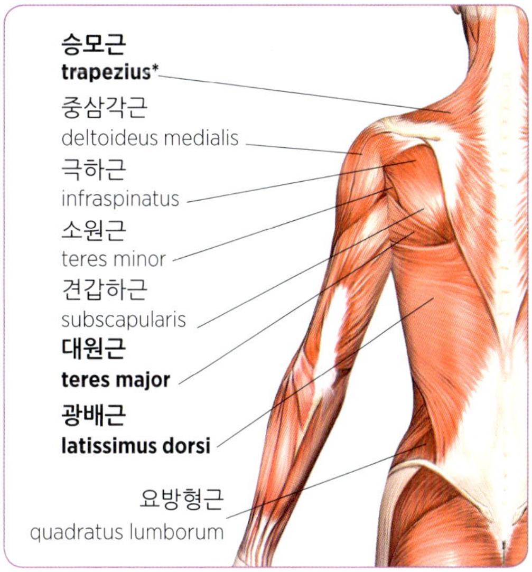

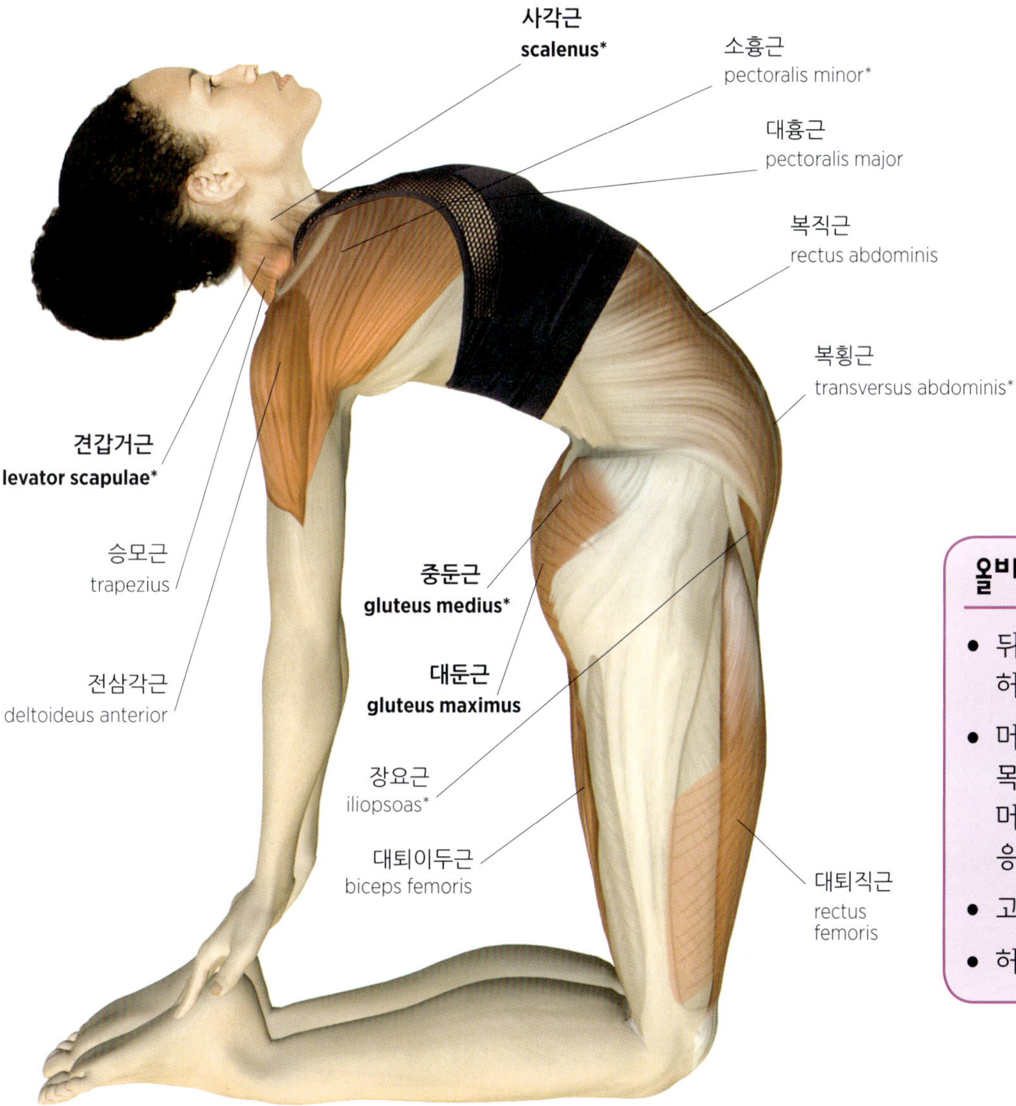

팩트 파일

목표 근육

- 엉덩이
- 가슴
- 어깨
- 복부
- 허벅지

유형

- 정적

장점

- 고관절 굴곡근, 허벅지 및 복부 근육의 신장
- 어깨와 엉덩이의 확장
- 자세 향상

주의사항

- 무릎 문제
- 허리 문제
- 목 문제

올바른 수행의 팁

- 뒤쪽으로 굽힘할 때, 허벅지를 바닥과 수직되게 유지한다.
- 머리를 뒤쪽으로 떨어뜨릴 때 목에 문제가 있으면, 머리를 든 상태에서 전방을 응시한다.
- 고관절을 굴곡해서는 안된다.
- 허리가 활처럼 휘어져서는 안된다.

쏘우 스트레치 (Saw Stretch)

이 운동은 전통적인 필라테스 운동이고, 가슴과 상부 등을 스트레칭하기 위해 반대 방향의 움직임을 이용한다. 쏘우 스트레치는 척추의 유연성과 복사근의 근력을 향상시킨다. 이 운동은 회전하는 동안 여러분의 골반을 안정화시킨다.

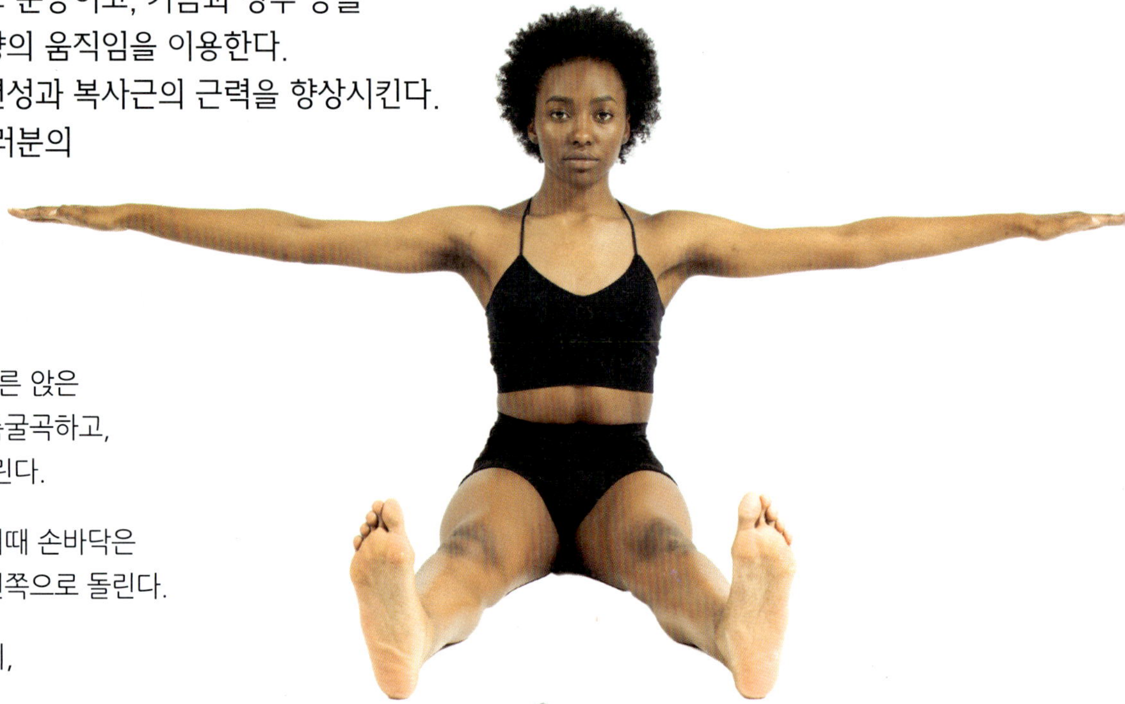

운동 방법

- 양쪽 다리를 앞으로 뻗고 똑바른 앉은 자세를 취한다. 양쪽 발을 배측굴곡하고, 고관절너비보다 약간 넓게 벌린다.
- 양 팔을 옆으로 들어올린다. 이때 손바닥은 아랫 방향을 향한다. 몸통을 왼쪽으로 돌린다.
- 마치 새끼발가락을 톱질하듯이, 오른손을 왼발 위로 뻗는다.
- 시작자세로 돌아오고, 반대쪽도 반복한다. 권장 반복횟수만큼 실시한다.

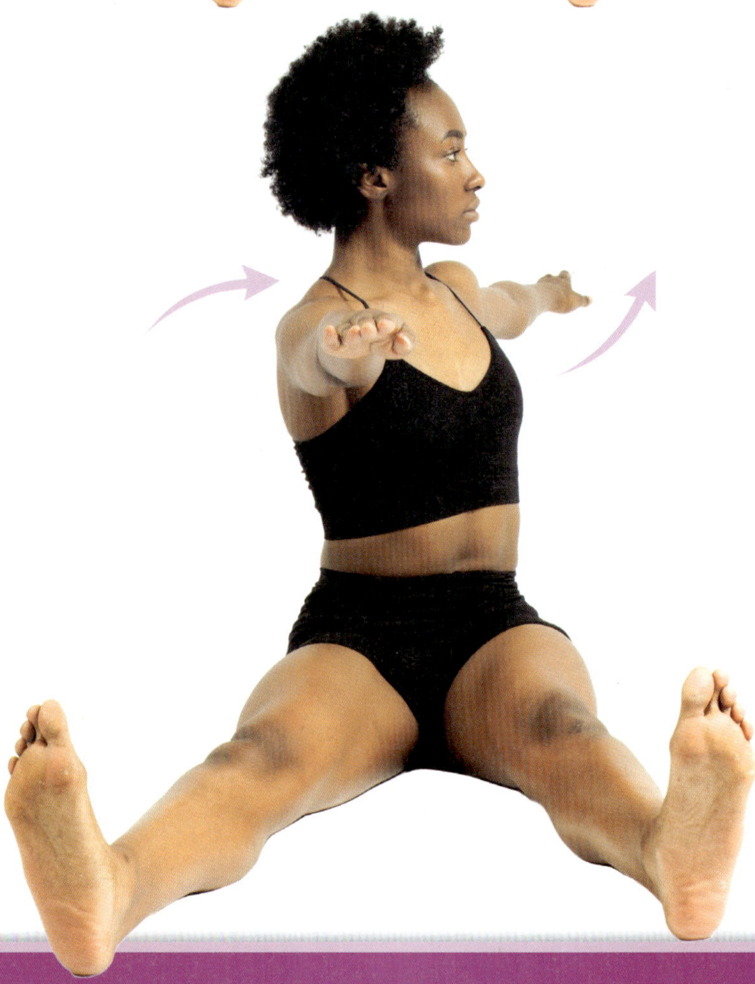

올바른 수행의 팁

- 엉덩이를 바닥 위에 견고히 유지한다.
- 몸을 고정하기 위해 양쪽 다리를 사용한다.
- 목을 길게 신장한다.
- 어깨가 앞쪽으로 말리지 않아야 한다.
- 엉덩이가 움직여서는 안된다.

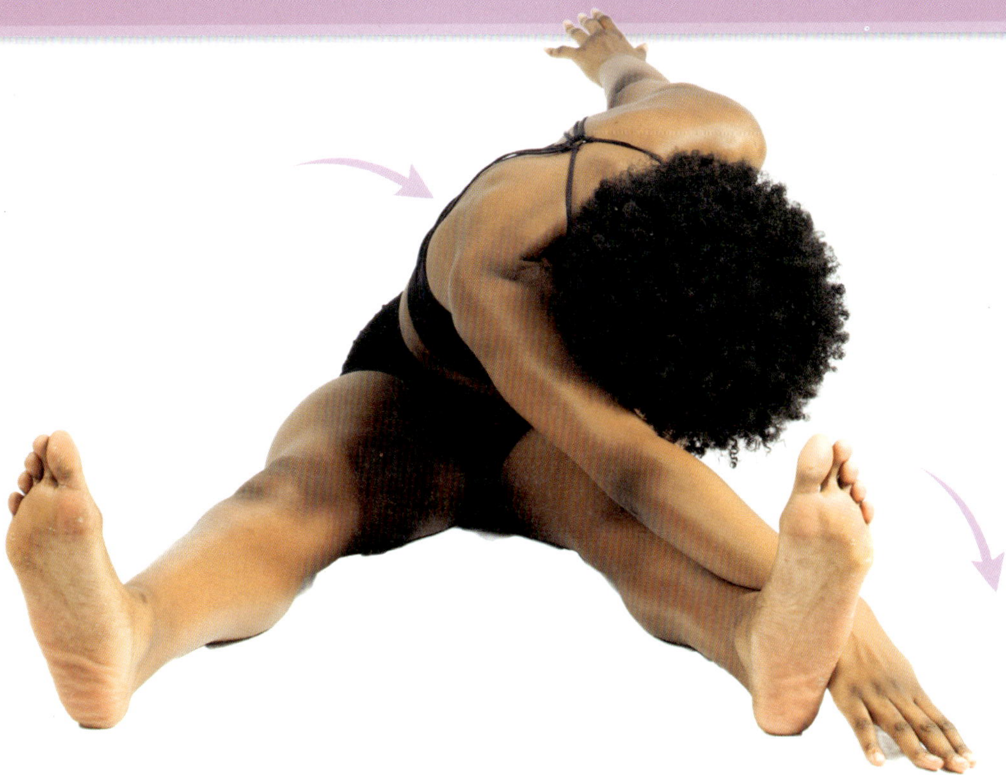

팩트 파일

목표 근육
- 가슴
- 상부 등
- 복사근

유형
- 동적

장점
- 고관절 굴곡근, 허벅지 및 복부 근육의 신장
- 어깨와 엉덩이의 확장
- 자세 향상

주의사항
- 무릎 문제
- 허리 문제
- 목 문제

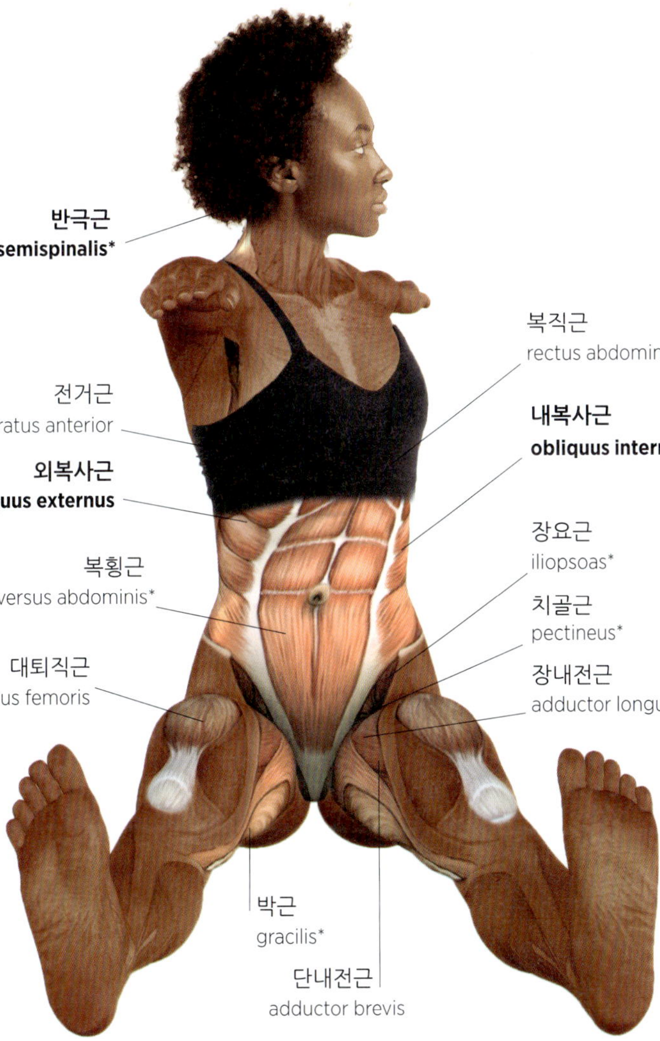

주석(Anotation Key)

굵은 글자는 목표 근육(target muscles)을 의미한다.
가는 글자는 본 운동에 작용하는 다른 근육들을 의미한다.
* 심부 근육(deep muscles)

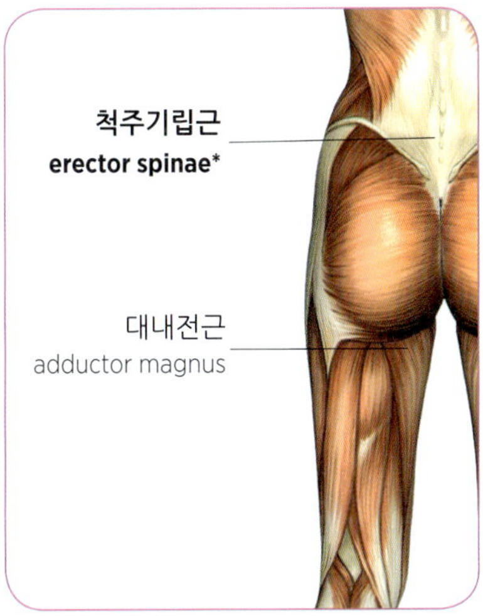

원-레기드 로얄 피죤 스트레치

(One-Legged Royal Pigeon Yoga Stretch)

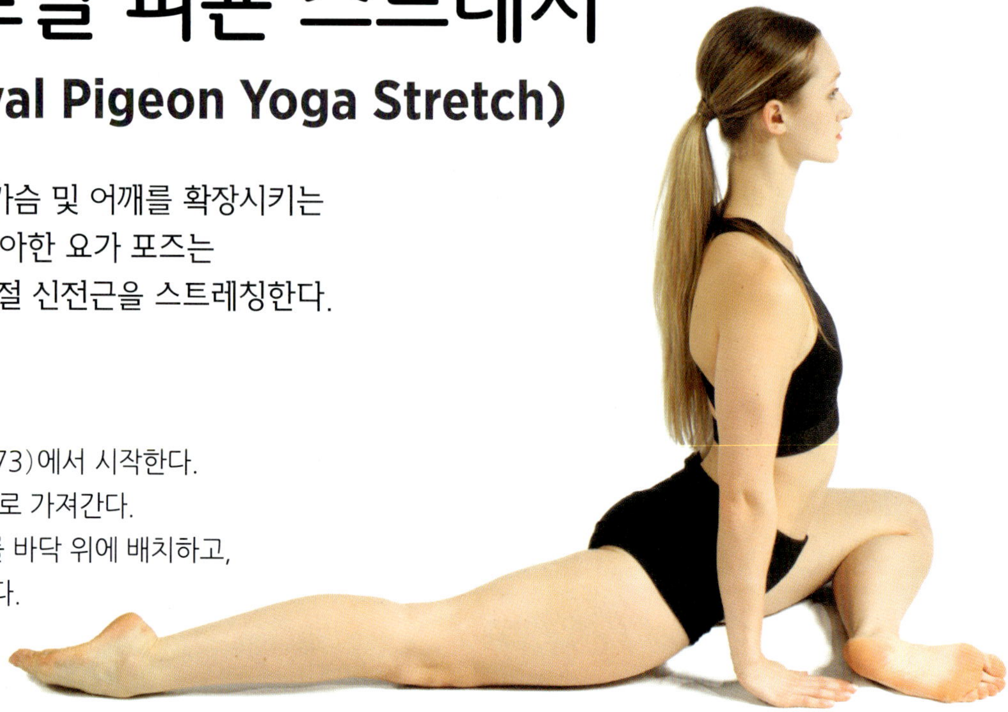

원-레기드 로얄 피죤은 고관절, 가슴 및 어깨를 확장시키는 심화 스트레칭 운동이다. 이런 우아한 요가 포즈는 허벅지, 서혜부, 등, 둔부 및 고관절 신전근을 스트레칭한다.

운동 방법

- 다운워드-페이싱 도그 자세(p.72-73)에서 시작한다. 왼쪽 무릎을 굴곡하여 양쪽 손 사이로 가져간다. 무릎을 여전히 굽힌 채, 왼쪽 다리를 바닥 위에 배치하고, 정강이와 허벅지를 바닥 위로 내린다. 왼쪽 발꿈치는 치골 쪽으로 향해야 한다.
- 오른쪽 다리를 여러분의 뒤쪽으로 뻗는다. 양쪽 고관절은 앞쪽으로 반듯하게 배치되어야 하고, 오른쪽 무릎은 바닥 쪽으로 향해야 한다.
- 몸통을 똑바른 자세로 가져가기 위해 손가락끝을 이용하여 가슴을 들어올린다. 엉덩이와 치골로 바닥을 아래로 누르고, 가슴을 위로 들어올린다.
- 오른쪽 무릎과 발을 굴곡하고, 발꿈치를 둔부 쪽으로 당긴다. 오른손을 뒤쪽으로 뻗어서 발가락을 잡는다. 균형을 잡기 위해 왼쪽 손가락을 여러분 앞쪽의 바닥에 배치한다.
- 오른쪽 팔꿈치를 천장 쪽으로 향한다. 흉골을 위쪽으로 당기고 머리를 뒤쪽으로 떨어뜨린다. 왼팔을 머리 위로 뻗어 발가락을 잡을 때 발가락끝을 뾰족하게 만든다. 발을 머리 쪽으로 당긴다.
- 권장시간 동안 유지하고, 다운-페이싱 도그 자세로 돌아온다. 그리고 반대쪽도 실시한다.

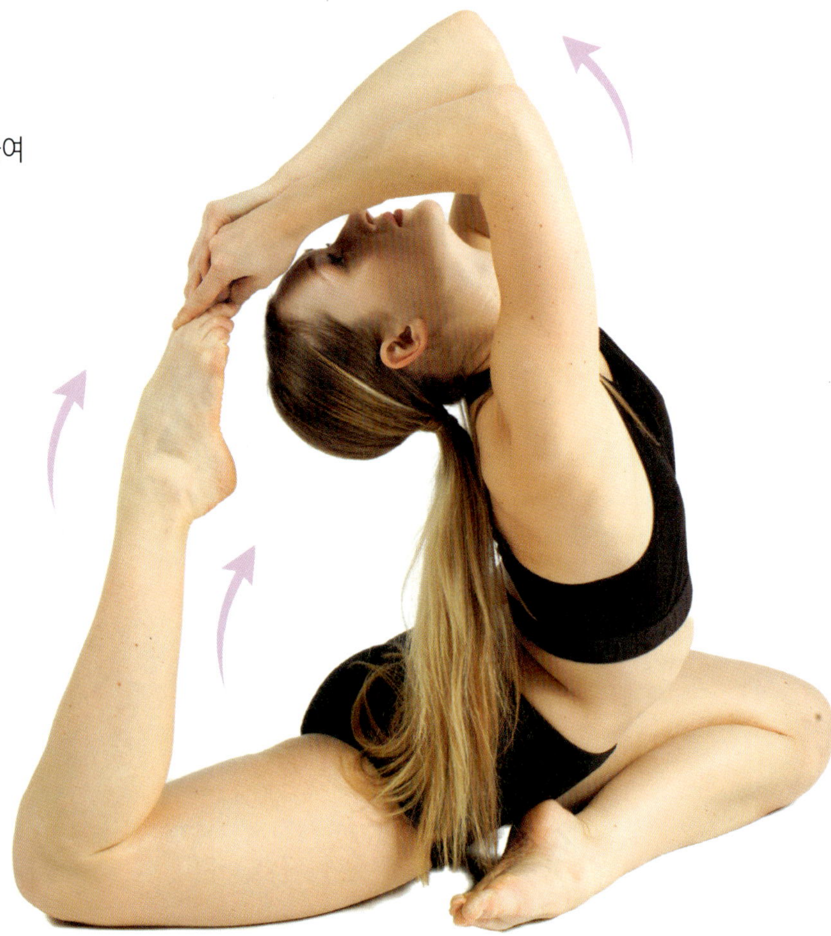

올바른 수행의 팁

- 엉덩이가 전방을 향하도록 유지한다.
- 바닥 쪽으로 서혜부를 당기면서 깊게 앉는다.
- 타이트한 어깨와 가슴 근육을 보상하기 위해 아래등(허리)을 압박하지 않는다.
- 뒤쪽 무릎이 어느 한쪽으로 돌아가서는 안된다.

주석(Anotation Key)

굵은 글자는 목표 근육(target muscles)을 의미한다.
가는 글자는 본 운동에 작용하는 다른 근육들을 의미한다.
* 심부 근육(deep muscles)

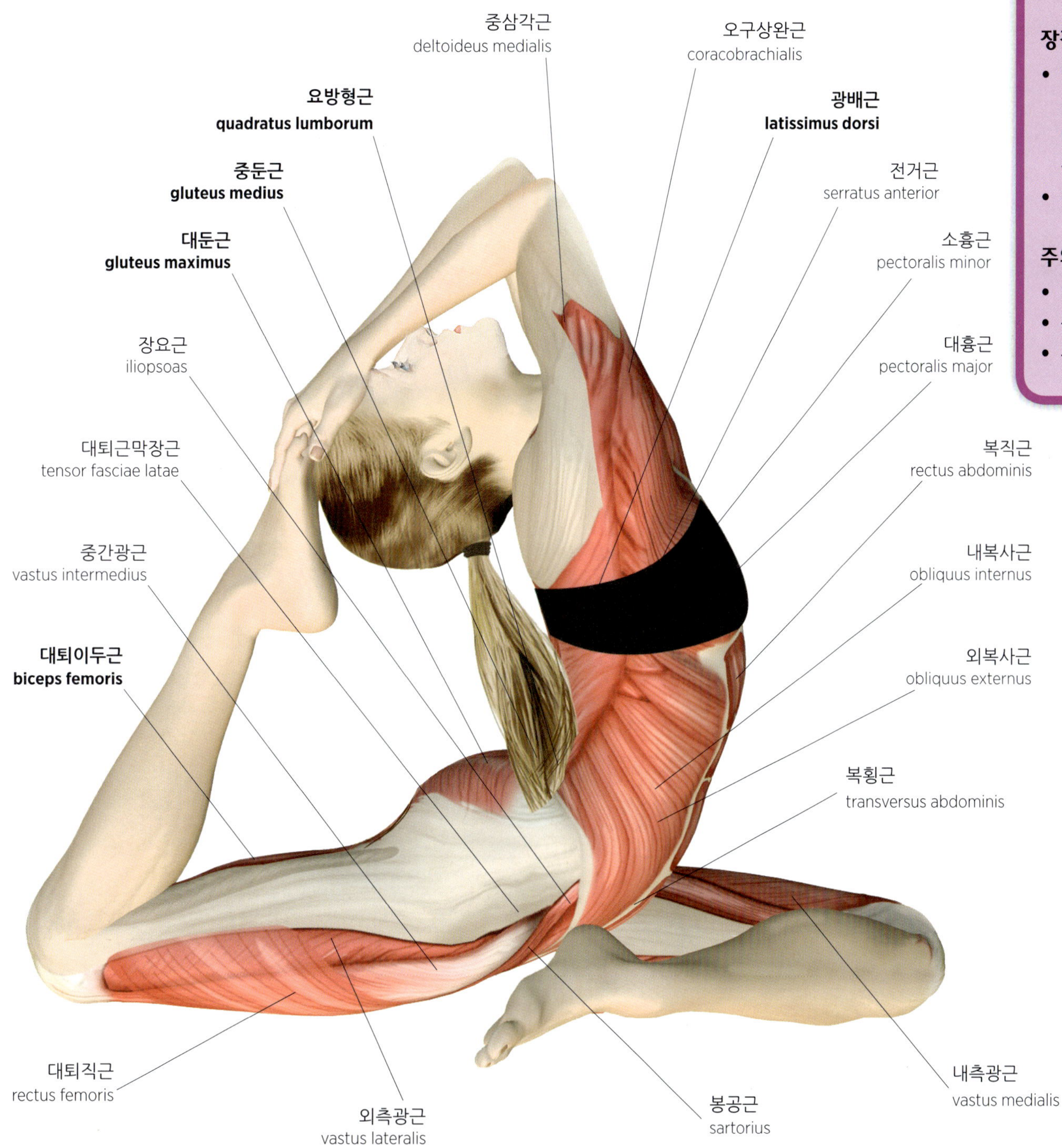

팩트 파일

목표 근육
- 가슴
- 척추
- 어깨
- 목
- 허벅지
- 복부
- 엉덩이

유형
- 정적

장점
- 엉덩이, 허벅지, 척추, 가슴, 어깨, 목 및 복부 근육의 신장
- 척추 강화

주의사항
- 엉덩이 문제
- 등 문제
- 무릎 문제

업워드-페이싱 플랭크 스트레치
(Upward-Facing Plank Stretch)

심장을 확장하는 업워드 플랭크는 가슴과 어깨를 스트레칭하고, 다리와 팔을 강화한다. 이것이 가슴근육과 삼각근을 스트레칭하기 때문에, 업워드 플랭크는 푸쉬-업을 포함한 상체 워크아웃 이후에 실시할 수 있는 효율적인 반대 자세이다.

올바른 수행의 팁

- 엉덩이와 가슴을 확장하기 위해 등을 과신전하기 보다는 슬괵근과 어깨를 사용한다.
- 만약 슬괵근이 약하다면, 엉덩이 들기를 유지하는 동안 양쪽 다리의 굴곡을 유지한다.
- 일정하게 호흡을 하고, 상부 등을 깊게 확장시키는 호흡을 이용한다.
- 자세를 유지할 때 둔부 근육을 사용하지 않는다.
- 엉덩이이가 아래로 처져서는 안된다.

운동 방법

- 양쪽 다리를 앞으로 뻗고 똑바른 앉은 자세를 취한다. 양쪽 손바닥을 엉덩이에서 뒤쪽으로 몇 인치 떨어진 지점의 바닥 위에 배치한다. 이때 손가락은 전방으로 향한다.
- 양쪽 무릎을 가슴 쪽으로 당기고, 발바닥을 바닥에 붙인다. 발가락을 무릎 쪽으로 약간 안쪽으로 돌린다.
- 내쉬면서, 양 손과 양 발로 바닥을 누르면서 등과 허벅지가 바닥과 평행을 이룰 때까지 엉덩이를 들어올린다. 이때 어깨는 손목과 수직 일직선을 이루어야 한다.
- 엉덩이를 내리지 않고, 한 번에 하나씩 다리를 뻗는다.
- 가슴을 들어올리고, 양쪽 견갑골이 가까워지도록 붙인다. 엉덩이를 더 높이 들어올려 등에서 약간의 아치를 형성시킨다. 이런 들기를 만들기 위해 둔부를 수축하여 쪼이지 않는다.
- 천천히 부드럽게 목을 신장하여 뒤쪽으로 떨어뜨린다.
- 권장시간 동안 자세를 유지한 후, 스트레치를 해제한다. 그리고 권장 반복횟수만큼 실시한다.

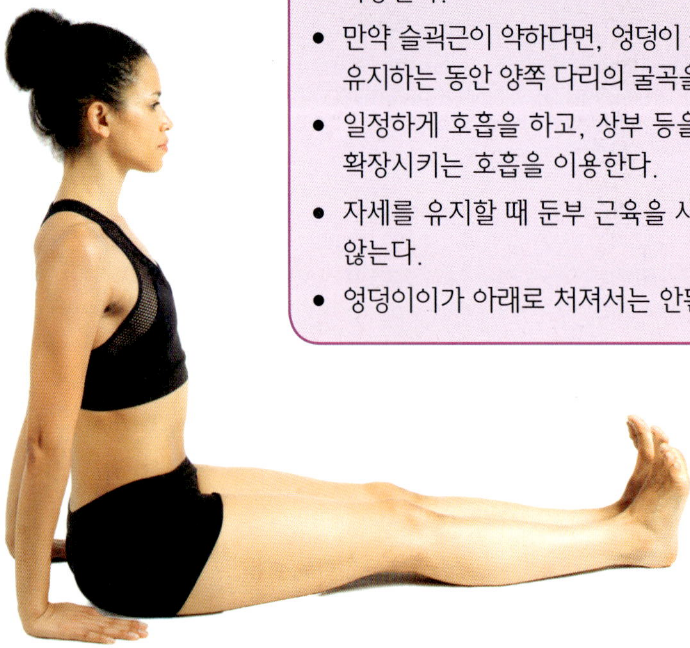

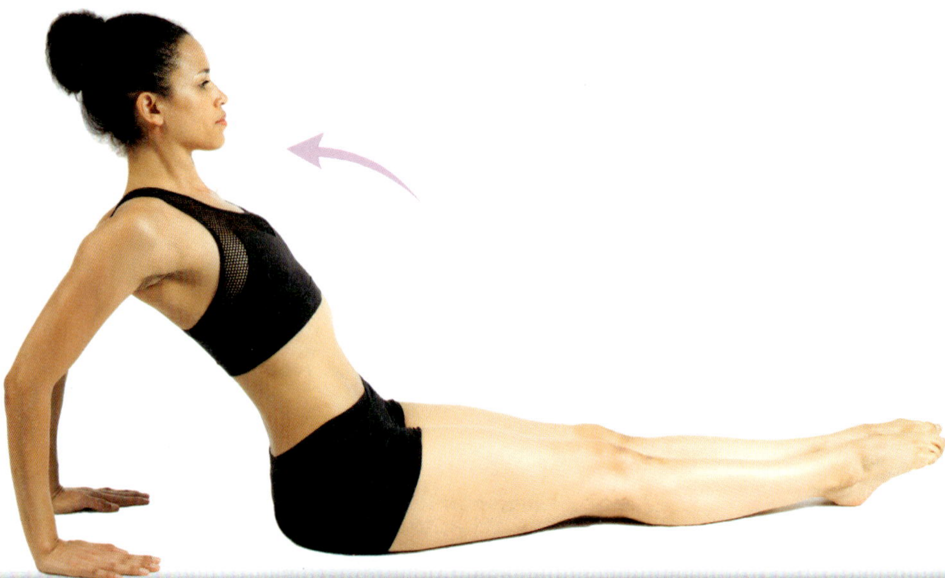

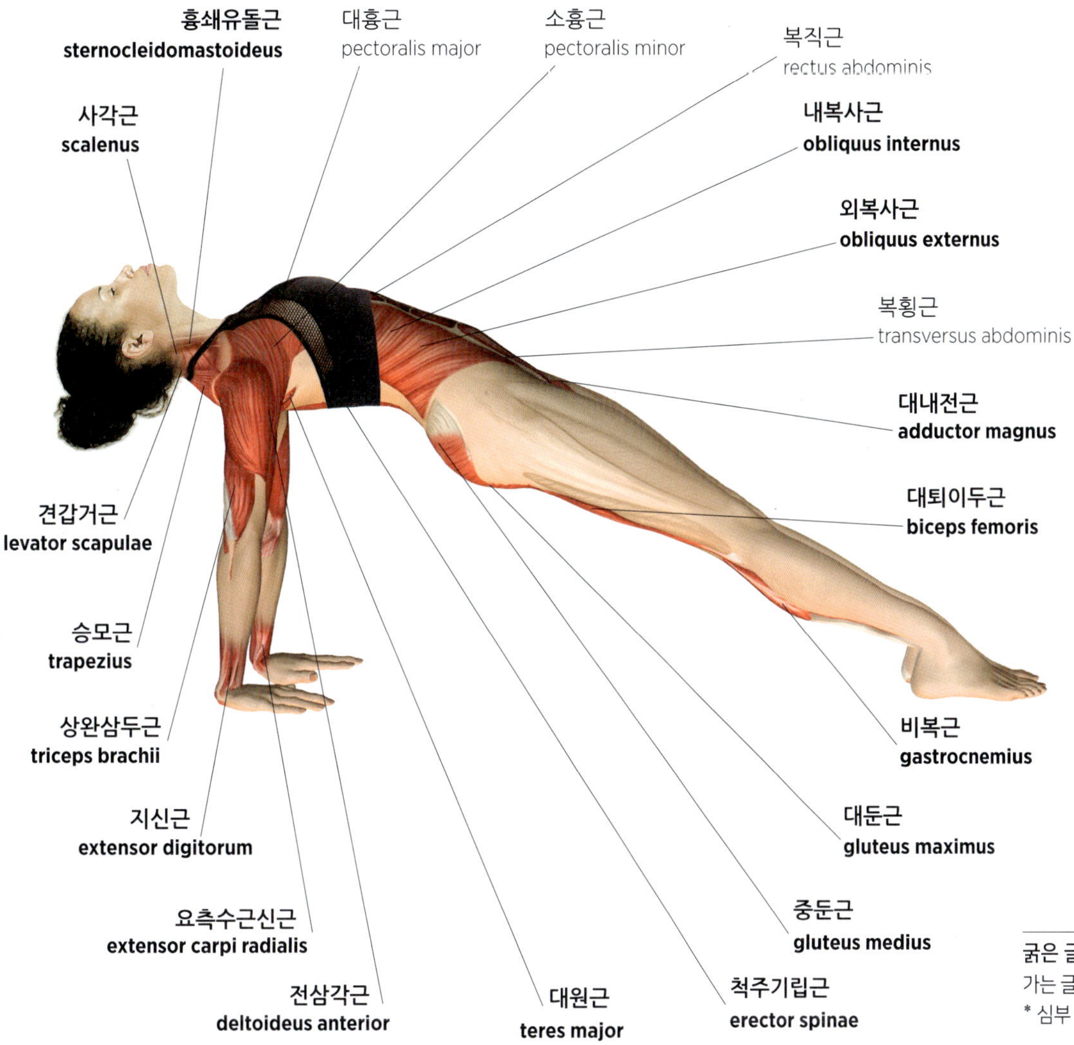

팩트 파일

목표 근육

- 가슴
- 어깨
- 복부

유형

- 정적

장점

- 가슴과 어깨의 신장
- 척추, 팔 및 슬괵근의 강화
- 엉덩이와 가슴의 확장

주의사항

- 목 통증
- 손목 통증

주석(Anotation Key)

굵은 글자는 목표 근육(target muscles)을 의미한다.
가는 글자는 본 운동에 작용하는 다른 근육들을 의미한다.
* 심부 근육(deep muscles)

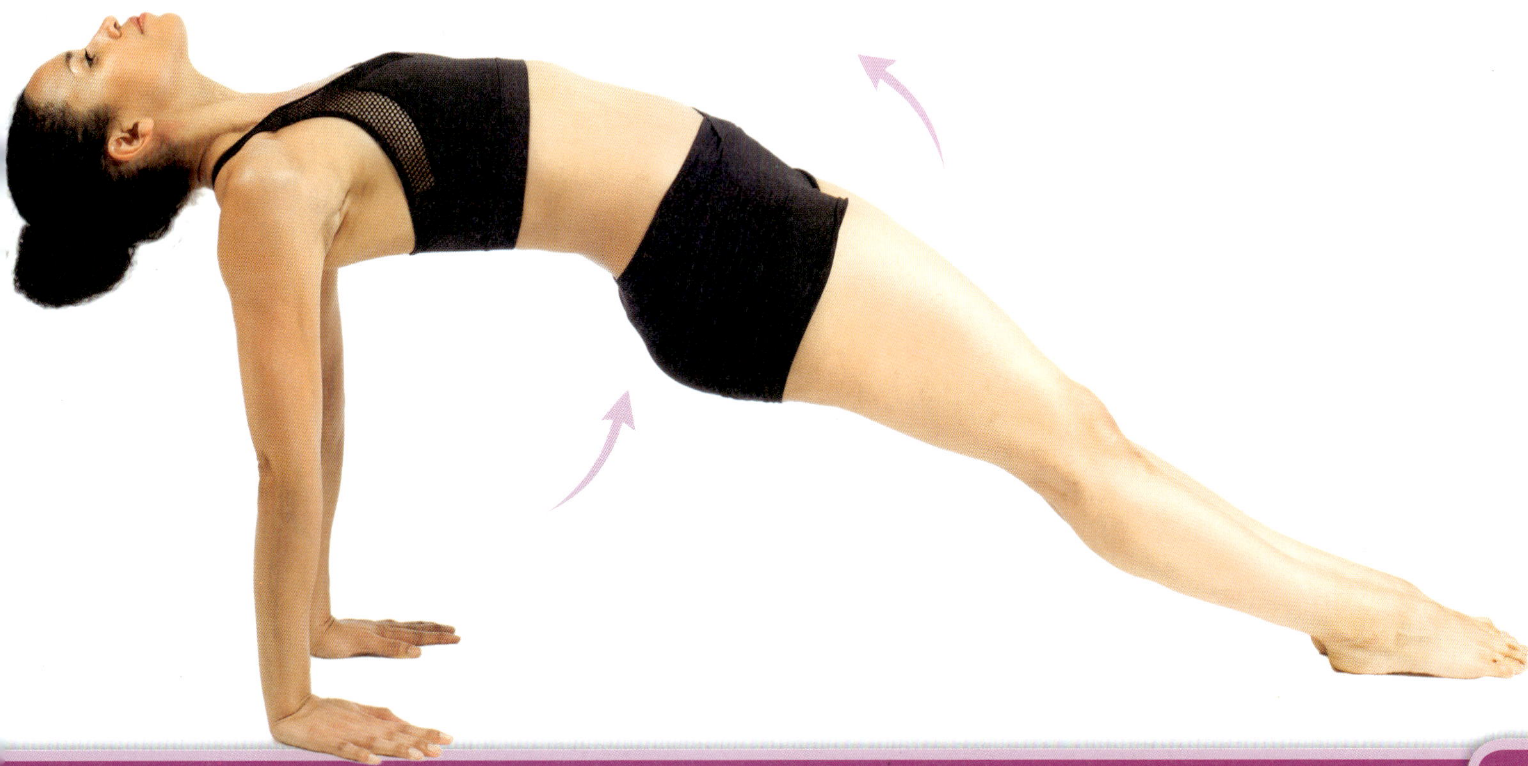

업워드-페이싱 도그 요가 스트레치

(Upward-Facing Dog Yoga Stretch)

심장을 확장하는 업워드-페이싱 도그 요가 스트레칭은 가슴과 어깨를 이완시키고, 다리와 팔을 강화시켜준다. 상체와 가슴을 강화하고 열어줌으로써 자세를 개선하고 천식 치료에 도움이 될 수 있다. 업워드 도그는 등, 몸통과 복부에 유연함을 유발한다.

운동 방법

- 다리를 몇 인치 간격으로 벌려 뒤로 뻗고 바닥에 엎드려서 시작한다. 발끝은 바닥에 놓아야 한다. 손을 갈비뼈 옆에 있는 바닥에 놓고, 손가락을 앞으로 향하게 하고 팔꿈치를 갈비뼈 가까이로 당긴다.
- 손으로 바닥을 누르면서 숨을 들이마신다. 팔을 곧게 펴고, 몸통과 다리를 바닥에서 몇 인치 정도 들어 올린다.
- 발끝으로 바닥을 단단히 누르면서, 허벅지를 바닥에서 들어 올리기 위해 다리 근육을 강하게 작용시킨다. 팔꿈치를 몸 옆에 대고 눌려 유지한다.
- 어깨를 귀에서 떨어뜨리고 가슴을 천장 쪽으로 들어 올린다.
- 어깨를 뒤로 젖히고 가슴을 앞으로 당긴다. 만약 여러분의 목이 유연하다면, 하늘을 응시하기 위해 고개를 젖힌다. 그렇지 않으면, 머리를 중립으로 유지하고 시선을 정면으로 향하게 한다.
- 견갑골들을 상부 등쪽으로 능동적으로 눌러준다. 팔꿈치로 옆구리를 끌어안는다. 후방굴곡의 길이를 척추 전체에 고르게 분산시킨다.
- 권장시간 동안 자세를 유지한 후, 스트레치를 해제한다.

올바른 수행의 팁

- 척추를 굽혀질 수 있기 때문에, 발끝을 오므리지 않는다.
- 허벅지는 견고하게 하고, 안쪽으로 살짝 돌린다.
- 팔도 견고하게 하고, 팔꿈치 주름이 앞쪽으로 향하도록 약간 돌려야 한다.
- 목을 굽히지 않는다.
- 몸이 허용하는 만큼만 팔을 곧게 편다. 연습이 진행됨에 따라 스트레칭을 심화시키되, 더 깊은 후방굴곡 위해 무리하는 것은 피한다.

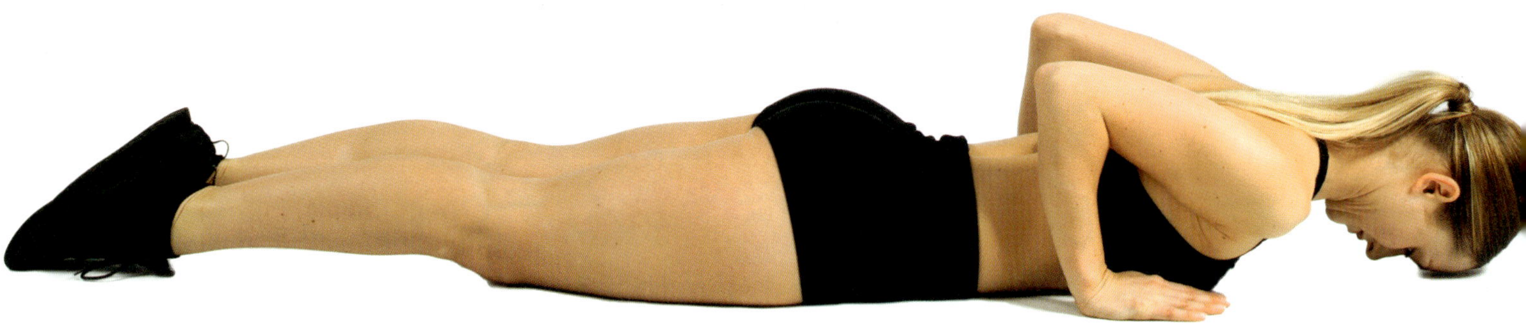

팩트 파일

목표 근육
- 척추
- 가슴
- 둔부

유형
- 정적

장점
- 가슴과 어깨의 신장
- 척추, 팔 및 슬괵근의 강화
- 엉덩이와 가슴의 확장

주의사항
- 목 통증
- 손목 통증
- 임신시, 3기에는 수행하지 않는다.

주석(Anotation Key)

굵은 글자는 목표 근육(**target muscles**)을 의미한다.
가는 글자는 본 운동에 작용하는 다른 근육들을 의미한다.
* 심부 근육(deep muscles)

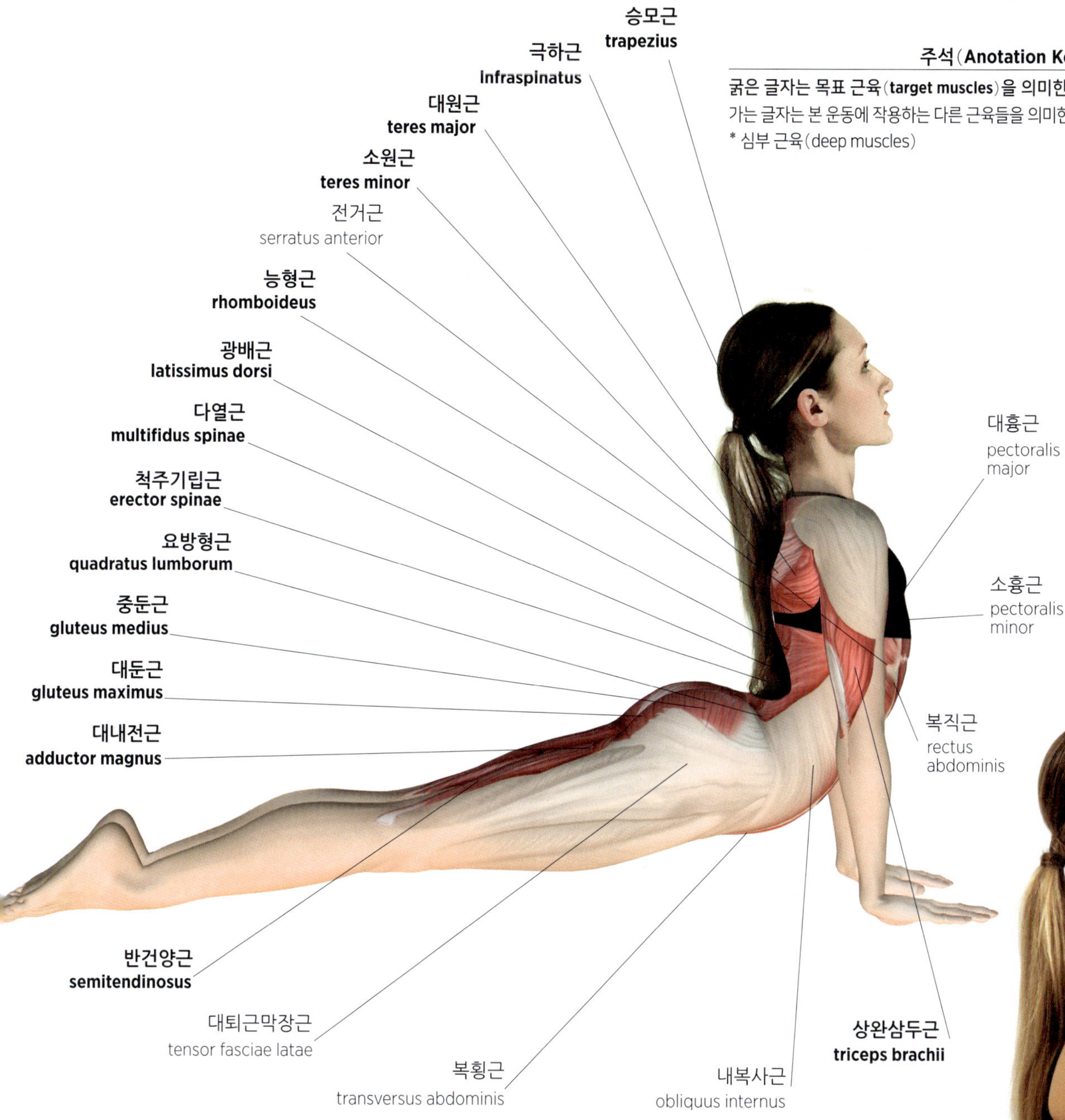

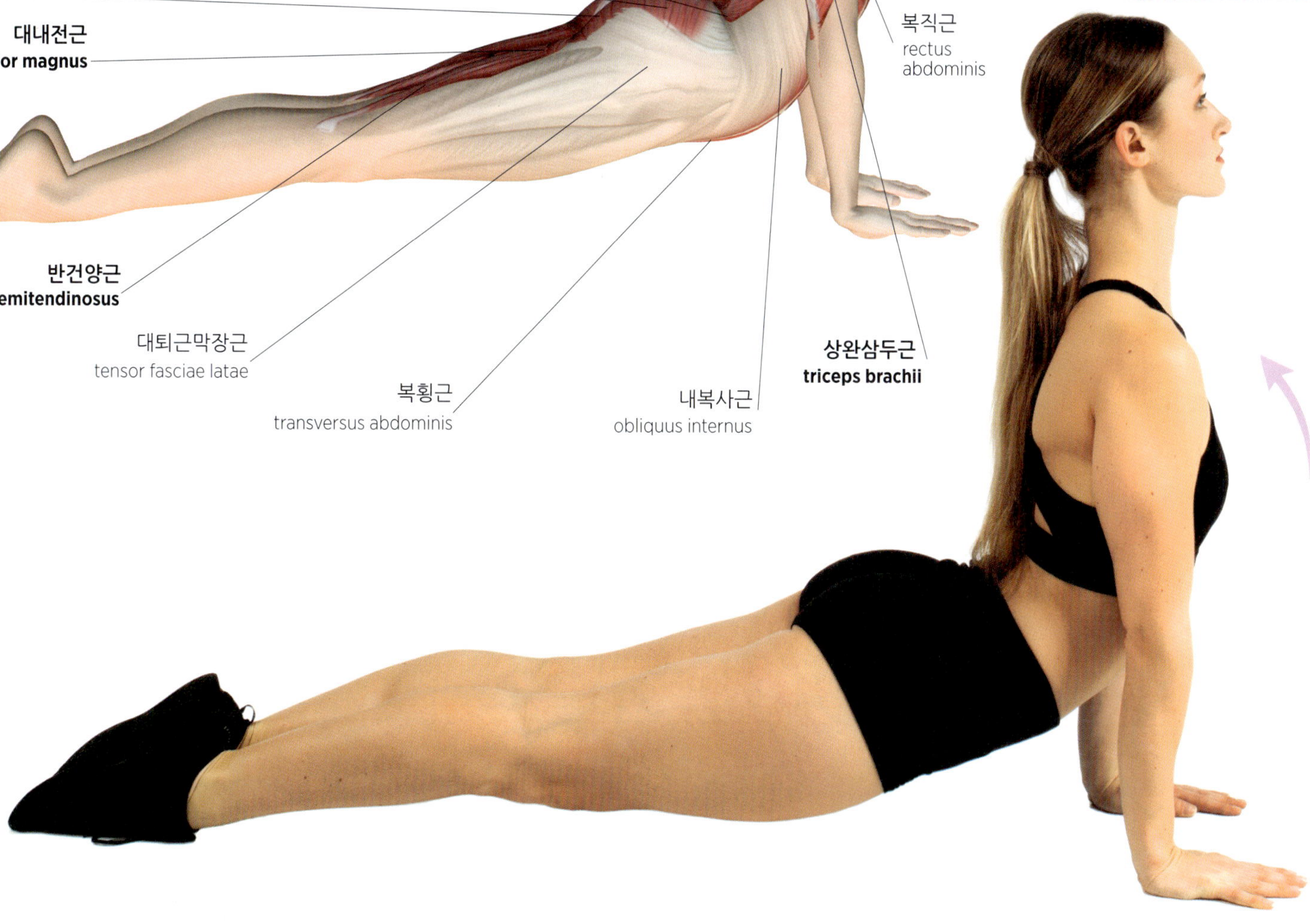

라이징 스완 스트레치

(Rising Swan Stretch)

라이징 스완은 가슴, 복부 및 고관절 굴곡근을 크게 확장하는 후굴 신장 운동이다. 하루종일 앉은 자세로 일과를 보냈다면, 이완시키기 위해 이 운동을 수행해 보자.

주석(Anotation Key)

굵은 글자는 목표 근육(target muscles)을 의미한다.
가는 글자는 본 운동에 작용하는 다른 근육들을 의미한다.
* 심부 근육(deep muscles)

운동 방법

- 양쪽 다리와 발꿈치를 붙이고 바닥에 엎드린 자세를 취한다. 양 팔을 굽힘하여 몸통 옆에 배치하고, 손바닥을 귀 옆쪽의 바닥 위에 붙인다.
- 안쪽 허벅지와 둔부를 수축하여 쪼인다. 들이쉬면서, 전완, 치골 및 발로 바닥을 아래로 압박하고, 천천히 몸통을 바닥으로부터 들어올린다.
- 권장시간 동안 자세를 유지한 후, 스트레치를 해제한다. 그리고 권장 반복횟수만큼 실시한다.

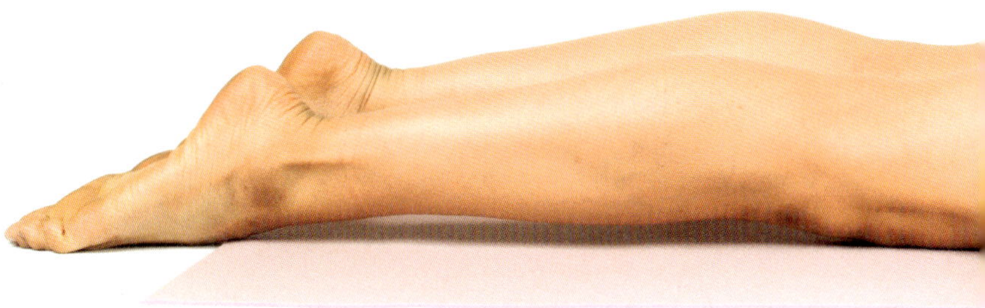

올바른 수행의 팁

- 목과 척추를 길게 신장하면서, 가슴을 앞쪽과 위쪽으로 당긴다.
- 척추가 휘어지도록 몸통을 너무 높게 들어올리지 않는다.
- 움직임을 일으키기 위해 양 손을 사용하지 않는다.

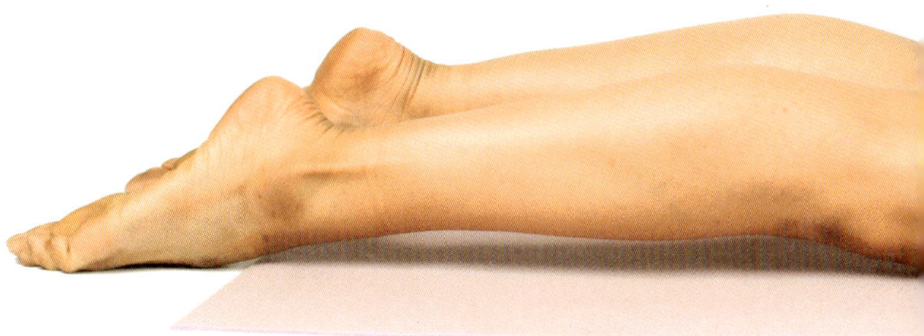

팩트 파일

목표 근육
- 가슴
- 복부
- 고관절 굴곡근

유형
- 정적

장점
- 가슴 근육, 복부 근육 및 고관절 굴곡근 신장
- 상부 등의 긴장 완화

주의사항
- 등 통증
- 손목 문제

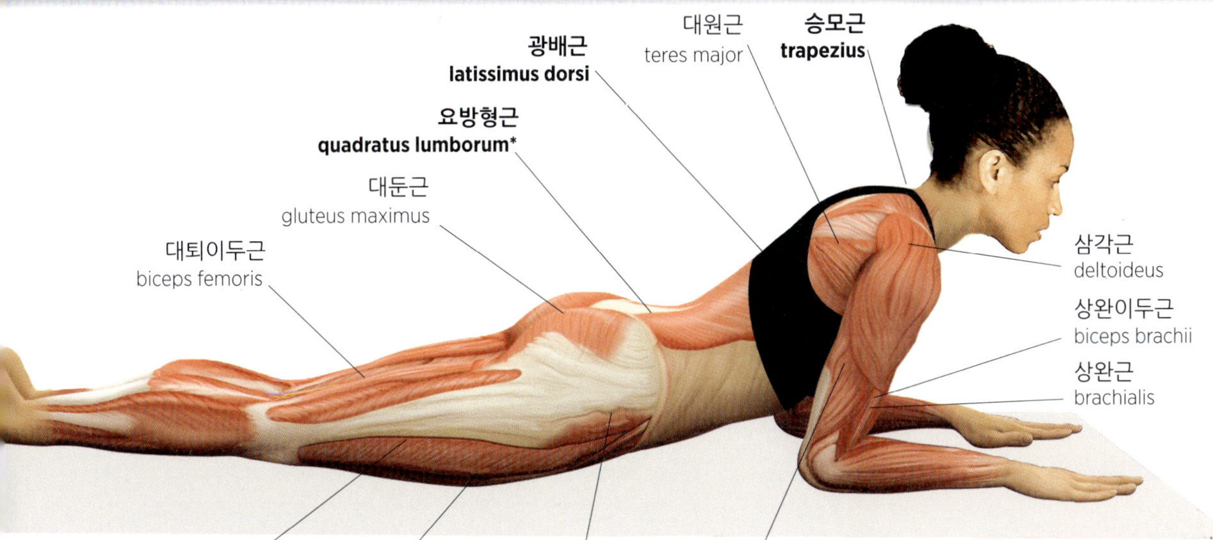

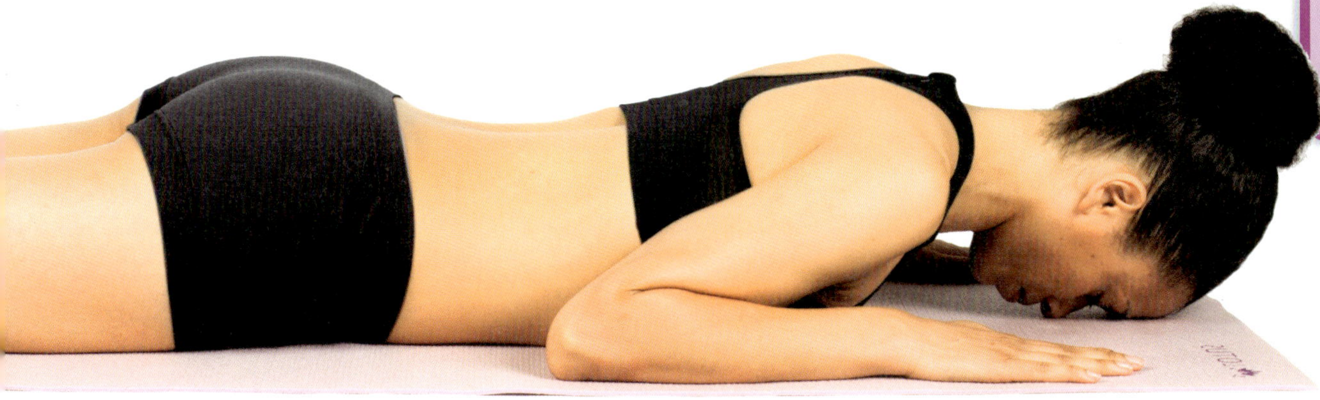

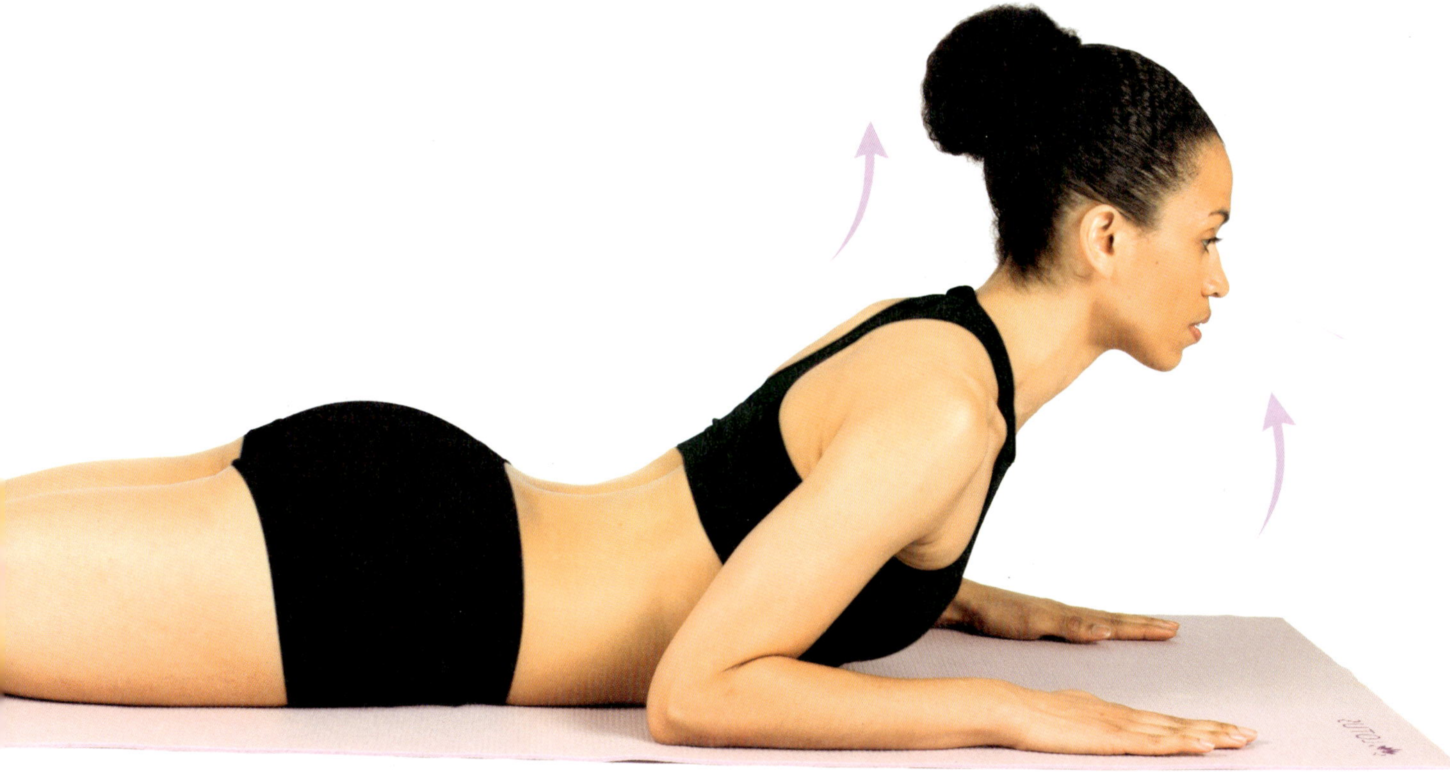

피쉬 요가 스트레치 (Fish Yoga Stretch)

기본적인 피쉬 요가 스트레치는 가슴 근육, 늑간근 및 장요근을 목표로 한다. 다른 후굴 요가 포즈와 마찬가지로, 피쉬 요가 스트레치는 불안과 피로의 완화를 돕는 활기찬 에너지를 제공한다.

운동 방법

- 바로 누운 자세를 취한다. 양 손을 둔부 밑에 배치하고, 엉덩이를 바닥으로부터 들어올리면서 운동을 시작한다.
- 손바닥, 팔꿈치, 전완으로 아래로 압박한다. 양쪽 견갑골을 붙이고, 상부 등, 어깨 및 목을 바닥으로부터 들어올린다.
- 머리를 뒤쪽으로 기울여서 정수리 부위가 바닥에 닿도록 한다. 체중의 대부분을 전완으로 지탱한다. 권장시간 동안 자세를 유지한 후, 스트레치를 해제한다. 그리고 권장 반복횟수만큼 실시한다.

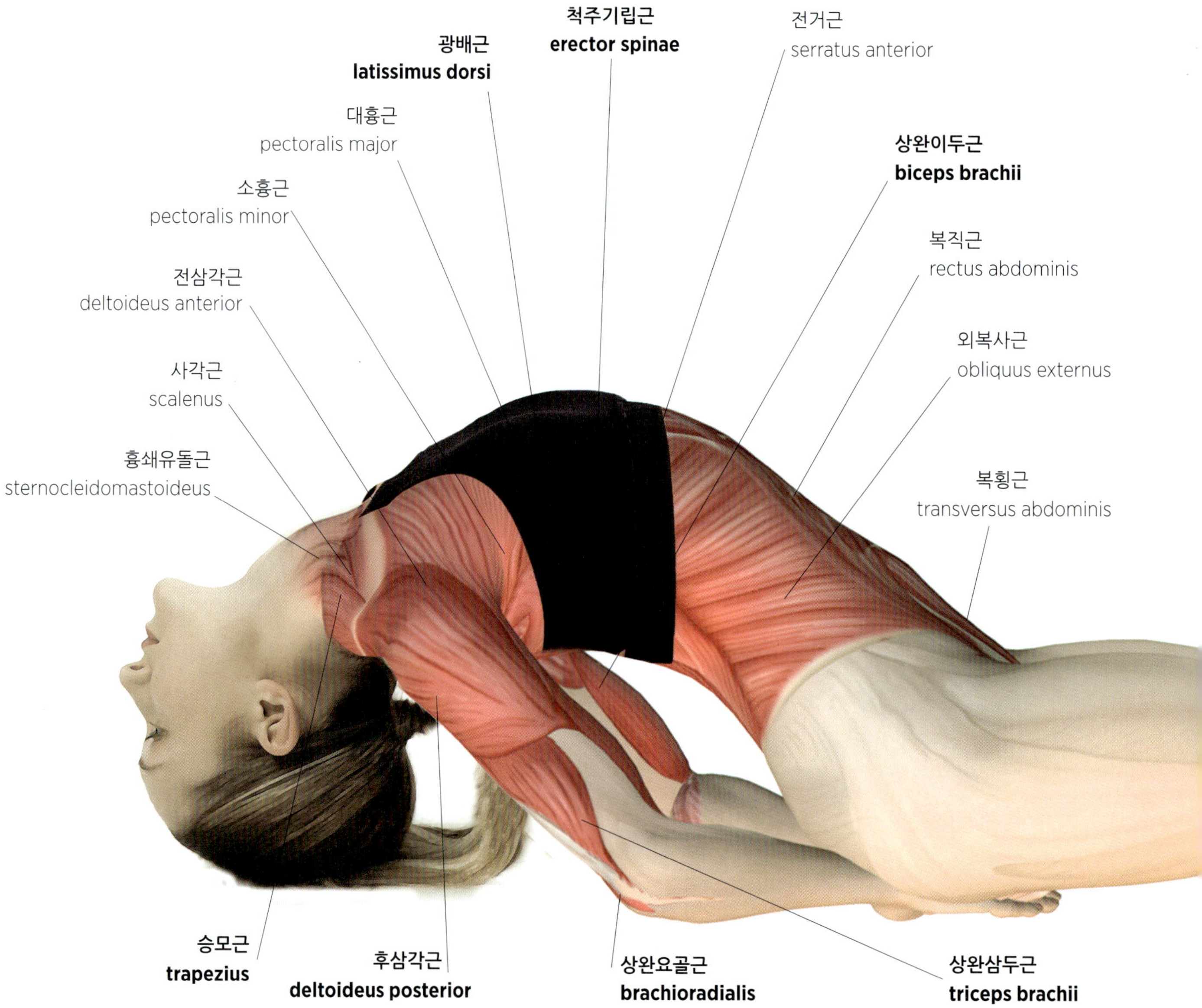

팩트 파일

목표 근육
- 가슴
- 늑골
- 엉덩이

유형
- 정적

장점
- 가슴 확장
- 상부 등과 목의 긴장 완화
- 고관절 굴곡근과 늑간근 신장
- 자세 향상

주의사항
- 허리 문제
- 목 문제

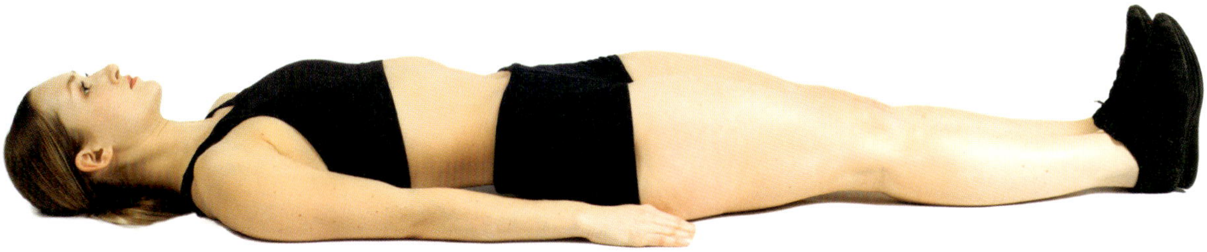

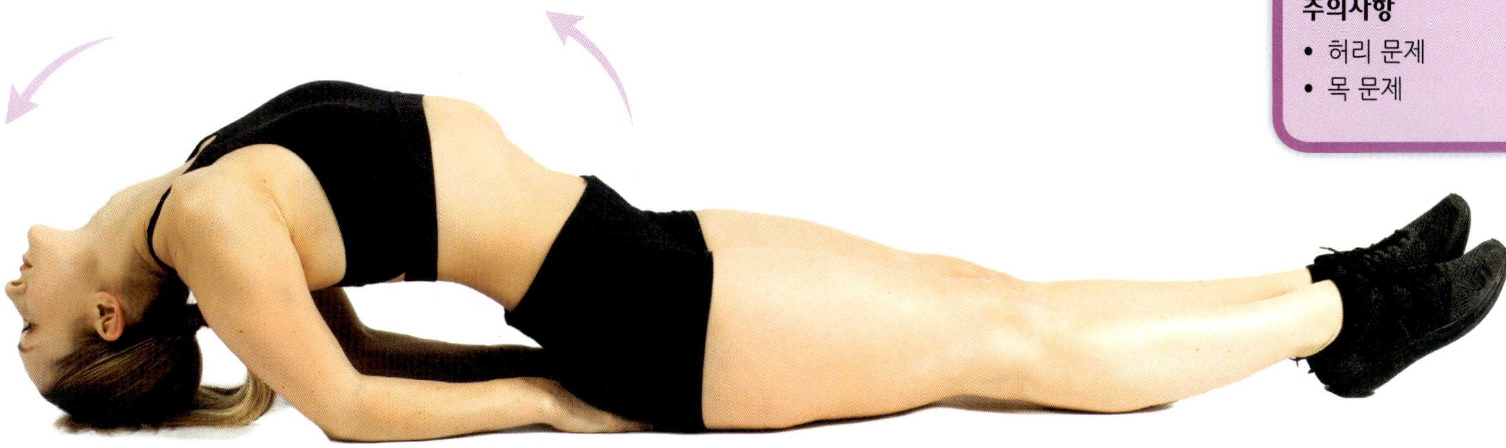

올바른 수행의 팁

- 허리(아래등)를 지지하기 위해 복부 근육을 활성화한다.
- 허리가 아래로 가라앉아서는 안된다.

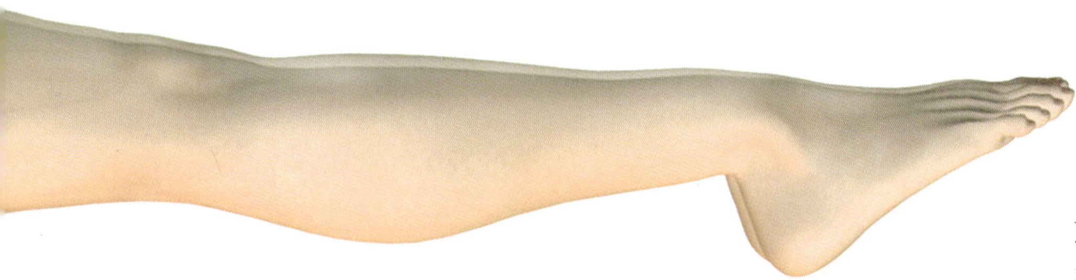

주석(Anotation Key)

굵은 글자는 목표 근육(**target muscles**)을 의미한다.
가는 글자는 본 운동에 작용하는 다른 근육들을 의미한다.
* 심부 근육(deep muscles)

하프-프로그 요가 스트레치

(Half-Frog Yoga Stretch)

하프 프로그 스트레치는 가슴과 상부 등을 확장한다. 이 스트레치는 대퇴사두근, 복부 근육 및 어깨 근육을 목표로 한다. 만약 무릎에 통증을 느낀다면, 발에 너무 강한 힘을 가하지 않도록 주의한다.

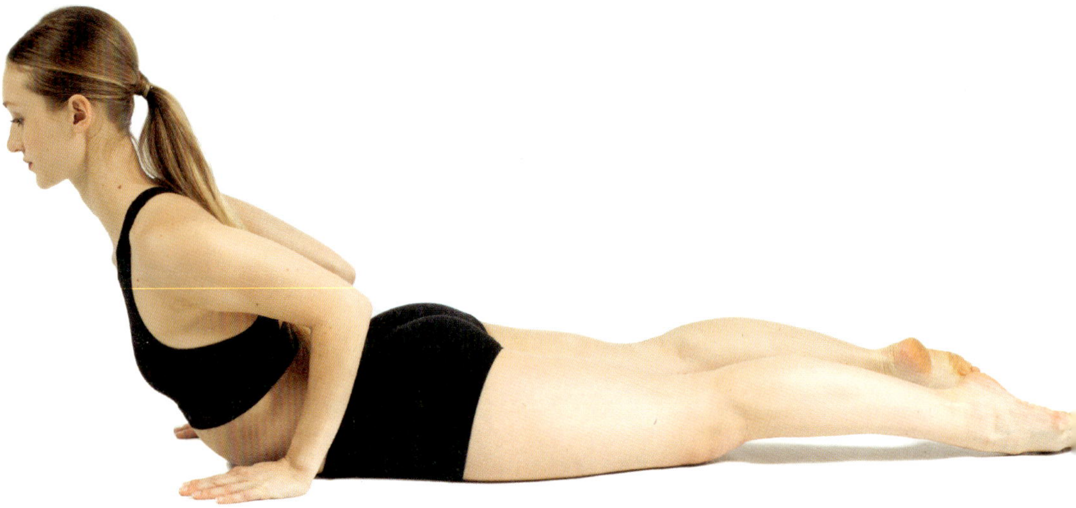

운동 방법

- 전완과 다리를 바닥에 대고, 엎드린 자세를 취한다.
- 팔꿈치와 어깨를 수직 일직선으로 배치하고, 전완으로 지지한다.
- 왼쪽 무릎을 굴곡하여 왼쪽 둔부 쪽으로 발꿈치를 가져간다. 체중을 오른쪽 손으로 이동시킨다. 그리고 왼발의 안쪽면을 잡기 위해 왼손을 뒤쪽으로 뻗는다. 가슴을 계속 들어올리기 위해, 오른쪽 어깨로 아랫 방향으로 민다.
- 왼쪽 팔꿈치를 천장 쪽으로 굴곡하고, 발등 위에 손이 놓이도록 손을 회전시킨다. 이때 손가락은 전방으로 향한다. 내쉬면서 왼손을 이용해 발을 왼쪽 둔부 쪽으로 압박한다.
- 왼발을 왼쪽 허벅지 바깥쪽으로 약간 이동시켜 스트레칭을 더 깊게 한다. 즉, 왼쪽 발바닥을 바닥쪽으로 향하게 한다.
- 권장시간 동안 자세를 유지한 후, 반대쪽도 반복한다.

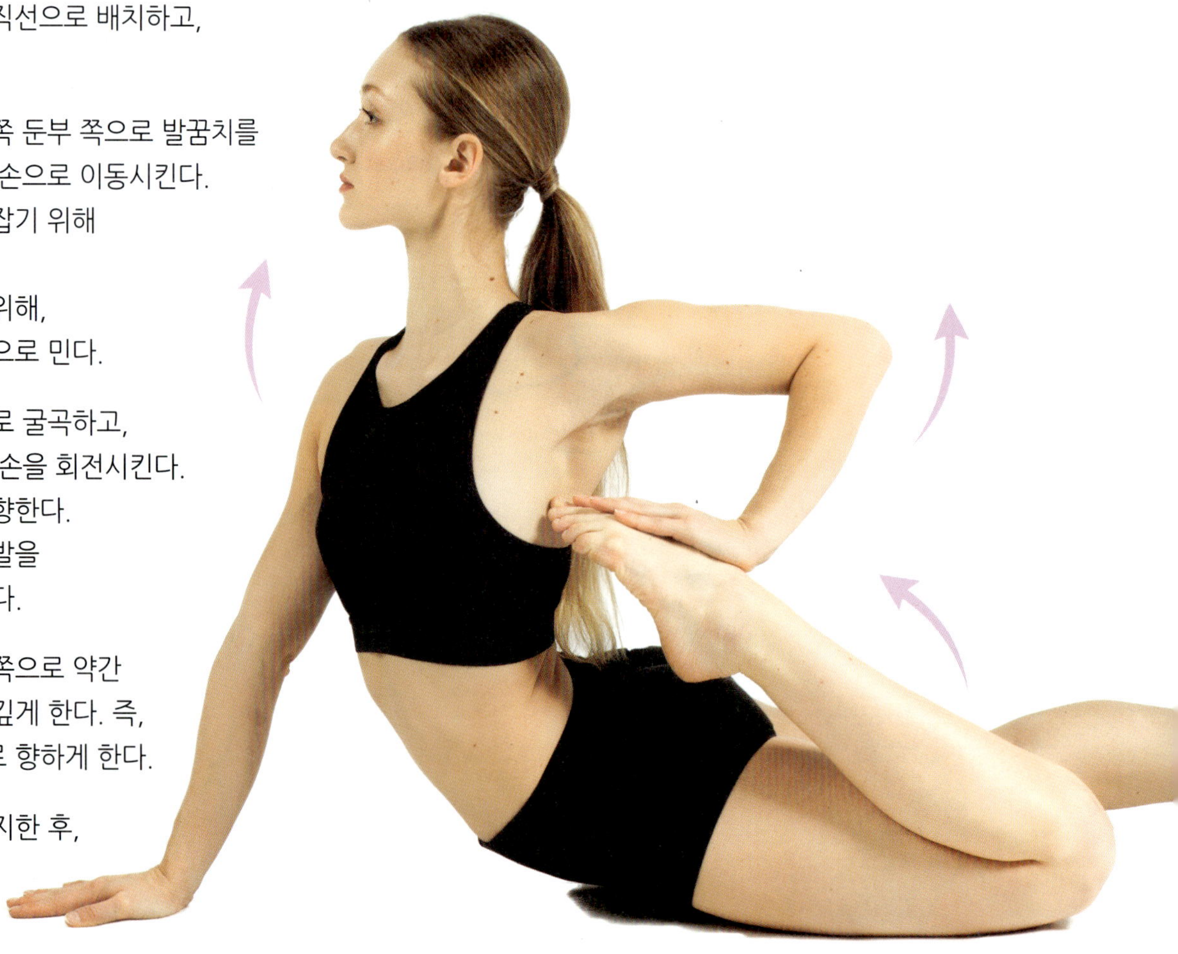

주석(Anotation Key)

굵은 글자는 목표 근육(target muscles)을 의미한다.
가는 글자는 본 운동에 작용하는 다른 근육들을 의미한다.
* 심부 근육(deep muscles)

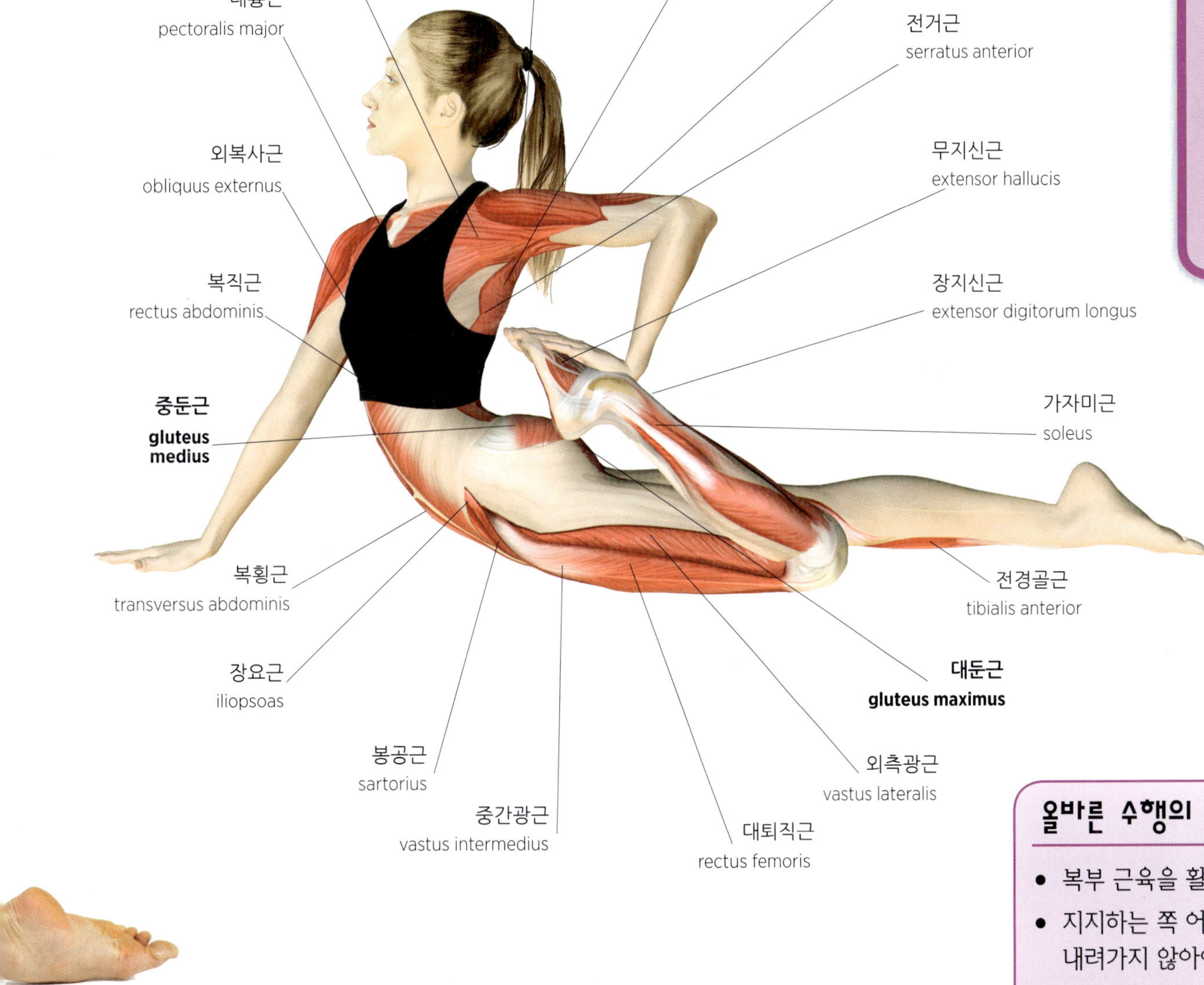

팩트 파일

목표 근육

- 엉덩이
- 가슴
- 어깨
- 복부
- 허벅지
- 발목

유형

- 정적

장점

- 어깨, 몸통, 목, 복부, 허벅지, 엉덩이 및 발목 신장
- 등 근육 강화
- 자세 향상

주의사항

- 아래등 문제
- 고혈압이나 저혈압

올바른 수행의 팁

- 복부 근육을 활성화한다.
- 지지하는 쪽 어깨가 아래로 내려가지 않아야한다.
- 목이 한쪽 방향으로 돌아가지 않아야 한다.

바우 요가 스트레치 (Bow Yoga Stretch)

이와 같은 완전 후굴 운동은 척추의 근력과 유연성을 발달시킨다. 바우는 전굴 운동과 반대되는 효율적인 자세이다. 이것은 팔, 다리, 복부 및 척추를 강화시킨다.

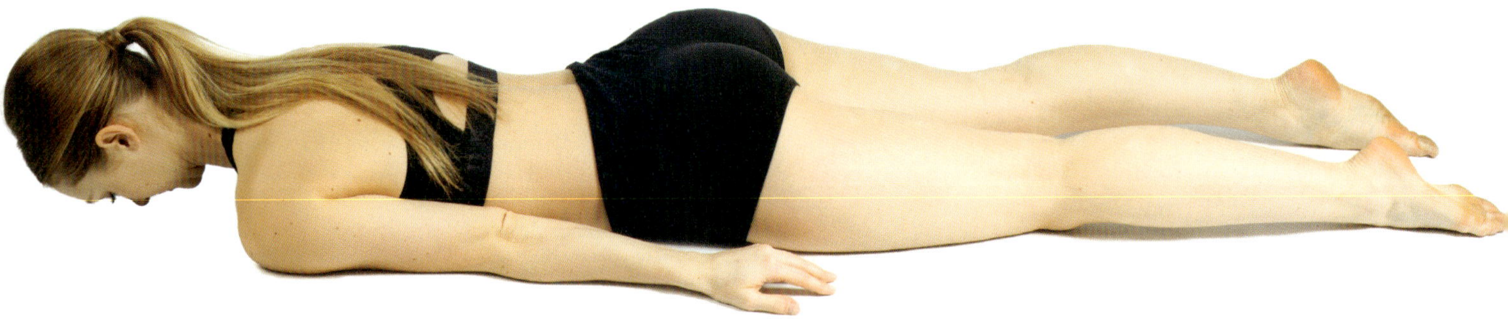

운동 방법

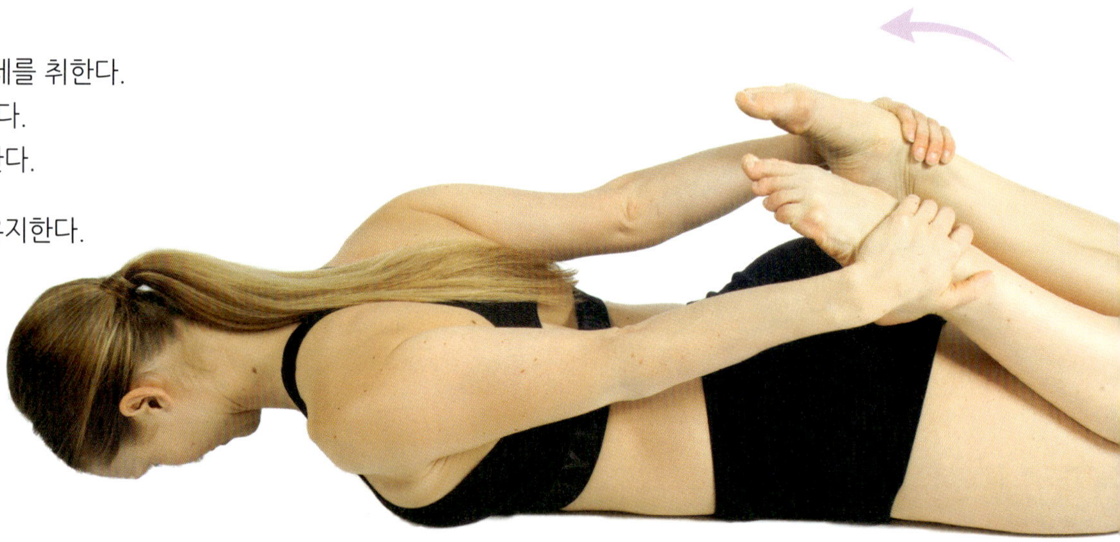

- 이마를 바닥에 대고 엎드린 자세를 취한다. 이때 양 팔을 몸통 옆에 배치한다. 골반과 하복부로 바닥을 압박한다.
- 양쪽 다리를 고관절너비만큼 유지한다. 그리고 양쪽 무릎을 굴곡하여 발목과 정강이를 무릎과 수직 일직선되게 배치한다.
- 들이쉬면서, 양 팔을 뒤쪽으로 뻗어 발목을 잡는다. 이때 발의 가쪽면을 감싼다.
- 내쉬면서 가슴과 허벅지를 바닥으로부터 들어올릴 때 양 팔을 뻗은 채로 유지한다. 가슴을 더 높이 들어올리기 위해, 양 발이 머리로부터 멀어지도록 당긴다.
- 양쪽 허벅지를 약간 안쪽으로 회전시킨다. 가슴 들기와 다리 들기 사이의 동등한 신전을 찾기 위해 배꼽으로 균형을 잡는다.
- 권장시간 동안 자세를 유지한 후, 스트레치를 해제한다.

올바른 수행의 팁

- 아래등을 위한 공간을 만들기 위해 꼬리뼈를 길게 만든다.
- 가슴을 들어올리는데 도움을 주기 위해 양쪽 견갑골을 서로 붙인다.
- 가슴과 허벅지를 동시에 들어올린다.
- 허벅지가 가쪽으로 회전되지 않도록 한다.

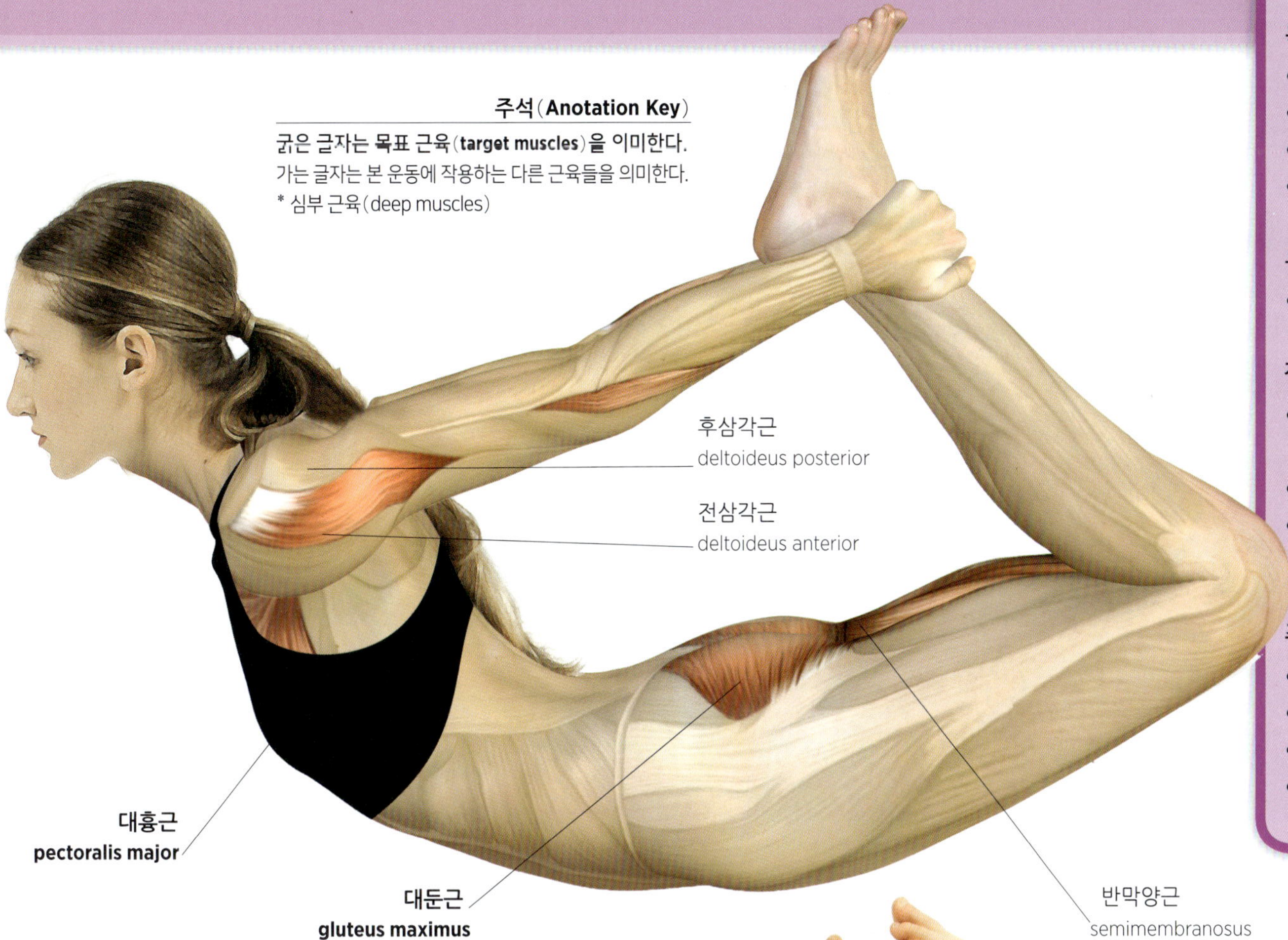

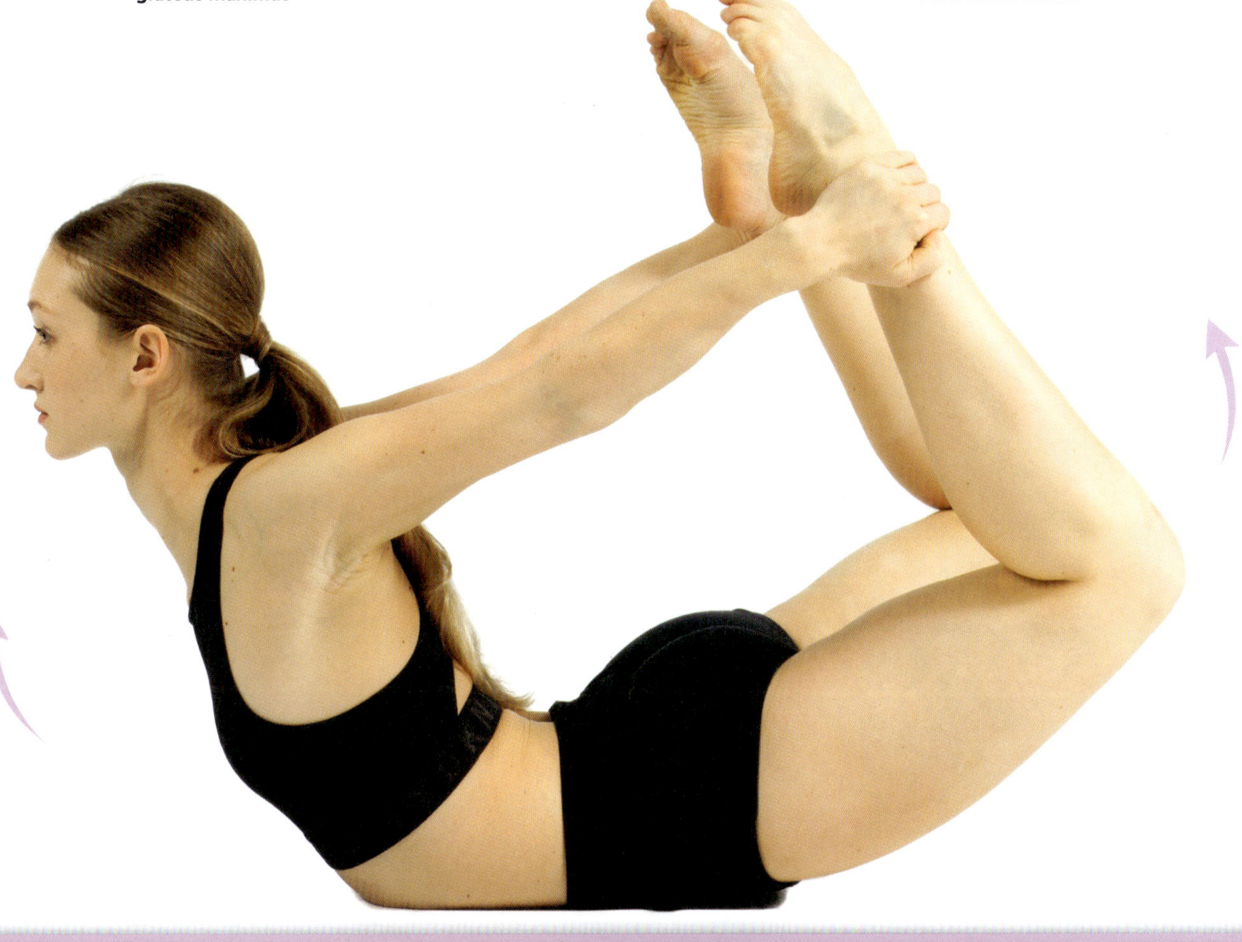

팩트 파일

목표 근육
- 등
- 척추
- 가슴
- 어깨

유형
- 정적

장점
- 어깨, 가슴, 복부 및 허벅지 신장
- 척추 강화
- 소화 도움

주의사항
- 아래등 문제
- 무릎 통증
- 어깨 문제
- 임신

라잉-다운 프레첼 스트레치
(Lying-Down Pretzel Stretch)

라잉-다운 프레첼 스트레치는 엉덩이의 근력과 유연성을 증가시킨다. 이것은 일상활동을 하는 동안 골반을 안정화시키고, 자세를 좋게 하고, 또 허리 통증을 완화하는데 도움을 줄 수 있다.

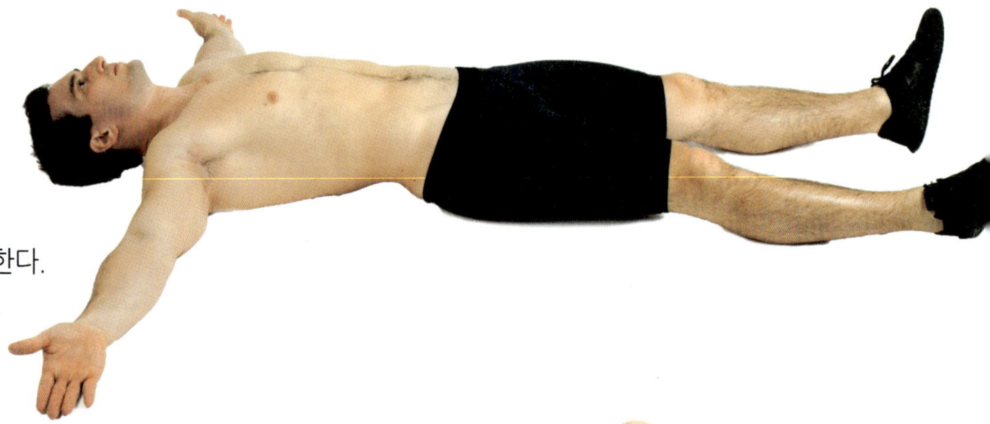

운동 방법

- 누운 자세에서 양쪽 다리를 나란하게 배치한다. 양 팔을 옆으로 벌리고, 손바닥을 위쪽으로 향하게 한다. 오른쪽 다리를 굴곡하여 바닥 위에 세운다.
- 조심스럽게 엉덩이를 바닥으로부터 들어올리고, 몸통을 왼쪽으로 몇 인치 이동시킨다. 오른쪽 무릎을 90° 정도로 굴곡한 채, 왼쪽 다리 위로 넘긴다.
- 권장시간 동안 자세를 유지한 후, 스트레치를 해제한다. 그리고 반대쪽도 반복한다.

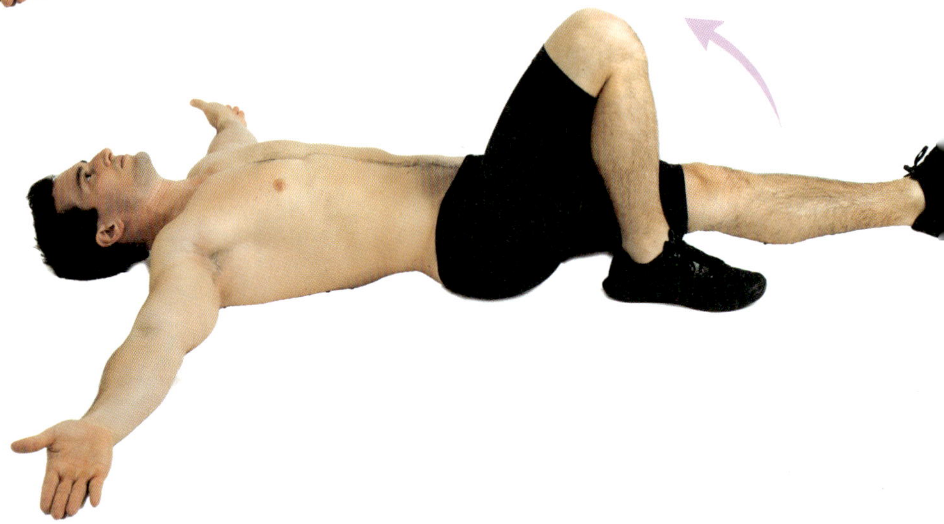

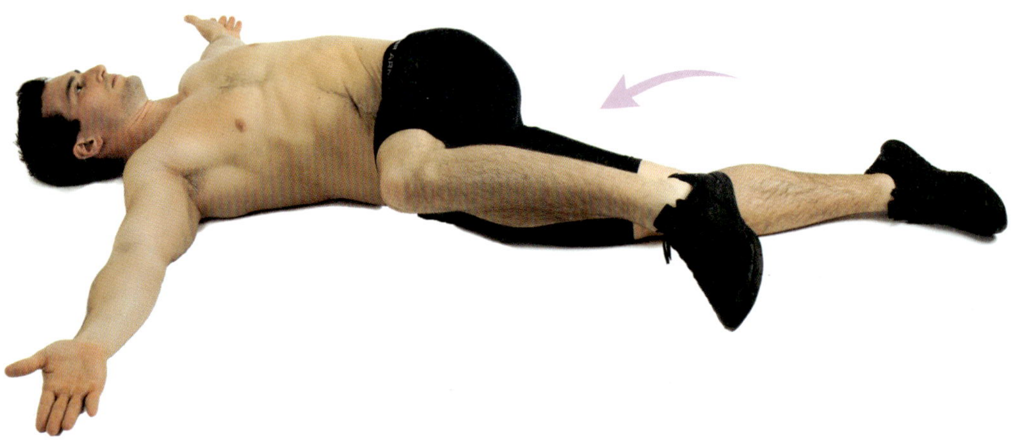

올바른 수행의 팁

- 회전근개를 보호하기 위해, 팔꿈치와 손목을 어깨보다 낮게 유지한다.
- 스트레칭을 하는 동안 어깨를 바닥으로부터 들어올리지 않아야 한다.

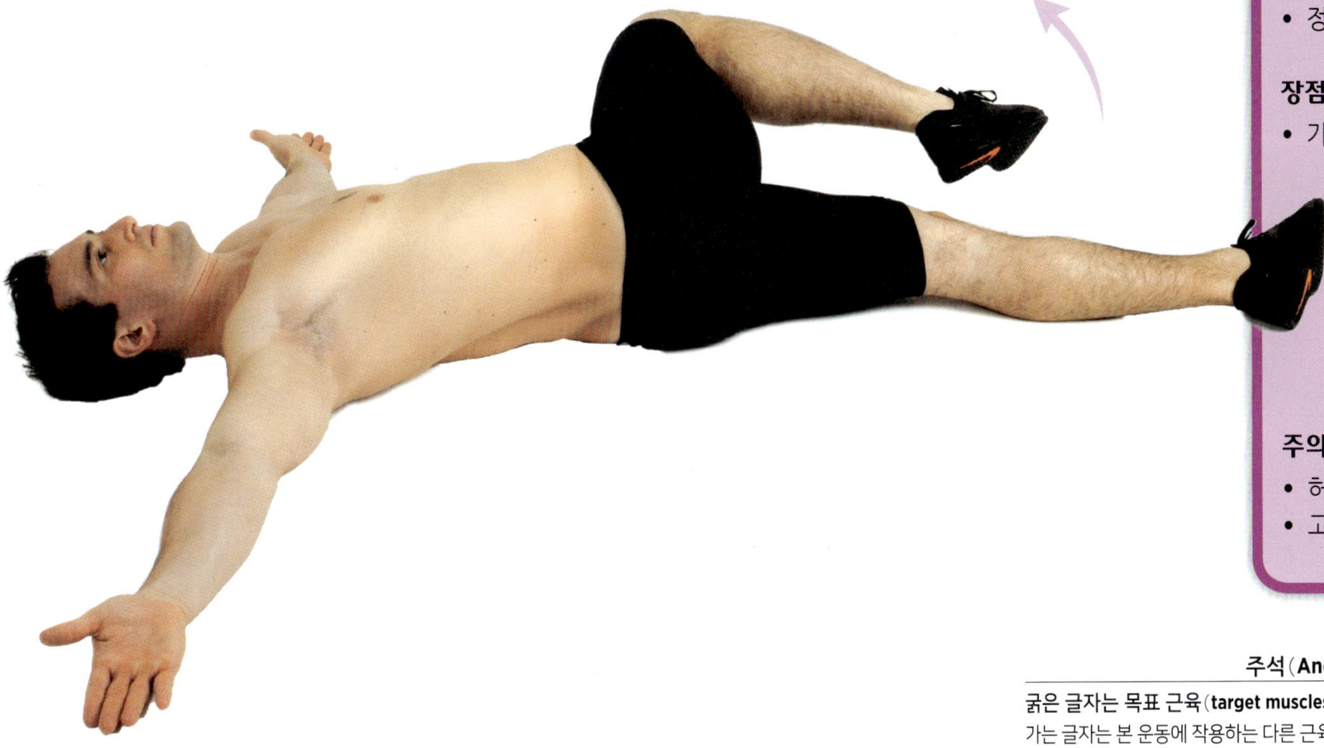

팩트 파일

목표 근육
- 가슴
- 둔부

유형
- 정적

장점
- 가슴 확장
  - 고관절 가동성 증가
  - 둔부와 척추 신장

주의사항
- 허리 통증
- 고관절 문제

주석(**Anotation Key**)

굵은 글자는 목표 근육(**target muscles**)을 의미한다.
가는 글자는 본 운동에 작용하는 다른 근육들을 의미한다.
* 심부 근육(deep muscles)

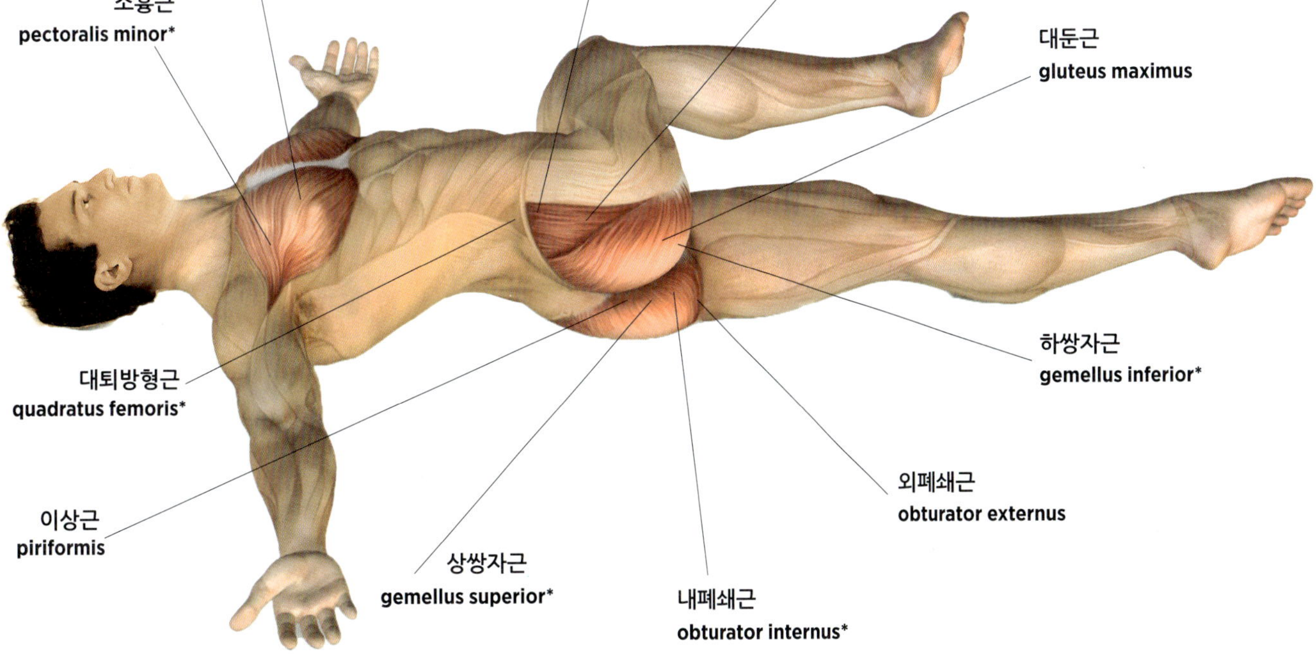

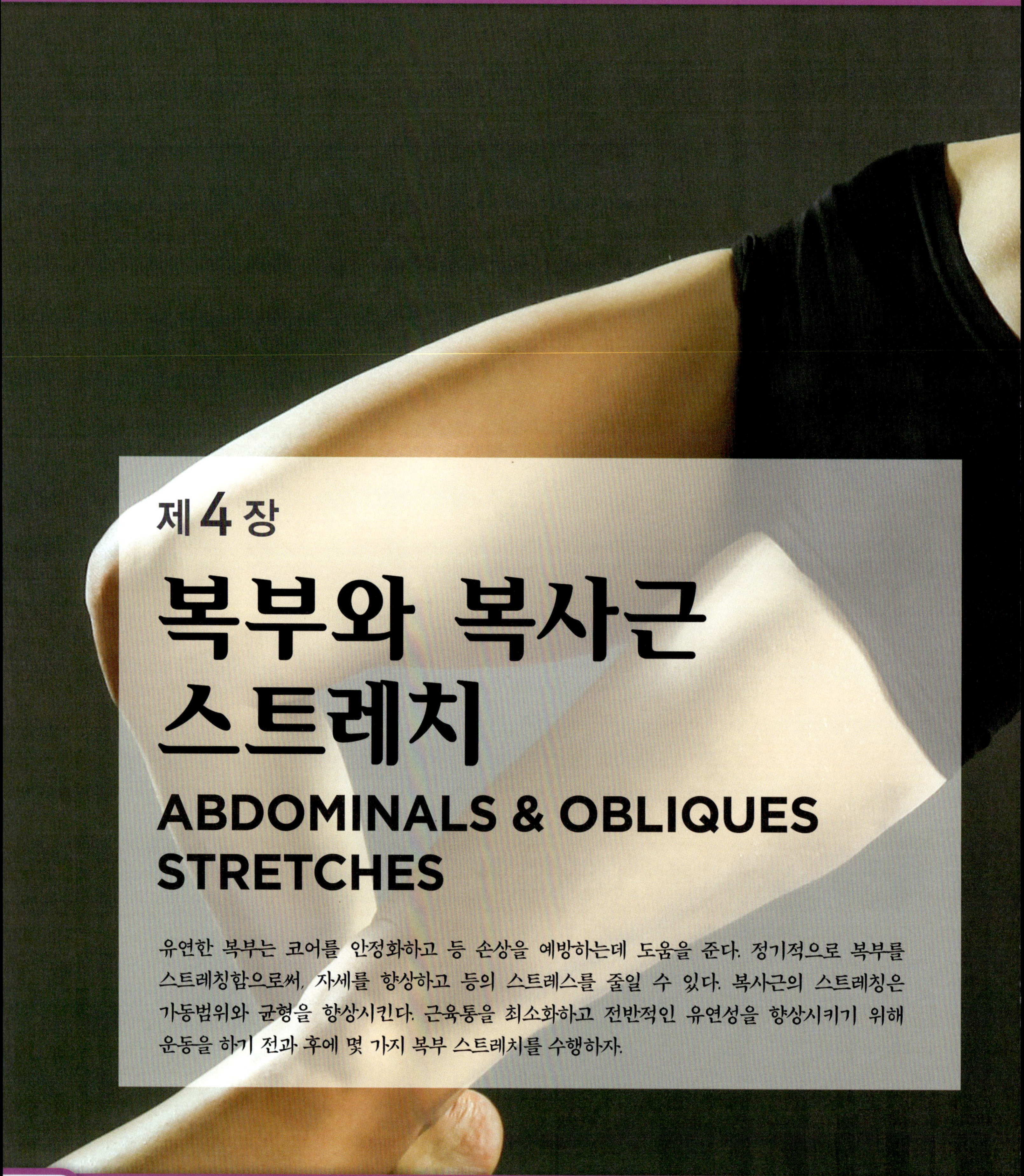

제 4 장

복부와 복사근 스트레치

ABDOMINALS & OBLIQUES STRETCHES

유연한 복부는 코어를 안정화하고 등 손상을 예방하는데 도움을 준다. 정기적으로 복부를 스트레칭함으로써, 자세를 향상하고 등의 스트레스를 줄일 수 있다. 복사근의 스트레칭은 가동범위와 균형을 향상시킨다. 근육통을 최소화하고 전반적인 유연성을 향상시키기 위해 운동을 하기 전과 후에 몇 가지 복부 스트레치를 수행하자.

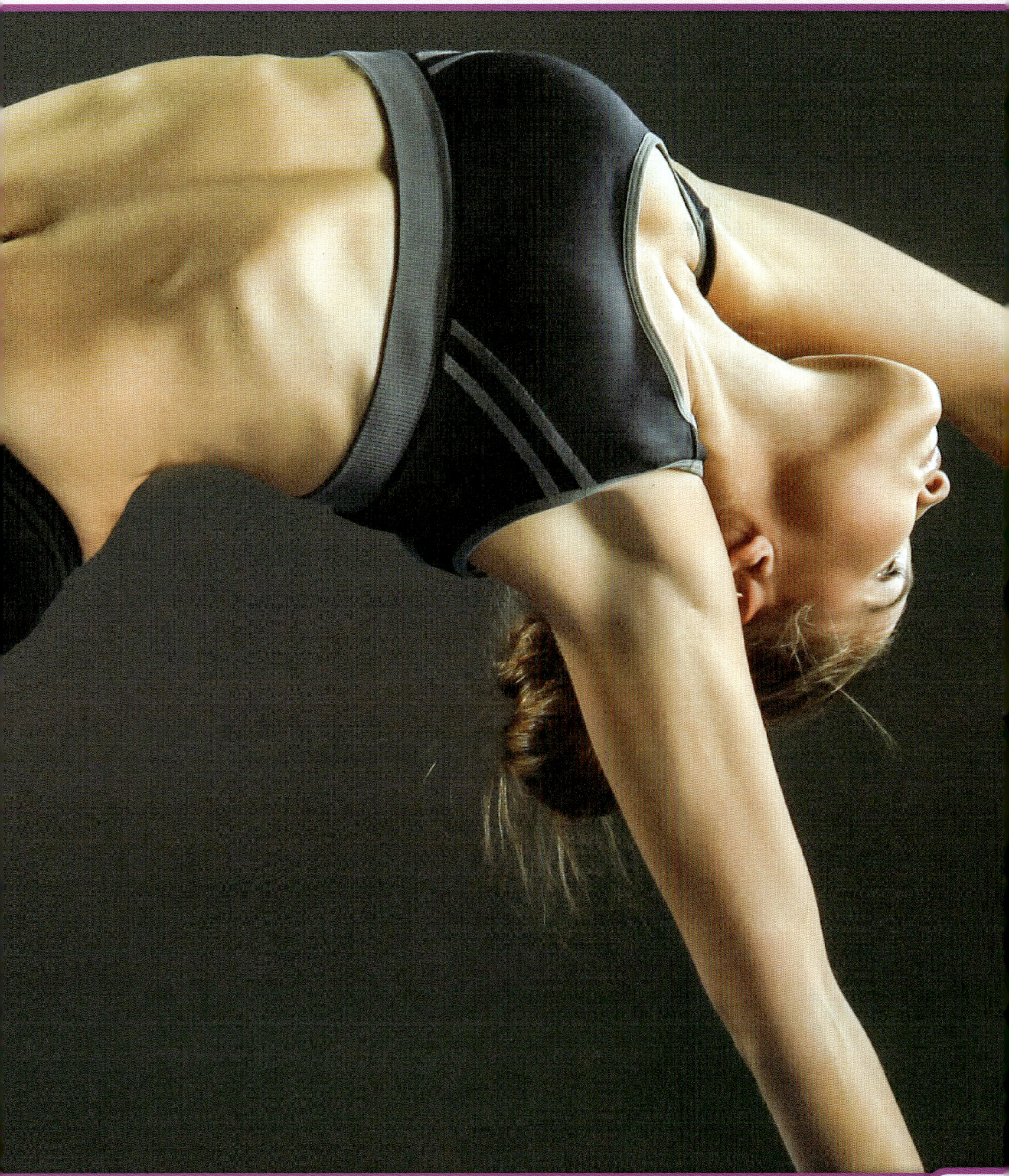

다이어고널 리치 (Diagonal Reach)

다이어고널 리치는 복부 근육을 강화하고 신체 측면을 따라 복사근을 스트레칭한다. 이것은 어깨와 팔에 영향을 준다. 스트레칭을 더욱 깊게 하기 위해 여러분의 팔을 부드럽고 완전하게 뻗어 보자.

운동 방법

- 양 발을 고관절너비 만큼 벌리고 서서, 양 팔을 몸통 옆에 위치시킨다.
- 양 팔을 위쪽과 오른쪽의 대각선 방향으로 들어올린다. 그리고 양 손을 쳐다 본다.
- 권장시간 동안 자세를 유지한 후, 스트레치를 해제한다. 그 다음, 반대쪽으로도 실시한다. 권장 반복횟수만큼 실시한다.

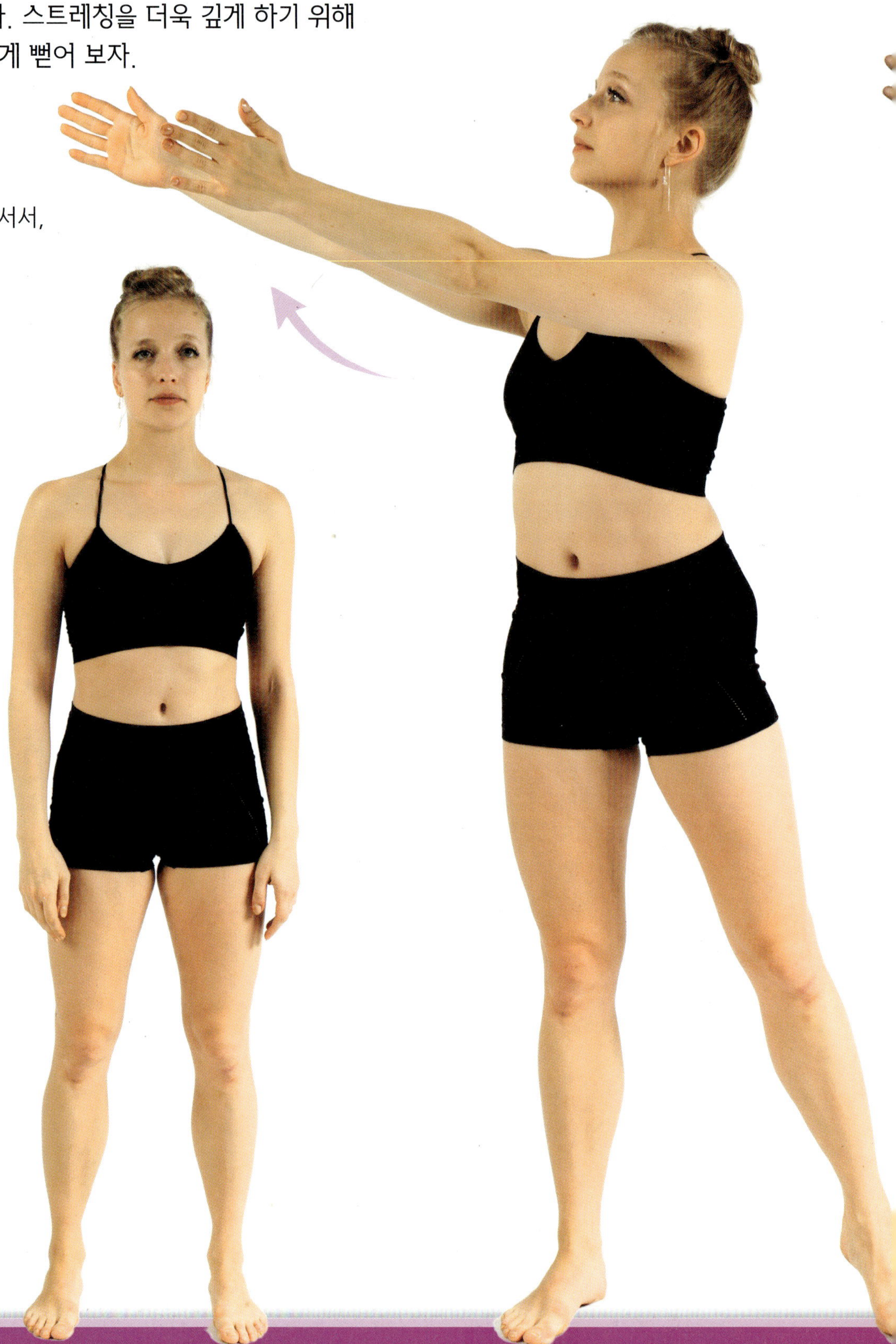

주석(Anotation Key)

굵은 글자는 목표 근육(target muscles)을 의미한다.
가는 글자는 본 운동에 작용하는 다른 근육들을 의미한다.
* 심부 근육(deep muscles)

올바른 수행의 팁

- 복부 근육을 관여시킨다.
- 양쪽 고관절은 정면으로 향한다.
- 어깨를 하강한다.
- 엉덩이를 한쪽으로 비틀지 않는다.
- 팔을 들어올리고 내릴 때 목에 긴장을 주지 않는다.

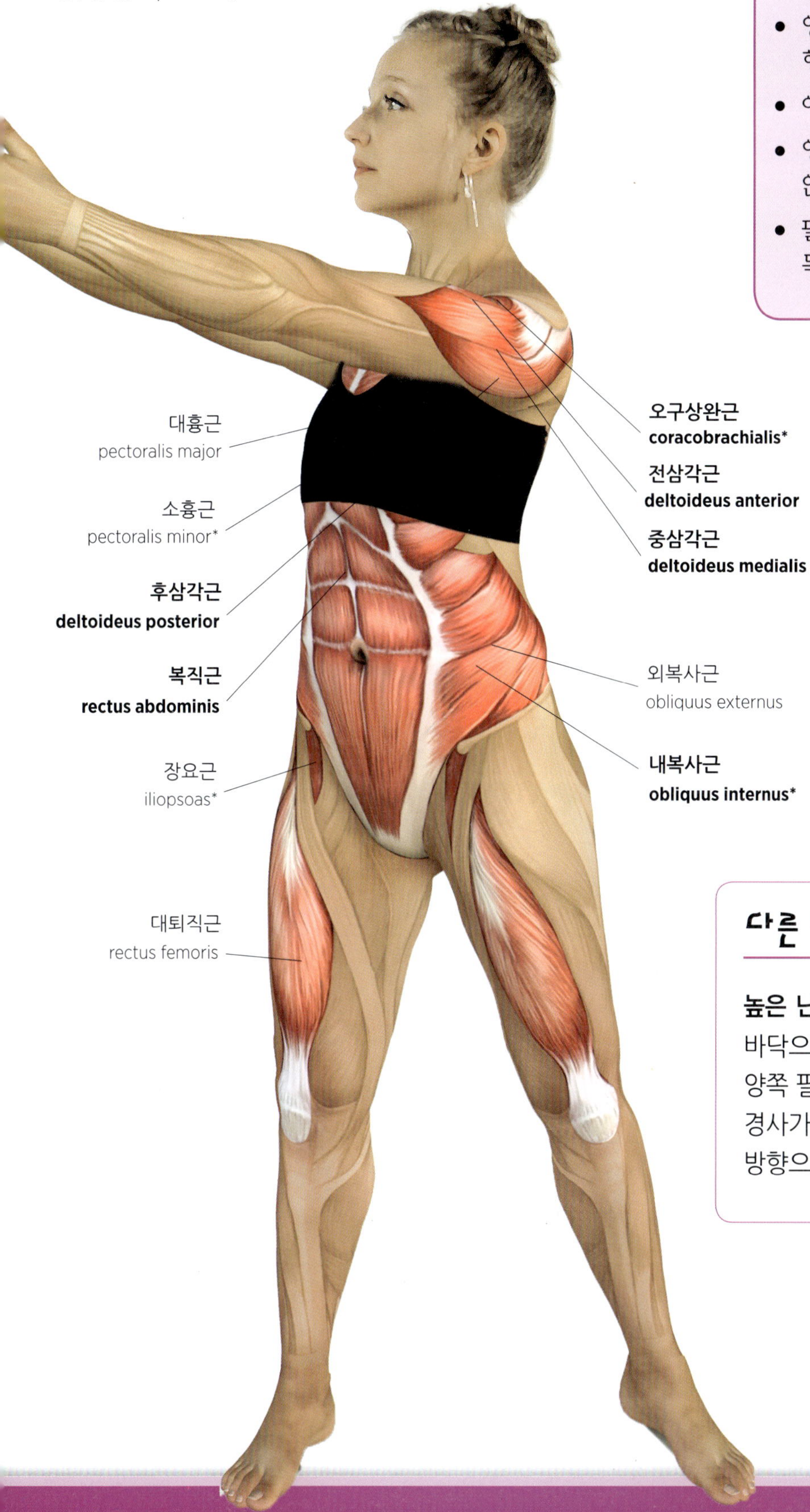

팩트 파일

목표 근육
- 복부
- 복사근
- 이께

유형
- 동적

장점
- 회전에 사용되는 복사근의 가동
- 코어의 강화

주의사항
- 어깨 문제
- 엉덩이 문제
- 허리 통증

다른 버전

높은 난이도: 반대쪽 발을 바닥으로부터 들어올리면서, 양쪽 팔을 더 멀리 뻗고, 경사가 더 큰 대각선 방향으로 들어올린다.

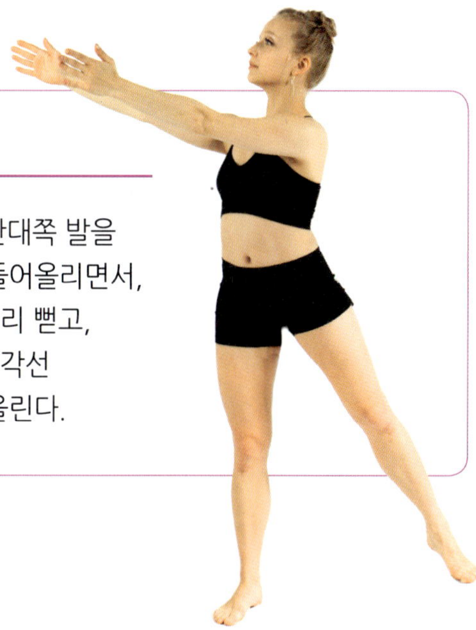

트라이앵글 요가 스트레치

(Triangle Yoga Stretch)

전통적인 요가 포즈인 트라이앵글 스트레치는 고관절을 가동시키면서 몸통과 척추를 스트레칭한다. 이것은 코어를 강화하고 어깨의 올바른 정렬에 도움을 준다.

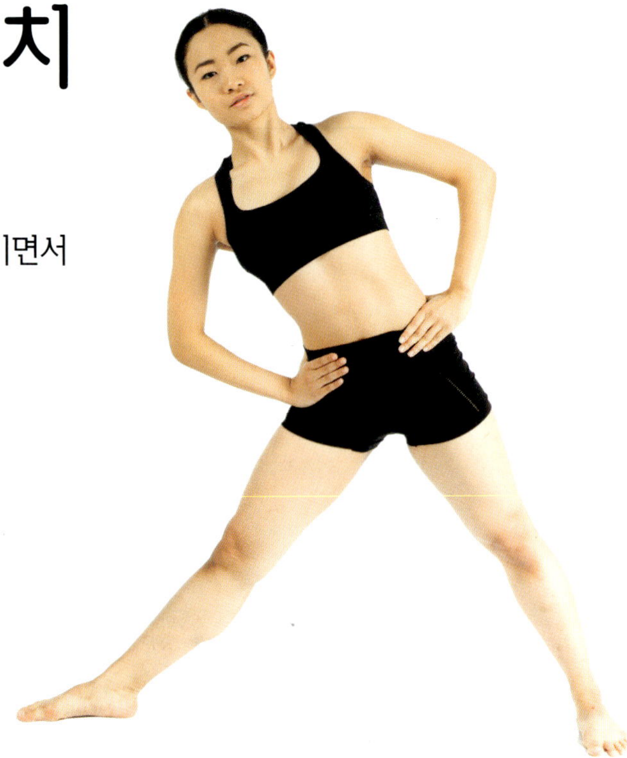

운동 방법

- 양 발을 어깨너비보다 약간 더 벌리고 선 자세를 취한다.
- 들이쉬면서, 양 팔을 옆으로 들어올린다. 양 팔은 바닥과 수평을 이루어야 하고, 손바닥은 아래쪽 방향으로 향하게 한다.
- 양쪽 무릎을 굽히지 않고 천천히 내쉬면서, 양쪽 발꿈치를 축으로 오른발을 오른쪽으로 돌리고, 왼쪽 발도 약간 오른쪽으로 돌린다. 양쪽 발꿈치는 일직선을 유지한다.
- 편안하게 할 수 있을 만큼 몸통을 오른쪽으로 기울인다. 이때 양 팔은 바닥과 수평을 이루어야 한다.
- 오른팔을 아래로 내려 오른손을 정강이나 발목에 댄다. 이와 동시에, 왼쪽 팔을 천장 쪽으로 뻗는다.
- 양쪽 팔을 지레대로 사용하여 부드럽게 척추와 몸통을 반시계방향으로 비튼다. 이때 척추의 축은 바닥과 수평을 이룬다. 양 팔을 반대 방향으로 서로 멀어지게 한다. 머리를 돌려 왼쪽 엄지를 쳐다봄으로써 척추를 조금 더 강하게 비튼다.
- 권장시간 동안 자세를 유지하고, 들이쉬면서 뻗은 양 팔을 시작자세로 돌릴 때, 뒤쪽 발꿈치로 바닥을 강하게 누른다. 발의 위치를 바꾸어 반대쪽도 실시한다.

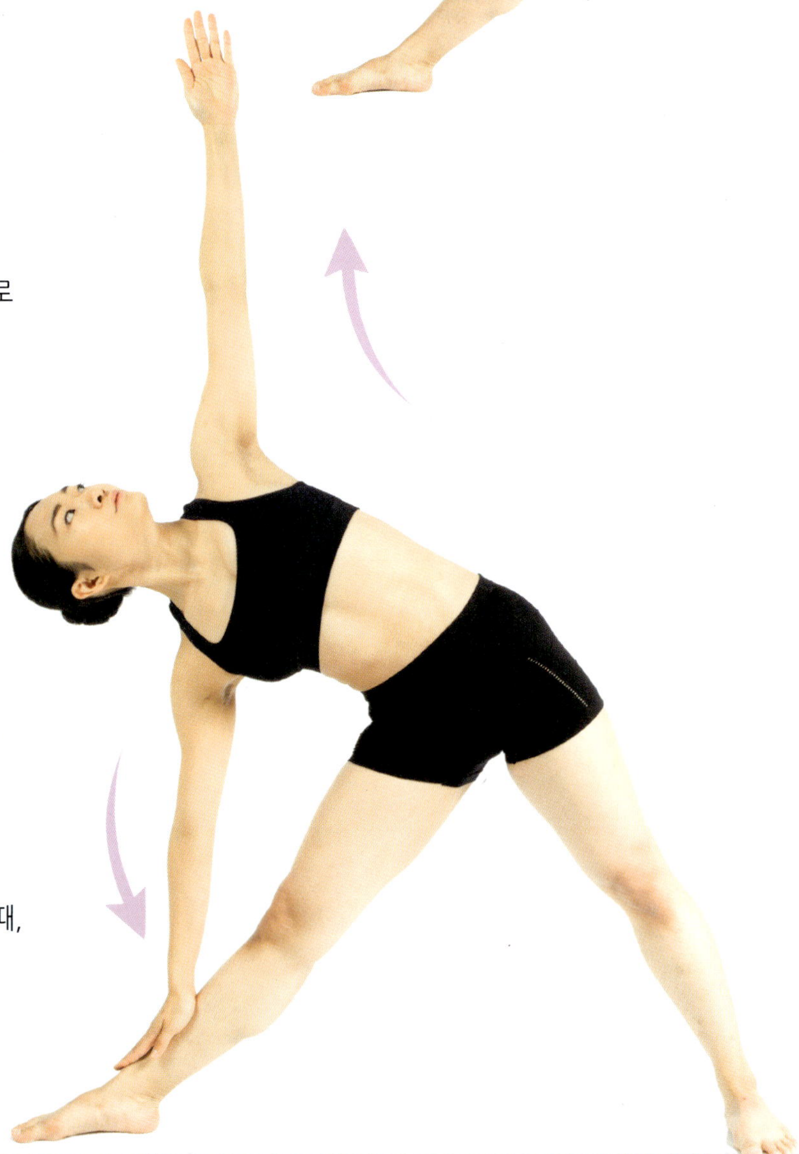

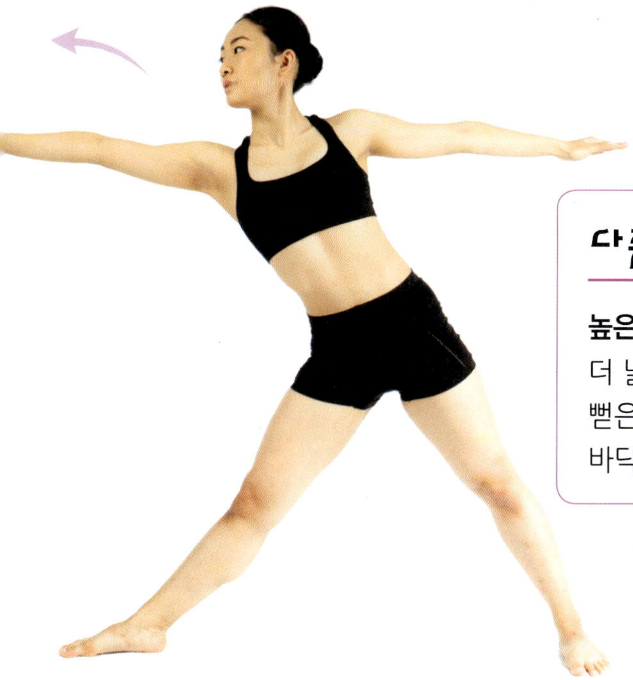

다른 버전

높은 난이도: 양쪽 다리를 더 넓게 스트레칭하고, 뻗은 발의 가쪽 측면의 바닥에 한 손을 배치한다.

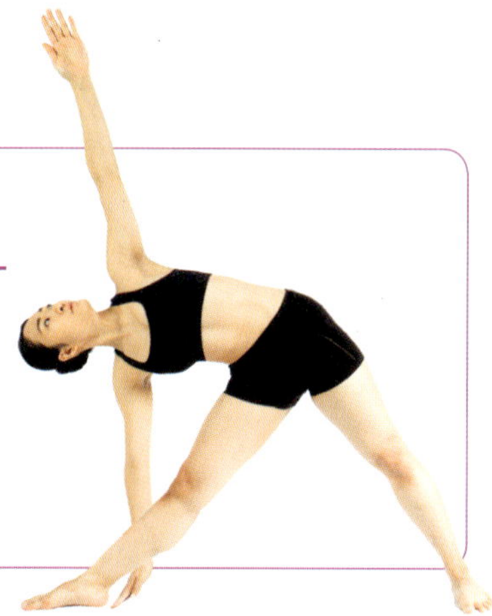

주석(**Anotation Key**)

굵은 글자는 목표 근육(**target muscles**)을 의미한다.
가는 글자는 본 운동에 작용하는 다른 근육들을 의미한다.
* 심부 근육(deep muscles)

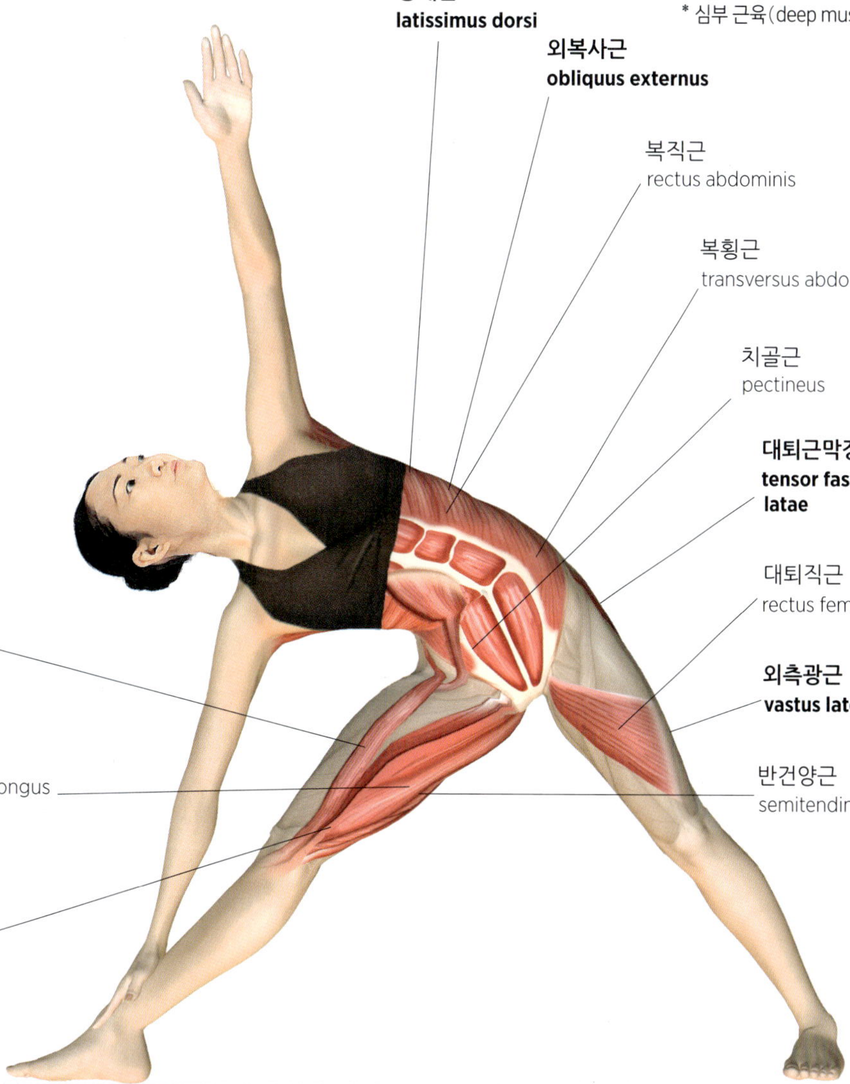

팩트 파일

목표 근육

- 어깨
- 가슴
- 복부
- 척추
- 다리

유형

- 정적

장점

- 어깨, 가슴, 척추 및 다리의 신장
- 스트레스 해소
- 소화 촉진
- 폐경기 증상 완화
- 요통 완화

주의사항

- 설사
- 두통
- 고혈압이나 저혈압
- 목 문제

올바른 수행의 팁

- 앞쪽 무릎을 타이트하게 유지하고, 발, 정강이 및 허벅지의 중심과 일직선으로 정렬한다.
- 만약 발이 불안정하다면, 뒤쪽 발의 발꿈치를 벽에 댄다.
- 엉덩이를 한쪽으로 비틀지 않는다.

익스텐디드 사이드 앵글 요가 스트레치

(Extended Side Angle Yoga Stretch)

익스텐디드 사이드 앵글 요가 스트레치는 몸통의 측면을 이완시키는 좋은 포즈이다. 또한 이것은 다리, 코어 및 상부 몸통을 강화시킨다.

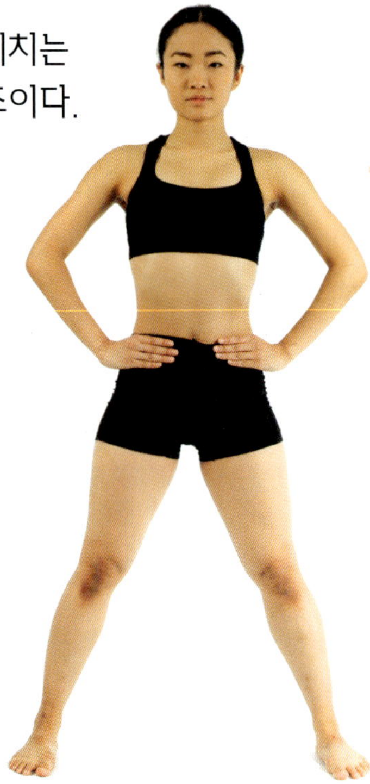

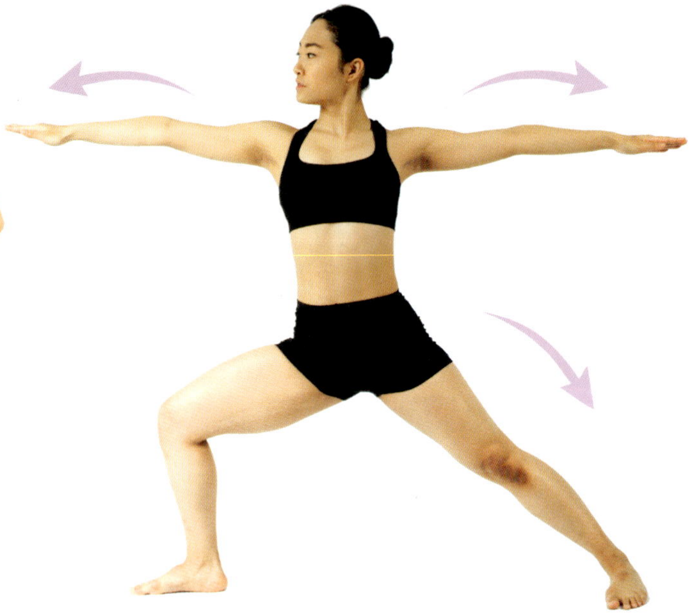

운동 방법

- 양 팔을 몸통 옆에 붙이고 선 자세를 취한다. 양쪽 발을 3~4 피트 정도 벌린다. 오른쪽 발을 90°까지 돌리고, 왼쪽 발을 약간 안쪽으로 돌린다.
- 오른쪽 발을 오른쪽으로 몇 인치를 내딛고, 오른쪽 발의 발꿈치와 왼쪽 발의 족궁이 같은 선상에 놓이도록 한다. 바닥과 수평되게 양 팔을 옆으로 벌린다.
- 왼쪽 다리를 쭉 펴고 허벅지를 약간 내회전시킨다. 체중을 왼쪽 발의 새끼발가락으로 이동시킨다. 내쉬면서 몸통을 오른쪽으로 뻗는다. 그리고 오른손을 오른쪽 발의 가쪽면 바닥으로 뻗는다.
- 들이쉬면서 왼팔을 천장 쪽으로 뻗는다. 왼손이 바닥 쪽을 향하도록 손을 돌린다. 내쉬면서 왼쪽 귀 위로 팔을 뻗고 팔 전체를 외회전시킨다.
- 들이쉬면서 몸통을 길게 신장하고, 그 다음 내쉬면서 신체의 왼쪽 면을 천장 쪽으로 돌린다.
- 시선을 위쪽으로 돌린다. 권장시간 동안 자세를 유지하고, 반대쪽도 실시한다.

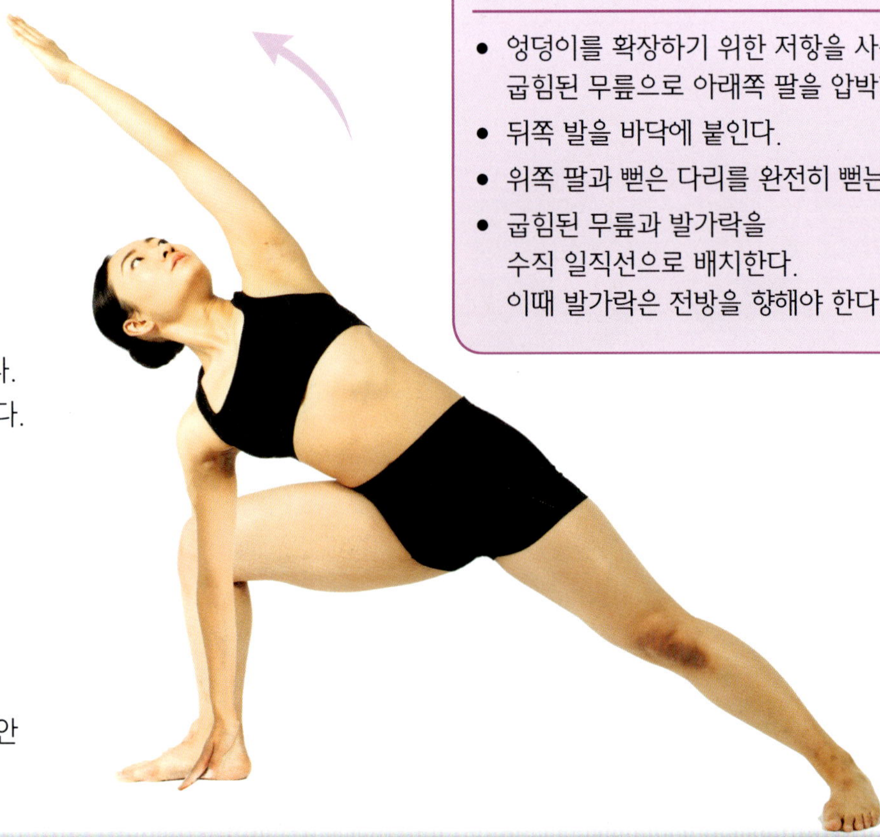

올바른 수행의 팁

- 엉덩이를 확장하기 위한 저항을 사용하여, 굽힘된 무릎으로 아래쪽 팔을 압박한다.
- 뒤쪽 발을 바닥에 붙인다.
- 위쪽 팔과 뻗은 다리를 완전히 뻗는다.
- 굽힘된 무릎과 발가락을 수직 일직선으로 배치한다. 이때 발가락은 전방을 향해야 한다.

주석(Anotation Key)

굵은 글자는 목표 근육(target muscles)을 의미한다.
가는 글자는 본 운동에 작용하는 다른 근육들을 의미한다.
* 심부 근육(deep muscles)

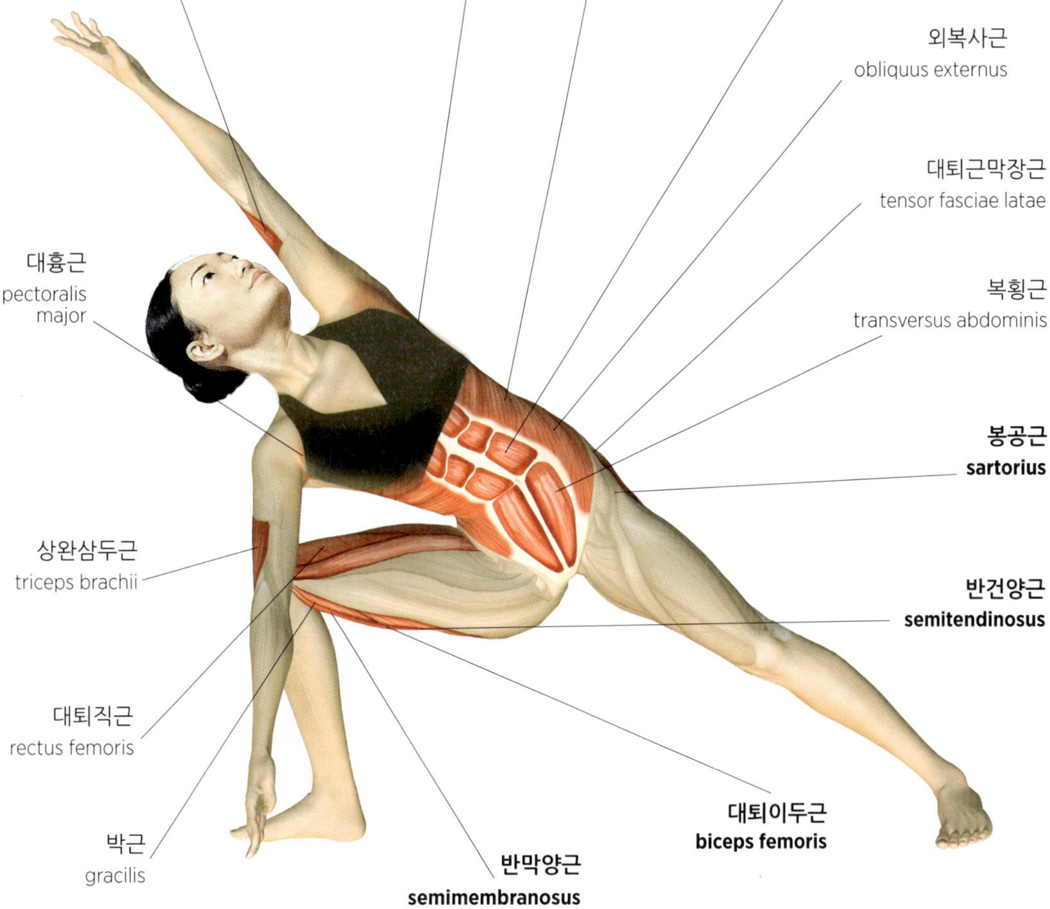

팩트 파일

목표 근육

- 대퇴사두근
- 둔부
- 고관절 내전근
- 슬괵근
- 복사근
- 늑곽
- 가슴
- 어깨

유형

- 정적

장점

- 엉덩이, 서혜부, 몸통 측면 및 척추의 신장
- 허벅지, 무릎 및 발목의 강화와 신장
- 코어의 강화

주의사항

- 무릎 문제
- 어깨 문제
- 고혈압이나 저혈압
- 목 문제

다른 버전

낮은 난이도: 만약 여러분이 바닥에 닿기 어렵다면, 블록 위에 손을 놓는다. 또한 허벅지 위에 전완을 올려 놓을 수도 있다.

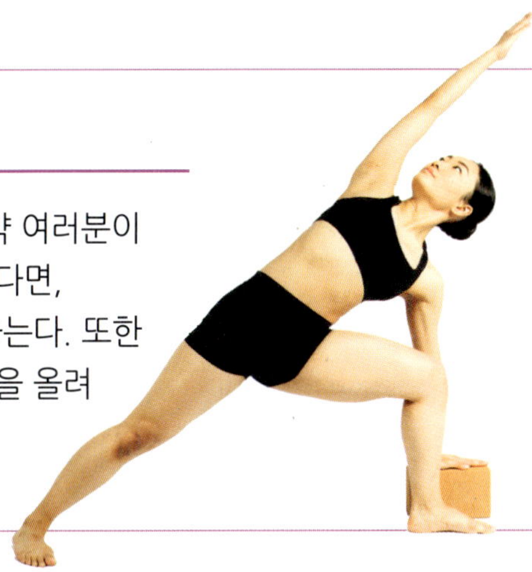

다른 버전

높은 난이도: 바운드 버전을 수행하기 위해, 아래쪽 팔로 굽힘된 다리의 허벅지 밑을 감싼다. 그리고 양 손을 잡기 위해 다른 쪽 팔을 등 뒤에 배치한다.

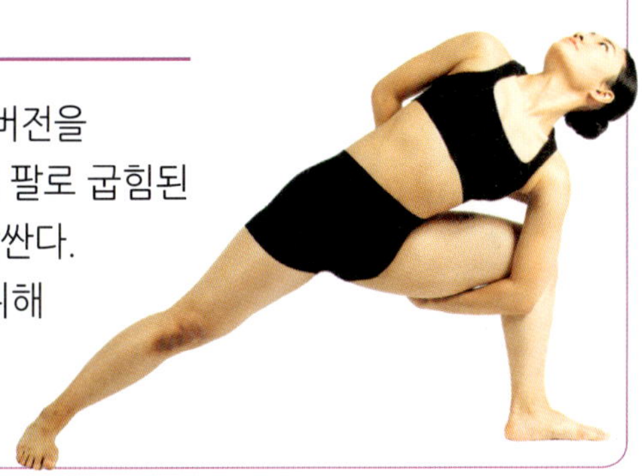

하프 문 요가 스트레치 (Half Moon Yoga Stretch)

하프 문은 엉덩이를 확장하고 슬괵근을 스트레칭한다. 또한 이것은 균형과 협응을 향상시키는데 도움을 주고, 하나의 손과 하나의 발에 모든 체중이 실릴 수 있는 균형을 요구한다.

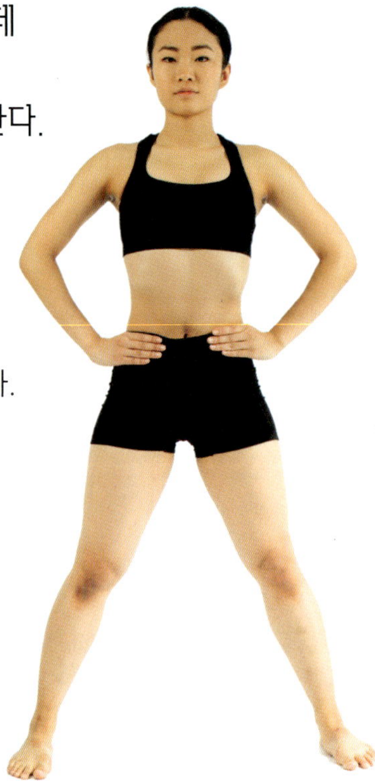

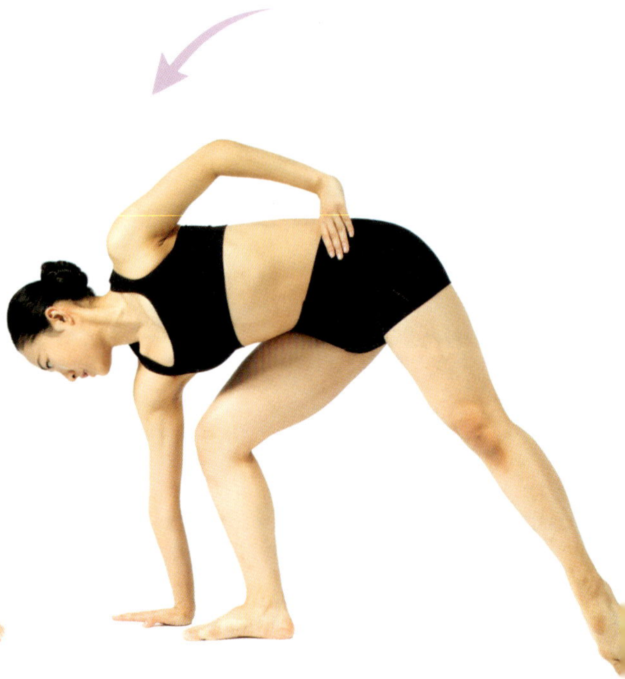

운동 방법

- 오른손의 손바닥이나 손가락끝을 아래쪽 다리의 정강이나 바닥 위에 놓는 트라이앵글 요가 스트레치의 자세를 취한다. 오른발 쪽을 응시하고, 왼손을 엉덩이 위에 댄다.
- 오른쪽 무릎을 약간 굴곡하고, 가운데발가락의 끝과 수직 일직선을 유지하는 동시에, 체중을 왼쪽 다리로 이동하면서 오른발을 약 12인치 정도 내딛는다.
- 왼쪽 다리를 고관절 높이까지 들어올리는 동안, 오른쪽 다리를 쭉 뻗는다. 왼쪽 다리를 중립위로 유지하고, 발을 배측굴곡한다.
- 여러분이 균형을 찾으면, 왼팔을 천장 쪽으로 뻗고, 가슴을 확장한다.
- 권장 호흡을 유지하고, 반대쪽도 실시한다.

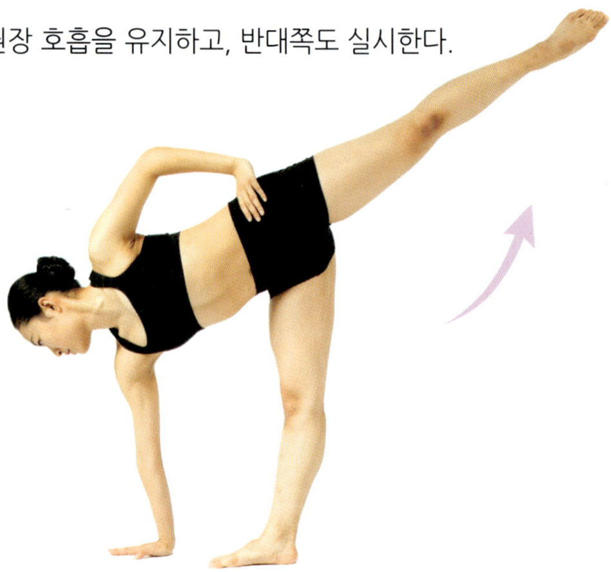

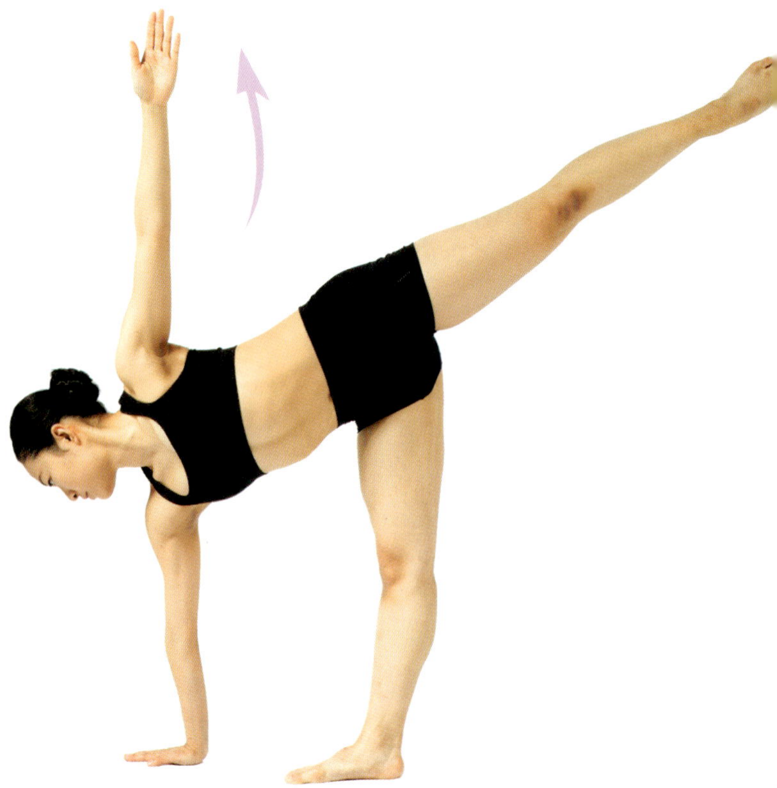

주석(Anotation Key)

굵은 글자는 목표 근육(target muscles)을 의미한다.
가는 글자는 본 운동에 작용하는 다른 근육들을 의미한다.
* 심부 근육(deep muscles)

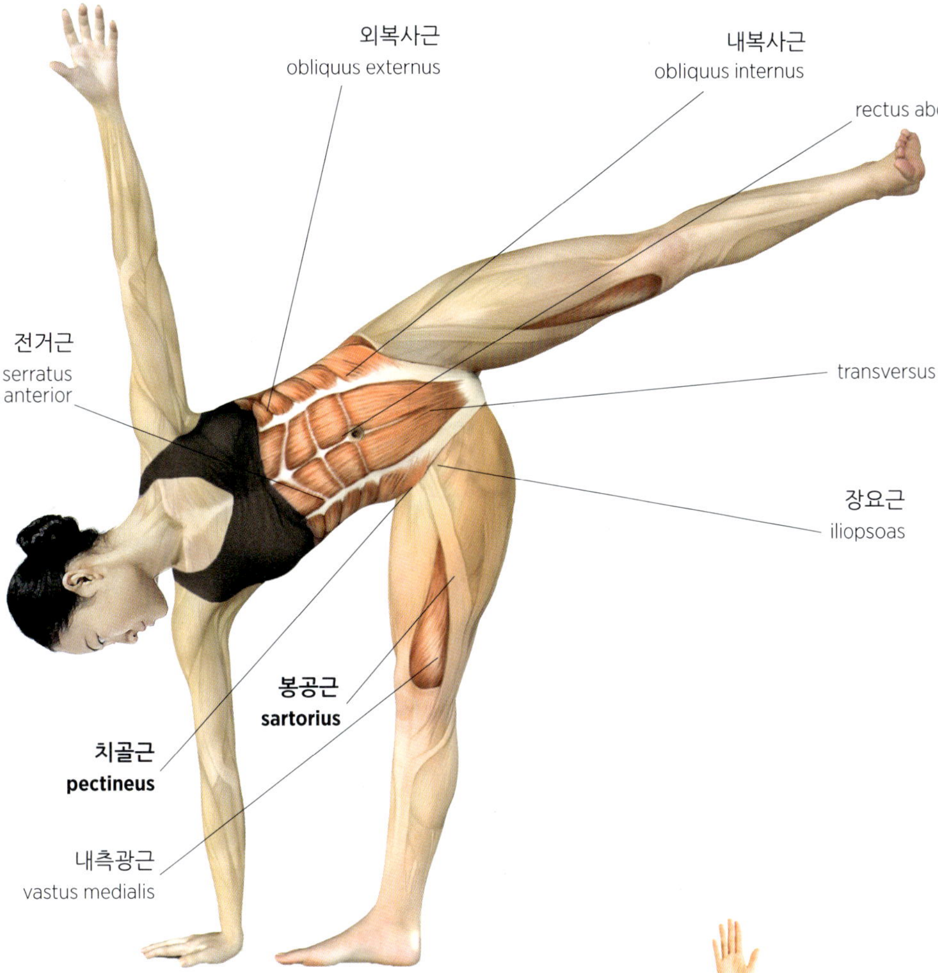

팩트 파일

목표 근육
- 척추
- 고관절 내전근
- 슬괵근
- 늑골
- 가슴
- 어깨

유형
- 정적

장점
- 엉덩이, 서혜부, 몸통, 팔 및 척추의 신장
- 허벅지와 발목의 강화
- 소화와 배설물 촉진
- 균형 향상

주의사항
- 무릎 문제
- 어깨 문제
- 고혈압이나 저혈압
- 목 문제

다른 버전

낮은 난이도: 지탱하려는 손이 바닥에 닿지 않을 것 같은 느낌이 들면, 여러분의 안정을 위해 블록을 사용한다.

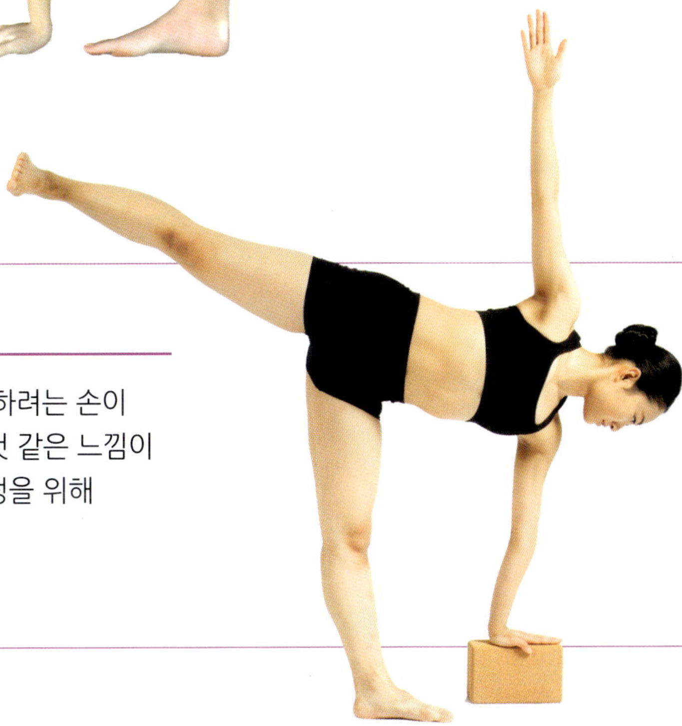

올바른 수행의 팁

- 들어올린 손을 응시한다.
- 배측굴곡된 발로 뒤쪽에 위치한 벽을 민다는 상상을 한다.
- 지탱하는 발이 안쪽으로 회전되어서는 안된다.
- 지탱하는 다리의 무릎이 비틀려서 정렬을 벗어나서는 안된다.

머메이드 스트레치 (Mermaid Stretch)

머메이드 스트레치로 타이트한 복사근을 스트레칭하고 어깨를 이완시켜 보자.
필라테스에서 영감을 얻은 이 운동은 주요 호흡근인 늑간근에도 작용한다.

운동 방법

- 양쪽 무릎을 굴곡하고 앉은 자세에서 양쪽 다리를 왼쪽으로 치우친다.
- 들이쉬면서 왼손을 왼쪽 발목의 가쪽면에 배치하고, 오른팔을 위쪽으로 뻗는다.
- 내쉬면서, 몸통을 왼쪽으로 측굴시킨다. 그리고 오른팔을 머리 위로 뻗는다. 이때 시선을 위쪽 방향으로 향한다.
- 권장시간 동안 자세를 유지한 후, 반대쪽도 실시한다.

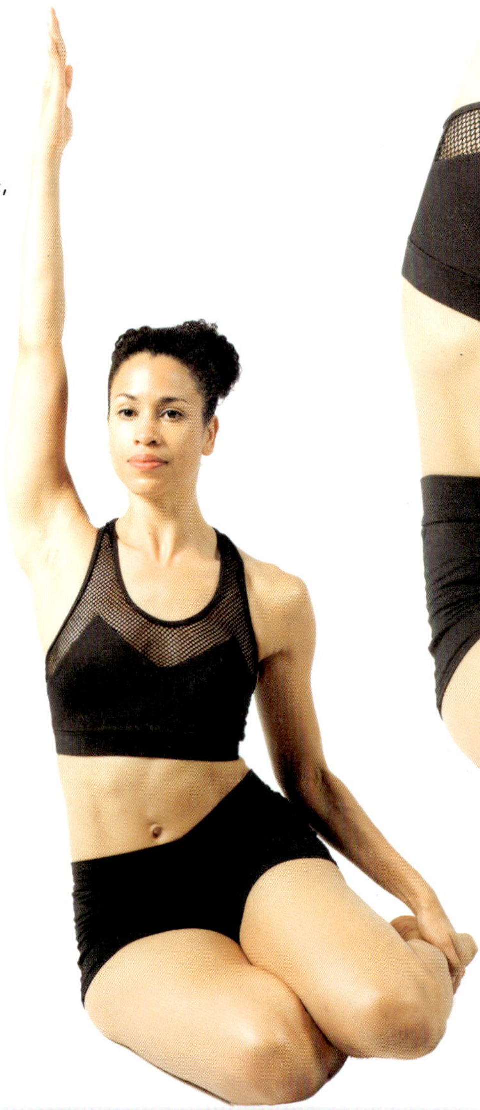

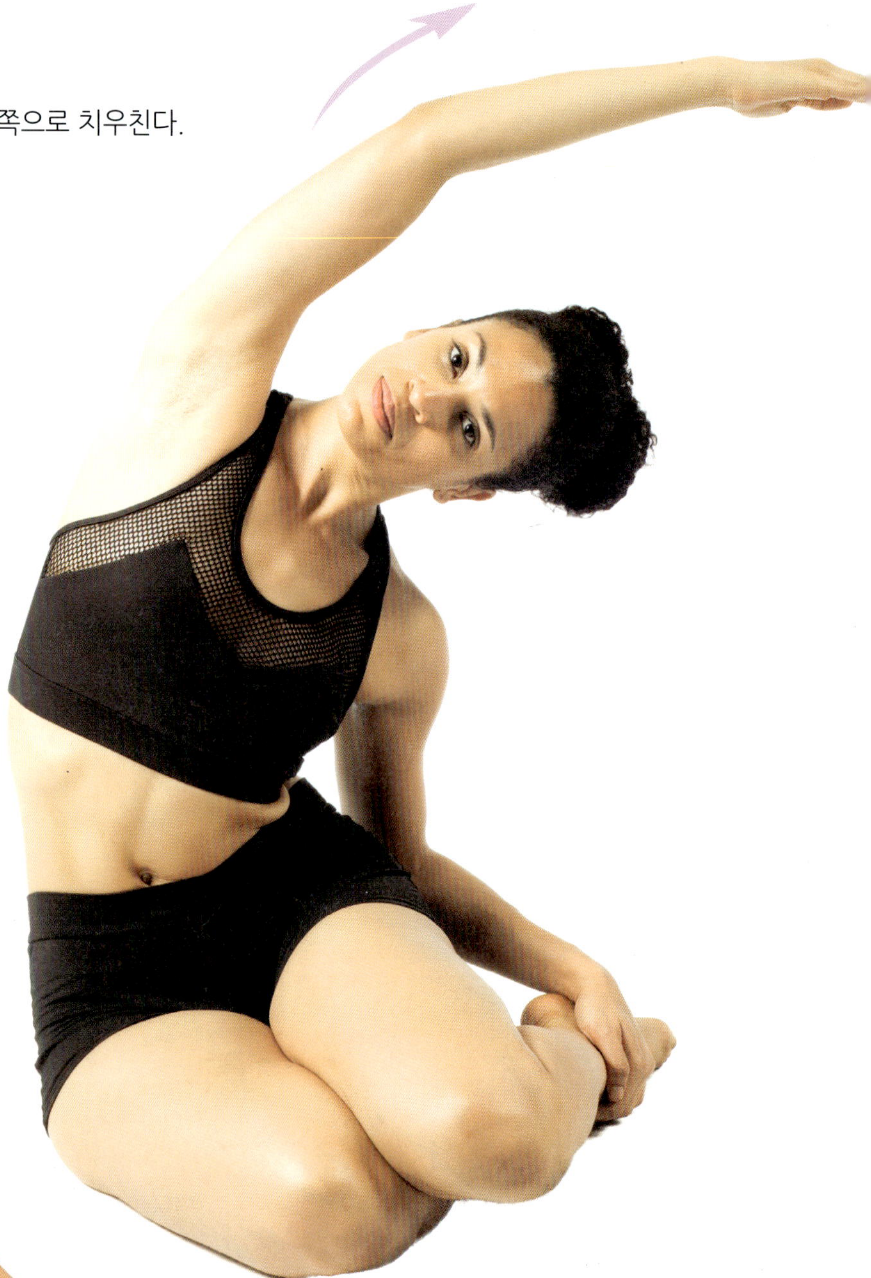

주석(Anotation Key)

굵은 글자는 목표 근육(target muscles)을 의미한다.
가는 글자는 본 운동에 작용하는 다른 근육들을 의미한다.
* 심부 근육(deep muscles)

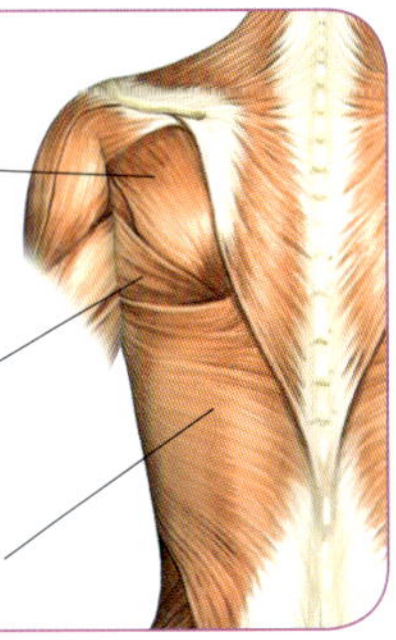

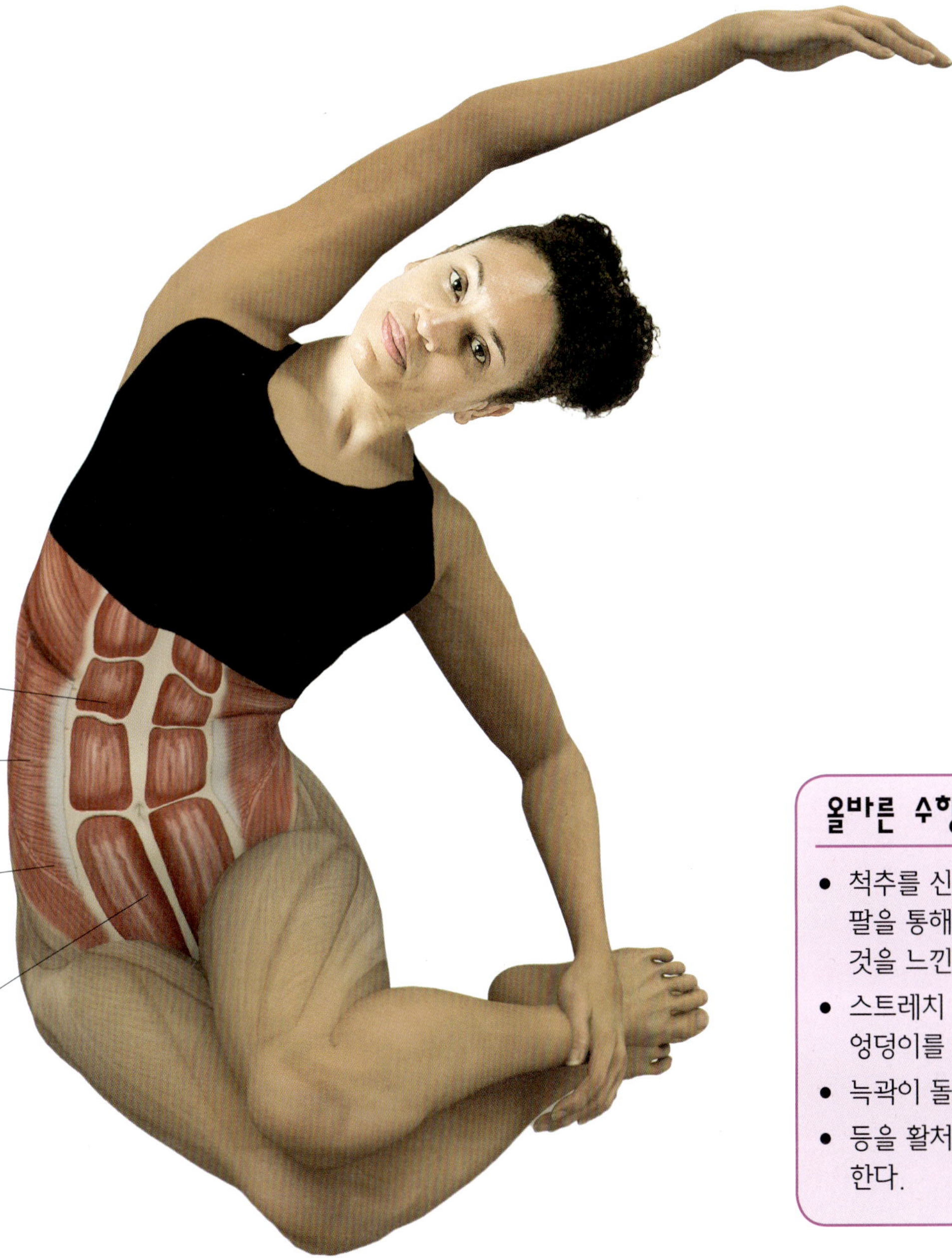

팩트 파일

목표 근육
- 복사근
- 복부
- 중간등

유형
- 정적

장점
- 몸통 측면의 스트레치 강화
- 어깨 확장
- 목 통증 감소

주의사항
- 척추 손상
- 어깨 문제

올바른 수행의 팁
- 척추를 신장하고 들어올린 팔을 통해 에너지가 방출되는 것을 느낀다.
- 스트레치 내내 아래쪽 엉덩이를 바닥 위에 붙인다.
- 늑곽이 돌출되지 않아야 한다.
- 등을 활처럼 휘지 않아야 한다.

하프 스트래들 스트레치

(Half Straddle Stretch)

하프 스트래들 스트레치는 아래 몸통과 다리에 이점을 주고, 엉덩이를 확장시키고, 복사근, 허벅지, 대퇴사두근 및 장딴지 근육을 신장시킨다.

운동 방법

- 양쪽 무릎을 굴곡하고 똑바로 앉는다.
- 오른쪽 무릎을 그대로 굴곡한 채 바닥 쪽으로 내린다. 그리고 양반다리 하듯이 오른발을 서혜부 쪽으로 당긴다.
- 왼쪽 다리를 쭉 뻗어서 왼쪽으로 벌린다.
- 스트레칭할 때 허리를 지지하기 위해, 양쪽 팔을 여러분 뒤쪽의 바닥 위에 배치한다.
- 권장시간 동안 자세를 유지한 후, 스트레치를 해제한다. 그리고 반대쪽도 실시한다.

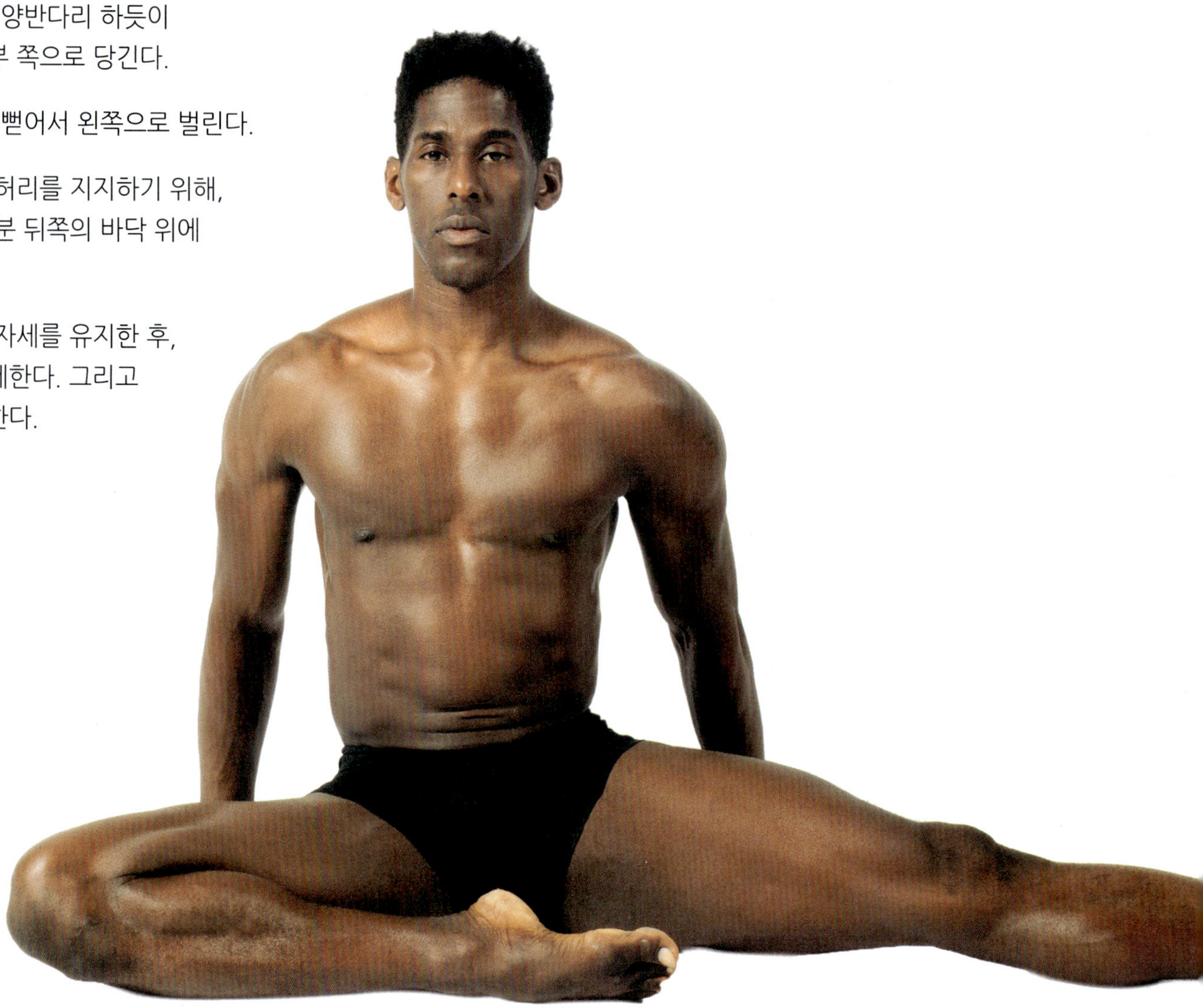

팩트 파일

목표 근육
- 슬괵근
- 대퇴사두근
- 허벅지 안쪽
- 장딴지
- 복사근

유형
- 정적

장점
- 복사근, 대퇴사두근, 슬괵근의 신장
- 하체 유연성의 향상

주의사항
- 서혜부 손상
- 허리 문제

주석(Anotation Key)

굵은 글자는 목표 근육(target muscles)을 의미한다.
가는 글자는 본 운동에 작용하는 다른 근육들을 의미한다.
* 심부 근육(deep muscles)

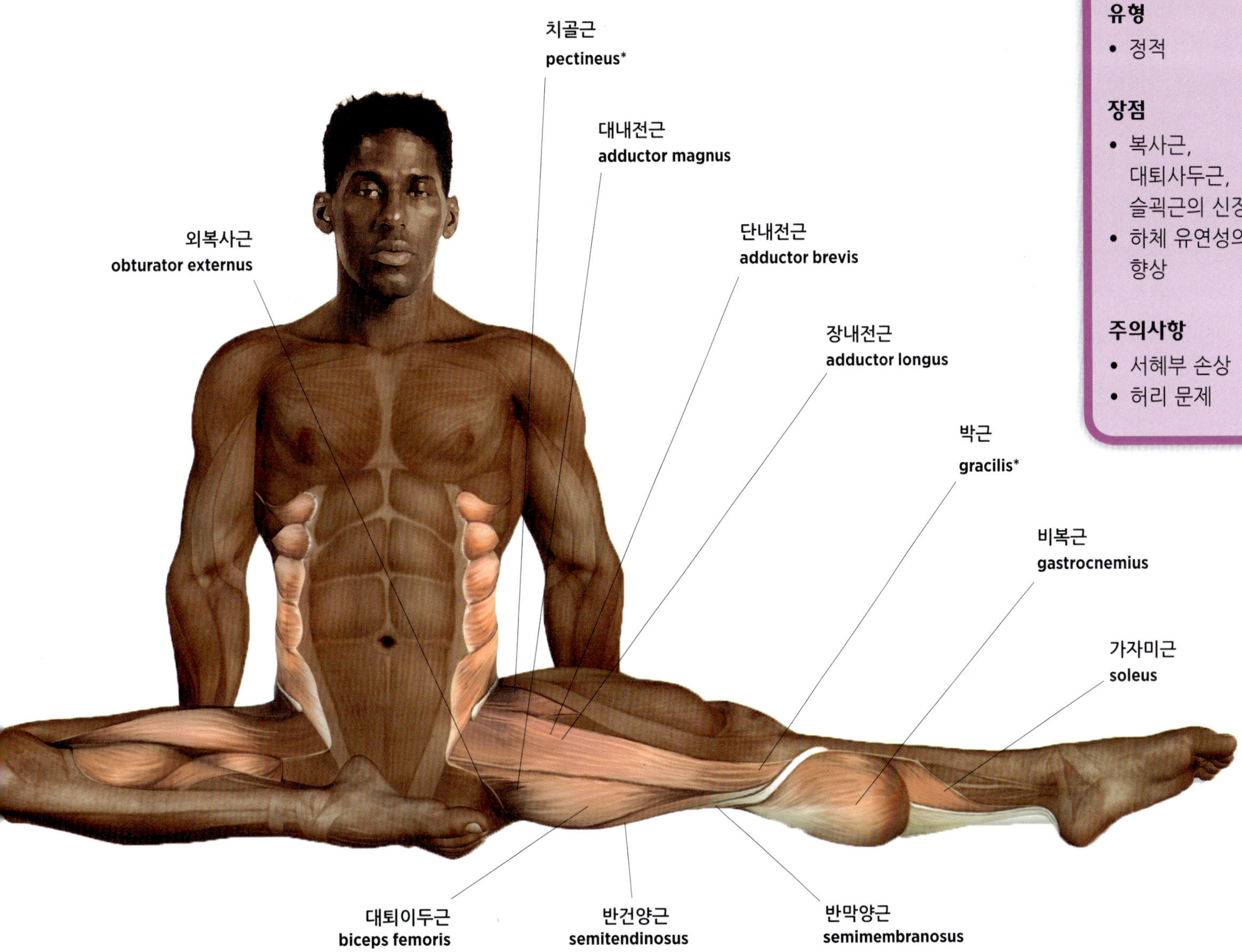

올바른 수행의 팁
- 필요하다면, 안정성을 위하고 관골을 바닥에 잘 정렬하기 위해, 등을 소파에 기댄다.
- 바닥에 놓인 허벅지가 떨어지지 않고 바닥에 잘 놓여 있어야 한다.

사이드-리닝 하프 스트래들 (Side-Leaning Half Straddle)

사이드-리닝 하프 스트래들은 하프 스트래들 스트레치에 의해 제공되는 이점을 증가시키고, 몸통을 측방굴곡할 때 복사근에 대한 효과를 향상시킨다.

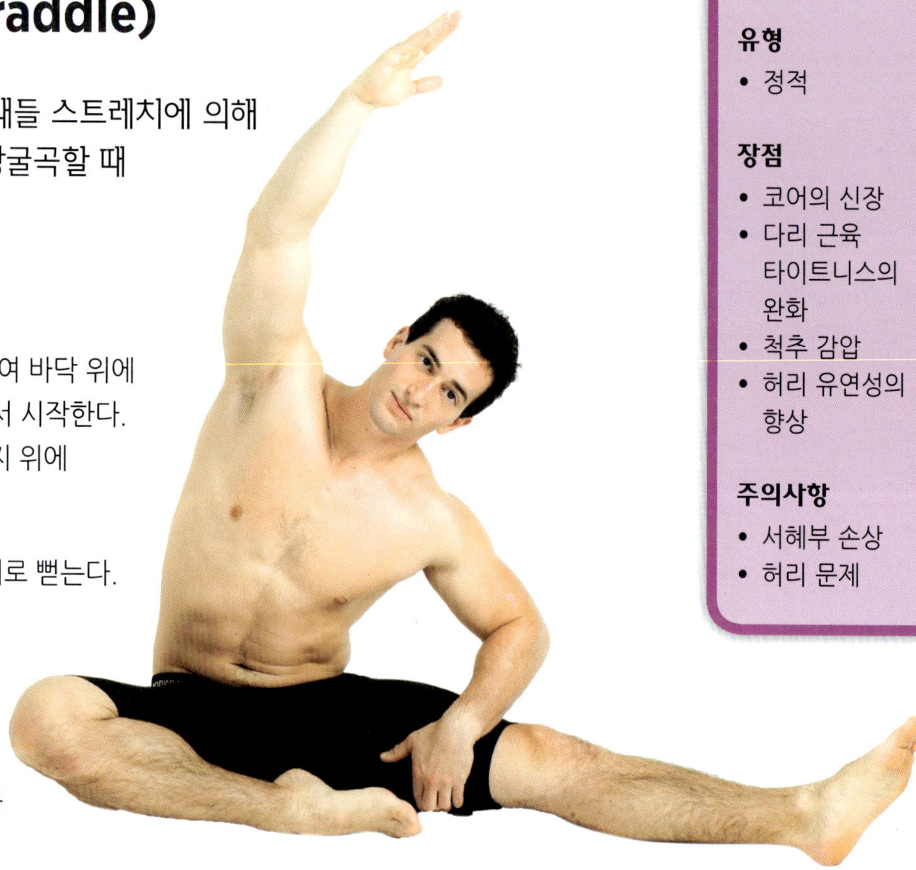

운동 방법

- 똑바로 앉은 자세에서 오른쪽 무릎을 굴곡하여 바닥 위에 내려놓은 하프 스트래들 스트레치의 자세에서 시작한다. 왼쪽 팔꿈치를 굴곡한 후, 전완을 왼쪽 허벅지 위에 올려놓는다.
- 손바닥을 안쪽으로 하고 오른쪽 팔을 머리 위로 뻗는다.
- 고관절을 약간 앞쪽으로 굴곡하고, 오른쪽을 따라 편안한 스트레칭을 느낄 때까지 천천히 왼쪽으로 측방굴곡한다.
- 권장시간 동안 자세를 유지한 후, 스트레치를 해제한다. 그리고 반대쪽도 실시한다.

팩트 파일

목표 근육
- 복사근
- 대퇴사두근
- 장딴지
- 슬괵근

유형
- 정적

장점
- 코어의 신장
- 다리 근육 타이트니스의 완화
- 척추 감압
- 허리 유연성의 향상

주의사항
- 서혜부 손상
- 허리 문제

올바른 수행의 팁

- 엉덩이로부터 기울이고, 상부 몸통을 길게 신장한다.
- 바닥으로부터 둔부를 들어올리지 않는다.

다른 버전

높은 난이도: 허벅지 위에 놓인 팔꿈치와 전완을 허벅지 안쪽의 바닥 위에 내려놓는다.

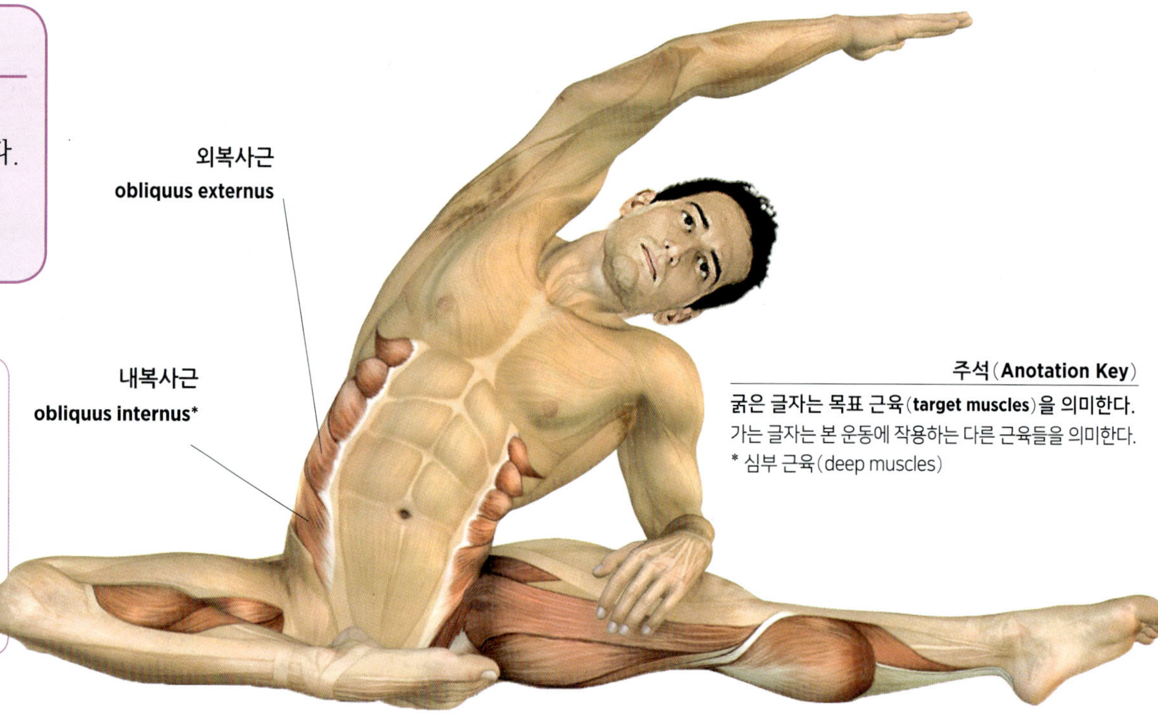

주석(Anotation Key)

굵은 글자는 목표 근육(target muscles)을 의미한다.
가는 글자는 본 운동에 작용하는 다른 근육들을 의미한다.
* 심부 근육(deep muscles)

라잉-다운 아치 스트레치

(Lying-Down Arch Stretch)

라잉-다운 아치 스트레치는 전신의 길이를 따라 당기는데 효율적이다. 이 운동은 손가락끝과 발가락을 서로 반대 방향으로 뻗으므로써, 복부, 늑간근 및 허리의 타이트니스를 완화시킨다.

팩트 파일

목표 근육
- 복부
- 중간등
- 늑곽

유형
- 정적

장점
- 허리 통증 완화
- 복부 타이트니스 감소

주의사항
- 등 통증
- 어깨 통증

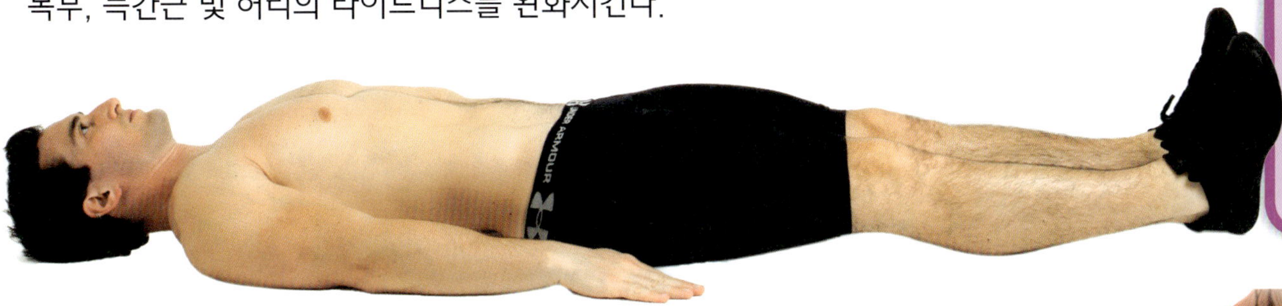

운동 방법

- 바로 누운 자세에서 양쪽 다리를 쭉 뻗고, 발가락끝을 뾰족하게 한다.
- 양 팔을 바닥 위에 놓고 머리 위로 뻗는다.
- 양쪽 팔의 상완이두근이 귀에 붙어야 하고, 손가락끝이 발과 반대되는 방향으로 뾰족해야 한다.
- 스트레칭을 할 때 전신의 길이를 따라 당기고, 손가락끝과 발가락끝을 반대되는 방향으로 뻗는다.
- 천천히 이완하고 시작자세로 돌아간다.

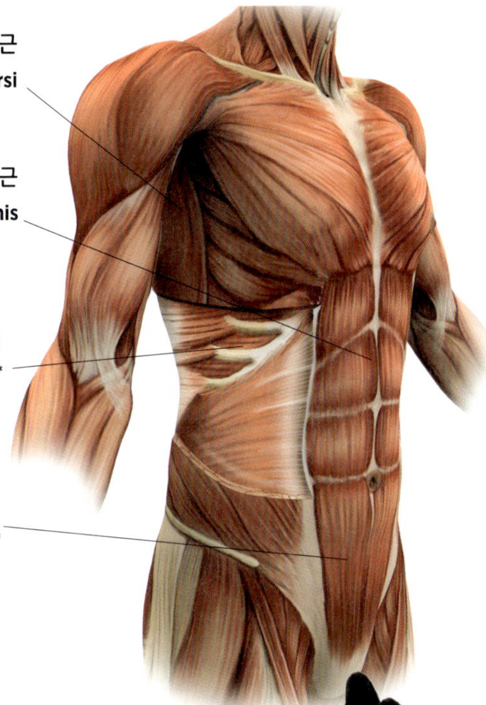

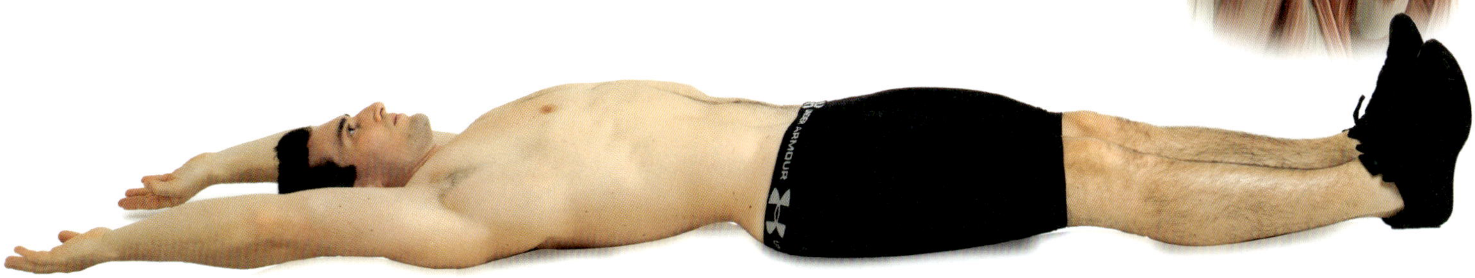

주석(Anotation Key)

굵은 글자는 목표 근육(target muscles)을 의미한다.
가는 글자는 본 운동에 작용하는 다른 근육들을 의미한다.
* 심부 근육(deep muscles)

올바른 수행의 팁

- 손가락끝에서 발가락 까지 긴 일직선을 형성한다.
- 허리가 과도하게 활처럼 휘어지지 않아야 한다.

리볼브드 헤드-투-니이 요가 스트레치

(Revolved Head-to-Knee Yoga Stretch)

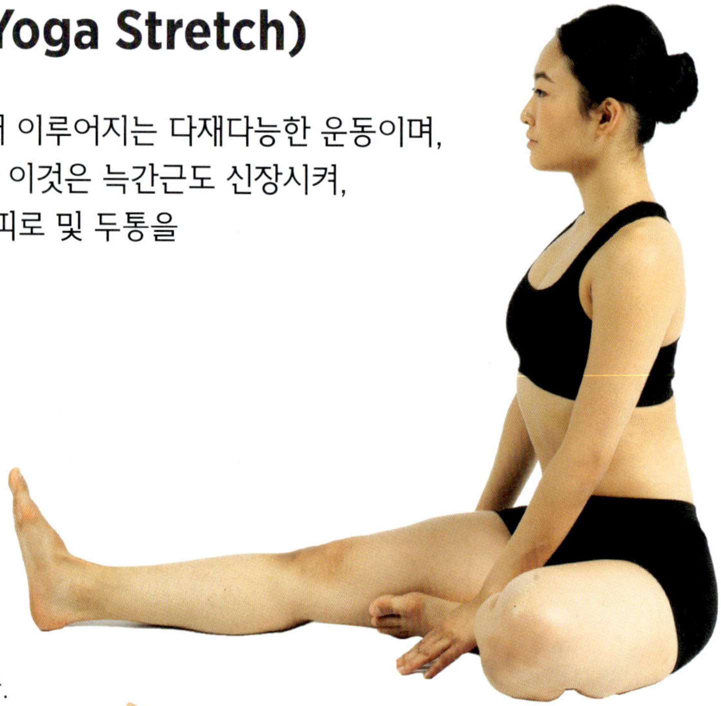

리볼브드 헤드-투 니이 스트레치는 앉은 자세에서 이루어지는 다재다능한 운동이며, 복사근, 어깨, 척추 및 슬괵근을 관여시킨다. 또한 이것은 늑간근도 신장시켜, 폐의 용량을 증가시키는데 도움을 준다. 월경통, 피로 및 두통을 완화하기 위해 이 운동을 수행해 보자.

운동 방법

- 양쪽 다리를 앞쪽으로 쭉 뻗고 앉는다.
  이때 발목을 배측굴곡한다.
- 왼쪽 무릎을 굴곡하여 서혜부 쪽으로
  발꿈치를 당긴다.
  그리고 왼쪽 발바닥을 오른쪽 허벅지 안쪽면에 댄다.
  왼쪽 정강이와 오른쪽 허벅지는 직각을 이루어야 한다.
  양쪽 좌골을 바닥 쪽으로 당긴다.
- 들이쉬면서 척추를 쭉 위쪽으로 들어올린다. 내쉬면서
  몸통을 왼쪽으로 약간 돌려 오른쪽 다리와 일직선을 만든다.
  발을 배측굴곡하고 다리의 뒤쪽 부분을 바닥 쪽으로
  밀기 위해 오른쪽 허벅지 근육을 수축한다.
- 몸통을 오른쪽 다리 위로 굽힘시키기 위해, 내쉬면서 흉골을
  앞쪽으로 스트레칭한다. 오른손으로 오른발의
  안쪽면을 잡는다.
- 오른쪽으로 아치를 그리도록 왼팔을 머리 위로 뻗는다.
  그리고 몸통을 천장 쪽으로 돌린다. 왼손을 오른발 쪽으로 뻗는다.
  오른쪽 다리 위로 몸을 굽히면서 얼굴을 위쪽으로 돌린다.
  내쉴 때마다, 척추를 신장하고,
  내쉴 때마다 스트레칭을 더 깊게 한다.
- 권장시간 동안 자세를 유지한 후,
  시작자세로 돌아간다. 그리고
  반대쪽도 실시한다.

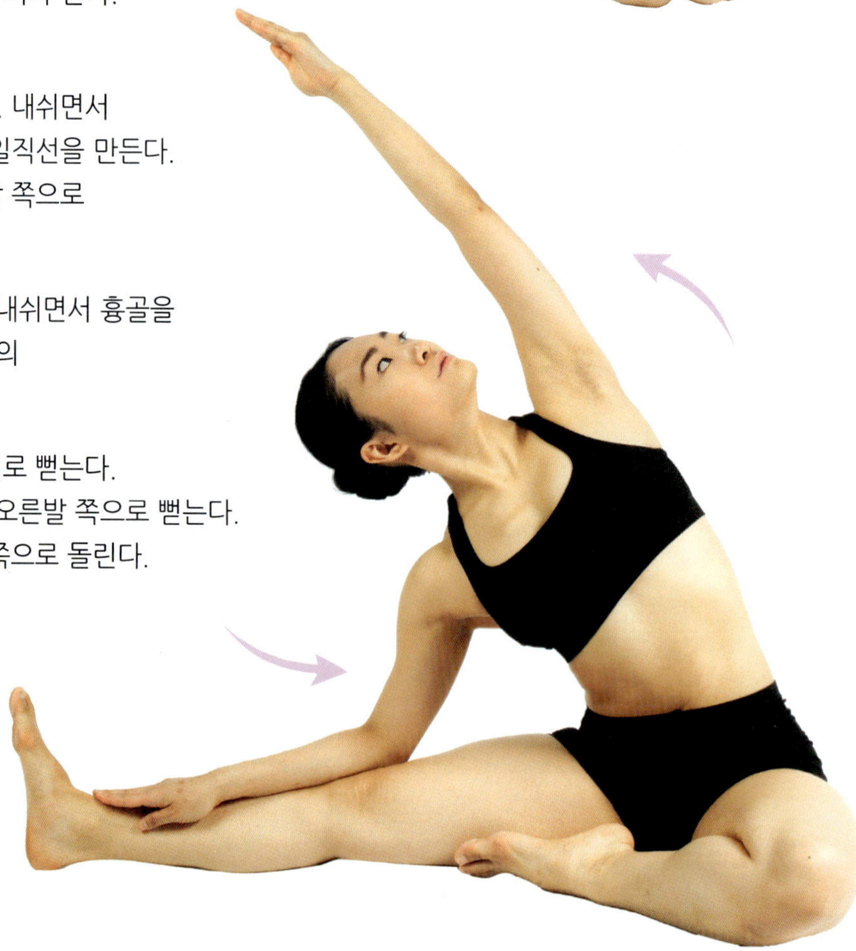

주석(Anotation Key)

굵은 글자는 목표 근육(target muscles)을 의미한다.
가는 글자는 본 운동에 작용하는 다른 근육들을 의미한다.
* 심부 근육(deep muscles)

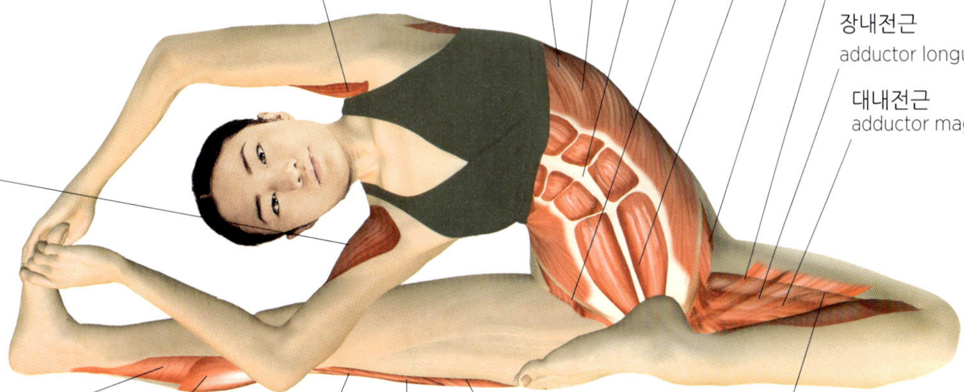

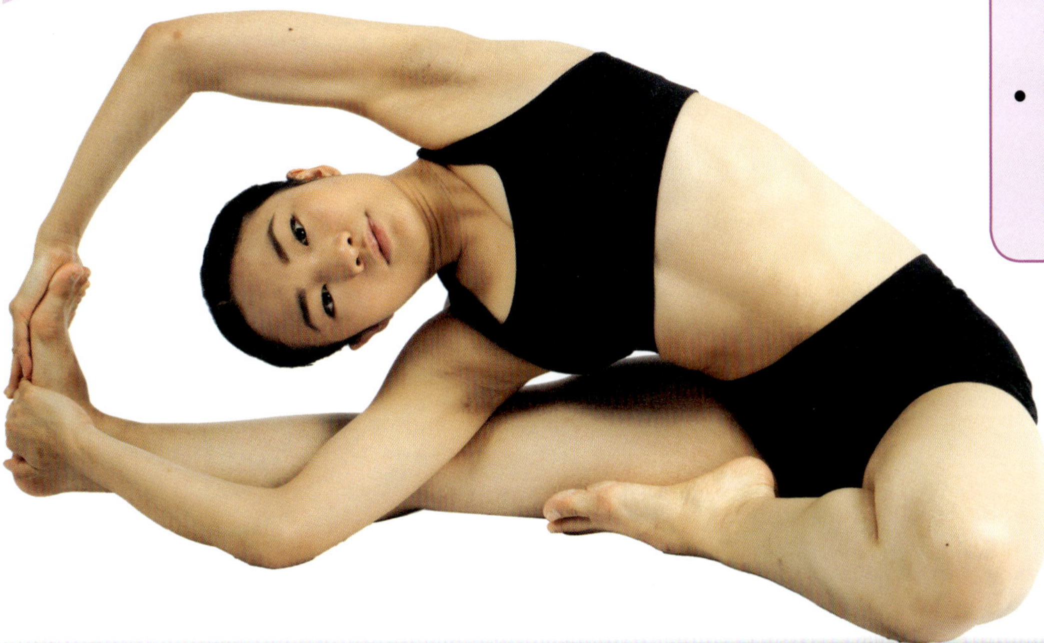

팩트 파일

목표 근육
- 슬괵근
- 서혜부
- 척추

유형
- 정적

장점
- 등, 코어 및 허벅지의 신장
- 소화 촉진
- 고혈압 완화
- 스트레스와 가벼운 우울증 완화

주의사항
- 무릎 문제
- 허리 문제
- 설사

올바른 수행의 팁

- 고관절의 굴곡을 돕기 위해, 둔부 밑에 담요를 접어서 배치한다.
- 등이 둥글어지거나 굽힘된 다리의 발이 뻗은 다리 밑으로 이동하는 것을 허용하지 않는다.

사이드 플랭크 (Side Plank)

사이드 플랭크는 강력한 스트레칭 운동이고, 손목, 팔, 다리 및 복부를 강화한다.
또 이것은 코어의 균형을 향상시키는데 도움을 준다.

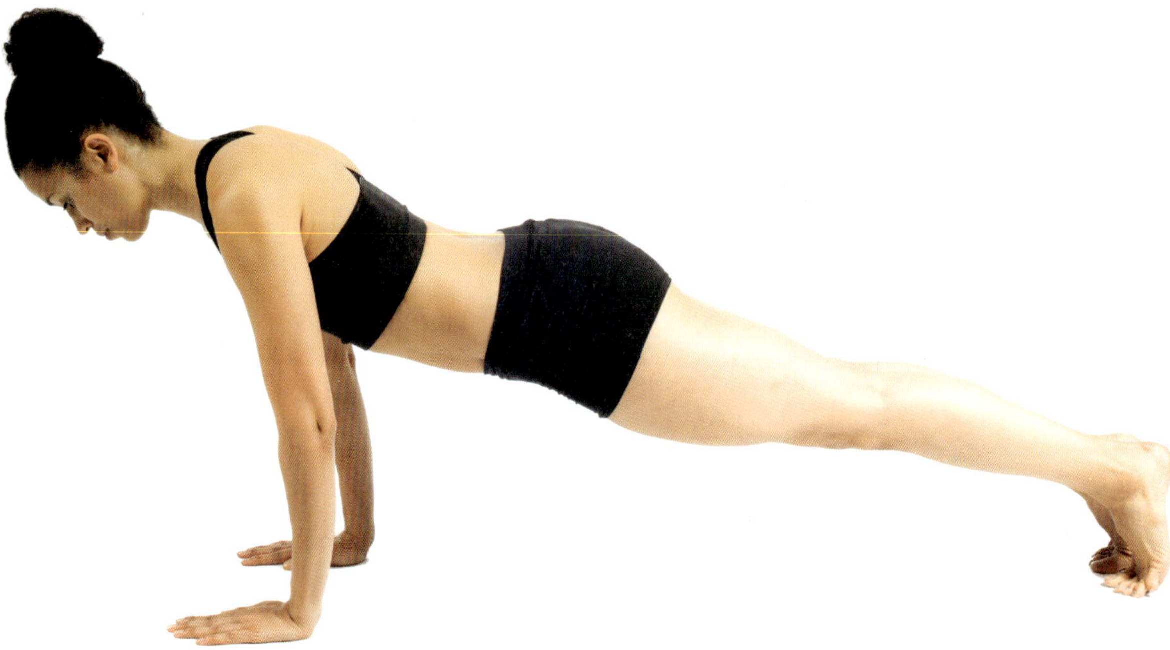

운동 방법

- 양 팔을 쭉 뻗고 손목과 어깨를 수직 일직선으로 만들거나 손목이 어깨보다 약간 앞쪽에 위치하는 플랭크 자세에서 시작한다.
- 체중을 오른발의 가쪽면과 쭉 뻗은 오른팔로 이동시킨다. 왼쪽 어깨를 위쪽과 뒤쪽으로 이동시킨다.
- 왼발을 오른발 위에 겹쳐 쌓고, 양쪽 다리를 쭉 펼 때 양쪽 다리를 함께 압박한다. 이때 양쪽 발은 배측굴곡되어야 한다.
- 내쉬면서 왼쪽 팔을 천장쪽으로 들어올리고, 왼쪽 손가락끝을 응시하기 위해 머리를 천장 쪽으로 돌린다. 권장시간 동안 자세를 유지한 후, 하이 플랭크 자세로 돌아간다. 그리고 반대쪽도 실시한다.

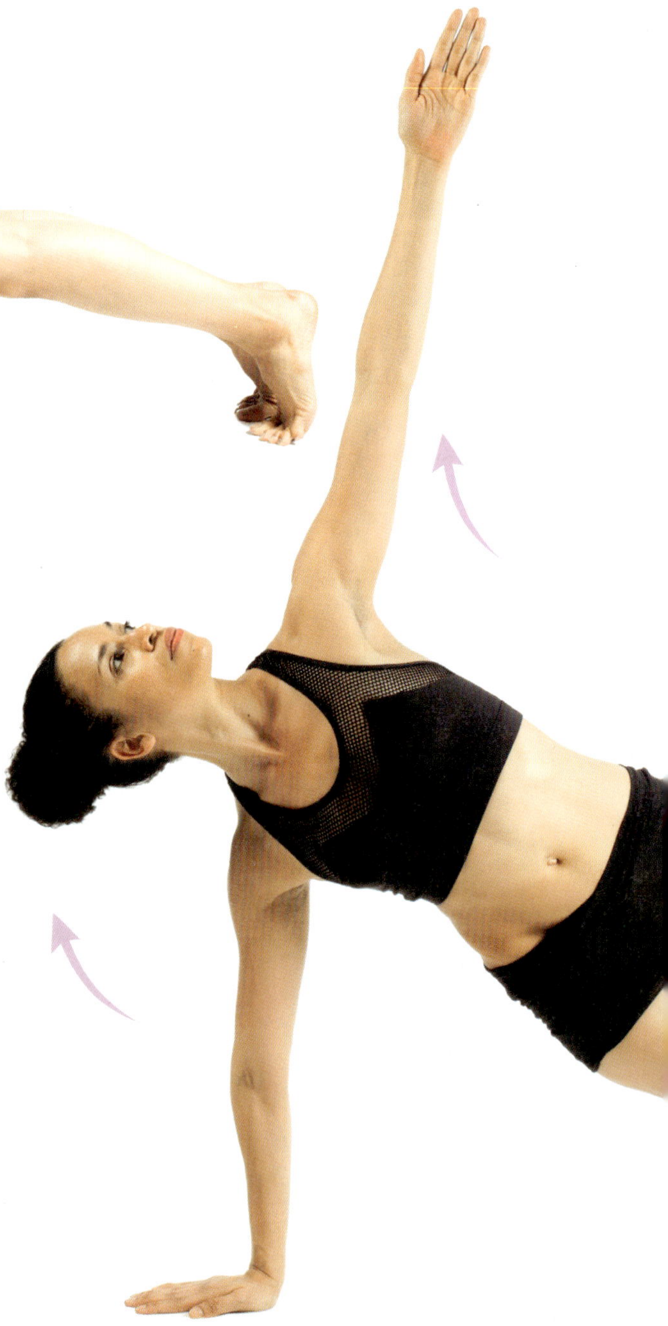

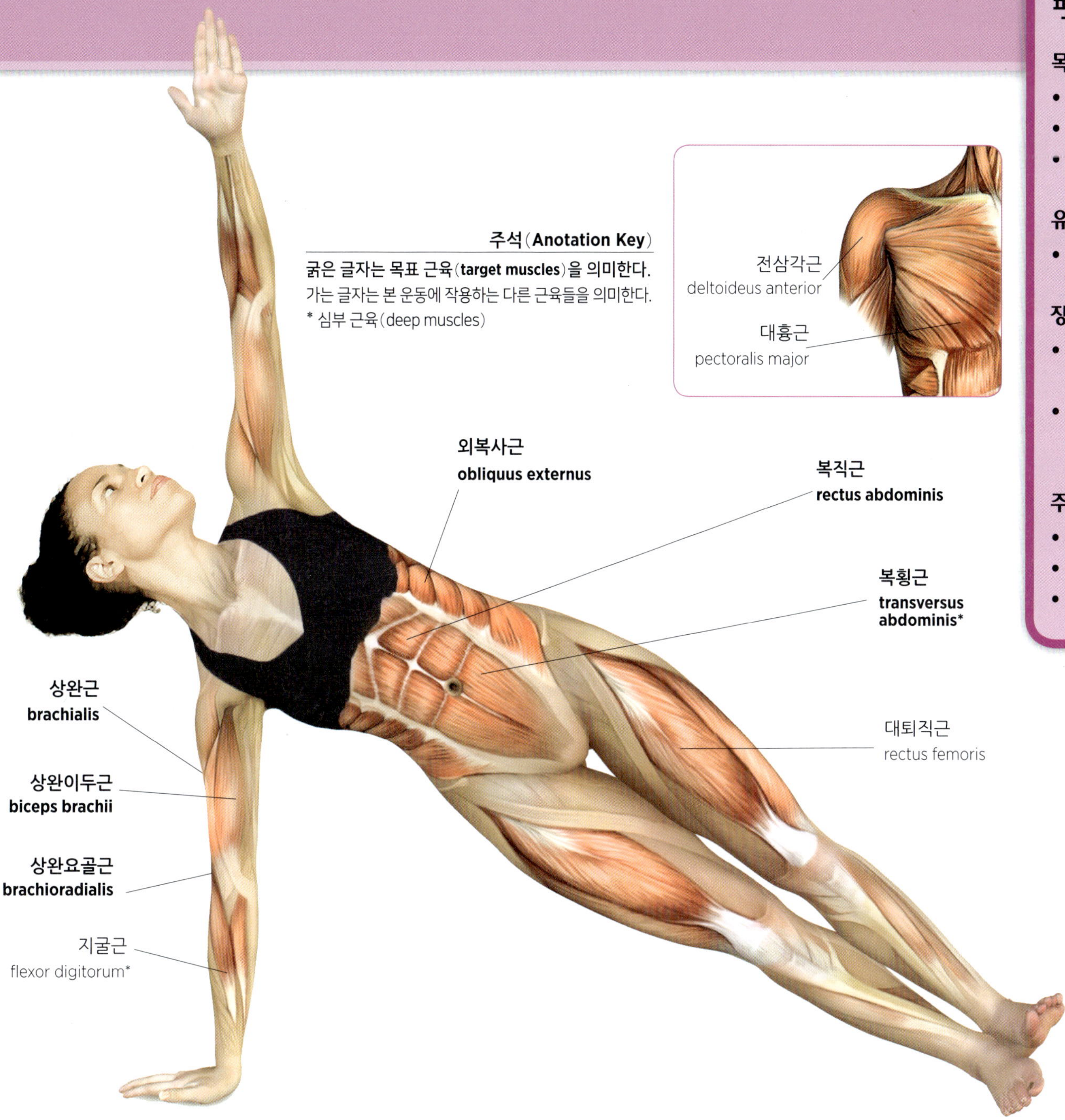

팩트 파일

목표 근육

- 손목과 팔
- 다리
- 복부

유형

- 정적

장점

- 상체, 복부 및 다리의 강화
- 균형감각 향상

주의사항

- 손목 손상
- 팔꿈치 손상
- 어깨 문제

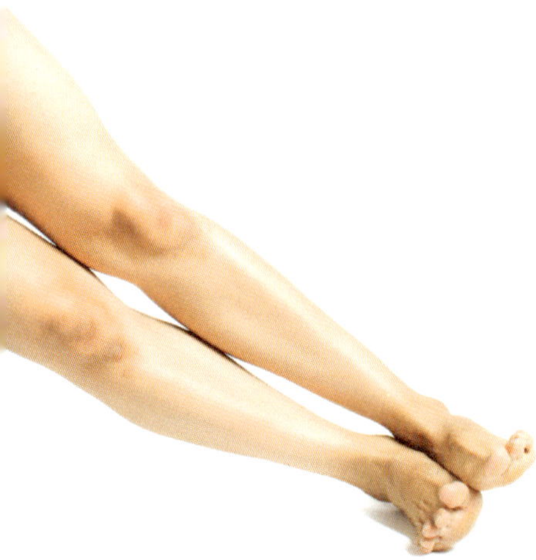

올바른 수행의 팁

- 머리에서 발꿈치까지 몸통과 다리를 일직선으로 유지한 채, 가능한 최대로 팔다리를 신장한다.
- 엉덩이를 너무 높게 들어올리지 않는다.
- 어깨나 엉덩이가 아래로 처지거나 흔들리지 않아야 한다.

사이드-라잉 립 스트레치

(Side-Lying Rib Stretch)

낙상과 등 손상 없이 많은 일상 활동을 수행할 때
코어가 균형을 유지하는데 도움을 준다.
특히 복사근은 안정되고 강하고 유연한 신체를 유지하는데
중요한 역할을 한다. 사이드-라잉 립 스트레치는
복사근의 활성화를 유지할 수 있는 매우 좋은 방법이다.

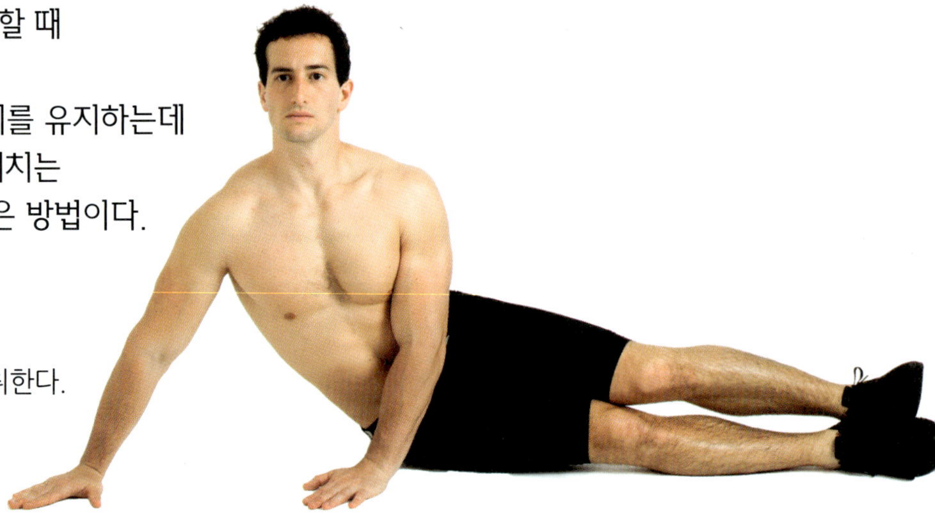

운동 방법

- 양쪽 다리를 쭉 펴고 오른쪽으로 누운 자세를 취한다.
- 바닥으로부터 상체를 약간 들어올리고,
  오른쪽 전완으로 체중을 지지한다.
  양 손바닥을 여러분의 앞쪽 바닥에 배치한다.
- 왼쪽 다리를 굴곡하여 왼쪽 발바닥을
  오른쪽 허벅지 바로 앞쪽의 바닥에 배치한다.
  이때 무릎은 천장 쪽으로 향한다.
- 양쪽 다리를 제자리에 유지하고,
  양 손으로 바닥을 누르면서 상체를 위로 들어올릴 때
  양쪽 팔을 쭉 편다. 이때 늑곽의 오른쪽 측면이
  스트레칭되는 느낌을 느낀다.
- 권장시간 동안 자세를 유지한 후, 스트레치를
  해제한다. 그리고 반대쪽도 실시한다.

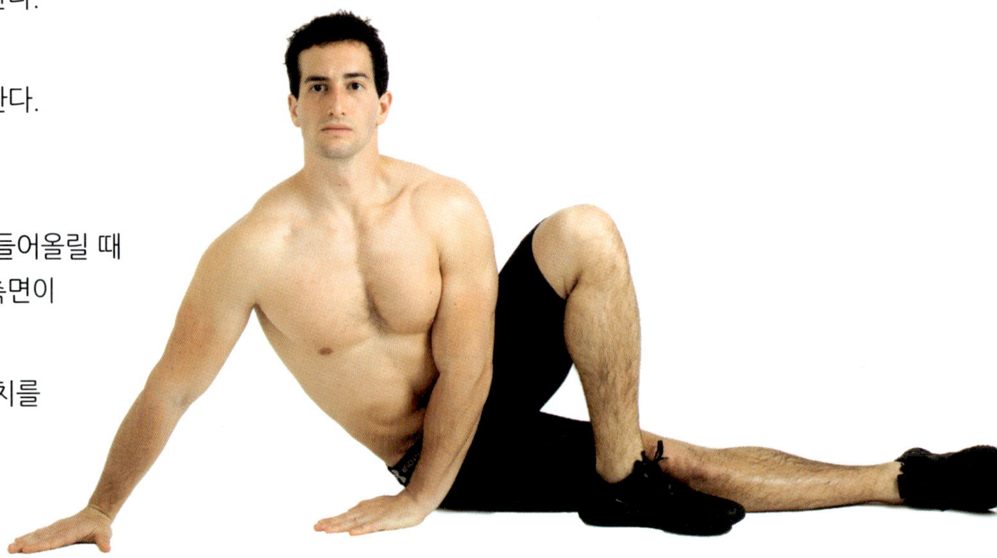

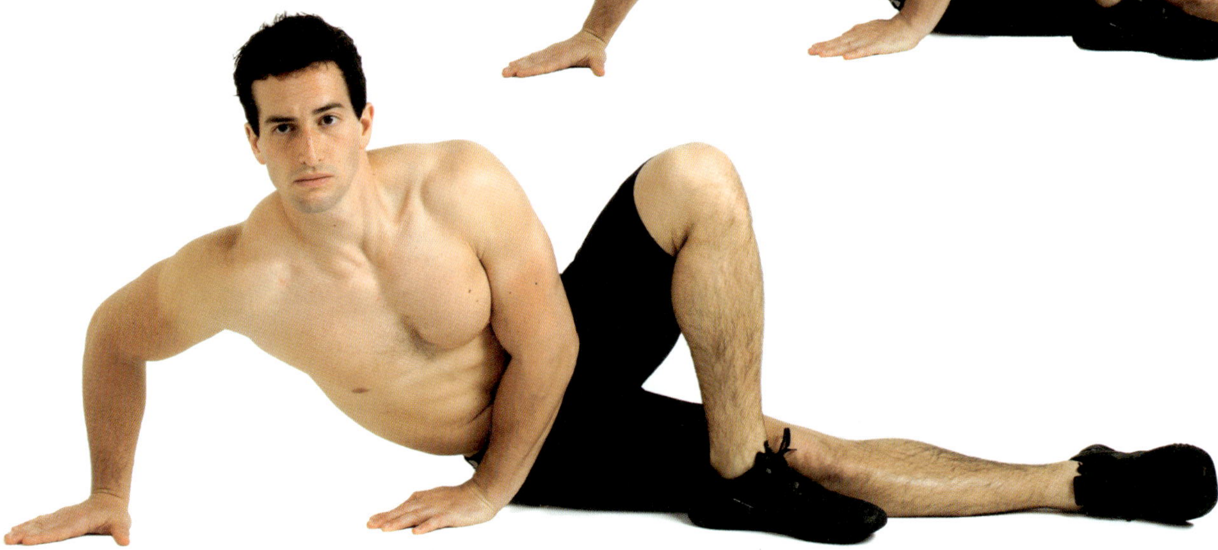

팩트 파일

목표 근육
- 복사근

유형
- 정적

장점
- 허리 가동성의 증가
- 코어의 강화
- 엉덩이 확장

주의사항
- 고관절 통증
- 허리 통증

주석(Anotation Key)

굵은 글자는 목표 근육(target muscles)을 이미한다.
가는 글자는 본 운동에 작용하는 다른 근육들을 의미한다.
* 심부 근육(deep muscles)

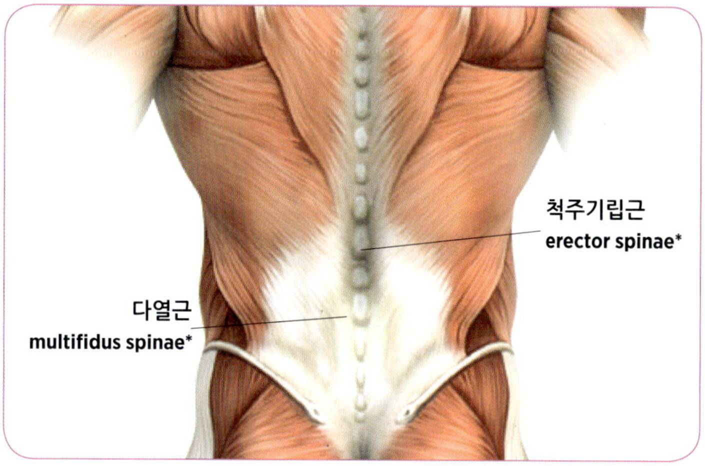

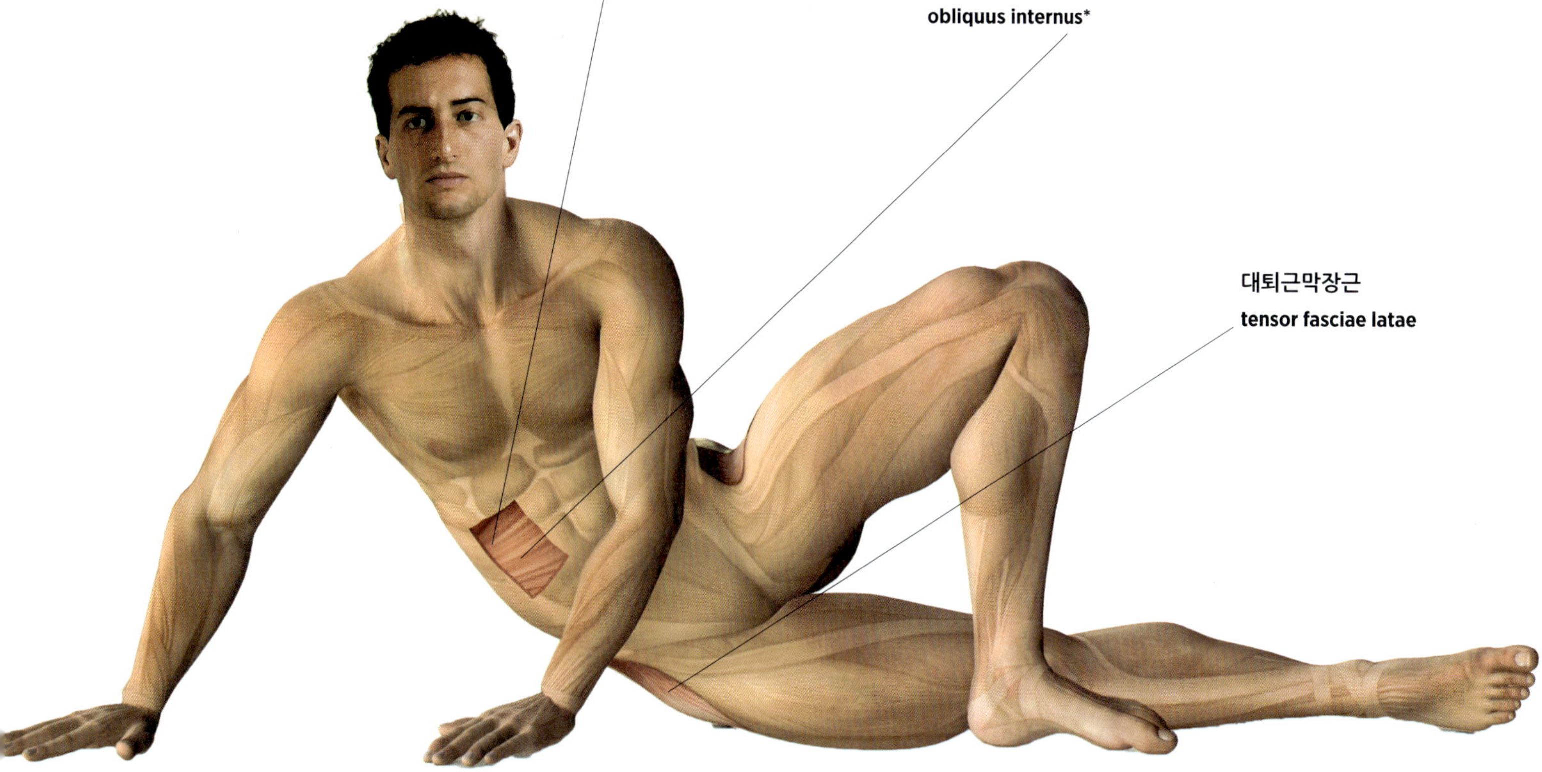

올바른 수행의 팁

- 체중을 지지하는 엉덩이 위로 이동시킨다.
- 만약 바닥 위에 엉덩이를 배치할 때 불편함이 있다면, 타월을 아래쪽 엉덩이 밑에 깔아 준다.
- 턱의 긴장이 목의 긴장을 유발할 수 있기 때문에, 턱을 긴장시키지 않는다.

리버스 브릿지 로테이션
(Reverse Bridge Rotation)

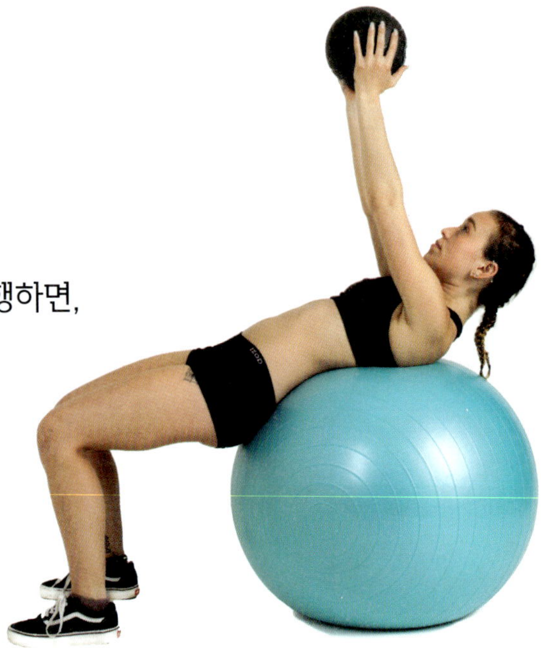

이 운동은 동적 코어 운동이며, 스위스 볼 위에서 이루어진다.
이 운동은 상당한 코어의 근력과 안정성을 요구한다. 정확하게 수행하면, 리버스 브릿지 로테이션도 복부와 복사근의 스트레칭을 매우 효율적으로 수행할 수 있고, 가동성을 향상시킬 수 있다.

운동 방법

- 메디신 볼을 잡고 스위스 볼 위에 앉는다.
  천천히 앞쪽으로 걸으면서 등과 어깨가 스위스 볼 위에 놓일 때까지 몸을 뒤쪽으로 기울인다.
  양쪽 발을 고관절너비만큼 벌리고, 무릎을 90°로 굴곡한다.
- 메디신 볼을 가슴 위쪽으로 뻗는다.
- 스위스 볼 위에서 균형을 잡으면서 체중이 왼쪽 어깨에 실리도록 상체를 왼쪽으로 돌린다.
- 권장시간 동안 자세를 유지한 후, 메디신 볼을 가슴 위로 가져가면서 천천히 시작자세로 돌아간다.
  반대쪽도 실시한다.

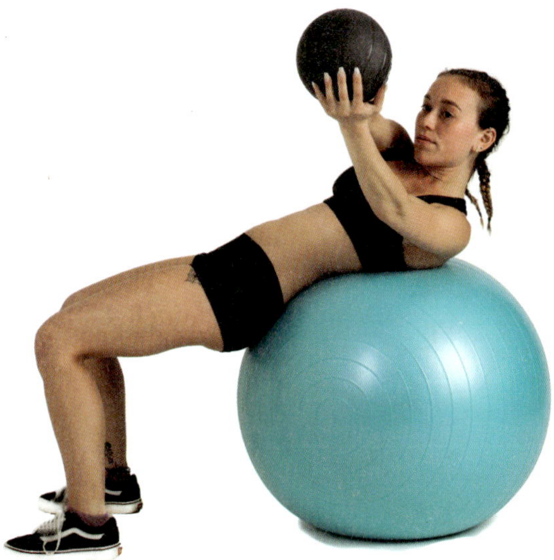

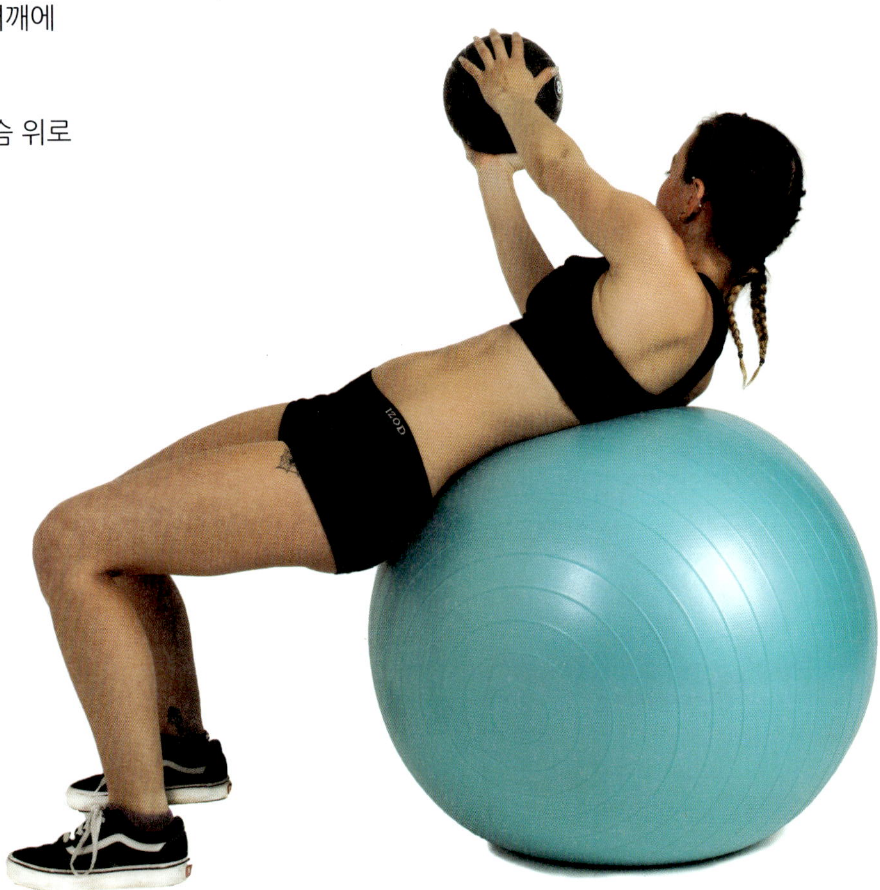

올바른 수행의 팁

- 양쪽 견갑골 사이의 영역을 스위스 볼 위에 배치한다.
- 중립위를 유지할 수 있도록 복부 근육을 활성화한다.
- 상체를 돌려 척추 회전근을 자극할 때 엉덩이와 양쪽 무릎을 일직선으로 유지한다.
- 양쪽 팔이 굽혀져서는 안된다.

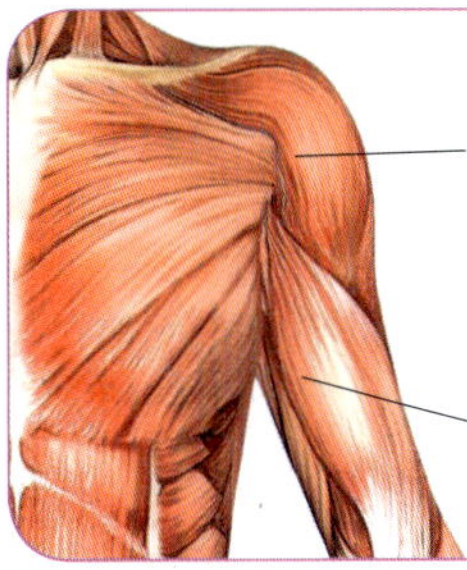

팩트 파일

목표 근육
- 복사근
- 복부

유형
- 동적

장점
- 코어의 안정화
- 복사근과 복부의 강화

주의사항
- 목 통증
- 허리 문제

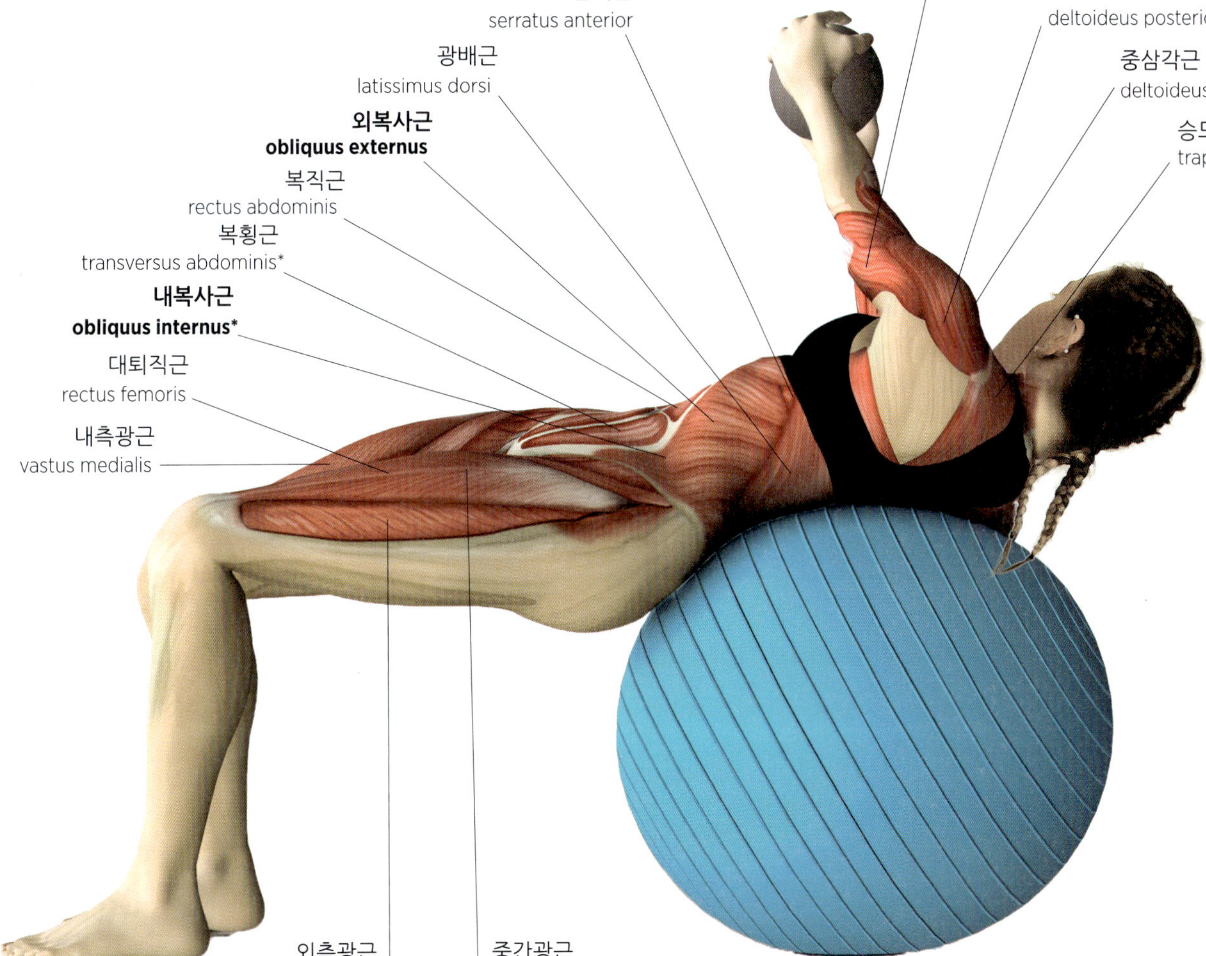

주석(Anotation Key)

굵은 글자는 목표 근육(target muscles)을 의미한다.
가는 글자는 본 운동에 작용하는 다른 근육들을 의미한다.
* 심부 근육(deep muscles)

리버스 브릿지 볼 롤 (Reverse Bridge Ball Roll)

이것은 스위스 볼 위에서 이루어지는 리버스 브릿지 스트레치의 변형이고, 가슴을 확장하고 코어를 강화하고 복부를 스트레칭하는 운동이다. 더 쉽고 좋은 안정성을 위해, 공 앞쪽에서 양 발을 넓게 벌린다.

운동 방법

- 허리 부위를 스위스 볼 위에 배치하고 눕는다. 이때 양 발을 함께 붙인다. 무릎을 90°로 굴곡하고, 스위스 볼 앞쪽에 양 발을 배치한다. 손바닥을 위쪽 방향으로 하고, 양 팔을 옆으로 벌린다.
- 왼쪽 어깨 밑에 공이 위치하도록 상체를 왼쪽으로 움직인다.
- 권장시간 동안 자세를 유지한 후, 스위스 볼을 양쪽 견갑골 사이로 가져가면서 천천히 시작자세로 돌아간다. 반대쪽도 실시한다. 권장 반복횟수만큼 수행한다.

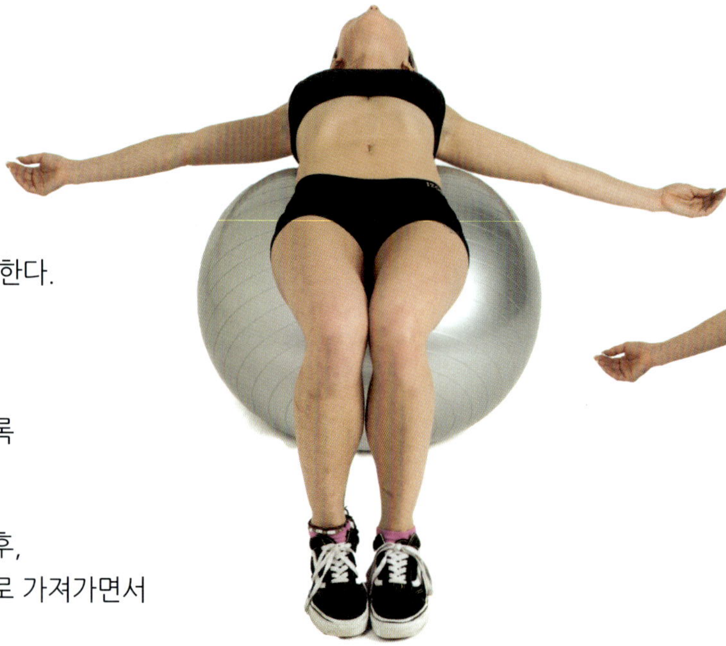

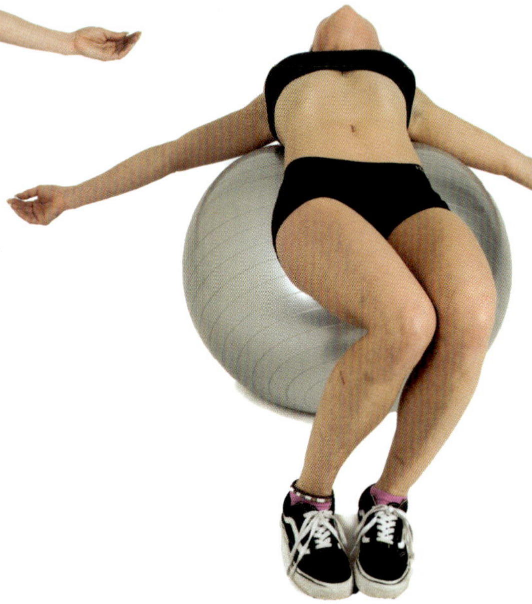

올바른 수행의 팁

- 내쉬면서 측면으로 굴리고, 들이쉬면서 시작자세로 되돌아온다.
- 여러분이 공 위에서 구를 때 코어를 관여시켜 상체를 안정하게 유지한다.
- 필요하다면, 균형을 유지하기 위해 양 발 사이의 간격을 증가시킨다.
- 골반이 떨어져서는 안된다. 어깨에서 무릎까지 상체를 일직선으로 유지해야 한다.

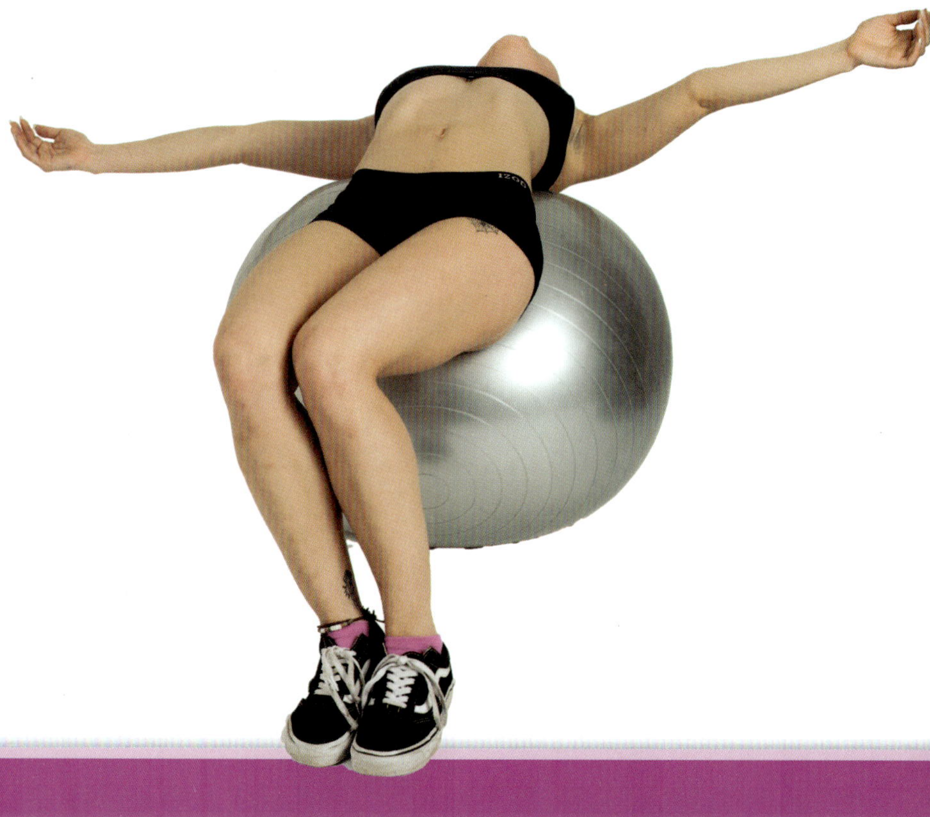

팩트 파일

목표 근육
- 복사근
- 복부

유형
- 동적

장점
- 코어의 안정화
- 복사근과 복부의 강화

주의사항
- 목 통증
- 허리 통증
- 척추 문제

다른 버전

낮은 난이도:
양 발을 붙이지 않고, 어깨너비만큼 벌려서 이 운동을 수행한다.

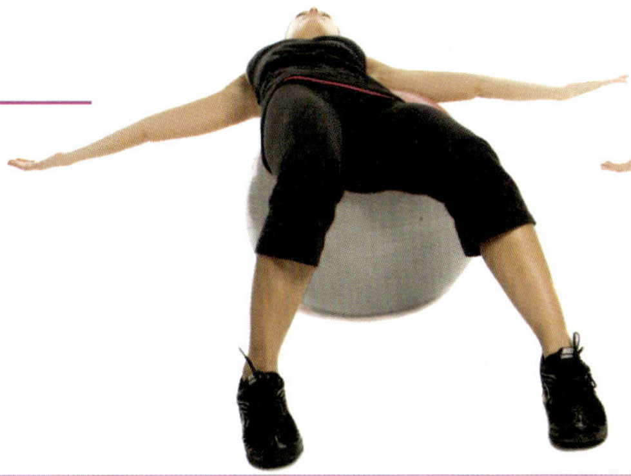

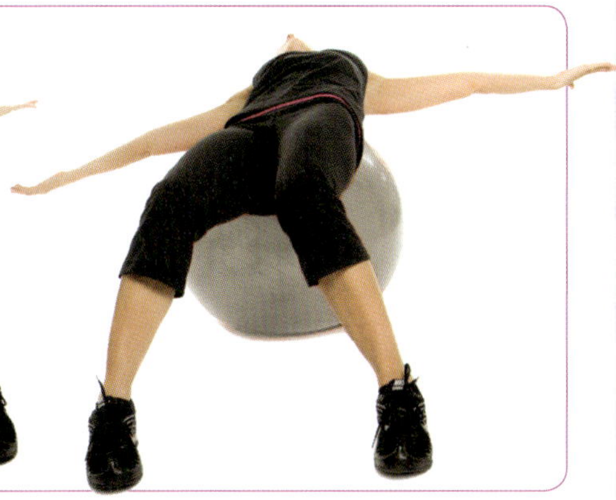

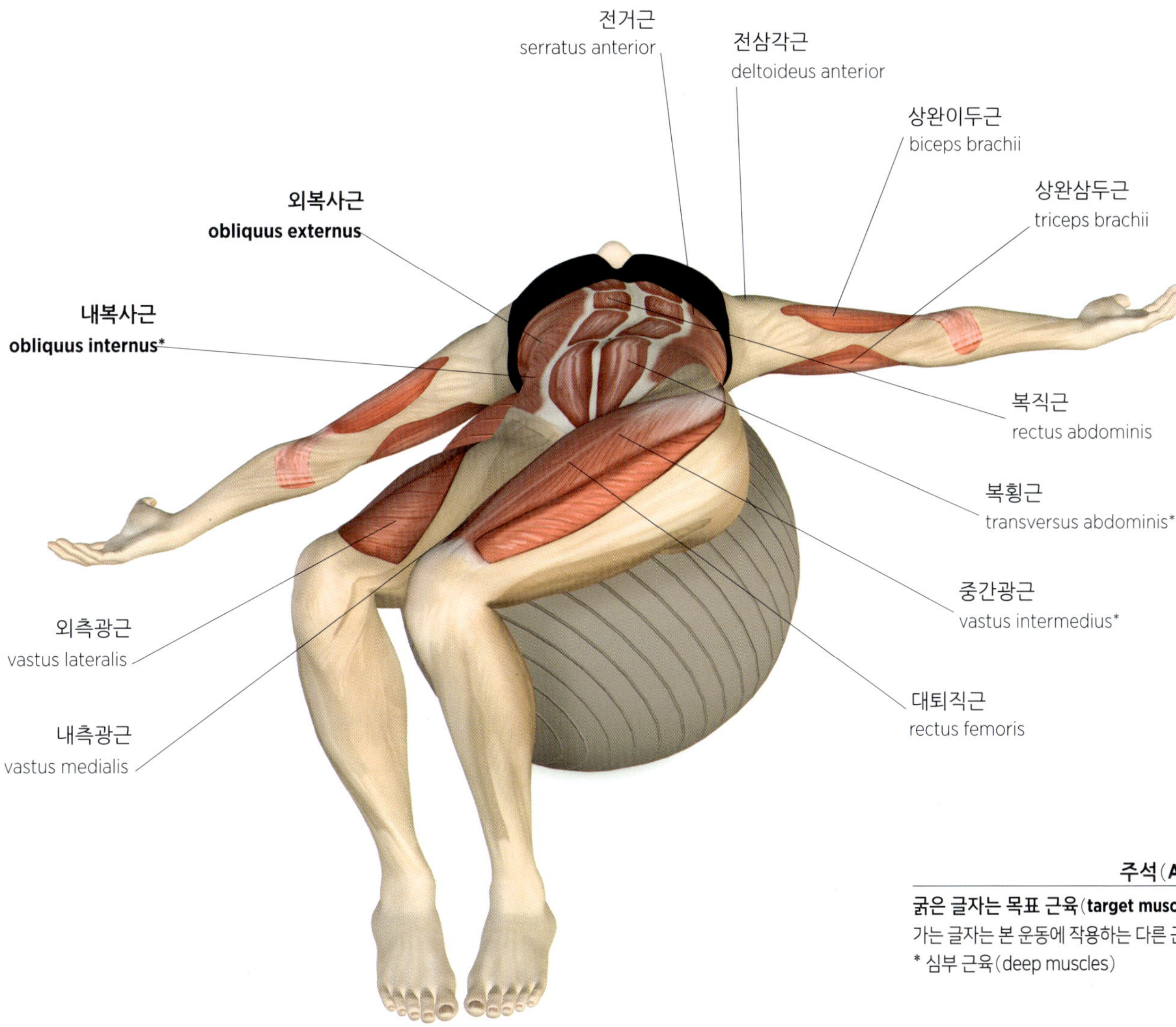

주석(Anotation Key)
굵은 글자는 목표 근육(target muscles)을 의미한다.
가는 글자는 본 운동에 작용하는 다른 근육들을 의미한다.
* 심부 근육(deep muscles)

휠 요가 스트레치 (Wheel Yoga Stretch)

완전한 브릿지의 수행은 신체적으로 어려운 동작이지만, 일단 완성되면 행복감을 보상해 준다. 완전한 후굴은 척추 유연성을 향상시키고, 복부, 가슴 및 어깨를 스트레칭한다. 또 이것은 팔, 다리 및 척추를 강화하는데 도움을 준다.

운동 방법

- 양 발을 고관절너비만큼 벌린 상태에서 무릎을 세우고 누운 자세를 취한다. 들이쉬면서 양 팔을 천장 쪽으로 들어올린다. 이때 손등이 여러분 쪽으로 향한다.
- 양 팔을 뒤쪽으로 굴곡하고, 양 팔을 어깨너비만큼 벌리고, 양 손을 귀 옆쪽의 바닥 위에 배치한다. 이때 손가락은 발가락과 같은 방향으로 향한다.
- 엉덩이를 바닥으로부터 들어올릴 때, 양 손과 양 발로 바닥을 누른다.
- 정수리를 들어올린다. 일단 멈춘 후, 손가락을 넓게 펼쳐서 너클 부위와 엄지와 검지의 기저부를 통해 손바닥으로 바닥을 누른다.
- 양 팔을 뻗은 후, 외회전을 하기 위해 상완을 안쪽으로 돌린다. 양 발의 4개 모서리로 바닥을 누르면서 체중을 발꿈치 쪽으로 이동시킨다. 편안한 자세로 머리를 양쪽 어깨 사이에 배치한다. 권장시간 동안 자세를 유지한다.
- 포즈를 풀기 위해, 몸통을 천천히 내리면서 양 팔을 굽히고 체중을 어깨 쪽으로 이동시킨다. 머리의 뒤쪽 부분과 견갑골을 바닥 위로 내려놓는다.

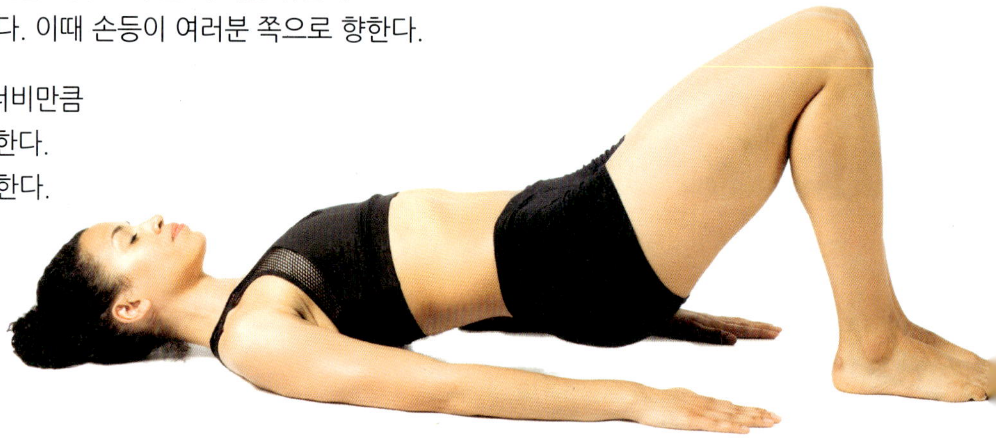

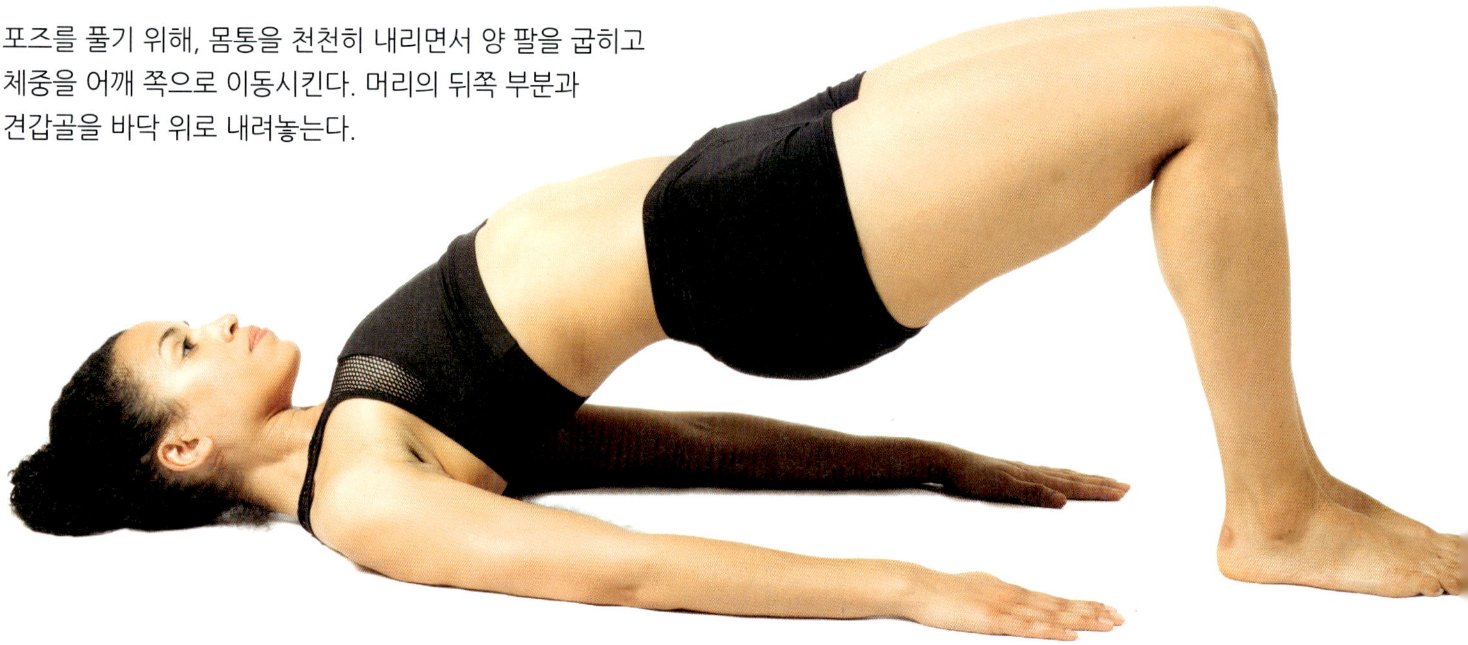

팩트 파일

목표 근육

- 복부
- 가슴
- 어깨

유형

- 정적

장점

- 척추 유연성의 증가
- 자세 향상
- 스태미나와 근력 강화

주의사항

- 팔꿈치 문제
- 무릎 문제
- 허리 문제
- 목 문제
- 손목 문제
- 임신

주석(Anotation Key)

굵은 글자는 목표 근육(target muscles)을 의미한다.
가는 글자는 본 운동에 작용하는 다른 근육들을 의미한다.
* 심부 근육(deep muscles)

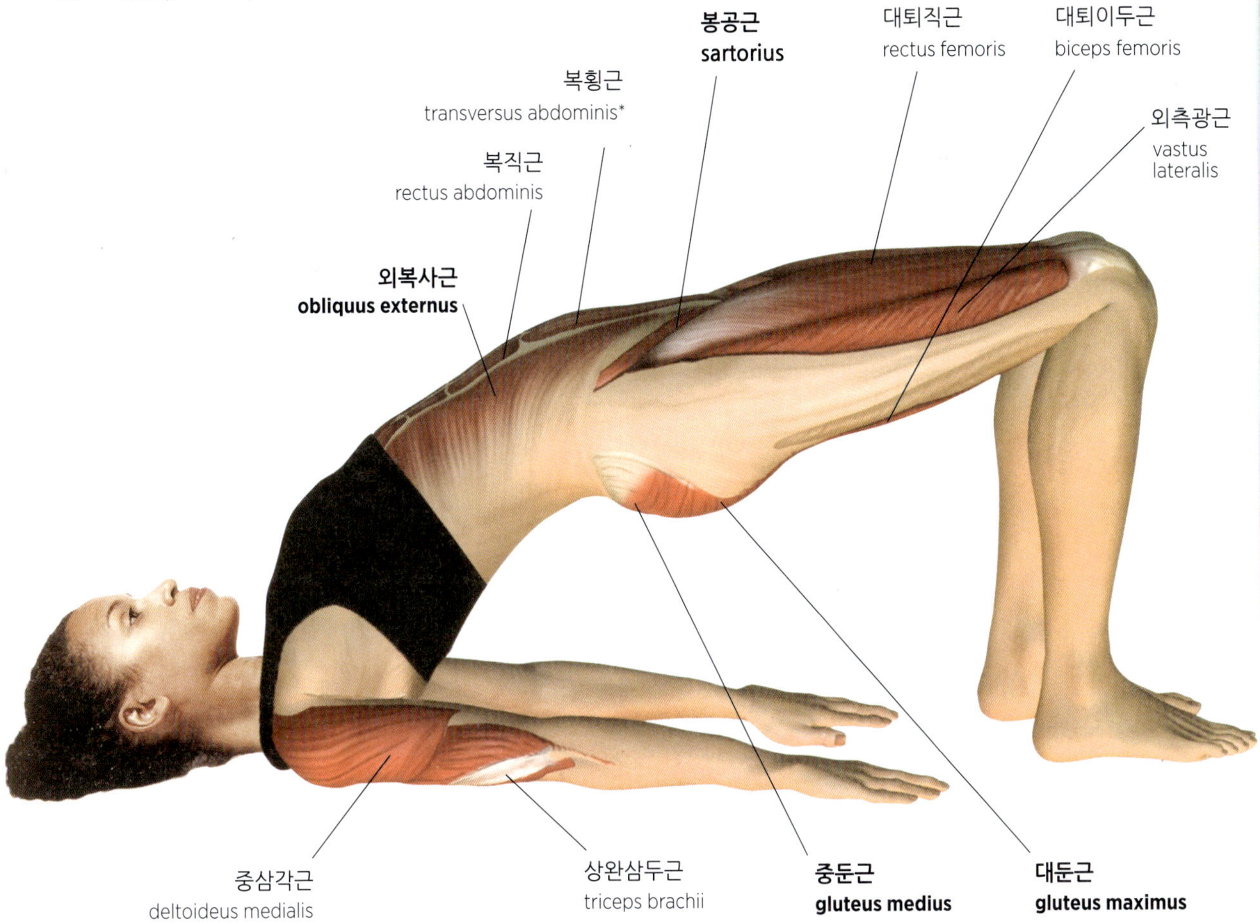

올바른 수행의 팁

- 정수리로 들기를 한 후에, 팔꿈치가 손목과 수직 일직선을 유지하도록 양쪽 팔꿈치를 서로 근접시킨다.
- 꼬리뼈를 무릎 쪽으로 당기고 늑곽 쪽으로 관골을 들어올린다.
- 이것이 허리에서 압박을 일으킬 수 있기 때문에, 허벅지가 외회전되지 않도록 한다.

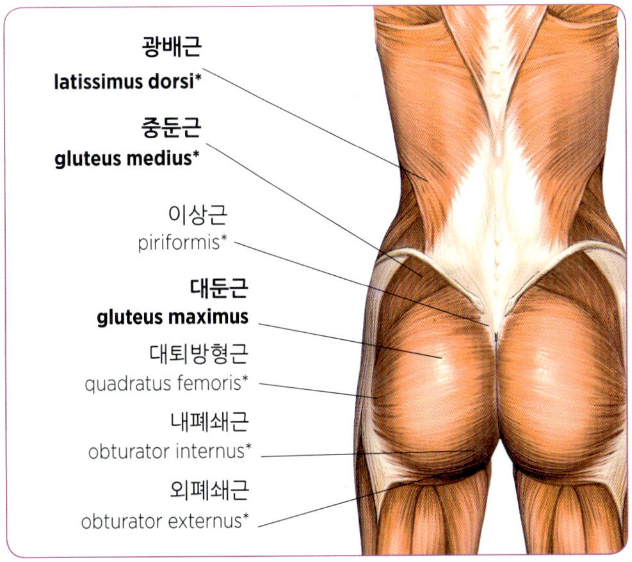

싱글-레그 스트레치 (Single-Leg Stretch)

싱글-레그 스트레치는 독립 스트레치로서도 수행될 수 있고, 또 팔과 다리의 율동적 움직임을 일으키는 동적 운동으로서 수행될 수 있다. 독립 스트레치로서의 이 운동은 효율적인 복부의 안정화와 강화를 제공하는 한편, 대퇴의 근육에도 작용한다.

운동 방법

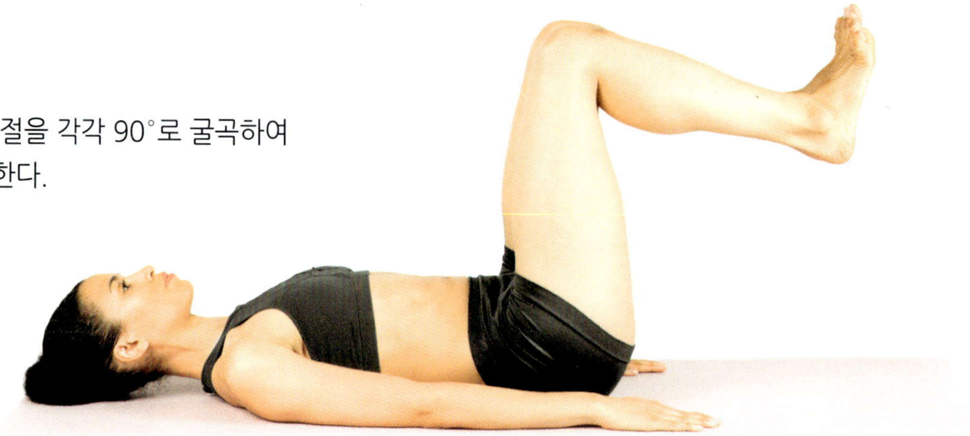

- 등을 대고 누운 자세에서 슬관절과 고관절을 각각 90°로 굴곡하여 무릎과 고관절을 수직 일직선으로 정렬한다. 양 팔을 몸통 옆에 배치하고, 손바닥을 바닥 쪽으로 향하게 한다.
- 들이쉬면서 머리와 목을 바닥으로부터 들어올린다.
- 양 손으로 왼쪽 정강이를 잡는다. 내쉬면서 오른쪽 다리를 쭉 뻗는다. 이때 왼쪽 다리는 바닥으로부터 떨어져야 한다. 양 손으로 왼쪽 다리를 가슴 쪽으로 당기면서 스트레칭되는 느낌을 갖는다.
- 다리를 해제하고, 양쪽 다리를 시작자세로 가져간다. 반대쪽도 실시한다.

올바른 수행의 팁

- 목을 길게 신장한다.
- 안정성을 위해 깊은 복부 근육과 둔부 근육을 활성화한다.
- 어깨가 앞쪽으로 말리지 않도록 한다.

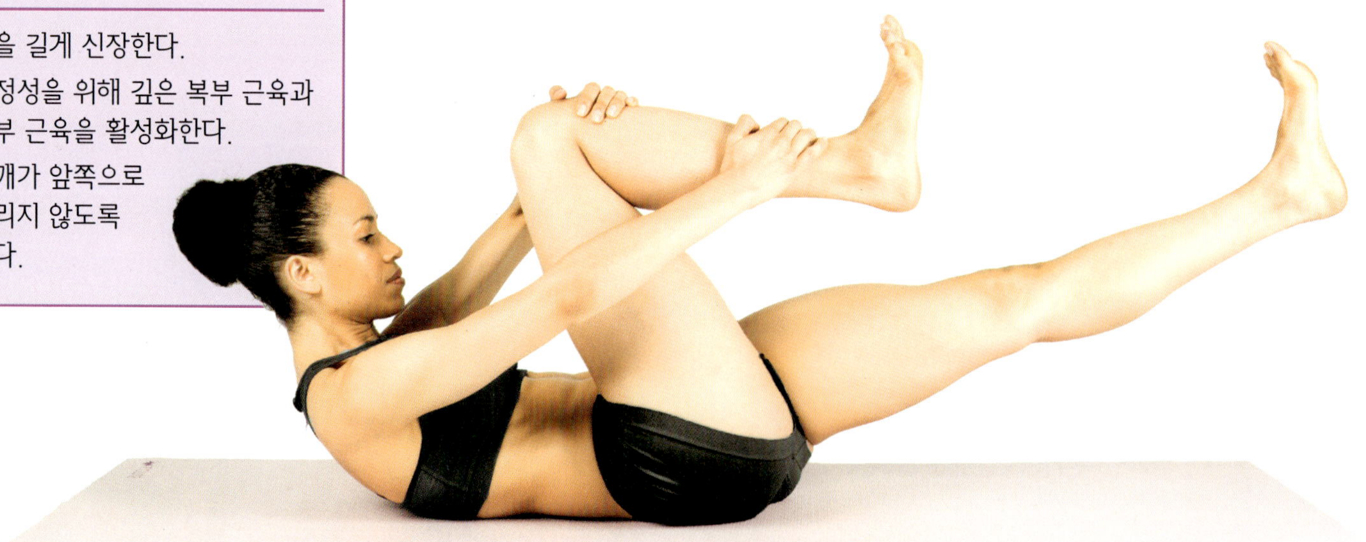

주석(Anotation Key)

굵은 글자는 목표 근육(target muscles)을 의미한다.
가는 글자는 본 운동에 작용하는 다른 근육들을 의미한다.
* 심부 근육(deep muscles)

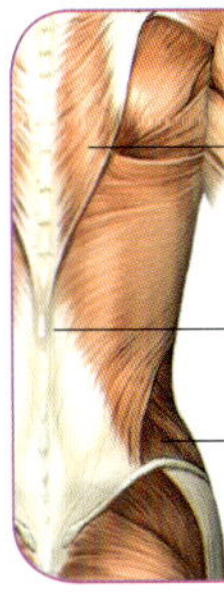

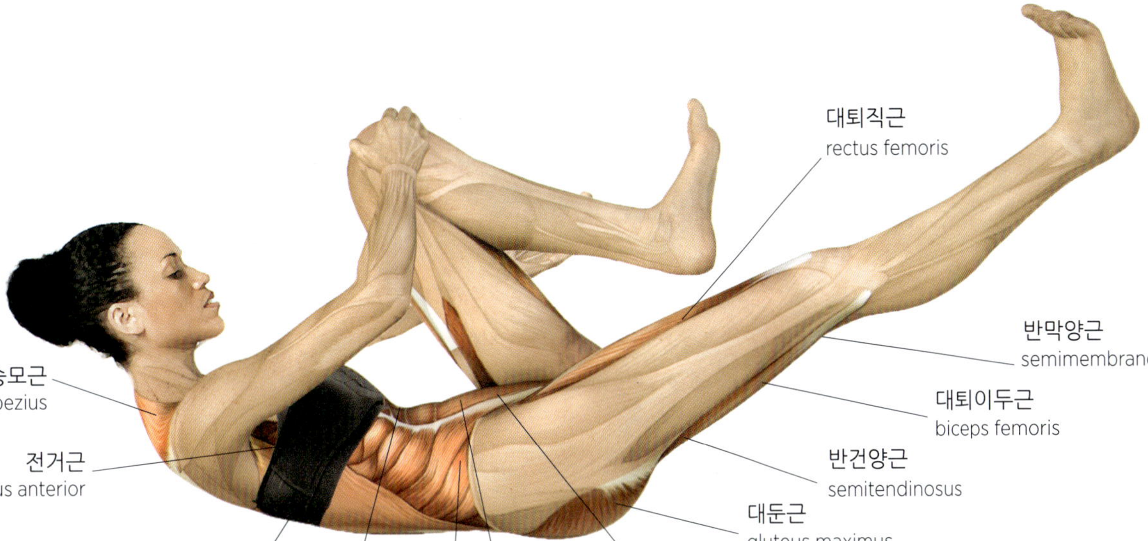

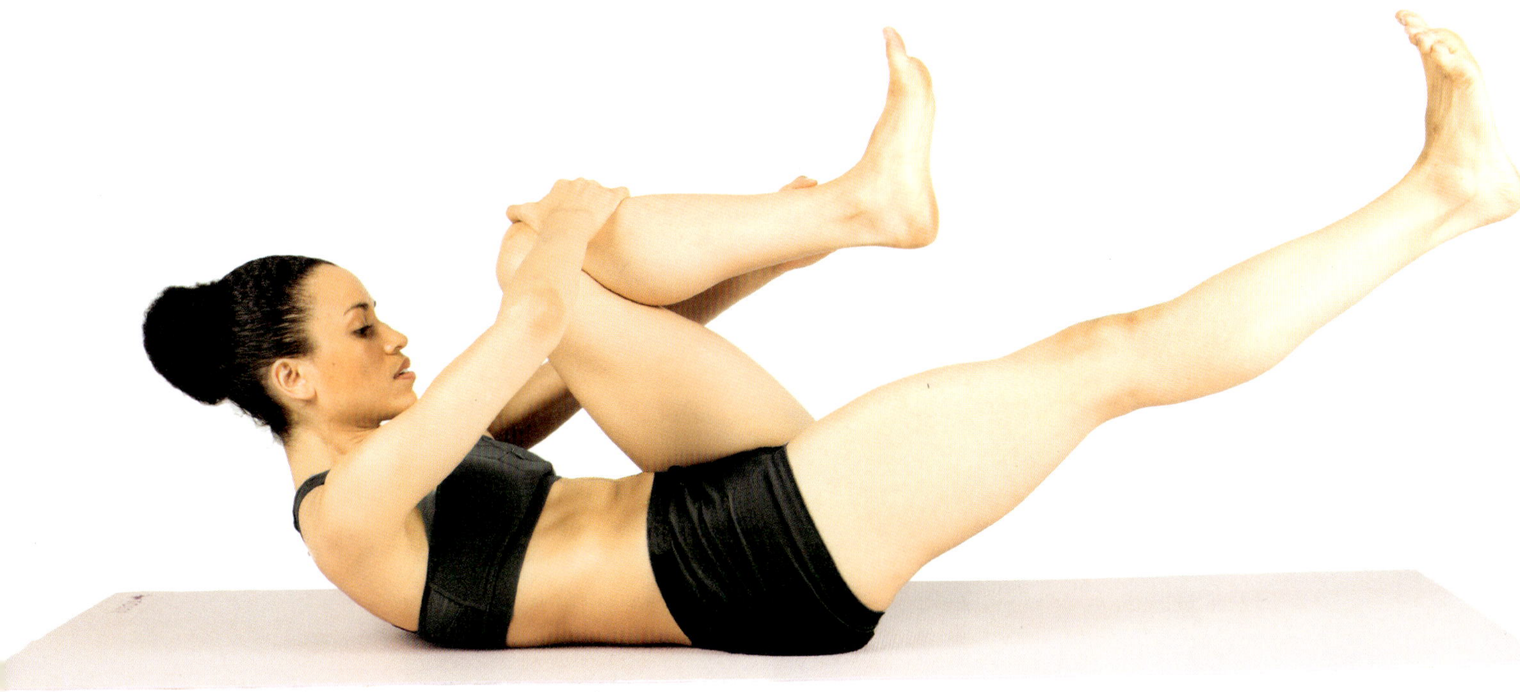

팩트 파일

목표 근육
- 복부
- 복사근

유형
- 정적

장점
- 코어의 안정화
- 복부 강화

주의사항
- 고관절 통증
- 상부 등과 허리의 불편

더블-레그 스트레치 (Double-Leg Stretch)

더블-레그 스트레치는 복부 근육, 특히 복사근과 복횡근을 강화한다.
양 팔과 양쪽 다리를 낮게 유지할수록, 운동이 더 어려워진다.
처음에는 양 팔과 양 다리를 높은 대각선 방향으로 들어올리고 시작한다.

운동 방법

- 누운 자세에서 양쪽 다리를 굴곡하고 수직으로 정렬한다. 들이쉬면서, 머리와 목을 매트로부터 들어올린다.
- 양 손을 무릎의 가쪽면에 배치한다. 내쉬면서 양 팔과 다리를 45° 각도로 쭉 뻗는다. 그리고 발끝을 뾰족하게 한다.
- 권장시간 동안 포즈를 유지한다.
- 들이쉬면서 양쪽 다리를 시작자세로 가져간다.
- 원을 그리듯이 양 팔을 옆으로 벌리고, 무릎 쪽으로 가져간다.

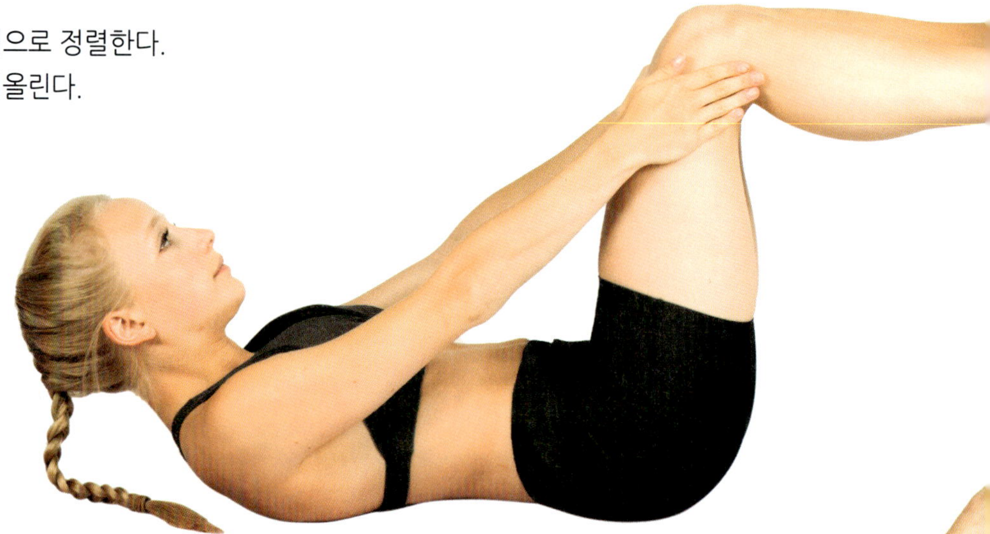

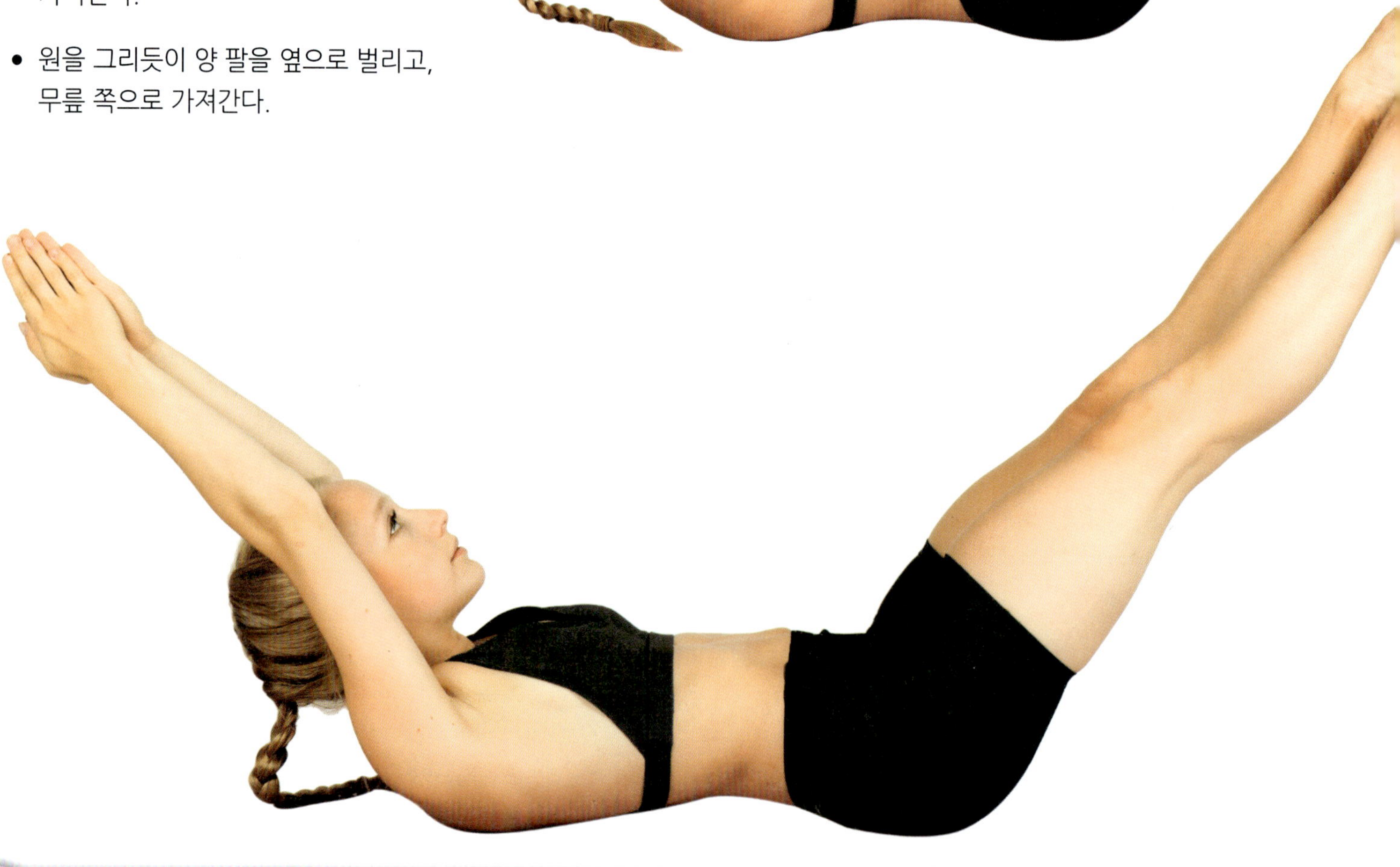

올바른 수행의 팁

- 몸통과 엉덩이를 안정화하고, 복부를 편평하게 유지한다.
- 움직임을 안정화시키기 위해, 무릎 쪽을 응시한다.
- 양쪽 무릎을 가슴 쪽으로 스윙하지 않는다.

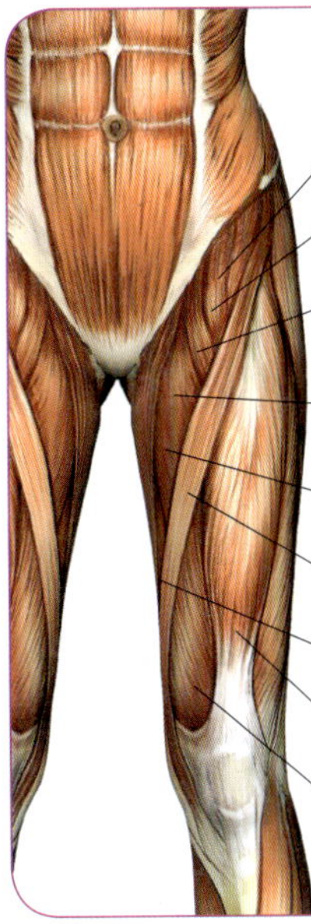

팩트 파일

목표 근육

- 복사근
- 복부
- 허벅지

유형

- 정적

장점

- 복부 강화
- 코어 안정화

주의사항

- 어깨 통증
- 척추 문제

주석(Anotation Key)

굵은 글자는 목표 근육(**target muscles**)을 의미한다.
가는 글자는 본 운동에 작용하는 다른 근육들을 의미한다.
* 심부 근육(deep muscles)

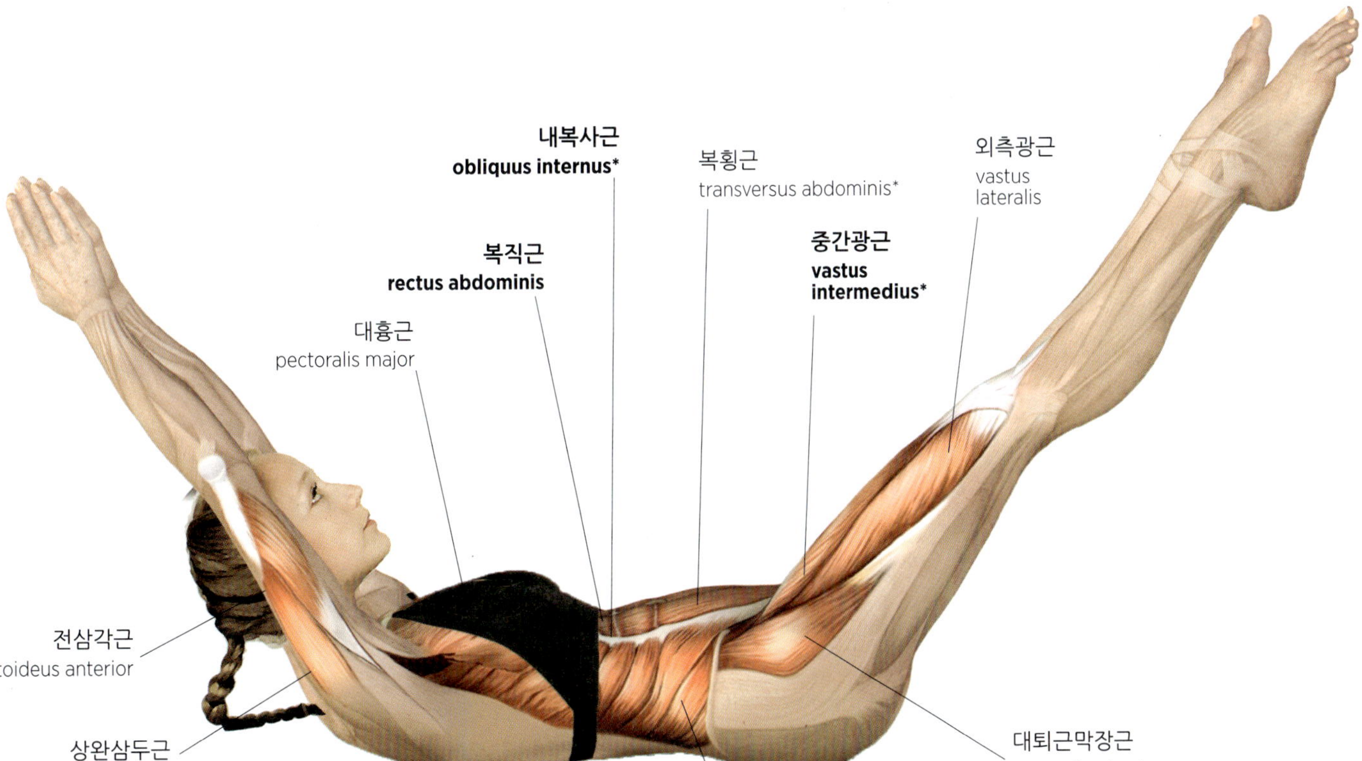

리클라이닝 히어로 요가 스트레치

(Reclining Hero Yoga Stretch)

리클라이닝 히어로는 허벅지, 고관절 굴곡근 및 발목에 강한 스트레칭을 제공한다. 이 운동은 골반 전체 영역(복부 근육 포함)을 강하게 스트레칭한다. 하루종일 앉은 자세로 일을 한 후, 저녁에 이런 스트레칭을 수행하자.

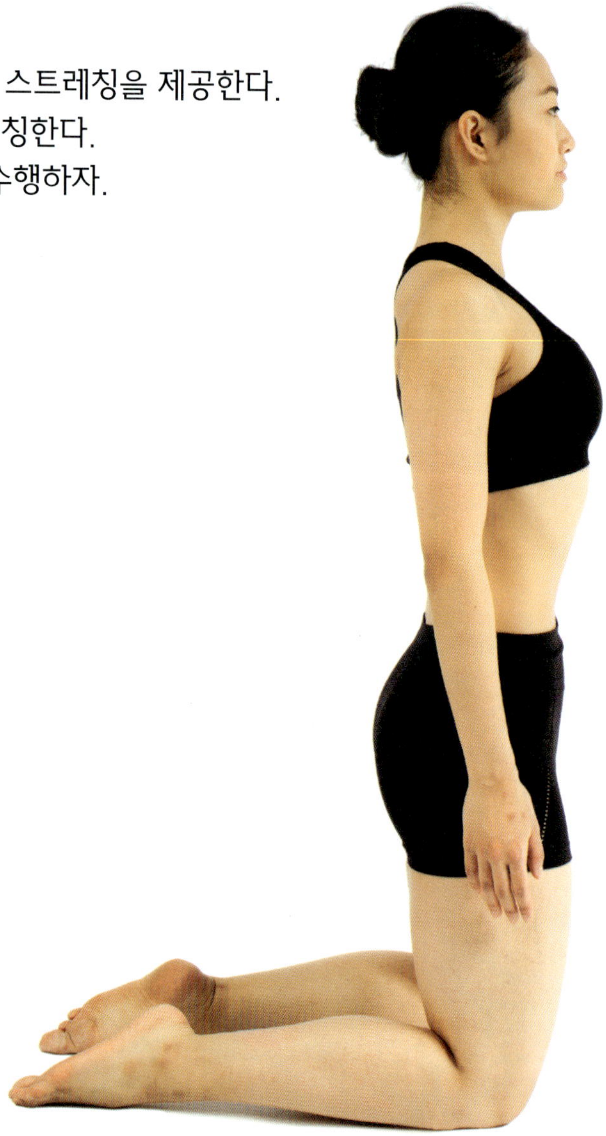

운동 방법

- 발꿈치 위에 궁둥이를 올려놓고 무릎꿇은 자세를 취한다.
- 몸을 뒤쪽으로 점차 기울인다. 양 손은 지지를 위해 여러분의 뒤쪽 바닥 위에 배치한다. 조심스럽게 여러분의 몸을 팔꿈치 위로 내려놓는다.
- 등이 바닥에 닿을 때까지 완전히 뒤쪽으로 기울인다. 양 팔을 몸통 옆으로 이동시키고, 양 팔을 이완한다. 이때 손바닥은 위쪽 방향으로 향한다. 양쪽 무릎이 엉덩이보다 넓게 벌어지지 않도록 서로 붙이거나 바닥에서 무릎이 떨어지지 않도록 한다.
- 권장시간 동안 자세를 유지한 후, 스트레치를 해제한다. 그리고 시작자세로 돌아온다.

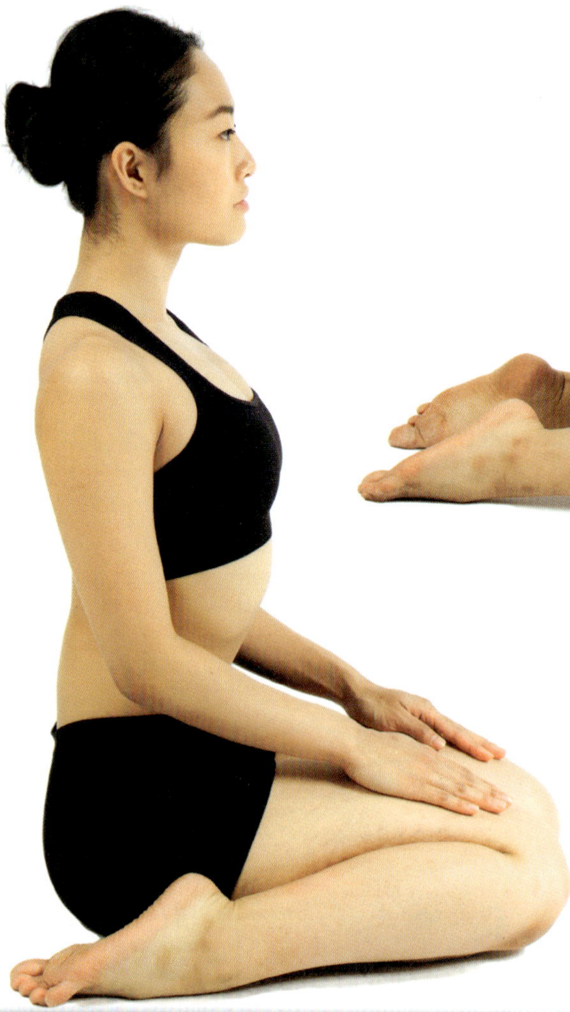

올바른 수행의 팁

- 양쪽 무릎이 엉덩이너비를 초과해서 활주하지 않아야 한다.

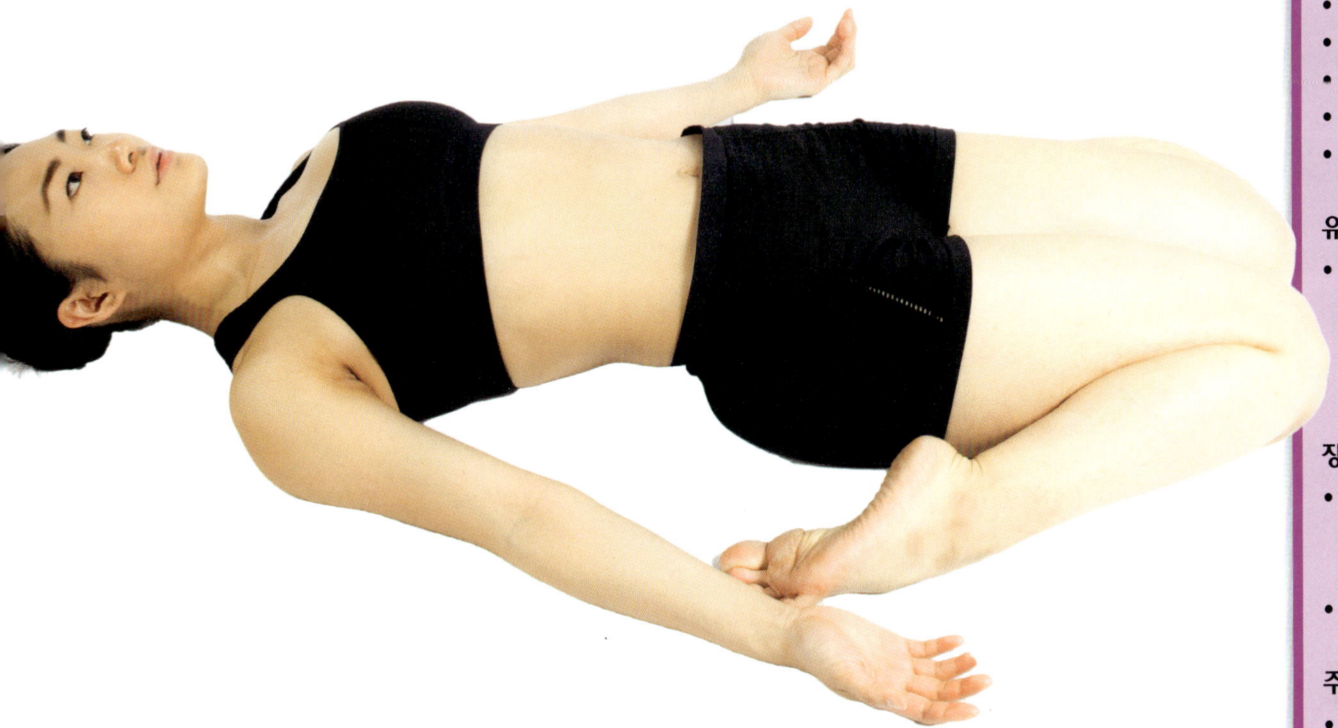

팩트 파일

목표 근육
- 복부
- 허벅지
- 서혜부
- 무릎
- 발목

유형
- 정적

장점
- 허벅지, 무릎, 고관절 굴곡근 및 발목 이완
- 관절염 완화

주의사항
- 무릎 손상
- 발목 손상
- 등 문제

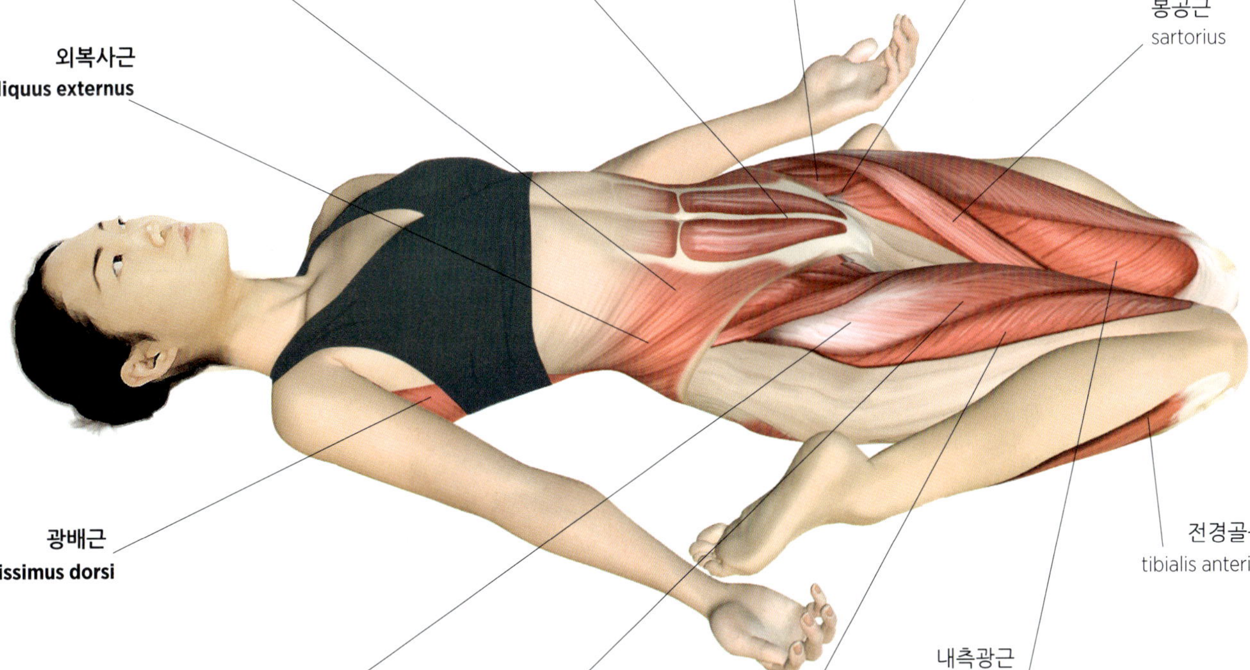

주석(Anotation Key)

굵은 글자는 목표 근육(target muscles)을 의미한다.
가는 글자는 본 운동에 작용하는 다른 근육들을 의미한다.
* 심부 근육(deep muscles)

코르크스크류 스트레치 (Corkscrew Stretch)

코르크스크류는 엉덩이, 허벅지 및 복부를 목표로 한다. 이 운동은 필라테스 운동이며, 양쪽 다리로 원을 그릴 때 여러분의 스태미나를 향상시킨다: 큰 원을 그릴수록, 운동의 강도가 더 커진다.

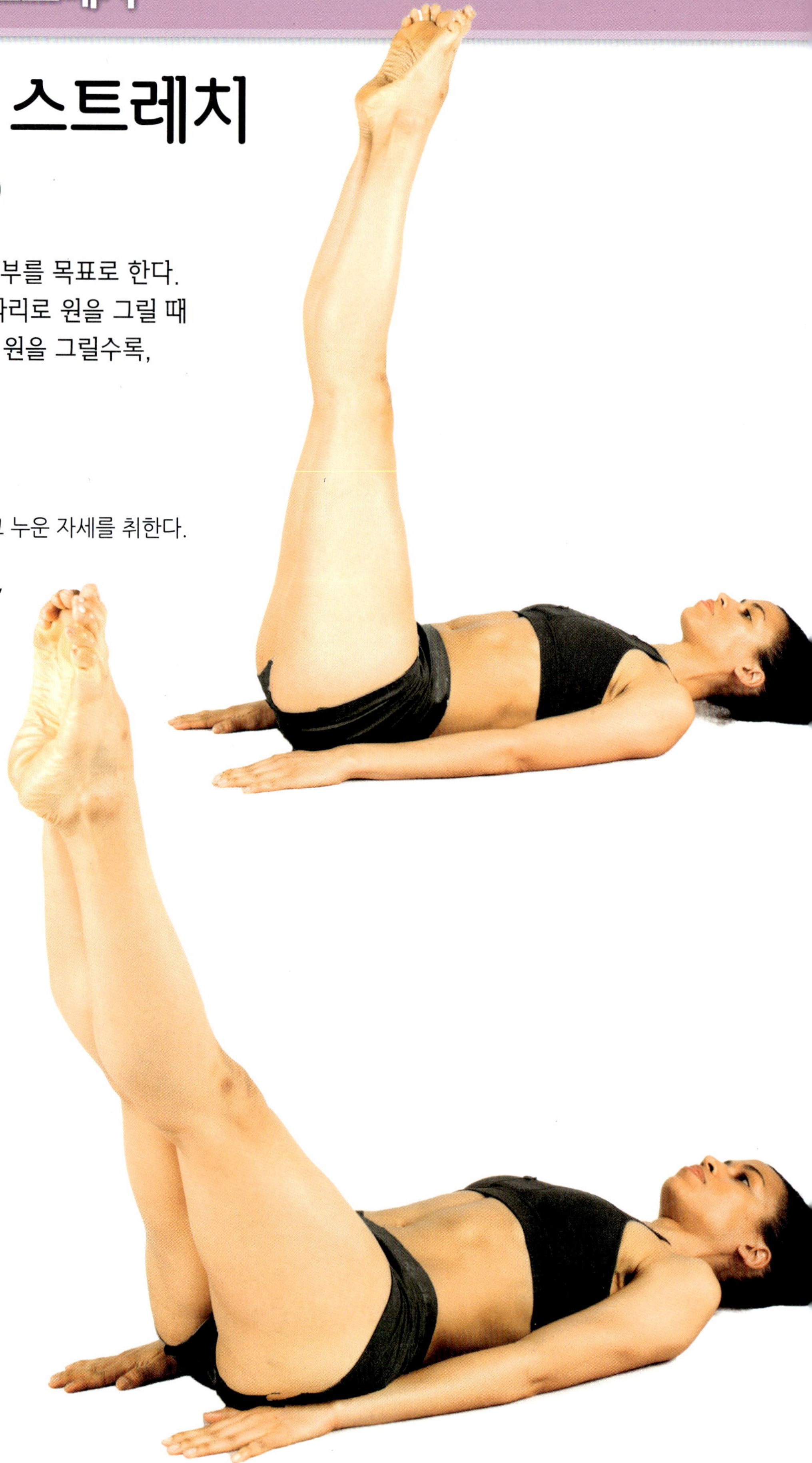

운동 방법

- 양쪽 다리를 천장 쪽으로 뻗고 등을 대고 누운 자세를 취한다.
- 양쪽 다리와 양쪽 발꿈치를 각각 붙이고, 발끝을 뾰족하게 한다.
- 들이쉬면서 양쪽 다리를 오른쪽으로 내린다.
- 원을 그리듯이, 양쪽 다리를 앞쪽으로 가져간 후 왼쪽으로 내리고, 다시 중앙으로 가져온다.
- 완전한 원을 그리고, 양쪽 다리를 바닥으로 내려놓는다. 반대 방향으로도 실시한다.

올바른 수행의 팁

- 등과 팔로 바닥을 강하게 누른다.
- 양쪽 견갑골을 하강한다.
- 만약 관절에 문제가 있음을 느낀다면, 무릎을 약간 굴곡한다.
- 어깨가 앞쪽으로 말리지 않아야 한다.
- 허리가 활처럼 휘지 않아야 한다.

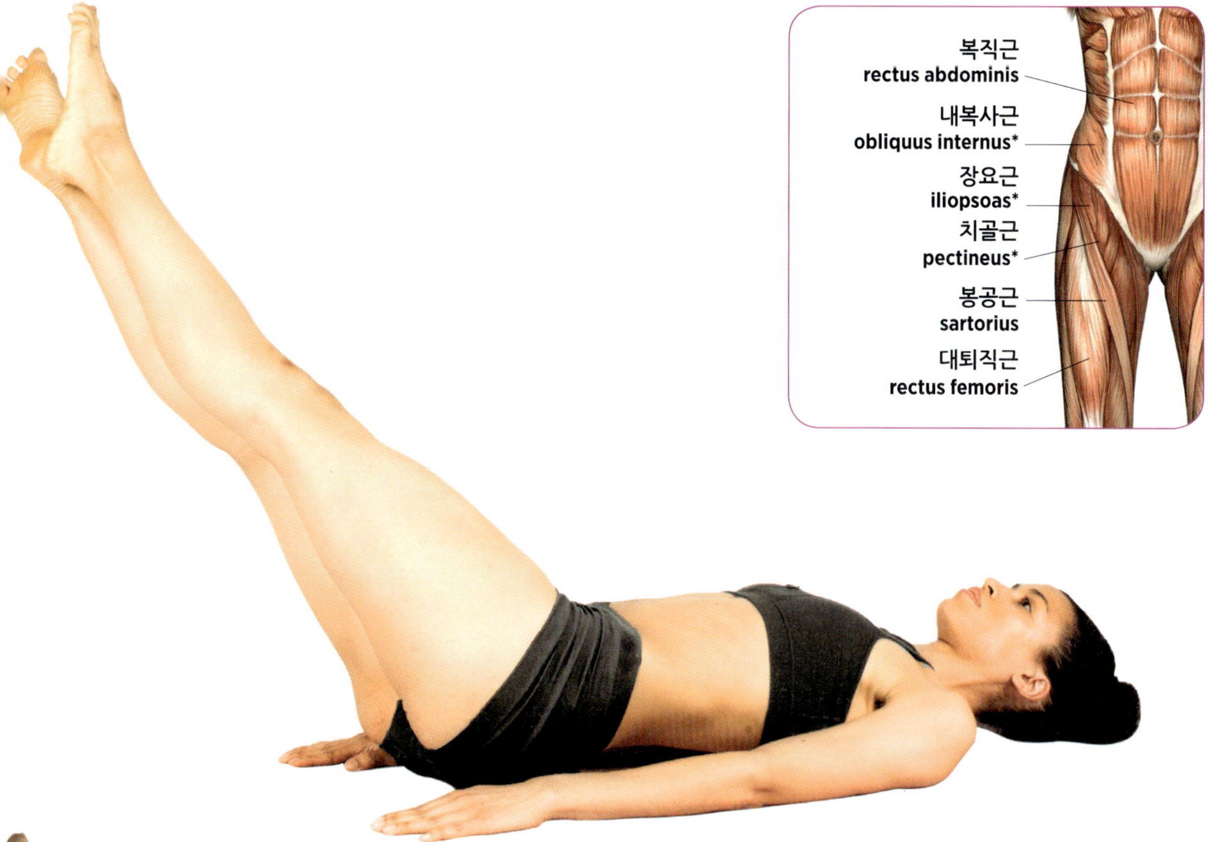

팩트 파일

목표 근육

- 복부
- 복사근
- 고관절 굴곡근

유형

- 동적

장점

- 복부 강화
- 고관절 안정화

주의사항

- 엉덩이 통증
- 무릎 통증
- 목 문제

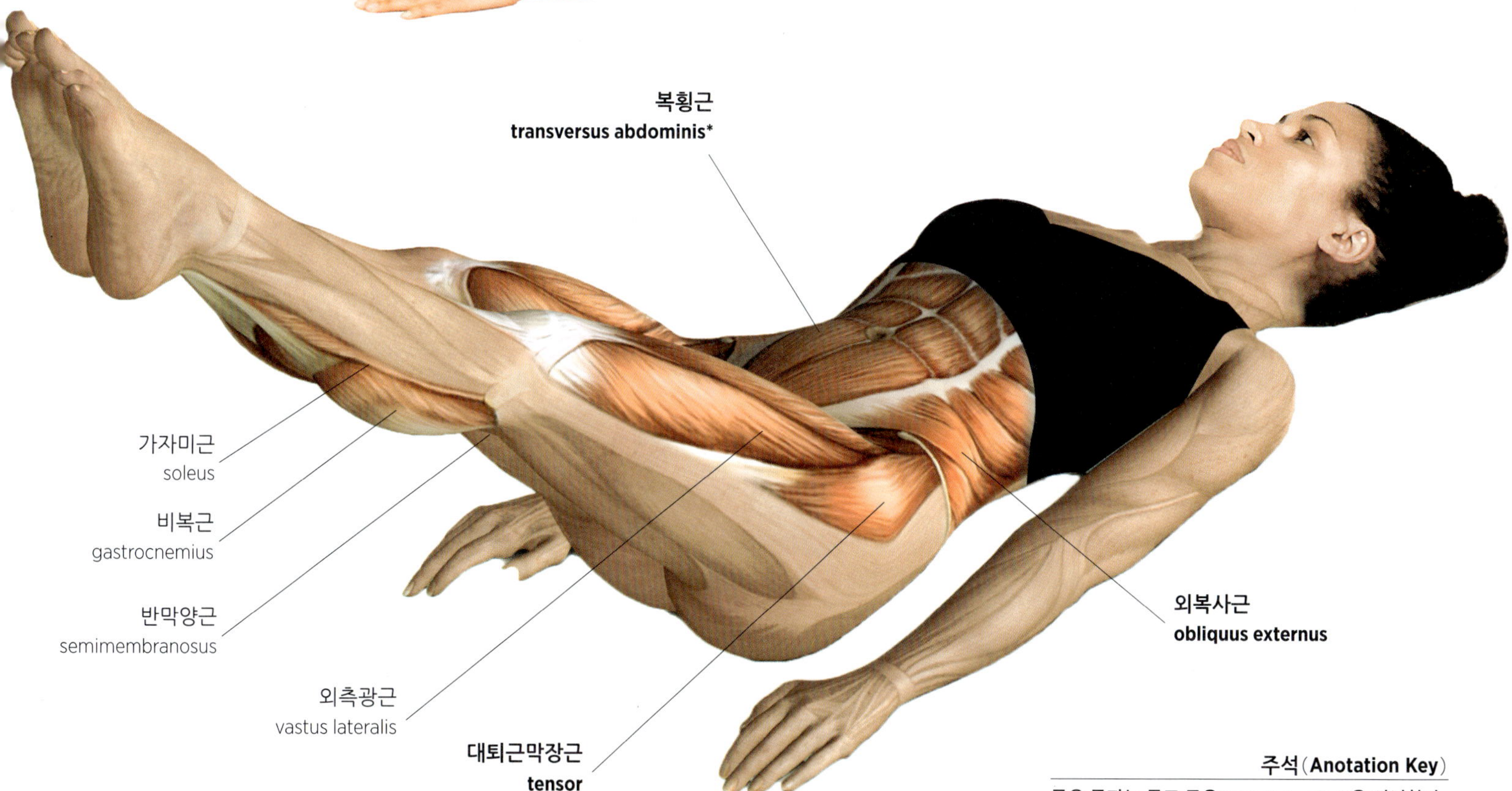

주석(Anotation Key)

굵은 글자는 목표 근육(**target muscles**)을 의미한다.
가는 글자는 본 운동에 작용하는 다른 근육들을 의미한다.
* 심부 근육(deep muscles)

잭나이프 스트레치 (Jackknife Stretch)

실제로 잭나이프는 복부 근육을 위한 검사법이다. 다리와 엉덩이가 이런 필라테스 운동으로부터 이득을 얻을 것이다. 이 포즈를 완벽하게 수행한다면, 유연성이 더 좋아졌음을 알게 될 것이다.

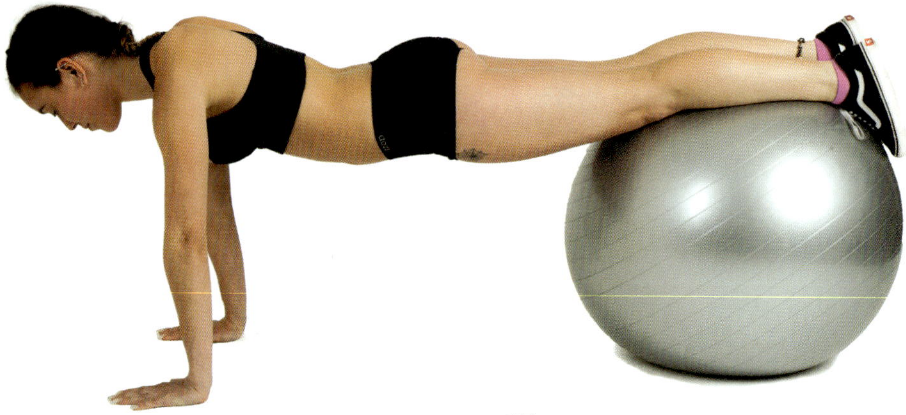

운동 방법

- 누운 자세에서 양쪽 다리를 곧게 위로 들어올리고, 양 팔을 옆으로 벌린다. 들이쉬면서 복부를 관여시킨다.
- 내쉬면서, 상부 등과 어깨에 체중이 가해질 때까지 엉덩이와 척추를 바닥으로부터 들어올린다. 양쪽 다리를 45°의 각도로 머리 위로 들어올린다.
- 양쪽 다리를 위쪽으로 뻗은 후, 천천히 척추를 바닥으로 내려놓는다.
- 권장 반복횟수만큼 수행한다.

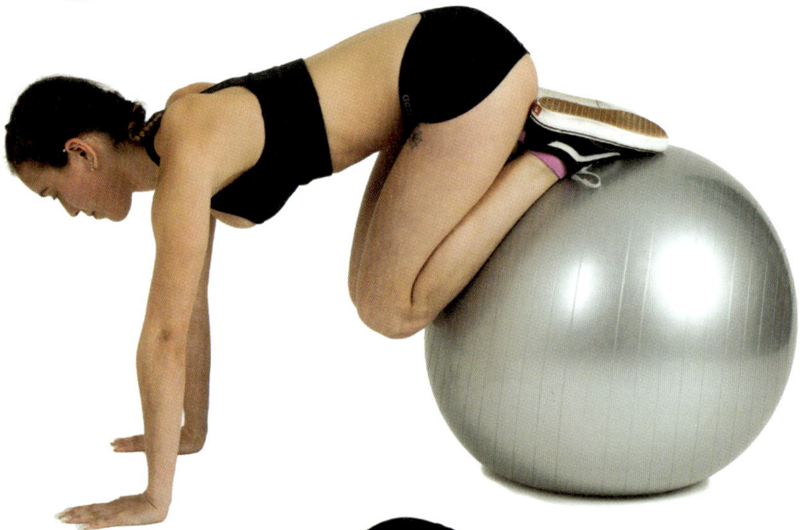

올바른 수행의 팁

- 가능하면 스트레치를 하는 동안 팔다리를 일자로 유지한다.
- 몸과 다리를 내릴 때 들이쉬고, 몸과 다리를 들어올릴 때 내쉰다.
- 양 손이 바닥으로부터 떨어져서는 안된다.

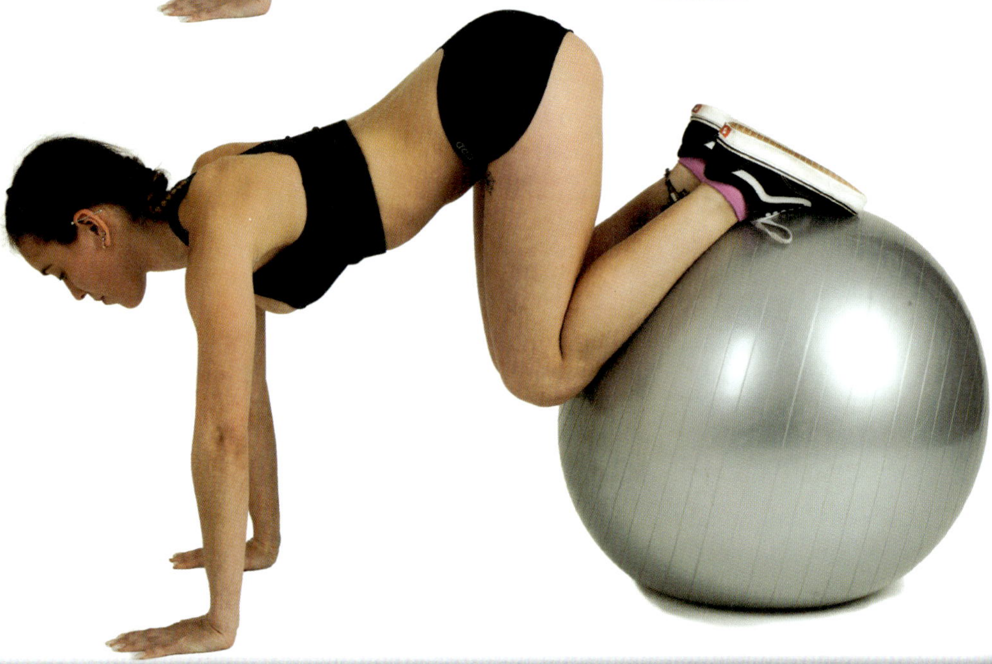

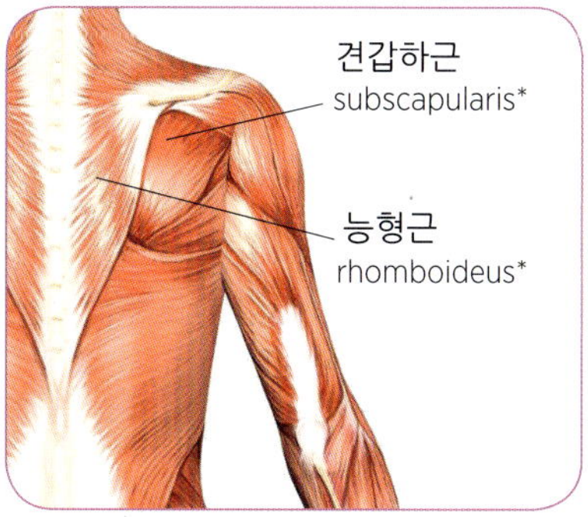

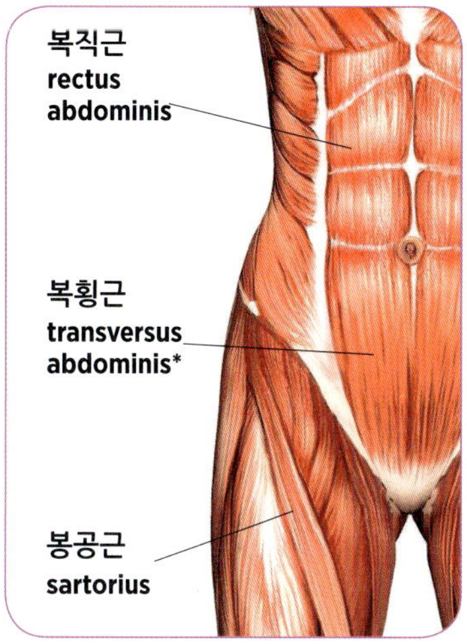

팩트 파일

목표 근육

- 복부
- 복사근
- 고관절 굴곡근

유형

- 동적

장점

- 복부 강화
- 코어 안정화

주의사항

- 목 문제
- 어깨 통증

주석(Anotation Key)

굵은 글자는 목표 근육(target muscles)을 의미한다.
가는 글자는 본 운동에 작용하는 다른 근육들을 의미한다.
* 심부 근육(deep muscles)

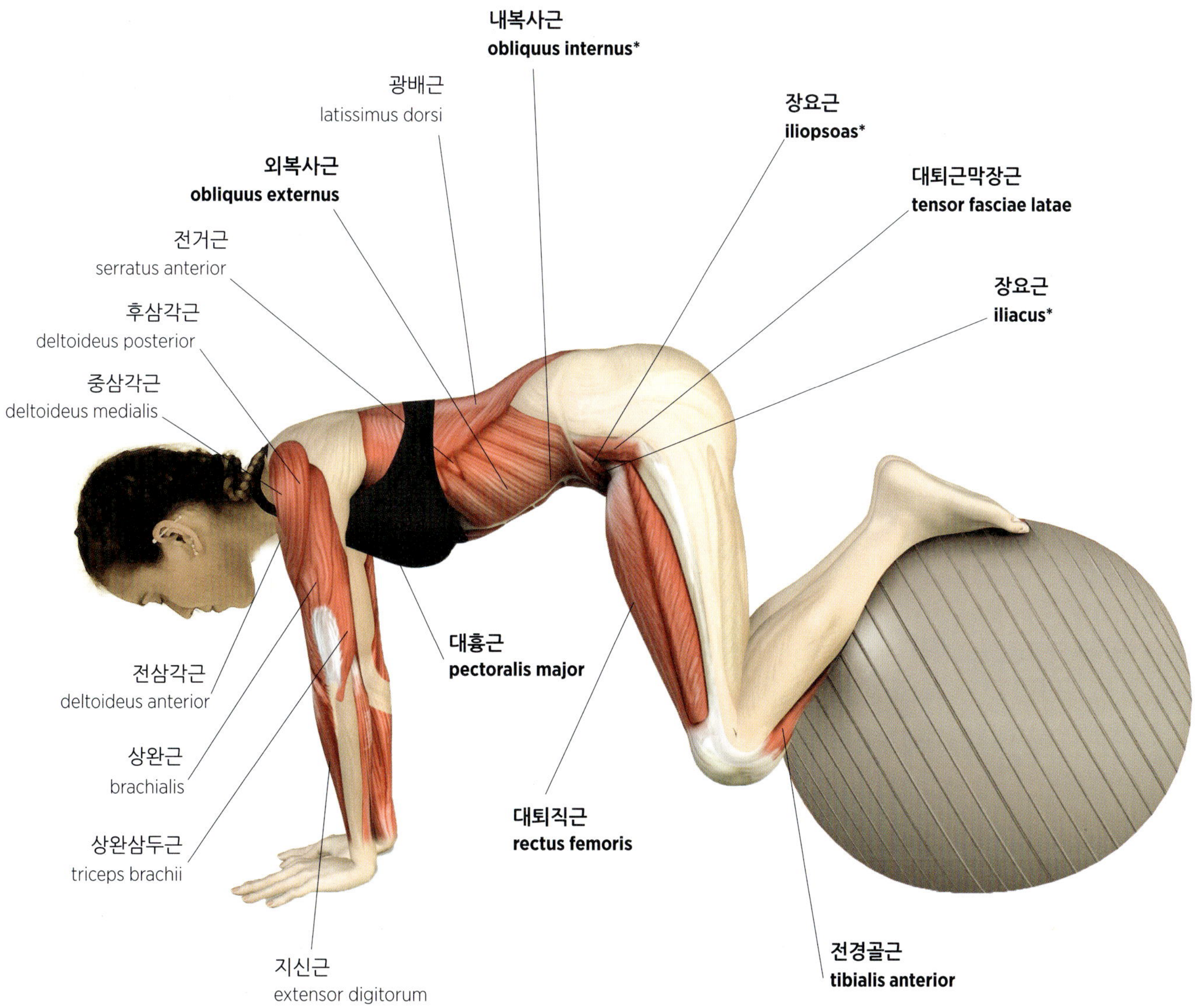

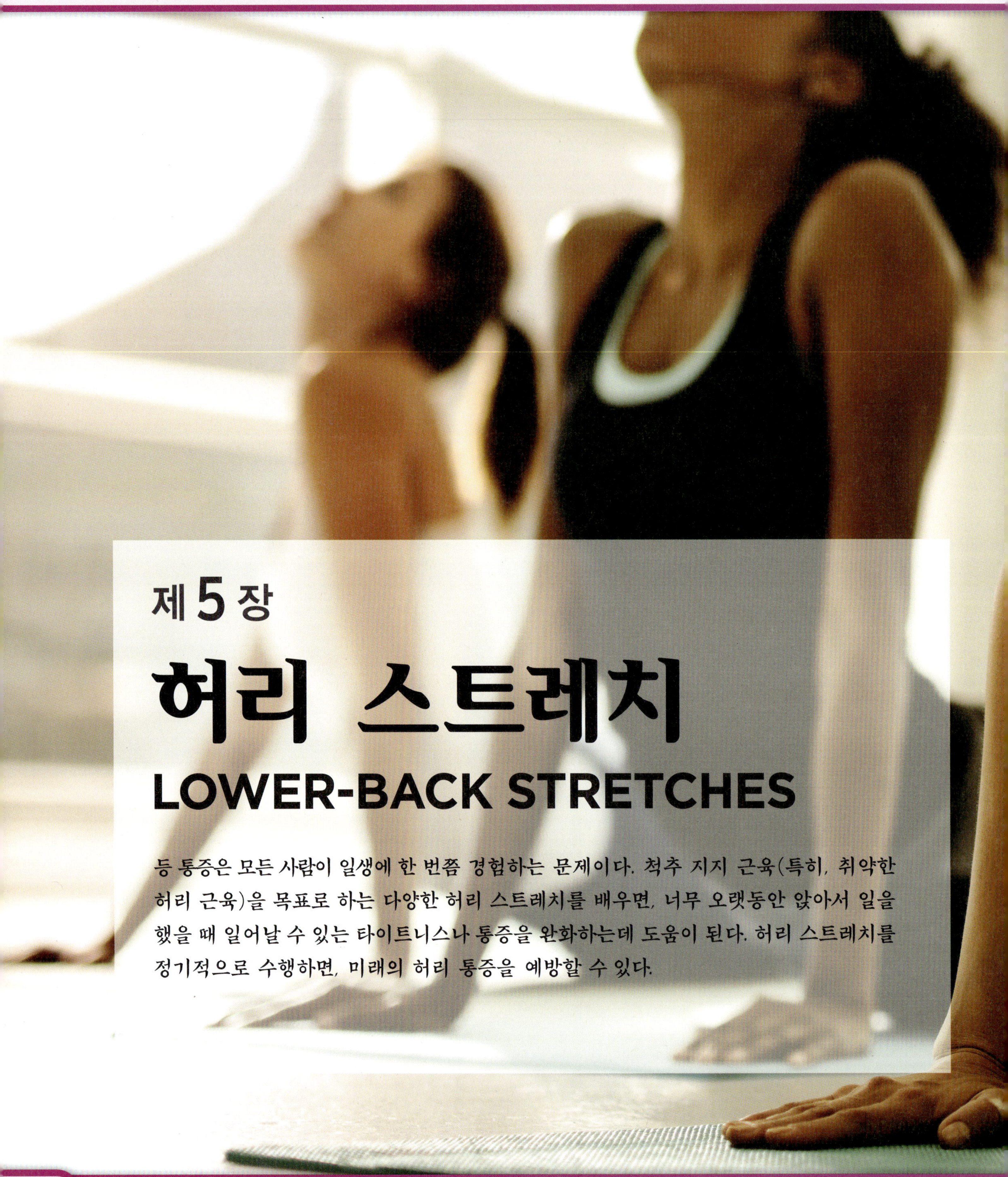

제 5 장

허리 스트레치

LOWER-BACK STRETCHES

등 통증은 모든 사람이 일생에 한 번쯤 경험하는 문제이다. 척추 지지 근육(특히, 취약한 허리 근육)을 목표로 하는 다양한 허리 스트레치를 배우면, 너무 오랫동안 앉아서 일을 했을 때 일어날 수 있는 타이트니스나 통증을 완화하는데 도움이 된다. 허리 스트레치를 정기적으로 수행하면, 미래의 허리 통증을 예방할 수 있다.

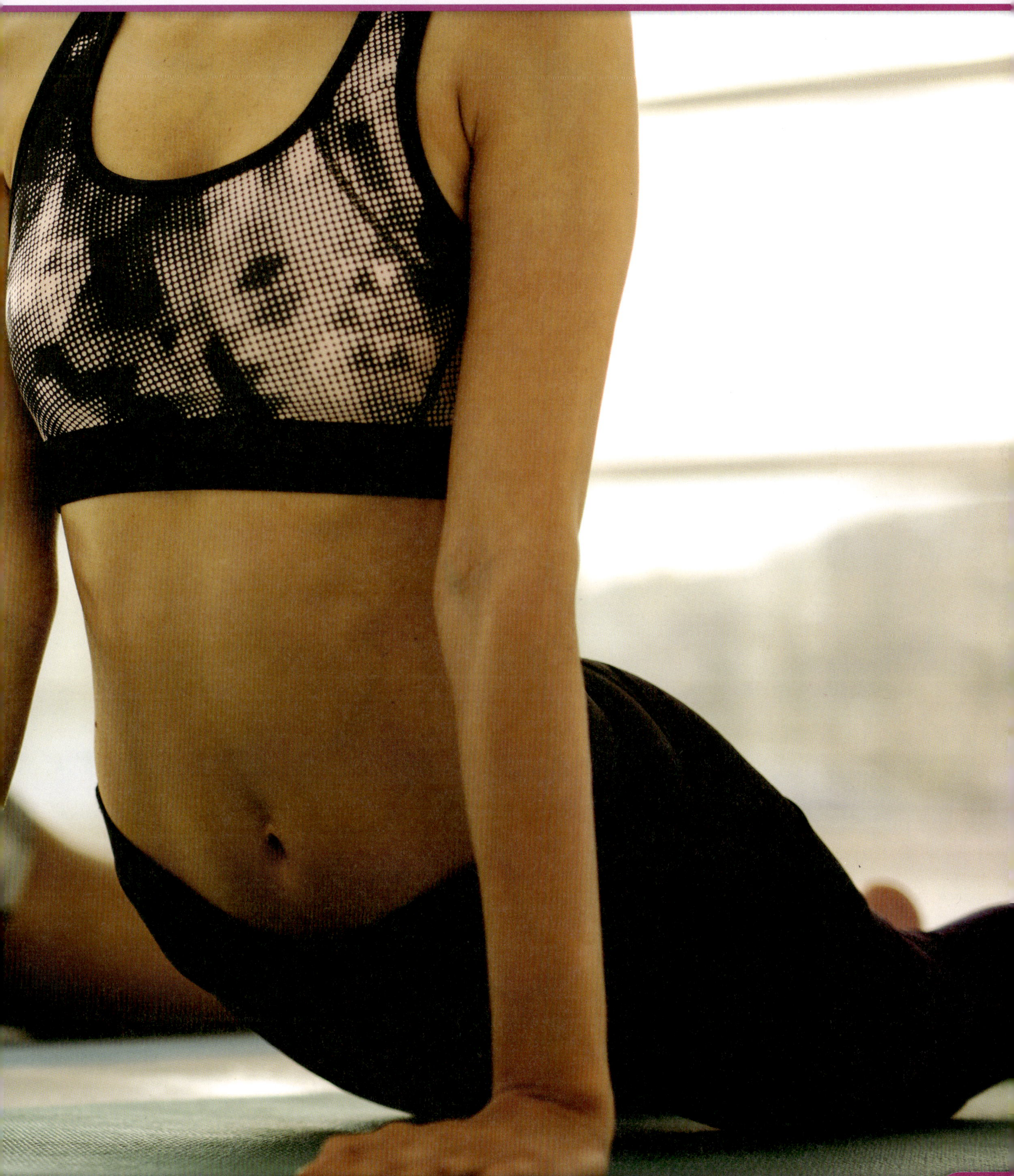

로드 오브 더 댄스 요가 스트레치

(Lord of the Dance Yoga Stretch)

요가에서 로드 오브 댄스(Lord of the Dance)는 힌두신 시바(Shiva)를 의미한다. 우아한 포즈의 이 운동은 엉덩이와 어깨를 스트레칭하고, 균형을 향상시키는데 도움을 준다.

운동 방법

- 양 발을 붙힌 선 자세에서 시작한다. 오른쪽 무릎을 굽혀 발꿈치를 궁둥이 쪽으로 끌어 당긴다. 이때 왼발을 바닥에 고정한다.
- 오른손바닥을 가쪽으로 돌린 후, 등 뒤쪽으로 가져가서 오른발의 안쪽면을 잡는다. 꼬리뼈에서 목까지 척추를 들어올린다.
- 오른발을 천장 쪽으로 들어올리고, 오른손으로 오른발을 등쪽으로 당긴다. 이와 동시에, 왼팔을 천장 쪽으로 들어올리고 왼쪽 엄지와 검지를 붙인다.
- 뒤쪽 다리를 들어올릴 때 몸통을 앞쪽으로 숙이기 보다는 똑바로 선 자세를 취하고 유연성을 증가시키기 위해 가슴과 왼팔을 들어올린다.
- 권장된 호흡을 유지한 후, 발을 해제한다. 반대쪽도 실시한다.

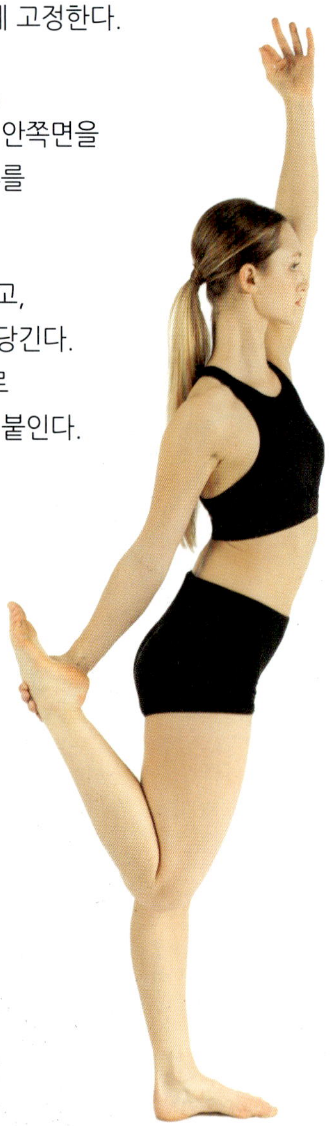

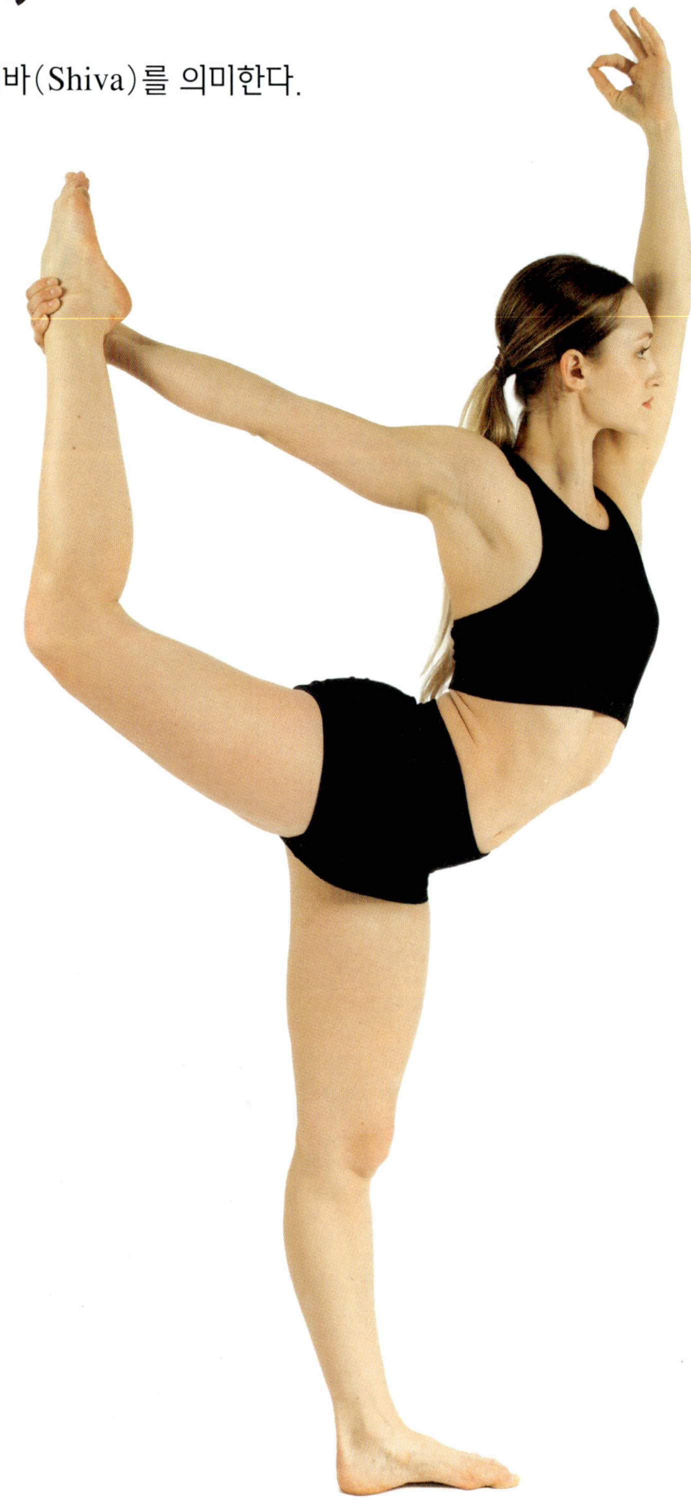

팩트 파일

목표 근육
- 허벅지
- 서혜부
- 가슴
- 어깨

유형
- 동적

장점
- 허벅지, 서혜부, 복부, 어깨 및 가슴의 신장
- 척추, 허벅지, 엉덩이 및 발목의 강화
- 균형 향상

주의사항
- 등 손상
- 저혈압

주석(Anotation Key)

굵은 글자는 목표 근육(target muscles)을 의미한다.
가는 글자는 본 운동에 작용하는 다른 근육들을 의미한다.
* 심부 근육(deep muscles)

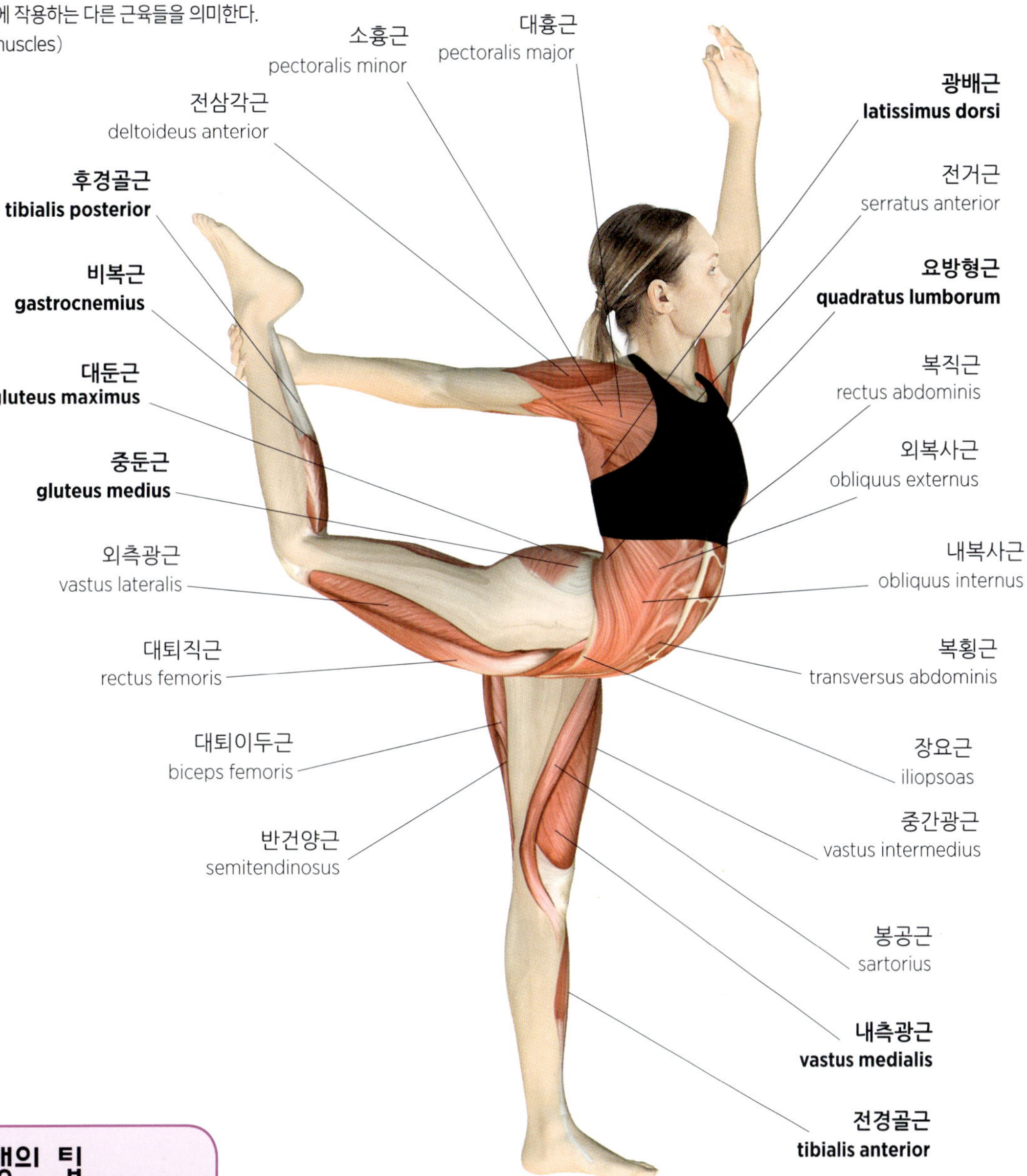

올바른 수행의 팁

- 수축된 근육과 지탱하는 다리를 일자로 유지한다.
- 만약 균형을 잡는데 문제가 있다면, 지지를 위해 벽을 잡고 운동을 실시한다.
- 균형을 잃을 수 있기 때문에, 바닥을 쳐다보면 안된다.
- 허리를 압박하지 않는다.

다른 버전

높은 난이도: 첫 단계를 따르고, 오른 손바닥을 바깥쪽으로 돌린다. 그러나 오른발의 안쪽면을 잡지 않고, 발의 가쪽면으로 뻗는다. 오른쪽 팔꿈치가 천장 쪽으로 향하도록 어깨를 회전한다. 다리를 들고, 가슴을 확장한다. 왼팔을 머리 위로 뻗은 후 팔꿈치를 굴곡하여 들어올린 다리의 발등을 잡는다. 양 손이 발가락을 잡을 때까지 손가락을 이용해 천천히 뒤쪽으로 팔을 뻗는다.

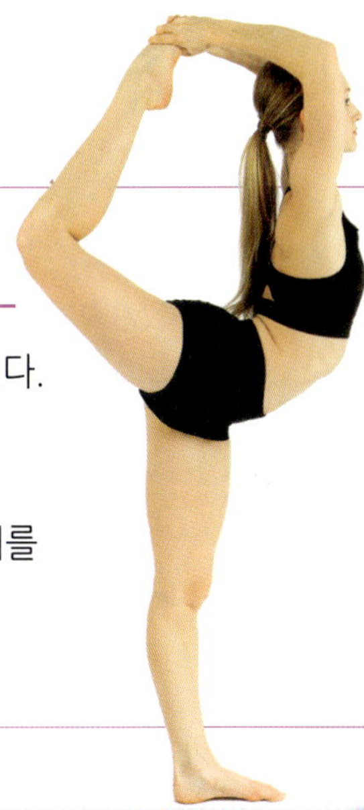

하프 로드 오브 더 피쉬 요가 스트레치

(Half Lord of the Fishes Yoga Stretch)

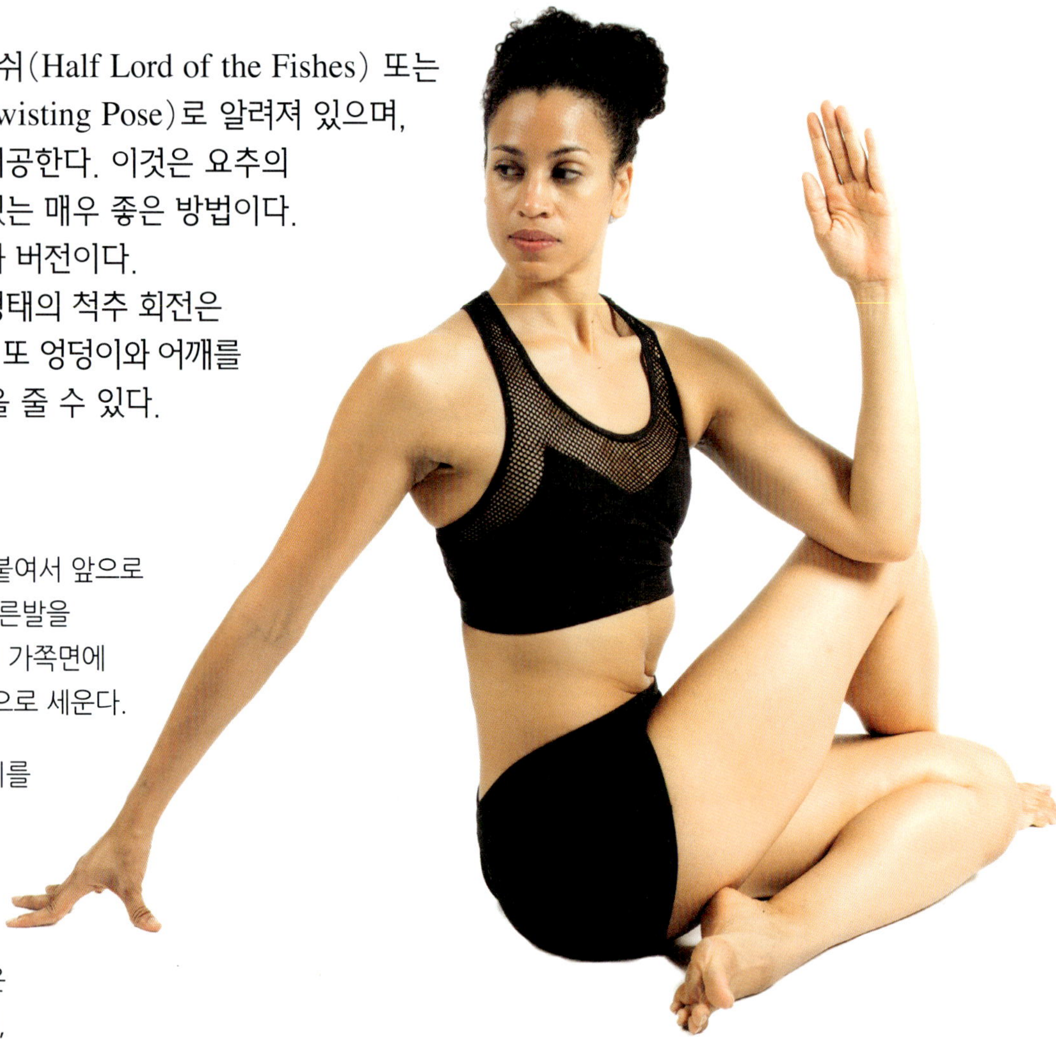

이 운동은 하프 로드 오브 더 피쉬(Half Lord of the Fishes) 또는 스파인 트위스팅 포즈(Spine Twisting Pose)로 알려져 있으며, 완전한 척추 측방 트위스트를 제공한다. 이것은 요추의 유연성과 기능을 향상시킬 수 있는 매우 좋은 방법이다. 이 운동은 마리치의 포즈의 심화 버전이다. 앉은 자세에서 수행되는 이런 형태의 척추 회전은 등을 스트레칭하기에 매우 좋고, 또 엉덩이와 어깨를 확장하는데(벌리는데)도 도움을 줄 수 있다.

운동 방법

- 똑바로 앉은 자세에서 양 다리를 붙여서 앞으로 쭉 뻗는다. 오른쪽 무릎을 굽혀 오른발을 왼쪽 허벅지(바닥에 놓여 있는)의 가쪽면에 배치한다. 오른쪽 무릎을 천장 쪽으로 세운다.
- 왼쪽 다리를 안쪽으로 굽혀 발꿈치를 엉덩이로 가져갈 때, 체중을 약간 오른쪽으로 이동한다.
- 오른손을 왼쪽 엉덩이 뒤쪽의 바닥쪽으로 뻗는다. 이때 손가락은 뒤쪽방향으로 향한다. 들이쉬면서, 몸의 좌측면을 늘이기 위해 왼팔을 들어올린다.
- 내쉬면서 상체를 오른쪽으로 돌리고, 왼쪽 팔꿈치를 오른쪽 무릎의 바깥면에 배치한다. 이때 체중을 양쪽 좌골에 균등하게 배분한다.
- 몸통 회전을 더 강하게 하기 위해, 왼쪽 팔꿈치로 오른쪽 무릎을 압박한다. 필요하다면, 시선을 왼쪽 어깨 너머로 가져가고, 왼손을 들어올린다. 이때 손등이 여러분의 몸쪽으로 향한다. 권장시간 동안 호흡을 유지하고, 반대쪽도 실시한다.

다른 버전

높은 난이도: 올라간 오른쪽 무릎 밑에 왼쪽 전완을 받치고, 양 손이 만날 때까지 왼쪽 엉덩이 쪽인 여러분의 등 뒤로 당긴다. 이런 바운드 자세에서 양 손을 꽉 잡는다.

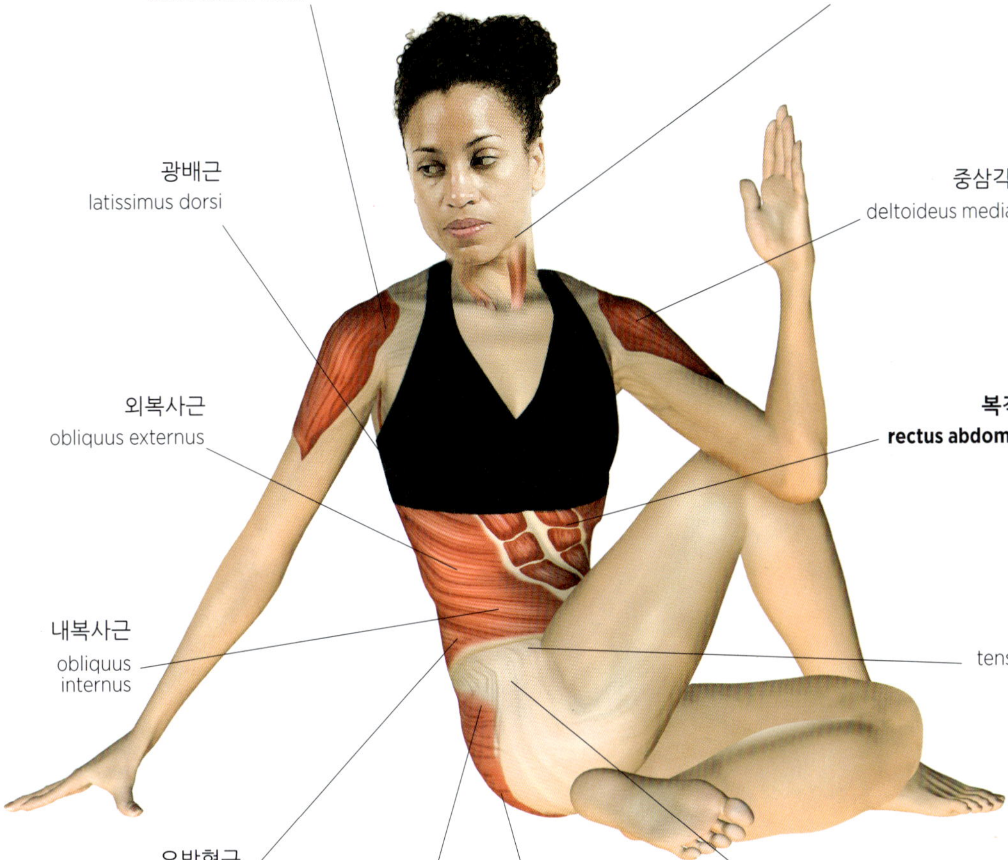

주석(Anotation Key)

굵은 글자는 목표 근육(target muscles)을 의미한다.
가는 글자는 본 운동에 작용하는 다른 근육들을 의미한다.
* 심부 근육(deep muscles)

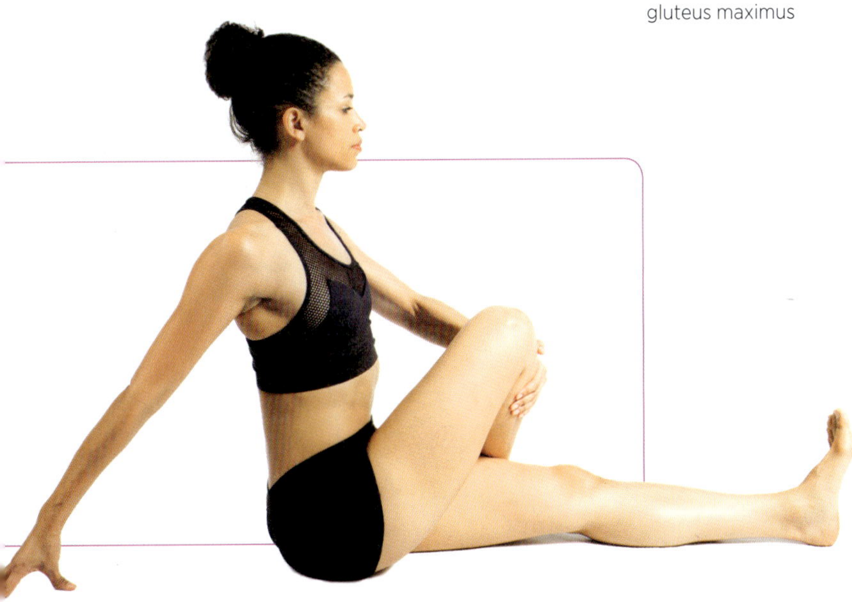

팩트 파일

목표 근육
- 상체

유형
- 동적

장점
- 척추, 어깨, 엉덩이 및 목의 신장
- 독소 해소
- 소화 도움

주의사항
- 척추 손상

올바른 수행의 팁

- 똑바로 앉은 자세를 취하고, 몸을 돌리면서 척추를 신장한다.
- 체중을 양쪽 좌골에 균등하게 분배한다; 양쪽 엉덩이가 균등하지 않은 느낌이 들면, 블록이나 담요를 좌골 밑에 배치한다.
- 양쪽 견갑골을 근접시킬 때, 쇄골을 넓게 벌린다.
- 목을 불편한 자세로 비틀지 않는다.

리볼브드 트라이앵글 요가 스트레치
(Revolved Triangle Yoga Stretch)

리볼브드 트라이앵글 운동은 선 자세의 균형 잡기로서 전굴과 비틀림이 결합된 것이다. 이것은 선 자세의 포즈로서 힘든 편이고, 엉덩이 가쪽 근육과 슬괵근을 스트레칭하고, 다리, 등 및 복사근을 탄력 있게 만든다.
골반의 균형 잡기가 적절한 정렬을 이루는데 필수적이다.

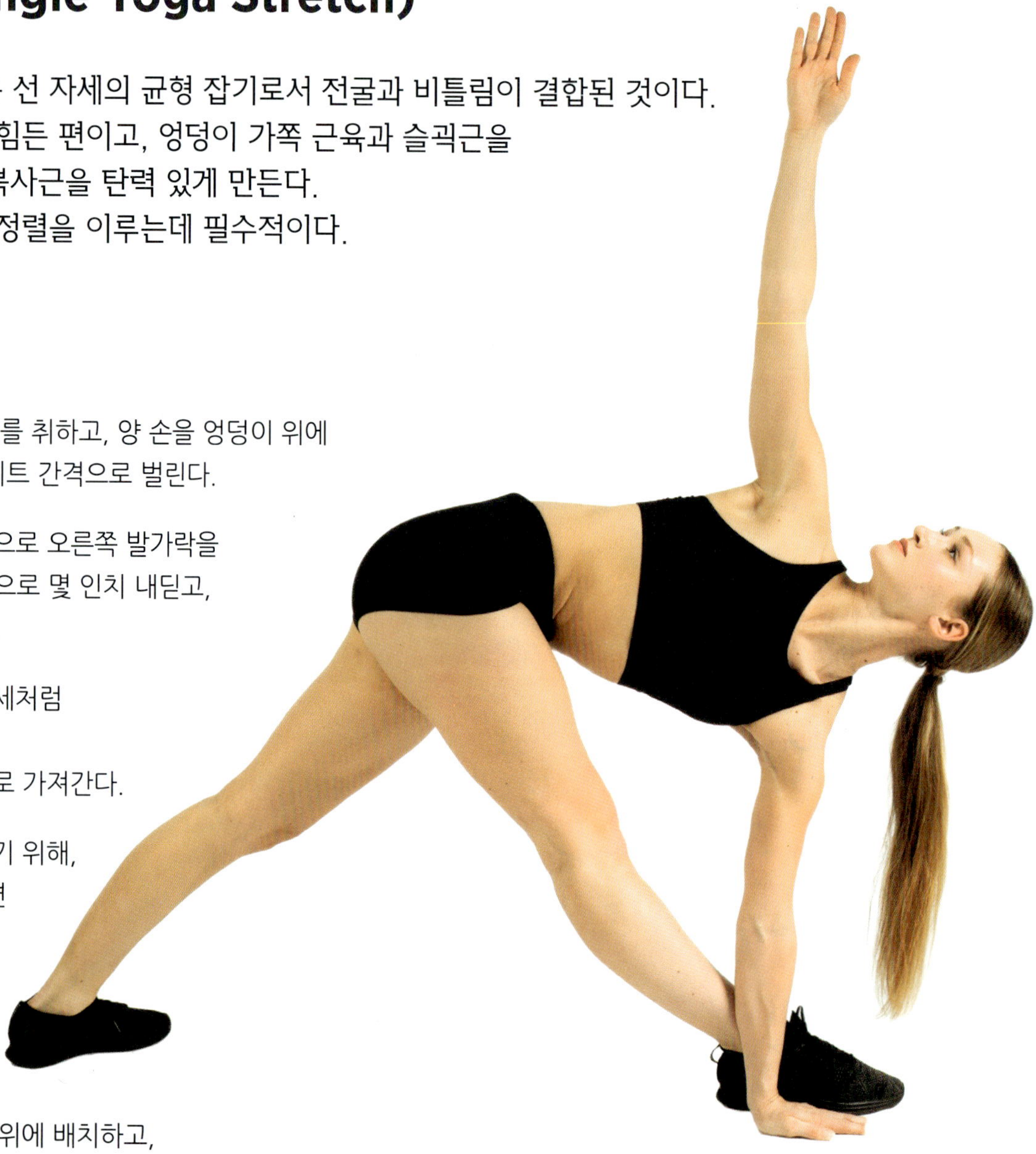

운동 방법

- 매트의 중간 지점에서 선 자세를 취하고, 양 손을 엉덩이 위에 배치한다. 이때 양 발을 3-4 피트 간격으로 벌린다.
- 매트의 상우측 모서리의 방향으로 오른쪽 발가락을 45° 회전시킨다. 왼발을 좌측으로 몇 인치 내딛고, 발꿈치-발꿈치 정렬을 이룬다.
- 들이쉬면서 업워드 살루트 자세처럼 양 팔을 머리 위로 가져간다. 내쉬면서 왼손을 왼쪽 엉덩이로 가져간다.
- 신체의 오른쪽 측면을 신장하기 위해, 들이쉬면서 오른팔을 가능하면 높이 뻗는다. 허리를 편평하게 하고 앞쪽으로 숙이면서 몸통을 오른쪽으로 회전한다.
- 왼손을 오른발의 가쪽면 바닥 위에 배치하고, 쇄골을 넓히기 위해 오른팔을 천장 쪽으로 뻗는다.
- 내쉬면서, 몸통을 오른쪽으로 비틀고, 위쪽 손의 엄지를 쳐다본다.
- 권장된 호흡을 유지한 후, 반대쪽도 실시한다.

다른 버전

낮은 난이도: 만약 척추를 둥글게 만들지 않고 바닥에 닿기를 할 수 없다면, 바닥 위에 블록을 배치하고, 그 블록에 손을 배치한다. 이때 앞쪽 발의 가쪽면과 어깨가 수직 일직선을 이루어야 한다. 필요하다면, 블록의 높이를 증가시킨다.

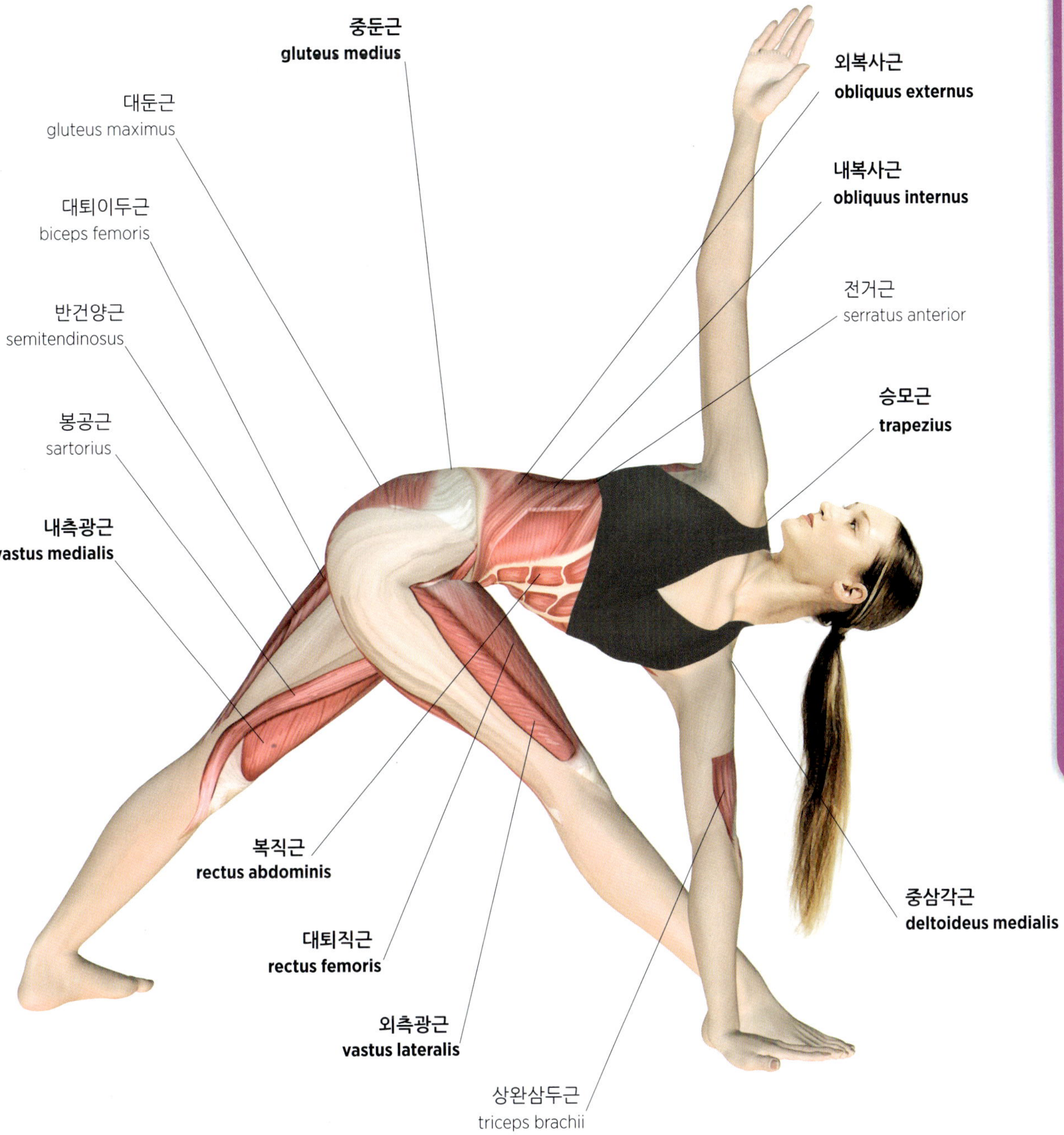

팩트 파일

목표 근육
- 슬괵근
- 척추
- 복사근

유형
- 동적

장점
- 독소 해소
- 소화 도움
- 슬괵근, 엉덩이, 어깨 및 팔의 신장
- 허벅지와 코어의 강화
- 균형 향상

주의사항
- 설사
- 두통
- 고혈압이나 저혈압
- 목 문제
- 임신

주석(Anotation Key)

굵은 글자는 목표 근육(target muscles)을 의미한다.
가는 글자는 본 운동에 작용하는 다른 근육들을 의미한다.
* 심부 근육(deep muscles)

올바른 수행의 팁

- 양 팔과 다리를 일자로 유지한다.
- 척추를 신장할 때 들이쉬고, 몸을 비틀 때 내쉰다.
- 만약 타이트한 슬괵근을 가지고 있다면, 앞발을 매트 가장자리에 더 가까이 걸어 발을 넓게 벌려 줄타기하듯 발이 늘지 않도록 한다.
- 척추를 둥글게 만들지 않는다.

힙 서클 (Hip Circles)

스위스 볼 위에서 이루어지는 힙 서클은 고관절의 긴장을 완화하고, 또 골반 근육을 이완하는데 도움을 줄 수 있다. 그리고 힙 서클은 코어와 상체에도 영향을 줄 뿐만 아니라, 허리 통증도 완화시킨다.

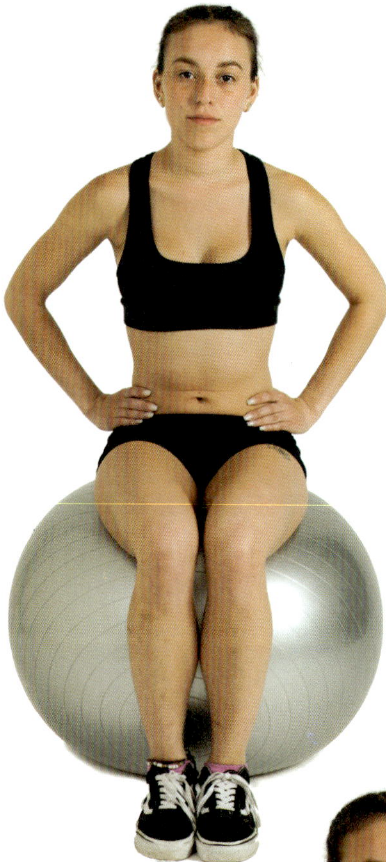

운동 방법

- 양 발을 함께 모으고 스위스 볼 위에 앉는다. 그리고 양 손을 고관절에 댄다.
- 복부 근육에 힘을 준다.
- 반시계방향으로 작은 원을 그리듯이, 골반을 이용해 스위스 볼을 오른쪽으로 천천히 회전시킨다.
- 시작자세로 돌아온 후, 반대 방향으로도 실시한다.

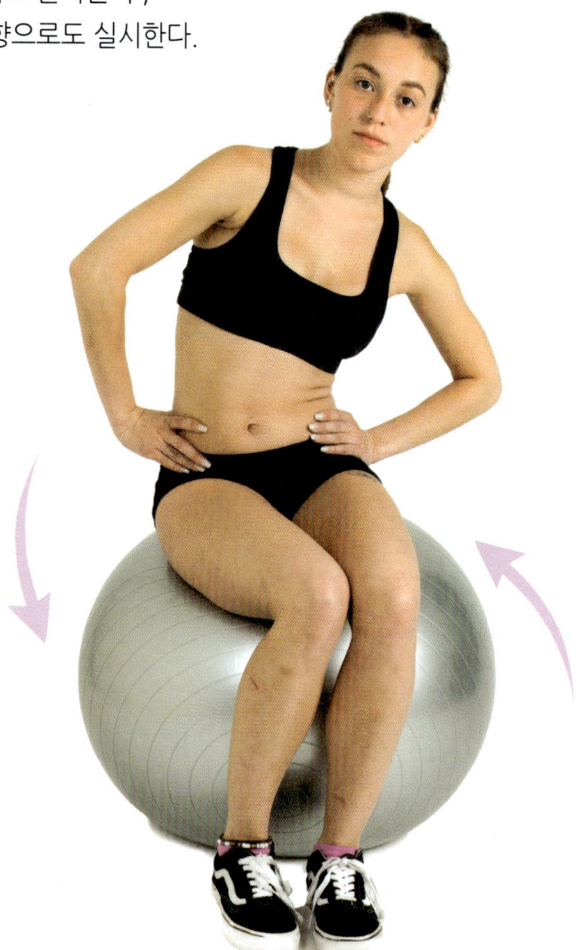

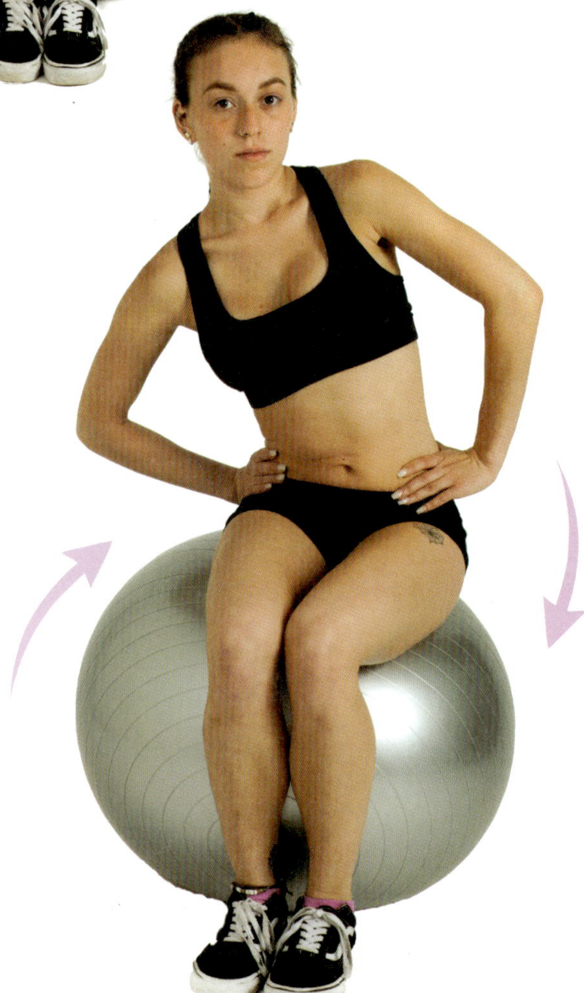

주석(Anotation Key)

굵은 글자는 목표 근육(target muscles)을 의미한다.
가는 글자는 본 운동에 작용하는 다른 근육들을 의미한다.
* 심부 근육(deep muscles)

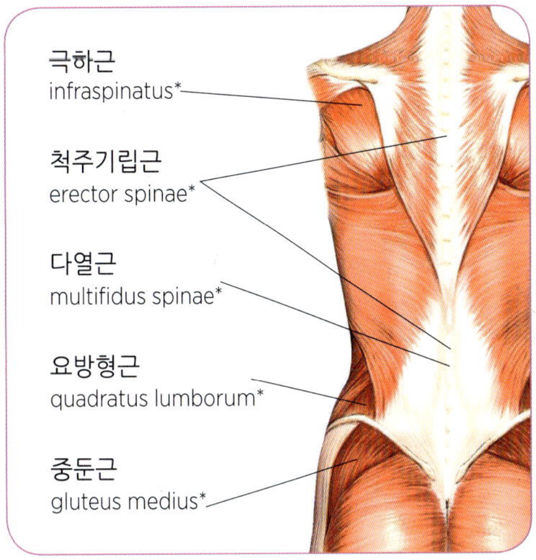

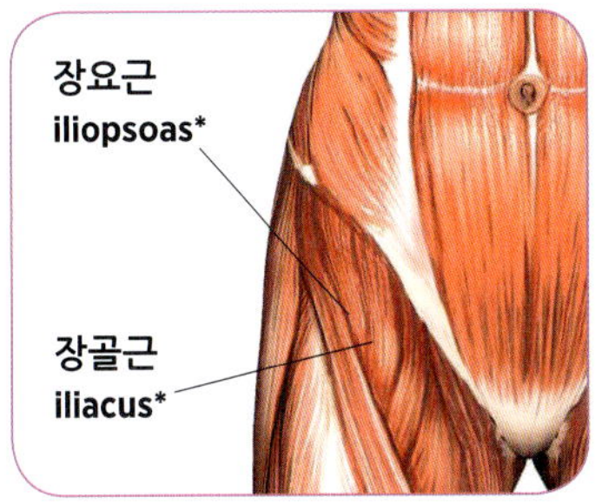

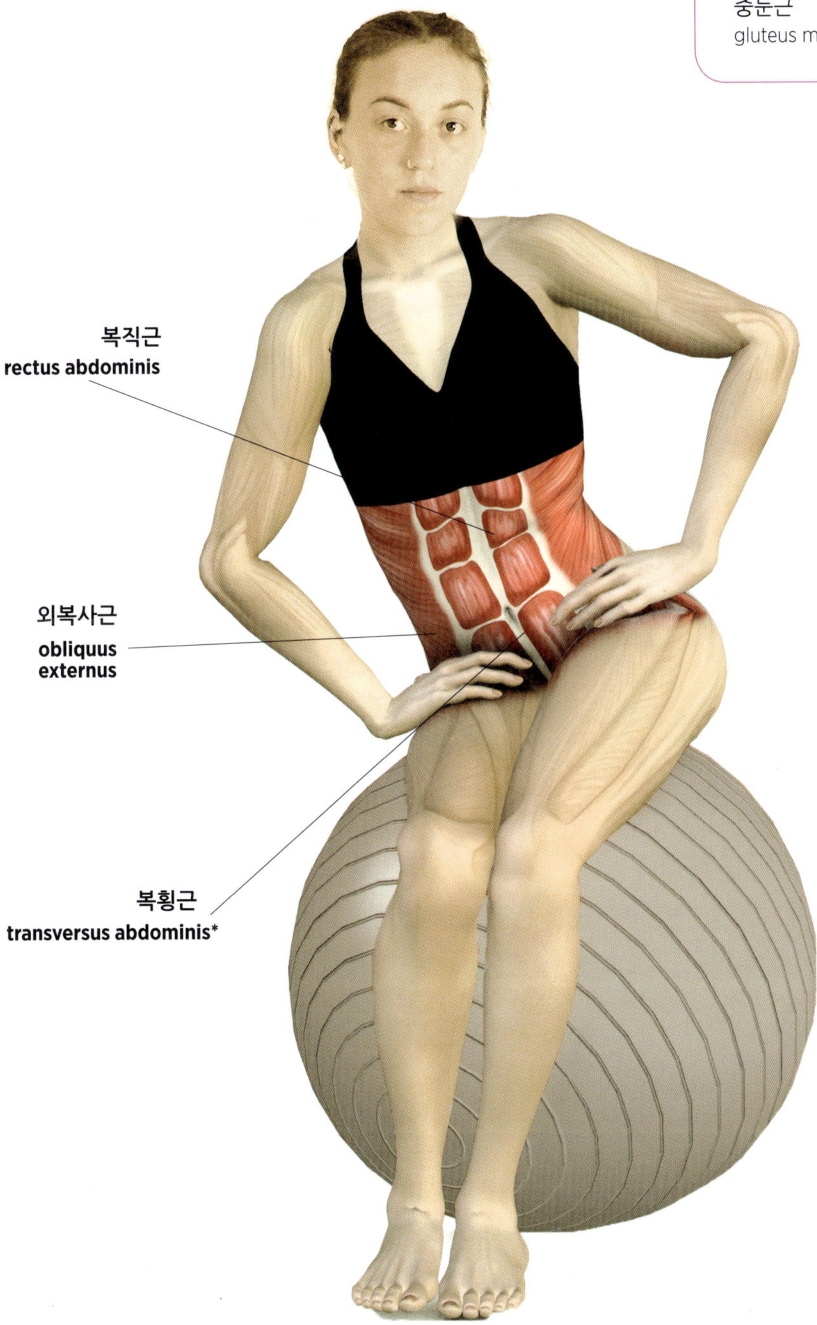

팩트 파일

목표 근육
- 허리
- 엉덩이
- 복부

유형
- 동적

장점
- 코어의 안정화
- 허리 신장
- 복부 강화

주의사항
- 심한 허리 통증
- 엉덩이 문제

올바른 수행의 팁

- 작은 원을 그린다.
- 만약 목에 삐걱거린 느낌이 들면, 여러분이 너무 크게 움직이고 있는 것이다.
- 움직임을 일으키려고 양쪽 다리를 사용해서는 안된다.

시티드 러시안 트위스트 (Seated Russian Twist)

이 운동은 앉은 자세에서 이루어지는 운동으로서 여러분이 횡격막으로부터 회전시킬 때 복부 근육에 영향을 준다. 이런 회전 운동은 허리의 통증과 타이트니스를 완화하는데 매우 효과적이다. 시티드 러시안 트위스트는 몸통의 회전근력에 중요한 복사근을 관여시킨다.

운동 방법

- 발바닥을 바닥에 붙인 상태로 양쪽 무릎을 굴곡하고 앉는다.
- 몸통을 위로 들어올린다.
- 양 팔을 앞쪽으로 뻗어 양 손을 무릎 위에 위치시킨다.
- 상체를 오른쪽으로 회전한다. 이때 양 팔은 바닥과 수평을 이루어야 한다.
- 중심으로 돌아온 후, 왼쪽으로 몸통을 회전시킨다.
- 권장 반복횟수만큼 좌우로 회전한다.

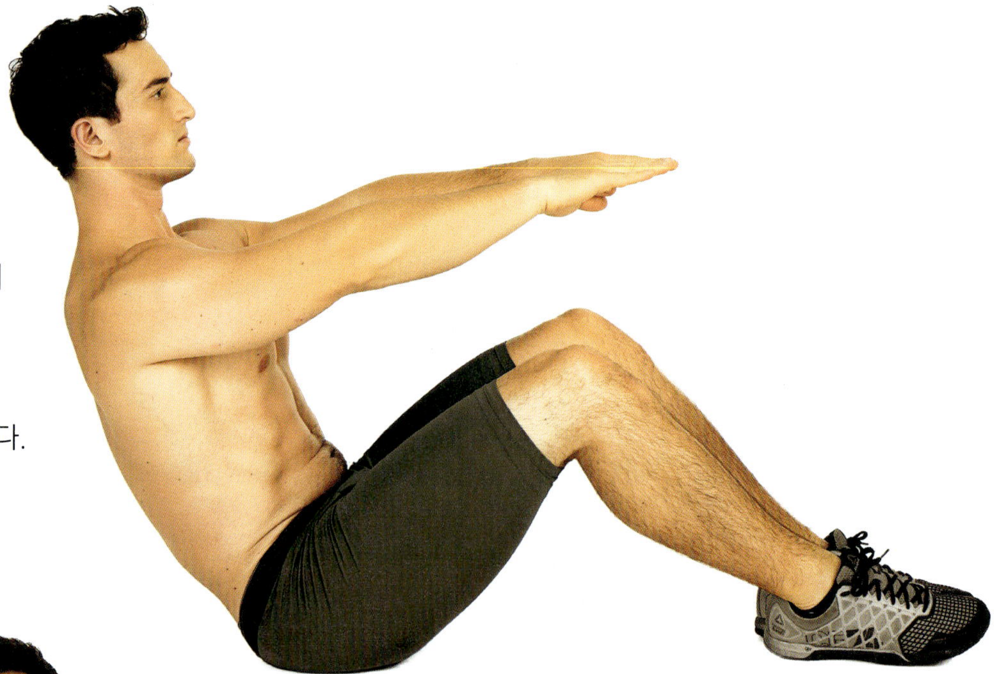

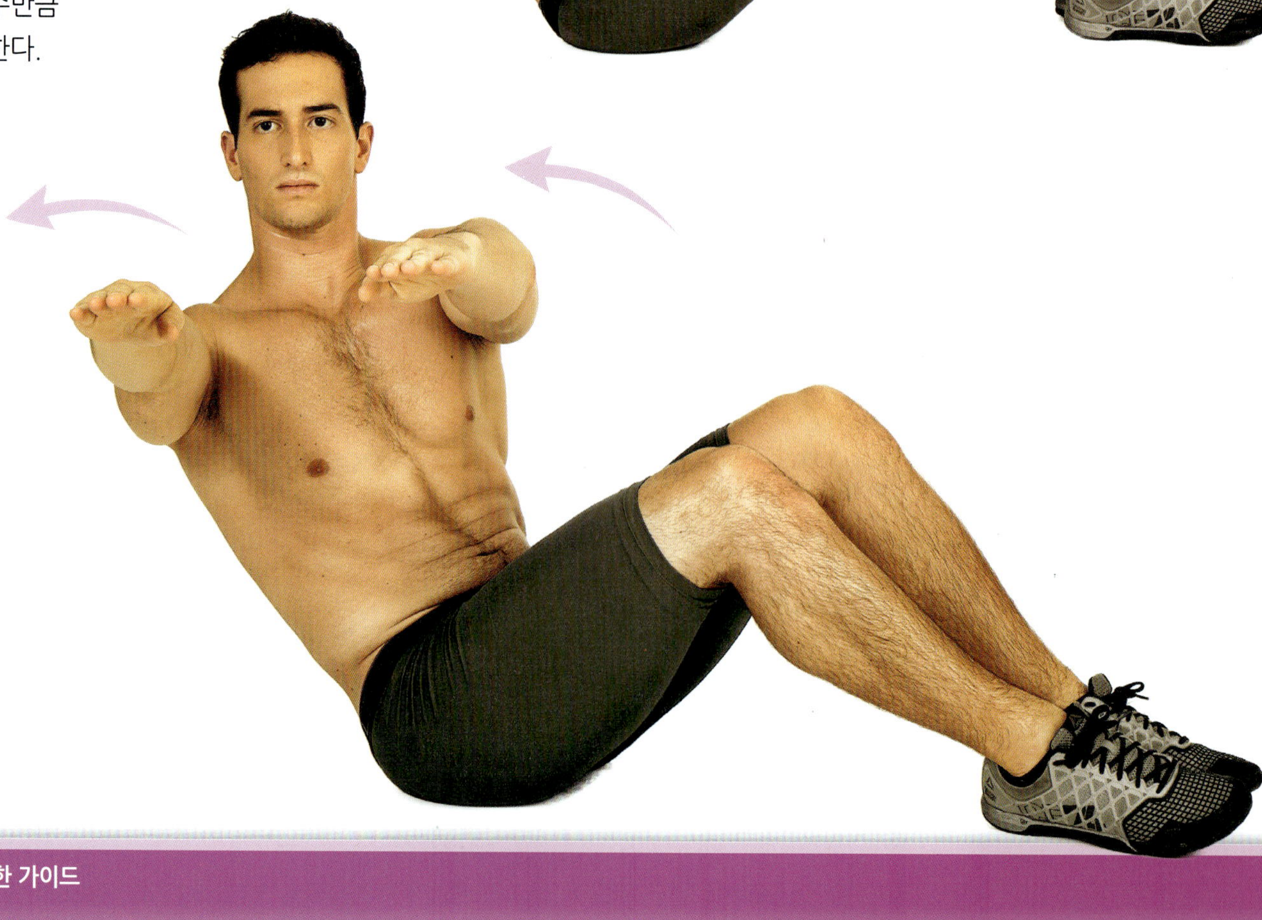

팩트 파일

목표 근육
- 복부
- 복사근

유형
- 동적

장점
- 복부 지구력 강화

주의사항
- 어깨 통증
- 허리 문제

주석(Anotation Key)

굵은 글자는 목표 근육(target muscles)을 의미한다.
가는 글자는 본 운동에 작용하는 다른 근육들을 의미한다.
* 심부 근육(deep muscles)

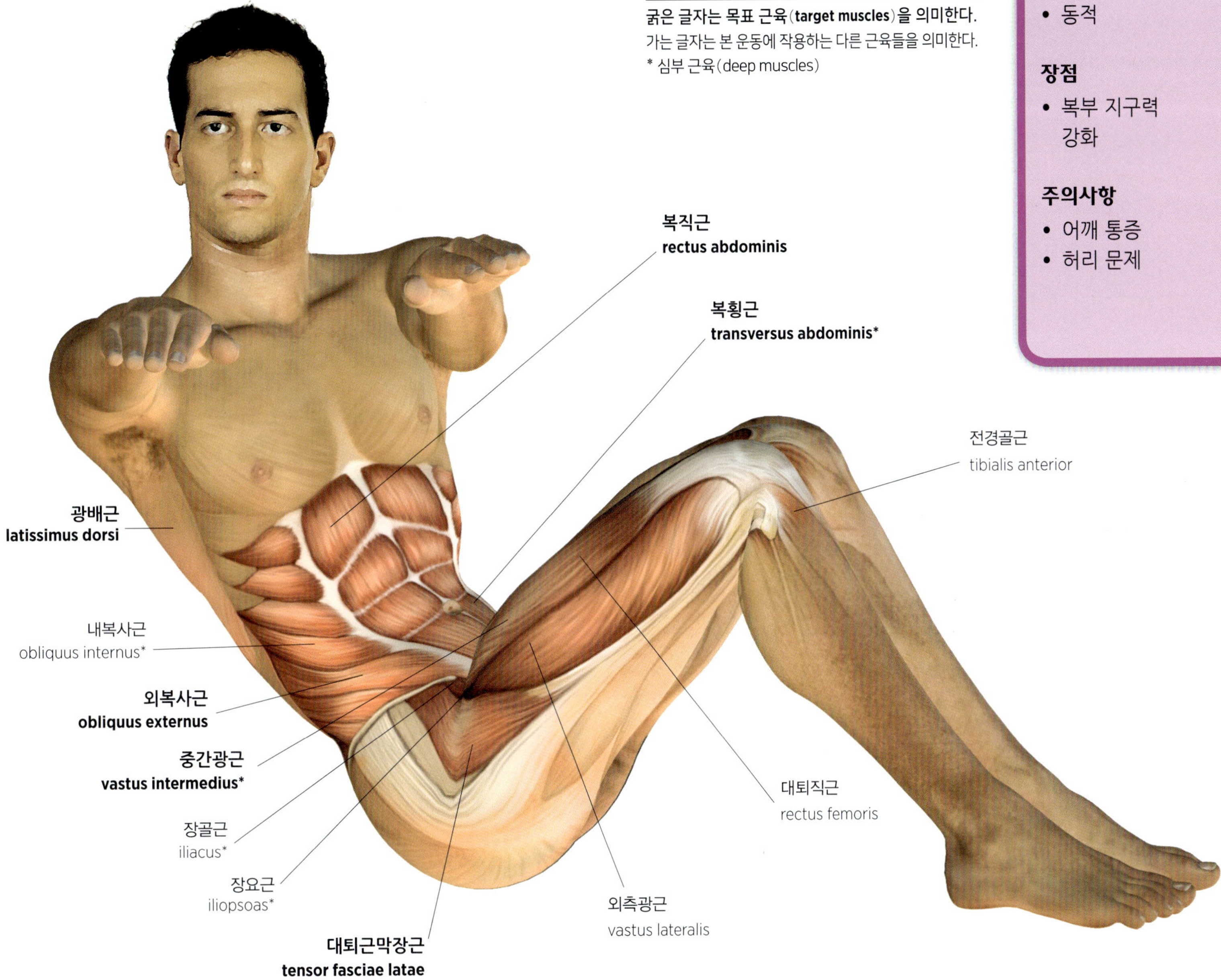

올바른 수행의 팁

- 등을 일자로 유지한다.
- 움직임을 수행하기 위해 복부 근육을 이용한다.
- 회전할 때 양쪽 무릎이나 발을 옆으로 이동하지 않아야 한다.

코브라 스트레치 (Cobra Stretch)

코브라 스트레치는 요가 루틴에서 많이 이용되는 척추 후굴 운동이다.
이것은 가슴과 목을 확장하고, 요추의 유연성을 증가시키는 것으로 잘 알려져 있다.

운동 방법

- 양쪽 다리를 뒤쪽으로 뻗어 발끝을 뾰족하고, 엎드린 자세를 취한다. 손바닥을 어깨 근처의 바닥에 배치하고 팔꿈치를 바닥에 붙인다.
- 양 팔을 펴면서 바닥을 밀고 천천히 가슴을 들어올린다.
- 어깨를 아래쪽으로 하강하면서 꼬리뼈를 바닥쪽으로 당긴다.
- 목을 길게 늘이고, 전방을 응시한다.

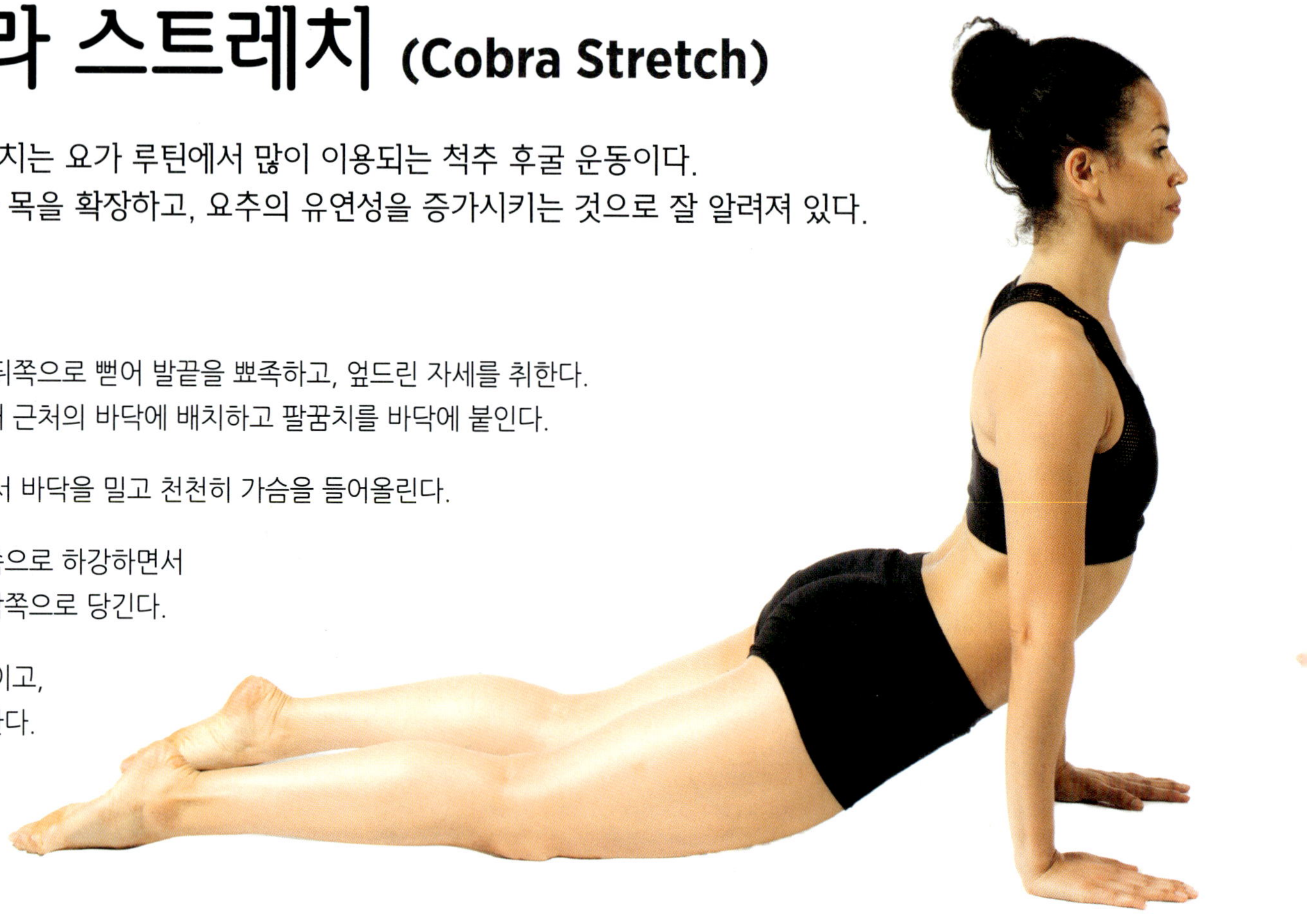

올바른 수행의 팁

- 엉덩이로 바닥을 누른다.
- 귀로부터 어깨가 멀어지도록 하강하고, 이완시킨다.
- 머리를 너무 뒤쪽으로 기울이지 않는다.
- 스트레칭을 과도하게 수행하여 허리에 과도한 압박을 가하지 않는다.

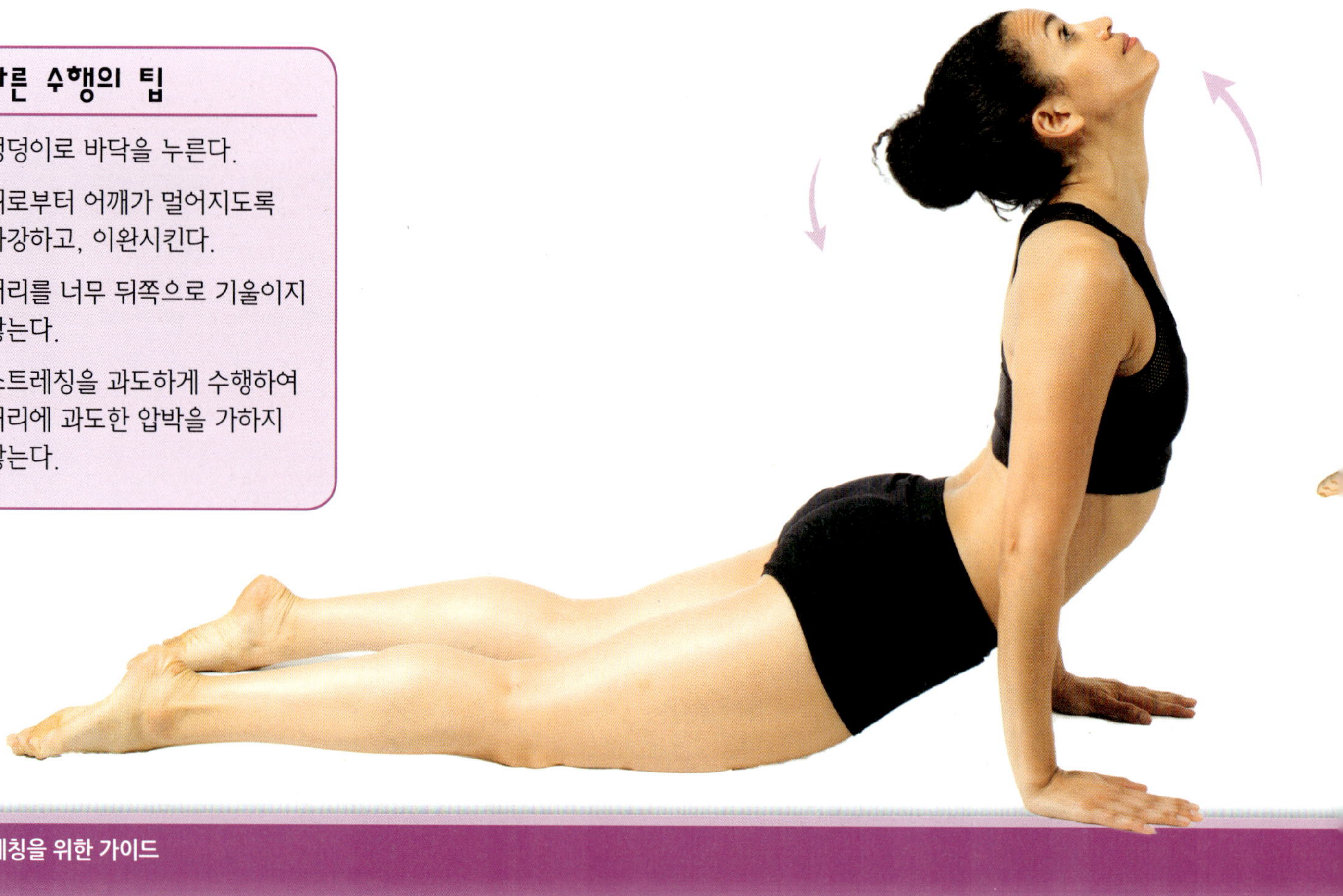

다른 버전

낮은 난이도: 몸을 완전한 신장한 자세로 엎드린다. 손바닥을 몸통 옆에 위치시키고 팔꿈치를 굴곡한 채로, 상체를 들어올린다.

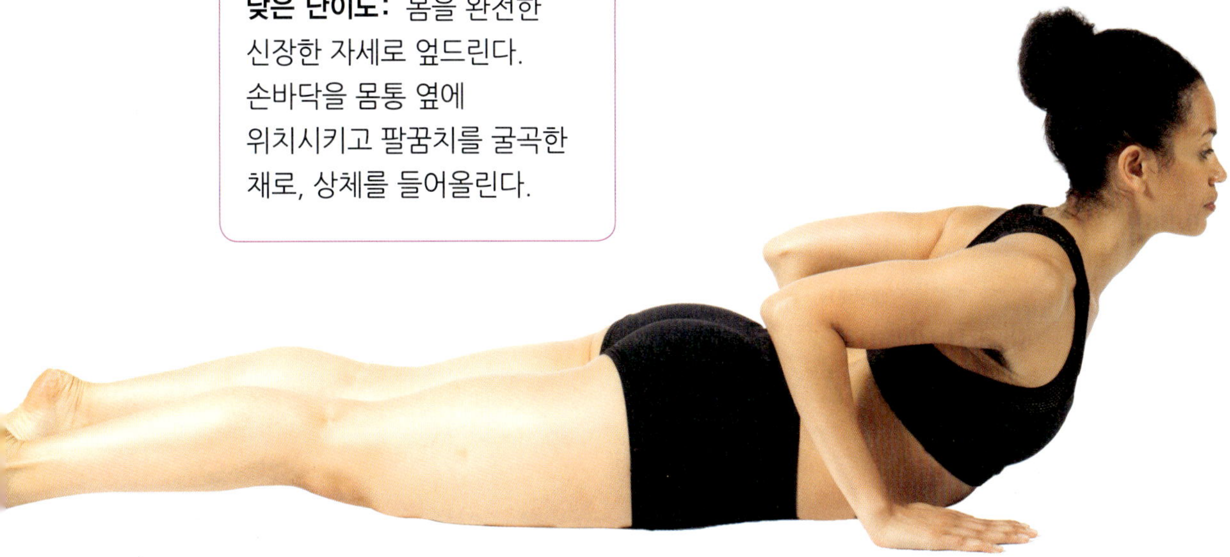

팩트 파일

목표 근육

- 허리
- 복부

유형

- 정적

장점

- 가슴 확장
- 팔 강화
- 허리 이완

주의사항

- 허리 문제
- 고관절 통증

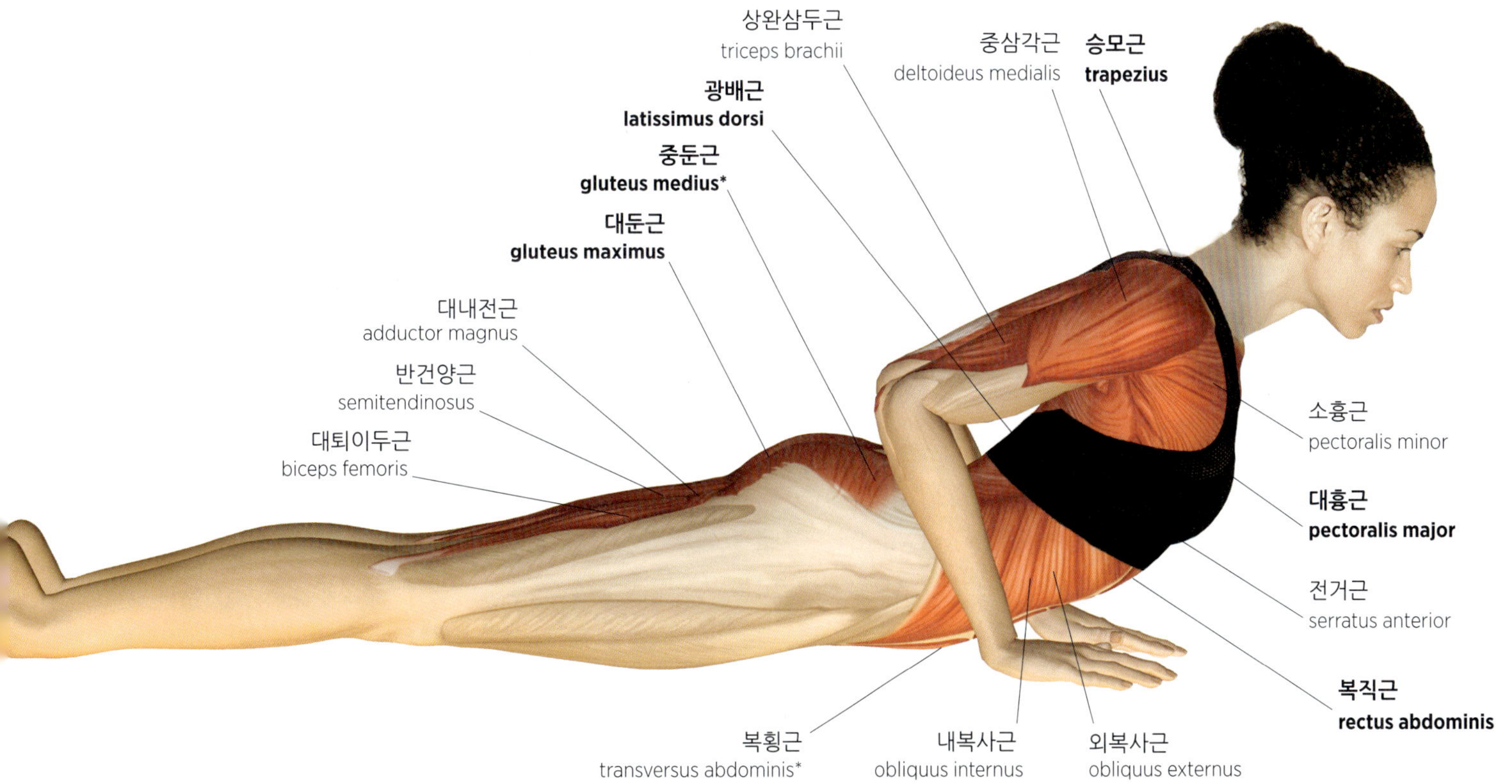

주석(**Anotation Key**)

굵은 글자는 목표 근육(target muscles)을 의미한다.
가는 글자는 본 운동에 작용하는 다른 근육들을 의미한다.
* 심부 근육(deep muscles)

프론 트렁크 레이즈 (Prone Trunk Raise)

이 운동은 코브라 스트레치의 심화 버전이고, 몸통을 위로 들어올려 스트레칭으로 이어진다. 이 운동은 상완삼두근을 강화시킬 뿐만 아니라, 복부 근육과 고관절 내전근을 긴장시키면서 등과 가슴을 스트레칭한다.

운동 방법

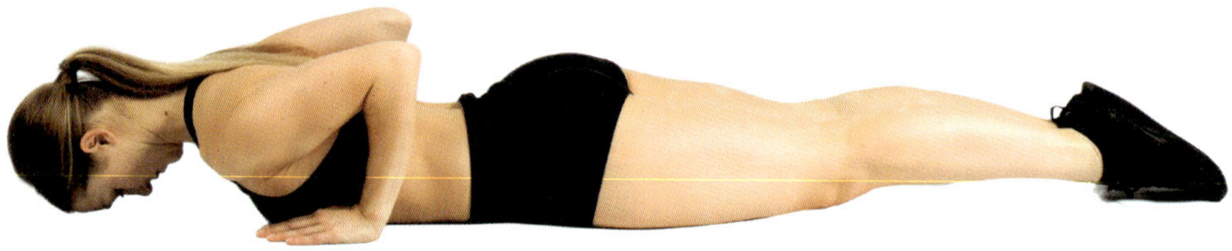

- 바닥 위에 엎드린 자세를 취한다. 양쪽 팔꿈치를 굴곡하여 손바닥을 가슴 측면의 바닥 위에 배치한다.
- 양쪽 다리는 고관절너비만큼 벌리고, 발가락까지 쭉 뻗는다. 발가락은 바닥 위에 닿아야 한다.
- 들이쉬고 양 손과 발가락으로 바닥을 압박하면서, 몸통과 엉덩이를 바닥으로부터 들어올린다.

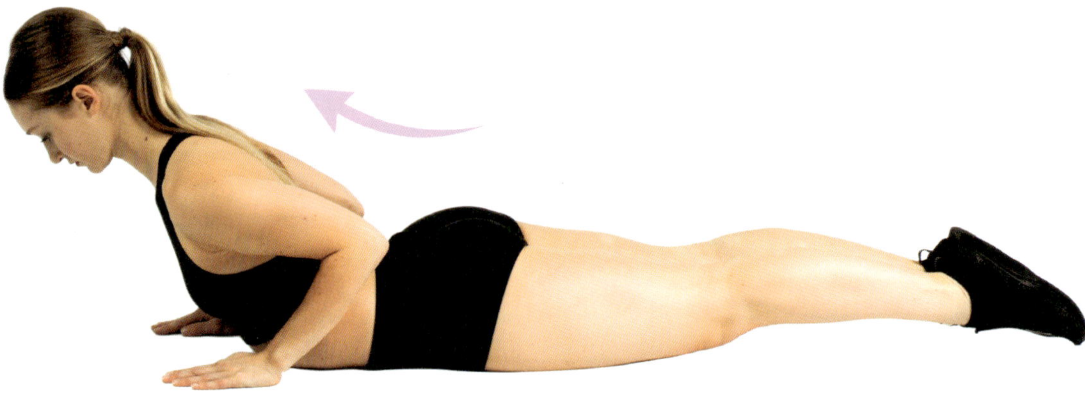

- 허벅지 근육을 수축하고, 꼬리뼈를 치골 쪽으로 당긴다.
- 양 팔을 완전히 펴서 가슴을 들어올린다. 이때 상부 몸통으로부터 등을 활처럼 휘게 만든다.
- 약간 위쪽 방향으로 응시할 때 어깨를 하강하고, 목을 길게 신장한다.
- 권장시간 동안 유지한 후, 내쉬면서 몸을 바닥쪽으로 내린다.

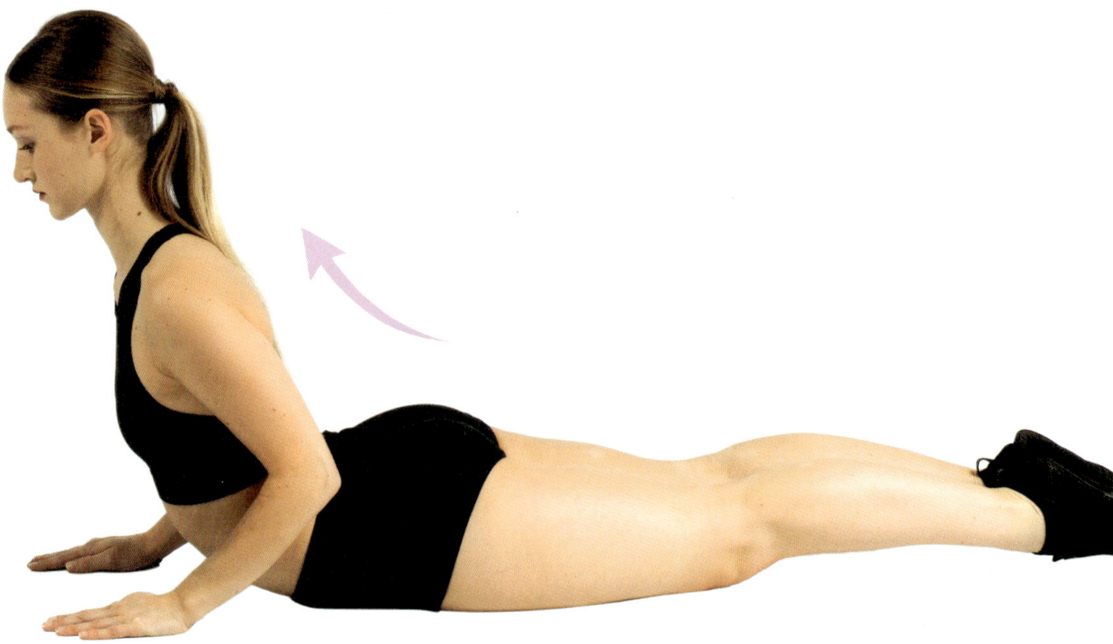

팩트 파일

목표 근육
- 등
- 복부
- 가슴
- 둔부
- 슬괵근

유형
- 정적

장점
- 상체 근력 증가
- 가슴 확장
- 허리 이완

주의사항
- 어깨 문제
- 엉덩이 문제
- 허리 통증

주석(Anotation Key)

굵은 글자는 목표 근육(target muscles)을 의미한다.
가는 글자는 본 운동에 작용하는 다른 근육들을 의미한다.
* 심부 근육(deep muscles)

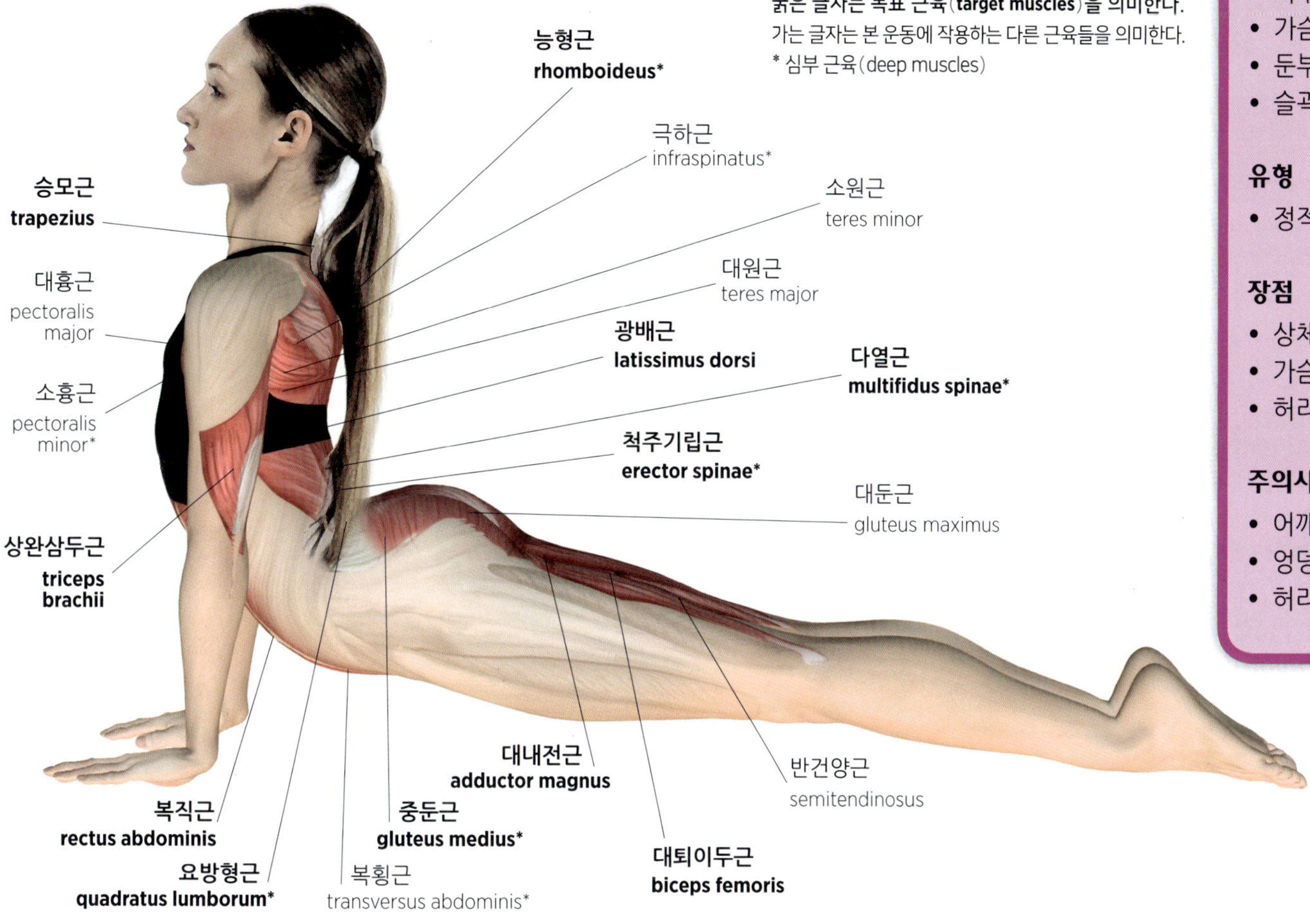

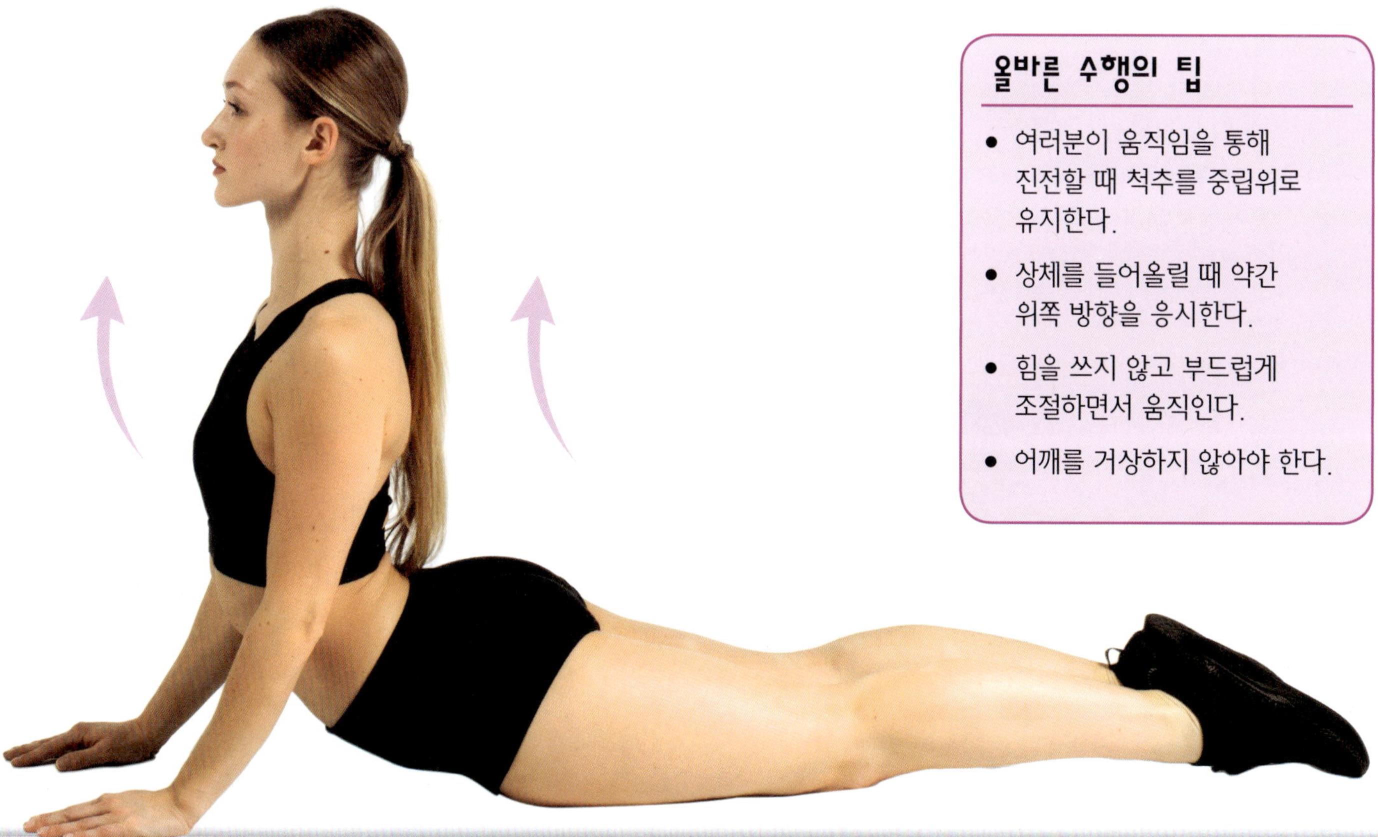

올바른 수행의 팁

- 여러분이 움직임을 통해 진전할 때 척추를 중립위로 유지한다.
- 상체를 들어올릴 때 약간 위쪽 방향을 응시한다.
- 힘을 쓰지 않고 부드럽게 조절하면서 움직인다.
- 어깨를 거상하지 않아야 한다.

암-레그 익스텐션 (Arm-Leg Extension)

이 스트레칭 운동은 둔부 근육 뿐만 아니라, 코어와 등 근육을 강화한다.
암-레그 익스텐션은 긴장된 허리를 완화할 수도 있다.

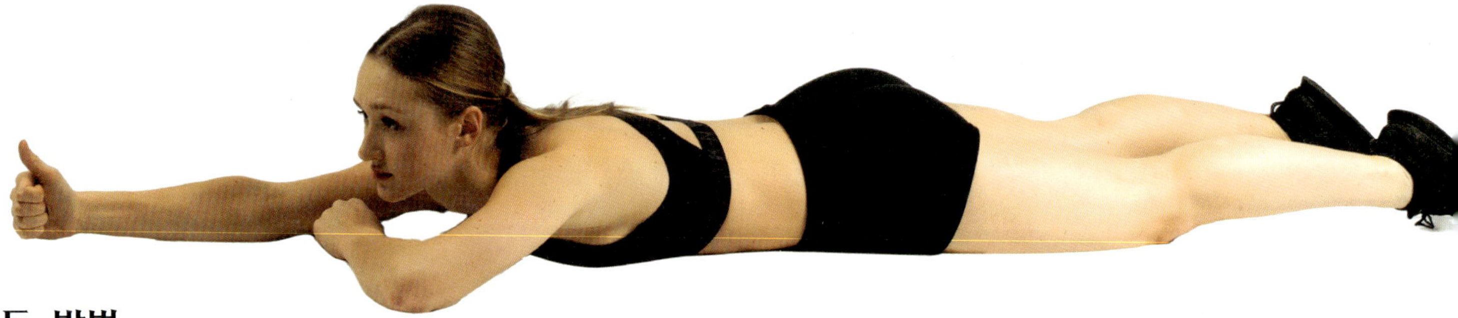

운동 방법

- 바닥 위에 엎드린다. 왼쪽 팔을 굴곡하여 손바닥을 턱 밑의 바닥에 배치한다.

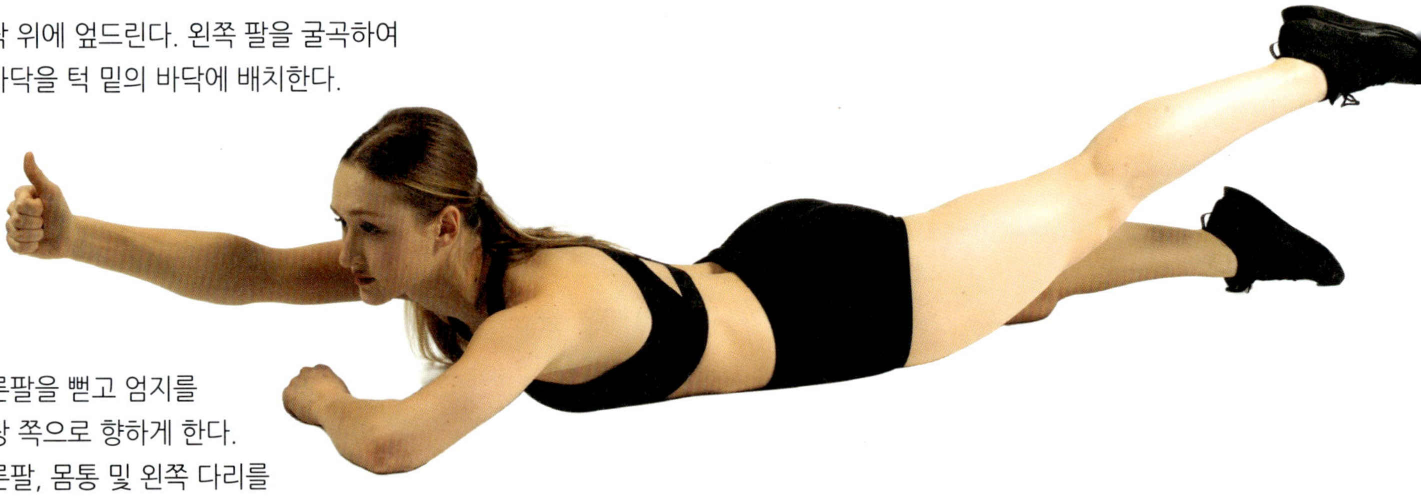

- 오른팔을 뻗고 엄지를 천장 쪽으로 향하게 한다. 오른팔, 몸통 및 왼쪽 다리를 동시에 들어올린다. 여러분이 몸통과 함께 아치를 그리면서 팔과 다리를 들어올릴 때, 그 팔과 다리는 일자를 유지해야 한다.
- 천천히 팔과 다리를 아래로 내리고, 반대쪽도 실시한다.

다른 버전

높은 난이도:
양쪽 팔과 양쪽 다리를 동시에 들어올린다.

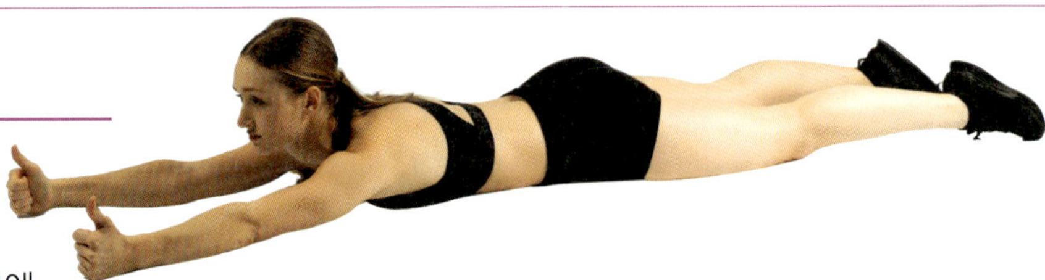

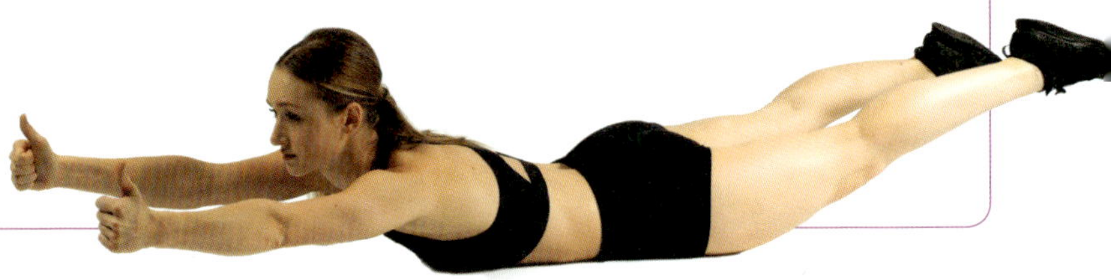

주석(Anotation Key)

굵은 글자는 목표 근육(target muscles)을 의미한다.
가는 글자는 본 운동에 작용하는 다른 근육들을 의미한다.
* 심부 근육(deep muscles)

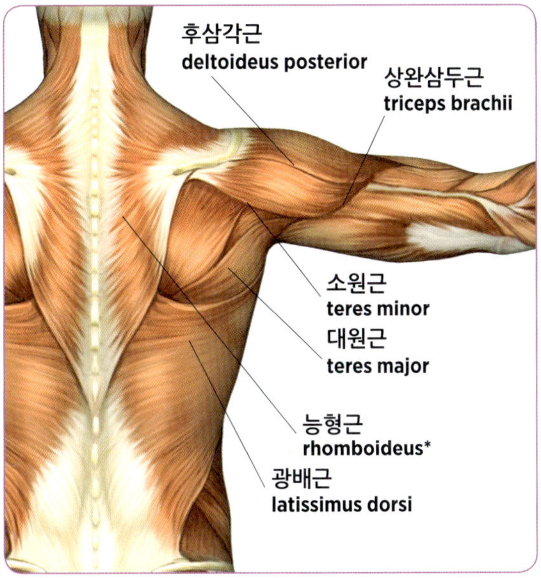

올바른 수행의 팁

- 들어올린 팔과 다리를 동시에 움직인다.
- 관골을 바닥에 접촉시킨다.
- 몸통이나 고관절을 회전하지 않는다.
- 어깨를 거상하지 않고 또 무릎과 팔꿈치를 굴곡시키지 않는다.

팩트 파일

목표 근육
- 척추
- 둔부

유형
- 정적

장점
- 코어 운동
- 둔부 강화

주의사항
- 허리 통증
- 골반 손상

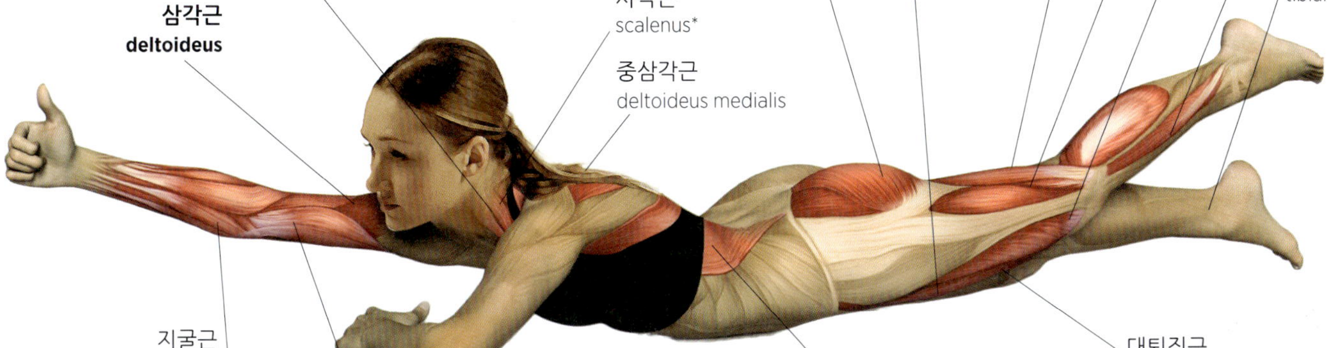

다른 버전

높은 난이도: 프론트 플랭크 자세에서, 한쪽 팔과 반대쪽 다리를 들어올린다. (모든 코어 근육으로 안정화시킨다.)

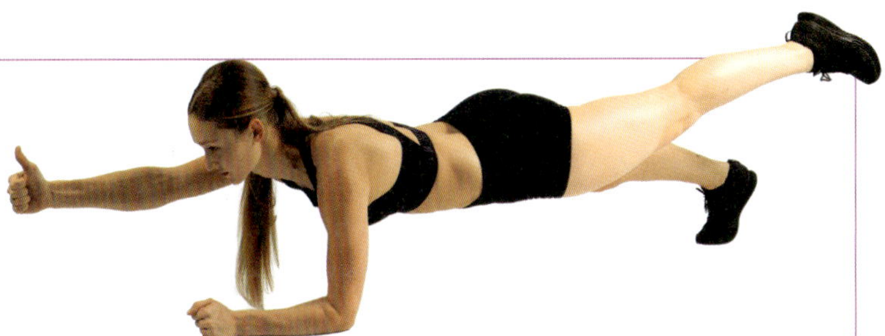

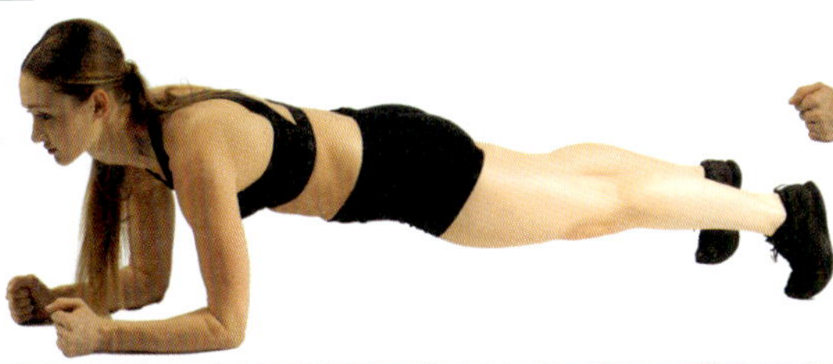

로테이티드 백 익스텐션 (Rotated Back Extension)

스위스 볼 위에서 수행되는 로테이티드 백 익스텐션은 등과 측면을 스트레칭한다. 이것은 코어의 근력을 강화하기 위해 코어의 관여를 필요로 한다.

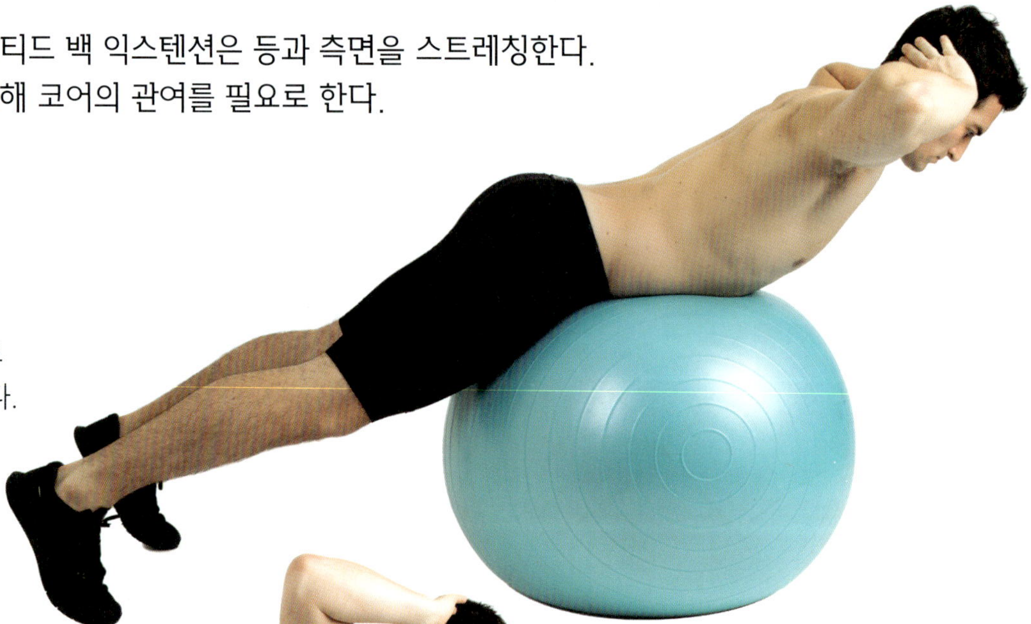

운동 방법

- 스위스 볼 위에 엎드린다. 배꼽이 스위스 볼의 정중앙에 위치해야 한다. 양쪽 다리를 뒤쪽으로 쭉 뻗고, 발가락을 바닥 위에 배치한다.
- 양쪽 팔꿈치를 옆으로 벌린 상태로 양 손을 머리 뒤에 배치한다.
- 가슴을 공으로부터 들어올림으로서 등을 신전하고, 오른쪽으로 몸통을 회전시킨다.
- 권징시간 동안 자세를 유지한 후, 시작자세로 돌아온다.

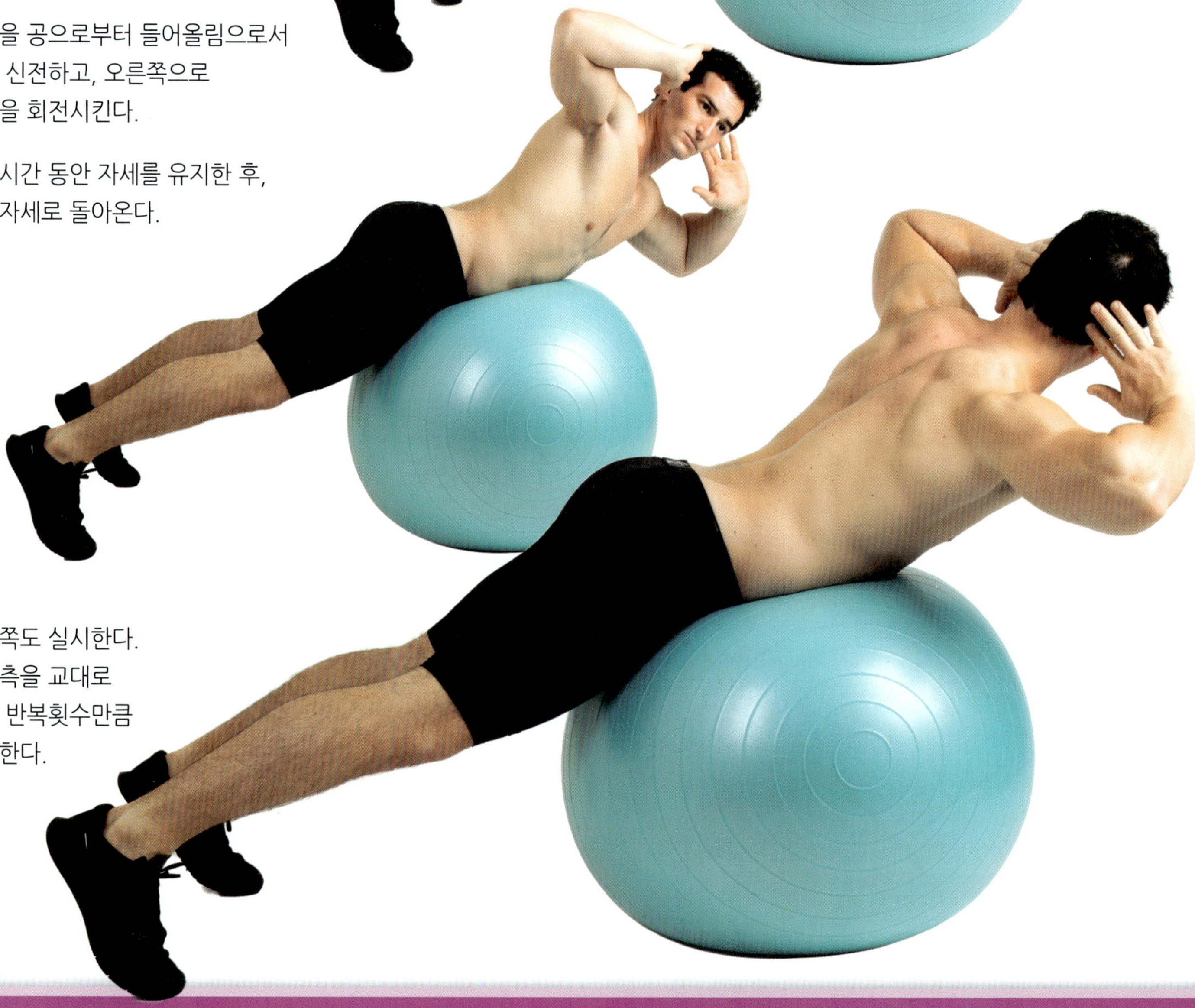

- 반대쪽도 실시한다. 좌우측을 교대로 권장 반복횟수만큼 실시한다.

주석(Anotation Key)

굵은 글자는 목표 근육(target muscles)을 의미한다.
가는 글자는 본 운동에 작용하는 다른 근육들을 의미한다.
* 심부 근육(deep muscles)

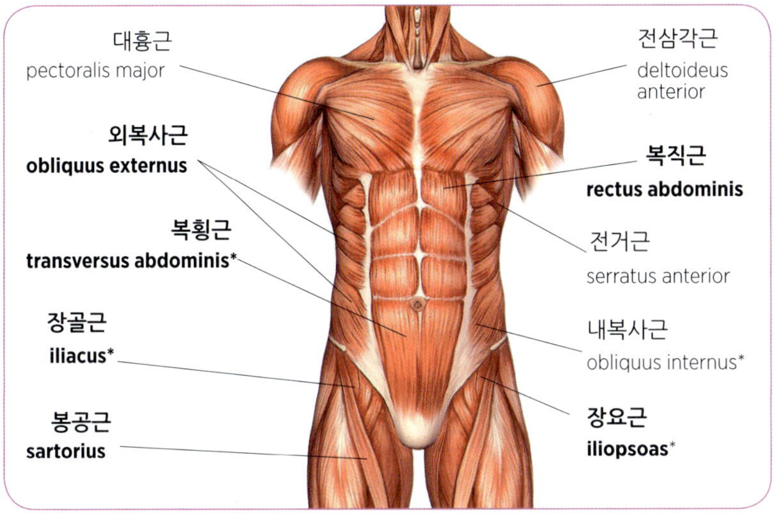

올바른 수행의 팁

- 발가락을 바닥 위에 견고히 배치한다.
- 팔꿈치를 굴곡하여 양 팔을 몸통과 90° 되게 옆으로 벌린다.
- 안정성을 증가시키기 위해 양 발을 넓게 벌린다.
- 몸통을 회전할 때 엉덩이를 이동시키지 않는다. 운동 내내 양쪽 고관절을 공 위에 똑바로 유지한다.

팩트 파일

목표 근육
- 중간등
- 허리
- 복사근

유형
- 동적

장점
- 허리와 복사근의 신장
- 코어와 등의 강화

주의사항
- 목 문제
- 허리 통증

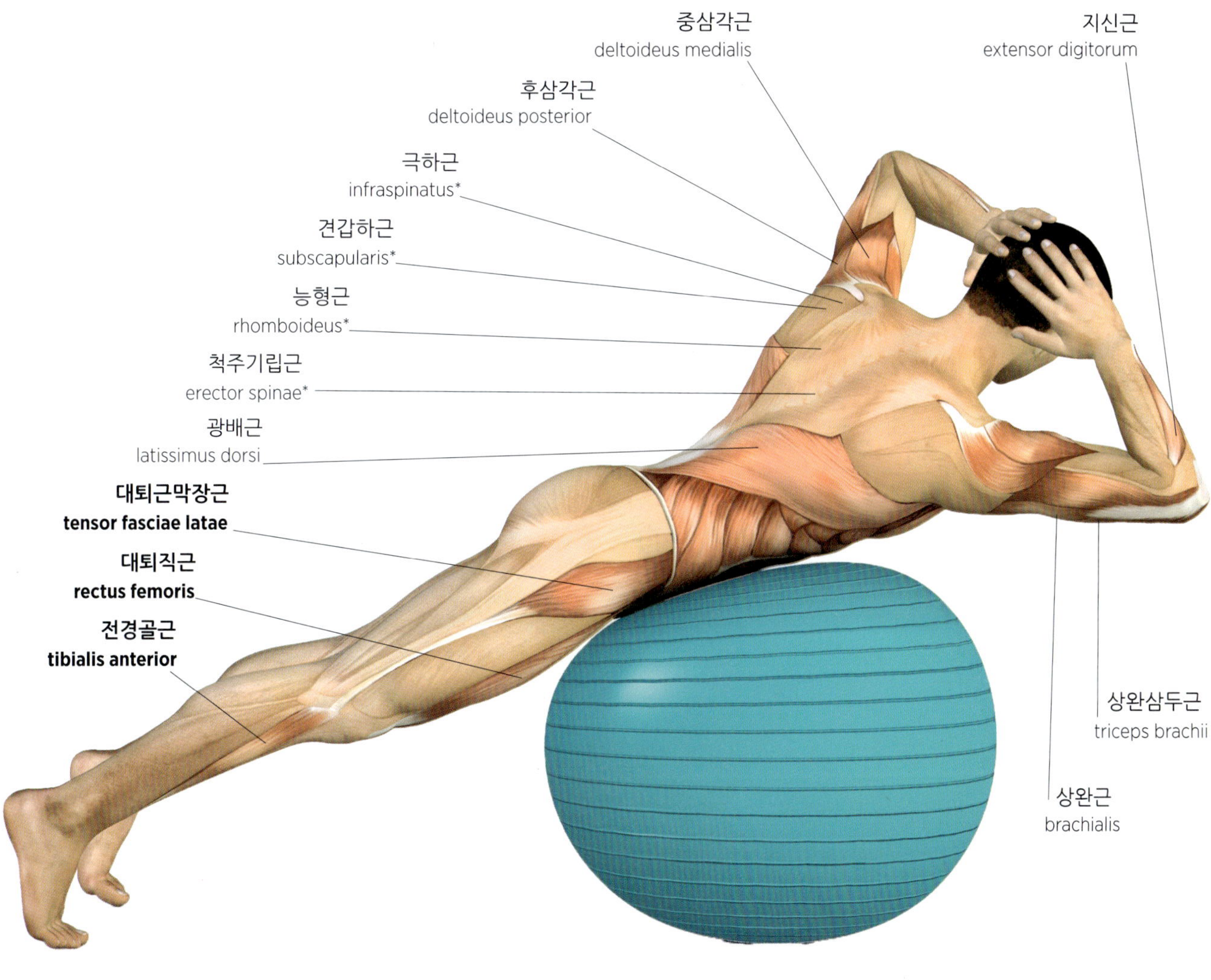

어브도미널 킥 (Abdominal Kick)

고관절 굴곡근이 타이트하면, 요추가 당겨져서 허리 통증을 유발할 수 있다. 리클라이닝 어브도미널 킥과 같이, 이 운동도 고관절 굴곡근을 유연하게 유지하고, 코어를 강화시킬 뿐만 아니라, 요추의 긴장도 감소시킨다.

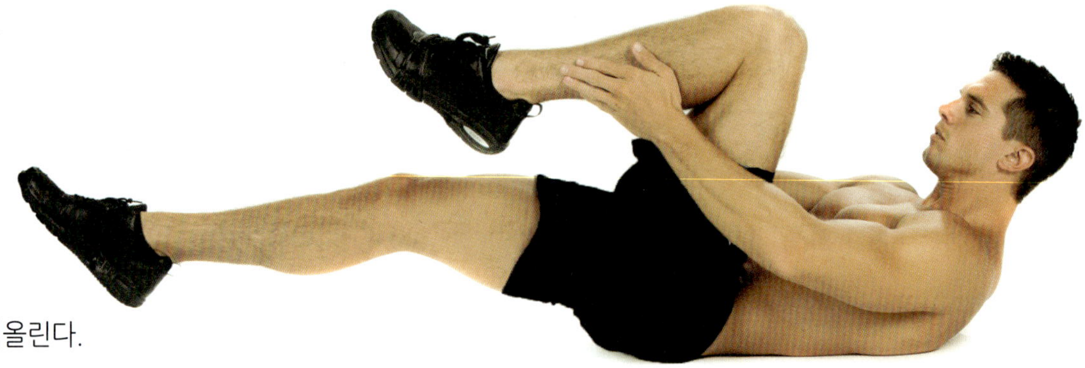

운동 방법

- 무릎을 세우고 눕는다.
- 오른쪽 무릎을 가슴 쪽으로 당기고, 왼쪽 다리를 쭉 뻗으면서 바닥으로부터 약 45° 정도 들어올린다.
- 다리의 적절한 정렬을 유지하기 위해 오른손을 오른쪽 발목에 배치하고, 왼손을 오른쪽 무릎에 배치한다.
- 동시에 양쪽 다리를 교대로 펴고 굽힌다.
- 권장 반복횟수만큼 실시한다.

올바른 수행의 팁

- 가쪽 손을 굽힘된 다리의 발목에 배치하고, 안쪽 손을 굽힘된 무릎에 배치한다.
- 흉골의 위쪽 부분을 들어올린다.
- 허리를 바닥으로부터 들어올리지 않는다.
- 다리를 바꾸는 동안, 코어를 안정화시키기 위해 복부 근육을 이용한다.

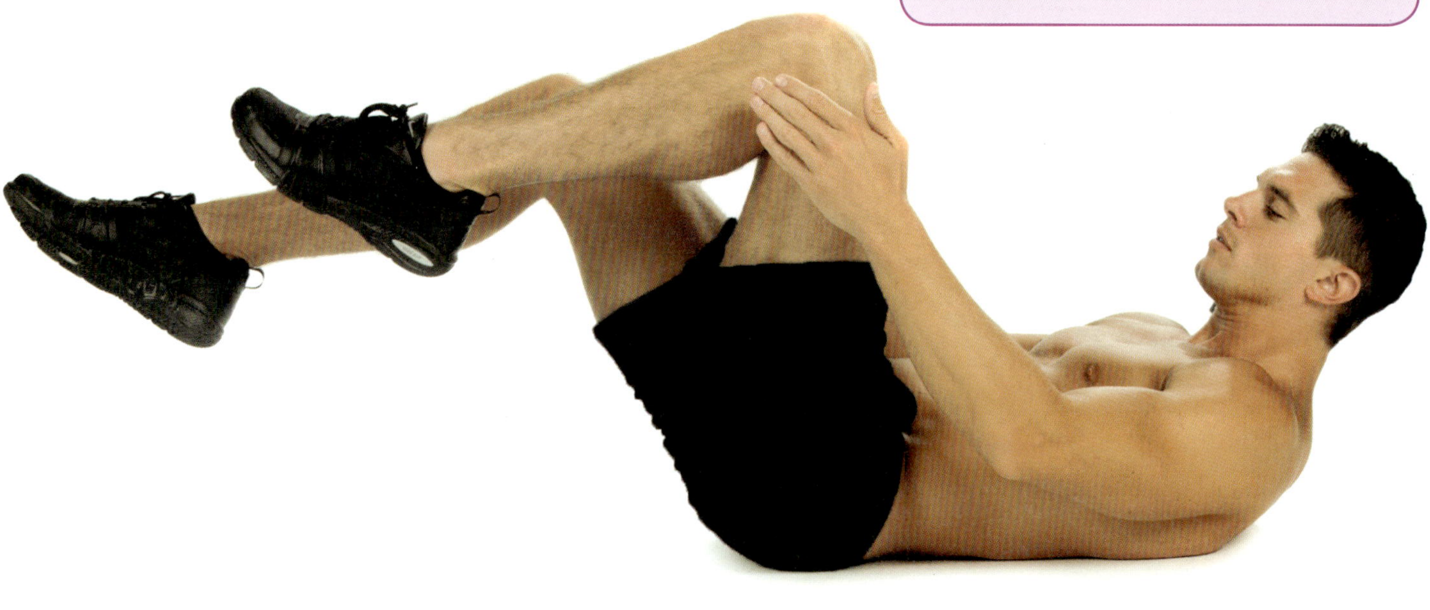

팩트 파일

목표 근육
- 척추
- 고관절 굴곡근
- 복부

유형
- 동적

장점
- 복부 강화
- 코어와 척추의 안정화

주의사항
- 목 문제
- 허리 통증

주석(Anotation Key)

굵은 글자는 목표 근육(target muscles)을 의미한다.
가는 글자는 본 운동에 작용하는 다른 근육들을 의미한다.
* 심부 근육(deep muscles)

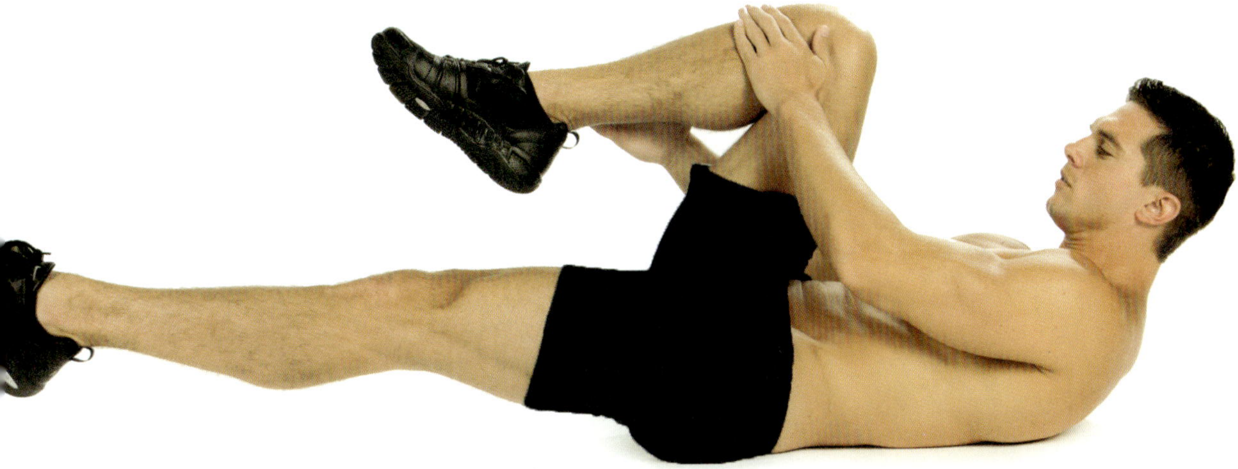

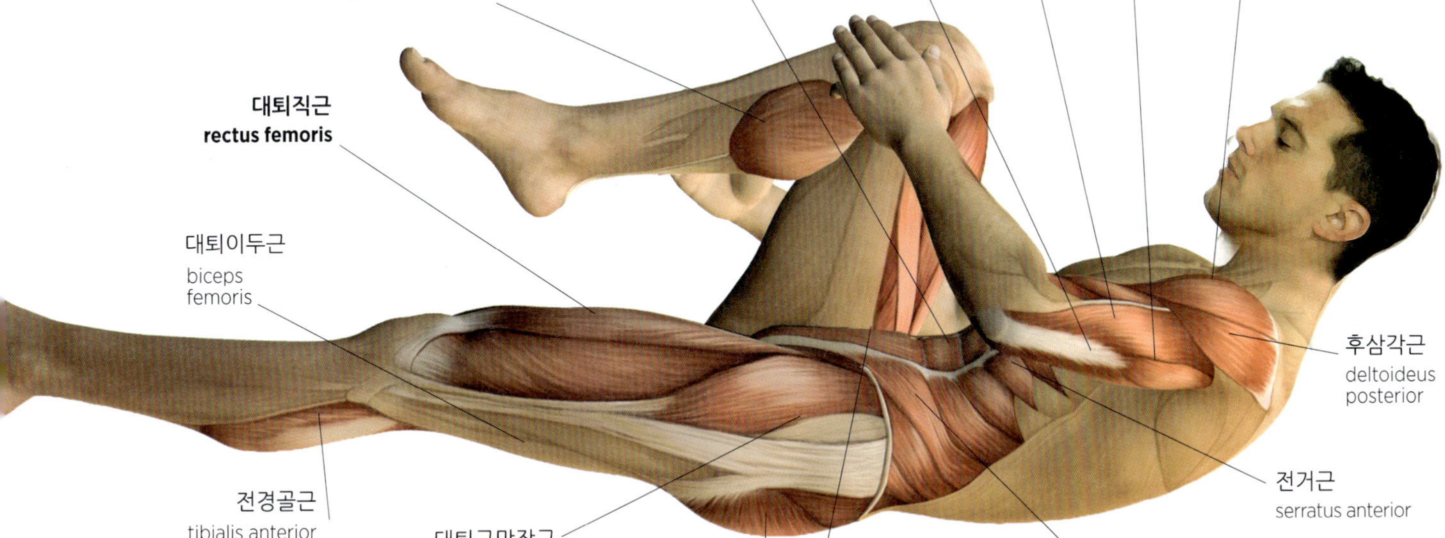

인치웜 스트레치 (Inchworm Stretch)

인치웜은 몽키 워크(Monkey Walk)로도 알려져 있으며, 유연성을 검사하는 전신 스트레치이다. 이 운동은 코어와 상체의 근력을 요구하는 전반적인 피트니스의 좋은 척도이다.

운동 방법

- 똑바로 선 자세를 취하고, 양 손을 바닥에 닿기 위해 조심스럽게 전방으로 몸을 숙인다.
- 플랭크 자세를 취하기 위해 천천히 양 손을 옆으로 벌린다. 이때 손목과 어깨는 수직 일직선을 유지한다. 몸은 바닥과 수평을 유지하고, 양쪽 다리를 고관절너비만큼 벌린다. 이때 배꼽을 척추 쪽으로 당기고 어깨를 하강한다.
- 양쪽 발꿈치 위로 체중을 이동시키면서 엉덩이를 위쪽 방향으로 들어올린다. 여러분의 몸은 뒤집어진 V 자를 형성해야 한다. 자세를 2~3초 유지한 후, 양 손을 다리 쪽으로 천천히 움직인다.
- 조심스럽게 다시 선 자세로 돌아온 후, 잠시 멈추었다가 권장 반복횟수만큼 실시한다.

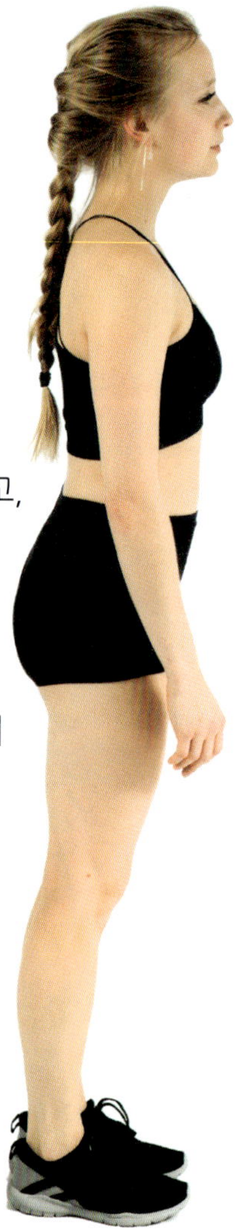

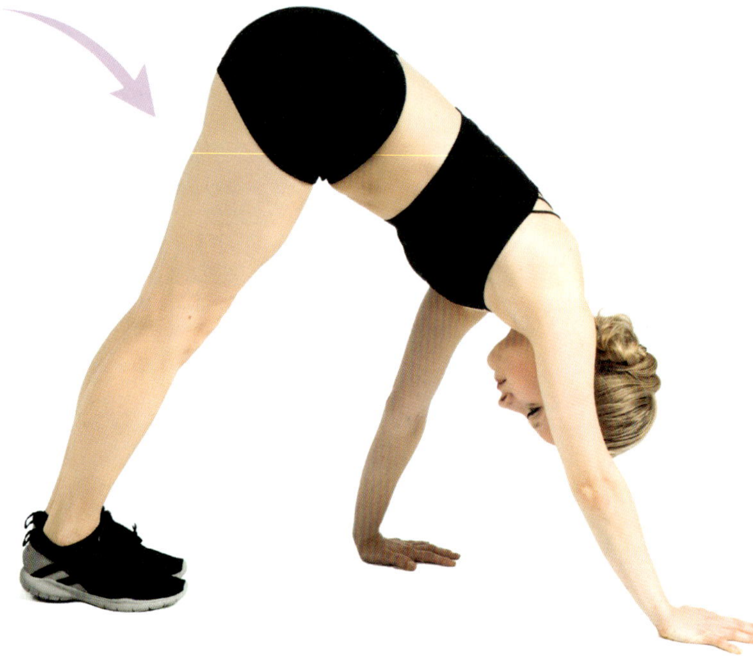

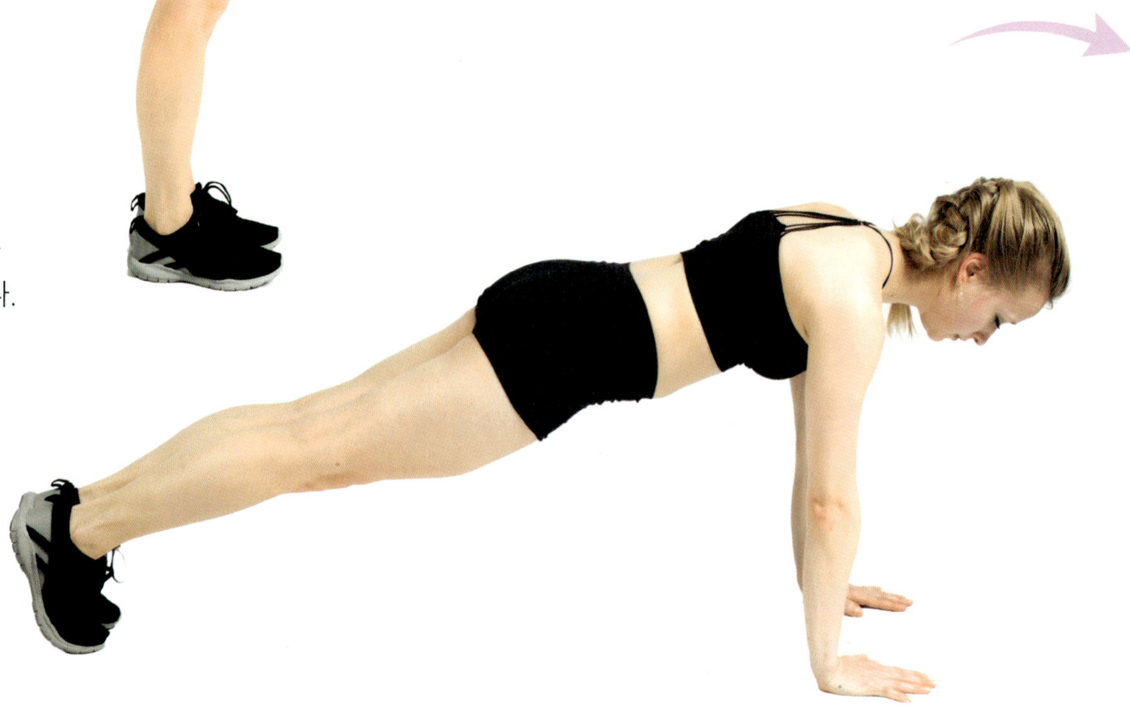

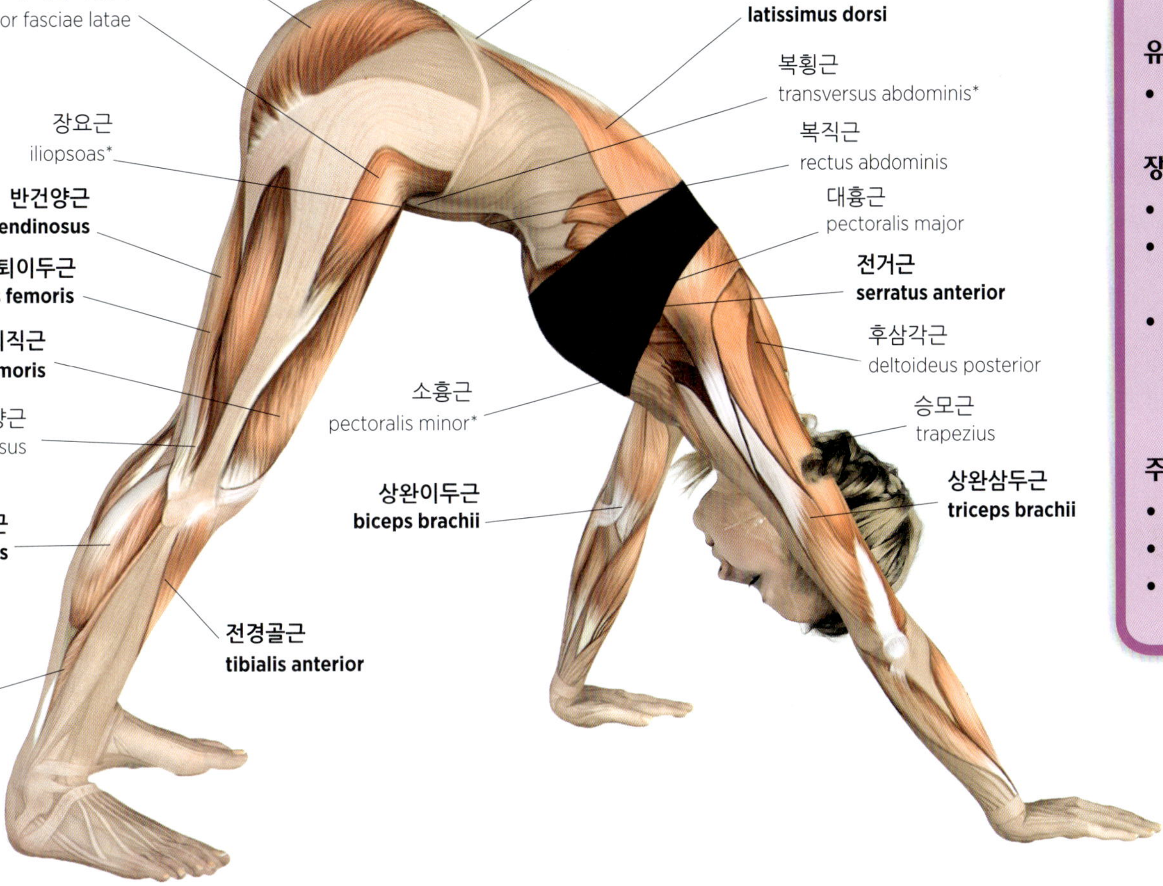

팩트 파일

목표 근육

- 상완
- 등
- 다리
- 둔부

유형

- 동적

장점

- 근육 워밍-업
- 등과 다리의 신장
- 팔, 둔부 및 등 근육의 탄력 강화

주의사항

- 허리 문제
- 어깨 문제
- 손목 문제

주석(Anotation Key)

굵은 글자는 목표 근육(target muscles)을 의미한다.
가는 글자는 본 운동에 작용하는 다른 근육들을 의미한다.
* 심부 근육(deep muscles)

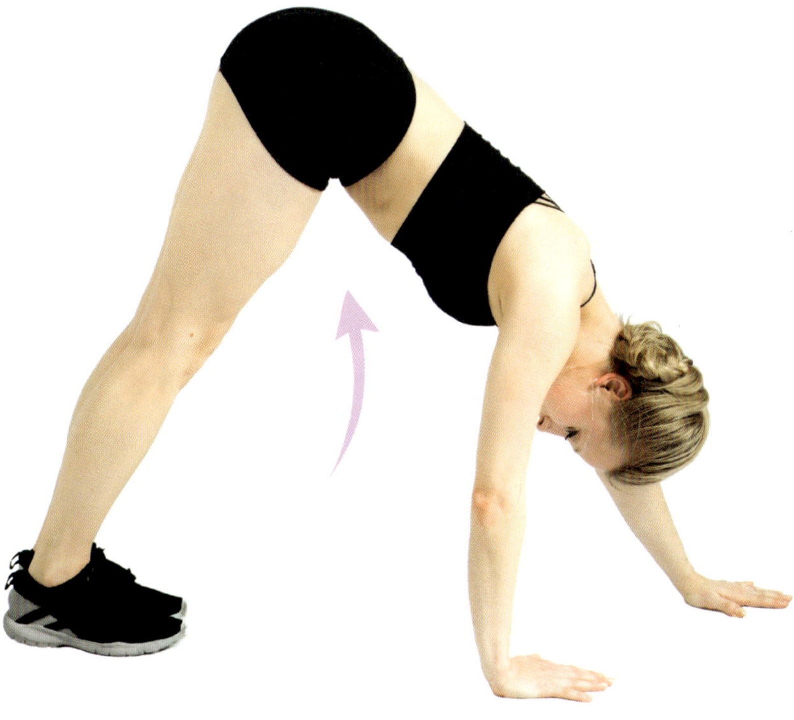

올바른 수행의 팁

- 양 손을 바닥에 닿는데 문제가 있다면, 다리의 간격을 넓게 벌린다.
- 복부를 매끄럽고 치밀하게 유지한다.
- 운동을 급히 서두르지 않는다.
- 플랭크 자세를 취할 때, 복부와 척추가 아래로 처져서는 안된다.

유니래터럴 니이-투-체스트 스트레치

(Unilateral Knee-to-Chest Stretch)

유니래터럴 니이-투-체스트 스트레치는 등 근육의 긴장을 완화하는 쉬운 운동이다. 가동범위 운동과 마찬가지로, 이 운동도 관절 유연성을 증가시킬 뿐만 아니라, 척추 관절염과 척추협착증과 관련된 강직을 줄이는데 도움을 준다.

운동 방법

- 등을 대고 누워서, 오른쪽 무릎을 가슴 쪽으로 가져간다.
- 양 손을 오른쪽 슬괵근 위에 배치하고, 스트레칭하면서 부드럽게 무릎을 가슴으로 가져간다.
- 시작자세로 돌아온 후, 반대쪽도 실시한다.

팩트 파일

목표 근육
- 허리
- 서혜부
- 둔부
- 슬괵근

유형
- 정적

장점
- 허리 스트레스 이완
- 둔부 신장
- 엉덩이 확장

주의사항
- 고관절 손상
- 허리 통증

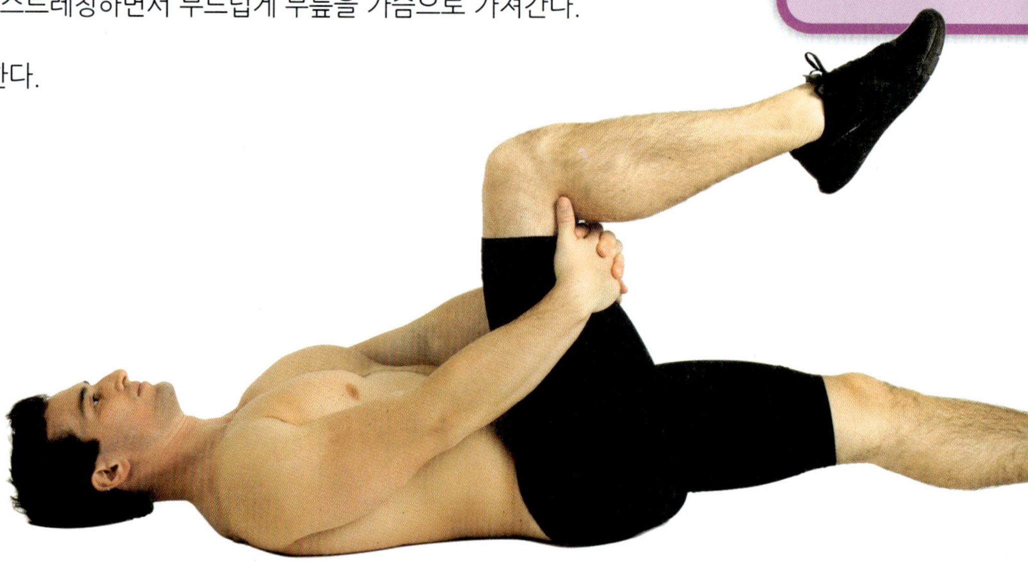

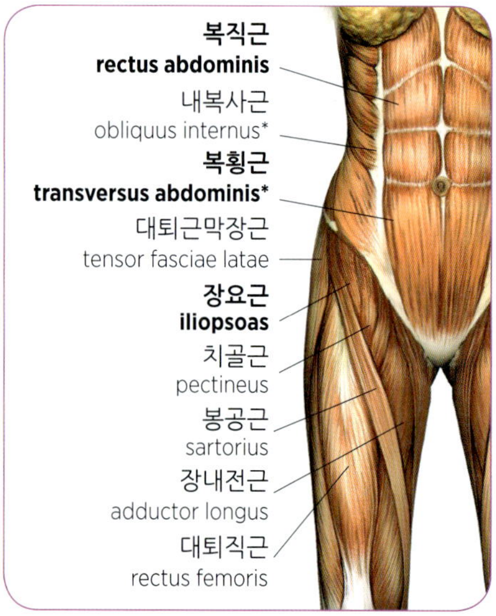

올바른 수행의 팁

- 허리를 바닥에 붙인다.
- 등을 바닥에 유지한다.
- 머리와 상부 등을 바닥으로부터 들어올리지 않는다.
- 호흡을 중단하지 않는다.

다른 버전

높은 난이도: 무릎을 가슴으로 가져가기 전에, 위쪽 정강이 부위에 양 손을 배치한다.

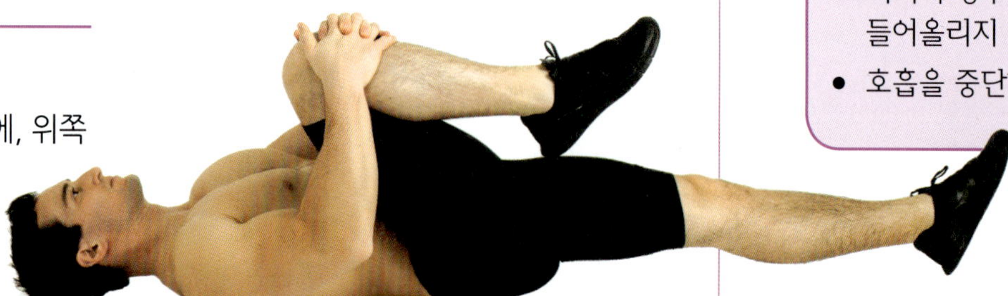

유니래터럴 레그 레이즈

(Unilateral Leg Raise)

이 운동은 유니래터럴 니이-투-체스트 스트레치의 변형으로, 다리를 가슴 쪽으로 가져갈 때 그 다리를 위쪽으로 뻗는다. 이 운동은 다리 뒤쪽을 주행하는 근육의 부가적인 유연성을 필요로 하고, 허리를 목표로 깊게 스트레칭한다.

운동 방법

- 등을 대고 누워서, 오른쪽 무릎을 가슴 쪽으로 가져간다.
- 양 손으로 오른쪽 무릎 근처 부위의 슬괵근을 잡고, 오른쪽 다리를 천장 쪽으로 뻗으면서 들어올린다.
- 양쪽 발의 끝을 뾰족하게 한다.
- 손의 위치를 바꾼다. 오른손을 오른쪽 장딴지 근육에 대고, 왼손을 슬괵근에 위치시킨다. 부드럽게 허벅지를 가슴 쪽으로 당기다.
- 천천히 시작자세로 돌아오기 위해 다리를 해제한 후, 반대쪽도 실시한다.

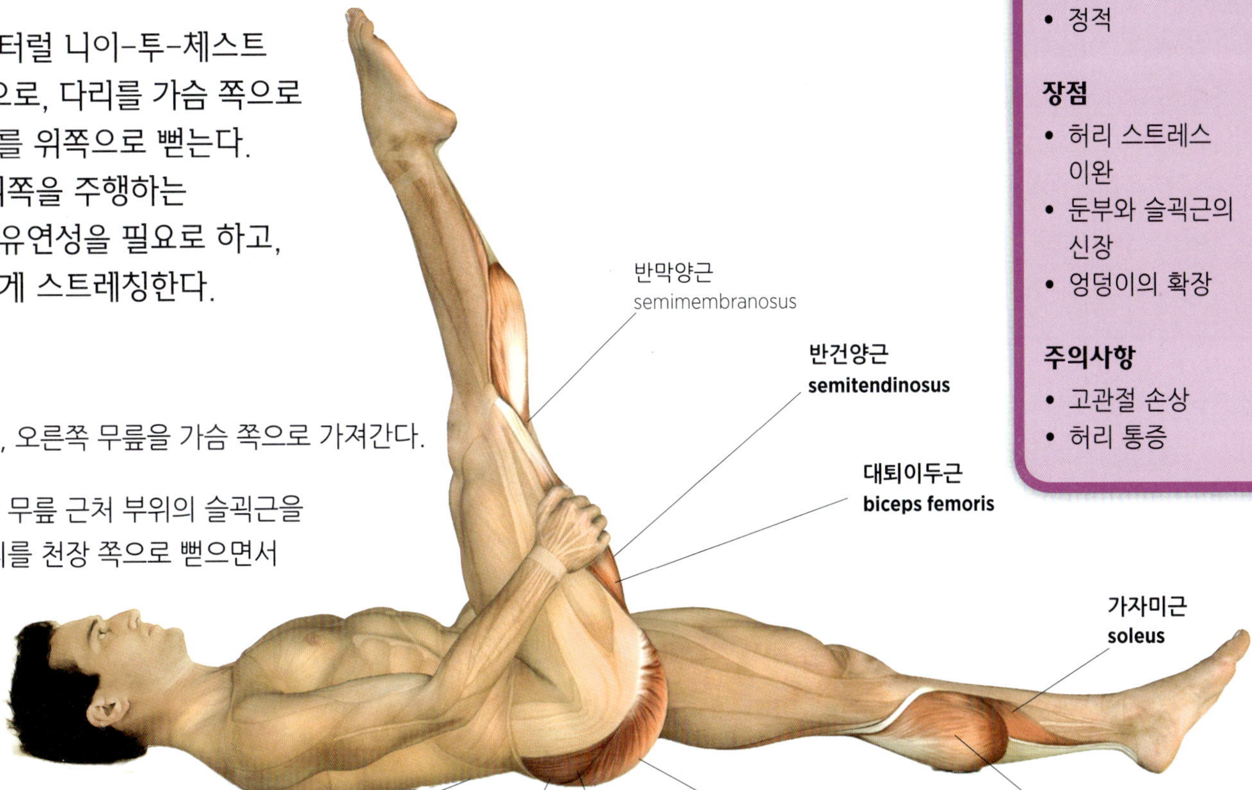

주석(Anotation Key)
굵은 글자는 목표 근육(target muscles)을 의미한다.
가는 글자는 본 운동에 작용하는 다른 근육들을 의미한다.
* 심부 근육(deep muscles)

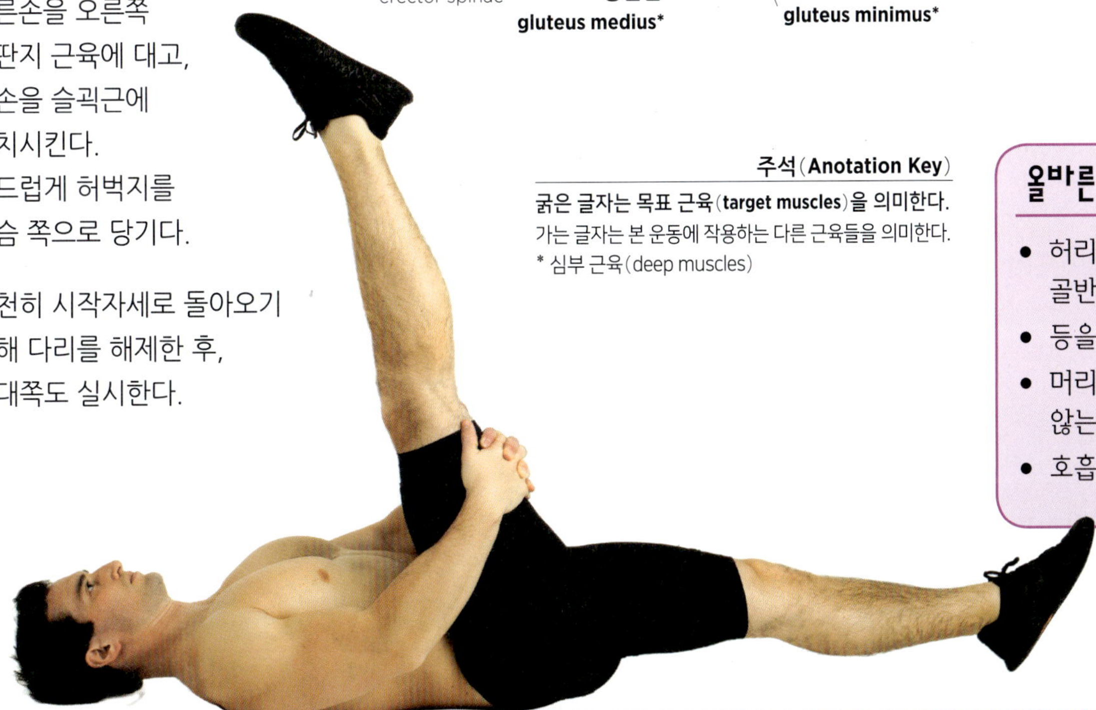

팩트 파일

목표 근육
- 허리
- 서혜부
- 둔부
- 슬괵근

유형
- 정적

장점
- 허리 스트레스 이완
- 둔부와 슬괵근의 신장
- 엉덩이의 확장

주의사항
- 고관절 손상
- 허리 통증

올바른 수행의 팁

- 허리를 바닥에 붙이고, 골반을 후방경사한다.
- 등을 바닥에 붙인다.
- 머리나 상부 등을 위로 들지 않는다.
- 호흡을 중단하지 않는다.

라티시머스 돌시 스트레치

(Latissimus Dorsi Stretch)

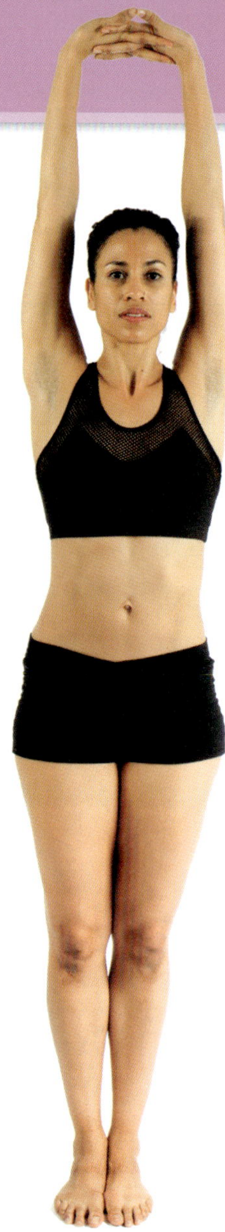

광배근은 허리의 많은 부분을 덮고 있는 넓은 근육이다. 광배근은 팔을 뒤쪽과 아래쪽으로 당긴다. 양 팔을 머리 위로 뻗어 광배근을 스트레칭한다. 여러분은 앉은 자세, 선 자세 또는 무릎꿇은 자세에서 광배근을 스트레칭할 수 있다. 벽이나 탁자를 이용해 광배근의 스트레칭을 강하게 수행할 수 있다.

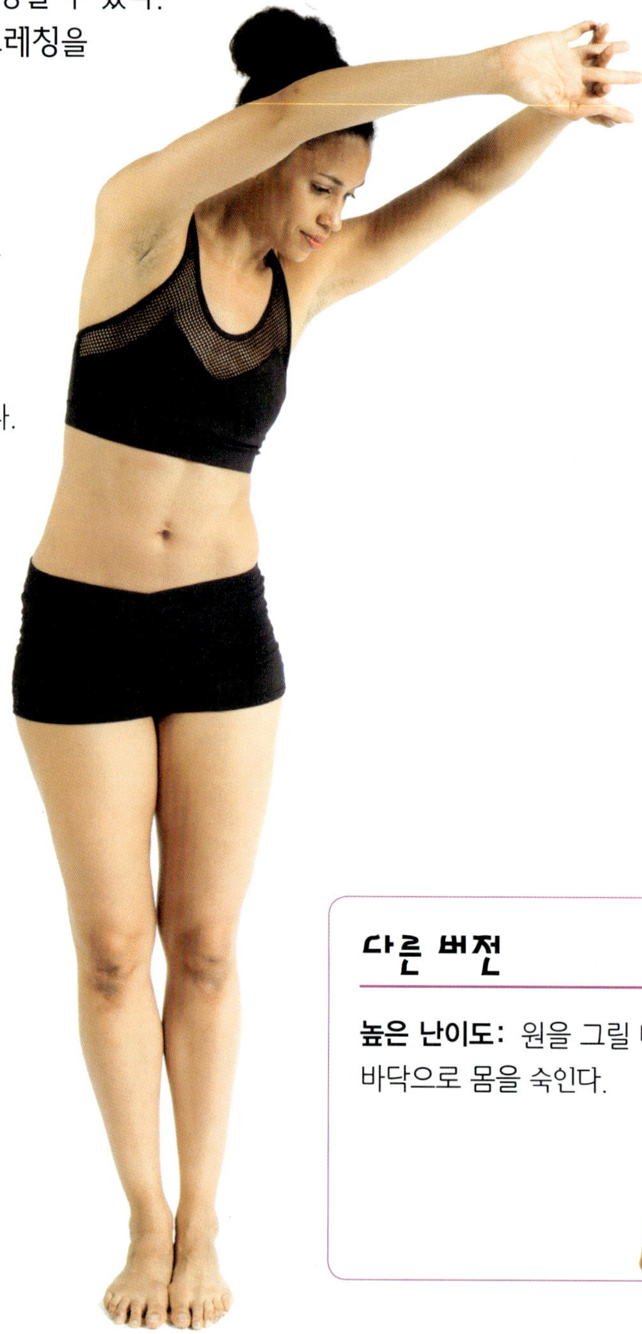

운동 방법

- 똑바로 선 자세에서, 목, 어깨 및 몸통을 일직선으로 유지한다.
- 양쪽 팔을 머리 위로 올려 양 손을 깍지 끼고, 손바닥을 천장 쪽으로 향하게 한다.
- 팔꿈치를 쭉 편 상태로, 몸통으로 원을 그리기 위해 양 팔을 옆으로 뻗는다.
- 몸을 앞쪽으로 숙인 후, 완전한 원을 그리기 위해 천천히 반대쪽으로 움직인다.
- 시작자세로 돌아온 후, 각 방향으로 3회씩 연속으로 실시한다.

올바른 수행의 팁

- 양 팔과 어깨를 가능한 만큼 길게 신장한다.
- 원의 꼭대기에 위치했을 때, 뒤쪽으로 몸이 기울어져서는 안된다.

다른 버전

높은 난이도: 원을 그릴 때 바닥으로 몸을 숙인다.

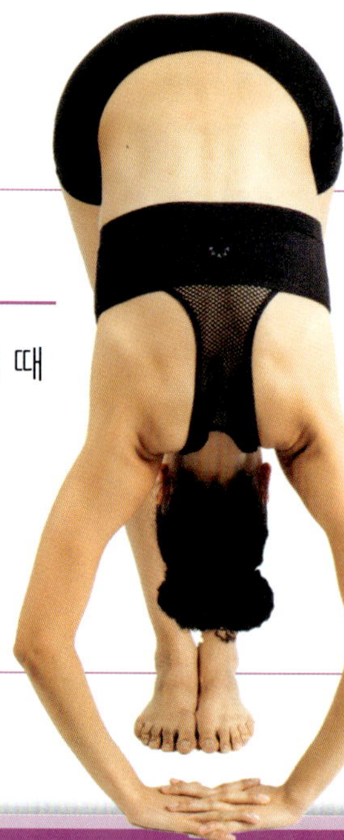

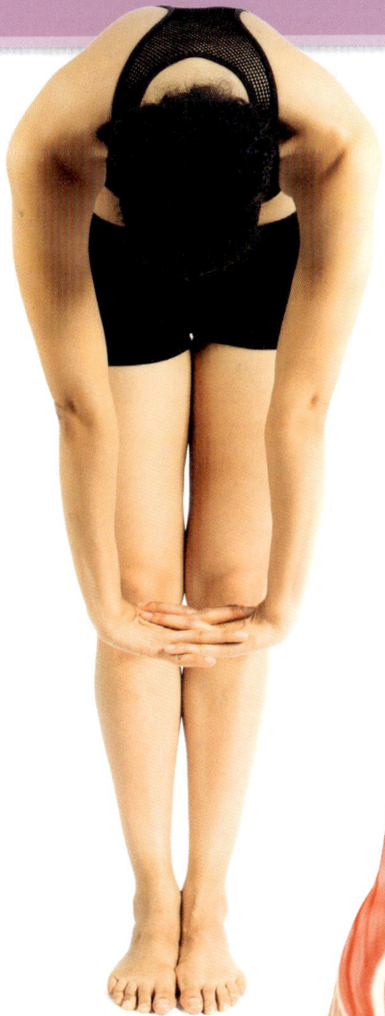

주석(Anotation Key)

굵은 글자는 목표 근육(target muscles)을 의미한다.
가는 글자는 본 운동에 작용하는 다른 근육들을 의미한다.
* 심부 근육(deep muscles)

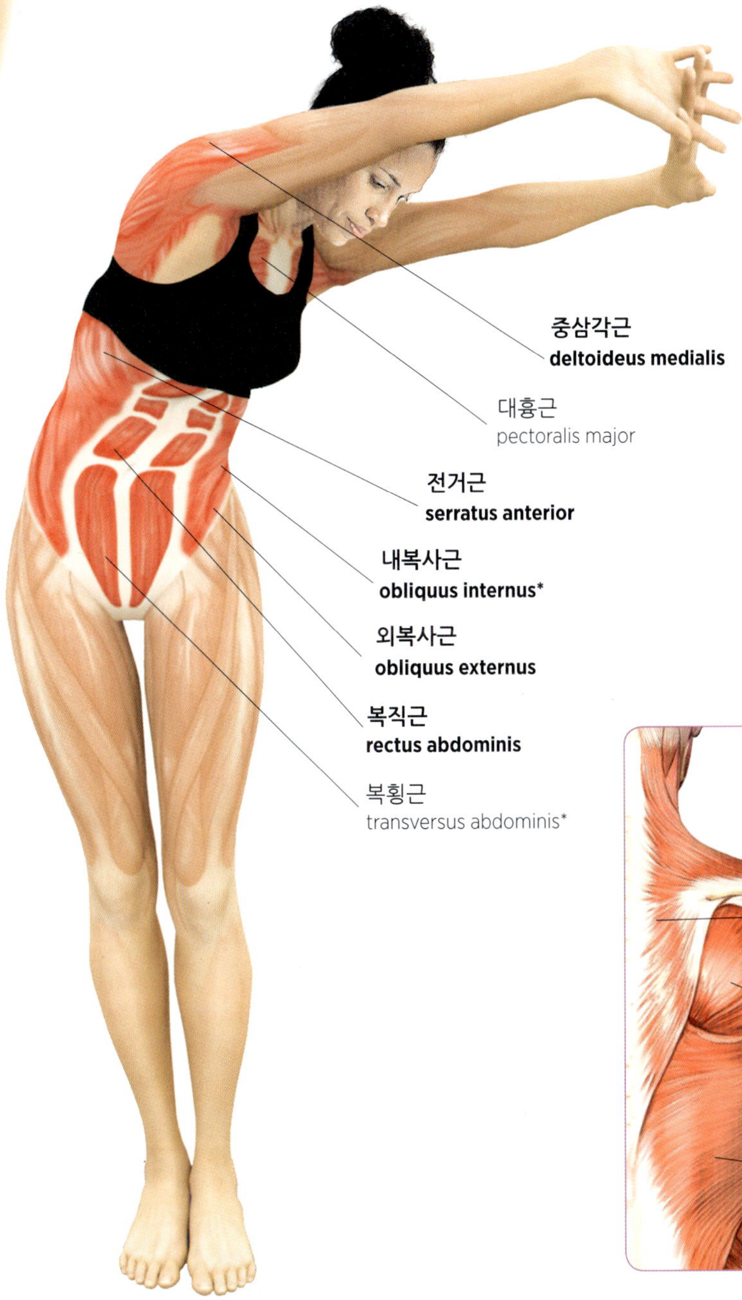

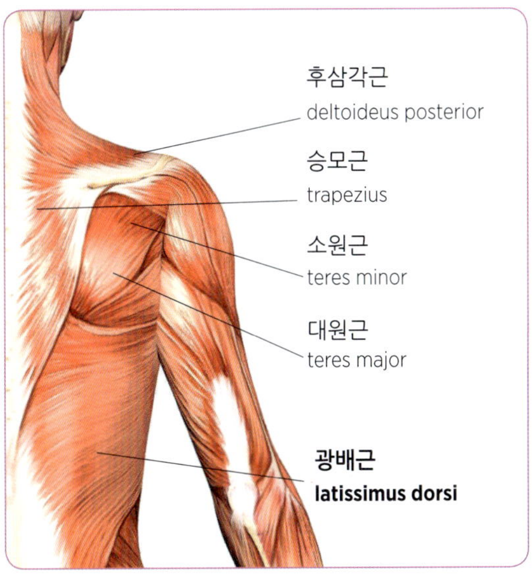

팩트 파일

목표 근육
- 허리
- 서혜부
- 둔부

유형
- 정적

장점
- 허리 스트레스 이완
- 둔부와 슬괵근의 신장

주의사항
- 등 문제
- 어깨 통증

롤오버 스트레치

(Rollover Stretch)

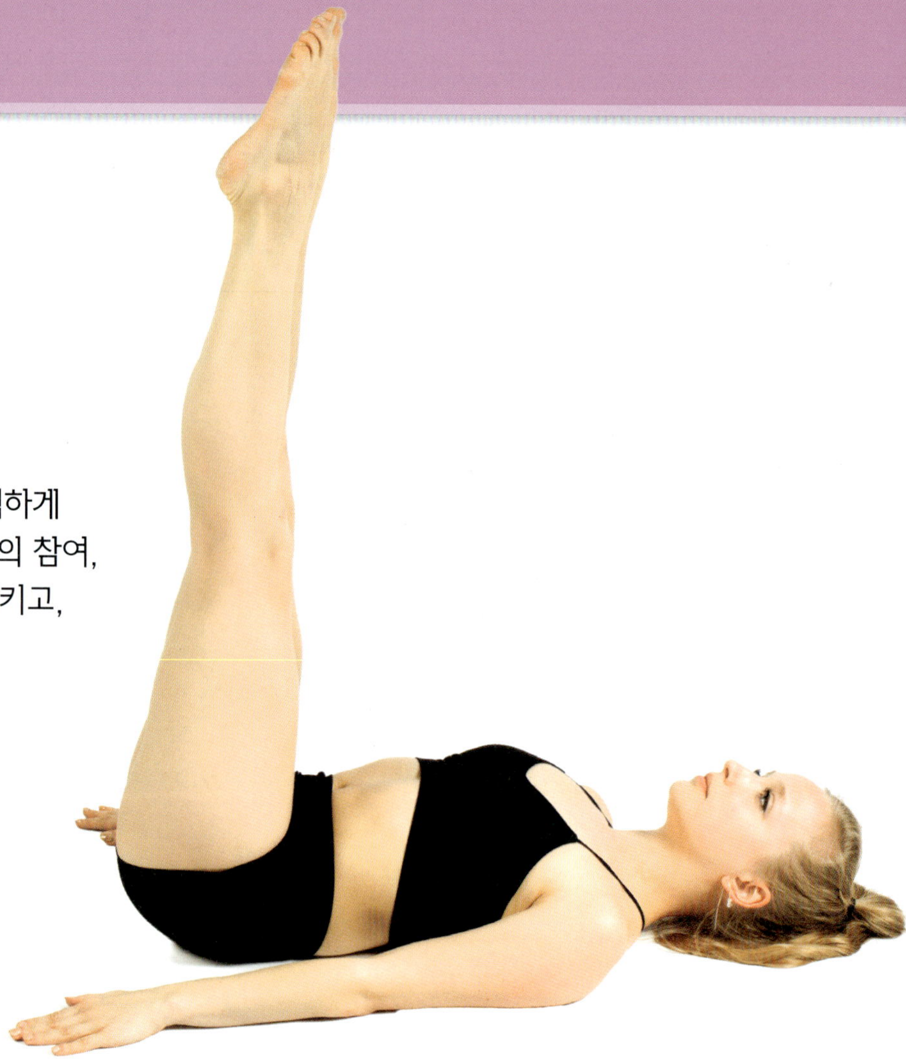

롤오버는 필라테스에서 유래된 운동이며, 강한 코어와 조절된 진전을 요구한다. 시간와 연습을 통해 여러분은 이 운동을 완벽하게 수행할 수 있을 것이다. 이 운동은 복부 근육의 참여, 척추의 가동 및 심호흡을 통해 코어를 강화시키고, 척추를 스트레칭한다.

운동 방법

- 양쪽 무릎을 세우고 누운 자세에서 양 팔을 몸통 옆에 위치시킨다.
- 들이쉬면서 척추를 길게 신장한다.
- 내쉬면서, 양쪽 다리를 붙여서 위쪽으로 들어올린다.
- 매트로부터 척추를 들어올려 양쪽 다리를 머리 위로 넘겨 바닥과 평행을 이룰 때, 안정성을 위해 손바닥으로 바닥을 누른다.
- 척추의 굴곡을 천천히 풀면서 원래 자세로 돌아온다.

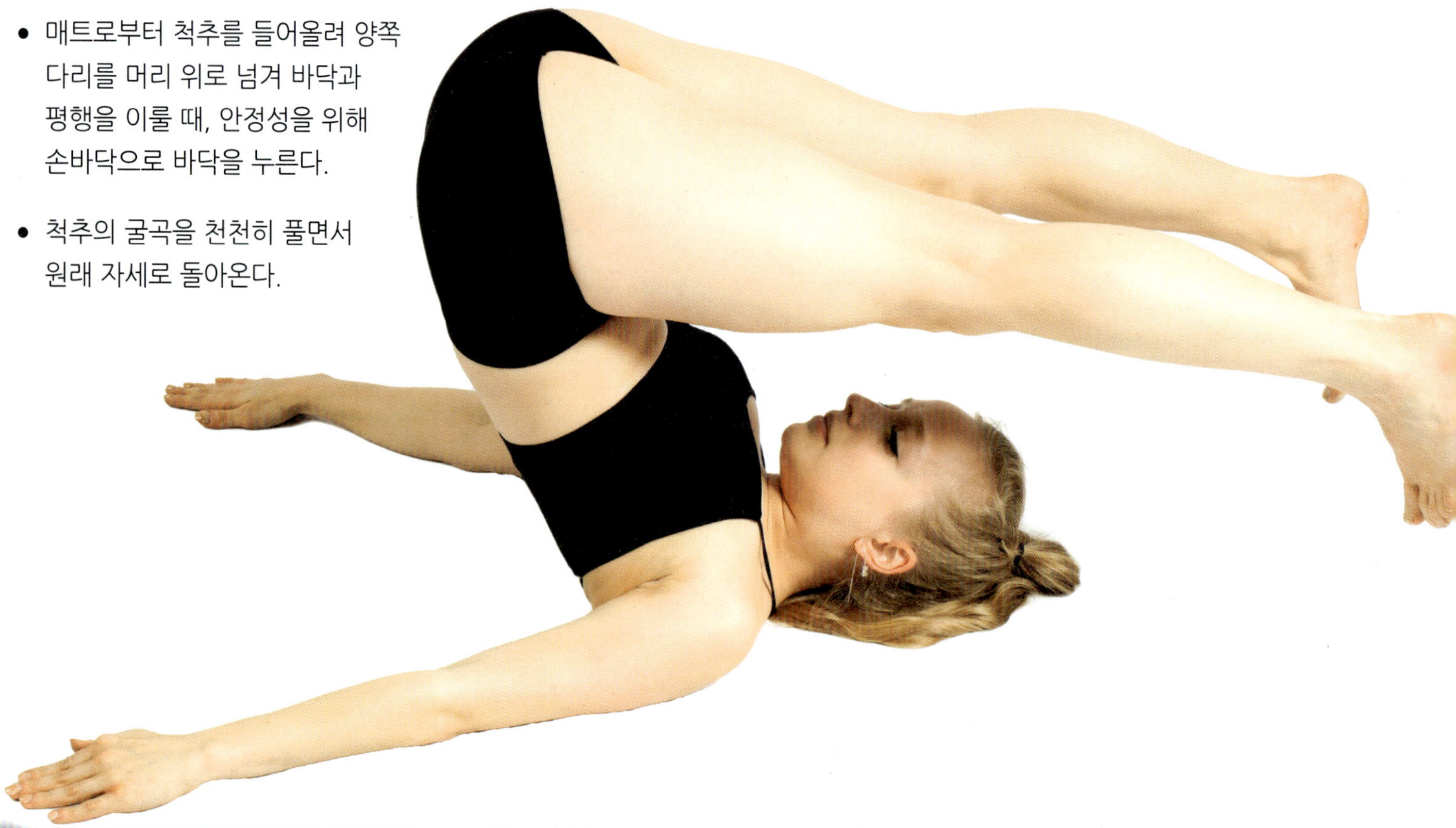

주석(Anotation Key)

굵은 글자는 목표 근육(**target muscles**)을 의미한다.
가는 글자는 본 운동에 작용하는 다른 근육들을 의미한다.
* 심부 근육(deep muscles)

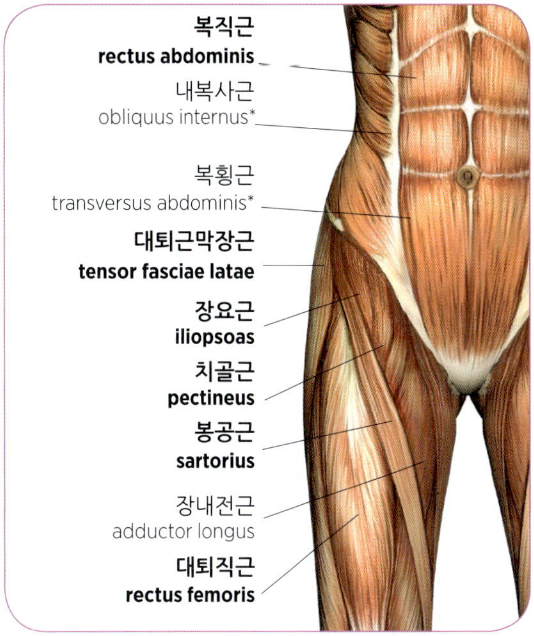

올바른 수행의 팁

- 여러분이 롤오버하는데 어려움이 있다면, 무릎을 약간 굽히거나 엉덩이 밑에 타월을 둘둘 말아서 배치한다.
- 모멘텀을 이용해서 움직이지 않는다.

팩트 파일

목표 근육

- 등
- 슬괵근
- 장딴지
- 복부

유형

- 동적

장점

- 엉덩이 강화
- 허리 이완
- 코어 강화

주의사항

- 목 통증
- 고관절 통증
- 허리 문제

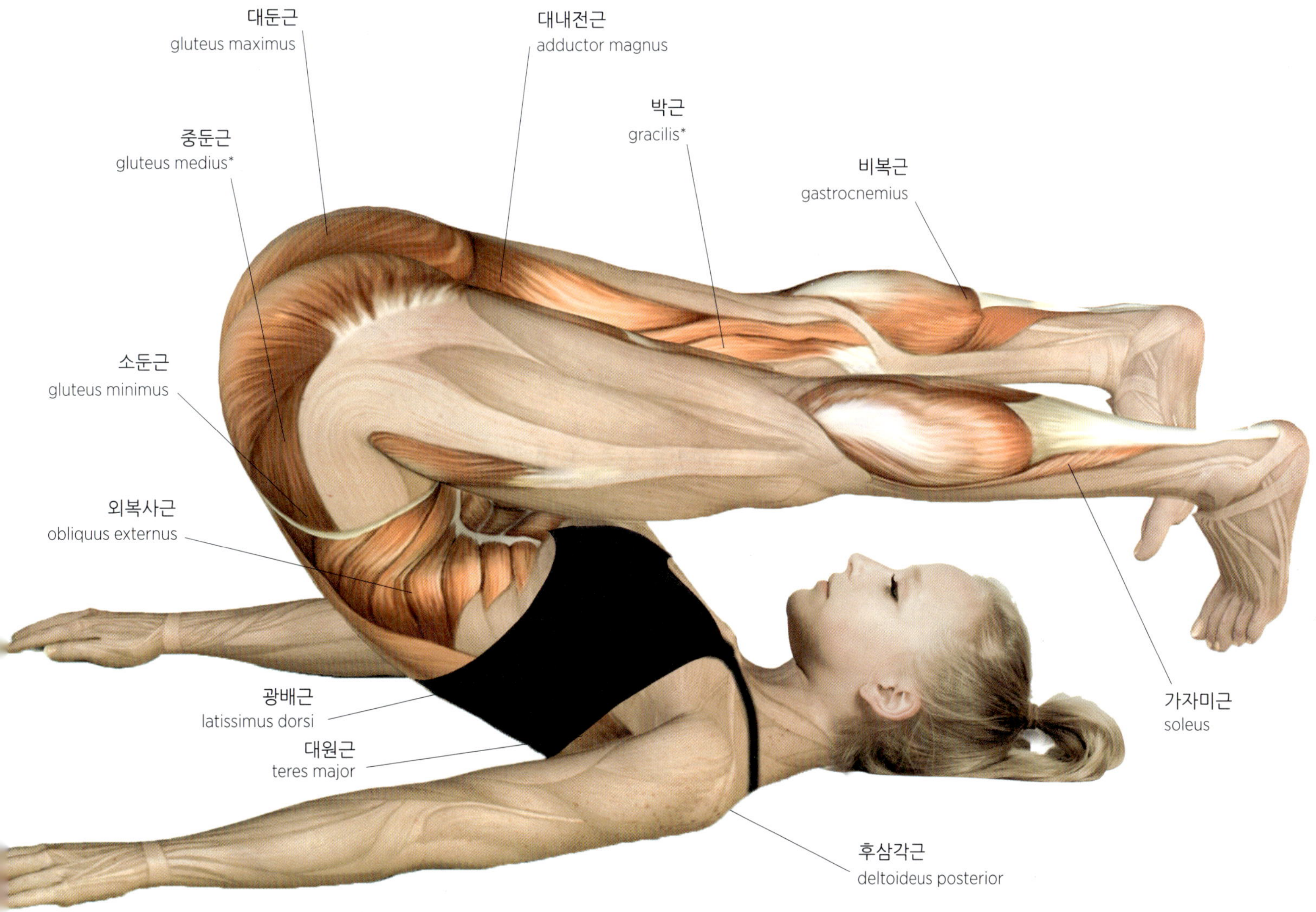

제 6 장

엉덩이, 서혜부 및 둔부 스트레치

HIPS, GROIN, & GLUTES STRETCHES

좌식 생활로 인해 사람이 고통받는 흔한 문제는 고관절 굴곡근과 회전근의 타이트니스이다. 엉덩이와 둔부의 근육이 타이트해지면, 보행, 자세, 척추 안정성 및 많은 주요 움직임 패턴에도 문제가 발생할 수 있다. 또한 고관절 주위의 근불균형이 초래될 수도 있다. 엉덩이, 서혜부 및 둔부의 스트레치는 정기적 운동의 일부분으로서 미래의 손상을 예방할 뿐만 아니라, 이들 문제를 해결하고, 현재의 불편한 사항을 완화할 수 있다.

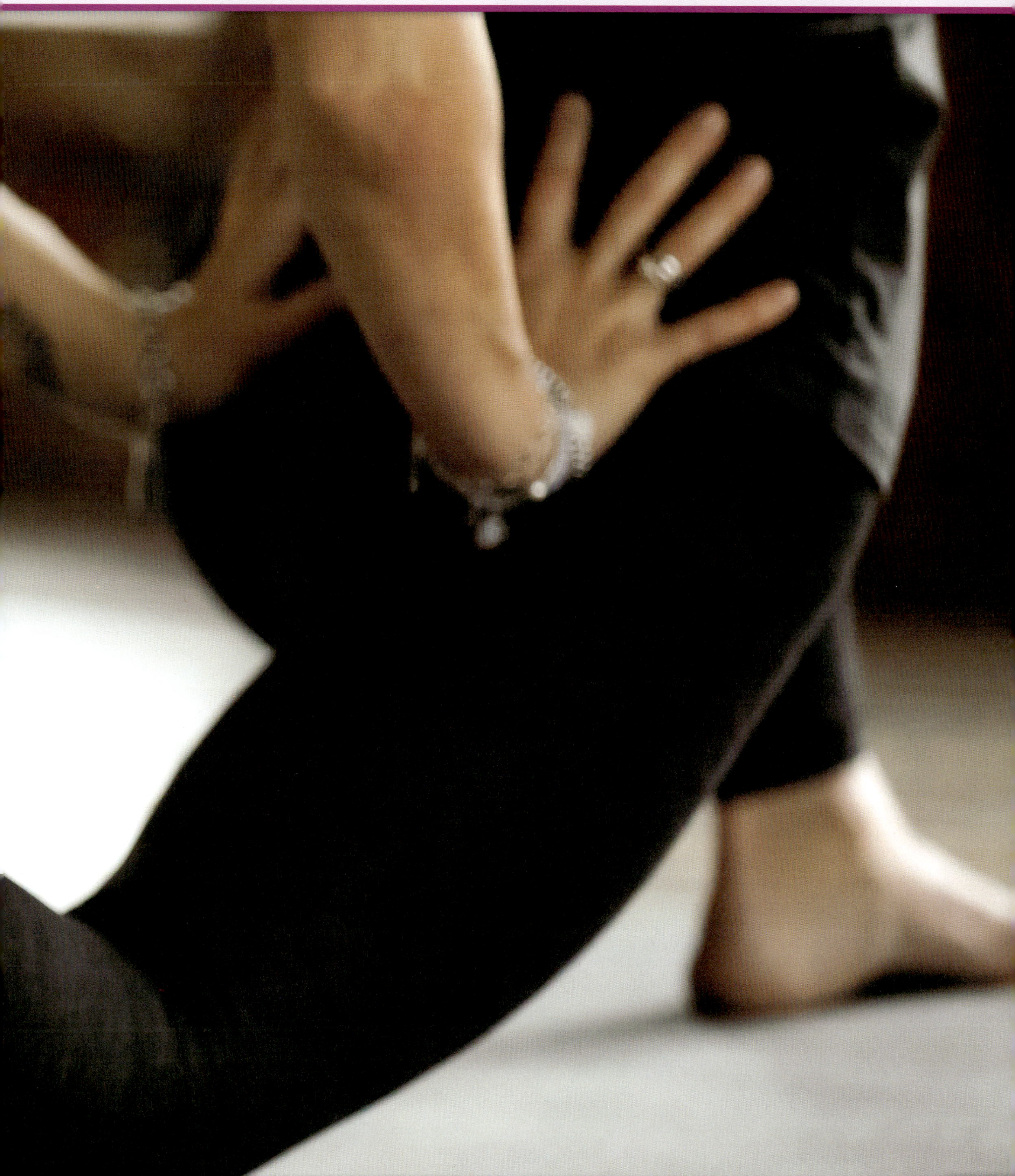

힙 앤드 일리오티비얼 밴드 스트레치

(Hip and Iliotibial Band Stretch)

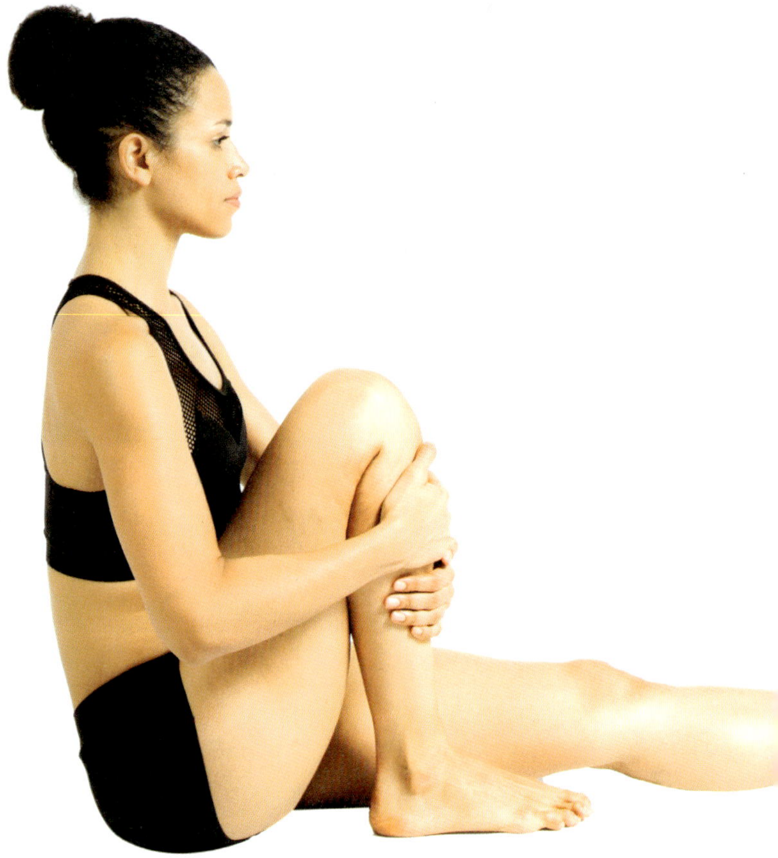

힙 앤드 일리오티비얼 밴드 스트레치는 고관절과 장경인대의 유연성을 향상시킨다. 이 운동은 척추와 복부의 완전한 회전을 제공하고, 전반적인 가동성을 향상시킨다. 만약 여러분이 달리기 선수나 사이클 선수라면, 이 운동이 스포츠관련 손상도 예방할 수 있다.

운동 방법

- 등을 일자로 펴고 양쪽 다리를 전방으로 뻗어서 바닥 위에 똑바로 앉는다. 양쪽 발을 약간 배측굴곡해야 한다.
- 오른쪽 무릎을 굴곡하여 왼쪽 허벅지의 가쪽면에 배치한다. 오른쪽 발바닥을 바닥에 잘 유지한다.
- 몸통을 회전할 때, 안정성을 위해 왼손으로 굽힘된 무릎을 감싼다.
- 권장시간 동안 자세를 유지한 후, 천천히 자세를 해제한다. 그리고 반대쪽도 실시한다.

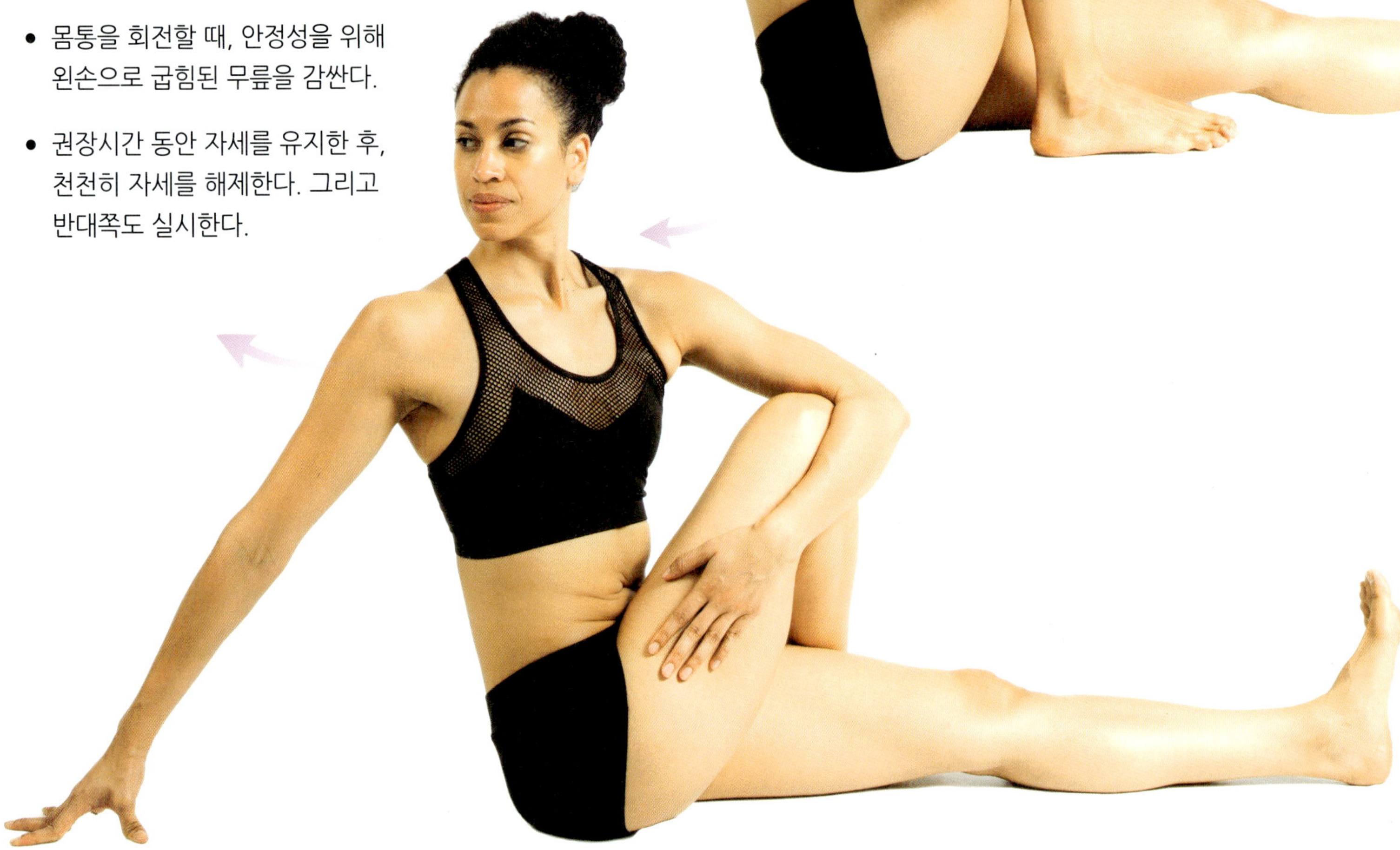

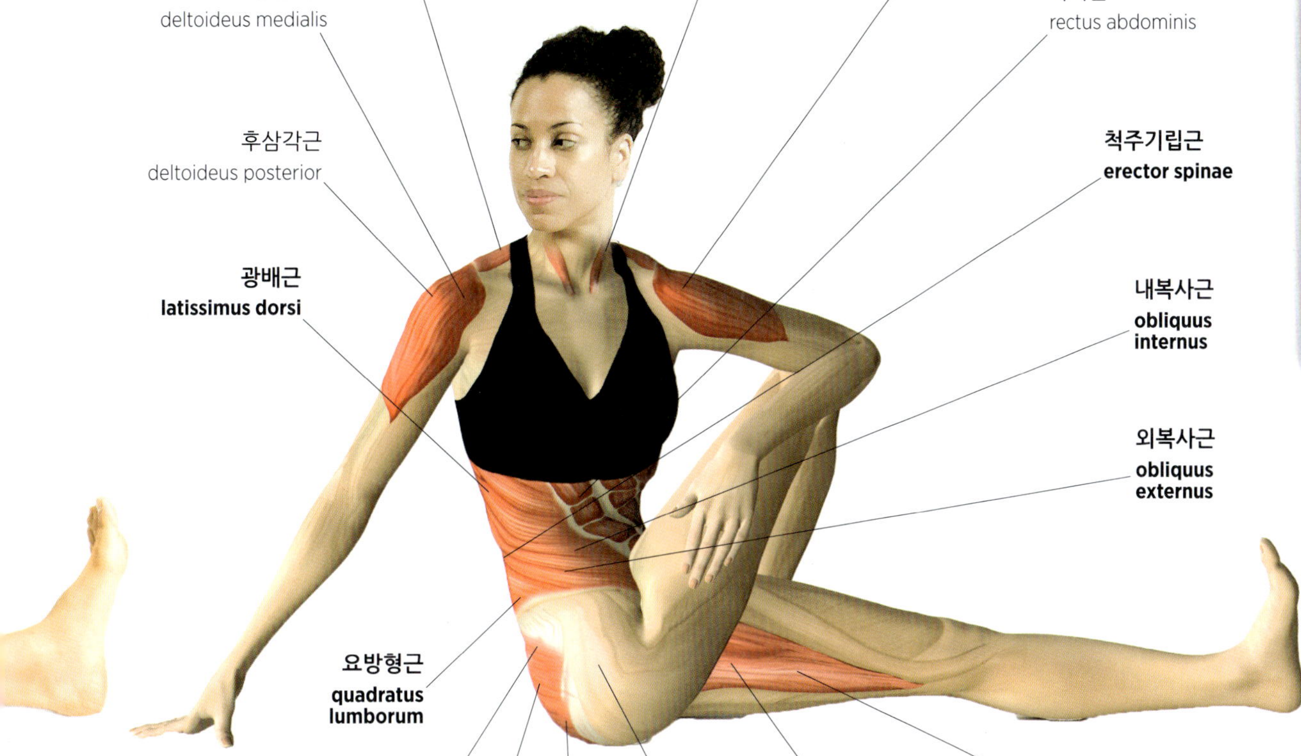

팩트 파일

목표 근육

- 엉덩이
- 장경인대
- 척추

유형

- 정적

장점

- 고관절 신전근과 굴곡근의 신장
- 복사근의 신장

주의사항

- 심한 허리 통증

올바른 수행의 팁

- 손을 이용해 일정한 압박을 다리에 적용한다.
- 무릎과 몸통을 함께 당길 때, 몸통을 똑바로 세운다.
- 굽힘된 다리의 발을 바닥으로부터 들어올려서는 안된다.

주석(Anotation Key)

굵은 글자는 목표 근육(target muscles)을 의미한다.
가는 글자는 본 운동에 작용하는 다른 근육들을 의미한다.
* 심부 근육(deep muscles)

워리어 II 요가 스트레치

(Warrior II Yoga Stretch)

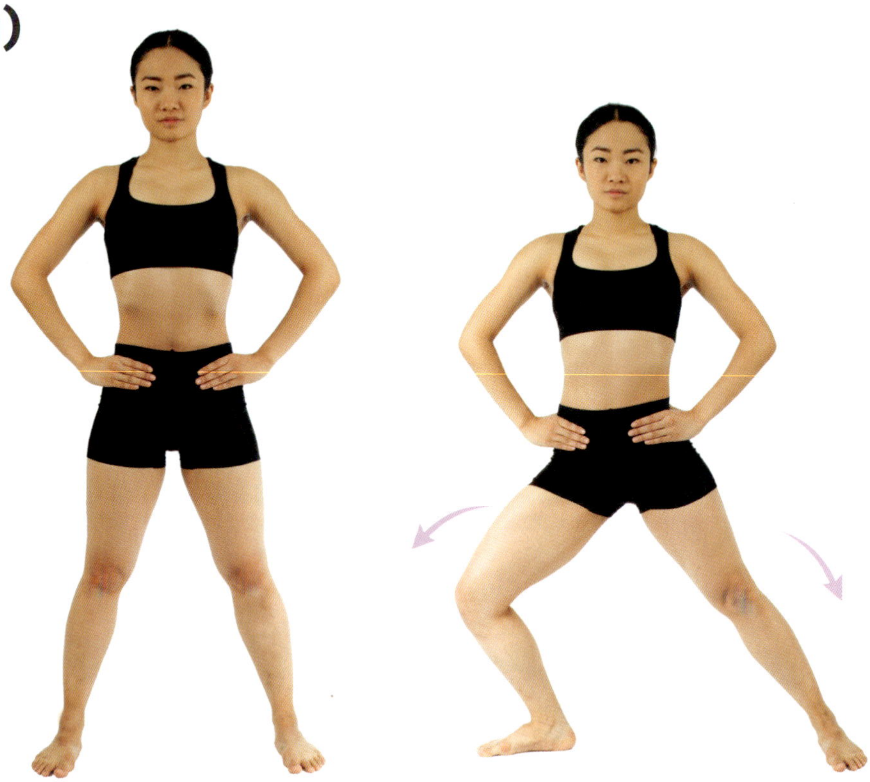

워리어 II는 전통적인 요가 포즈이며, 고관절 열림 이점을 제공하고 안쪽 허벅지를 스트레칭한다. 이것은 코어, 가슴, 어깨 및 팔 근육을 활성화하는 동시에 다리와 둔부 근육을 강화한다.

운동 방법

- 양 손을 고관절에 배치하고 똑바로 선 자세를 취한다. 이때 양 발을 3-4 피트 간격으로 벌린다.
- 양 팔을 바닥과 평행되게 옆으로 벌리고, 손바닥은 아랫방향으로 향한다.
- 오른발을 90°로 돌리고, 양 발을 발꿈치-발꿈치 정렬로 배치한다. 몸통을 오른쪽으로 돌리고 오른쪽 무릎을 굽힌다. 이때 슬개골과 발목이 수직 일직선으로 배열된다.
- 오른쪽 무릎을 굽힌 채 몸통을 들어올려 양쪽 어깨와 양쪽 고관절이 수직 일직선으로 배열되게 한다. 다리의 중립위를 유지하기 위해 뒤쪽 다리를 약간 내회전시킨다.
- 오른쪽 무릎의 굴곡을 계속 유지하며, 골반의 중립위를 찾으면서 허벅지를 벌리기 위해 오른쪽 고관절을 외회전시킨다. 머리를 오른쪽으로 돌리고 손가락 쪽으로 응시한다.
- 권장시간 동안 자세를 유지한 후, 반대쪽도 실시한다.

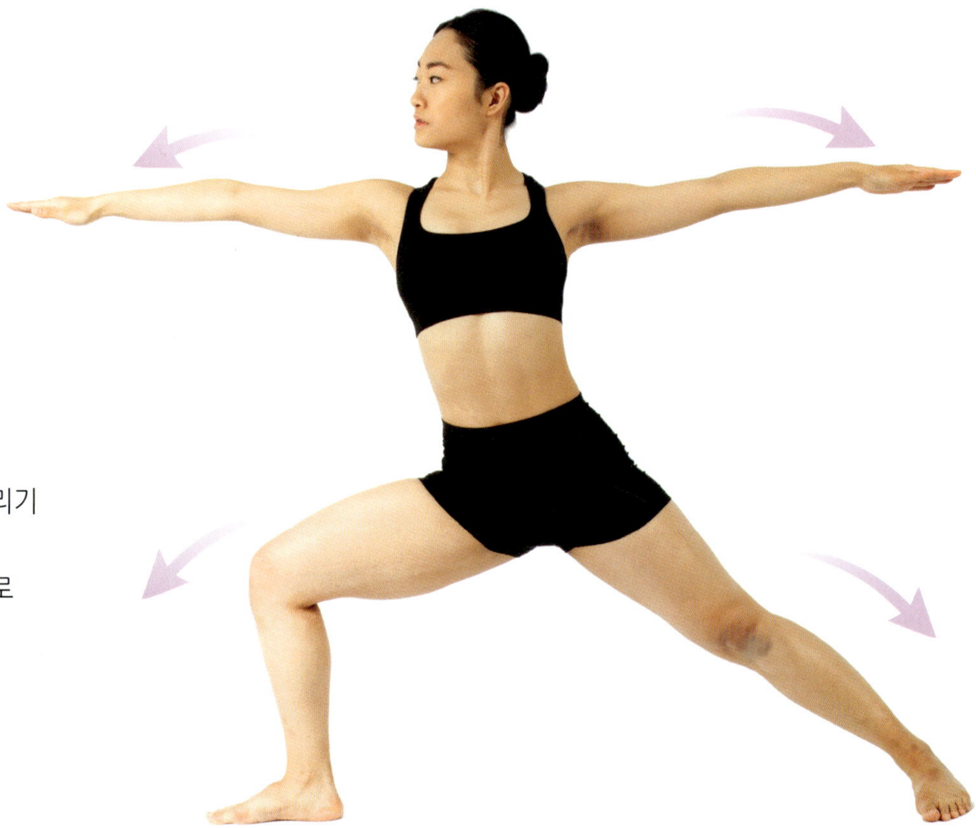

주석(Anotation Key)

굵은 글자는 목표 근육(target muscles)을 의미한다.
가는 글자는 본 운동에 작용하는 다른 근육들을 의미한다.
* 심부 근육(deep muscles)

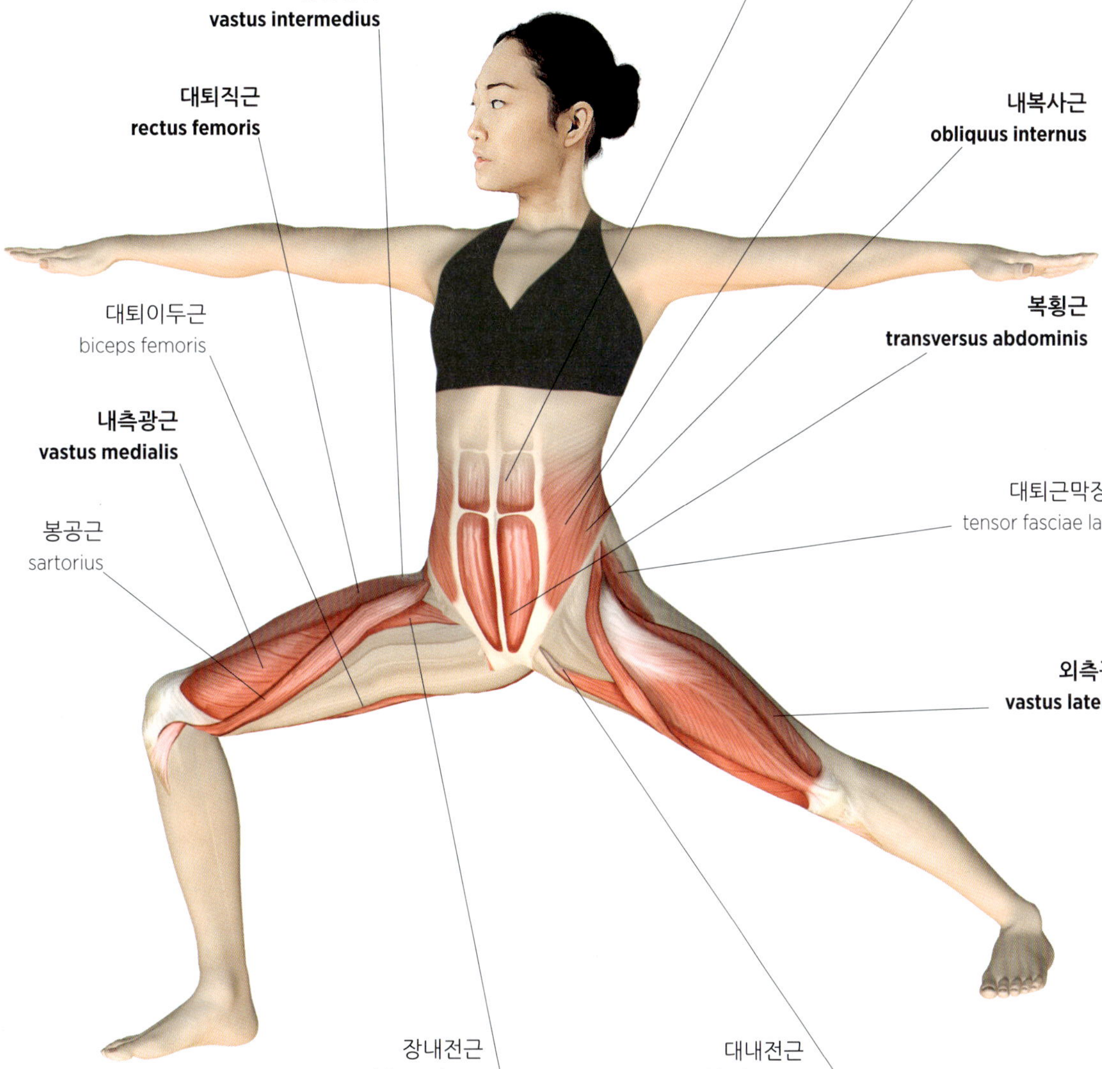

팩트 파일

목표 근육
- 엉덩이
- 다리
- 어깨

유형
- 정적

장점
- 허벅지와 팔의 강화
- 어깨, 가슴 및 서혜부의 신장
- 스태미나 향상

주의사항
- 무릎 문제
- 허리 문제
- 어깨 문제

올바른 수행의 팁

- 발꿈치로 바닥을 압박하면서 안쪽 허벅지 근육을 활성화시킨다.
- 어깨와 고관절을 수직 일직선으로 유지한다.
- 앞쪽 무릎과 발목을 수직 일직선으로 유지한다.
- 허리를 활처럼 휘지 않는다.
- 앞쪽 다리 위로 몸을 숙이지 않는다.

트리 요가 스트레치

(Tree Yoga Stretch)

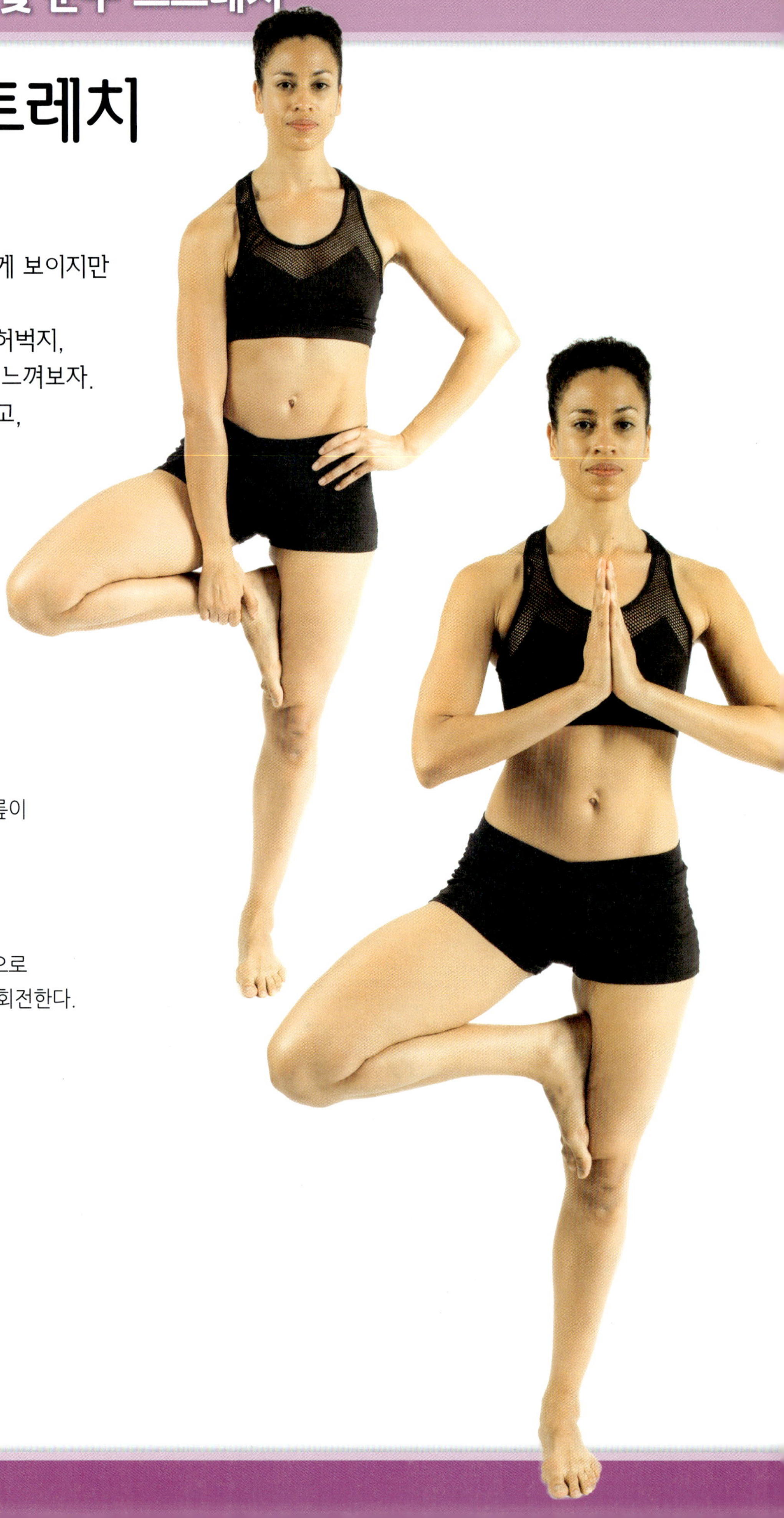

우아한 트리 요가 스트레치는 단순하게 보이지만
균형과 안정을 크게 필요로 한다.
다리 근육과 복부 근육을 수축할 때, 허벅지,
서혜부 및 어깨가 스트레칭되는 것을 느껴보자.
트리 요가 스트레치는 균형을 향상하고,
좌골신경통을 완화할 수 있다.

운동 방법

- 양 발을 붙이고 서서,
  양 팔을 몸통 옆에 위치시킨다.
- 오른쪽 무릎을 굴곡하고,
  오른발을 왼쪽 허벅지로 가져간다.
  이때 발가락은 바닥쪽으로 향한다.
- 오른쪽 허벅지를 외회전시켜 오른쪽 무릎이
  오른쪽으로 향하도록 한다. 이때
  양쪽 고관절의 높이는 동일해야 한다.
- 오른쪽 고관절을 계속 벌린 상태에서,
  골반의 중립위를 위해 꼬리뼈를 아래쪽으로
  당기면서 안쪽 허벅지를 시계 방향으로 회전한다.
  안정을 위해 왼쪽 고관절을 당길 때
  오른발로 왼쪽 허벅지를 압박한다.
- 균형을 잡은 후, 내쉬면서 양 손을
  기도하듯히 가슴 앞쪽에 함께 모은다.
- 권장시간 동안 자세를 유지한 후,
  스트레치를 해제한다.
  반대쪽도 실시한다.

팩트 파일

목표 근육
- 다리
- 서혜부

유형
- 정적

장점
- 균형 향상
- 다리, 발목 및 발의 근력강화
- 안쪽 허벅지의 신장

주의사항
- 서혜부 문제
- 허리 문제

다른 버전

높은 난이도: 균형을 잡을 때 양 손을 머리 위로 가져가서 손바닥으로 압박한다.

주석(Anotation Key)

굵은 글자는 목표 근육(target muscles)을 의미한다.
가는 글자는 본 운동에 작용하는 다른 근육들을 의미한다.
* 심부 근육(deep muscles)

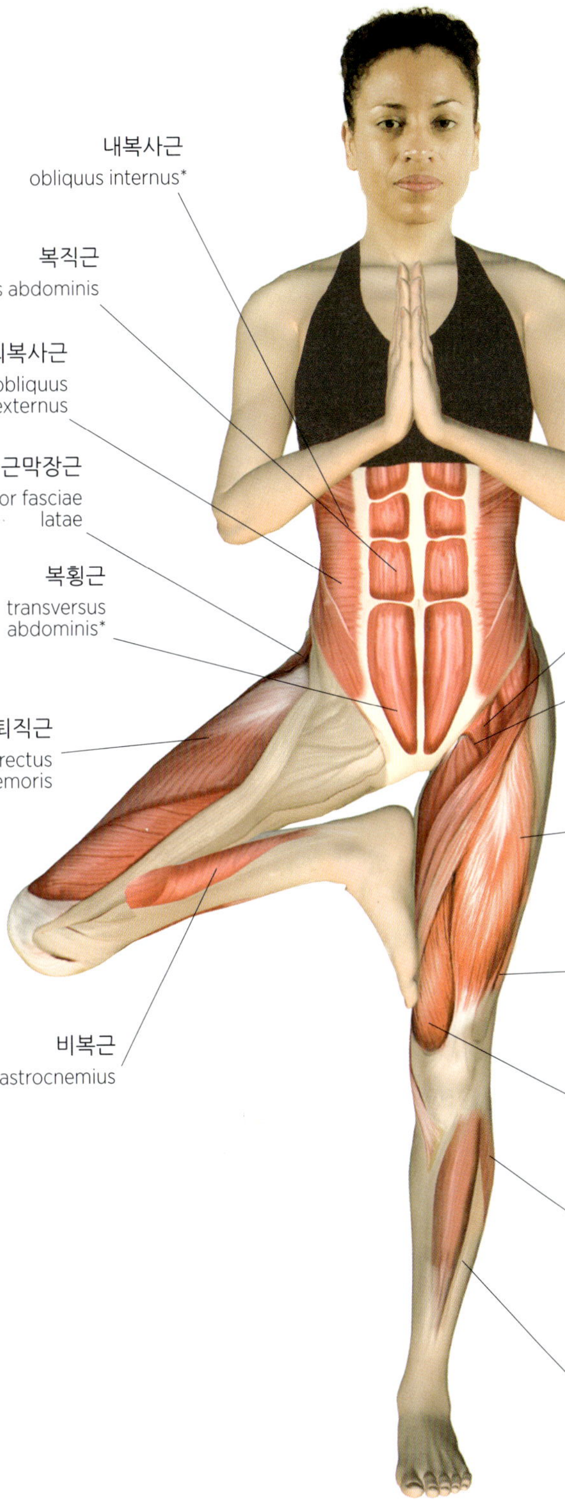

올바른 수행의 팁

- 지탱하는 다리를 제자리로 고정하고, 발은 전방을 향한다.
- 만약 발을 허벅지에 배치할 수 없다면, 양 손으로 발목을 잡는다; 다른 방법으로서, 발을 정강이 측면에 배치할 수도 있다.
- 운동 내내 균형잡는 것을 도와주기 위해 들어올린 발의 4개 모서리를 잘 고정한다.
- 발을 민감한 슬개골 부위에 배치하지 않는다.

포워드 스쿼트 (Forward Squat)

포워드 스쿼트는 초급자들도 전문가처럼 쉽게 할 수 있는 운동이고, 엉덩이를 확장하는데 효율적이다. 이 운동은 전반적인 균형을 향상시키면서, 엉덩이, 허벅지 및 서혜부를 스트레칭한다.
포워드 스쿼트는 척추를 신장하고, 타이트한 장딴지나 발목을 이완시킨다.

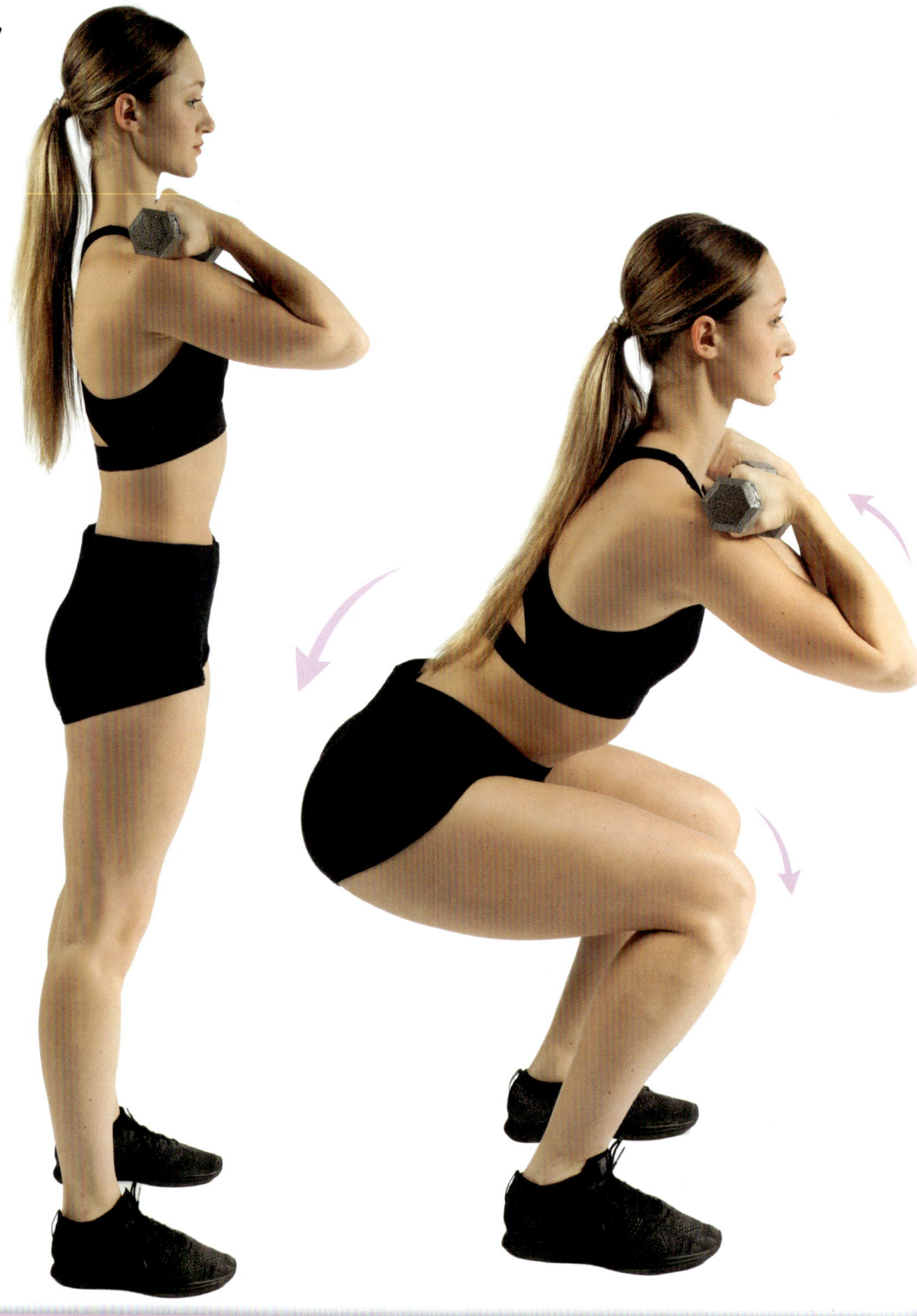

운동 방법

- 덤벨을 어깨 쪽으로 들어올리고, 그대로 멈춘다.
- 가슴과 머리를 똑바른 자세로 취하고, 양 팔을 앞쪽으로 뻗는다.
- 척추를 중립위로 유지하고, 양 발을 어깨너비만큼 벌린다.
- 고관절을 후인하고 양쪽 무릎을 굽힌다. 이때 머리와 가슴을 똑바르게 유지하고, 척추를 중립위로 유지한다.
- 허벅지가 바닥과 평행을 이룰 때까지 엉덩이를 내린다.
- 권장시간 동안 자세를 유지한 후, 스트레치를 해제한다.

팩트 파일

목표 근육
- 허벅지
- 고관절 굴곡근

유형
- 정적

장점
- 고관절 가동성 증가
- 다리 근육의 강화
- 복부 근육의 활성화

주의사항
- 허리 통증
- 다리 약증
- 무릎 문제

다른 버전

비슷한 난이도: 덤벨을 잡고서 양 팔을 몸통 옆에 배치한다. 동일한 활성 패턴과 움직임 시퀀스를 유지한다.

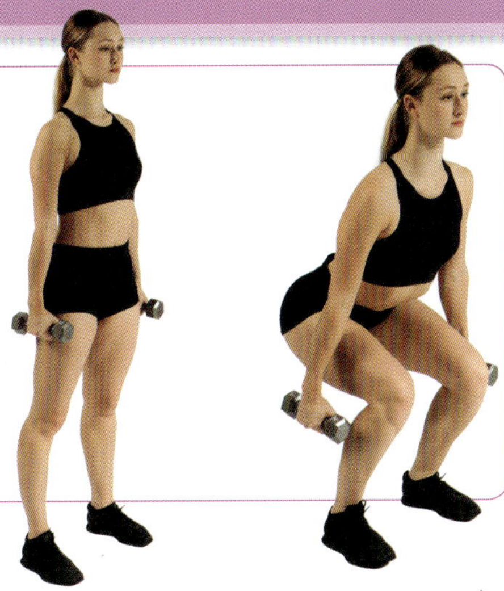

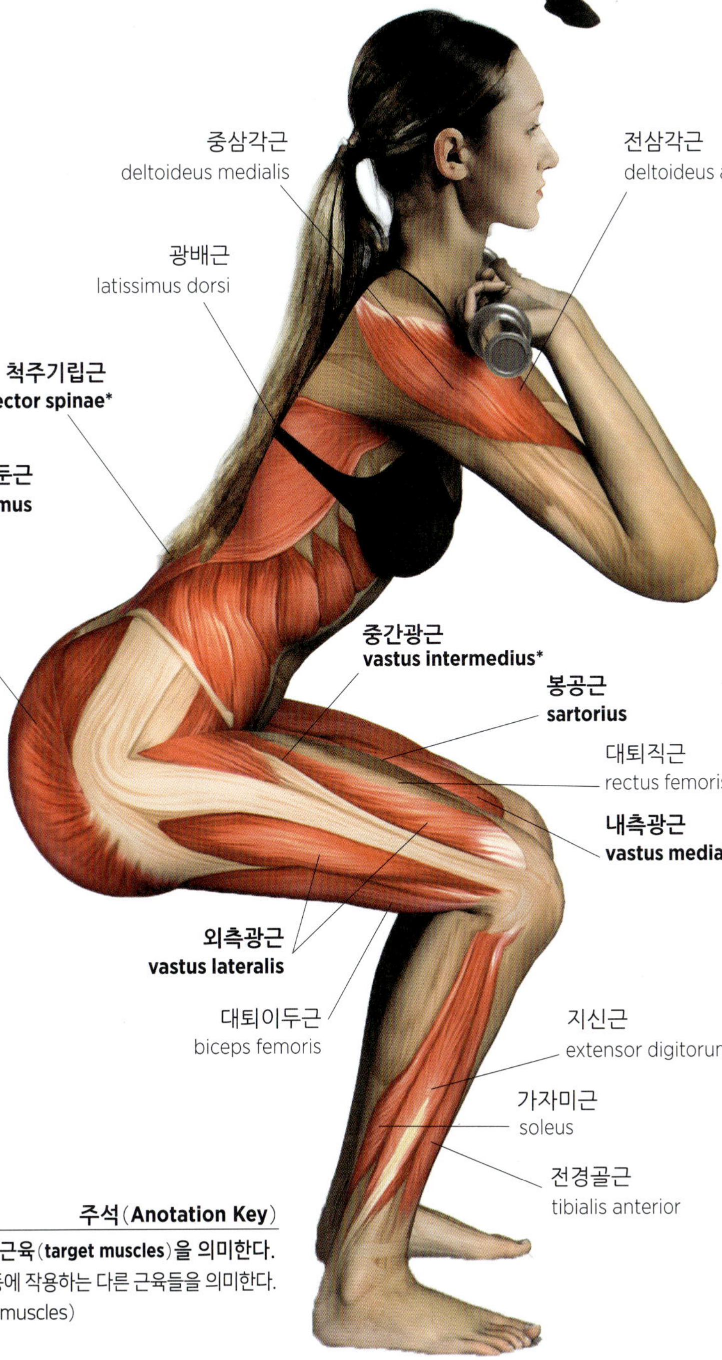

주석(Anotation Key)
굵은 글자는 목표 근육(target muscles)을 의미한다.
가는 글자는 본 운동에 작용하는 다른 근육들을 의미한다.
* 심부 근육(deep muscles)

올바른 수행의 팁

- 양쪽 견갑골을 후인한다.
- 복부를 위쪽과 안쪽으로 당긴다.
- 양쪽 무릎을 평행하게 배치하고, 발과 같은 선상에 놓이도록 한다.
- 무릎이 발가락끝을 넘어서지 않도록 한다.
- 팔꿈치가 아래로 떨어져서는 안된다; 운동 내내 상완을 바닥과 평행하게 유지한다.
- 머리가 전방으로 쏠리지 않아야 하고, 또 견갑골이 거상되지 않아야 한다.

스모 스쿼트 (Sumo Squat)

와이드-레기드 스쿼팅 스트레치는 안쪽 허벅지를 목표로 한다. 이것은 엉덩이와 서혜부를 확장하고, 둔부, 대퇴사두근 및 슬괵근을 신장시킨다.

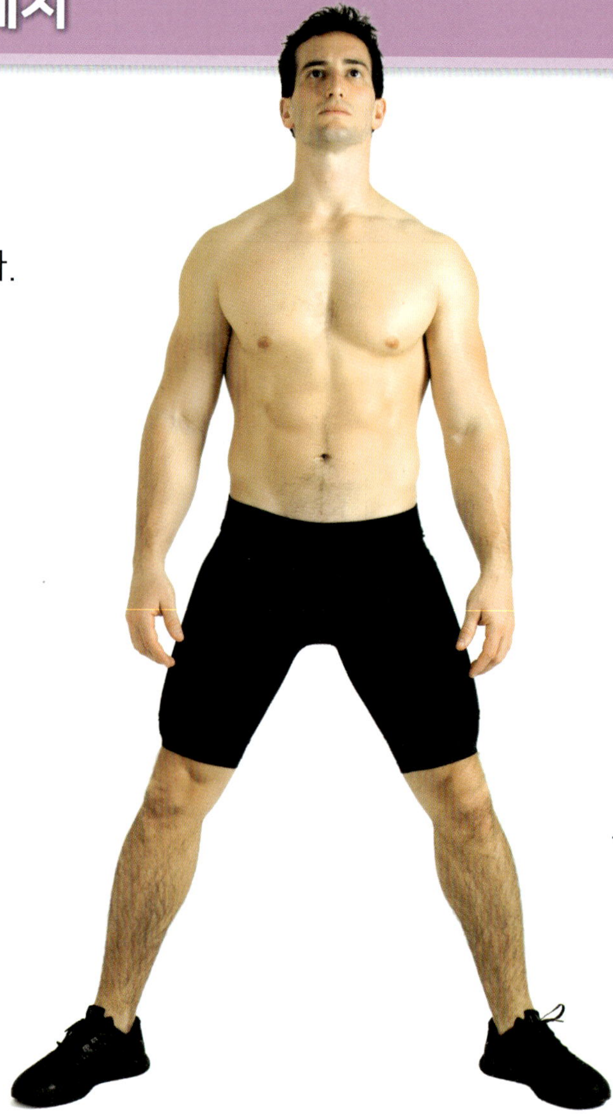

운동 방법

- 선 자세에서 양 발을 어깨너비보다 더 넓게 벌리고, 발가락을 45°로 돌린다.
- 양쪽 무릎을 약간 굴곡하고, 골반을 후방경사한다.
- 가슴을 들어올리고, 어깨를 하강시킨다.
- 양 손을 허벅지 위에 배치하고, 허벅지가 바닥과 수평을 이룰 때까지 쭈그려 앉는다. 이때 발꿈치로 체중을 받는다.
- 발꿈치로 밀면서 시작자세로 돌아올 때, 둔부와 허벅지를 강하게 쪼여준다. 반복횟수만큼 수행한다.

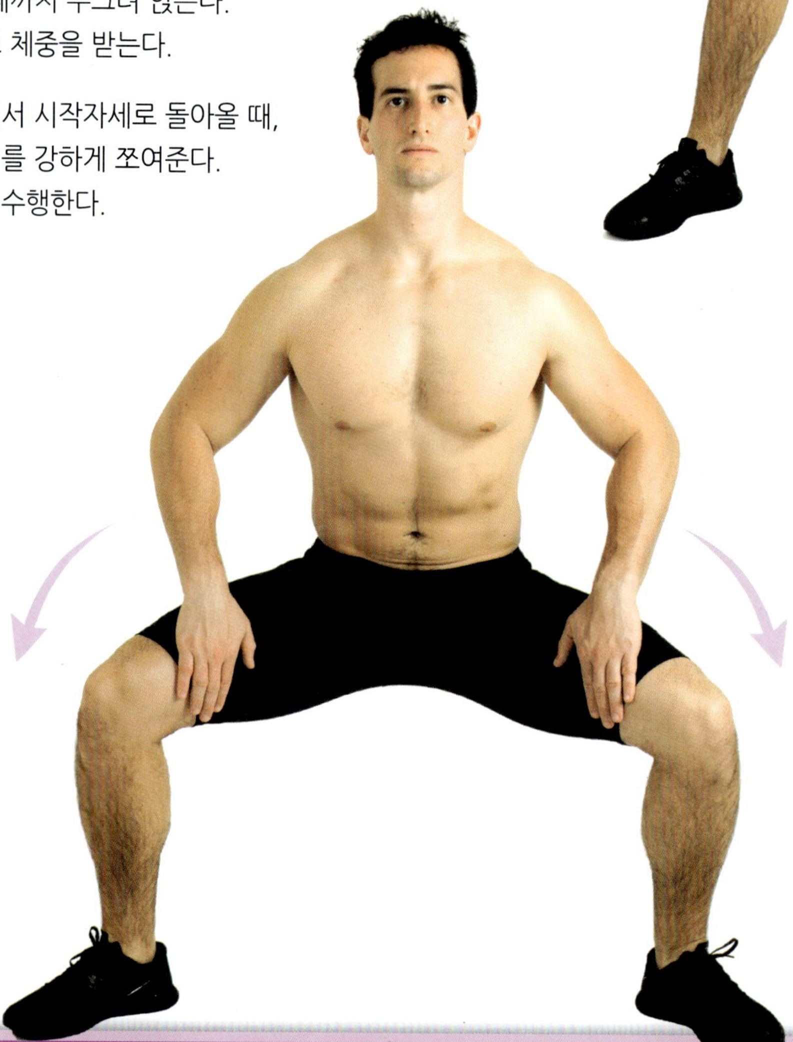

올바른 수행의 팁

- 무릎의 손상을 피하기 위해 다리를 굽히기 보다는 앉는 시도를 한다.
- 스트레치 내내 골반을 후방경사하고, 가슴을 들어올린다.
- 다리 벌리는 것을 돕기 위해 양 손을 허벅지 위에 올려놓는다.
- 양쪽 무릎이 발가락끝을 넘어서지 않아야 한다.
- 어깨가 앞쪽으로 말리지 않아야 한다.

팩트 파일

목표 근육
- 서혜부
- 둔부
- 고관절 굴곡근
- 대퇴사두근
- 고관절 내전근

유형
- 정적

장점
- 타이트한 서혜부 근육 완화
- 골반 부위 확장

주의사항
- 고관절 통증
- 무릎 문제

주석(Anotation Key)

굵은 글자는 목표 근육(**target muscles**)을 의미한다.
가는 글자는 본 운동에 작용하는 다른 근육들을 의미한다.
* 심부 근육(deep muscles)

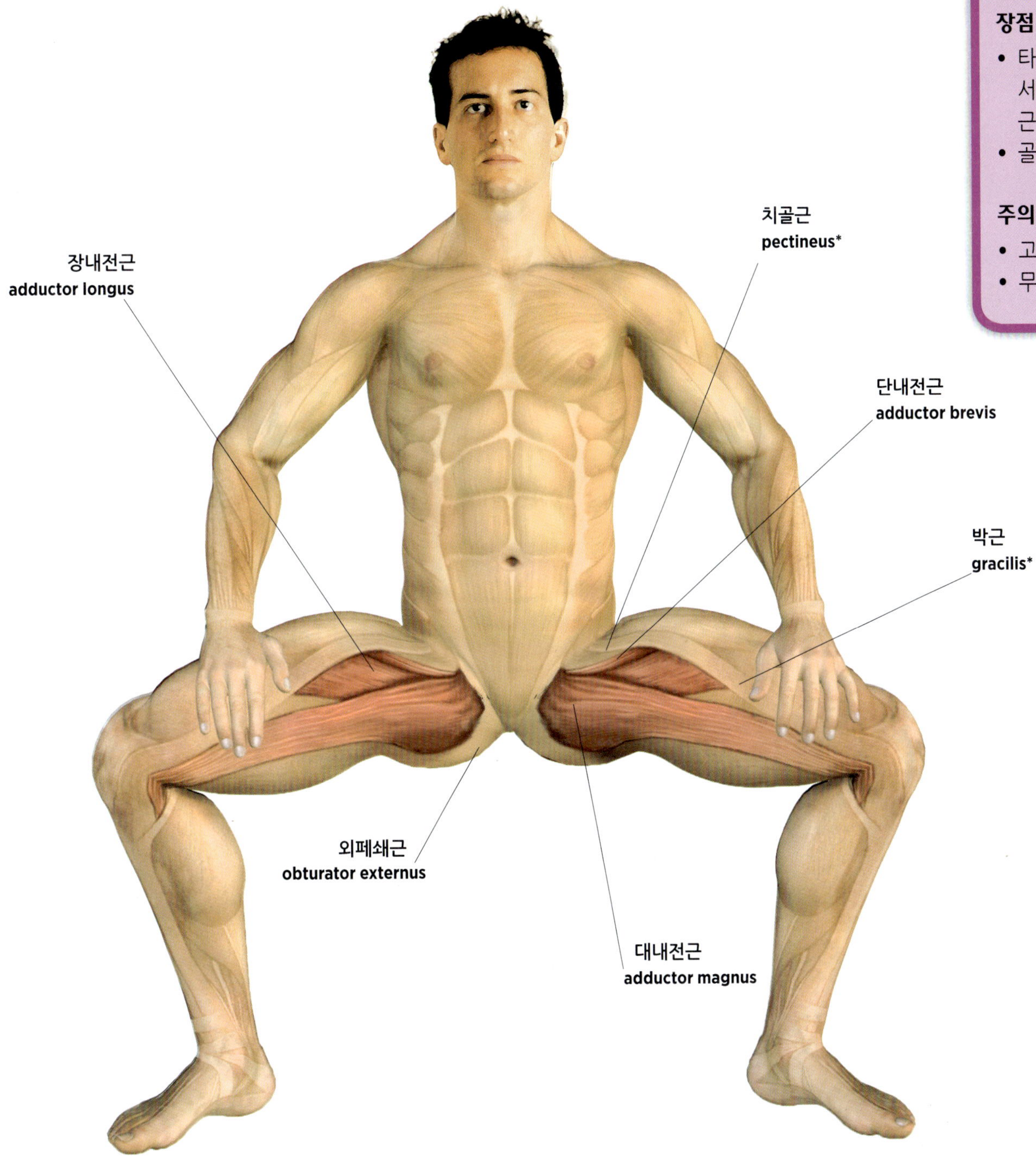

사이드-리닝 스모 스쿼트

(Side-Leaning Sumo Squat)

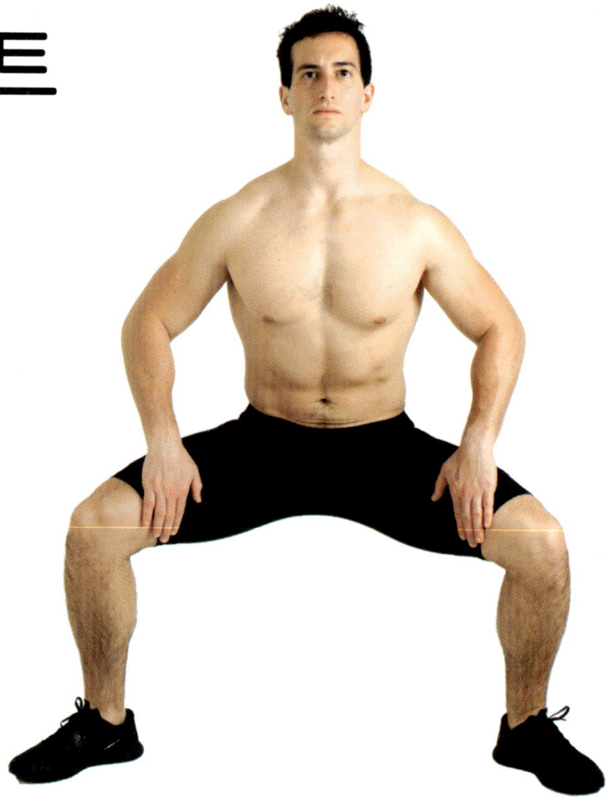

사이드-리닝 스모 스쿼트는 업다운 스모 스쿼트의 변형 버전이고, 복사근과 어깨 스트레치가 합쳐진 것이다. 스트레치의 강도를 증가하기 위해, 양 발을 바닥에 잘 고정하고, 목을 길게 신장한다.

운동 방법

- 선 자세에서 양 발을 어깨너비보다 더 넓게 벌리고, 발가락을 45°로 돌린다.
- 양쪽 무릎을 굴곡하여 허벅지가 바닥과 수평을 이루는 기본 스모 스쿼트 자세로 내려온다.
- 오른쪽 전완을 오른쪽 허벅지 (슬개골 바로 위) 위에 배치한다.
- 왼팔을 머리 위로 뻗고, 몸을 오른쪽으로 측방굴곡한다.
- 복사근을 따라 스트레칭되는 느낌을 가지면서, 권장시간 동안 자세를 유지한다.
- 양쪽 전완이 허벅지 위에 있도록 왼팔을 내리고, 머리를 중앙에 다시 배치한다.
- 발꿈치로 밀면서 시작자세로 돌아올 때, 둔부와 허벅지를 강하게 쪼여준다.
- 반대쪽도 실시한다.

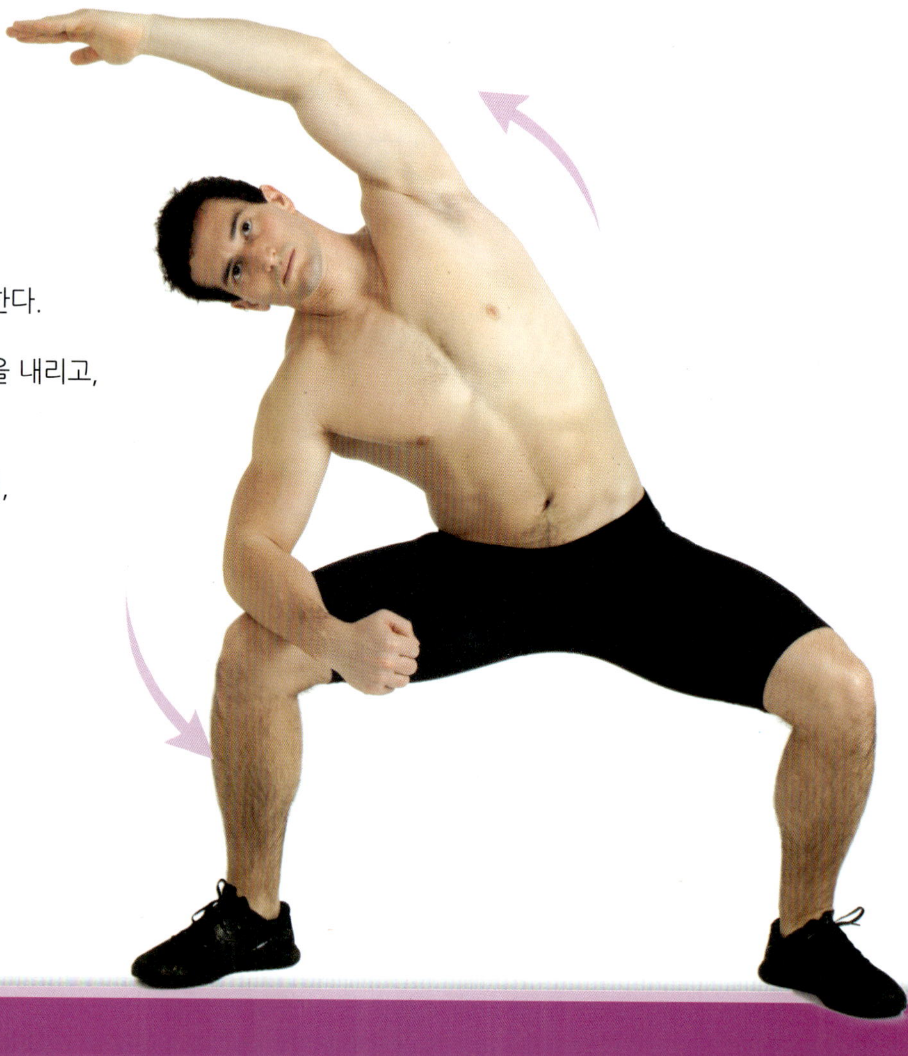

팩트 파일

목표 근육
- 복사근
- 서혜부
- 고관절 굴곡근
- 내전근

유형
- 정적

장점
- 고관절과 서혜부의 확장
- 복사근 신장
- 어깨와 척추의 신장

주의사항
- 고간절 통증
- 무릎 문제
- 척추 통증

올바른 수행의 팁

- 상체와 등을 일자로 유지한다.
- 측면을 스트레칭할 때 몸을 전방으로 숙이지 않는다.
- 양쪽 무릎을 발가락과 같은 선상에 위치시킨다.
- 턱이 긴장되지 않도록 한다. 그 이유는 턱의 긴장이 호흡을 제한할 수 있기 때문이다.

주석(Anotation Key)

굵은 글자는 목표 근육(target muscles)을 의미한다.
가는 글자는 본 운동에 작용하는 다른 근육들을 의미한다.
* 심부 근육(deep muscles)

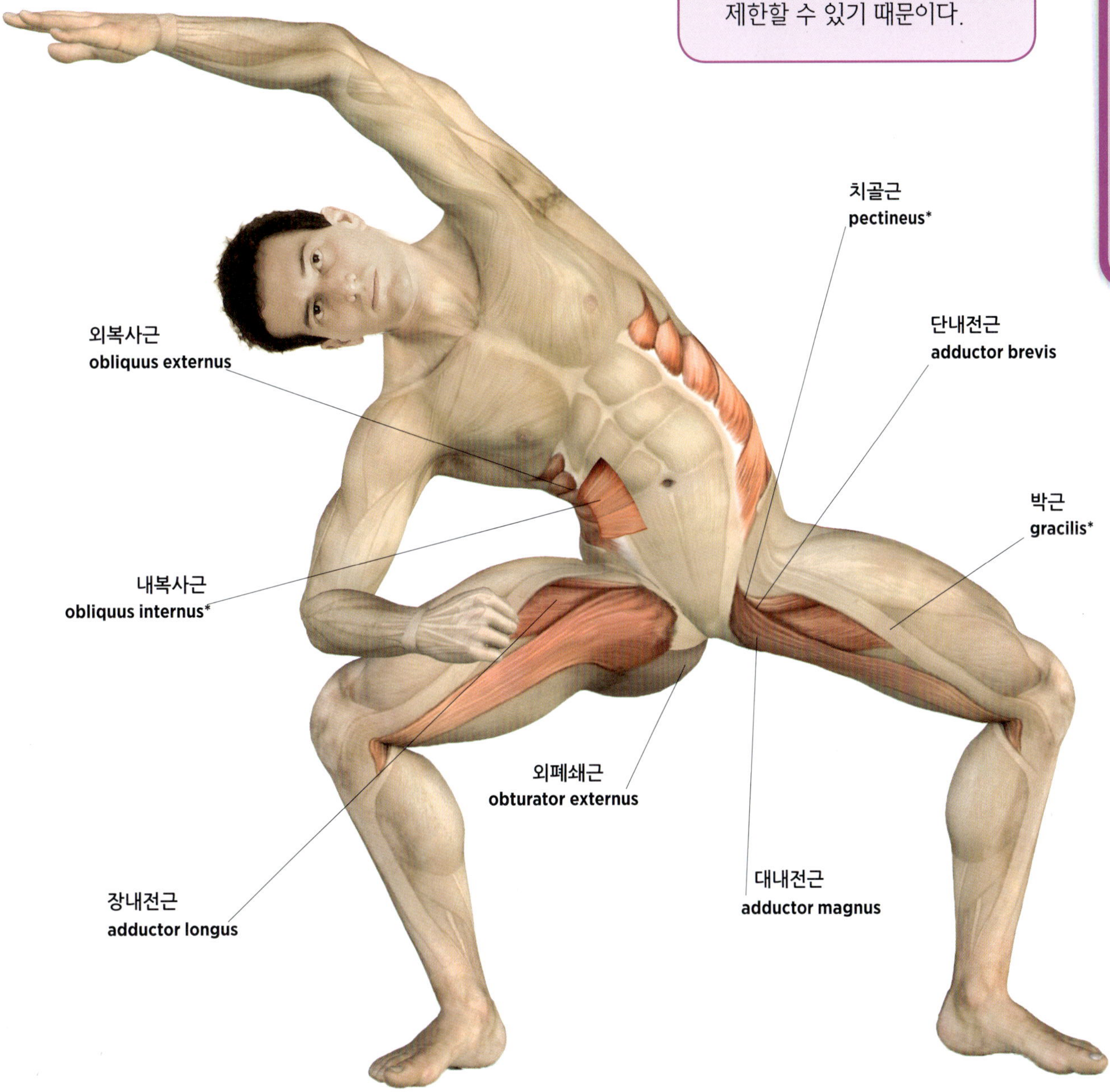

사이드 어덕터 스트레치
(Side Adductor Stretch)

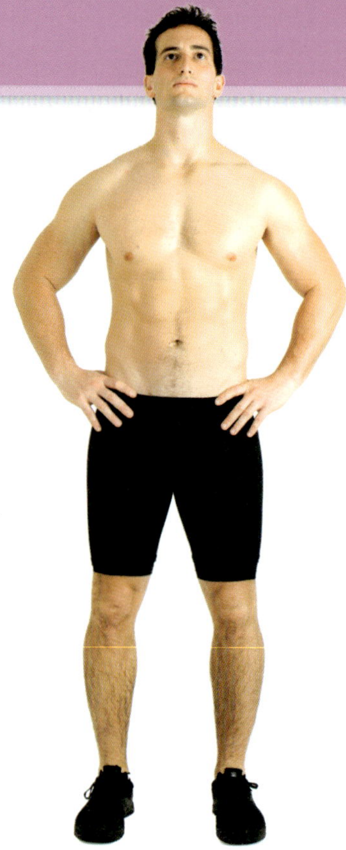

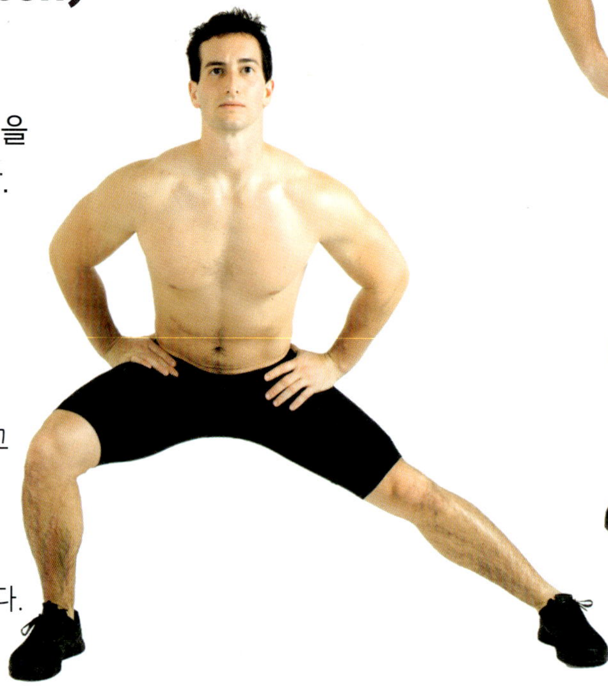

사이드 어덕터 스트레치는
안정성, 대퇴 강화 및 전반적인 유연성을
향상시키기 위해 가쪽 움직임을 사용한다.
이 운동은 모든 하체 근육을
활성화한다.

운동 방법

- 양 발을 고관절너비보다 약간 넓게 벌리고 선 자세를 취한다. 그리고 발가락을 약간 가쪽으로 돌린다.
- 지지를 위해 양 손을 허벅지 위에 배치한다.
- 몸통을 안정되게 유지하고, 양쪽 무릎을 가쪽으로 점진적으로 굽힌다.
- 몸통을 움직이지 않고, 체중을 왼쪽으로 이동시킨다. 오른쪽 다리를 뻗을 때 왼쪽 무릎을 굴곡한다.
- 권장시간 동안 자세를 유지한 후, 스트레치를 해제한다. 반대쪽도 실시한다.

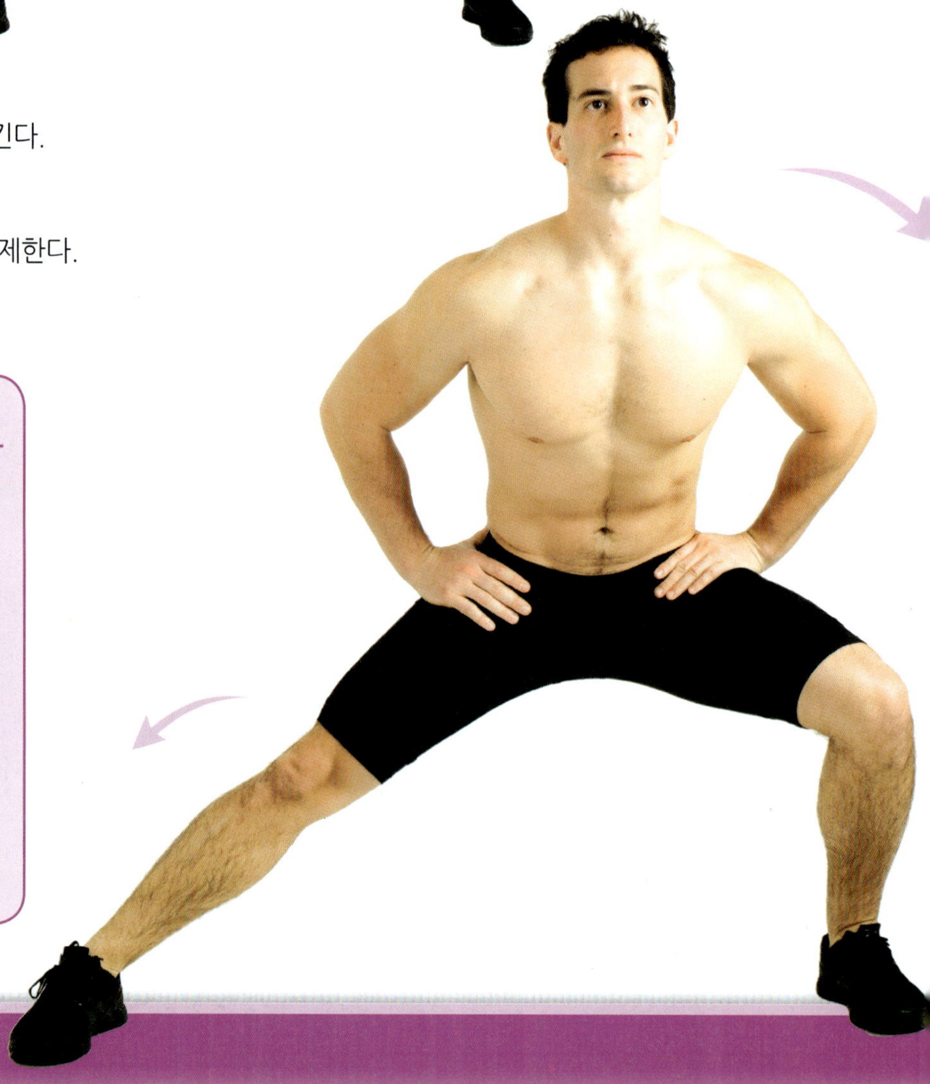

올바른 수행의 팁

- 척추를 중립위로 유지하고, 몸통을 전방으로 향하게 한다.
- 스트레칭할 때 어깨가 약간 전방으로 가도록 한다.
- 발을 바닥에 잘 고정한다.
- 척추를 구부정하게 해서는 안된다.
- 어깨가 앞쪽으로 말리지 않아도록 하고, 목이 긴장시키지 않아야 한다.
- 발이 바닥에서 떨어지면 안된다.
- 굽힘된 무릎과 발을 같은 선상에 유지한다.

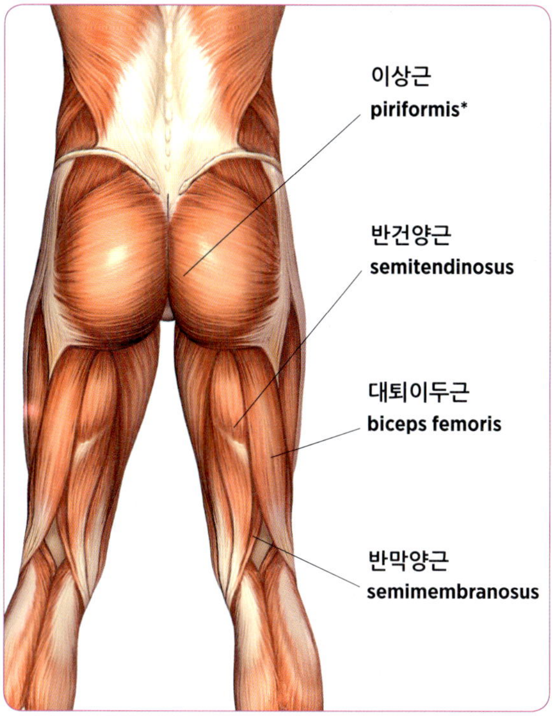

주석(Anotation Key)

굵은 글자는 목표 근육(**target muscles**)을 의미한다.
가는 글자는 본 운동에 작용하는 다른 근육들을 의미한다.
* 심부 근육(deep muscles)

팩트 파일

목표 근육
- 고관절 굴곡근
- 내전근

유형
- 정적

장점
- 고관절 굴곡근 신장
- 내전근 신장
- 엉덩이 확장

주의사항
- 고관절 문제
- 허리 통증
- 무릎 문제

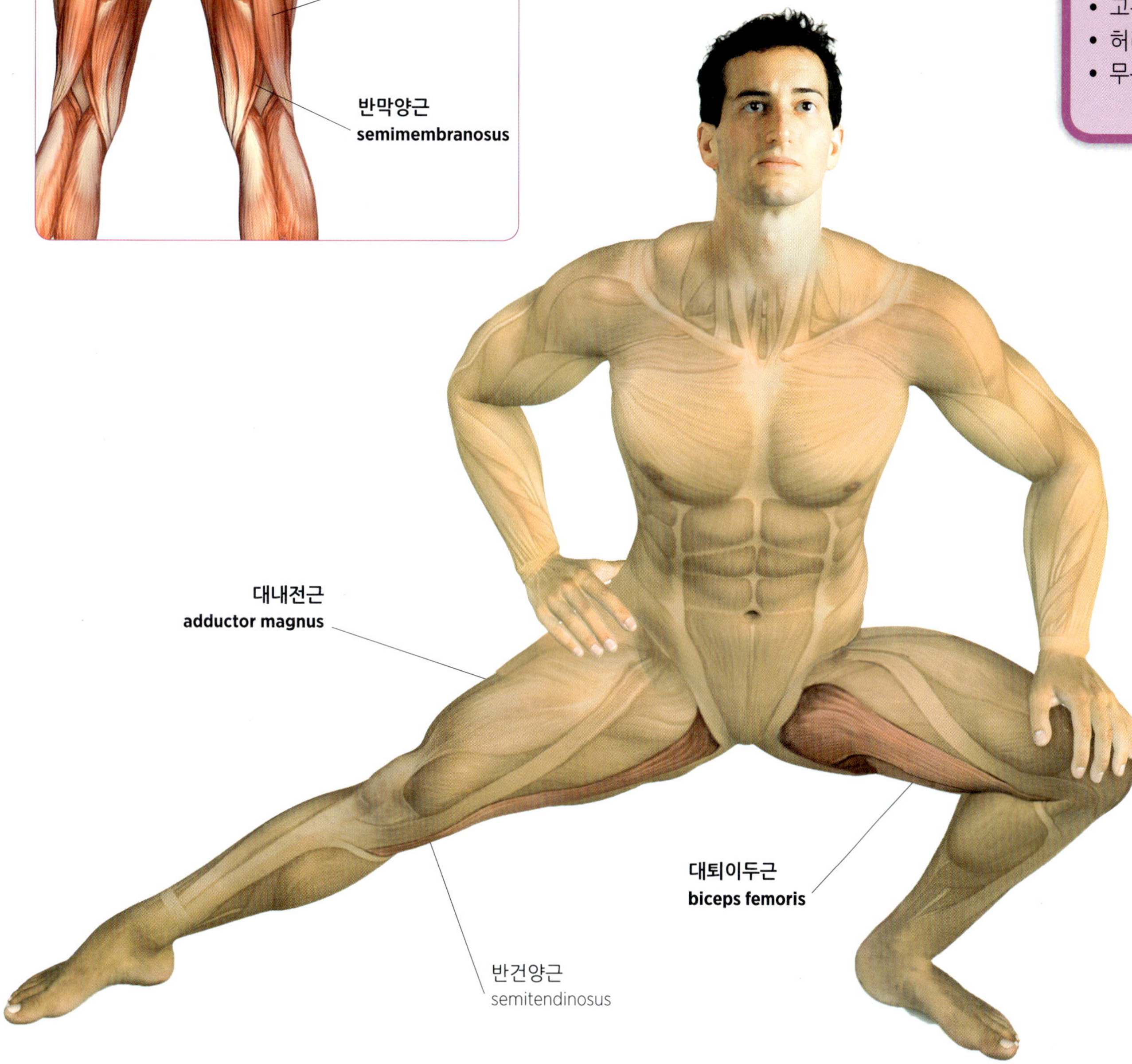

사이드 킥 (Side Kick)

스트레칭 루틴에 사이드 킥이라는 유산소운동을 첨가해 보자.
사이드 킥은 래터럴 킥(Lateral Kick)으로도 알려져있다.
이것은 복사근과 가쪽 허벅지 근육을 스트레칭하고, 또 하체를 강화한다.

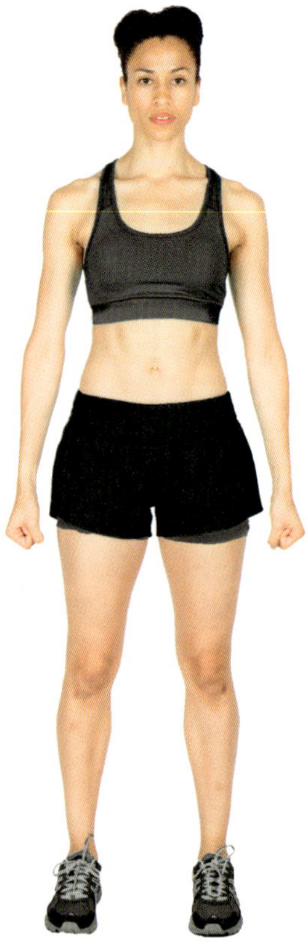

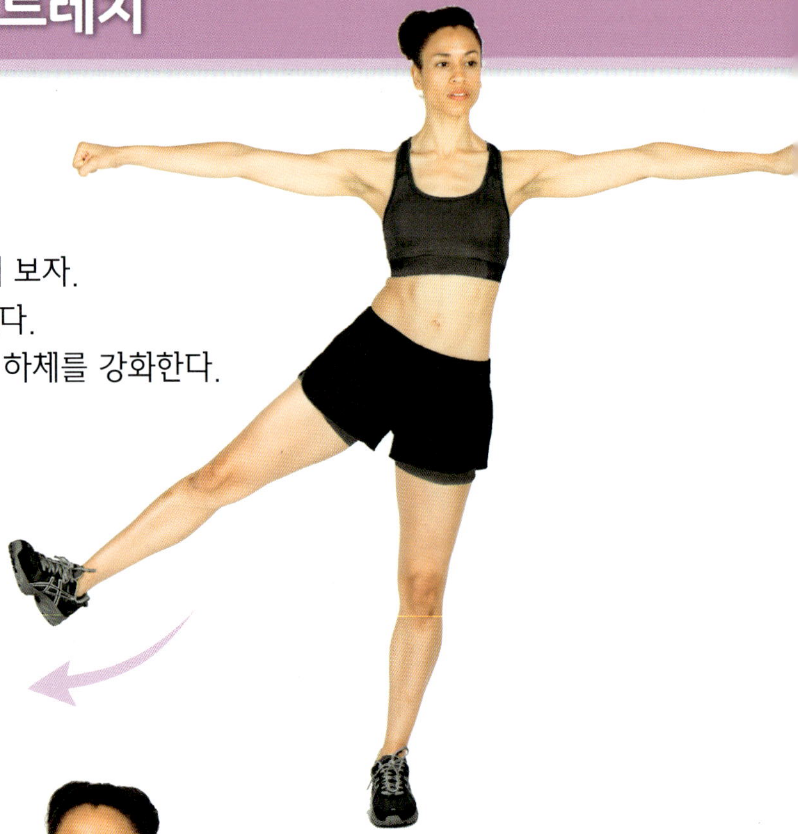

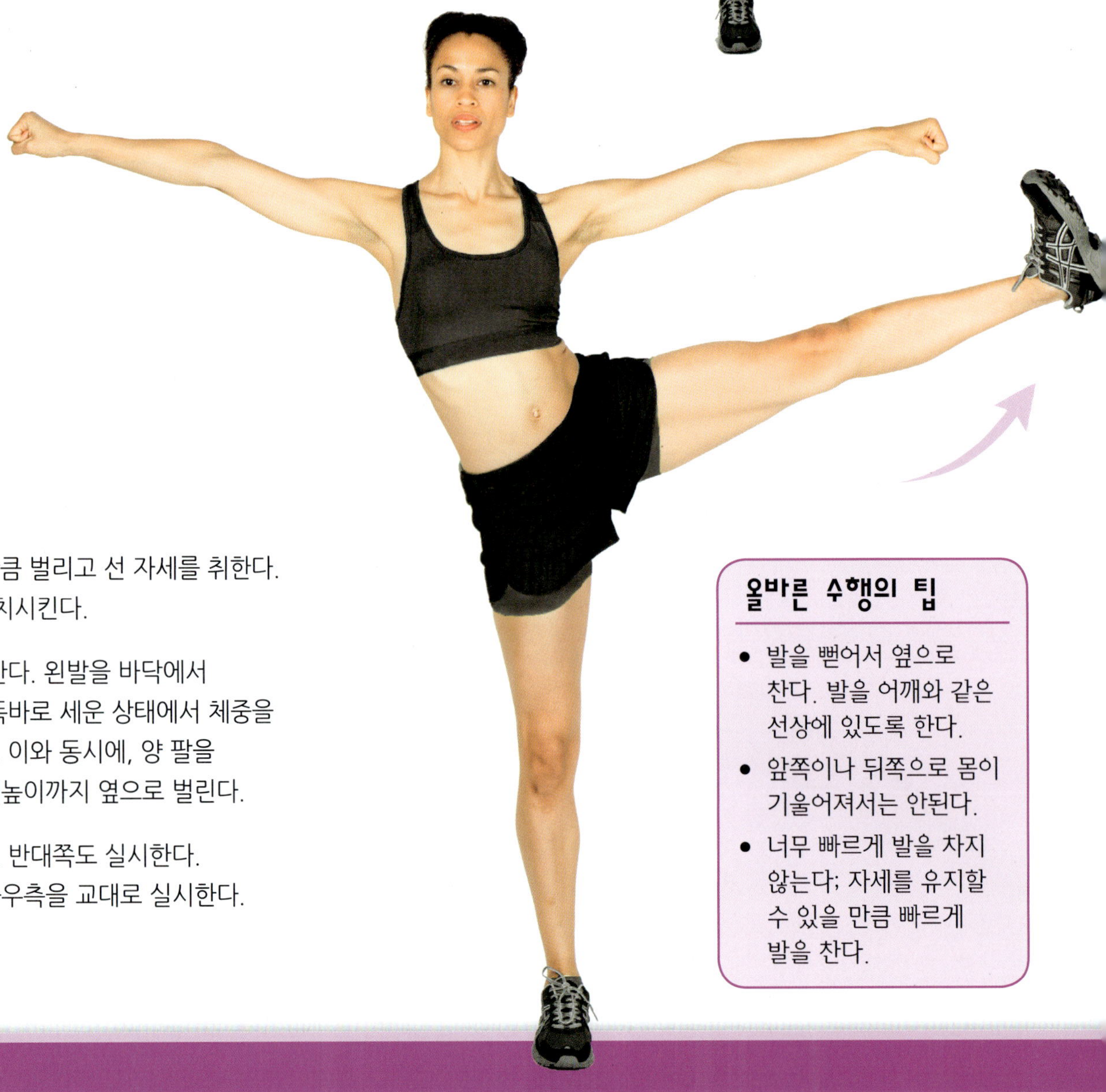

운동 방법

- 양 발을 고관절너비만큼 벌리고 선 자세를 취한다. 양 팔을 몸통 옆에 위치시킨다.
- 왼쪽 다리를 옆으로 찬다. 왼발을 바닥에서 들어올릴 때 몸통을 똑바로 세운 상태에서 체중을 오른발로 이동시킨다. 이와 동시에, 양 팔을 바닥과 평행되게 어깨높이까지 옆으로 벌린다.
- 시작자세로 돌아오고, 반대쪽도 실시한다. 권장 반복횟수만큼 좌우측을 교대로 실시한다.

올바른 수행의 팁

- 발을 뻗어서 옆으로 찬다. 발을 어깨와 같은 선상에 있도록 한다.
- 앞쪽이나 뒤쪽으로 몸이 기울어져서는 안된다.
- 너무 빠르게 발을 차지 않는다; 자세를 유지할 수 있을 만큼 빠르게 발을 찬다.

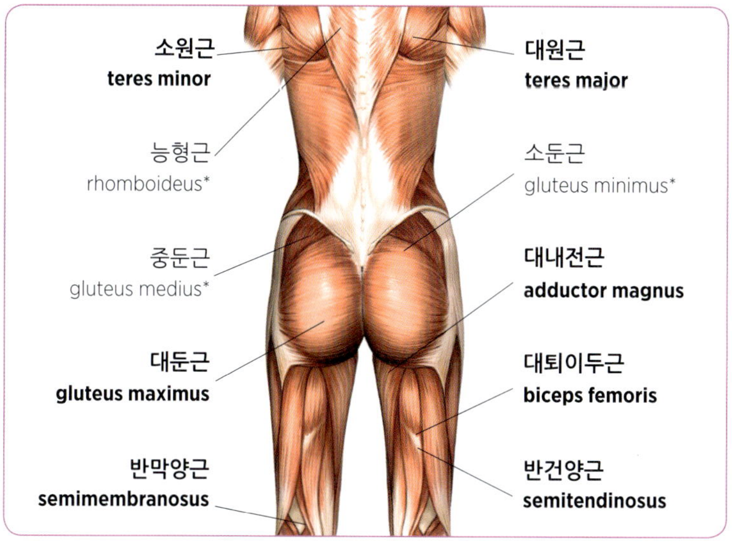

팩트 파일

목표 근육
- 허벅지
- 복사근

유형
- 동적

장점
- 안쪽 및 가쪽 허벅지와 복사근의 신장
- 다리와 상부 등의 근력강화

주의사항
- 고관절 문제

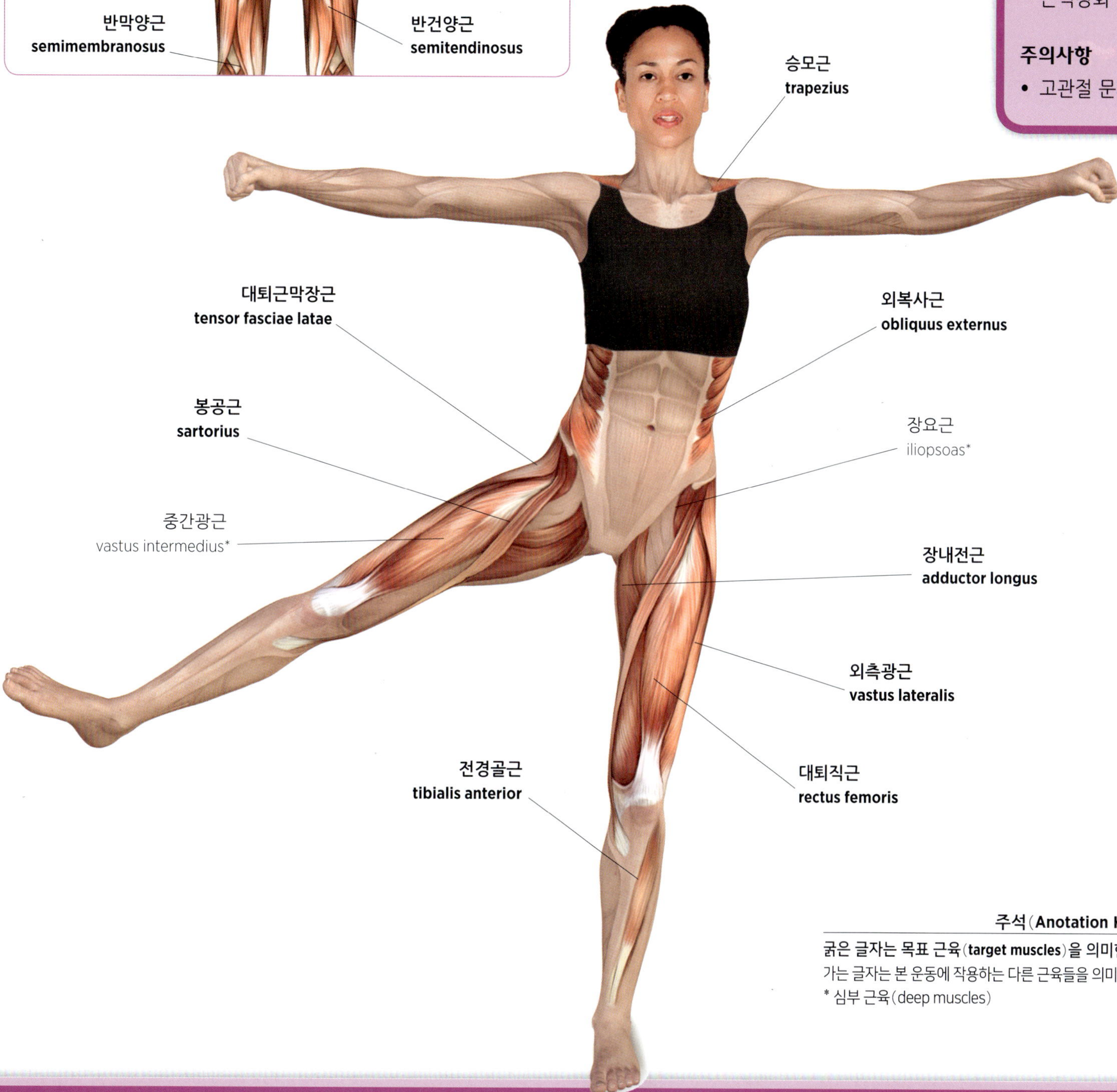

주석(**Anotation Key**)

굵은 글자는 목표 근육(**target muscles**)을 의미한다.
가는 글자는 본 운동에 작용하는 다른 근육들을 의미한다.
* 심부 근육(deep muscles)

가랜드 요가 스트레치

(Garland Yoga Stretch)

가랜드 요가 스트레치는 많은 요가 루틴에서 인기있는 포즈이다. 이것은 전통적인 스쿼트보다 강한 스트레치를 제공한다. 이 포즈는 어려운 포즈이고, 척추를 신장하고 코어를 강화하는 깊은 엉덩이 확장 운동이며, 균형도 향상시킨다.

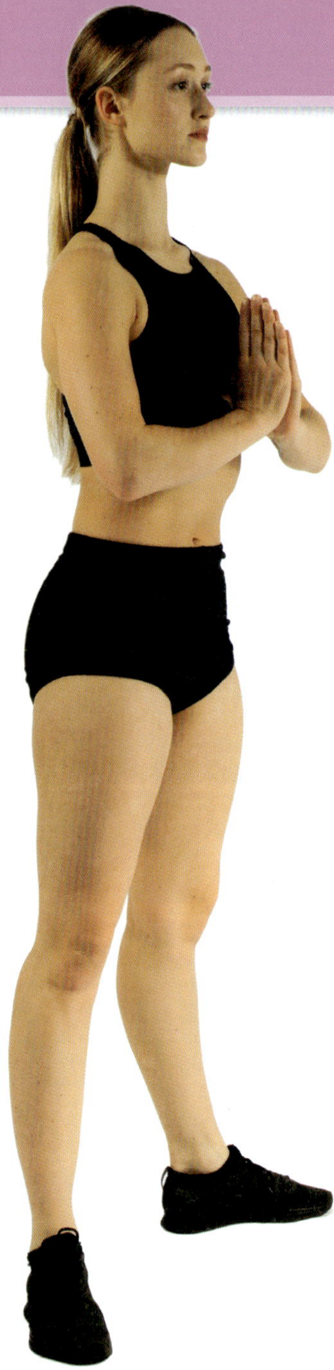

운동 방법

- 양 발을 고관절너비보다 약간 더 넓게 벌리고, 발을 가쪽으로 돌린다.
- 여러분이 할 수 있는 만큼 최대로 양쪽 무릎을 굴곡한다. 즉, 엉덩이가 무릎 밑으로 내려갈 때까지 쭈그려 앉는다.
- 기도하듯이 양 손을 모으고 가슴 앞에 위치시킨다. 권장된 호흡을 유지한다.

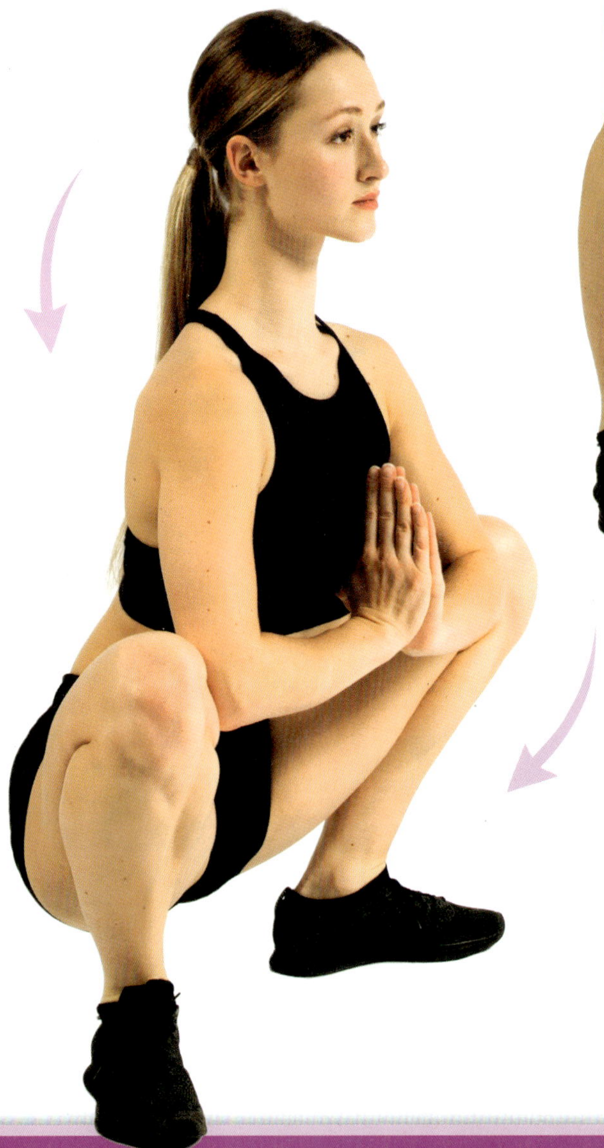

올바른 수행의 팁

- 팔꿈치와 무릎 사이에 압박을 부드럽게 적용한다. 그리고 안쪽 허벅지를 더 강하게 스트레칭하기 위해 양쪽 무릎을 더욱 압박한다.
- 등을 일자로 유지하면서 척추를 신장한다.
- 추가적인 지지를 위해, 발꿈치 밑에 담요를 배치한다.
- 쇄골을 넓힌다.
- 어깨가 앞쪽으로 말리지 않도록 한다.

주석(Anotation Key)

굵은 글자는 목표 근육(target muscles)을 의미한다.
가는 글자는 본 운동에 작용하는 다른 근육들을 의미한다.
* 심부 근육(deep muscles)

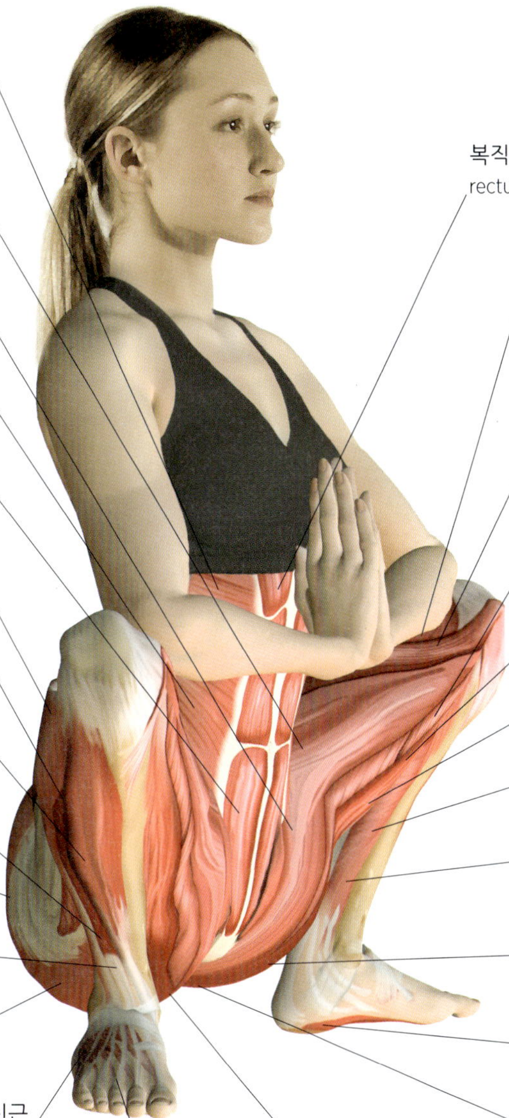

팩트 파일

목표 근육
- 안쪽 허벅지

유형
- 정적

장점
- 엉덩이, 서혜부, 발목의 신장
- 척추의 신장
- 대퇴사두근과 내전근의 활성화

주의사항
- 무릎 문제
- 허리 문제

닐링 사이드 리프트

(Knealing Side Lift)

닐링 사이드 리프트는 필라테스 스트레치 운동이고, 가쪽 코어와 가쪽 허벅지를 스트레칭한다. 운동이 완성될 때까지 발이 바닥에 닿아서는 안된다.

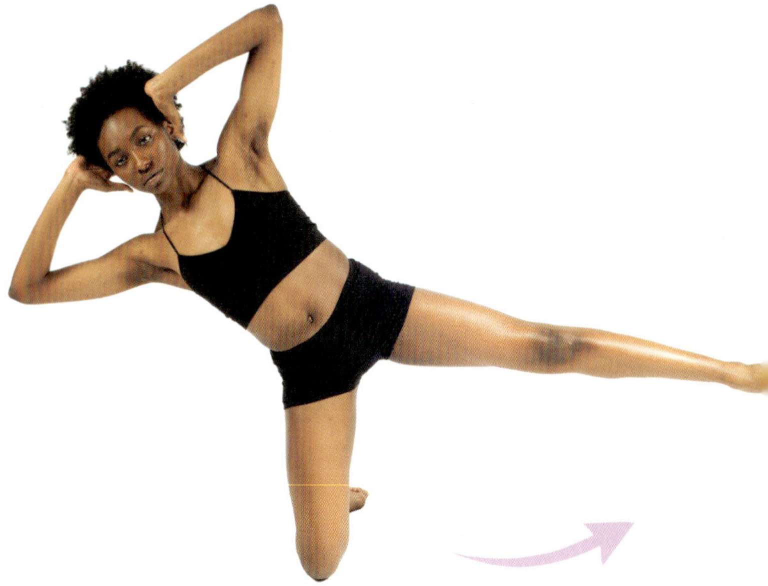

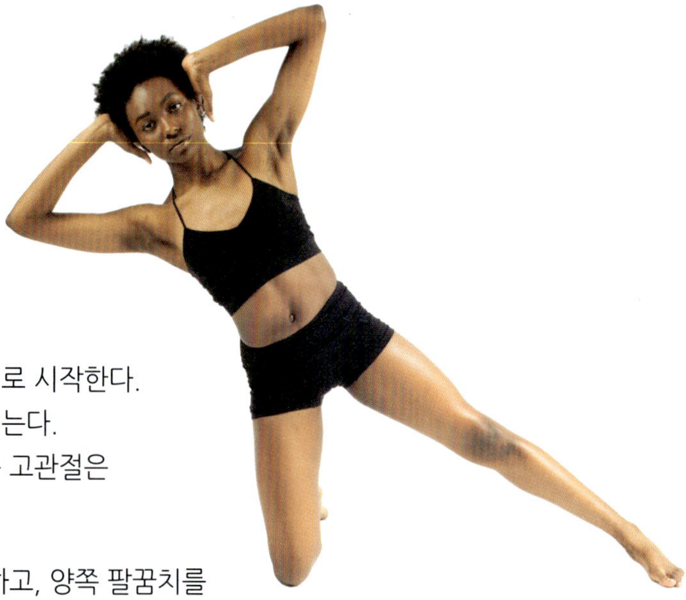

운동 방법

- 바닥에 무릎을 꿇은 자세로 시작한다. 오른쪽 다리를 옆으로 뻗는다. 이때 왼쪽 허벅지와 왼쪽 고관절은 수직 일직선을 유지한다.
- 양 손을 머리 뒤에 배치하고, 양쪽 팔꿈치를 옆으로 벌린다.
- 오른쪽 다리를 고관절 높이까지 들어올리면서 몸통을 왼쪽으로 굽힌다.
- 권장시간 동안 자세를 유지한 후, 스트레치를 해제한다. 반대쪽도 실시한다.

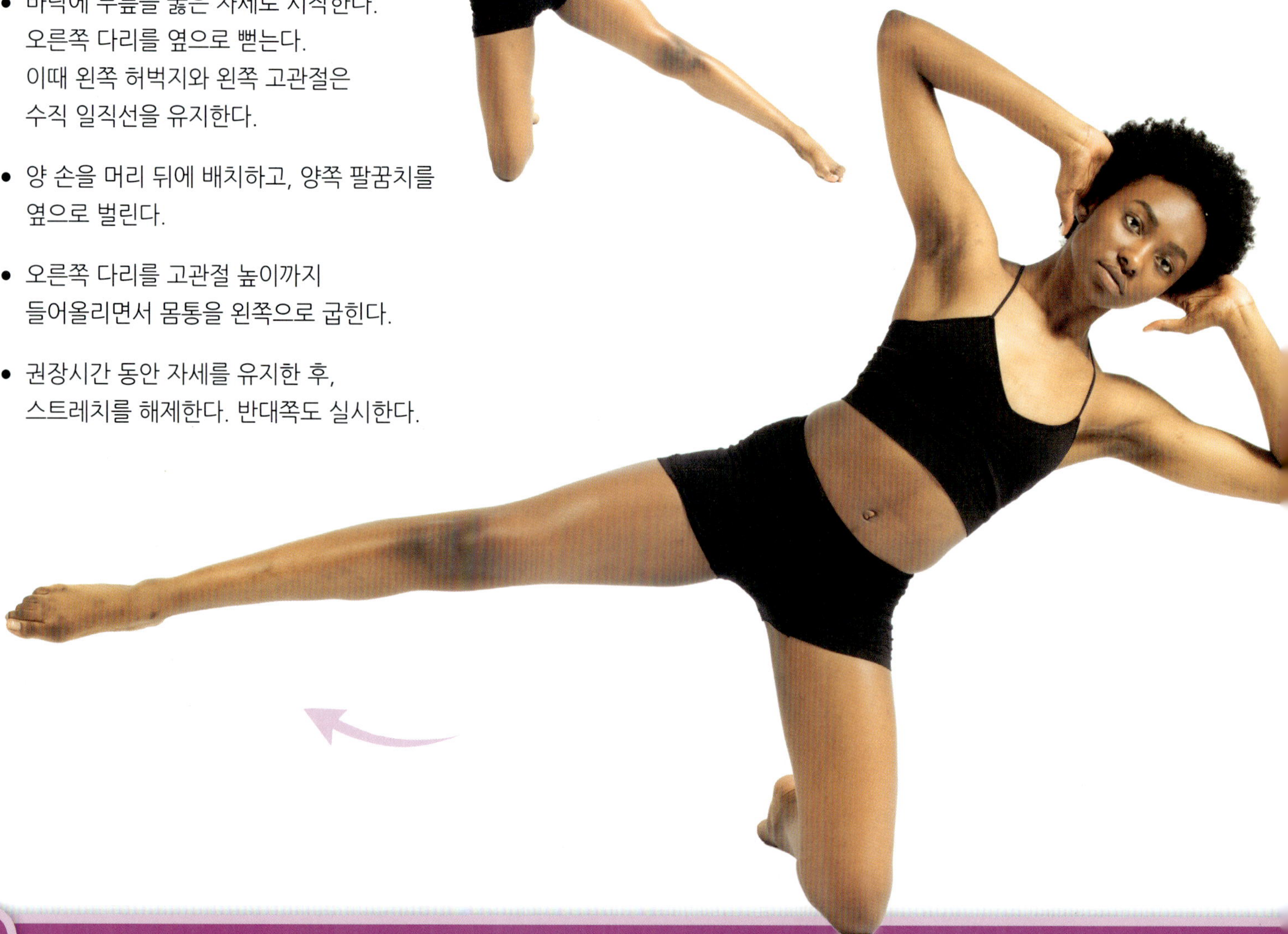

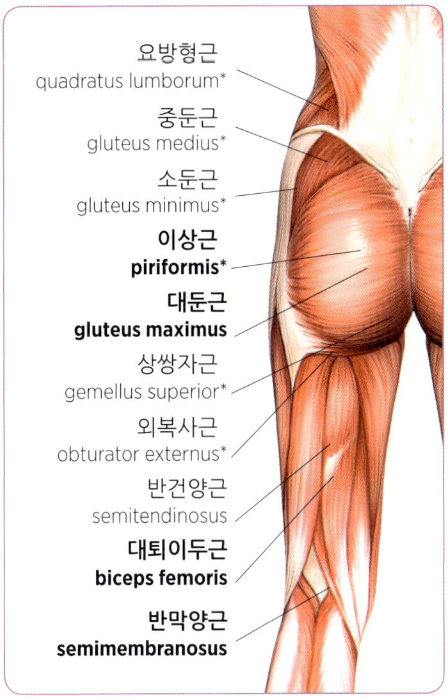

올바른 수행의 팁

- 몸통은 정면을 향하고, 균형을 유지하기 위해 다리와 같은 선상에 위치시킨다.
- 목이 어깨 안으로 내려가지 않도록 한다.

주석(Anotation Key)

굵은 글자는 목표 근육(**target muscles**)을 의미한다.
가는 글자는 본 운동에 작용하는 다른 근육들을 의미한다.
* 심부 근육(deep muscles)

팩트 파일

목표 근육
- 엉덩이
- 둔부
- 복사근
- 대퇴사두근

유형
- 정적

장점
- 복사근, 대퇴사두근, 슬괵근의 강화
- 자세 향상

주의사항
- 허리 문제
- 무릎 문제

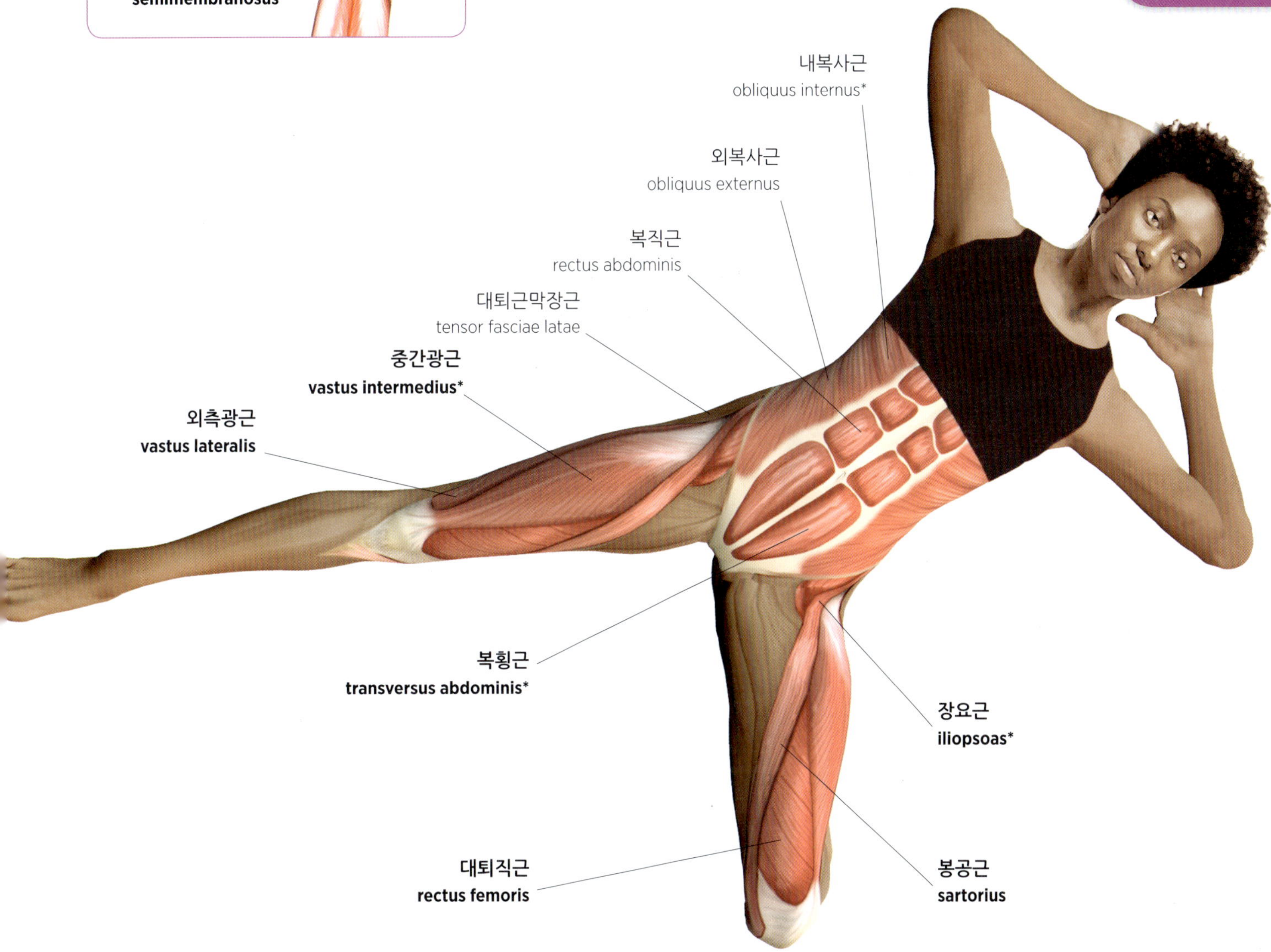

콰드룹트 레그 리프트 (Quadruped Leg Lift)

이 운동은 척추, 팔 및 다리를 신장하기 좋은 운동이다. 콰드룹트 레그 리프트는 코어 근력을 강화하고, 등, 복부, 둔부 근육에도 작용한다. 그리고 이 운동은 균형과 협응을 향상시킨다.

운동 방법

- 네발자세에서 시작한다. 이때 등을 일자로 유지하고, 복부를 안쪽으로 당긴다.
- 몸통을 안정되게 유지하고, 복부를 활성화한다. 그리고 왼팔과 오른쪽 다리를 수축한다.
- 오른팔과 왼쪽 다리를 뻗는다. 서로 반대쪽 팔과 다리를 당기고 척추를 신장한다. 권장시간 동안 자세를 유지한 후, 스트레치를 해제한다. 반대쪽도 실시한다.

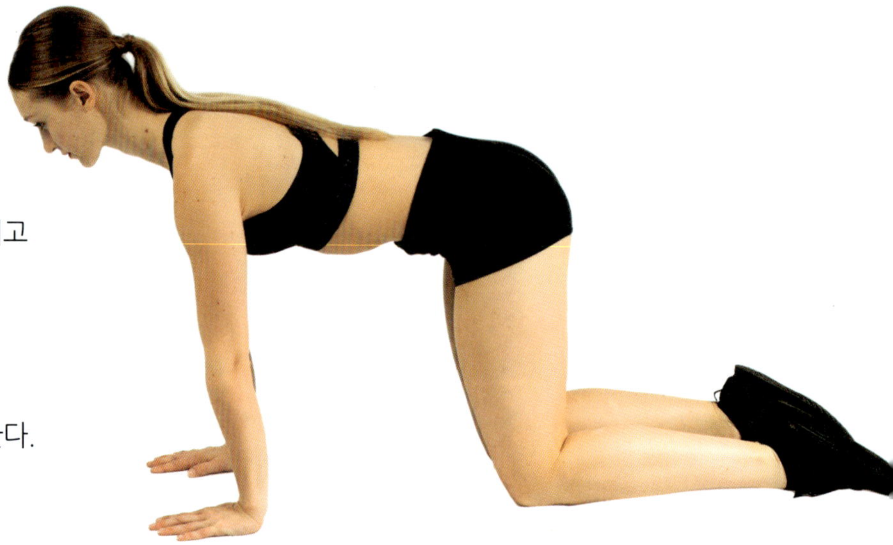

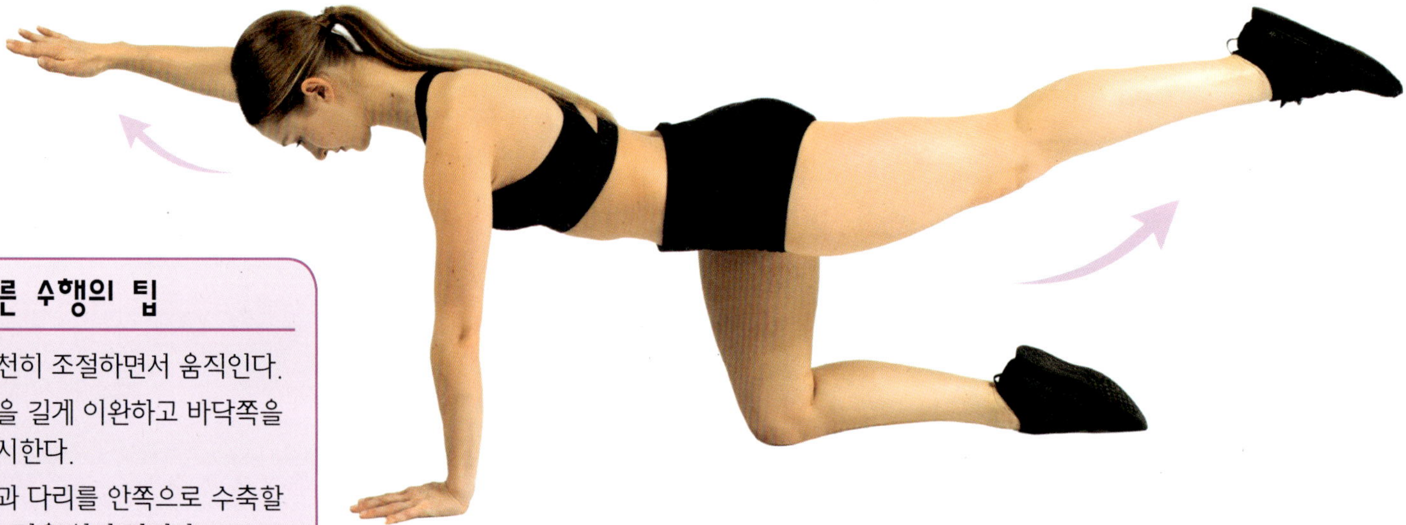

올바른 수행의 팁

- 천천히 조절하면서 움직인다.
- 목을 길게 이완하고 바닥쪽을 응시한다.
- 팔과 다리를 안쪽으로 수축할 때, 턱을 약간 당긴다.
- 스트레치 동안 복부를 안쪽으로 당긴다.
- 팔과 다리를 들어올리는 동안, 등이 활처럼 휘어져는 안된다.
- 몸통이 한쪽 돌아가서는 안된다.
- 목이 활처럼 휘어져서는 안된다.

다른 버전

높은 난이도: 이 버전의 운동은 복부에 많은 부담을 줄 것이다. 단계 1과 단계 2를 따른 후, 반대쪽 무릎과 팔꿈치를 끌어 당겨 서로 닿도록 한다. 반대쪽도 같은 순서로 반복한다.

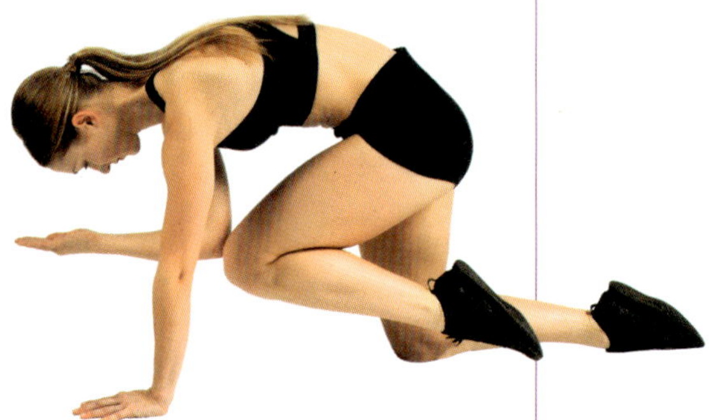

주석(Anotation Key)

굵은 글자는 목표 근육(target muscles)을 의미한다.
가는 글자는 본 운동에 작용하는 다른 근육들을 의미한다.
* 심부 근육(deep muscles)

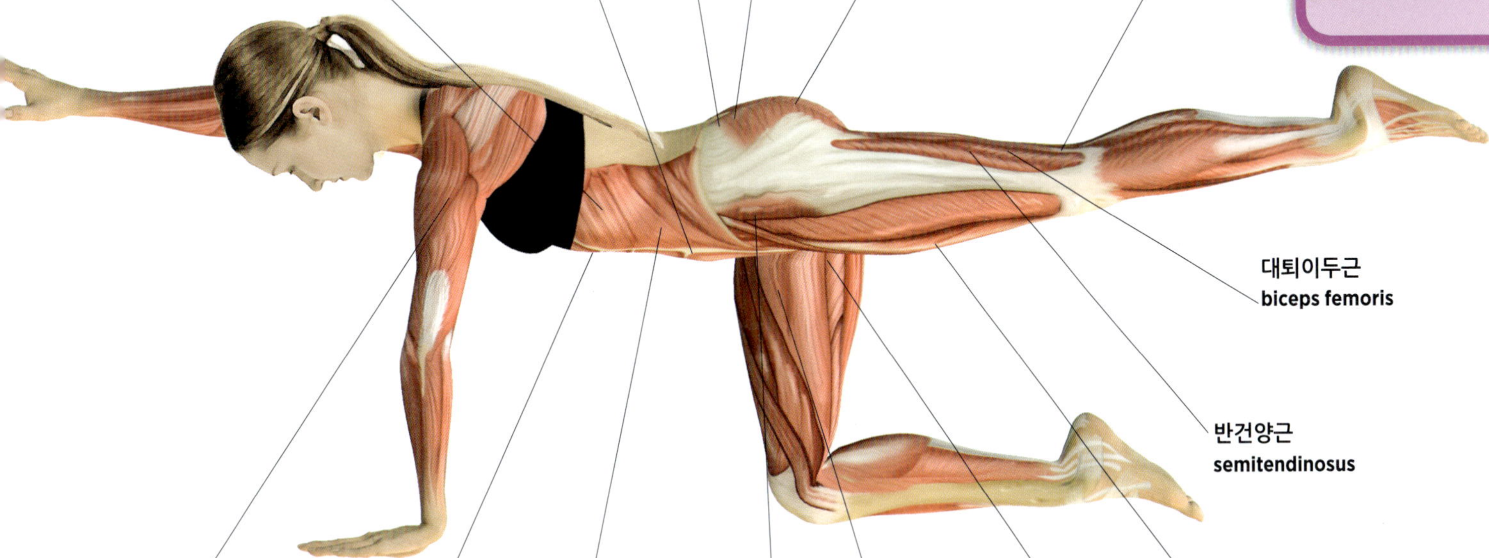

팩트 파일

목표 근육
- 둔부
- 복부
- 등

유형
- 정적

장점
- 복부, 팔 및 다리의 신장과 탄력 향상
- 척추의 신장
- 균형과 협응의 보조

주의사항
- 손목 통증
- 허리 통증
- 무릎 손상

프로그 스트래들

(Frog Stradle)

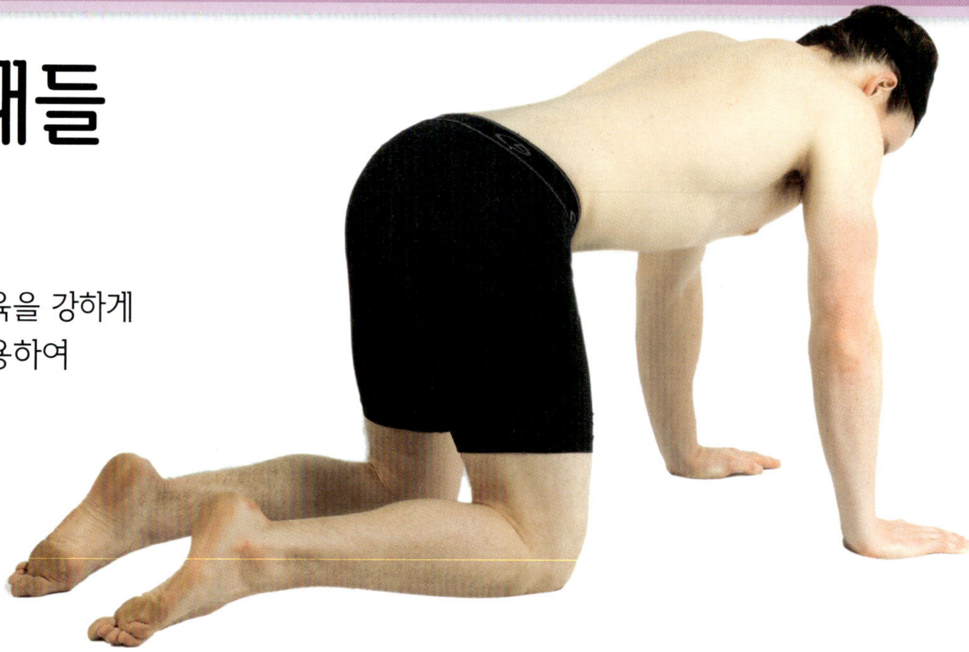

프로그 스트래들은 안쪽 허벅지 근육을 강하게 스트레칭한다. 여러분은 체중을 이용하여 다른 근육군도 스트레칭할 수 있다.

운동 방법

- 네발자세를 취한다.
- 양쪽 팔꿈치를 굴곡하고, 체중을 앞쪽으로 이동시킨다. 그리고 양쪽 팔꿈치와 전완을 아래로 내려 바닥 위에 배치한다.
- 양쪽 무릎을 벌리고, 양 발을 안쪽으로 약간 당겨 무릎에 가해지는 일부 체중을 분산시킨다.
- 스트레칭을 더 강하게 하기 위해 양쪽 다리와 둔부를 바닥쪽으로 내리고, 양쪽 발바닥을 서로 근접시킨다.

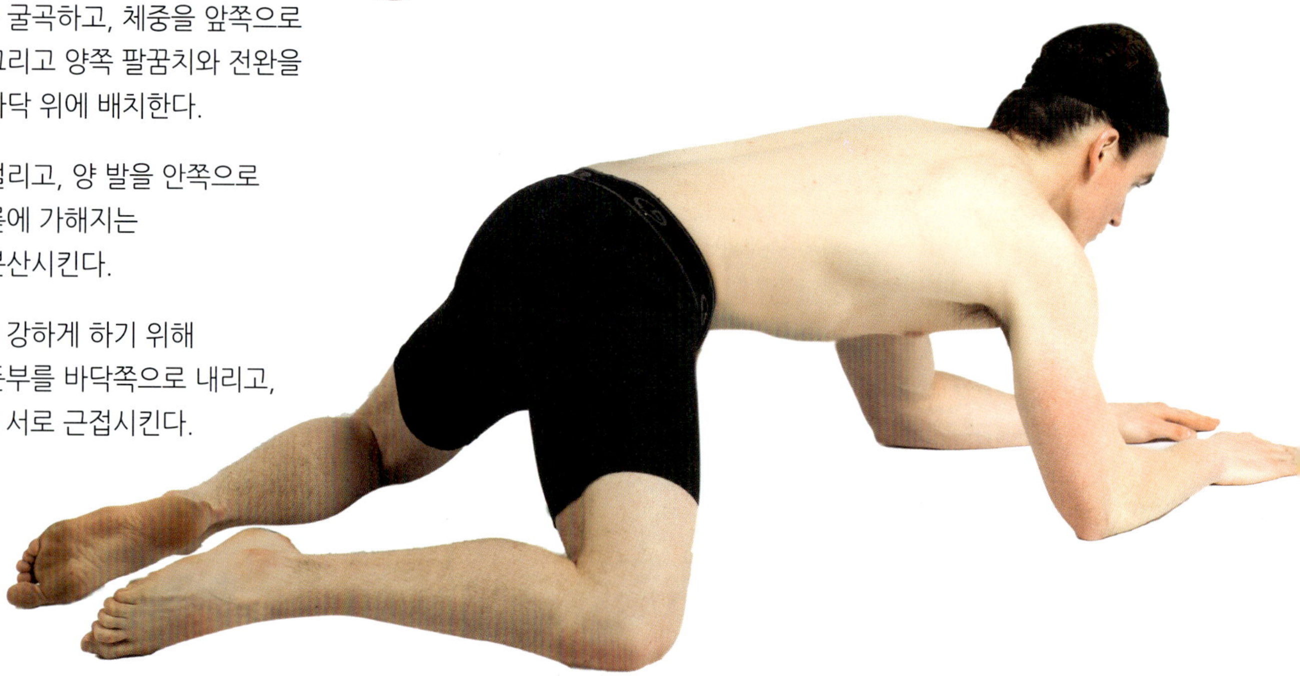

다른 버전

높은 난이도: 전완을 앞쪽으로 움직이고 전완 쪽으로 몸을 기댄다. 스트레치를 할 때, 양쪽 골반과 발꿈치가 바닥 위에 놓이도록 노력한다.

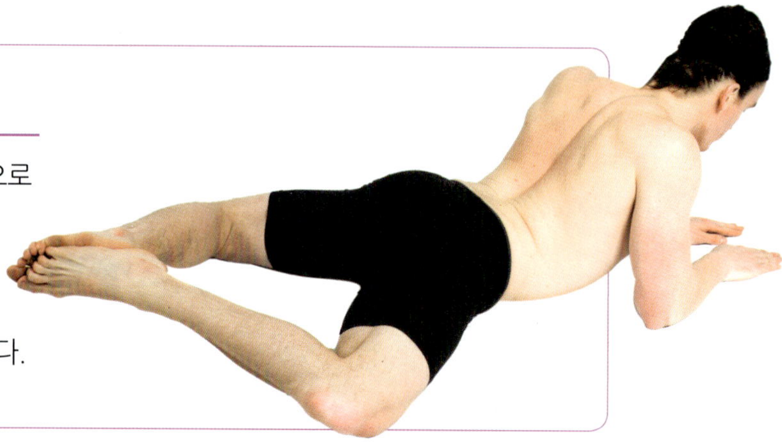

주석(Anotation Key)

굵은 글사는 목표 근육(target muscles)을 의미힌다.
가는 글자는 본 운동에 작용하는 다른 근육들을 의미한다.
* 심부 근육(deep muscles)

올바른 수행의 팁

- 통증 없이 어려운 자세에 도달할 때까지 스트레칭한다.
- 무릎에 너무 많은 체중을 실지 않는다.
- 허리가 아래로 처지지 않도록 않다.

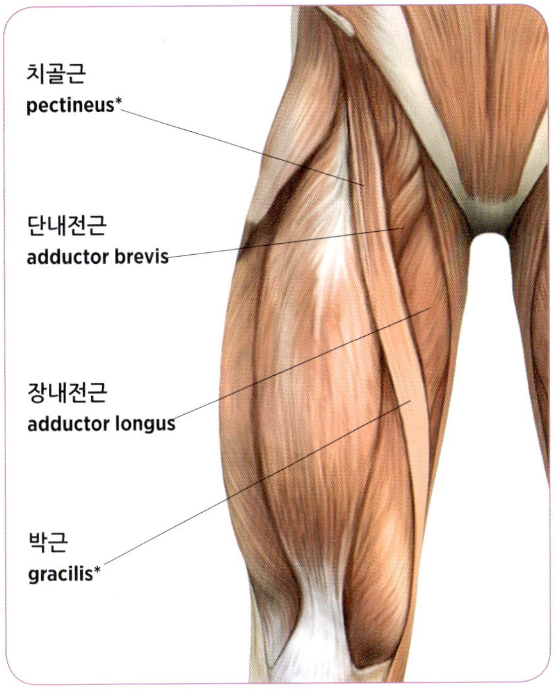

팩트 파일

목표 근육
- 고관절 내전근
- 고관절 굴곡근

유형
- 동적

장점
- 고관절 굴곡근과 내전근의 신장
- 엉덩이 확장

주의사항
- 고관절 통증
- 무릎 문제

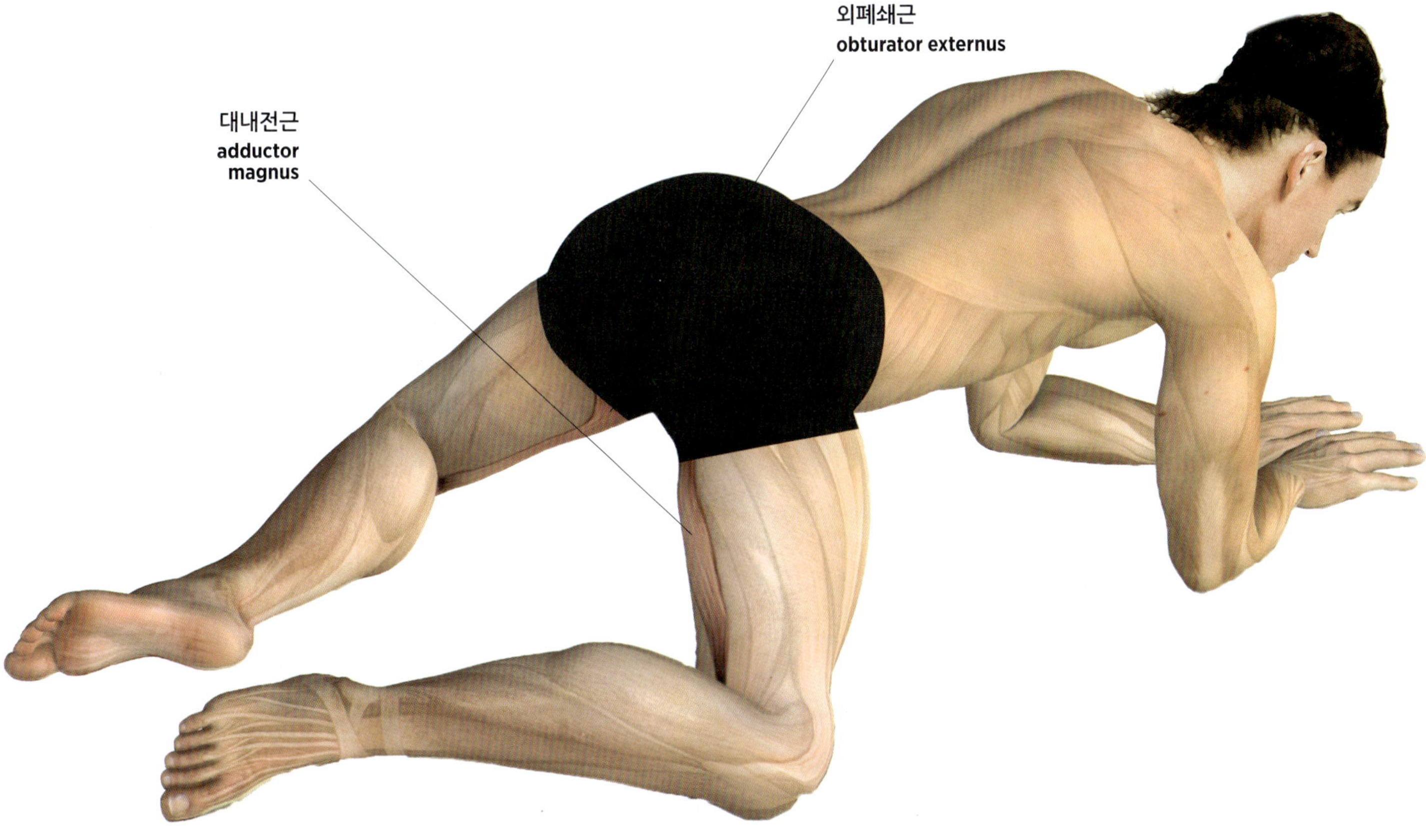

피죤 스트레치 (Pigeon Stretch)

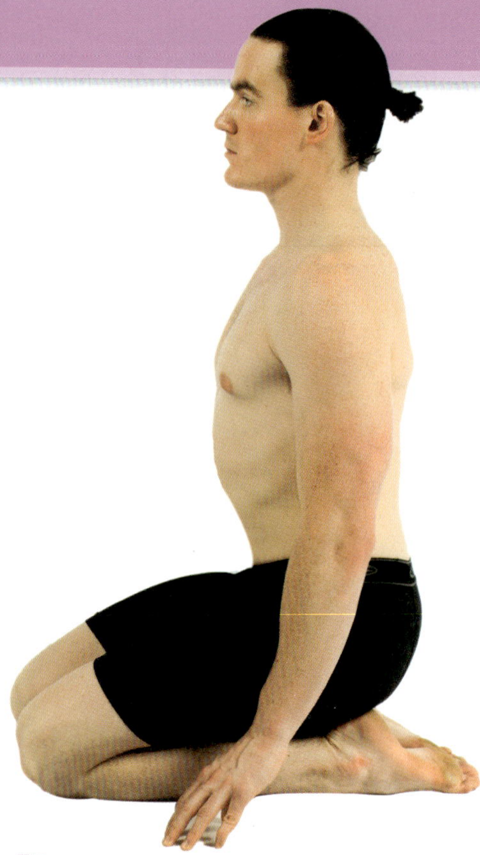

피죤 스트레치는 허벅지, 서혜부, 둔부에 강한 스트레치를 제공한다. 이것은 허리의 긴장을 완화하고 척추의 유연성을 향상시킨다.

운동 방법

- 무릎을 꿇은 자세에서 둔부를 발꿈치 위에 배치한다. 그리고 일부 체중을 지지하기 위해 양 팔을 몸통 옆에 위치시킨다.
- 왼쪽 다리를 뒤쪽으로 뻗는다. 이때 다리와 몸통은 일직선을 형성한다. 오른쪽 무릎은 전방을 향해야 한다.
- 오른쪽 무릎 앞쪽의 바닥 위에 배치하기 위해 양 팔을 앞쪽으로 이동시킨다. 양 손을 어깨너비만큼 벌리고 손바닥을 바닥 위에 내려 놓는다.
- 나머지 신체 부분은 일직선을 유지하고, 오른발이 여러분의 몸을 가로질러 배치되도록 오른쪽 발꿈치를 왼쪽으로 약간 이동시킨다.
- 권장시간 동안 자세를 유지한 후, 스트레치를 해제한다. 반대쪽도 실시한다.

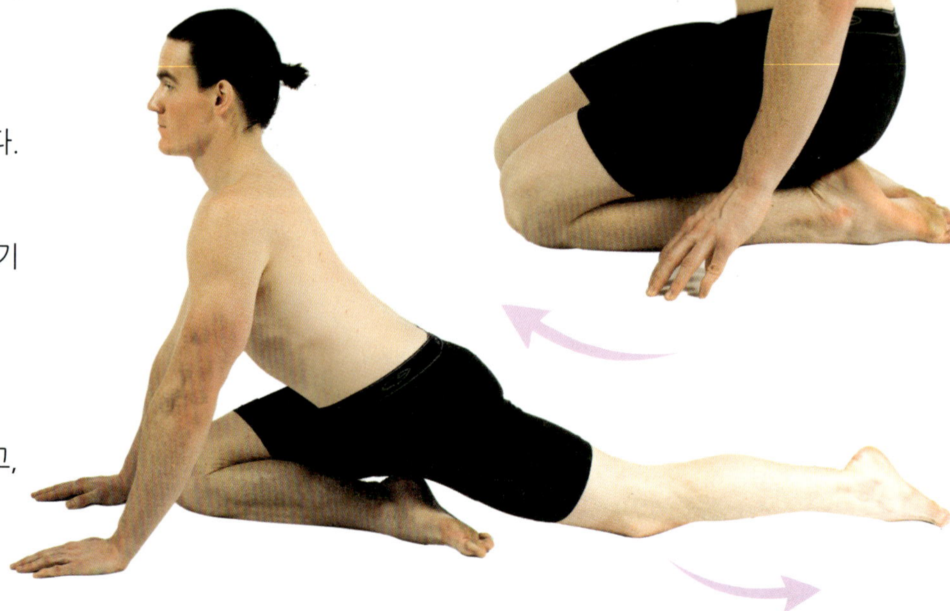

올바른 수행의 팁

- 팔꿈치가 과신전되지 않도록 한다; 팔꿈치를 약간 굴곡한다.
- 주로 굽힘된 다리 쪽으로 몸을 기울인다.
- 어깨를 하강한다.

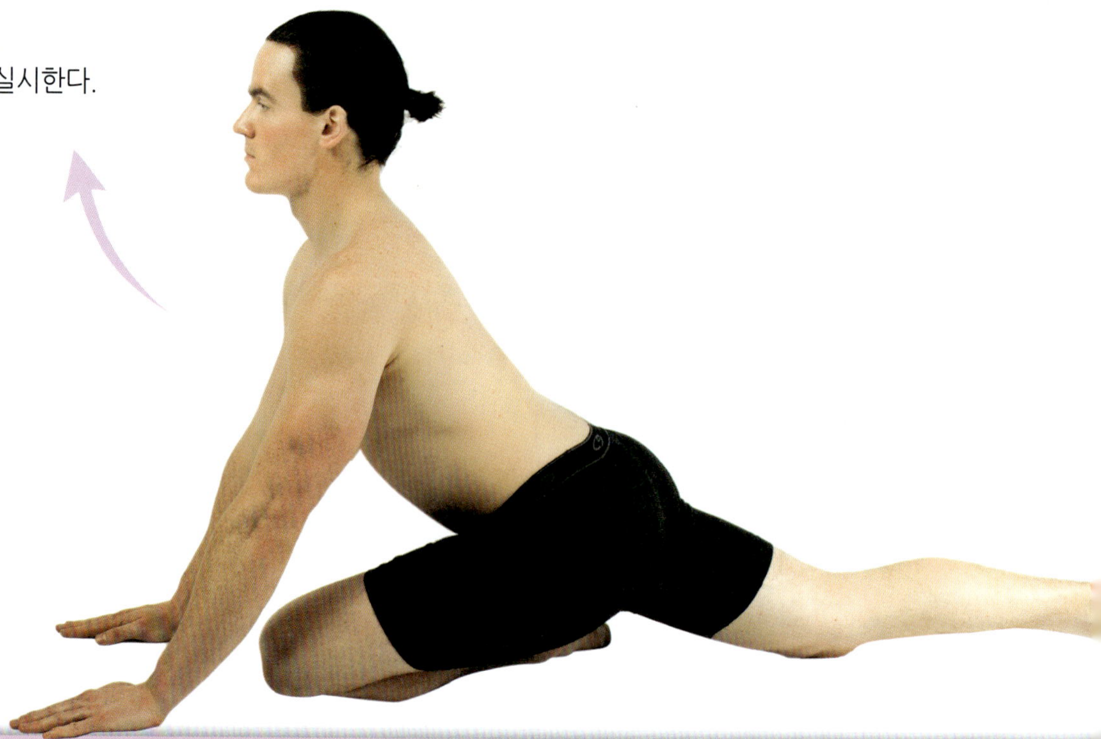

팩트 파일

목표 근육

- 둔부
- 서혜부
- 슬괵근
- 대퇴사두근

유형

- 정적

장점

- 둔부의 신장
- 타이트한 서혜부 근육의 완화
- 슬괵근과 대퇴사두근의 신장

주의사항

- 고관절 통증
- 무릎 문제
- 허리 통증

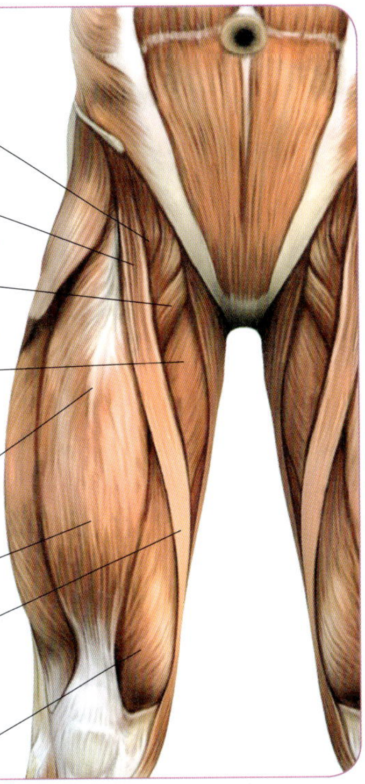

주석(Anotation Key)

굵은 글자는 목표 근육(target muscles)을 의미한다.
가는 글자는 본 운동에 작용하는 다른 근육들을 의미한다.
* 심부 근육(deep muscles)

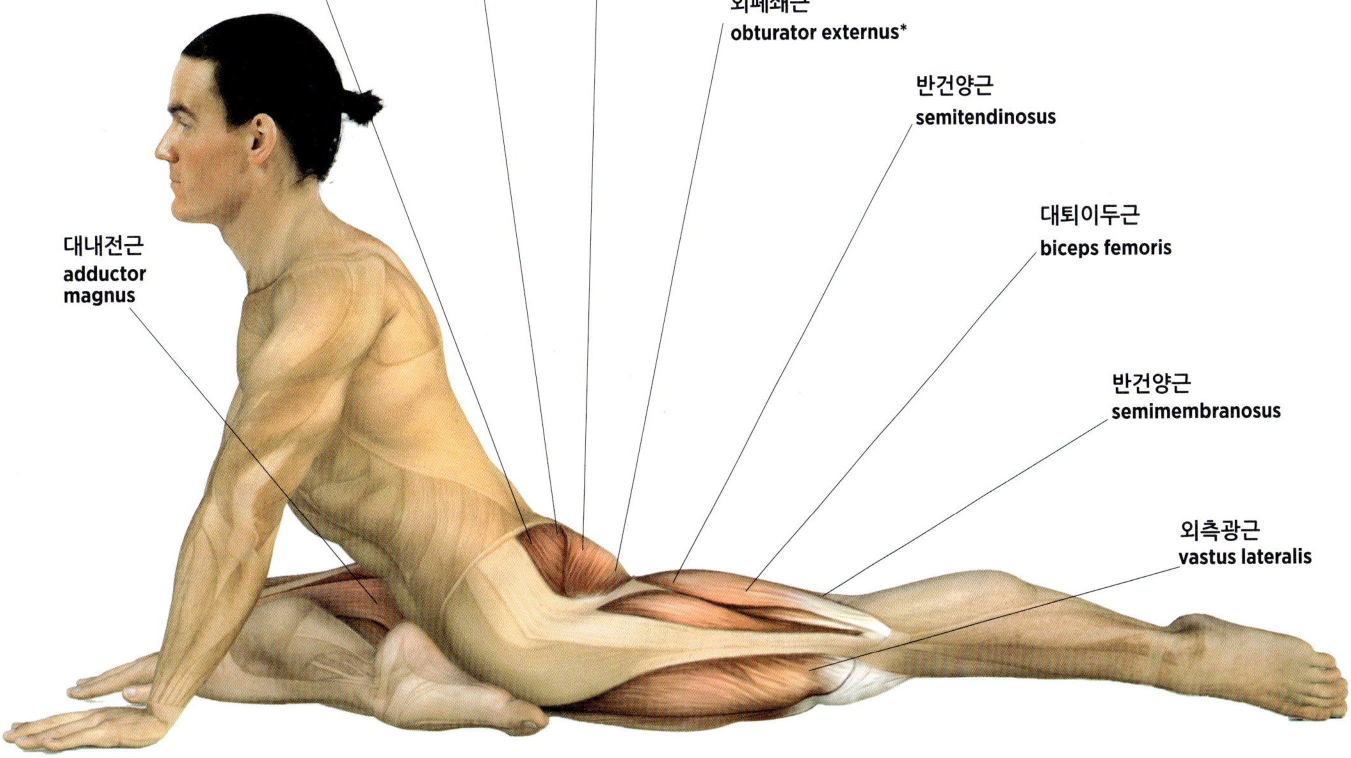

시티드 레그 크래들

(Seated Leg Cradle)

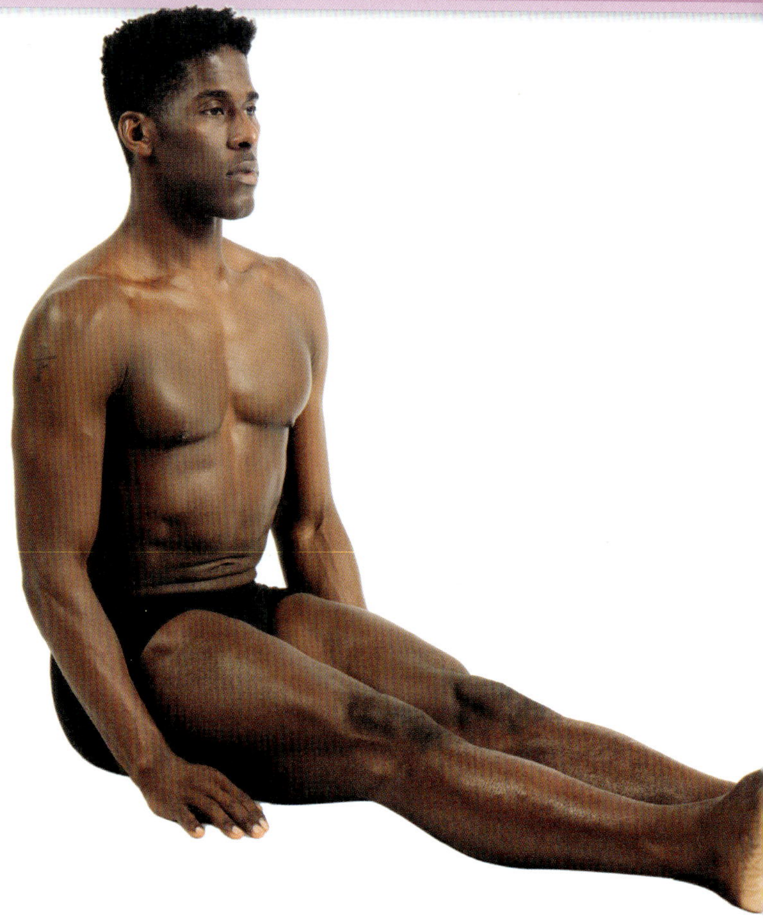

시티드 레그 크래들은
허벅지, 슬괵근 및 장딴지 근육을 스트레칭하고,
고관절 굴곡근의 타이트니스를 완화시킨다.
이 스트레치는 척추의 긴장을 완화하고, 가동범위를
증진시키고, 혈액순환을 좋게 한다. 그리고
등 통증을 완화하는데 도움을 준다.

운동 방법

- 양쪽 다리를 앞으로 쭉 뻗고 앉는다.
- 오른쪽 무릎을 굴곡하고,
  가쪽으로 돌린다.
  오른손을 장딴지 밑에 배치하고,
  왼손으로 발목을 지지한다.
  아기를 안 듯이 오른쪽 다리를
  가슴쪽으로 가져온다.
- 권장시간 동안
  자세를 유지한 후,
  스트레치를 해제한다.
  반대쪽도 실시한다.

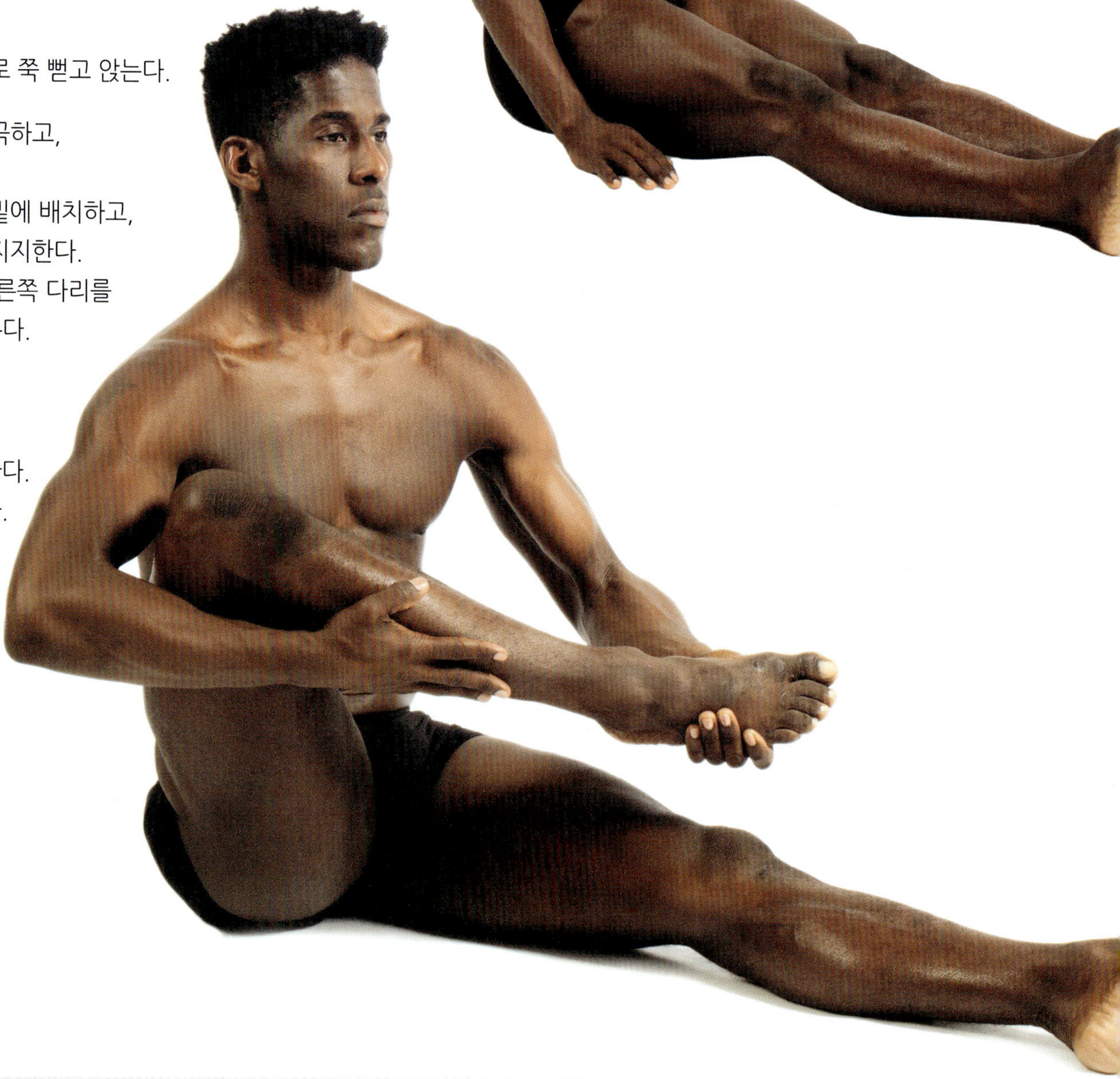

주석(Anotation Key)

굵은 글자는 목표 근육(target muscles)을 의미한다.
가는 글자는 본 운동에 작용하는 다른 근육들을 의미한다.
* 심부 근육(deep muscles)

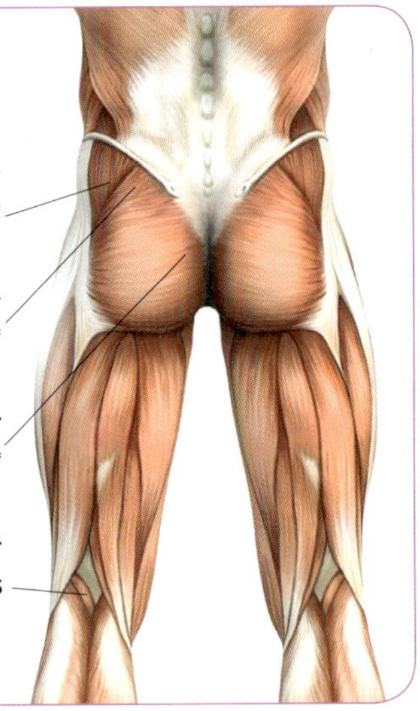

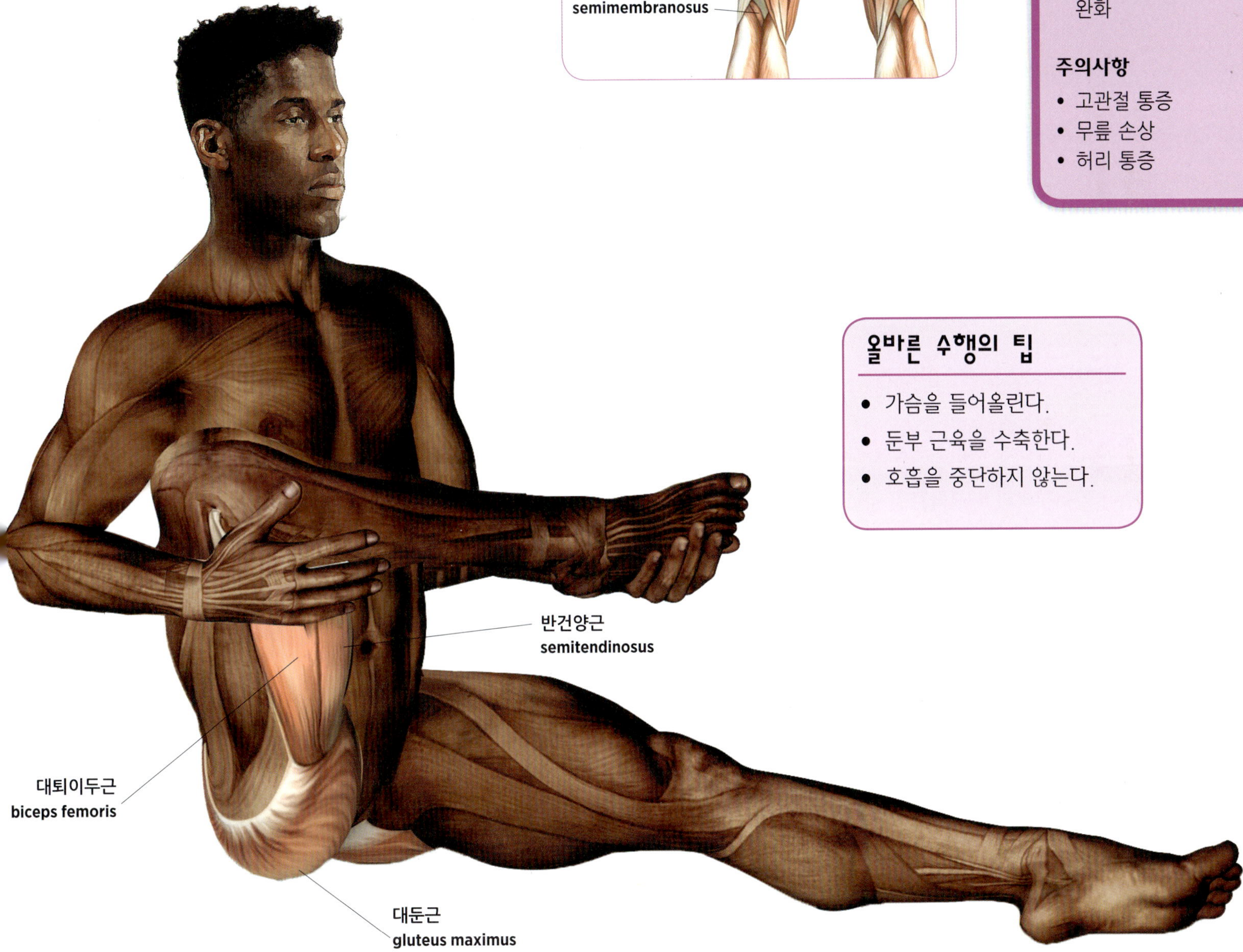

팩트 파일

목표 근육
- 상부 슬괵근
- 둔부

유형
- 수동

장점
- 엉덩이의 확장
- 고관절 굴곡근 타이트니스의 완화
- 둔부 통증의 완화

주의사항
- 고관절 통증
- 무릎 손상
- 허리 통증

올바른 수행의 팁

- 가슴을 들어올린다.
- 둔부 근육을 수축한다.
- 호흡을 중단하지 않는다.

프론트 스플릿 (Front Split)

프론트 앤드 미들 스플릿은 엉덩이, 서혜부 및 다리의 근육을 목표로 한다. 이들 부위의 최대 유연성은 관절 가동성, 좋은 자세 및 손상 예방 등과 같이 건강에 좋은 이점을 제공한다.

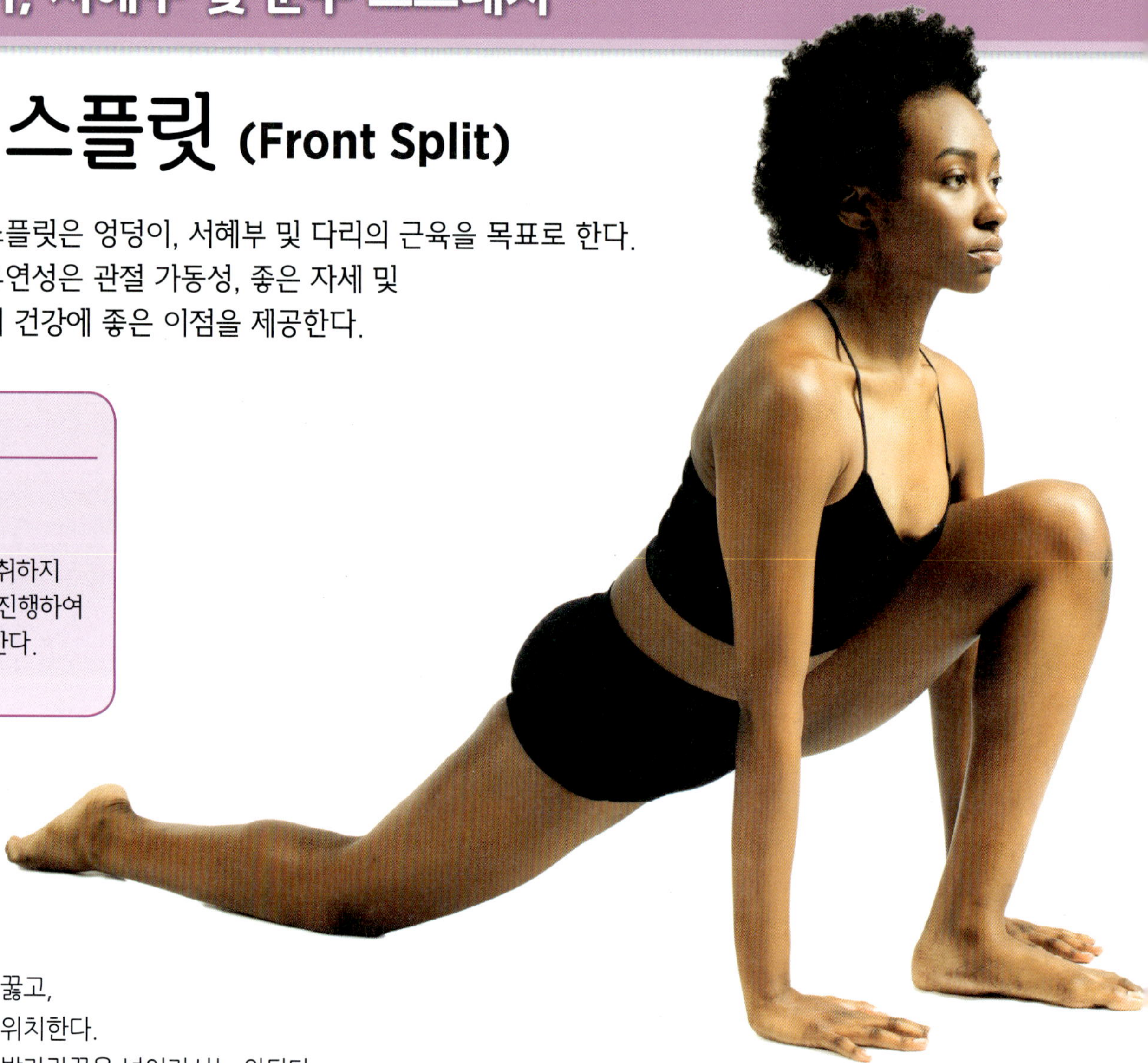

올바른 수행의 팁

- 가슴을 확장하고 들어올린다.
- 너무 빨리 자세를 취하지 않고, 점진적으로 진행하여 완전한 자세를 취한다.

운동 방법

- 오른쪽 다리는 무릎 꿇고,
  왼쪽 다리는 앞쪽에 위치한다.
  왼쪽 다리의 무릎이 발가락끝을 넘어가서는 안된다.
- 양쪽 고관절을 정면으로 향하게 하고,
  왼쪽 발을 바닥 위에 유지시킨다.
- 양쪽 어깨도 정면으로 향해야 한다.
  균형을 위해 양 손으로 바닥을 집는다.
- 천천히 왼쪽 다리를 활주하면서 앞쪽으로
  뻗고, 오른쪽 다리를 뒤쪽으로 뻗는다.
  이때 여러분이 할 수 있는 만큼 시도한다.
- 다리를 앞뒤로 벌린 자세에서 몸을 똑바로 세우고,
  권장시간 동안 자세를 유지한다.
- 스트레치를 해제한 후, 반대쪽도 실시한다.

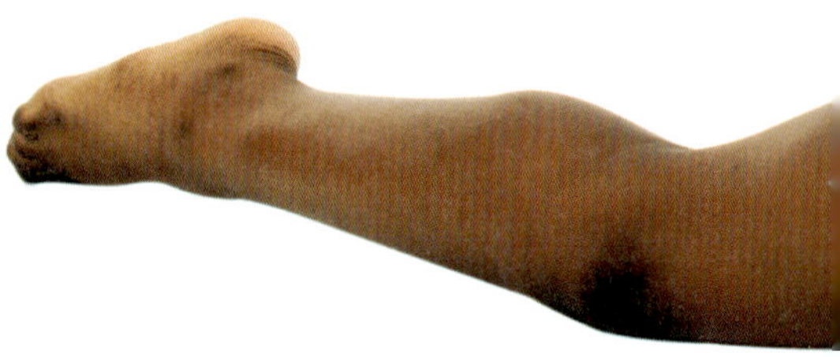

주석(**Anotation Key**)

굵은 글자는 목표 근육(target muscles)을 의미한다.
가는 글자는 본 운동에 작용하는 다른 근육들을 의미한다.
* 심부 근육(deep muscles)

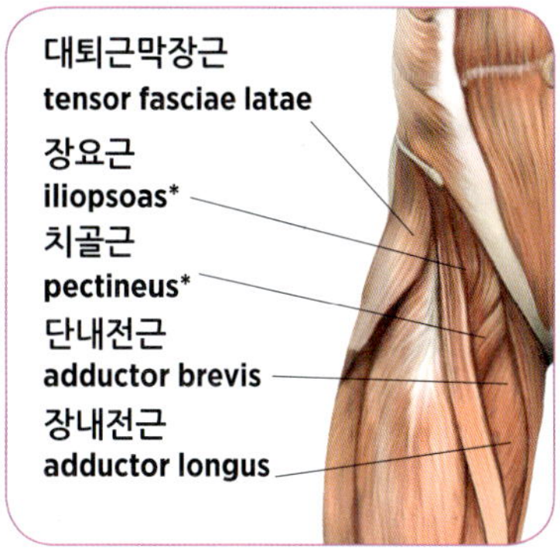

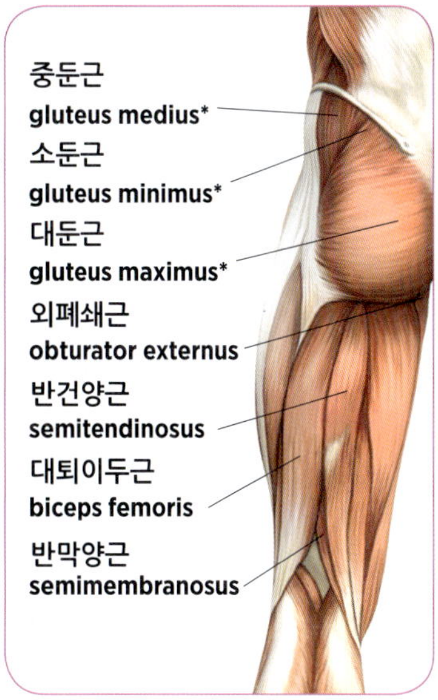

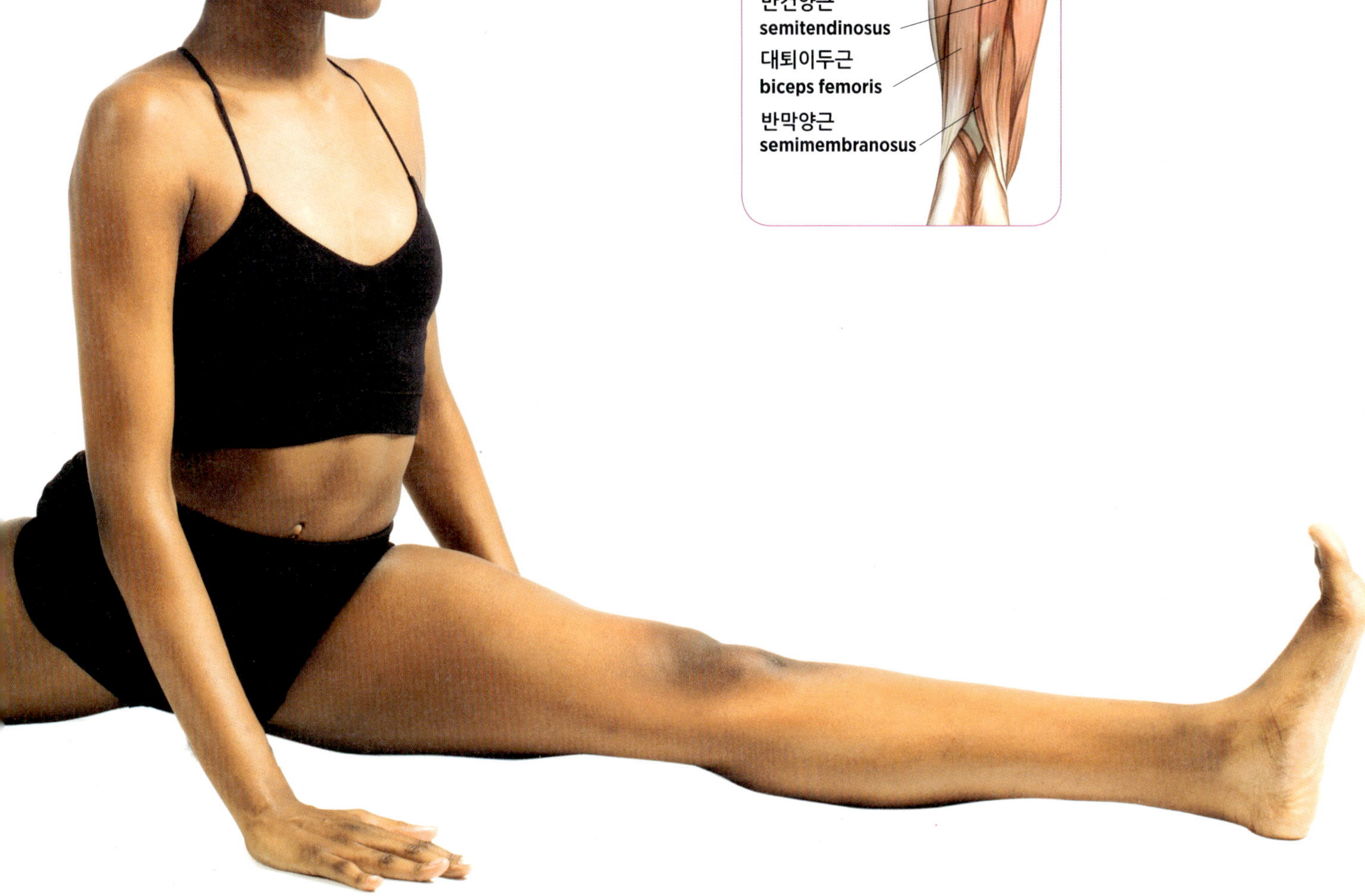

팩트 파일

목표 근육
- 슬괵근
- 대퇴사두근
- 장딴지
- 복사근

유형
- 동적

장점
- 엉덩이 확장
- 골반저 근육의 강화
- 엉덩이와 대퇴에 최대 유연성 제공

주의사항
- 고관절 통증
- 허리 통증

체스트-투-플로우 스트래들 스플릿
(Chest-to-Floor Straddle Split)

체스트-투-플로우 스트래들 스플릿은 고관절을 강하게 확장하는 스트레칭 방법이다. 이것은 안쪽 허벅지 근육뿐만 아니라, 다리의 앞쪽과 뒤쪽 근육을 신장한다.

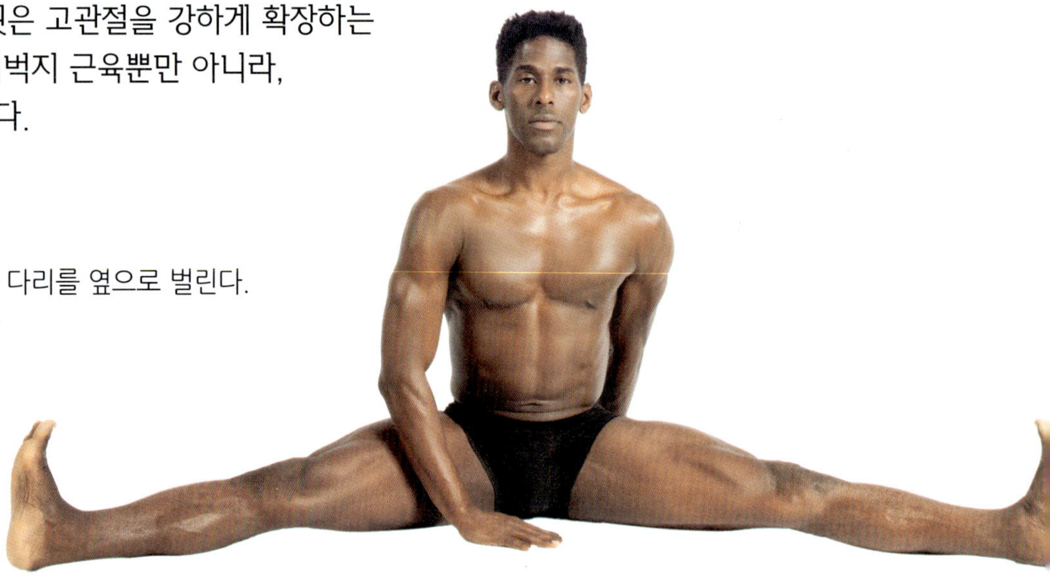

운동 방법

- 똑바로 앉은 자세에서 시작하고, 양쪽 다리를 옆으로 벌린다. 여러분이 편하게 뻗을 수 있을 만큼만 양쪽 다리를 벌린다.
- 발가락이 위쪽 방향으로 향하도록 양 발을 배측굴곡한다.
- 양 손을 여러분 앞쪽의 바닥 위에 배치한다. 천천히 손으로 걸으면서 몸을 앞쪽으로 숙인다.
- 권장시간 동안 자세를 유지한 후, 스트레치를 해제한다.

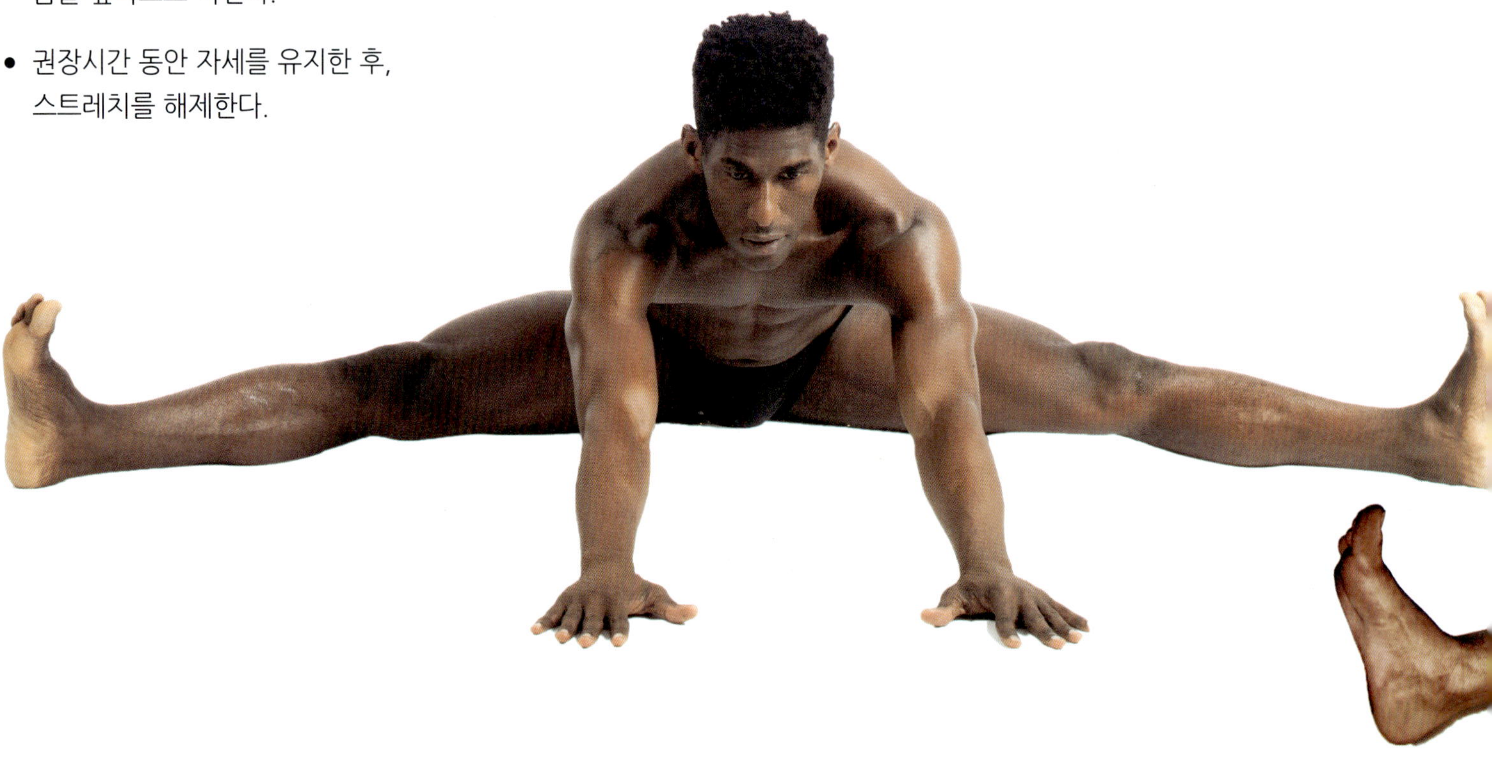

주석(Anotation Key)

굵은 글자는 목표 근육(target muscles)을 의미한다.
가는 글자는 본 운동에 작용하는 다른 근육들을 의미한다.
* 심부 근육(deep muscles)

올바른 수행의 팁

- 몸통을 길고 편평하게 유지하고, 가슴을 들어올린다.
- 앞쪽으로 몸을 숙일 때 척추를 신장한다.
- 고관절로부터 다리를 턴아웃시킨다.
- 스트레치를 과도하게 수행하지 않는다-천천히 그리고 조심스럽게 움직인다.

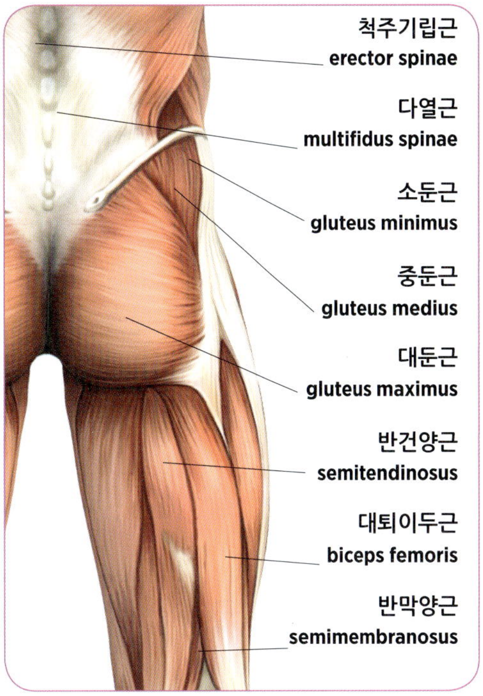

팩트 파일

목표 근육
- 슬괵근
- 대퇴사두근
- 안쪽 허벅지
- 장딴지
- 복사근

유형
- 동적

장점
- 엉덩이 확장
- 골반저 근육 강화
- 엉덩이와 대퇴에 최대 유연성 제공

주의사항
- 고관절 통증
- 허리 통증
- 무릎 통증

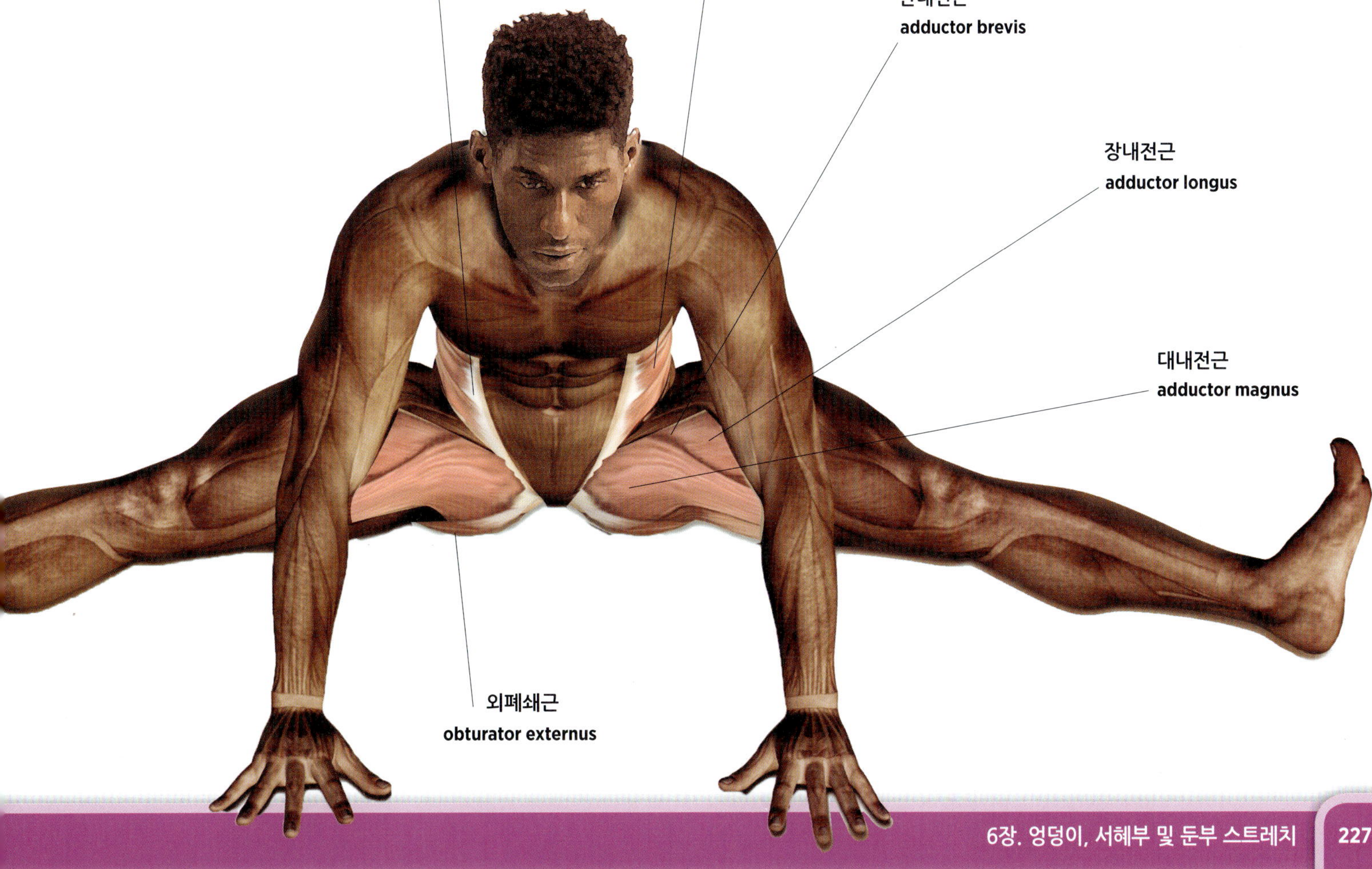

더블-레그 스트래들 스플릿

(Double-Leg Straddle Split)

더블-레그 스트래들 스플릿은 발목, 다리 관절 및 허리 등의 유연성을 증가시킨다. 이 운동은 강력한 고관절 확장 운동이면서 서혜부 스트레칭 운동이다. 이것은 골반 부위의 혈액순환도 향상시킬 수 있다.

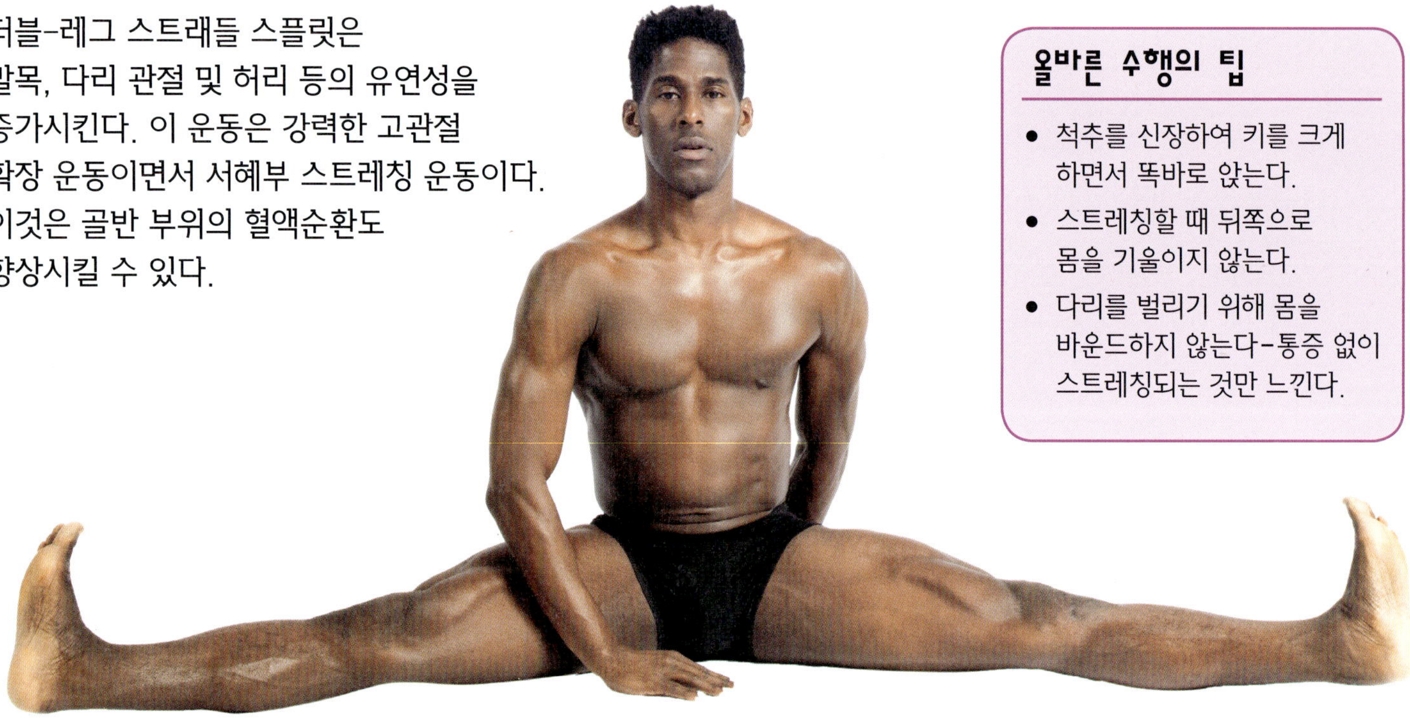

올바른 수행의 팁

- 척추를 신장하여 키를 크게 하면서 똑바로 앉는다.
- 스트레칭할 때 뒤쪽으로 몸을 기울이지 않는다.
- 다리를 벌리기 위해 몸을 바운드하지 않는다-통증 없이 스트레칭되는 것만 느낀다.

운동 방법

- 똑바로 앉은 자세에서 시작하고, 다리를 옆으로 벌린다. 여러분이 편하게 뻗을 수 있는 만큼만 양쪽 다리를 벌린다.
- 발가락이 위쪽 방향으로 향하도록 양 발을 배측굴곡한다.
- 한 손을 여러분 앞쪽의 바닥 위에 배치하고, 다른 손은 여러분의 뒤쪽 바닥에 배치한다.
- 관골을 바닥 위에 배치하고, 척추를 신장한다.
- 권장시간 동안 자세를 유지한 후, 스트레치를 해제한다.

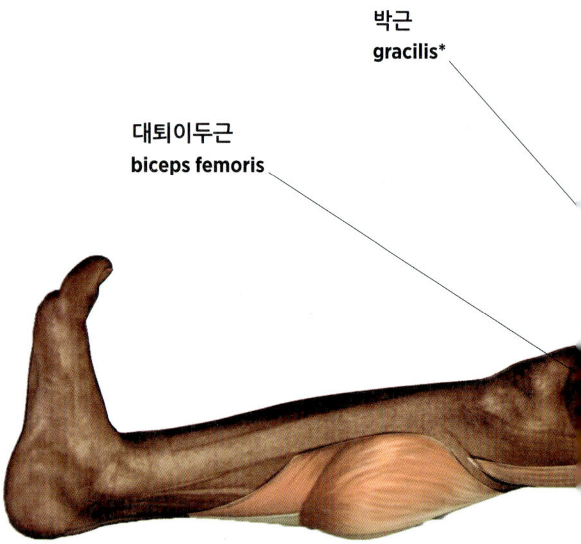

다른 버전

높은 난이도: 한 손을 여러분 앞쪽의 바닥 위에 배치하고, 다른 손을 여러분 바로 뒤에 배치한다. 양 손으로 바닥을 누르면서 몸을 위쪽으로 약간 들어올린다. 조심스럽게 스트레칭한 후, 다시 바닥으로 몸을 내려놓는다. 이때 발끝을 뾰족하게 만든다.

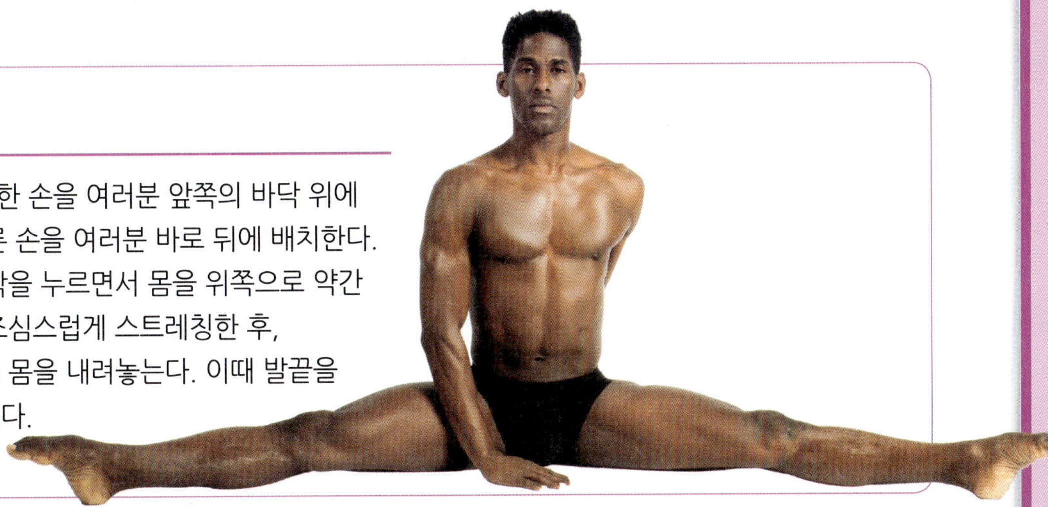

팩트 파일

목표 근육

- 내전근
- 고관절 굴곡근
- 슬괵근
- 장딴지

유형

- 정적

장점

- 자세 향상
- 고관절 가동성 향상
- 내전근 신장

주의사항

- 고관절 문제
- 허리 통증

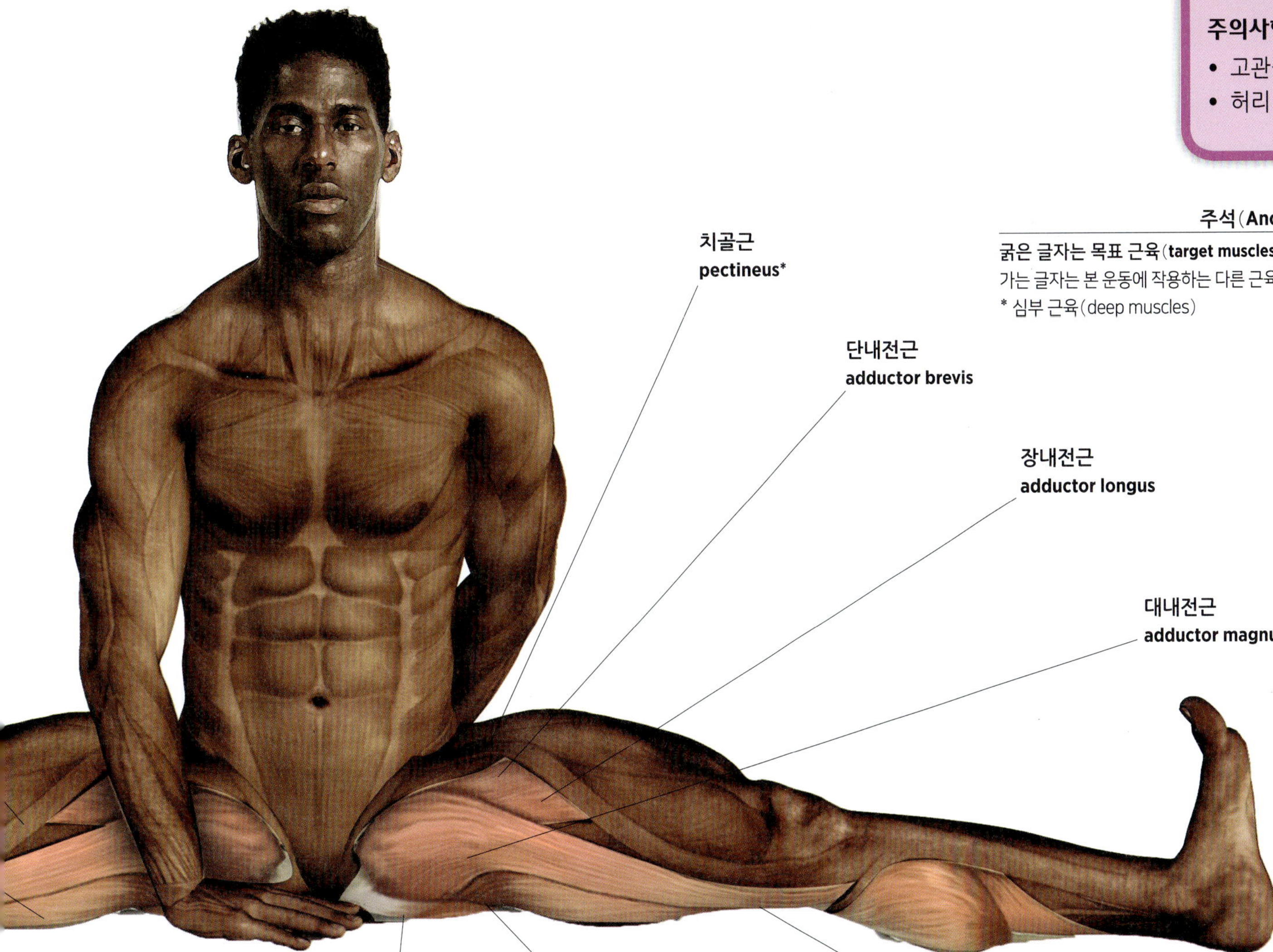

주석(Anotation Key)

굵은 글자는 목표 근육(target muscles)을 의미한다.
가는 글자는 본 운동에 작용하는 다른 근육들을 의미한다.
* 심부 근육(deep muscles)

체스트-투-싸이 스트래들 스플릿

(Chest-to-Thigh Straddle Split)

다른 스트래들 스플릿 운동과 마찬가지로, 체스트-투-싸이 스트래들 스플릿 운동도 다리의 모든 근육을 스트레칭하고 척추를 신장시킨다. 이 버전의 운동은 전방으로 몸을 숙일 때 몸통에 트위스틀 첨가하여, 복사근과 고관절 굴곡근을 목표로 한다.

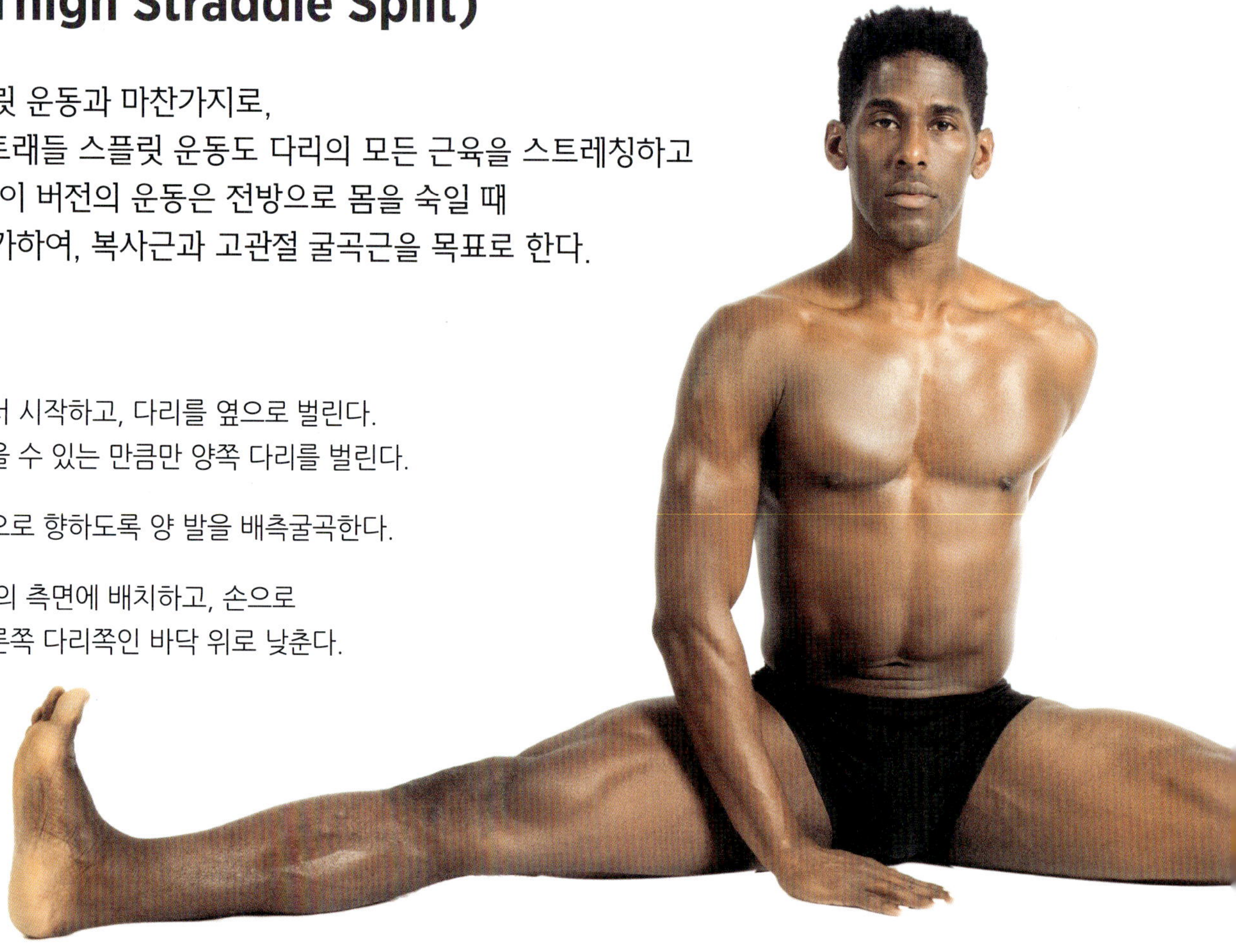

운동 방법

- 똑바로 앉은 자세에서 시작하고, 다리를 옆으로 벌린다. 여러분이 편하게 뻗을 수 있는 만큼만 양쪽 다리를 벌린다.
- 발가락이 위쪽 방향으로 향하도록 양 발을 배측굴곡한다.
- 양 손을 오른쪽 다리의 측면에 배치하고, 손으로 걸으면서 몸통을 오른쪽 다리쪽인 바닥 위로 낮춘다.
- 권장시간 동안 자세를 유지한 후, 스트레치를 해제한다. 그리고 반대쪽도 실시한다.

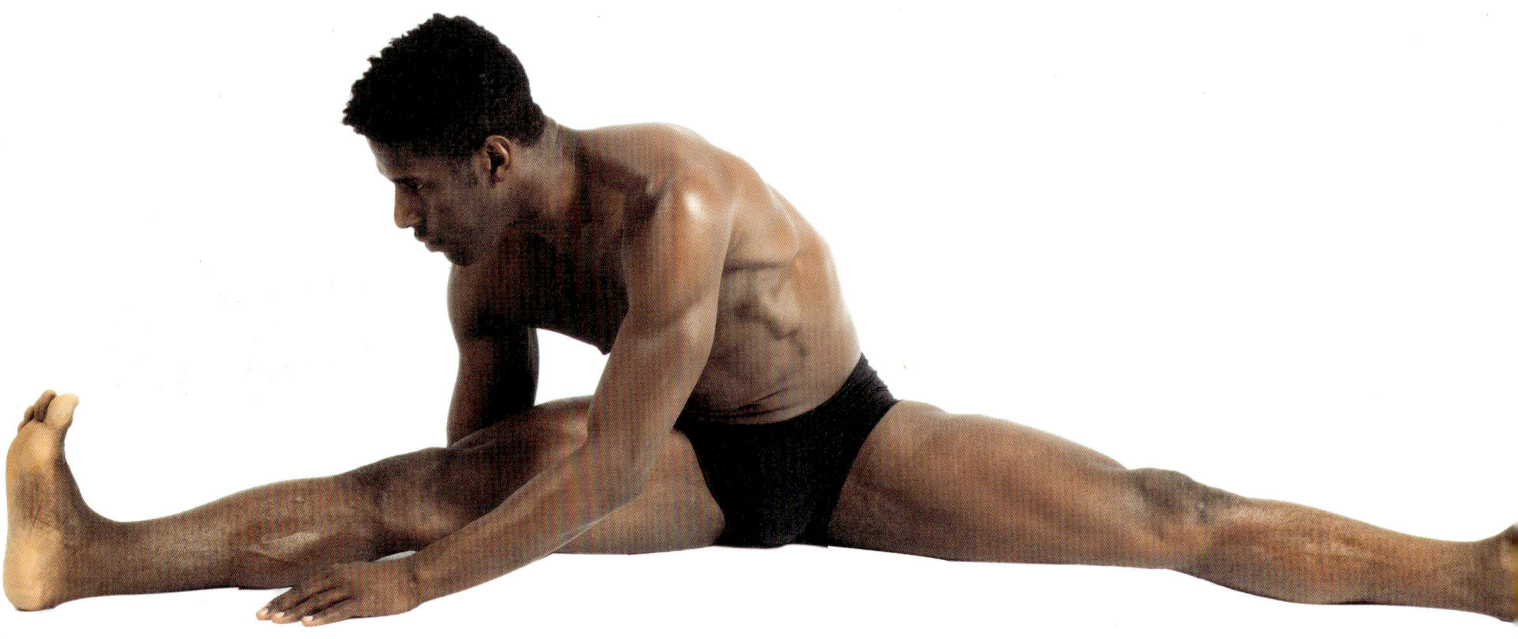

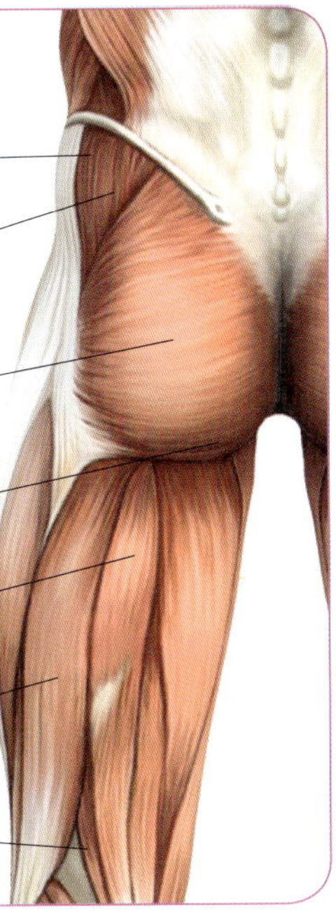

팩트 파일

목표 근육

- 안쪽 허벅지
- 슬괵근
- 둔부
- 늑곽
- 고관절 굴곡근

유형

- 정적

장점

- 안쪽 허벅지와 슬괵근의 타이트니스 완화
- 엉덩이 확장
- 복사근 목표

주의사항

- 고관절 통증
- 허리 통증

올바른 수행의 팁

- 다리를 턴아웃시키고, 발가락이 위쪽을 향하도록 한다.
- 관골을 바닥에서 떼지 않는다.
- 다리가 안쪽으로 이동하지 않도록 한다.

주석(Anotation Key)

굵은 글자는 목표 근육(**target muscles**)을 의미한다.
가는 글자는 본 운동에 작용하는 다른 근육들을 의미한다.
* 심부 근육(deep muscles)

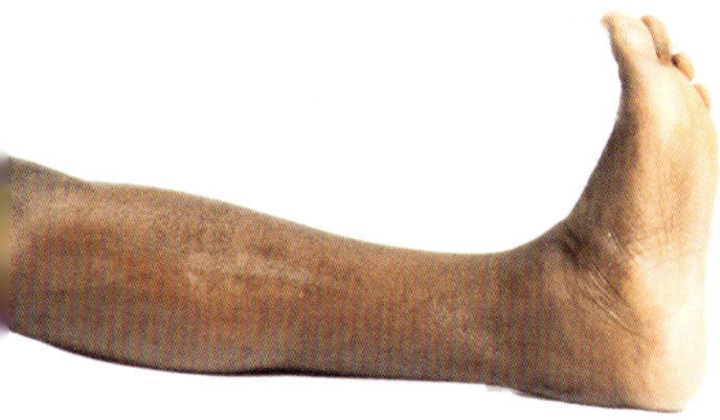

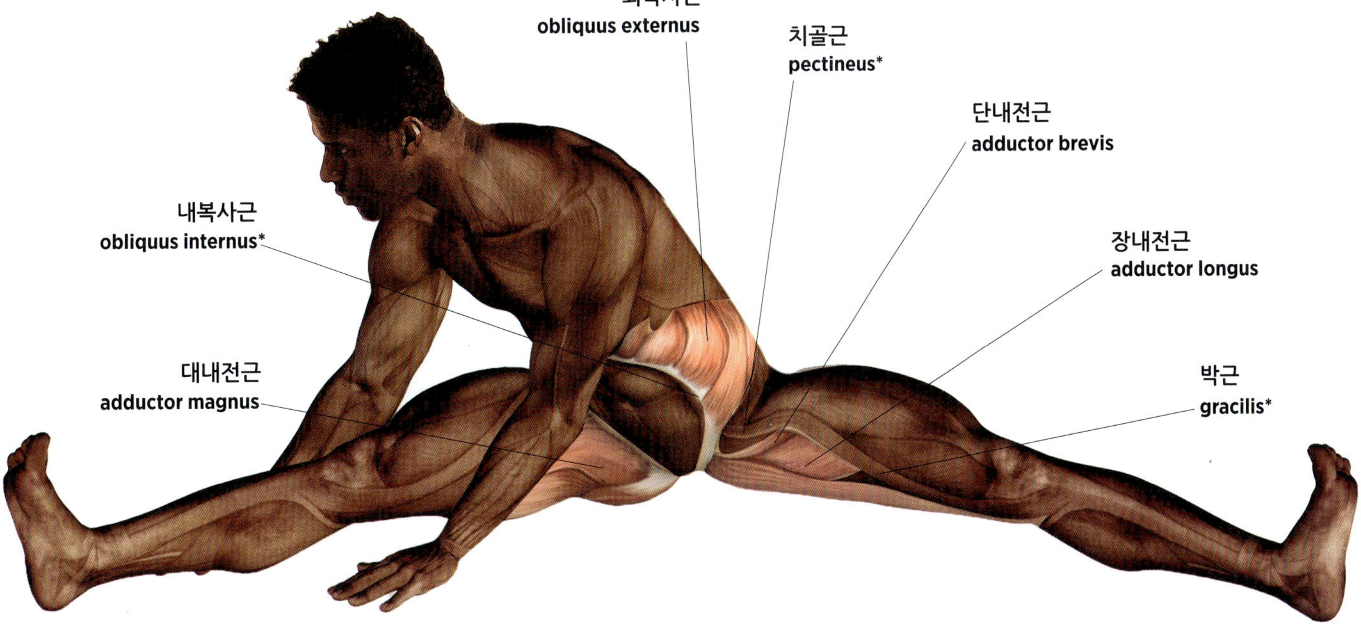

와이드-앵글 시티드 포워드 벤드

(Wide-Angle Seated Forward Bend)

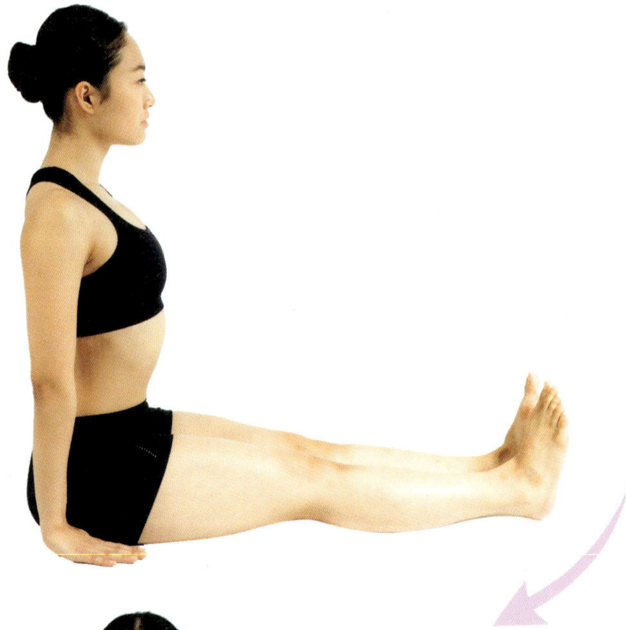

와이드-앵글 시티드 포워드 벤드는
어려운 포즈이고, 고관절 근육과 서혜부 근육을
확장하고 척추를 신장한다.
이 스트레치를 수행할 만큼 충분히 유연한 사람의 경우에는
휴식을 취하는 자세가 되고, 전신을 스트레칭한다.

운동 방법

- 똑바로 앉은 자세에서 시작하고, 다리를 옆으로 벌린다. 여러분이 편하게 뻗을 수 있는 만큼만 양쪽 다리를 벌린다.
- 발가락이 위쪽 방향으로 향하도록 양 발을 배측굴곡한다.
- 둔부를 앞쪽으로 밀기 위해 양 손을 둔부 뒤쪽의 바닥에 배치한다.
- 허벅지 뒤쪽과 좌골로 바닥을 압박한다.
- 몸통을 들어올리면서, 양 손을 여러분 앞쪽의 바닥 위로 뻗는다.
- 양 손으로 천천히 걸으면서, 몸통을 바닥 쪽으로 낮춘다. 등이 구부정해지지 않는 범위 내에서 스트레칭을 한다.
- 권장시간 동안 자세를 유지한 후, 스트레치를 해제한다.

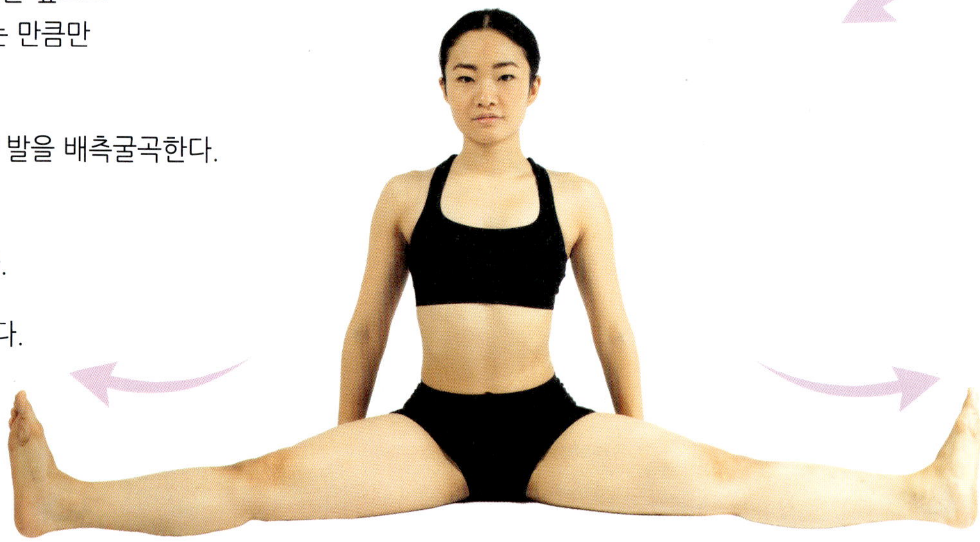

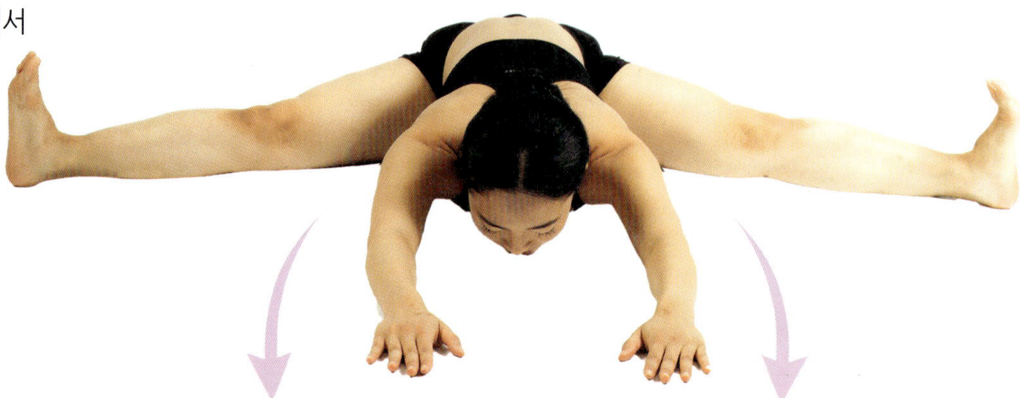

팩트 파일

목표 근육
- 인쪽 하벅지
- 슬괵근
- 둔부
- 흉곽
- 고관절 굴곡근

유형
- 동적

장점
- 서혜부와 슬괵근의 신장
- 엉덩이 확장
- 척추의 신장

주의사항
- 등 통증
- 고관절 통증
- 두통

올바른 수행의 팁

- 다리를 턴아웃시키고, 발가락을 위쪽으로 향하게 한다.
- 관골을 바닥에서 떼지 않는다.
- 다리가 안쪽으로 돌아가지 않도록 한다.

주석(Anotation Key)

굵은 글자는 목표 근육(target muscles)을 의미한다.
가는 글자는 본 운동에 작용하는 다른 근육들을 의미한다.
* 심부 근육(deep muscles)

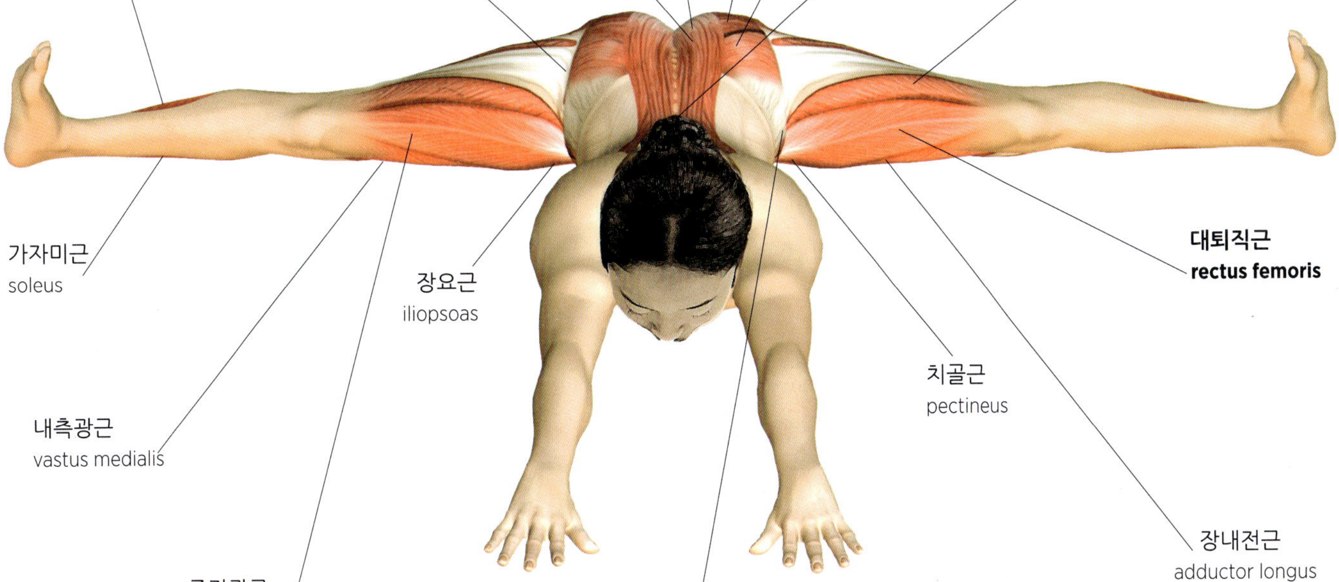

로터스 요가 스트레치

(Lotus Yoga Stretch)

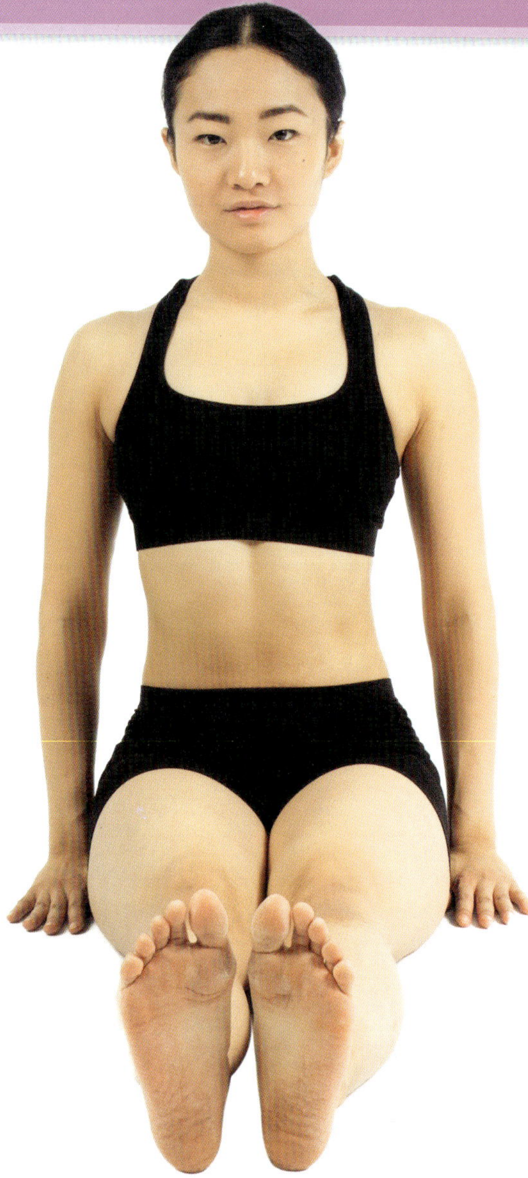

요가 수련자에게는 로터스 요가 스트레치가 궁극적인 명상 자세이다. 이 자세를 취하게 되면, 장시간 동안 몸을 안정시킬 수 있고, 마음을 진정할 수 있다. 이 자세는 명상을 촉진할 뿐만 아니라, 고관절을 열고 발목과 무릎을 스트레칭한다. 이 자세가 단순하게 보이지만, 초급자에게는 어려운 자세일 수 있다. 자신의 페이스로 수련하여 집중의 스킬을 연마하자.

운동 방법

- 양반다리로 앉는다. 양 손을 이용해 오른발을 왼쪽 허벅지 위에 올려놓는다.
- 왼발을 오른쪽 허벅지 위에 올려놓는다. 가능한 최대로 발목을 허벅지 위에 올려 놓고, 고관절 쪽으로 당긴다. 무릎과 발목을 일직선으로 유지하기 위해 발을 굽힌다.
- 좌골로 균형을 잡고, 바닥을 균등하게 압박한다. 고관절을 외회전시킨다. 이때 양쪽 무릎이 서로 벌어지는 느낌이 든다. 꼬리뼈를 바닥 쪽으로 끌어당기면서 골반의 중립위를 찾는다. 복부를 척추 쪽으로 당긴다.
- 똑바로 앉은 자세를 취한다. 몸통을 신장하고 흉골을 들어올리고 가슴을 확장하기 위해 쇄골을 넓게 벌린다. 양 팔을 벌리고, 기를 받는 자세처럼 손바닥을 위쪽 방향으로 향하게 하거나 땅으로 기운을 내리는 것처럼 아래쪽 방향으로 향하게 한다. 권장시간 동안 자세를 유지할 때 눈을 감는다.

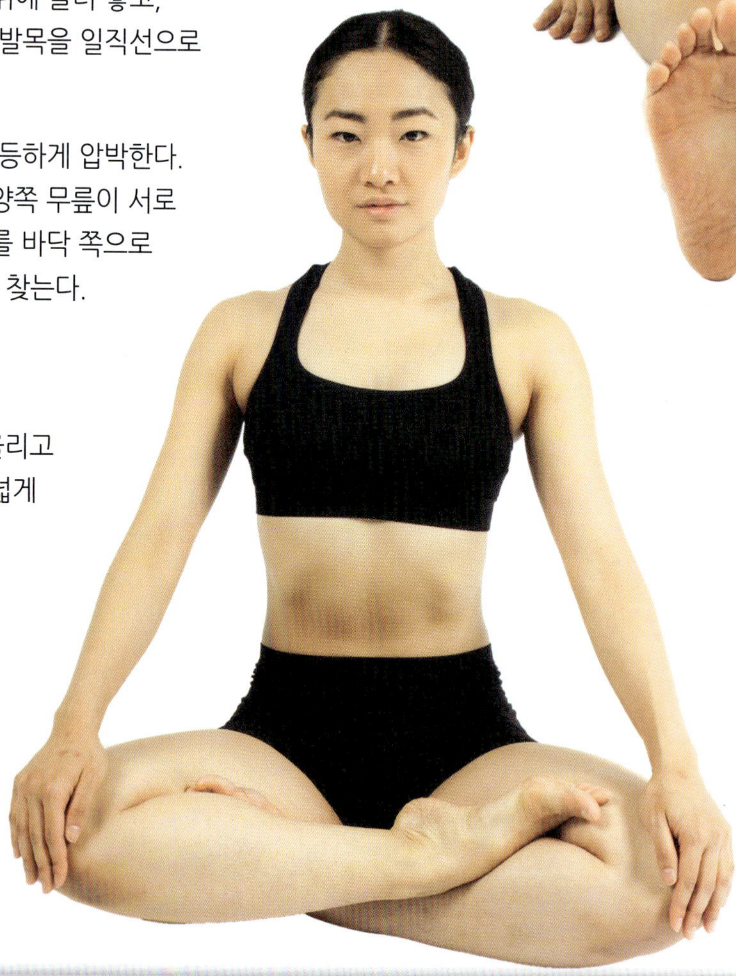

팩트 파일

목표 근육
- 엉덩이
- 둔부
- 다리

유형
- 정적

장점
- 하체, 무릎, 발목 및 둔부의 신장
- 엉덩이와 서혜부의 확장
- 소화 촉진
- 몸과 마음의 진정

주의사항
- 발목 손상
- 고관절 문제
- 무릎 문제

올바른 수행의 팁

- 등과 상체를 일자로 유지한다; 만약 똑바로 앉는데 문제가 있다면, 무릎 위에 발을 올려 놓을 수 있도록 엉덩이 밑에 담요를 배치한다.
- 척추를 신장한다.
- 무릎에 부담이 가하지 않도록 한다; 만약 완전한 자세를 취할 수 없다면, 점진적으로 자세가 완성되도록 한다.
- 가쪽 발목을 과도하게 펴지 않는다.
- 상체가 한쪽으로 기울이지 않도록 한다.

주석(Anotation Key)

굵은 글자는 목표 근육(target muscles)을 의미한다.
가는 글자는 본 운동에 작용하는 다른 근육들을 의미한다.
* 심부 근육(deep muscles)

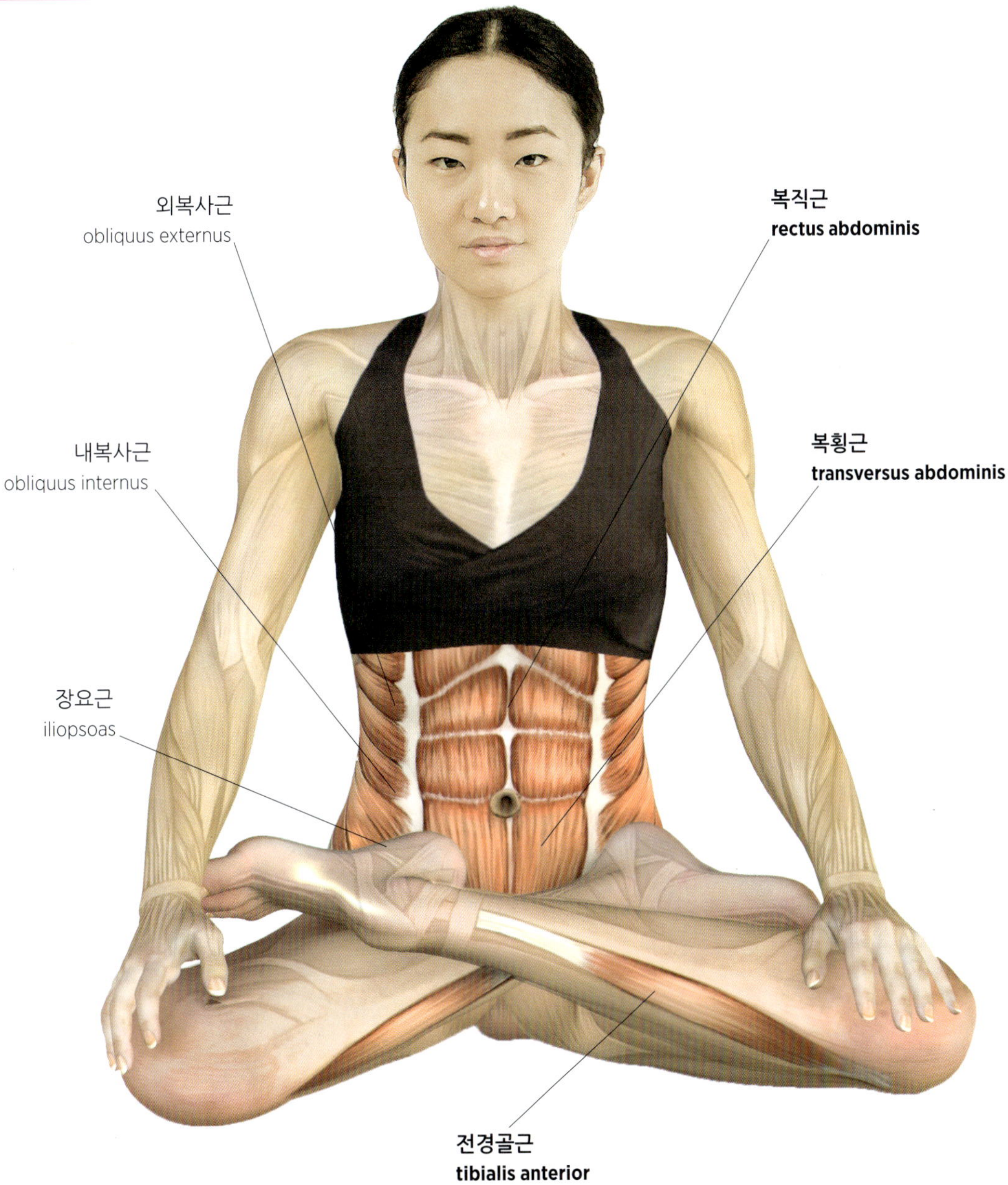

시티드 버터플라이 스트레치

(Seated Butterfly Stretch)

시티드 버터플라이 스트레치는 서혜부와 안쪽 허벅지를 목표로 하는 매우 단순한 운동이다. 이 운동은 복부를 활성화시키고 척추를 신장한다.

운동 방법

- 양쪽 무릎을 옆으로 벌리고 똑바로 앉는다. 양쪽 발바닥을 함께 붙인다.
- 양쪽 좌골이 바닥을 견고하게 누르고 있는지를 느껴 보자. 그리고 골반의 중립위를 찾는다.
- 양 손을 발목 위에 올려놓고, 발꿈치를 서혜부 쪽으로 당긴다.
- 양쪽 무릎을 바닥 쪽으로 당기고 척추를 따라 몸을 들어올린다.
- 권장시간 동안 자세를 유지한 후, 스트레치를 해제한다.

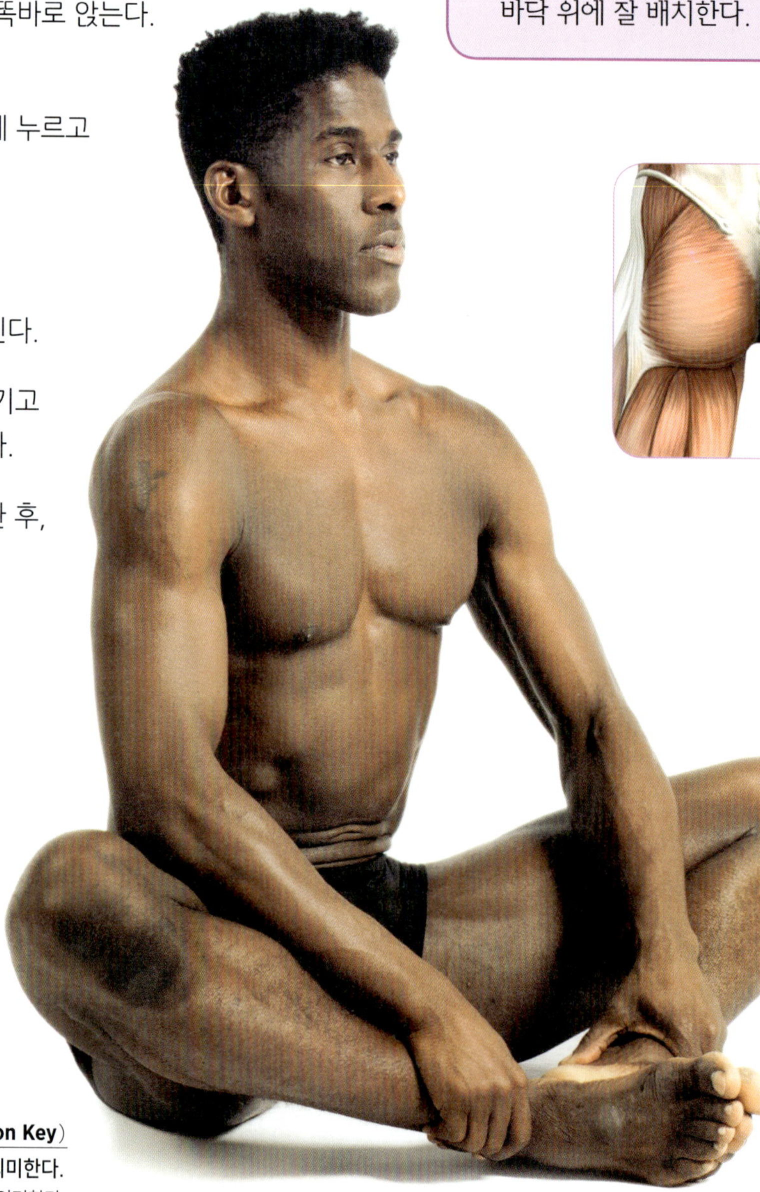

올바른 수행의 팁

- 구부정한 자세를 취하지 않는다.
- 호흡을 중단하지 않는다
- 뒤쪽으로 몸이 흔들리지 않도록 한다; 양쪽 좌골을 바닥 위에 잘 배치한다.

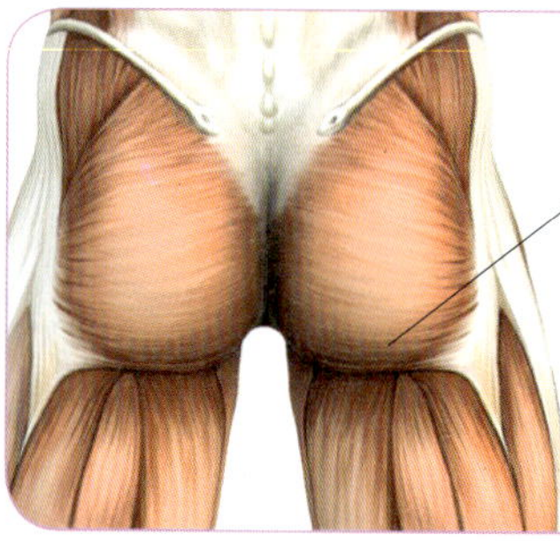

팩트 파일

목표 근육
- 고관절 굴곡근
- 내전근
- 허리

유형
- 정적

장점
- 안쪽 허벅지의 신장
- 척추의 신장

주의사항
- 고관절 문제
- 무릎 문제

주석(Anotation Key)

굵은 글자는 목표 근육(target muscles)을 의미한다.
가는 글자는 본 운동에 작용하는 다른 근육들을 의미한다.
* 심부 근육(deep muscles)

폴디드 버터플라이 스트레치

(Folded Butterfly Stretch)

이 운동은 시티드 버터플라이의 변형 운동으로서 전방 굽힘에 척추 스트레치를 첨가하여 고관절을 더욱 강하게 확장시킨다.

운동 방법

- 시티드 버터플라이 자세에서 시작하고, 전완을 안쪽 허벅지 위에 배치하고 양쪽 발을 잡는다. 서혜부로부터 편안한 거리에 발꿈치를 배치한다.
- 안쪽 허벅지가 스트레칭된다는 느낌을 가질 때까지 상체를 앞쪽으로 숙인다.
- 권장시간 동안 자세를 유지한 후, 스트레치를 해제한다.

올바른 수행의 팁

- 가슴을 바닥 쪽으로 내릴 때 내쉰다.
- 구부정한 자세를 취하지 않는다.
- 호흡을 중단하지 않는다
- 뒤쪽으로 몸이 흔들리지 않도록 한다; 양쪽 좌골을 바닥 위에 잘 배치한다.

팩트 파일

목표 근육
- 고관절 굴곡근
- 내전근
- 허리

유형
- 정적

장점
- 안쪽 허벅지의 신장

주의사항
- 고관절 문제

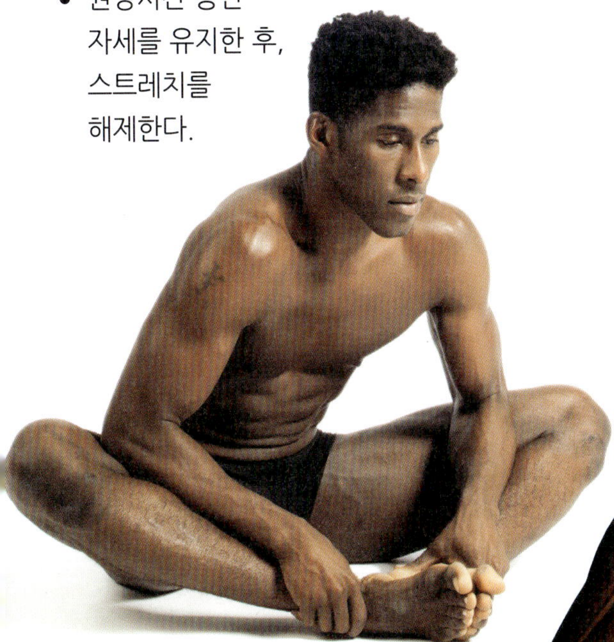

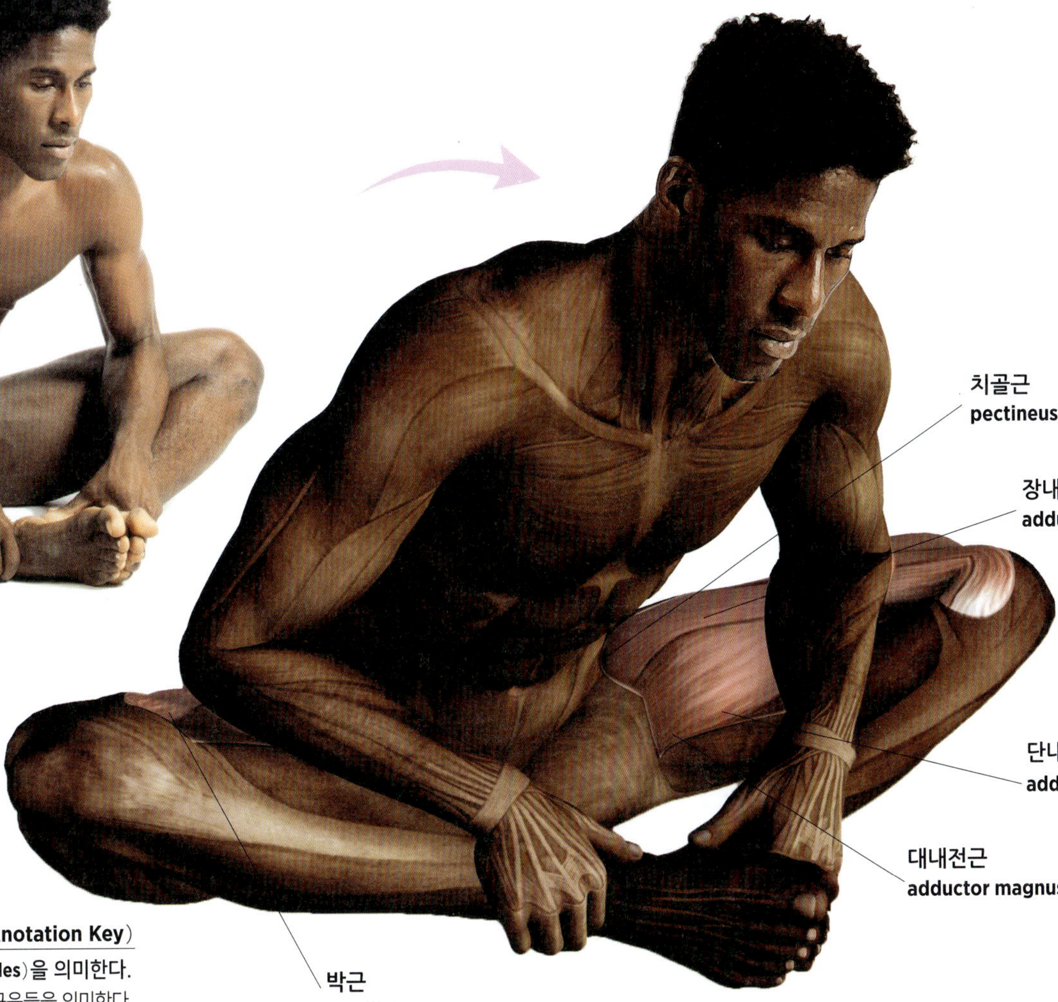

주석(Anotation Key)

굵은 글자는 목표 근육(target muscles)을 의미한다.
가는 글자는 본 운동에 작용하는 다른 근육들을 의미한다.
* 심부 근육(deep muscles)

바운드 앵글 요가 스트레치

(Bound Angle Yoga Stretch)

바운드 앵글 요가 스트레치는 어떤 유연성 레벨에서도 채택될 수 있는 효율적인 엉덩이 확장 운동이다. 이 운동도 어깨와 등의 긴장을 이완시키고, 고관절 가동성을 향상시킨다.

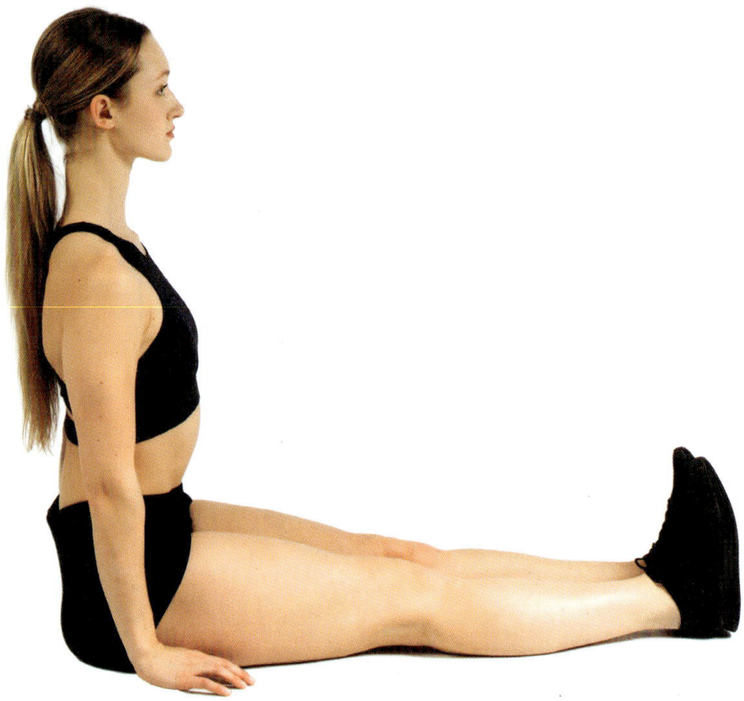

올바른 수행의 팁

- 더 깊은 스트레치를 위해, 발의 가쪽면을 바닥 위에 유지한다. 그리고 발꿈치를 약간 들어오린다.
- 허리를 바닥으로부터 들어올리지 않는다.
- 더 강한 스트레치를 위해 다리를 바운딩하지 않는다.

운동 방법

- 양쪽 무릎을 옆으로 벌리고 똑바로 앉는다. 양쪽 발바닥을 함께 붙인다.
- 양쪽 좌골이 바닥을 견고하게 누르고 있는지를 느껴 보자. 그리고 골반의 중립위를 찾는다.
- 양 손으로 발목을 감싸 잡고, 발꿈치를 서혜부 쪽으로 당긴다.
- 양쪽 무릎을 바닥 쪽으로 당기고 척추를 따라 몸을 들어올린다.
- 권장시간 동안 자세를 유지한 후, 스트레치를 해제한다.

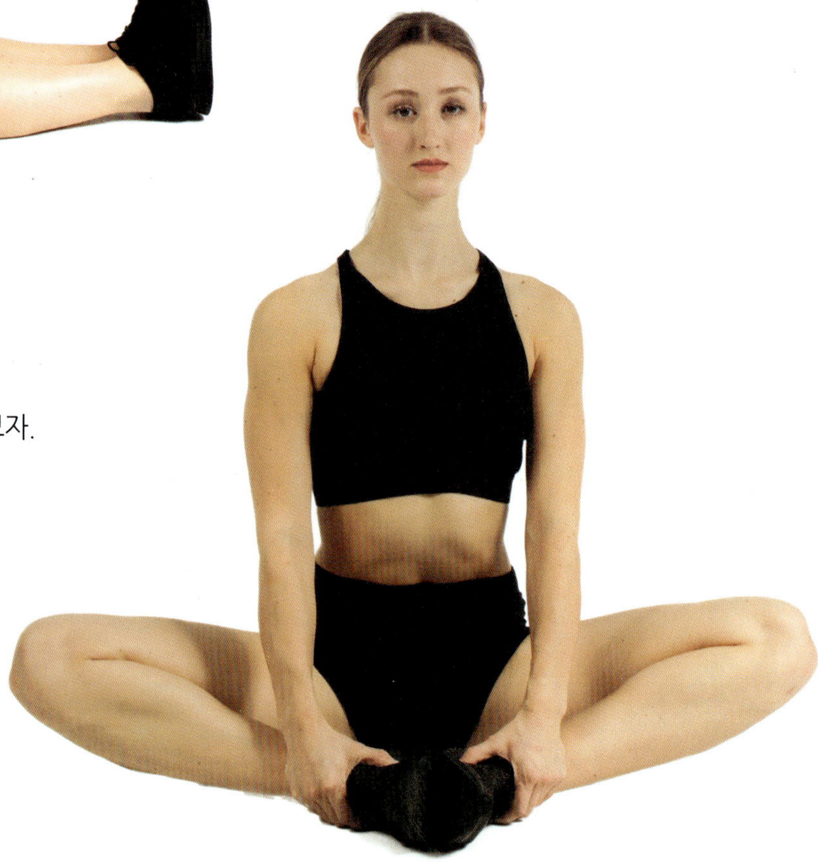

팩트 파일

목표 근육
- 서혜부 근육
- 안쪽 허벅지
- 무릎

유형
- 정적

장점
- 엉덩이 확장
- 에너지 저장
- 등과 어깨의 긴장 완화

주의사항
- 무릎 손상
- 서혜부 당김

주석(Anotation Key)

굵은 글자는 목표 근육(target muscles)을 의미한다.
가는 글자는 본 운동에 작용하는 다른 근육들을 의미한다.
* 심부 근육(deep muscles)

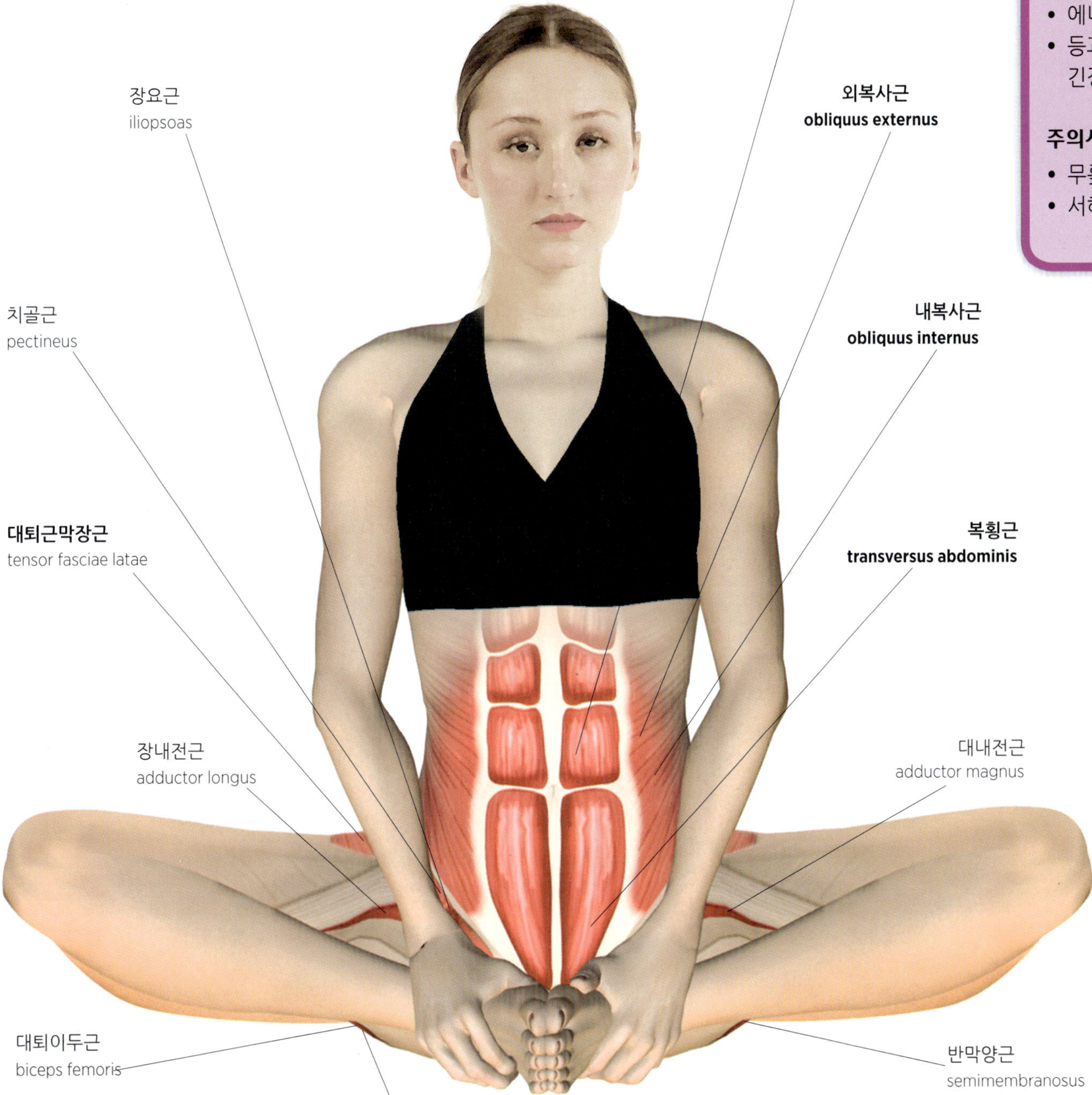

클램쉘 (Clamshell)

클램셀 운동은 내측 둔부를 강화하고, 엉덩이에 강한 파워와 안정성을 가져다 준다. 이 운동은 허리 통증과 고관절 타이트니스를 치료할 목적으로 물리치료사에 의해 주로 처방된다.

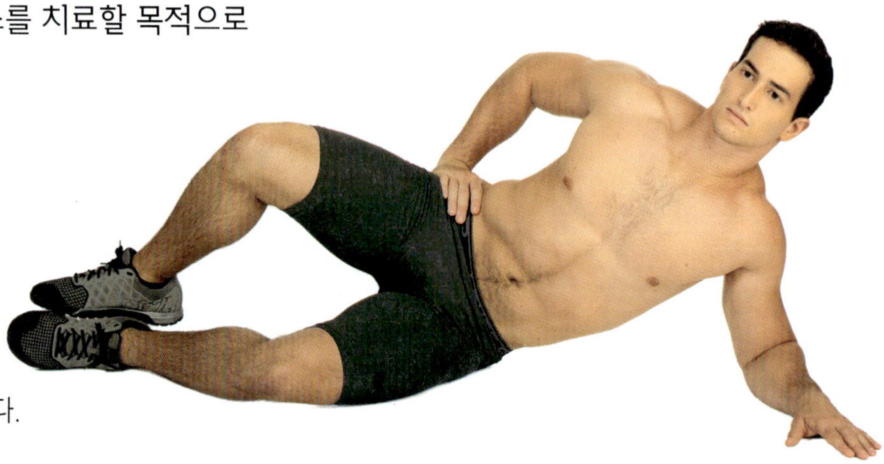

운동 방법

- 양쪽 무릎을 굽히고 오른쪽으로 눕는다. 이때 어깨, 고관절 및 발목을 일직선으로 유지한다. 오른팔을 굴곡하고 전완을 머리 위에 배치한다. 이때 머리와 척추가 일직선을 유지해야 한다.
- 양 발을 굴곡하고 왼쪽 발가락을 가쪽으로 향하게 한다. 고관절을 벌리고, 오른쪽 무릎을 들어올릴 때 둔부를 수축한다. 이때 양쪽 발꿈치는 붙어 있어야 한다.
- 시작자세로 돌아온다. 권장시간 동안 자세를 유지한 후, 스트레치를 해제한다. 그리고 반대쪽도 실시한다.

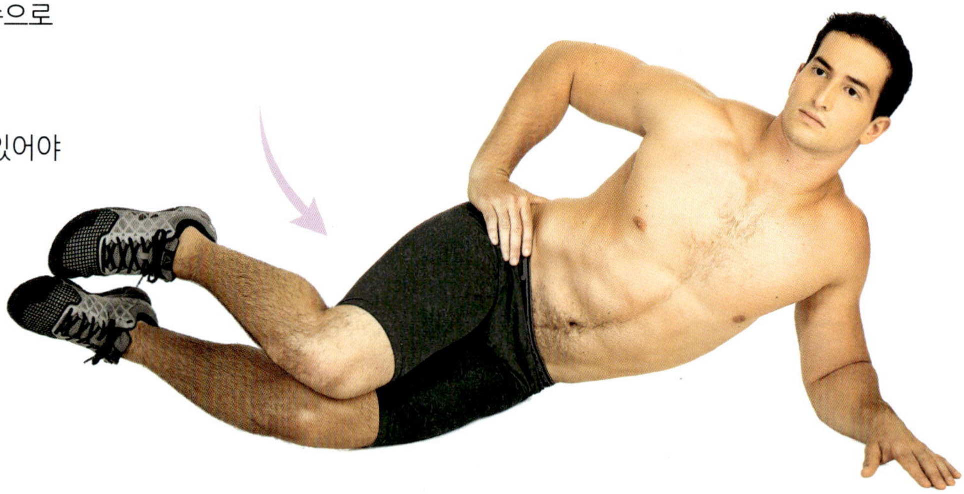

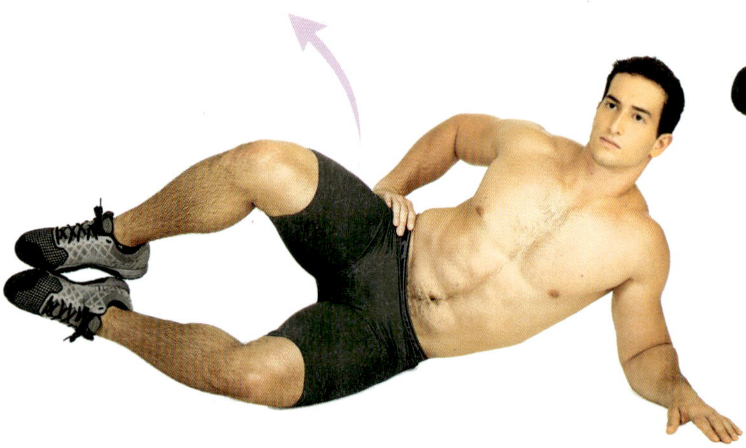

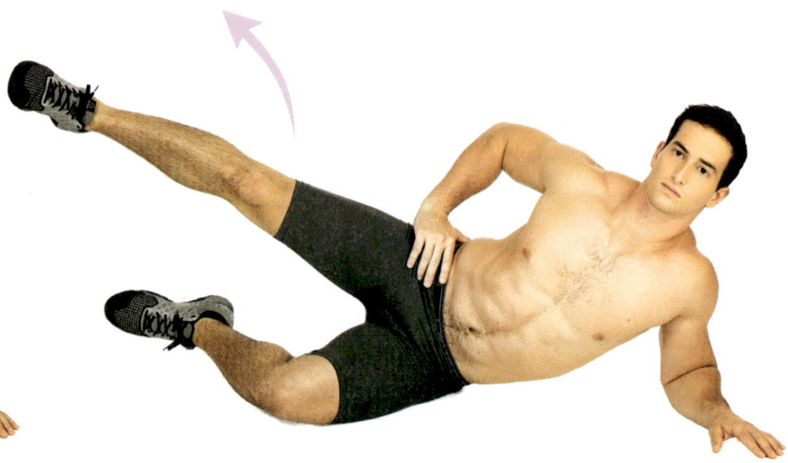

팩트 파일

목표 근육
- 둔부
- 안쪽 허벅지

유형
- 동적

장점
- 고관절 안정성의 증가
- 둔부와 슬괵근의 강화
- 허리 통증 완화

주의사항
- 허리 손상
- 심한 고관절 통증
- 심한 무릎 통증

주석(Anotation Key)
굵은 글자는 목표 근육(**target muscles**)을 의미한다.
가는 글자는 본 운동에 작용하는 다른 근육들을 의미한다.
* 심부 근육(deep muscles)

올바른 수행의 팁

- 위쪽 다리만 움직이는데 집중한다.
- 위쪽 다리는 경첩처럼 움직여야 한다.
- 척추를 안정되게 유지한다.
- 골반이 움직여서는 안된다.

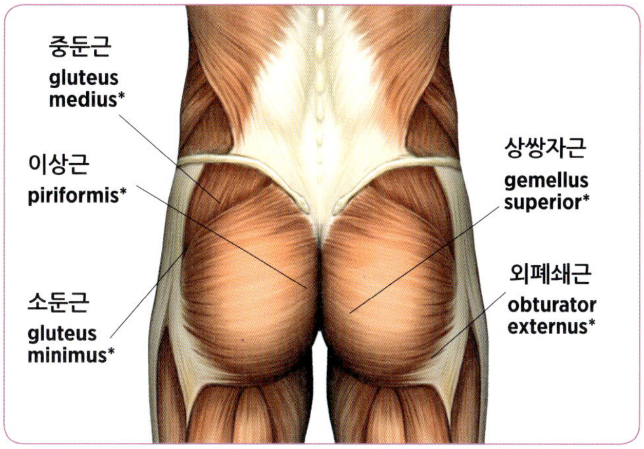

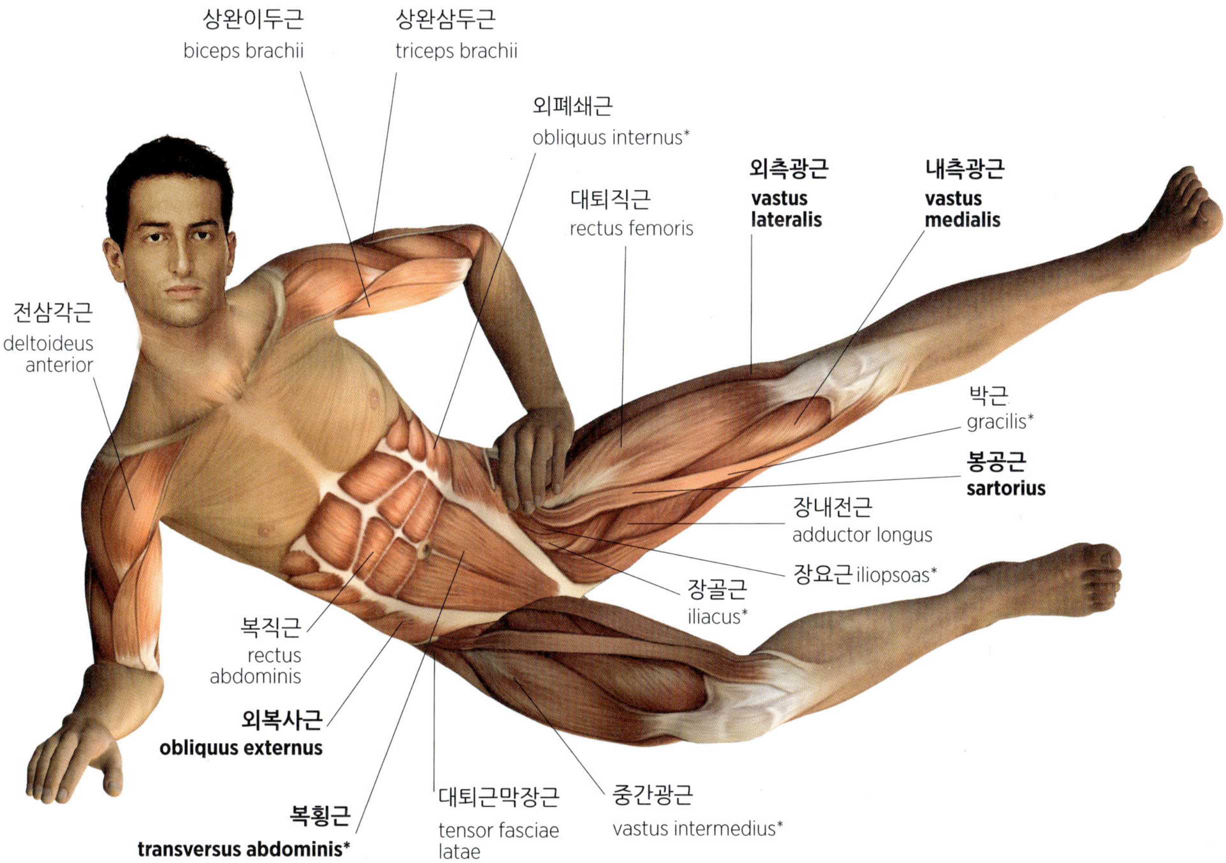

피리포미스 스트레치 (Piriformis Stretch)

이 운동은 둔부의 깊은 곳에 위치하여 접근하기 힘든 이상근을 목표로 한다. 이상근은 고관절을 외회전시키고 안정화시킨다. 이상근은 방향을 갑자기 바꾸어야 하는 스포츠 분야에서 특히 중요하다. 좌골신경통을 예방하기 위해서는 이 근육이 유연할 필요가 있다.

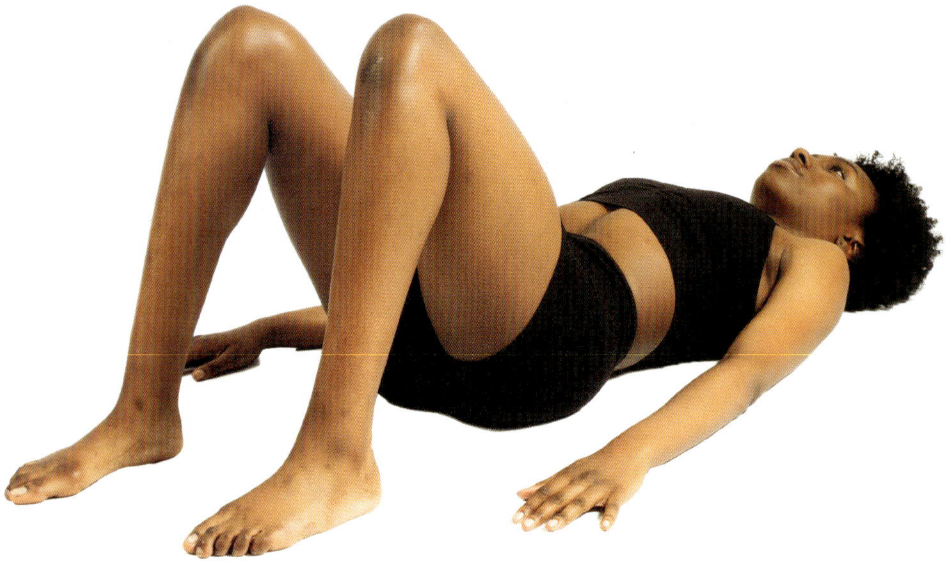

운동 방법

- 무릎을 세우고 누운 자세를 취한다.
- 오른쪽 발목을 왼쪽 허벅지 위에 올려 놓는다.
- 양 손을 뻗어 왼쪽 허벅지 뒤에 배치하고, 그 다리를 가슴 쪽으로 부드럽게 당긴다.
- 권장시간 동안 자세를 유지한 후, 스트레치를 해제한다. 그리고 반대쪽도 실시한다.

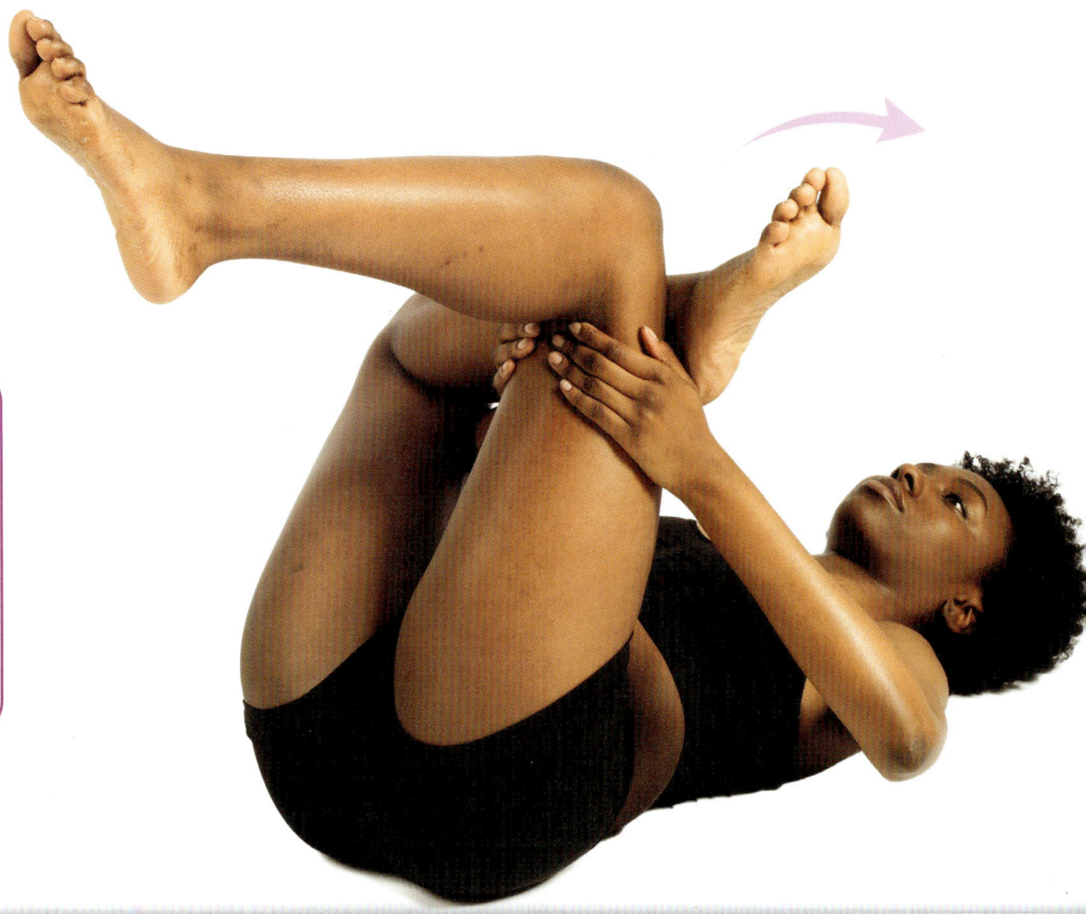

올바른 수행의 팁

- 움직임은 천천히 일어나야 한다.
- 더 강한 스트레치를 하기 위해 고관절을 이완시킨다.
- 강하게 가슴 쪽으로 허벅지를 당기지 않는다.

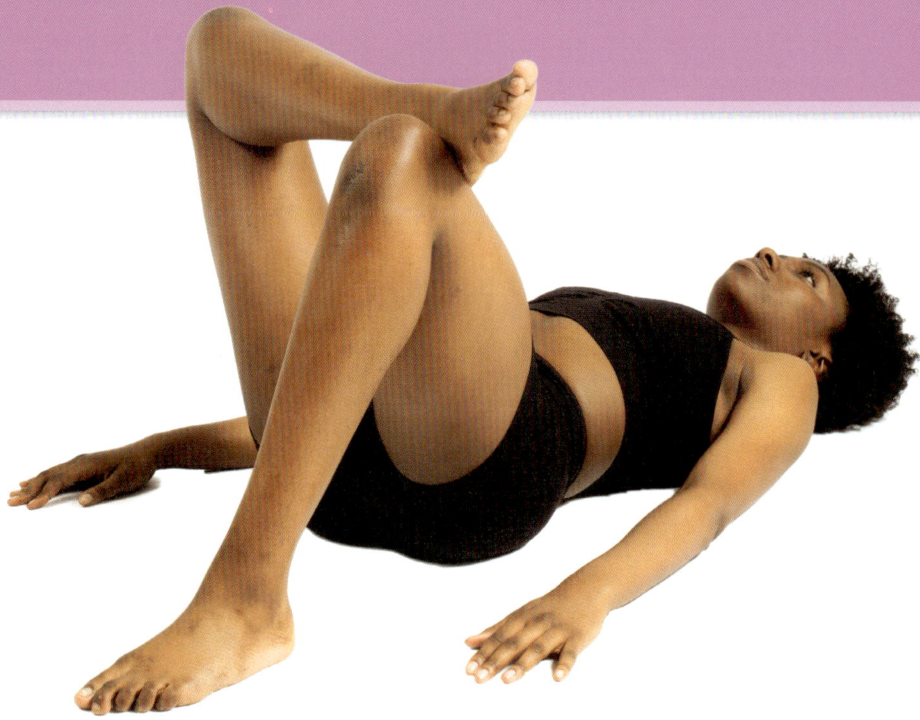

팩트 파일

목표 근육
- 이상근
- 엉덩이

유형
- 정적

장점
- 이상근 이완
- 둔부와 허리의 신장
- 고관절 가동성 향상

주의사항
- 어깨 문제
- 고관절 문제
- 허리 통증

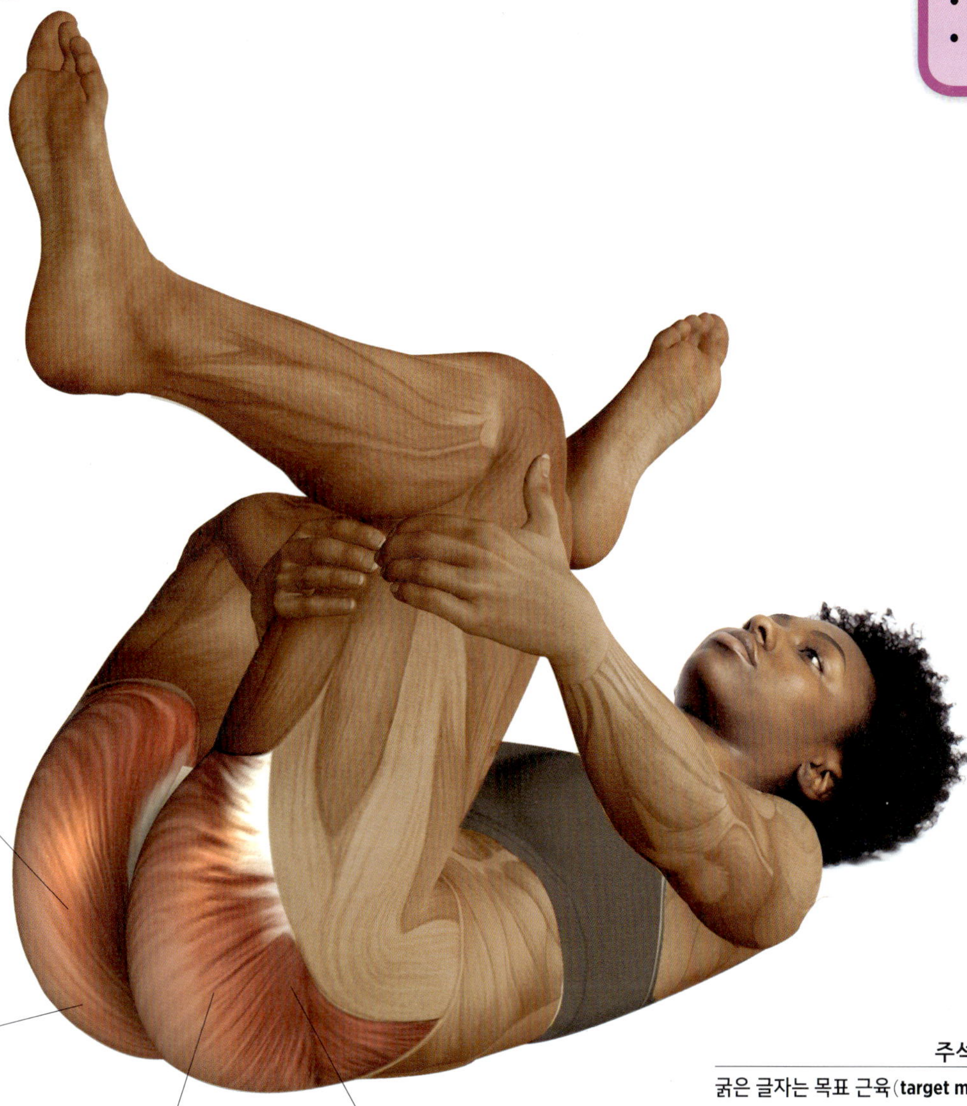

주석(Anotation Key)

굵은 글자는 목표 근육(**target muscles**)을 의미한다.
가는 글자는 본 운동에 작용하는 다른 근육들을 의미한다.
* 심부 근육(deep muscles)

피리포미스 브릿지 (Piriformis Bridge)

이 운동은 엉덩이와 둔부(특히, 심부 근육인 이상근)를 스트레칭한다. 타이트한 이상근이 좌골신경통을 일으킬 수 있기 때문에, 손상 예방의 목적으로 피리포미스 브릿지 운동을 스트레칭 루틴 안에 포함시켜야 한다.

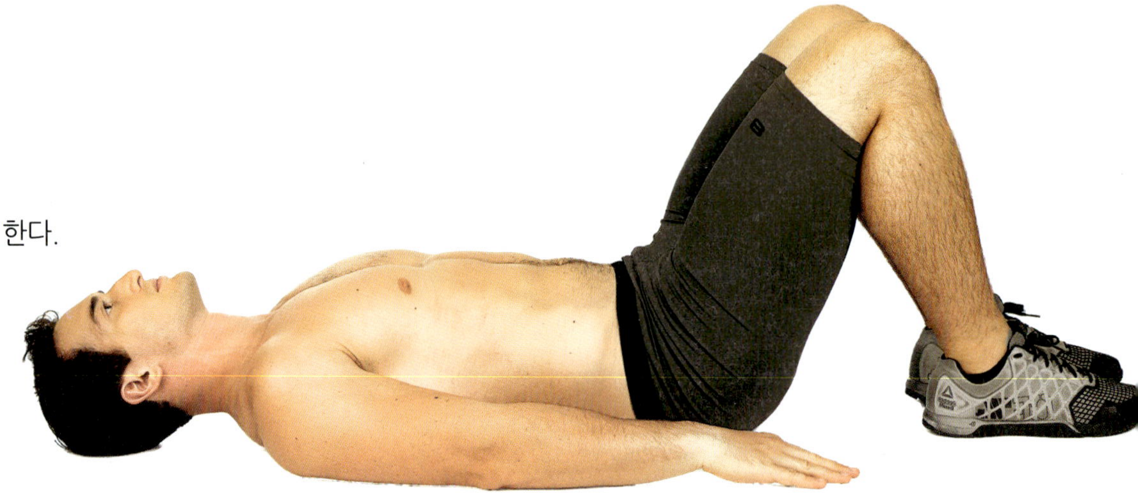

운동 방법

- 무릎을 세우고 누운 자세를 취한다.
- 오른쪽 발목을 왼쪽 허벅지 위에 올려 놓는다.
- 엉덩이를 들어올릴 때, 손바닥으로 바닥을 누르면서 복부 근육을 활성화시킨다. 어깨에서 무릎까지 여러분의 몸은 사선 방향으로 향해야 한다.
- 천천히 조절하면서 시작자세로 돌아온다. 권장시간 동안 자세를 유지한 후, 스트레치를 해제한다.

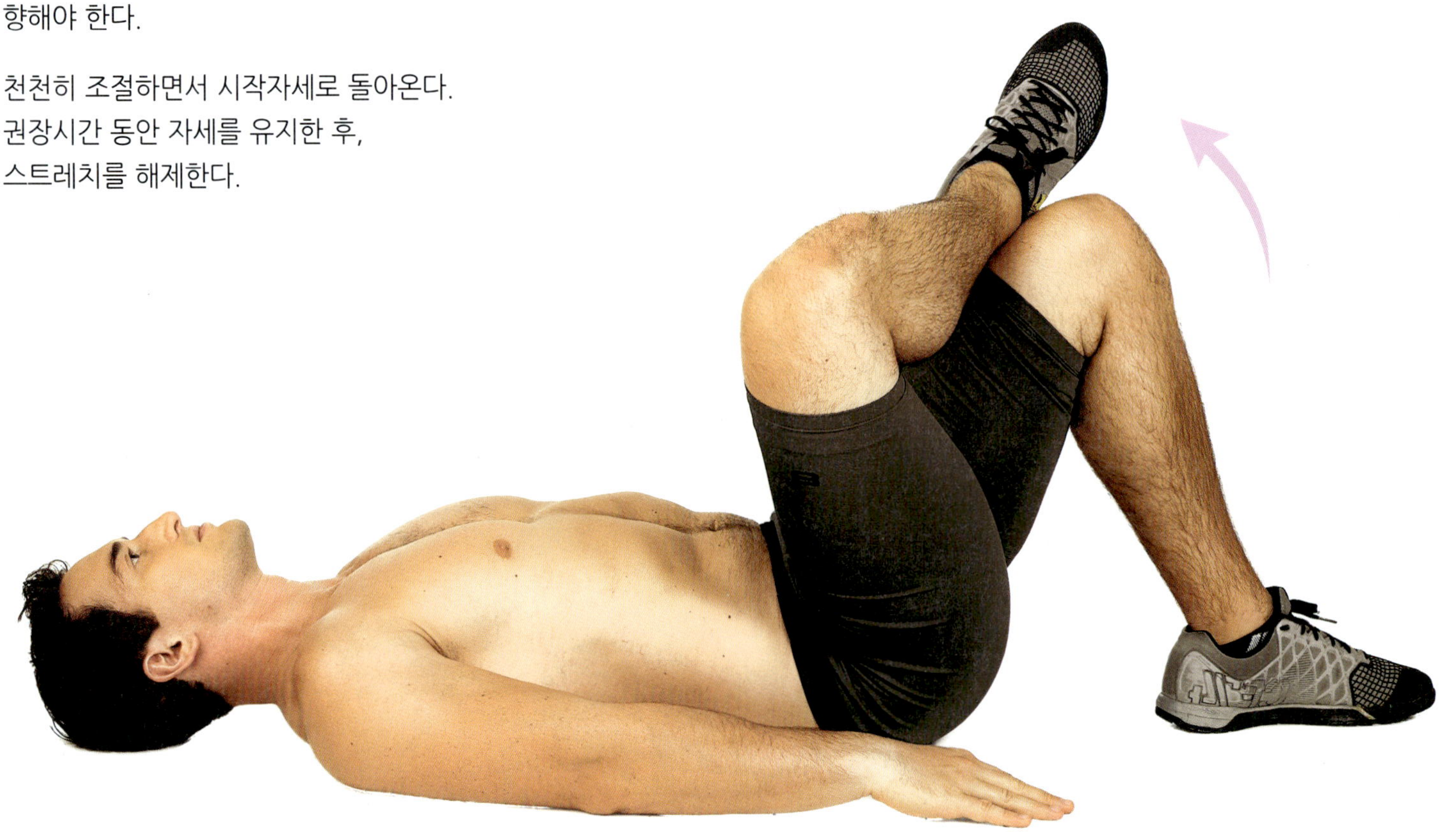

올바른 수행의 팁

- 엉덩이와 등을 들어올렸다 내릴 때, 둔부를 강하게 쪼여서는 안된다.
- 배꼽을 척추 쪽으로 당긴다.
- 목을 긴장시키지 않는다.
- 어깨를 하강한다.

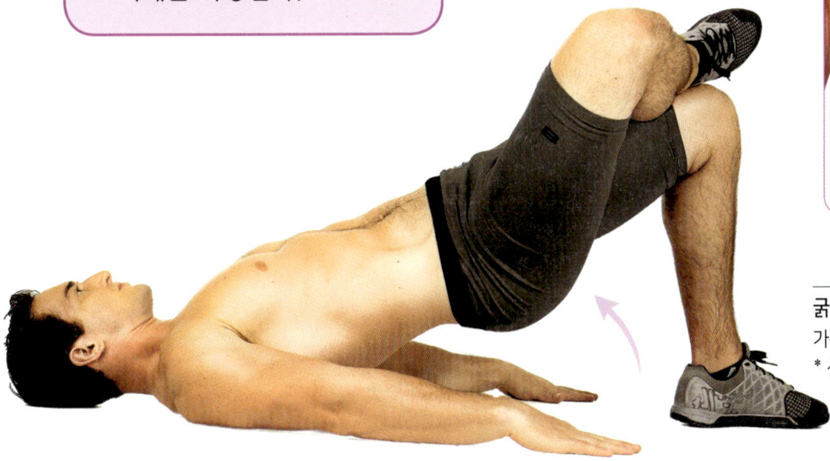

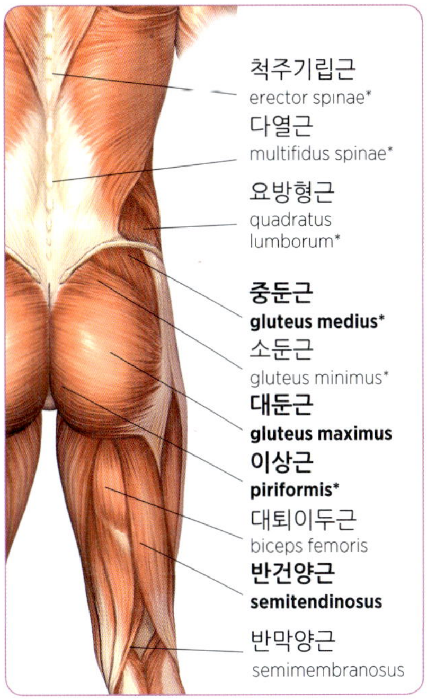

주석(Anotation Key)

굵은 글자는 목표 근육(**target muscles**)을 의미한다.
가는 글자는 본 운동에 작용하는 다른 근육들을 의미한다.
* 심부 근육(deep muscles)

팩트 파일

목표 근육

- 이상근
- 둔부
- 엉덩이

유형

- 정적

장점

- 좌골신경통 완화
- 코어의 강화와 안정화
- 대퇴사두근의 신장
- 고관절 근육의 가동성 향상

주의사항

- 허리 통증
- 무릎 문제
- 목 문제

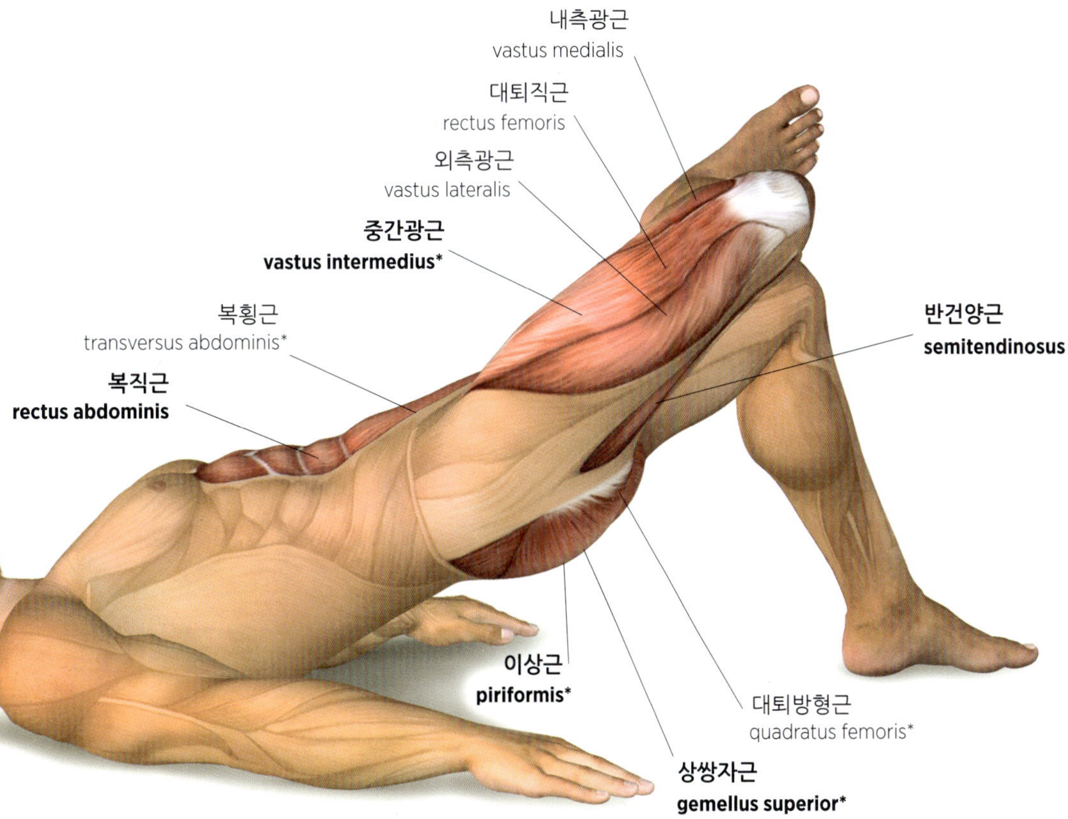

라잉-다운 그로인 스트레치

(Lying-Down Groin Stretch)

라잉-다운 그로인 스트레치는 엉덩이에서 공간을 만들기 좋고, 서혜부 근육을 이완시킨다.
여러분은 다리를 부드럽게 아랫방향으로 당기기 위해 중력을 이용하거나
허벅지 내전근을 스트레칭하기 위해 양 손으로 허벅지 부위에 압박을 가할 수 있다.

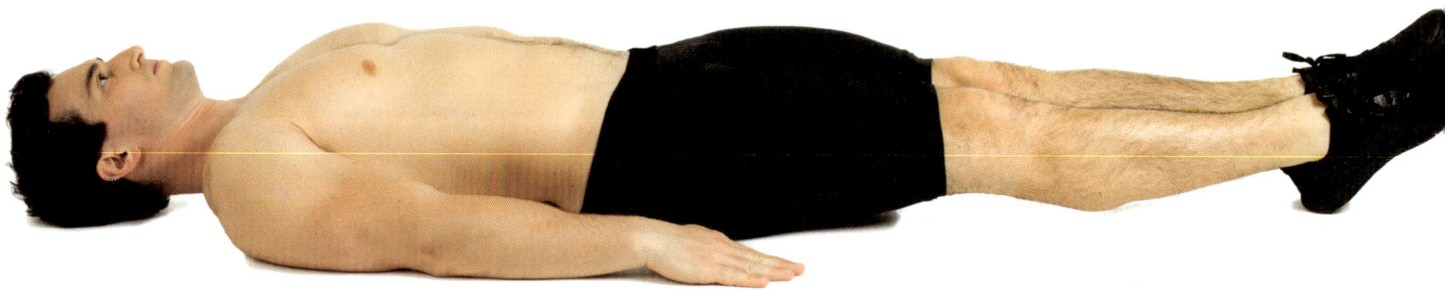

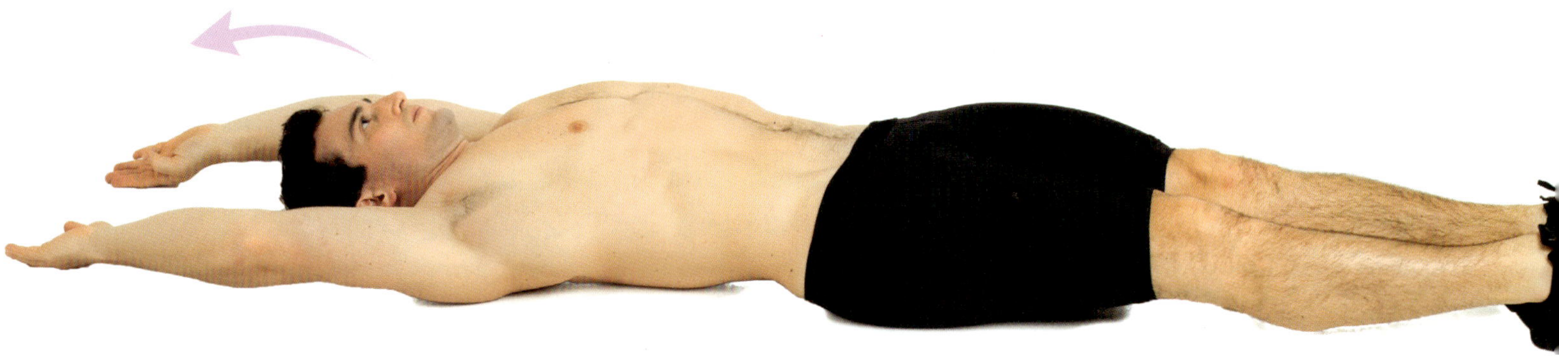

운동 방법

- 무릎을 세우고 누운 자세를 취한다.
- 양쪽 무릎을 옆으로 내려놓는다.
  이때 양쪽 발바닥을 붙인 상태에서 고관절을 외회전한다.
- 더 강한 스트레칭을 위해, 양 손을 허벅지 안쪽에 배치한다.
- 권장시간 동안 자세를 유지한 후, 스트레치를 해제한다.

올바른 수행의 팁

- 강한 스트레치를 하기 위해, 발의 가쪽면을 바닥에 유지하고, 발꿈치를 약간 들어올린다.
- 허리를 바닥에서 들어올리지 않는다.
- 더 강한 스트레치를 달성하기 위해 양쪽 다리를 날개짓하듯이 움직이지 않는다.

팩트 파일

목표 근육
- 내전근
- 엉덩이
- 둔부

유형
- 동적

장점
- 서혜부 확장
- 고관절 이완

주의사항
- 허리 통증
- 무릎 통증
- 고관절 문제

주석(Anotation Key)

굵은 글자는 목표 근육(**target muscles**)을 의미한다.
가는 글자는 본 운동에 작용하는 다른 근육들을 의미한다.
* 심부 근육(deep muscles)

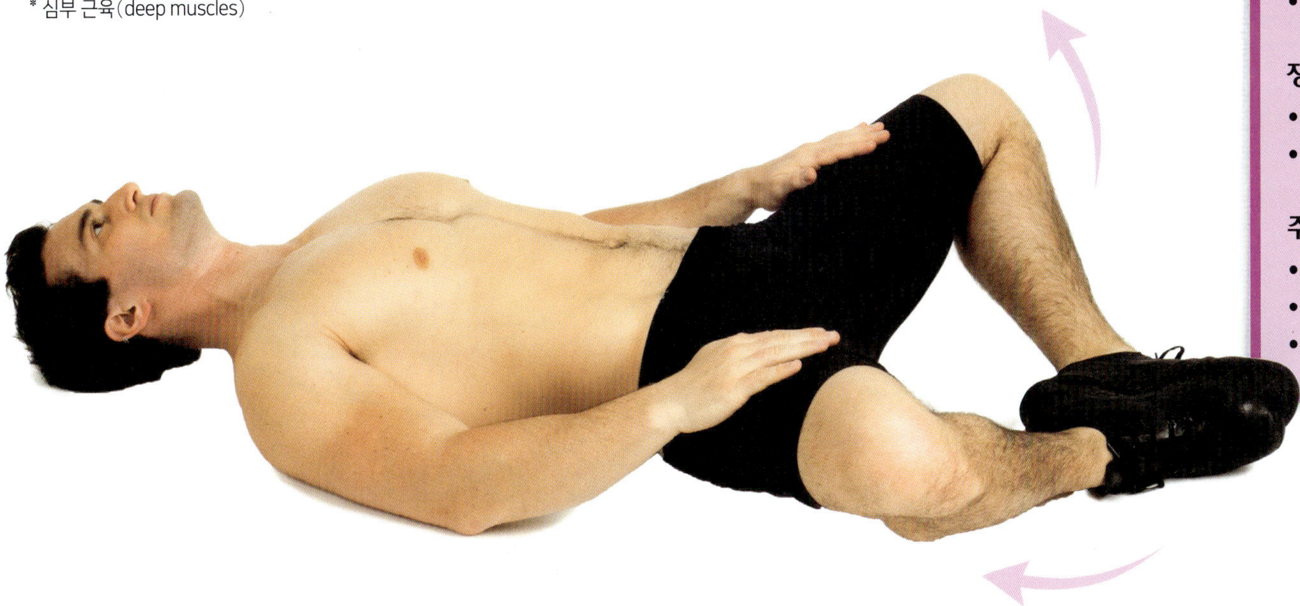

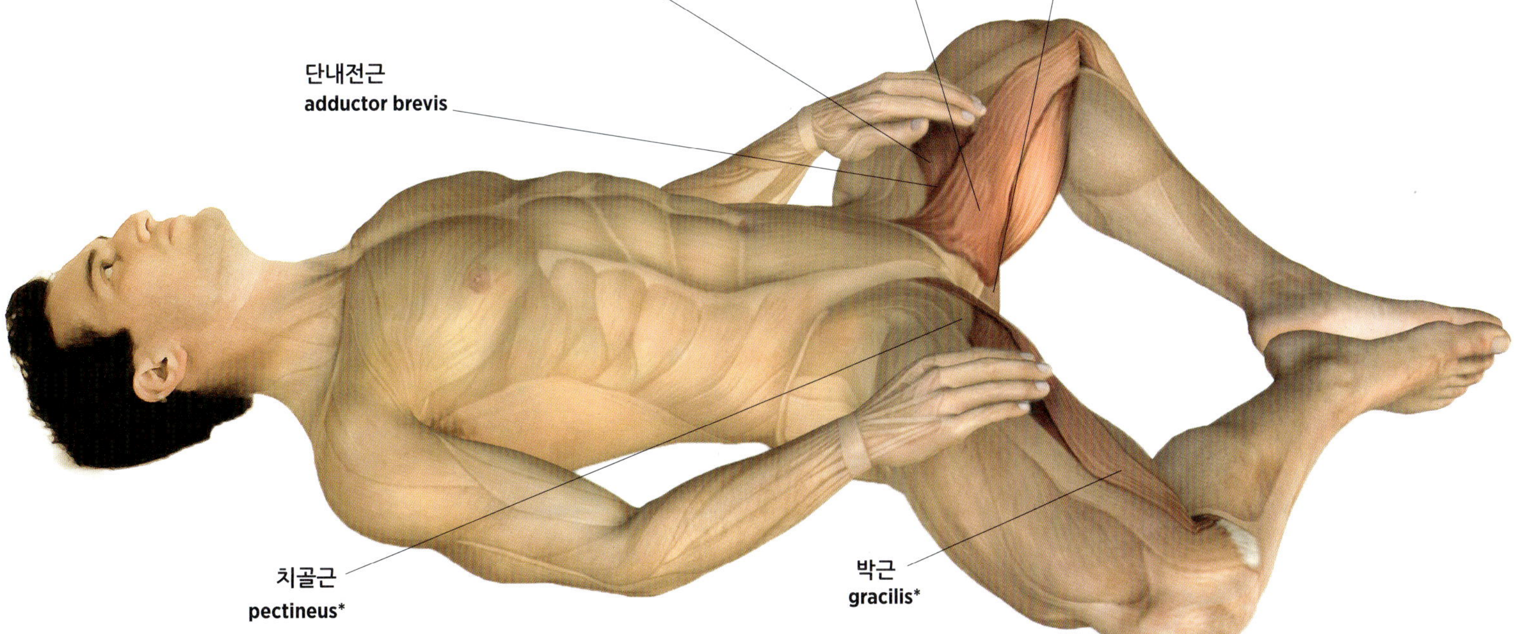

힙 어덕터 스트레치 (Hip Adductor Stretch)

힙 어덕터 스트레치는 가쪽 확장 운동과 연합하여 다리를 측면으로 벌린다.
이 운동은 일상 운동의 대위 운동이며,
타이트한 서혜부 또는 내전근의 이완을
제공할 수 있다.

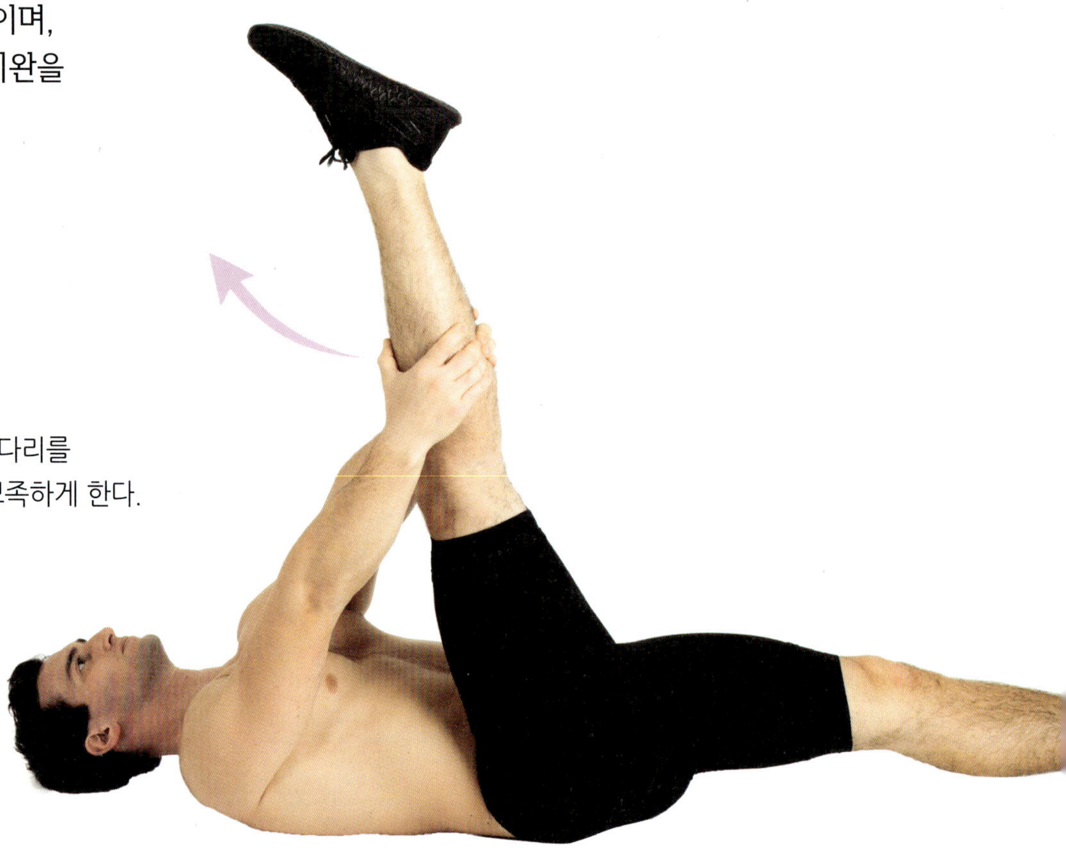

운동 방법

- 바로 누운 자세를 취하고, 오른쪽 무릎을 가슴 쪽으로 굽힌다.
- 양 손을 슬괵근에 배치하고, 오른쪽 다리를 천장 쪽으로 쭉 편다. 이때 발끝은 뾰족하게 한다.
- 왼손을 슬괵근에서 놓고, 바닥 위에 배치한다.
- 오른손을 오른쪽 장딴지 근육 밑으로 이동시키고, 오른쪽 다리를 옆으로 벌린다. 이때도 발끝은 뾰족해야 한다.
- 스트레치를 해제하고, 반대쪽도 실시한다.

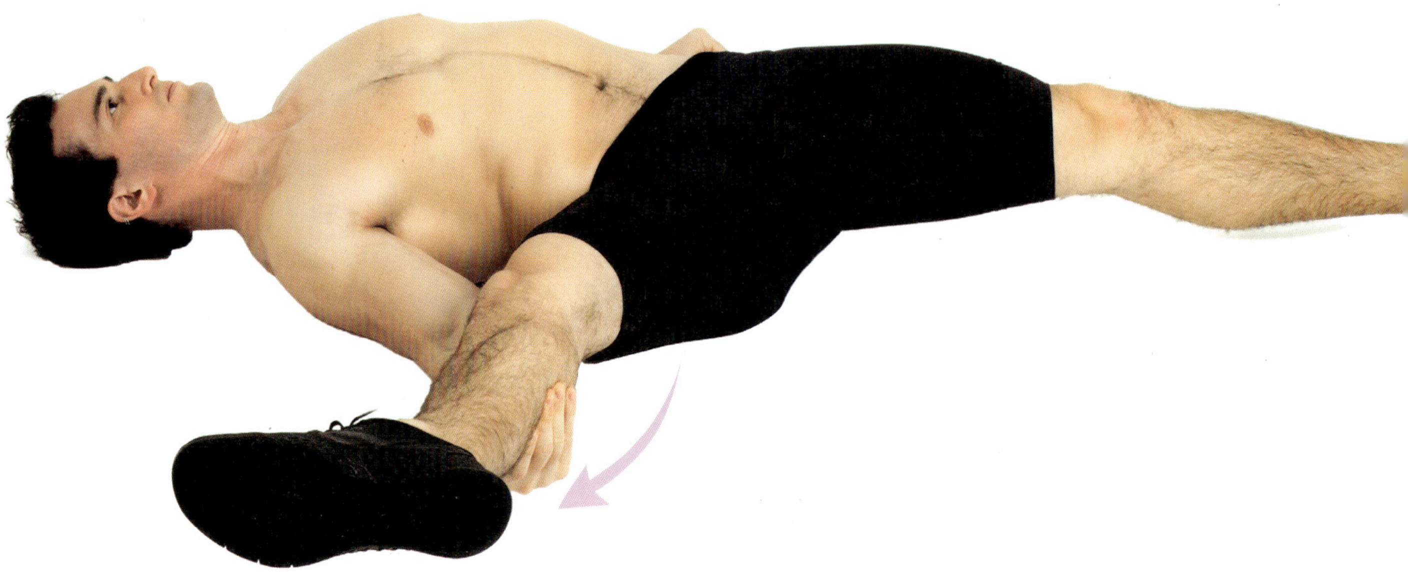

주석(**Anotation Key**)

굵은 글자는 목표 근육(target muscles)을 의미한다.
가는 글자는 본 운동에 작용하는 다른 근육들을 의미한다.
* 심부 근육(deep muscles)

올바른 수행의 팁

- 더 강한 스트레치를 위해 뻗은 다리의 발을 굴곡한다.
- 허리를 바닥으로부터 들어올리지 않거나 몸통을 비틀지 않는다.
- 깊은 호흡을 한다; 호흡을 중단하지 않는다.

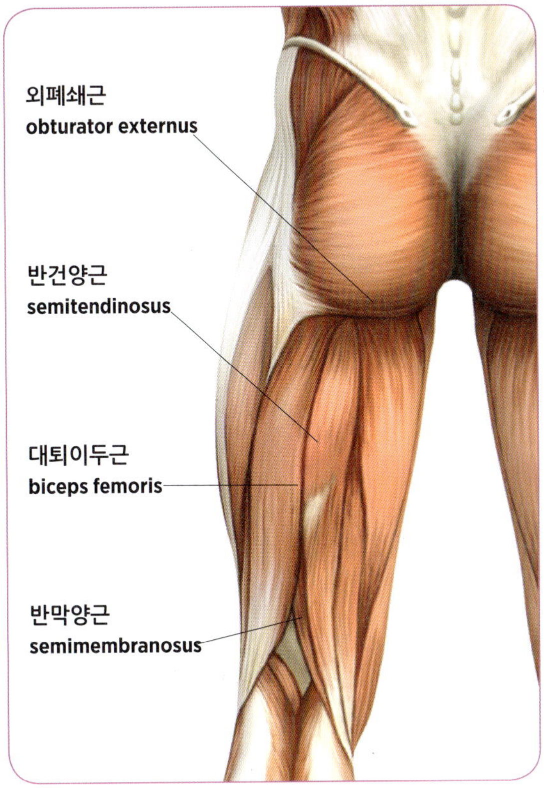

팩트 파일

목표 근육
- 서혜부 근육
- 둔부
- 슬괵근
- 허리

유형
- 동적

장점
- 엉덩이 확장
- 내전근 신장

주의사항
- 고관절 통증
- 어깨 통증
- 허리 통증

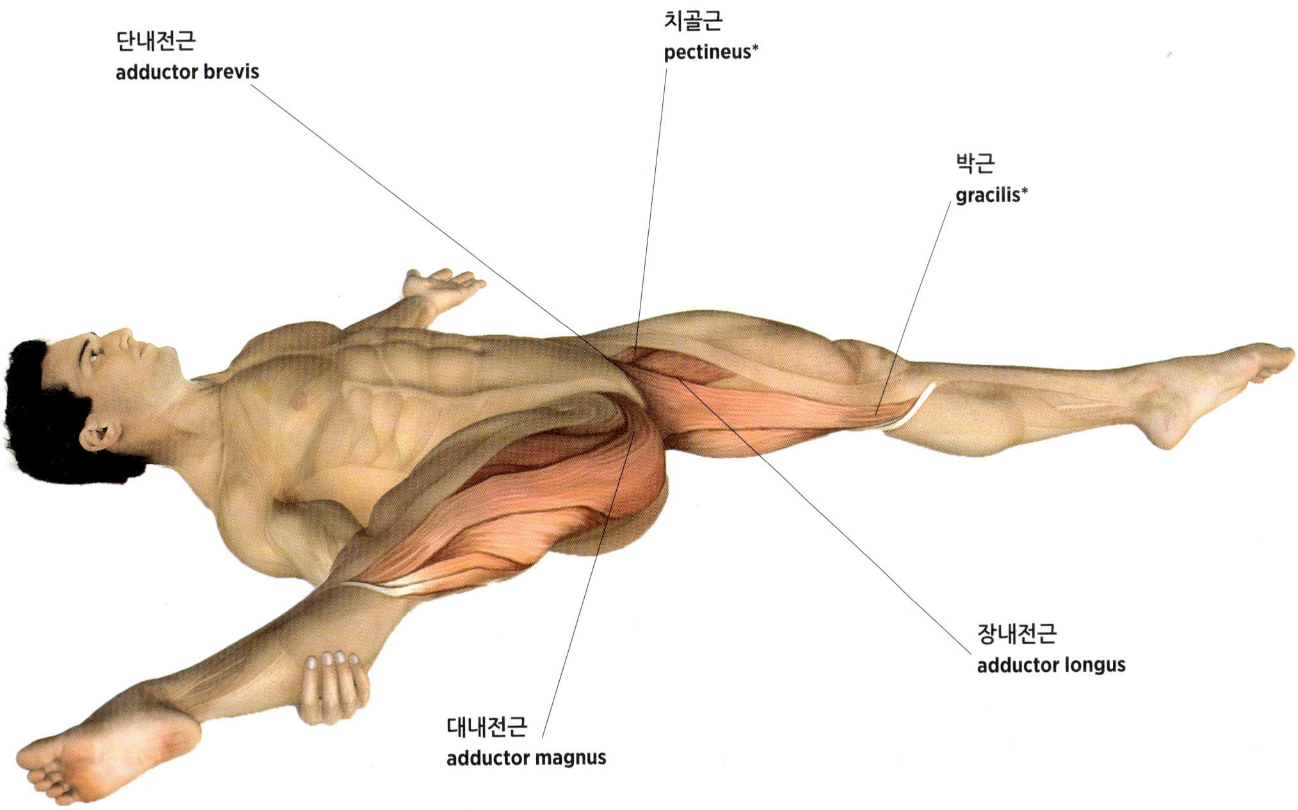

라잉-다운 피규어 4 스트레치

(Lying-Down Figure 4 Stretch)

피규어 4 스트레치는 엉덩이를 부드럽게 확장하고, 둔부 근육인 이상근과 허리를 스트레칭하고, 또 천골 주위 근육의 긴장을 풀어준다. 이 운동은 고관절을 가동시키고 고관절 근육을 스트레칭하는데 이용된다. 타이트한 엉덩이가 등의 강직을 초래할 수 있기 때문에, 이 운동을 사용하여 허리 통증을 예방하고 완화시킨다.

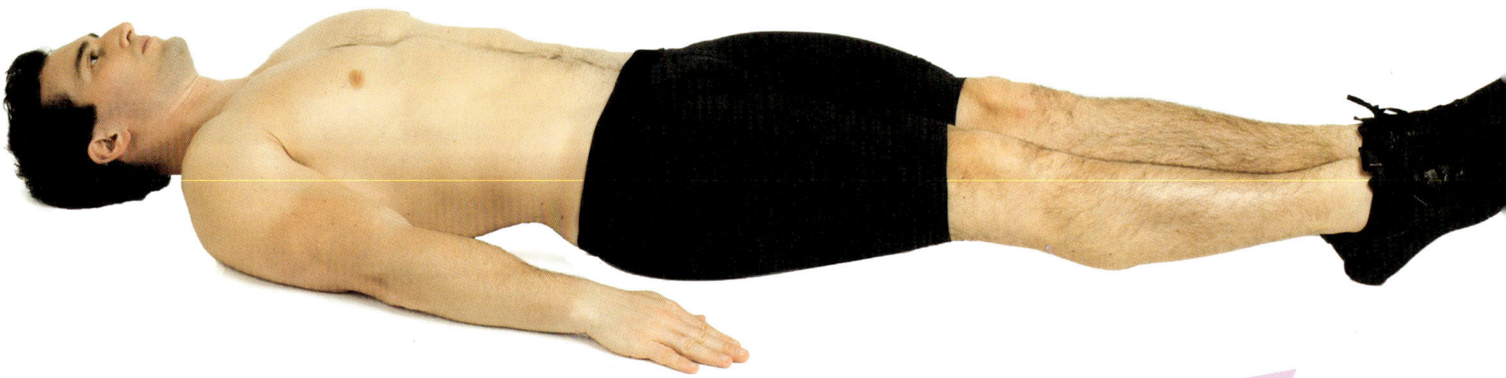

운동 방법

- 양쪽 다리를 쭉 펴고 누운 자세를 취한다. 발끝은 뾰족해야 한다.
- 오른쪽 무릎을 굴곡시켜, 오른쪽 발목이 왼쪽 허벅지 위에 놓이도록 다리를 외회전시킨다. 양쪽 다리의 모양이 숫자 4처럼 생겼다.
- 왼쪽 다리를 굴곡시키고, 왼쪽 허벅지 뒤쪽을 잡고 양쪽 다리를 가슴 쪽으로 당긴다.
- 더 강한 스트레칭을 위해 오른쪽 팔꿈치로 오른쪽 허벅지를 밀면서, 오른쪽 다리를 약간 외회전시킨다.
- 권장시간 동안 자세를 유지한 후, 스트레치를 해제한다. 그리고 반대쪽도 실시한다.

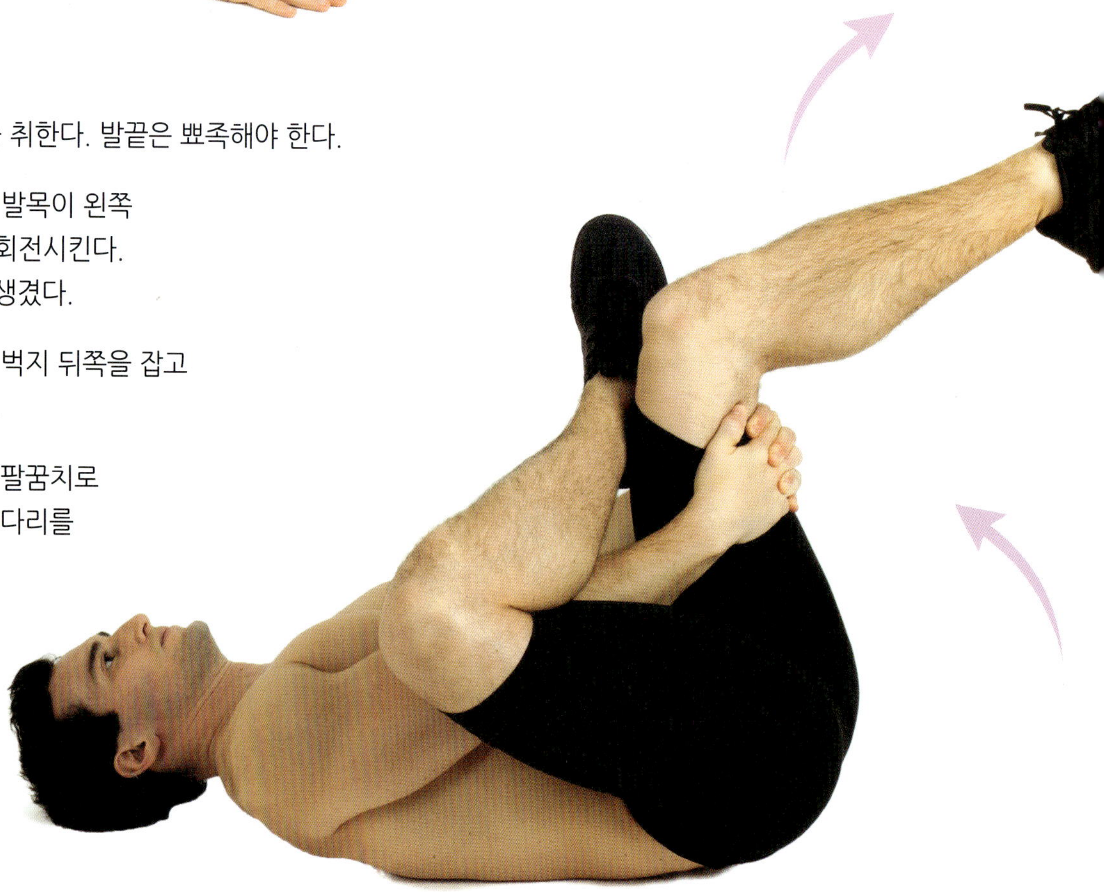

주석(Anotation Key)

굵은 글자는 목표 근육(**target muscles**)을 의미한다.
가는 글자는 본 운동에 작용하는 다른 근육들을 의미한다.
* 심부 근육(deep muscles)

올바른 수행의 팁

- 머리와 견갑골을 바닥 위에 유지한다.
- 하체를 비틀지 않는다; 고관절이 정면을 하도록 한다.

팩트 파일

목표 근육
- 둔부
- 내전근

유형
- 정적

장점
- 고관절 가동성 향상
- 등 통증 완화
- 둔부와 슬괵근의 유연성 증가

주의사항
- 고관절 통증
- 허리 통증
- 무릎 통증

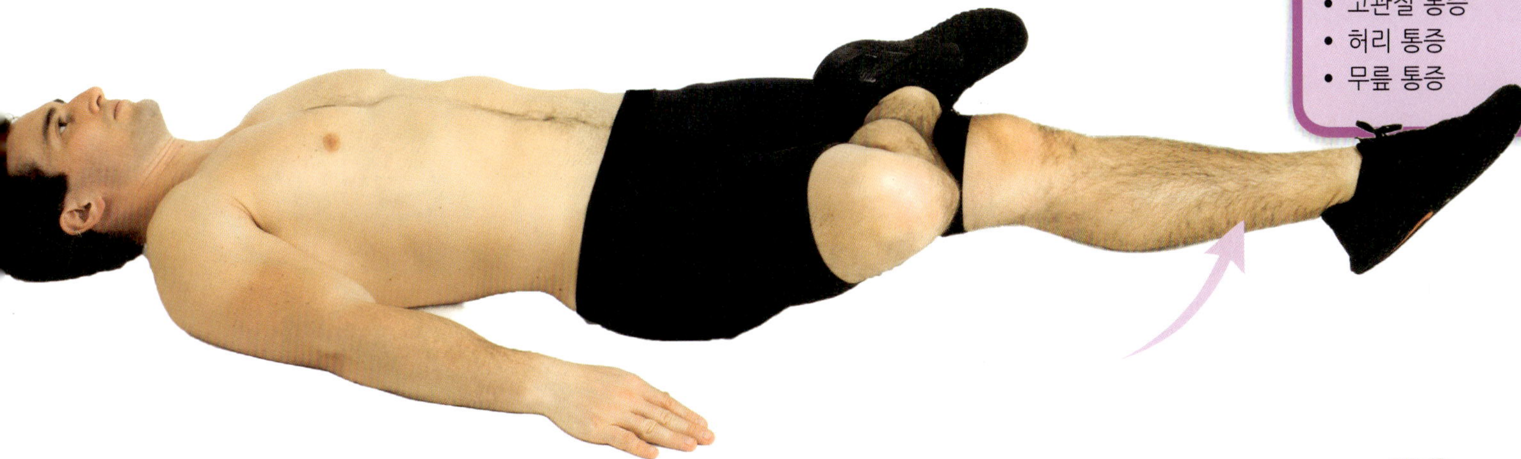

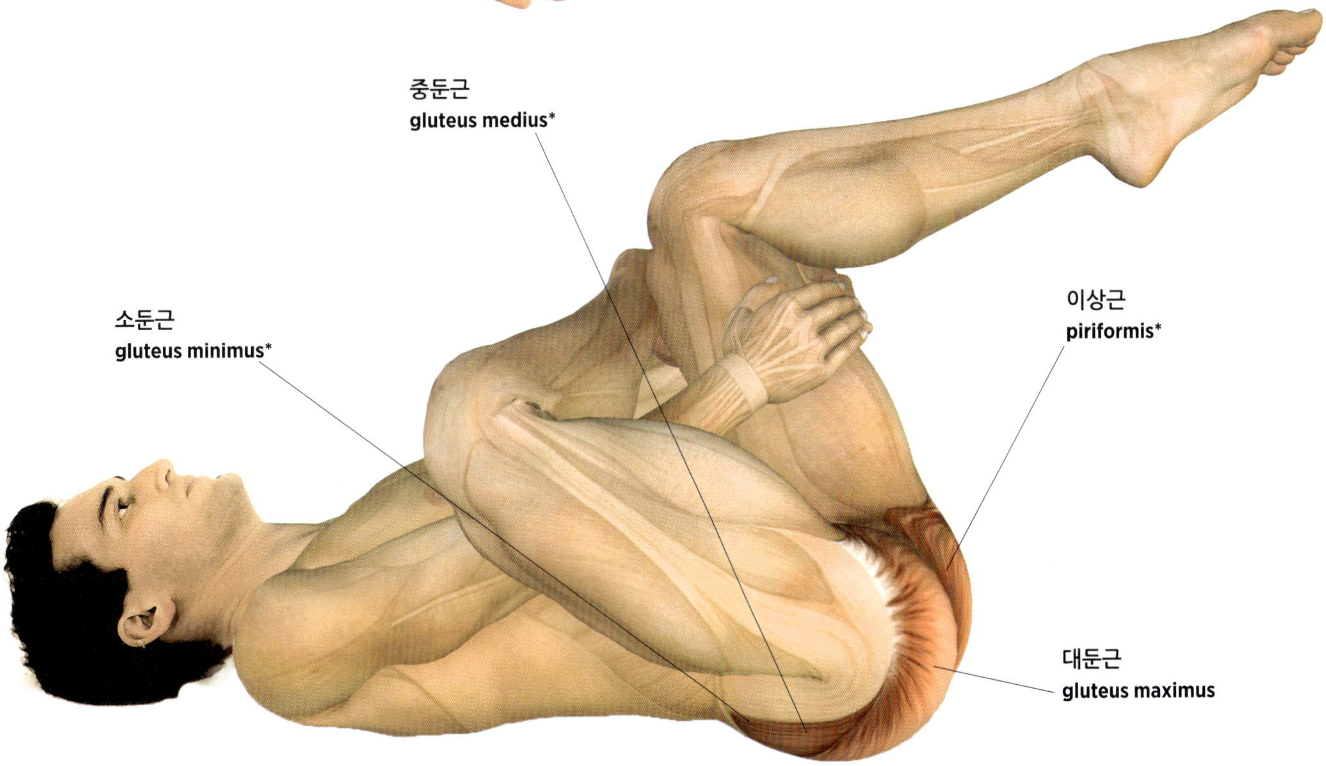

인터널 힙 로테이터 스트레치

(Internal Hip Rotator Stretch)

좌식 생활 양식은 타이트한 고관절 굴곡근을 초래할 뿐만 아니라, 둔부 근육의 약증을 초래할 수 있다. 이것은 보행, 자세, 척추 안정성 및 운동 패턴에 영향을 줄 수 있다. 이와 같은 간단한 고관절 스트레치로 여러분의 신체를 기능적이고, 유연하고 건강하게 만들 수 있다.

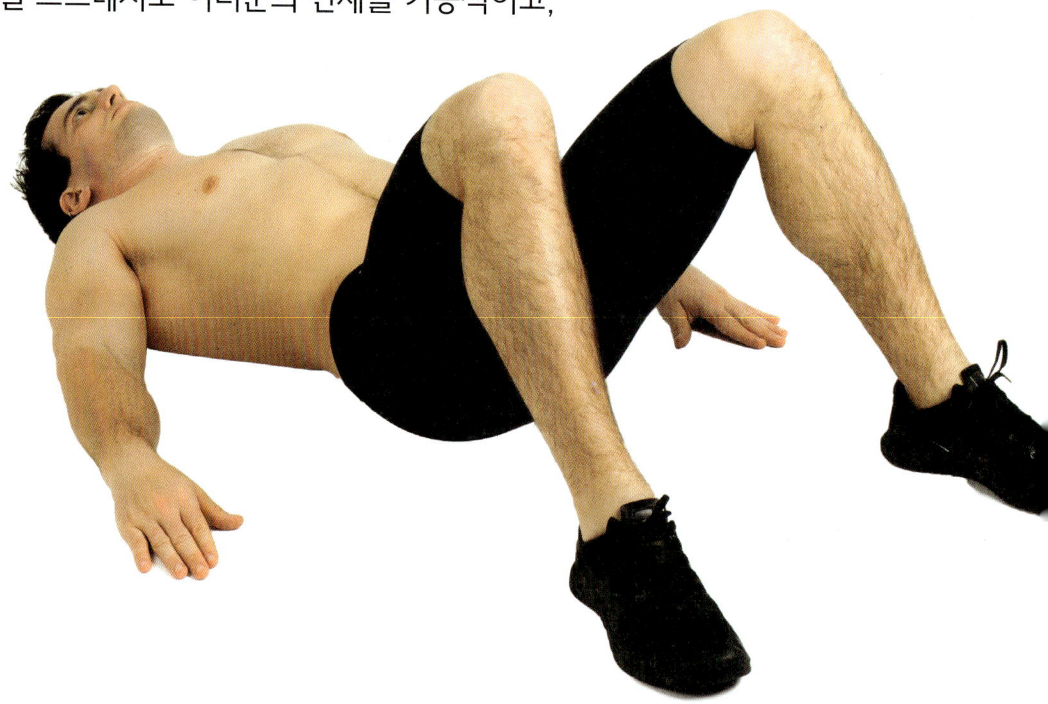

운동 방법

- 등을 대고 누워서 양 팔을 몸통 옆에 위치시킨다.
- 양쪽 무릎을 굽히고, 어깨너비보다 넓게 양 발을 벌려 배치한다.
- 나머지 신체를 여전히 유지하고, 오른쪽 고관절을 안쪽으로 회전시켜 바닥 쪽으로 무릎을 가져간다.
- 시작자세로 천천히 돌아온 후, 반대쪽도 실시한다.

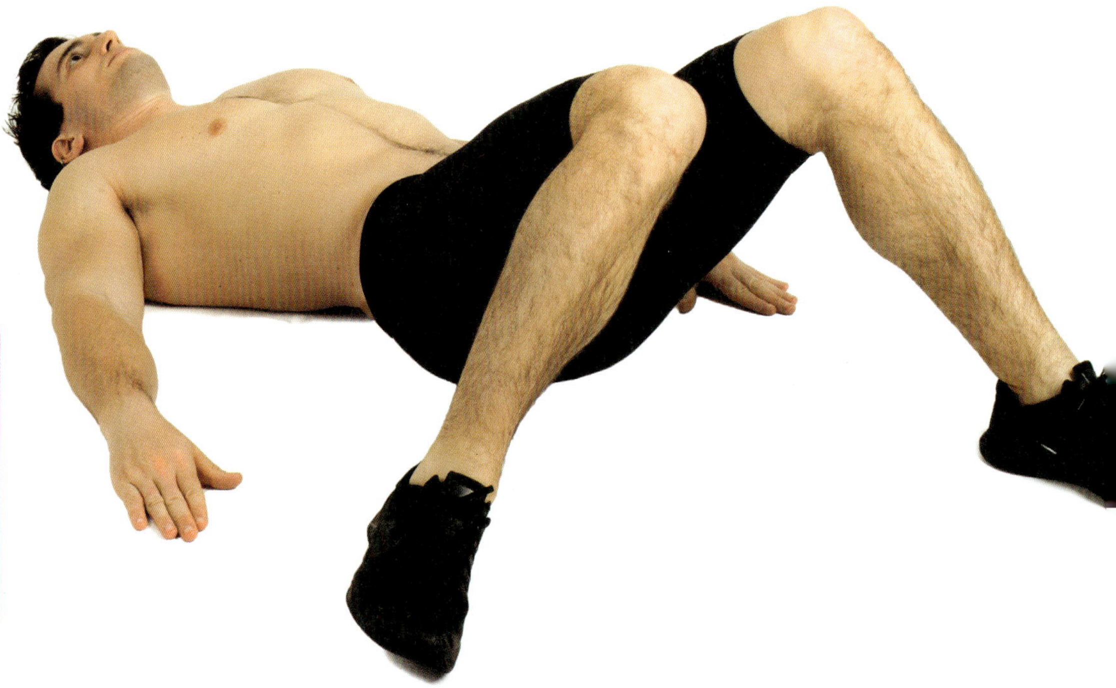

올바른 수행의 팁

- 복부를 타이트하게 유지하고, 허리를 지지하기 위해 양 손을 바닥 위에 올려놓는다.
- 허리와 둔부를 들지 않는다.

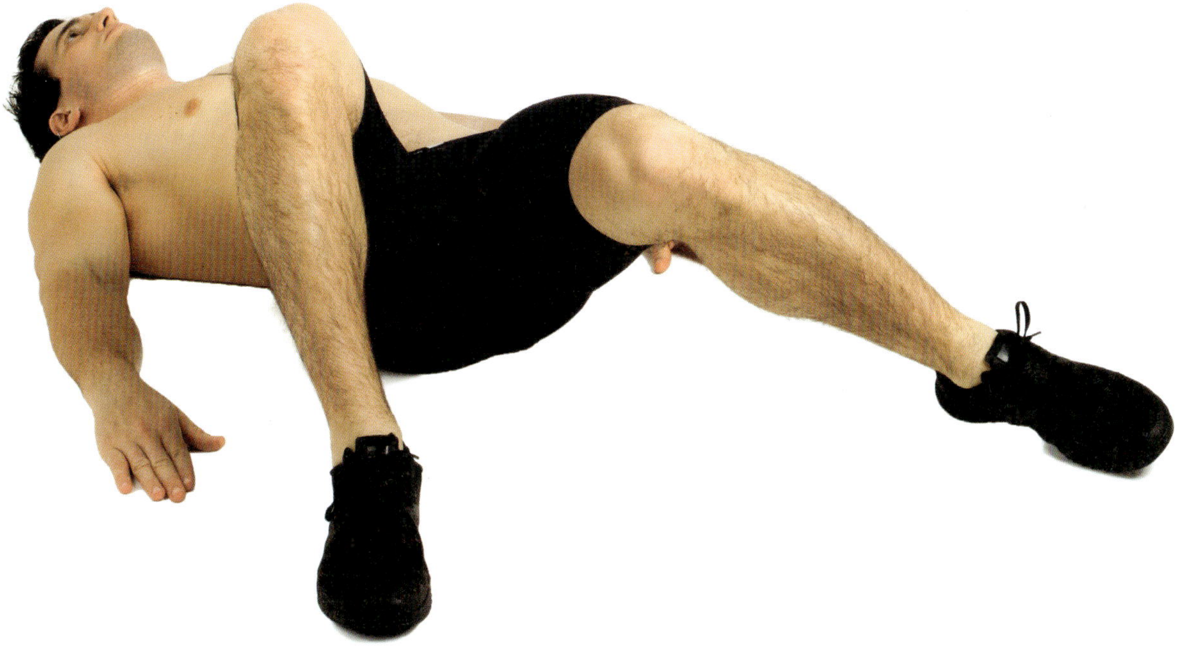

팩트 파일

목표 근육
- 슬괵근
- 둔부

유형
- 동적

장점
- 고관절 회전근과 굴곡근의 가동범위 증가
- 허리 통증 완화
- 둔부 활성화

주의사항
- 고관절 통증
- 허리 통증

주석(Anotation Key)

굵은 글자는 목표 근육(target muscles)을 의미한다.
가는 글자는 본 운동에 작용하는 다른 근육들을 의미한다.
* 심부 근육(deep muscles)

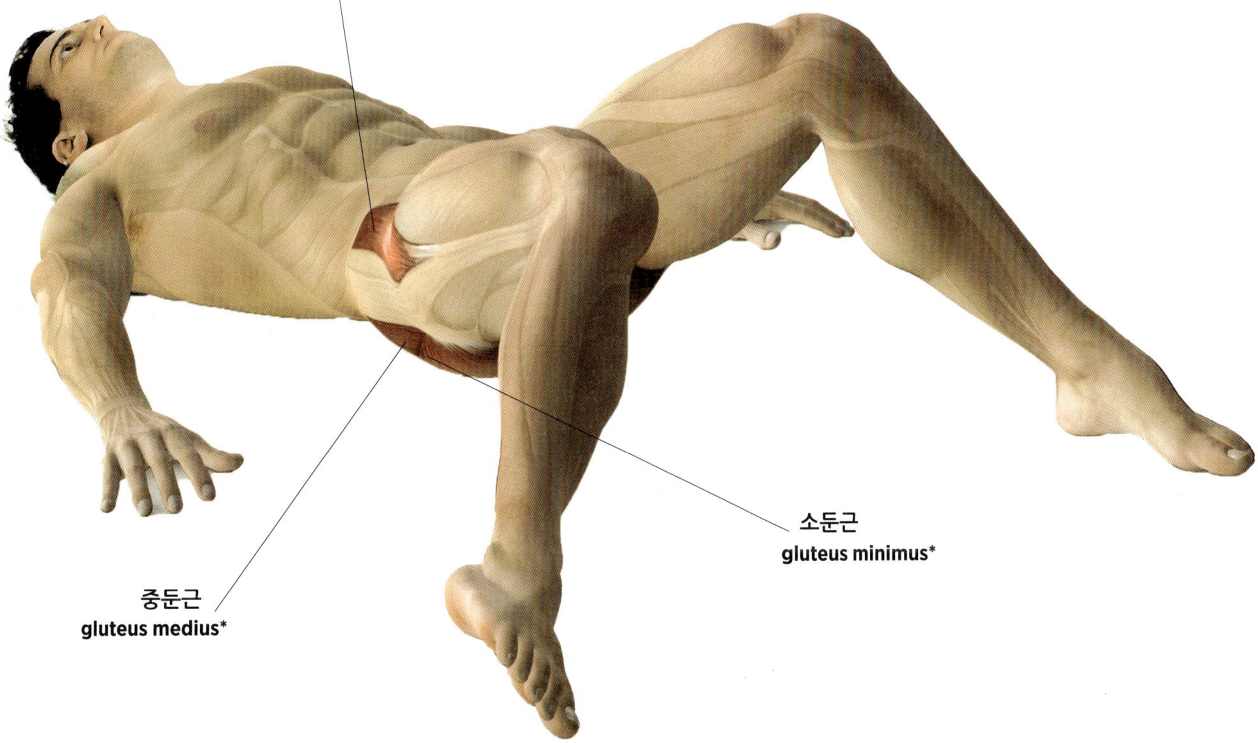

해피 베이비 스트레치

(Happy Baby Stretch)

누운 자세에서 이 운동을 수행하면 슬괵근과 안쪽 허벅지를 활성화할 수 있다. 이 운동은 등의 이완 운동이며, 엉덩이, 어깨 및 가슴도 확장시킨다.

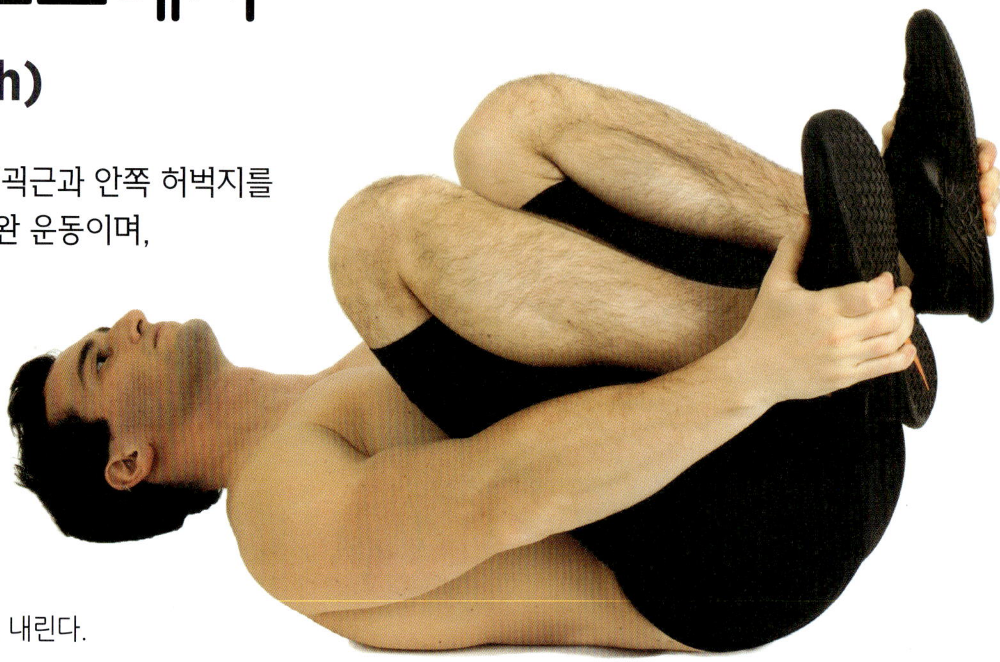

운동 방법

- 등을 대고 눕는다.
- 양쪽 무릎을 가슴 쪽으로 굽히고, 발의 가쪽면을 잡는다.
- 다리를 벌릴 때 바닥 쪽으로 양쪽 무릎을 내린다.
- 스트레치의 강도를 강하게 하기 위해 발꿈치를 당긴다.
- 권장시간 동안 자세를 유지한 후, 스트레치를 해제한다.

올바른 수행의 팁

- 팔꿈치를 약간 굴곡한다.
- 어깨를 바닥 쪽으로 당긴다.
- 복부를 활성화하고 허리를 고정하기 위해 골반을 후방경사한다.
- 머리나 견갑골을 바닥으로부터 들어올리지 않는다.

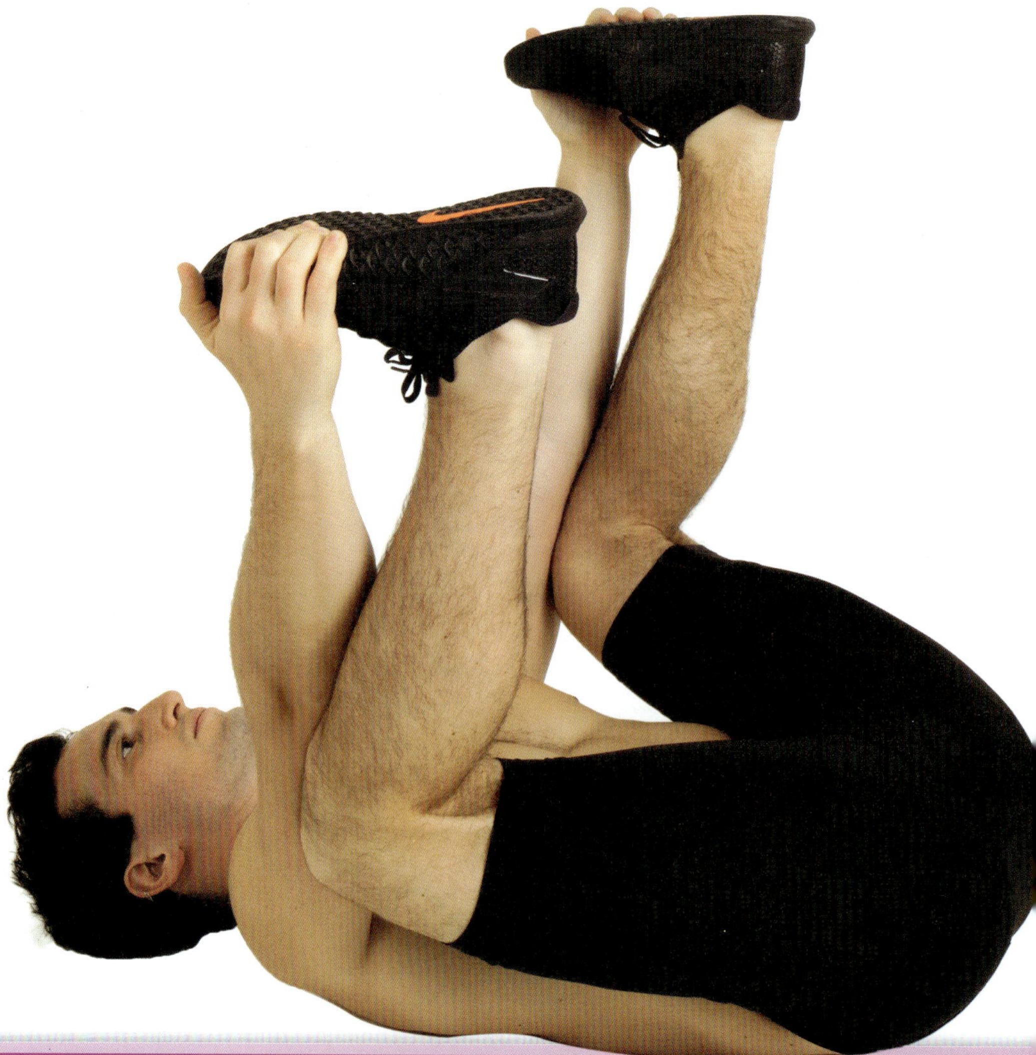

팩트 파일

목표 근육
- 둔부
- 슬괵근
- 허리

유형
- 정적

장점
- 허리와 천골의 이완
- 엉덩이와 안쪽 허벅지의 확장
- 슬괵근 신장
- 허리 통증 완화
- 척추 신장

주의사항
- 목이나 무릎 손상
- 고관절 통증

주석(Anotation Key)

굵은 글자는 목표 근육(target muscles)을 의미한다.
가는 글자는 본 운동에 작용하는 다른 근육들을 의미한다.
* 심부 근육(deep muscles)

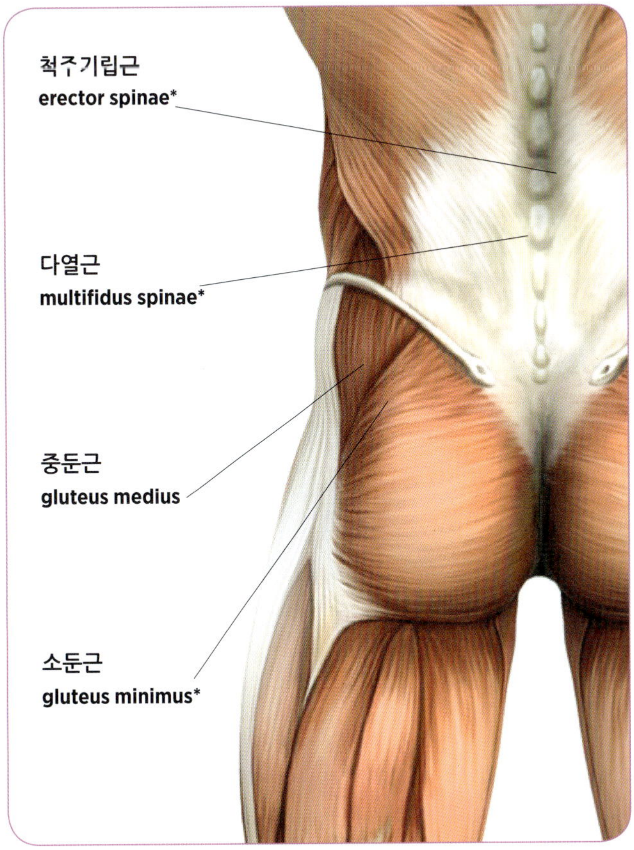

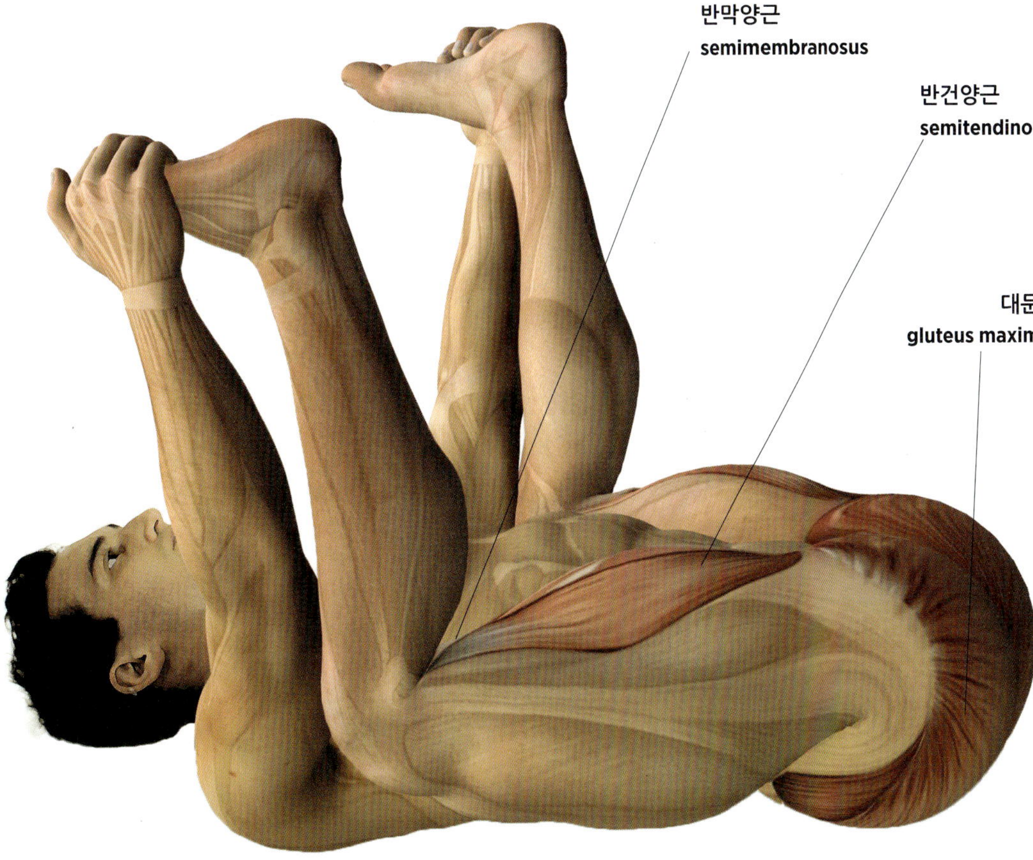

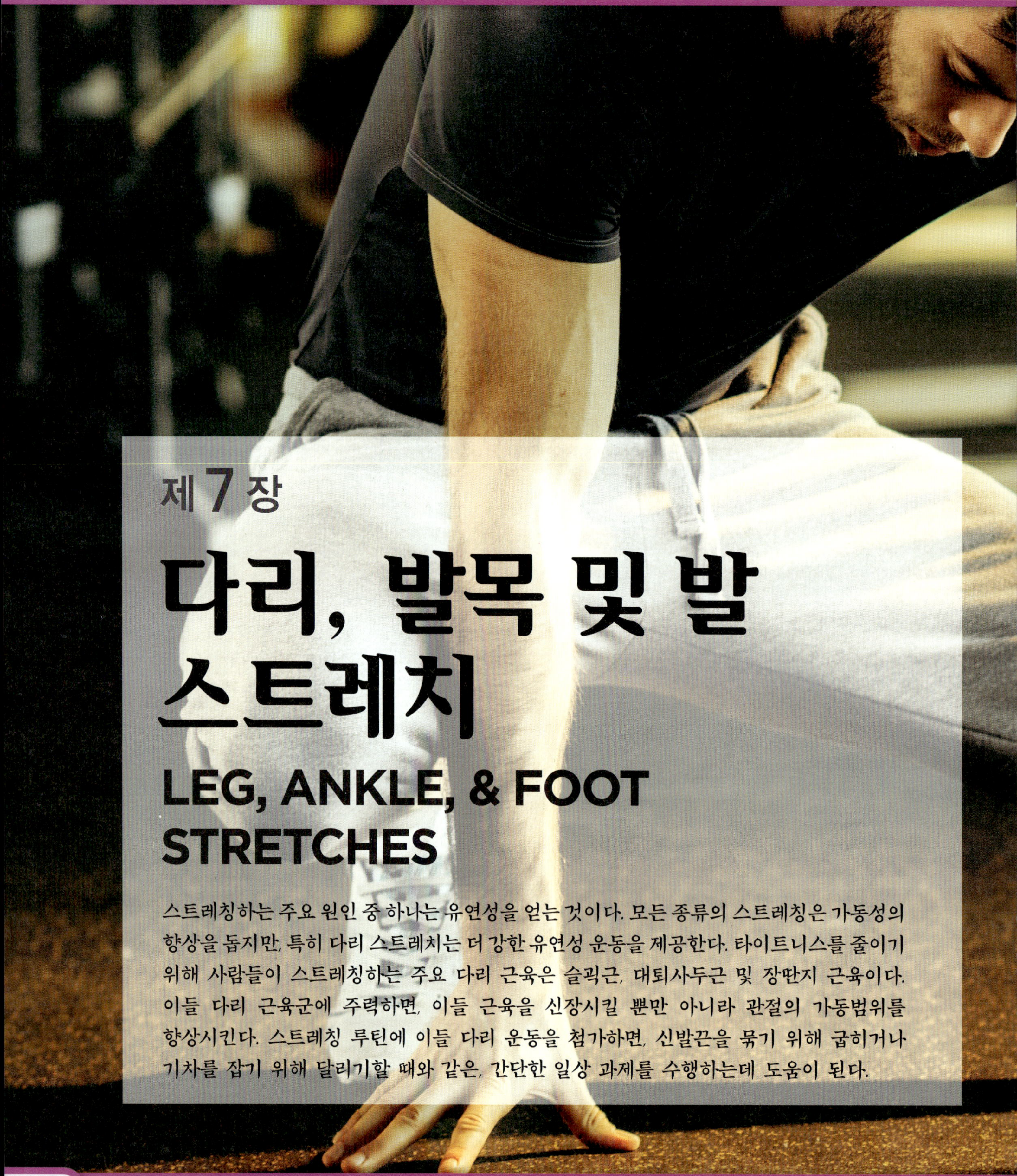

제 7 장

다리, 발목 및 발 스트레치

LEG, ANKLE, & FOOT STRETCHES

스트레칭하는 주요 원인 중 하나는 유연성을 얻는 것이다. 모든 종류의 스트레칭은 가동성의 향상을 돕지만, 특히 다리 스트레치는 더 강한 유연성 운동을 제공한다. 타이트니스를 줄이기 위해 사람들이 스트레칭하는 주요 다리 근육은 슬괵근, 대퇴사두근 및 장딴지 근육이다. 이들 다리 근육군에 주력하면, 이들 근육을 신장시킬 뿐만 아니라 관절의 가동범위를 향상시킨다. 스트레칭 루틴에 이들 다리 운동을 첨가하면, 신발끈을 묶기 위해 굽히거나 기차를 잡기 위해 달리기할 때와 같은, 간단한 일상 과제를 수행하는데 도움이 된다.

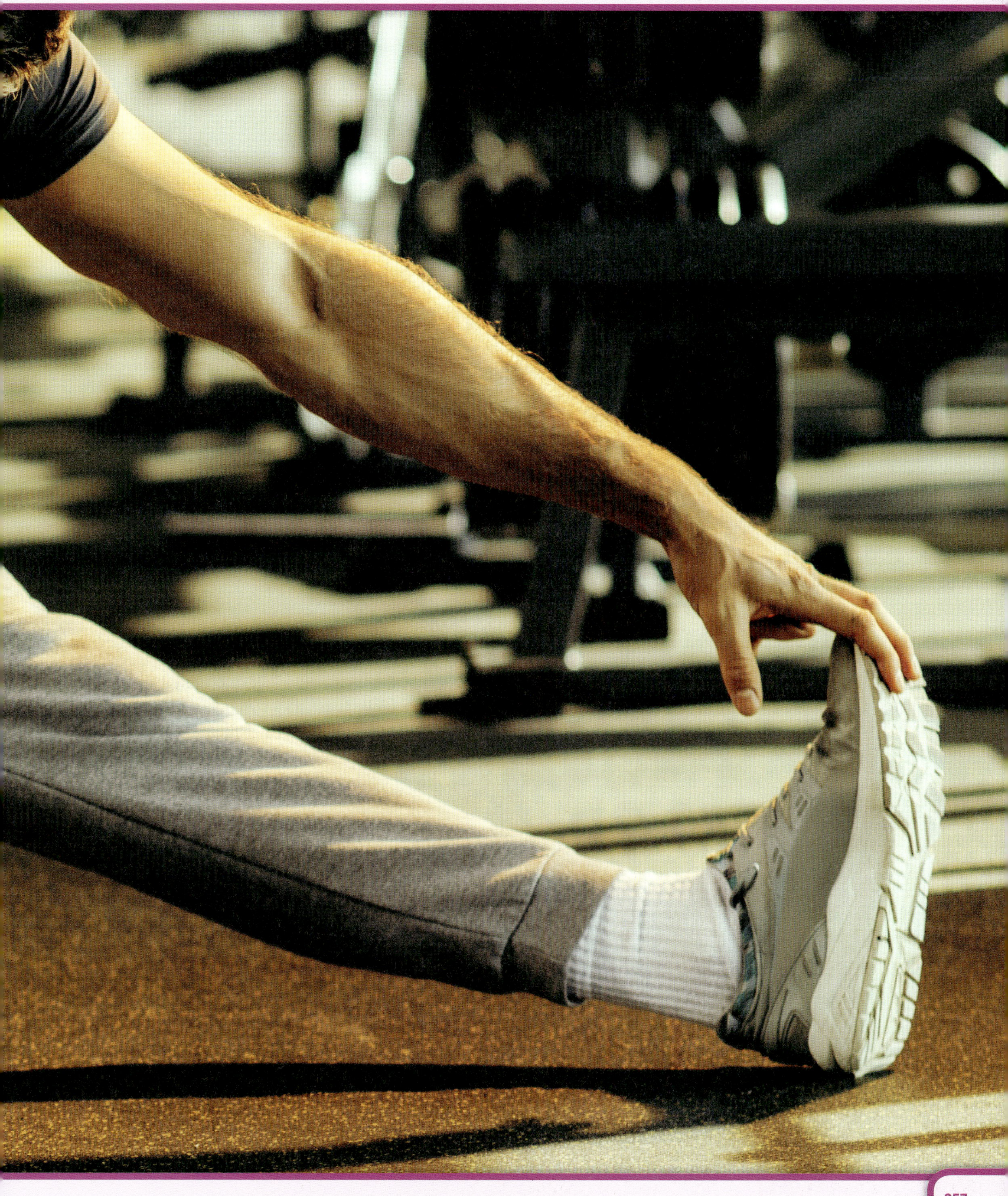

스탠딩 포워드 벤드
(Standing Forward Bend)

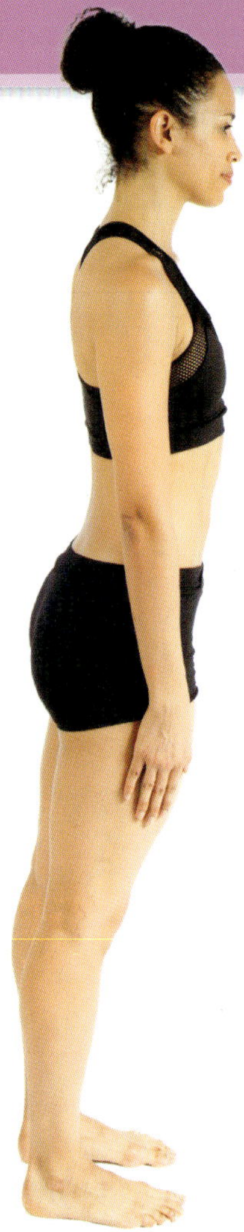

스탠딩 포워드 벤드는 슬괵근과 장딴지 근육을 신장하고, 전체 등을 스트레칭한다. 이런 많은 요가 운동에서 일반적으로 가장 먼저 시작하는 기본적인 인버전 운동도 심장 아래로 머리를 낮추어 혈액순환을 증진시킨다.

운동 방법

- 선 자세에서 양쪽 발을 붙이고 팔을 몸통 옆에 위치시킨다. 들이쉬면서 양 팔을 천장 쪽으로 들어올리고, 내쉬면서 앞쪽으로 몸을 접기 위해 고관절을 굴곡한다. 손가락끝을 바닥 쪽으로 뻗고, 발가락과 같은 선상에 위치하도록 한다.
- 복부 근육을 안쪽으로 당기면서 양쪽 다리와 팔을 쭉 편다. 양쪽 발꿈치로 바닥을 압박하면서, 꼬리뼈를 천장쪽으로 들어 올린다. 이때 고관절과 발꿈치를 수직 일직선되게 정렬한다.
- 고관절을 더 많이 굴곡하기 위해 들이쉬면서 척추를 신장하고, 손바닥을 바닥 위에 내려 놓는다.
- 복부를 허벅지 쪽으로 가져가면서 몸통을 길게 신장한다.
- 권장시간 동안 자세를 유지한 후, 척추를 신장하기 위해 들이쉬고, 척추를 깊게 접을 때 내쉰다.

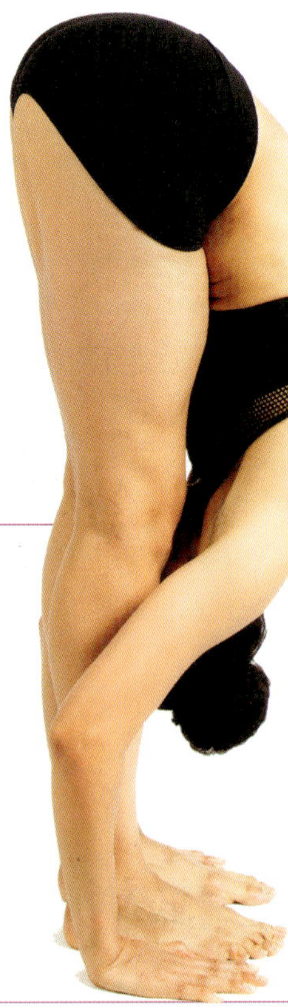

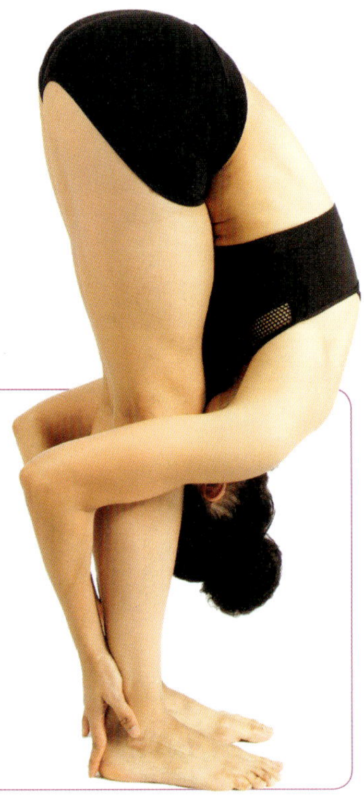

다른 버전

높은 난이도: 머리가 무릎 사이에 위치하도록 숙이고, 손바닥을 바닥 위에 배치하거나 안정을 위해 발목 뒤로 뻗는다.

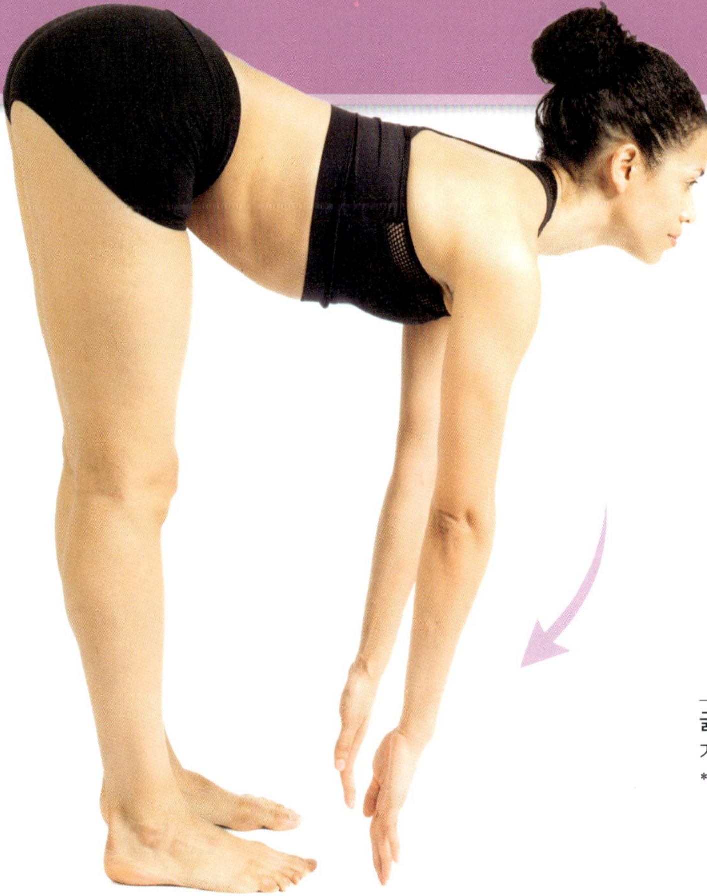

팩트 파일

목표 근육
- 척추
- 코어
- 하체

유형
- 정적

장점
- 슬괵근, 엉덩이 및 척추의 신장
- 허벅지와 무릎의 강화
- 혈액순환 향상
- 스트레스 감소
- 자세 향상
- 소화 촉진

주의사항
- 허리 문제
- 목 통증
- 골다공증

주석(Anotation Key)

굵은 글자는 목표 근육(target muscles)을 의미한다.
가는 글자는 본 운동에 작용하는 다른 근육들을 의미한다.
* 심부 근육(deep muscles)

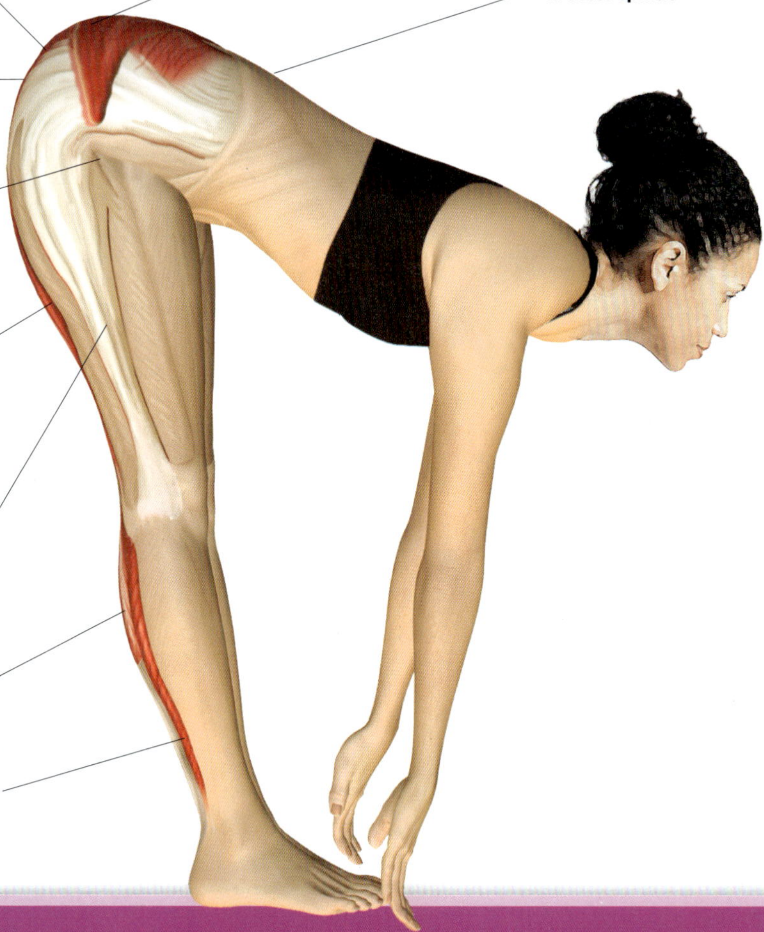

올바른 수행의 팁

- 허리가 아닌, 고관절을 굽힌다.
- 만약 허리나 슬괵근이 타이트하면, 무릎을 약간 굽힌다.
- 손가락끝이 바닥에 닿지 않으면, 정강이 위에 배치하거나 팔짱을 낀다.
- 체중을 뒤쪽으로 이동시키지 않거나 발꿈치 뒤로 엉덩이를 위치시키지 않는다.
- 목을 압박하지 않는다.
- 포즈를 취하거나 포즈에서 벗어날 때 척추를 롤링하지 않는다.

토우 터치 (Toe Touch)

발가락에 닿는 능력은 유연성을 유지하기 원하는 사람들에게 있어 중요한 목표가 된다. 스탠딩 포워드 벤드를 더 잘 하기 위해 손가락끝을 약간 더 밀어 주면, 슬괵근과 장딴지 근육의 더 강한 스트레칭을 느낄 수 있다.

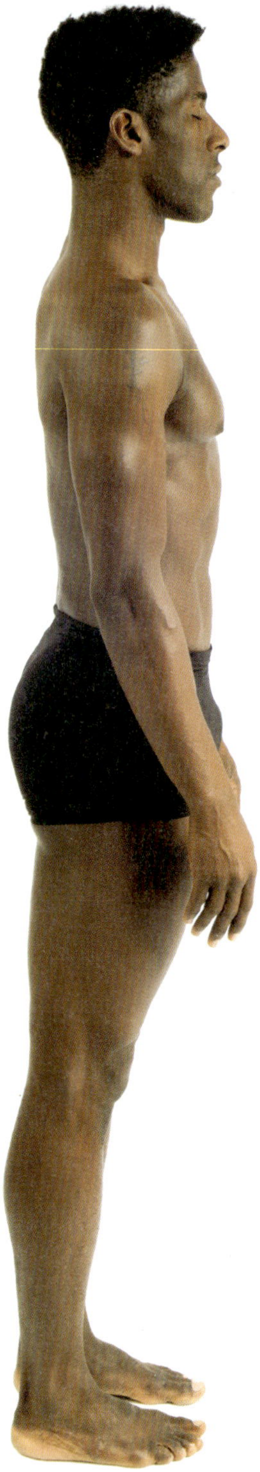

운동 방법

- 선 자세에서 양 발을 어깨너비만큼 벌린다. 양쪽 무릎을 약간만 굽힌다.
- 목에서 허리까지 척추를 천천히 아래쪽으로 숙인다. 다리의 측면을 따라 양 팔을 배치한다.
- 허리를 숙이면서 더 아래쪽으로 계속 낮춘다. 스트레치할 때 체중을 이용해 머리를 바닥 쪽으로 끌어 내린다.

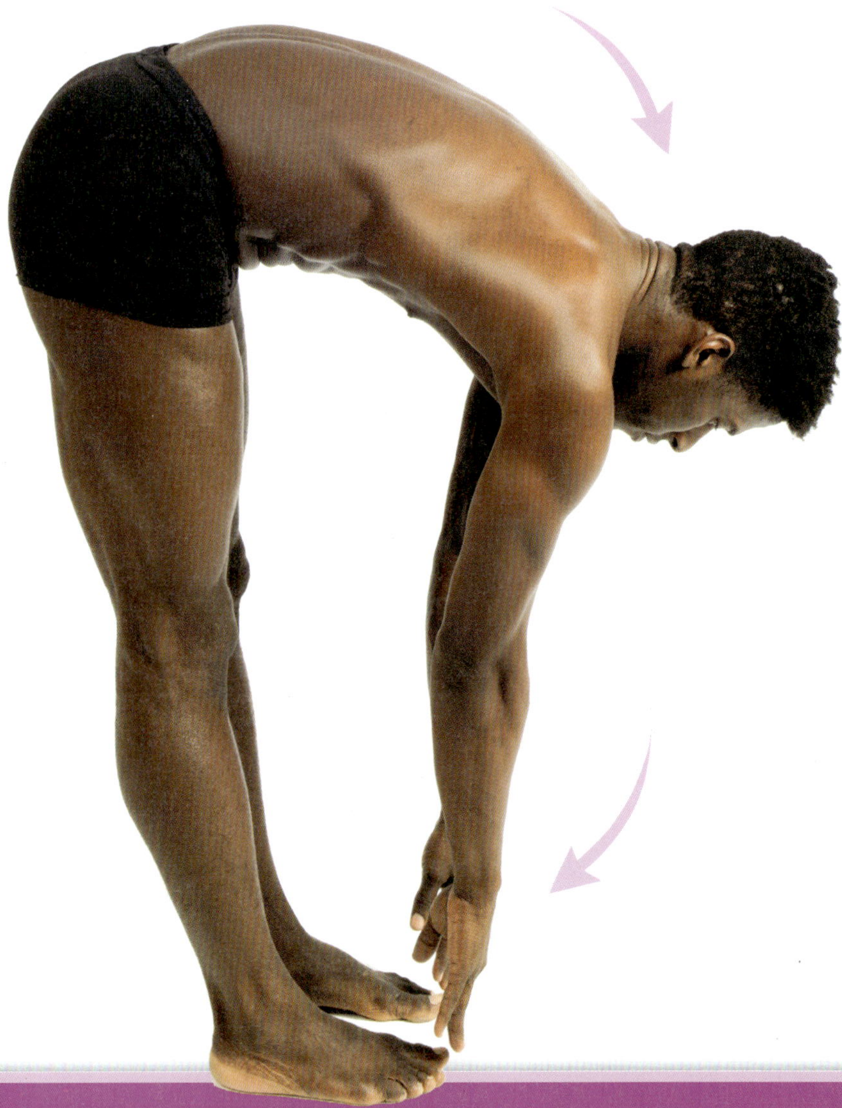

팩트 파일

목표 근육

- 슬괵근
- 등

유형

- 정적

장점

- 척추, 엉덩이, 슬괵근 및 장딴지의 신장
- 등과 허벅지의 근력 강화
- 자세 향상
- 혈액순환과 에너지의 증진
- 스트레스 감소

주의사항

- 등 문제
- 목 손상
- 골다공증

올바른 수행의 팁

- 목과 턱을 이완한다.
- 스트레치 내내 자연스럽게 그리고 꾸준하게 호흡을 한다.
- 양쪽 무릎이 맞닿아서는 안된다–둔부 근육을 활성화하고 스트레칭하는 것을 돕기 위해 양쪽 허벅지의 간격을 약간 벌린다.

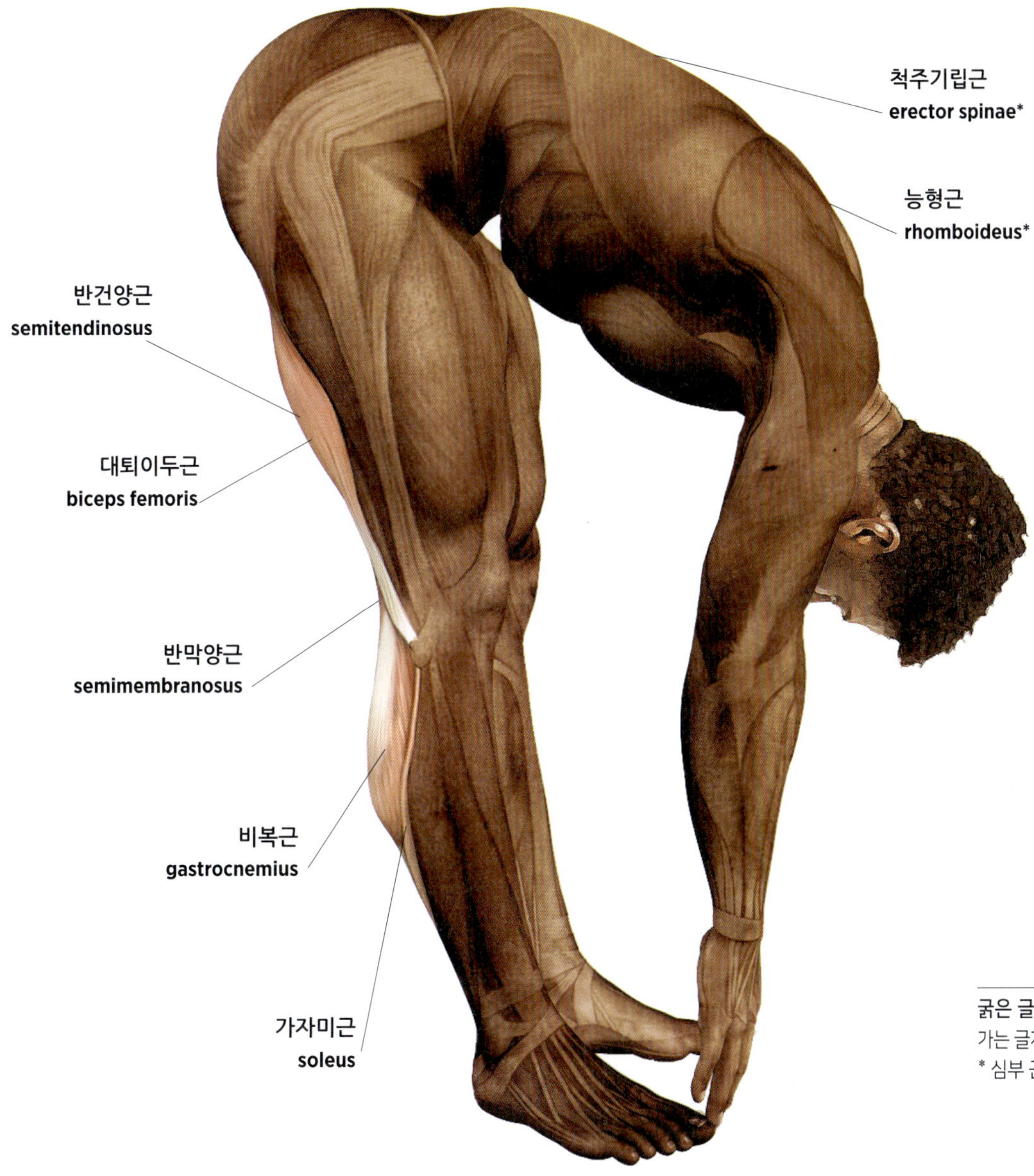

주석(Anotation Key)

굵은 글자는 목표 근육(**target muscles**)을 의미한다.
가는 글자는 본 운동에 작용하는 다른 근육들을 의미한다.
* 심부 근육(deep muscles)

스탠딩 스플릿
(Standing Split)

스탠딩 스플릿은 목에서 발목까지 전신을 탄력 있게 만들고, 효율적인 스트레칭을 제공한다. 이들 운동은 둔부를 리프팅 하고자 할 때 특히 유익하다. 슬괵근과 장딴지 근육의 강한 스트레칭을 느끼기 위해서는, 뒤쪽 발을 들어올리기 보다는 양 발이 서로 멀어지는 느낌을 시도한다.

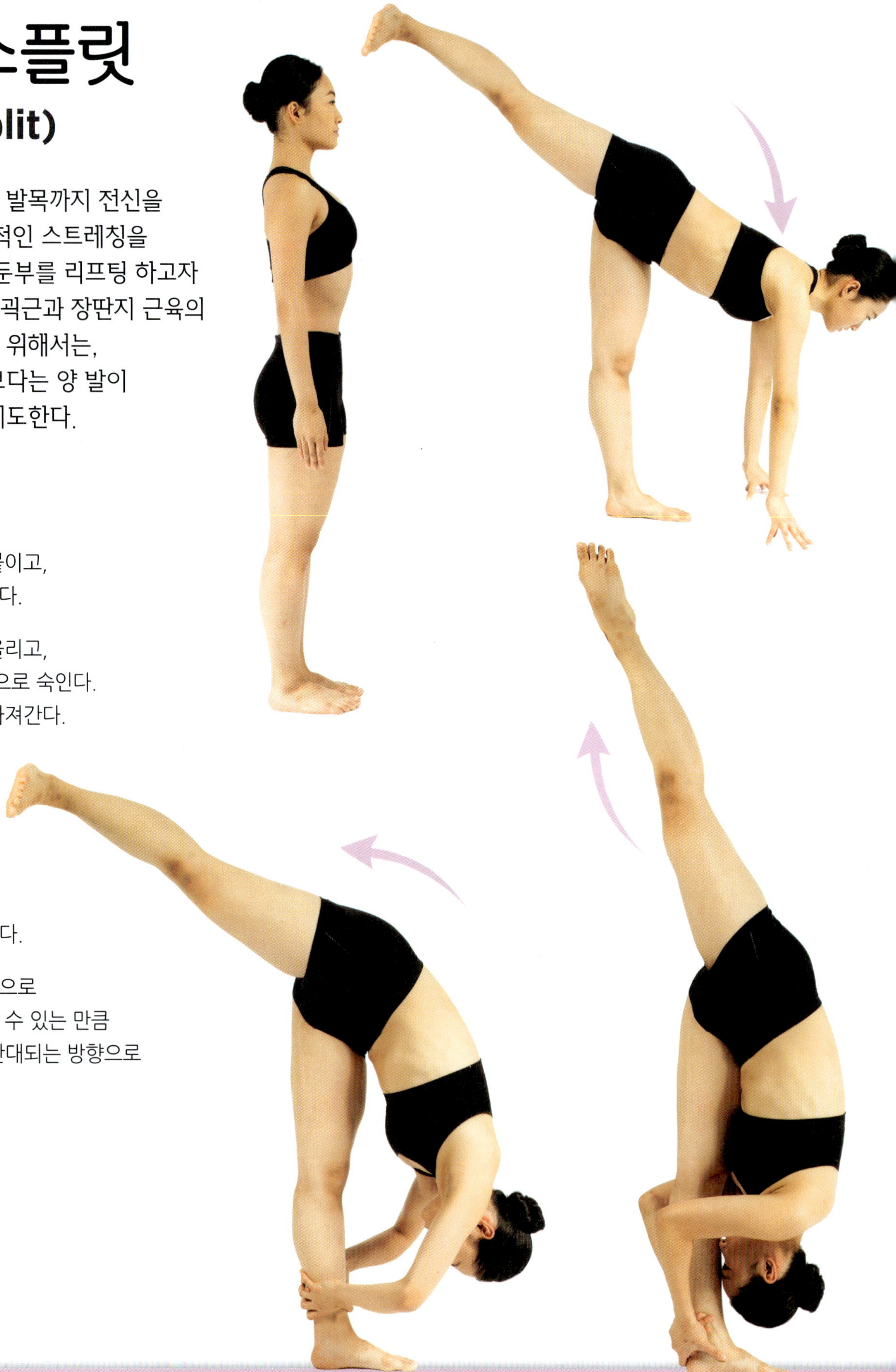

운동 방법

- 선 자세에서 양쪽 발을 붙이고, 팔을 몸통 옆에 위치시킨다.
- 머리 위로 양 팔을 들어올리고, 고관절을 굴곡하여 앞쪽으로 숙인다. 이때 양 손을 바닥으로 가져간다.
- 체중을 왼쪽 다리로 이동시킨다. 이때 양쪽 고관절을 정면으로 향하게 한다. 다리 근육을 수축하면서 왼쪽 다리로 몸통을 접는다.
- 오른쪽 발꿈치를 천장 쪽으로 들어올린다. 여러분이 할 수 있는 만큼 최대로 양쪽 다른 서로 반대되는 방향으로 뻗는다.
- 권장된 호흡을 유지하고, 반대쪽도 실시한다.

올바른 수행의 팁

- 운동 내내 다리 근육을 수축하고, 지탱하는 발을 바닥 위에 붙인다.
- 만약 양 손이 바닥에 닿을 수 없다면, 지지를 위해 블록을 바닥 위에 배치한다.
- 포즈를 유지하는 동안 목 뒷부분을 압박해서는 안된다.

팩트 파일

목표 근육
- 허벅지
- 서혜부
- 둔부

유형
- 정적

장점
- 하체의 신장
- 허벅지, 무릎, 장딴지 및 발목의 강화
- 자세 향상

주의사항
- 발목 문제
- 무릎 손상
- 허리 통증

주석(Anotation Key)

굵은 글자는 목표 근육(target muscles)을 의미한다.
가는 글자는 본 운동에 작용하는 다른 근육들을 의미한다.
* 심부 근육(deep muscles)

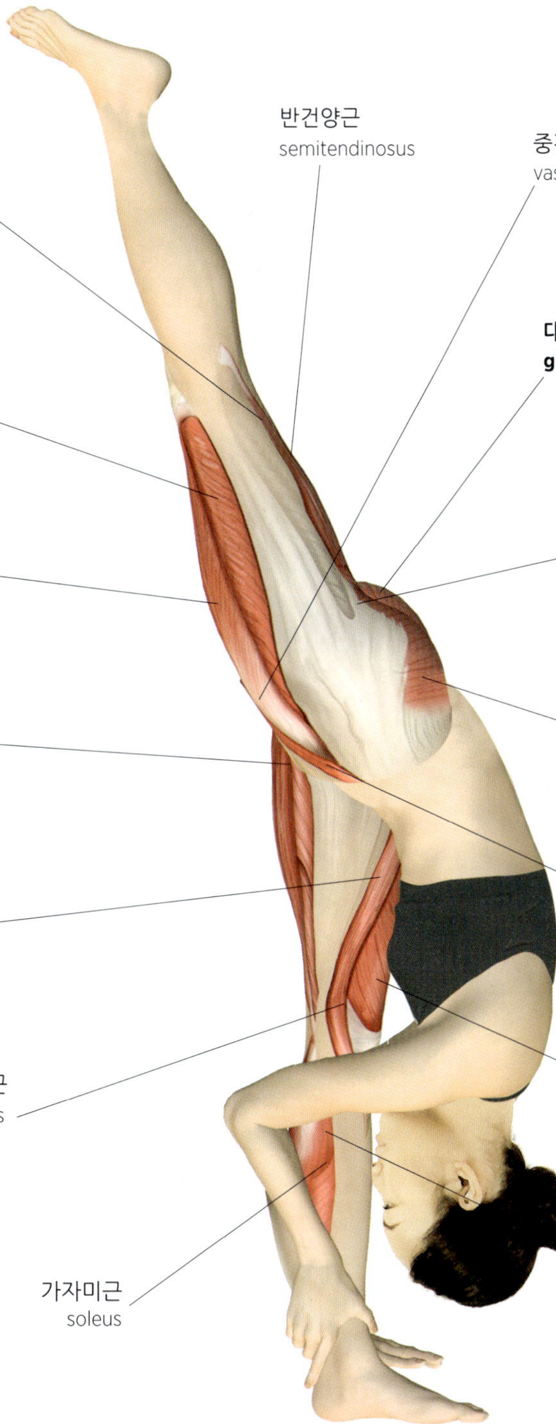

스탠딩 쿼드리셉스 스트레치

(Standing Quadriceps Stretch)

대퇴사두근의 스트레칭은 허벅지 앞쪽에 있는 큰 근육의 유연성을 향상시킨다. 싱글-레그 스탠딩 스트레치는 한쪽 다리를 스트레칭할 때 다른 쪽 다리로 균형을 잡아야 하는 부가적인 어려움을 제공한다. 이 스트레치의 낮은 난이도 버전은 타월이나 저항밴드를 이용해 발을 위쪽으로 당기는 것이다.

팩트 파일

목표 근육

- 대퇴사두근

유형

- 정적

장점

- 깊은 대퇴사두근 신장
- 자세 향상
- 혈액순환 증진

주의사항

- 무릎 통증
- 발목 약증
- 어깨 강직

운동 방법

- 선 자세에서 양쪽 발을 어깨너비만큼 벌린다. 양쪽 무릎을 약간 굽히고, 골반을 약간만 후방경사시킨다. 가슴을 들어올리면서 양쪽 어깨를 하강시킨다.
- 오른쪽 무릎을 여러분의 뒤쪽 방향으로 굴곡시켜, 발목을 둔부 쪽으로 들어올린다.
- 발목 아랫부분을 잡기 위해 오른손을 아래로 뻗고 스트레치하면서 부드럽게 당긴다.
- 스트레치를 해제한 후, 반대쪽도 실시한다.

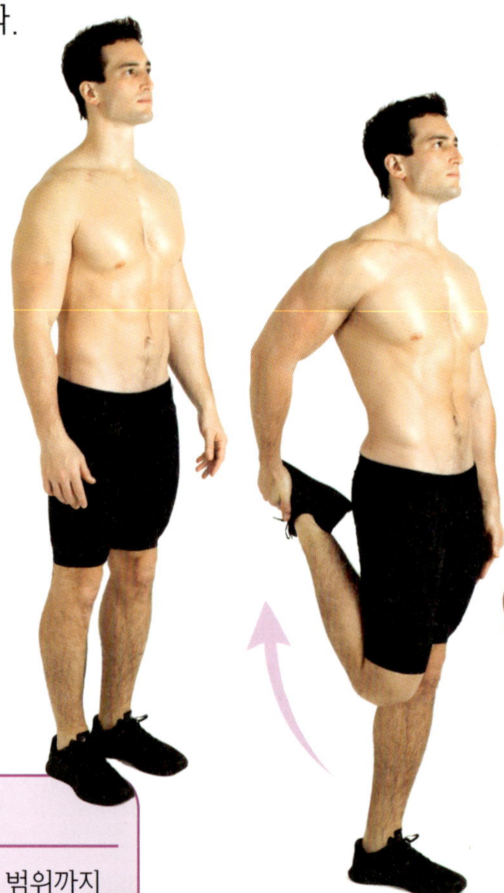

올바른 수행의 팁

- 여러분이 편안하게 닿을 수 있는 최대 범위까지 발을 궁둥이 쪽으로 가져올 필요는 없다. 여러분이 매우 유연하지 않는 한, 이런 동작이 슬관절을 압박할 수 있다.

다른 버전

낮은 난이도: 발을 위로 올리는 것을 돕기 위해 타월로 그 발목을 감싼 후 위쪽으로 당긴다.

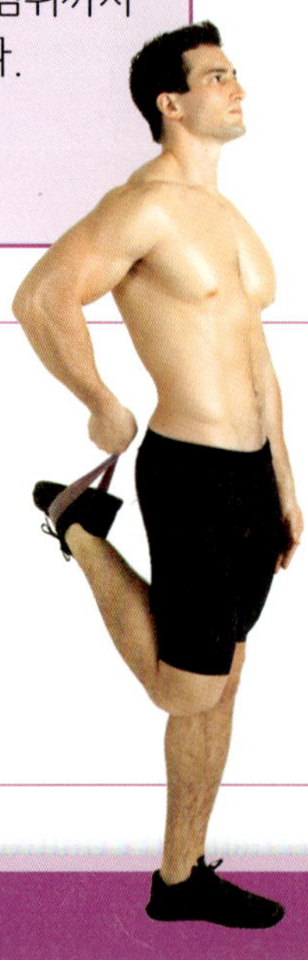

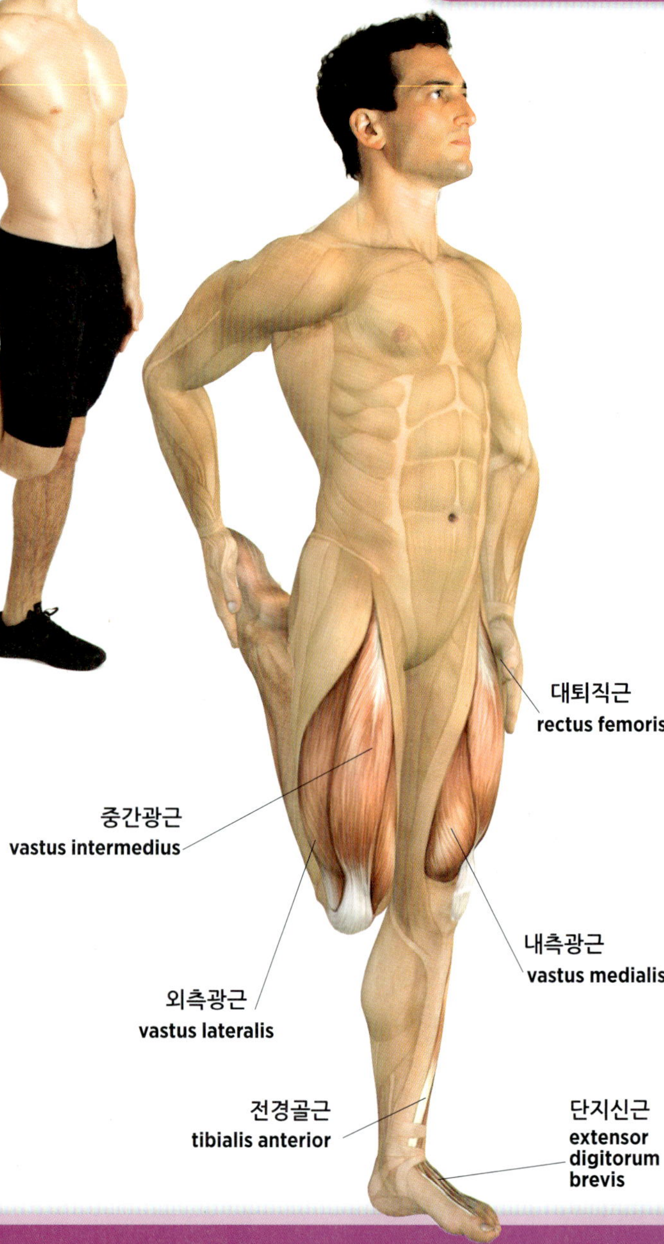

널링 스플린터 스트레치

(Knealing Sprinter Stretch)

타이트한 발목이나 장경인대는 종종 무릎 통증에 기여한다. 널링 스플린터 스트레치는 간단한 운동이지만, 목표 근육의 가동성 뿐만 아니라 전신의 자세를 향상시킬 수 있는 효율적인 운동이다.

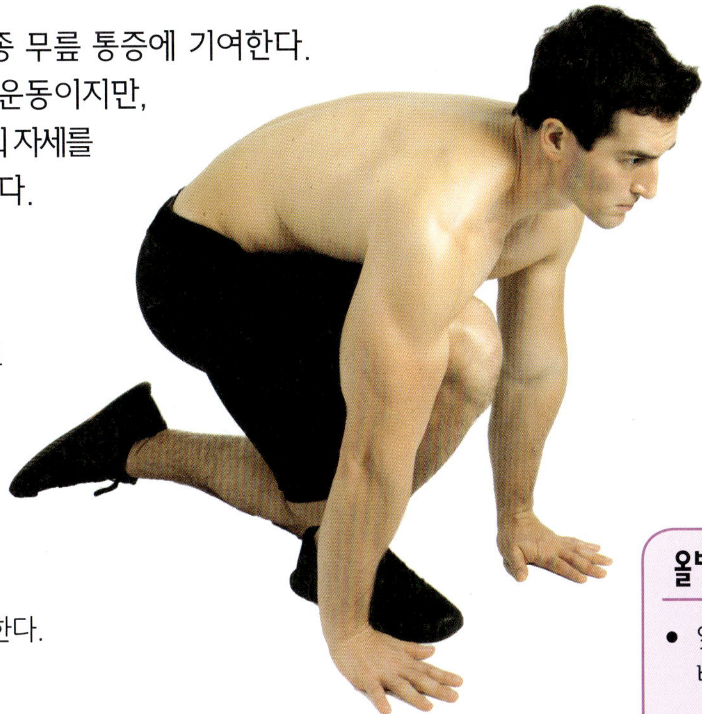

운동 방법

- 무릎을 바닥에 대고, 발끝을 뒤쪽으로 뾰족하게 한다.
- 오른쪽 다리를 위로 가져가서 왼쪽 무릎 옆에 오른발을 바닥 위에 배치한다.
- 양 손을 다리 앞쪽의 바닥 위에 배치한다. 이때 어깨너비만큼 양 손을 벌린다.
- 여러분이 약간 앞쪽으로 몸을 숙일 때, 오른쪽 발꿈치 위에 앉는다.
- 권장시간 동안 자세를 유지한 후, 스트레치를 해제한다. 반대쪽도 실시한다.

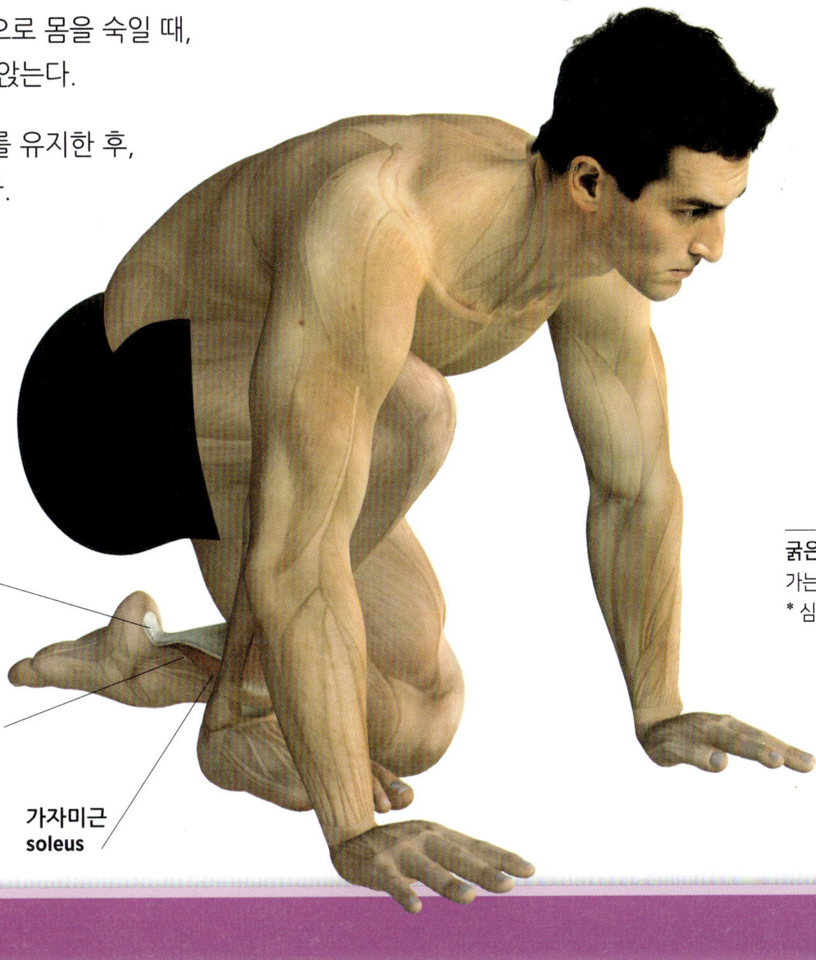

팩트 파일

목표 근육
- 장딴지
- 아킬레스건
- 대퇴사두근

유형
- 정적

장점
- 장딴지 신장
- 아킬레스건 신장
- 대퇴사두근과 둔부의 강화

주의사항
- 무릎 통증

올바른 수행의 팁

- 앞쪽 발바닥과 뒤쪽 발등을 바닥에 붙인다.
- 스트레칭의 강도를 증가하기 위해 올라온 다리의 대퇴 위로 가슴을 앞쪽으로 더 기울인다.
- 앞쪽 발을 안쪽으로 롤링하지 않는다.

주석(Anotation Key)

굵은 글자는 목표 근육(target muscles)을 의미한다.
가는 글자는 본 운동에 작용하는 다른 근육들을 의미한다.
* 심부 근육(deep muscles)

워리어 Ⅰ 요가 스트레치
(Warrior I Yoga Stretch)

워리어 Ⅰ는 전통적인 요가 포즈이며, 다리를 위쪽으로 당기는 고관절 굴곡근의 유연성을 증가시키는데 특히 효과적이다.

운동 방법

- 선 자세에서 양 발을 붙이고, 양 손을 고관절 위에 배치한다. 양 발을 3-4 피트로 벌린다.
- 오른발을 약 45° 정도로 가쪽으로 돌리고, 양 발을 발꿈치-발꿈치로 정렬하기 위해 왼발을 왼쪽으로 몇 인치 정도 이동시킨다.
- 오른 다리를 쭉 뻗은 채, 왼쪽 다리를 굴곡한다. 들이쉬면서, 양 팔을 머리 위로 들어올려, 상체와 양 팔이 일직선을 형성하도록 만든다. 양쪽 손바닥이 서로 마주 보도록 양 팔을 회전시킨다. 그리고 손가락끝으로 에너지를 보낸다.
- 권장시간 동안 자세를 유지한 후, 반대쪽도 실시한다.

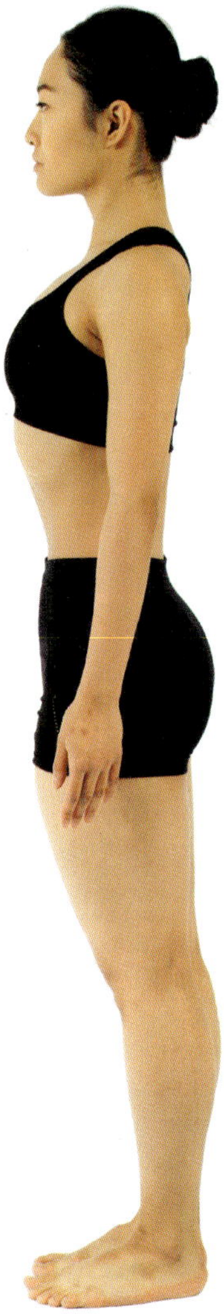

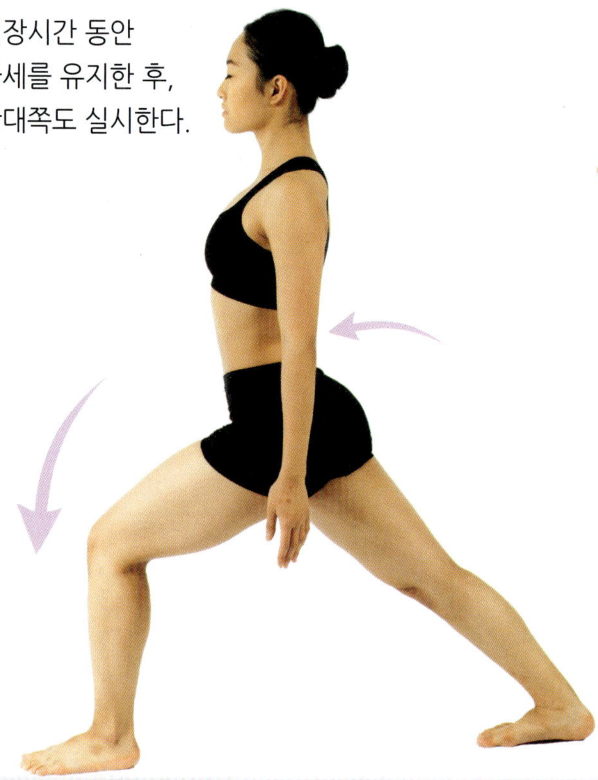

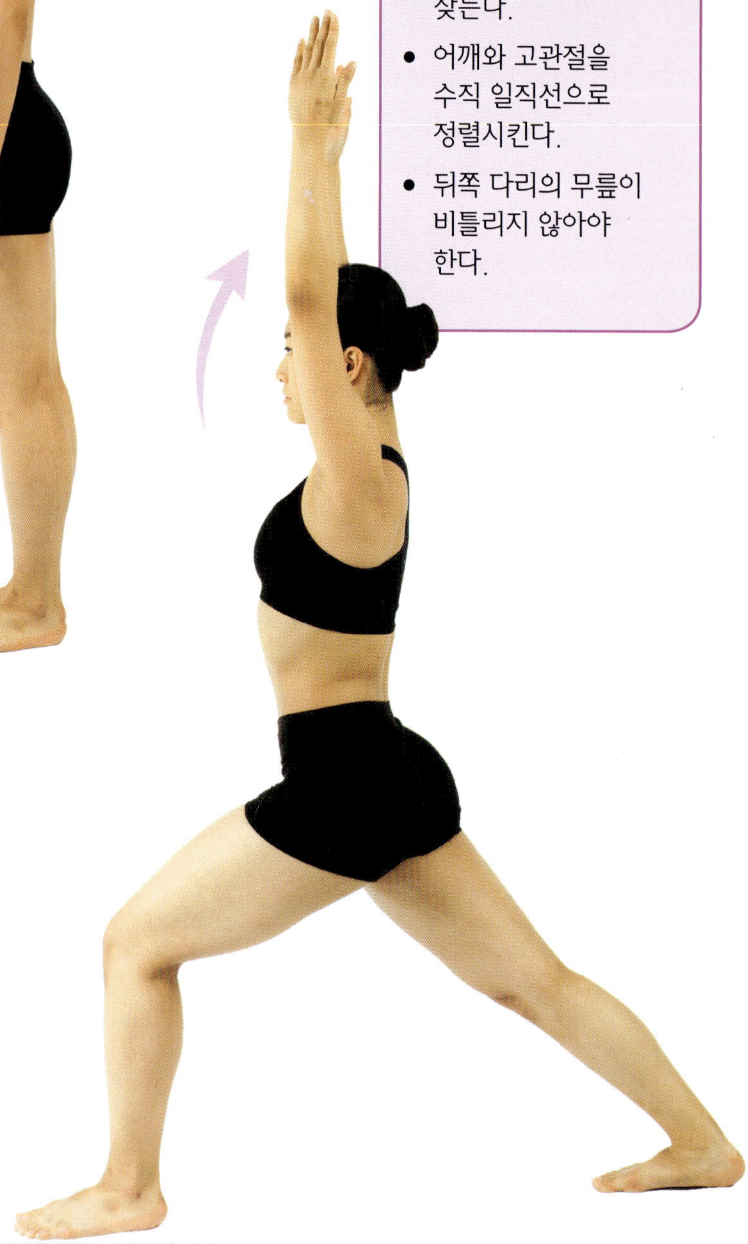

올바른 수행의 팁

- 굽힘된 무릎과 발가락을 일직선으로 유지하고, 앞쪽 허벅지를 바닥과 수평되게 한다.
- 양 발로 바닥을 누르면서, 양 팔을 위쪽으로 뻗는다.
- 상부 등이 약간 굴곡되어 있는지를 찾는다.
- 어깨와 고관절을 수직 일직선으로 정렬시킨다.
- 뒤쪽 다리의 무릎이 비틀리지 않아야 한다.

팩트 파일

목표 근육
- 엉덩이
- 다리
- 어깨

유형
- 정적

장점
- 스태미나 증진
- 어깨, 팔, 허벅지, 발목 및 장딴지의 강화
- 서혜부, 복부, 가슴 및 어깨의 신장

주의사항
- 무릎 손상
- 허리 문제
- 어깨 통증

주석(Anotation Key)

굵은 글자는 목표 근육(target muscles)을 의미한다.
가는 글자는 본 운동에 작용하는 다른 근육들을 의미한다.
* 심부 근육(deep muscles)

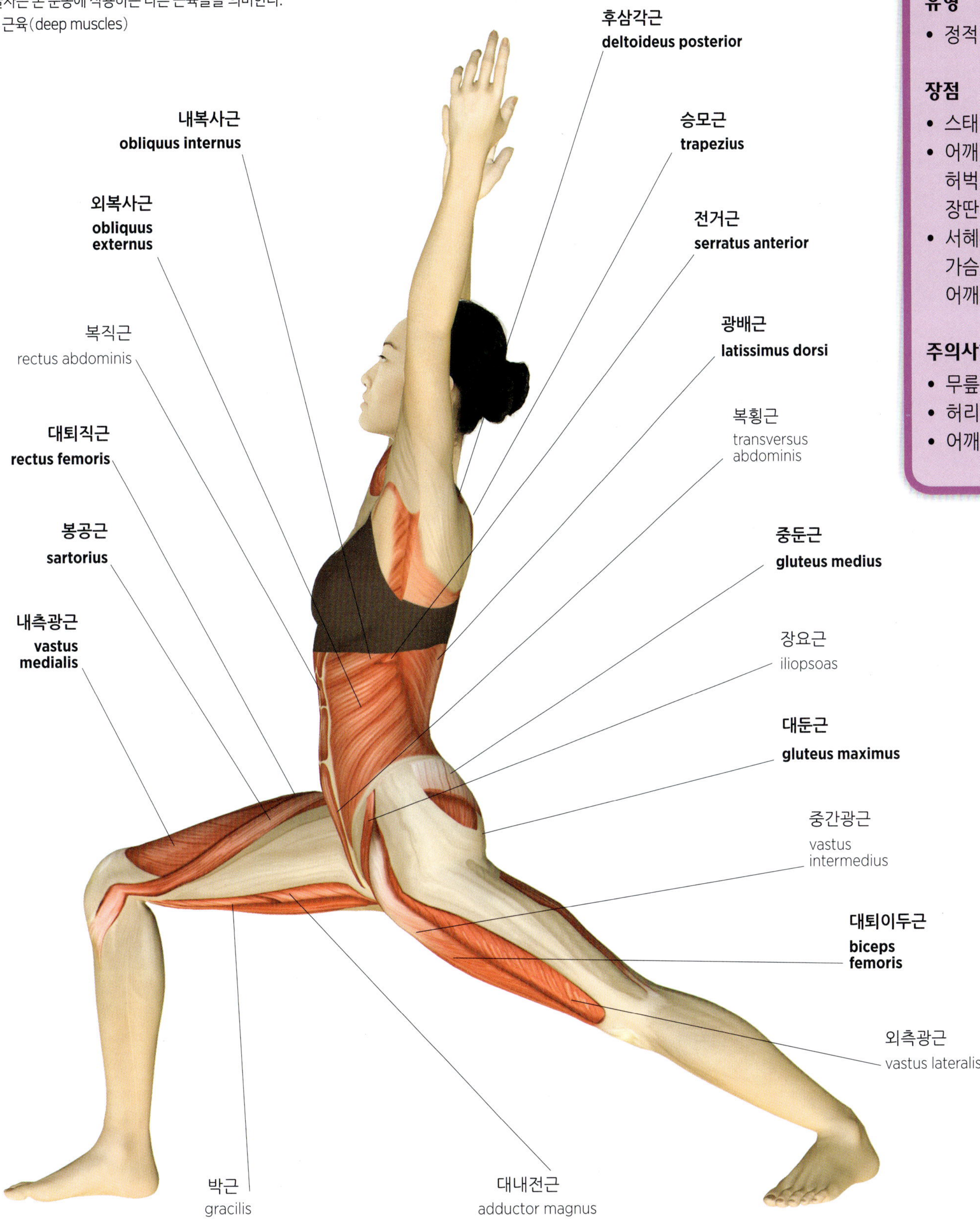

인버티드 햄스트링 스트레치

(Inverted Hamstrings Stretch)

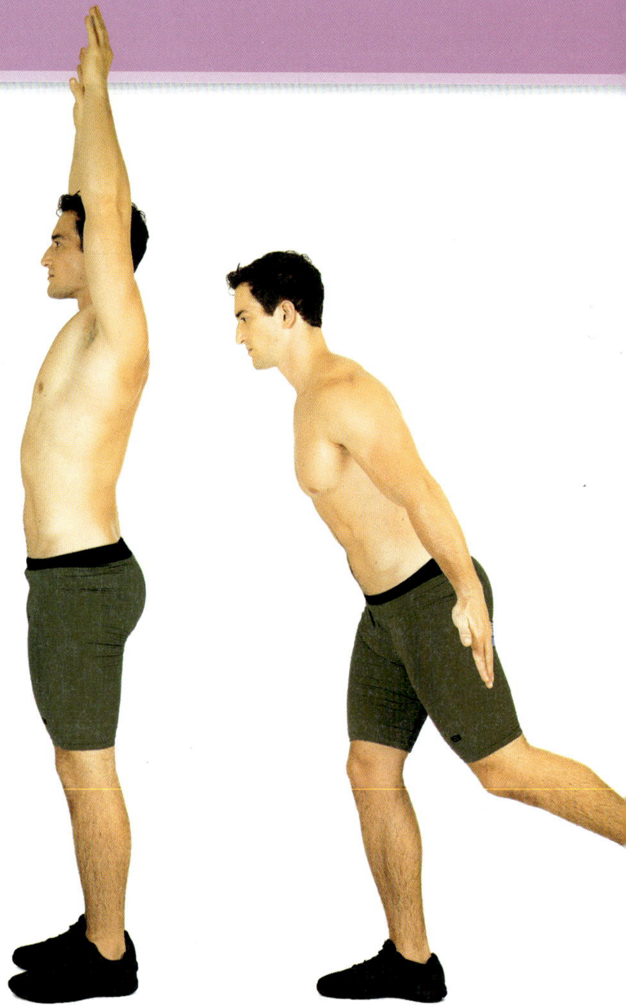

이 운동은 주로 슬괵근이나 둔부 근육을 목표로 하고, 근육을 탄력있게 만드는 심화 스트레칭 운동이다. 인버티드 햄스트링은 균형과 코어의 근력과 안정성을 향상시키는데 매우 훌륭하다.

운동 방법

- 선 자세에서 양 발을 어깨너비만큼 벌린다.
  양쪽 무릎을 약간 굴곡하고 양 팔을 머리 위로 들어올린다.
- 균형을 잡기 위해 양 팔을 옆으로 벌리면서 허리를 앞쪽으로 숙인다.
  그리고 왼쪽 다리를 뒤쪽으로 들어올린다.

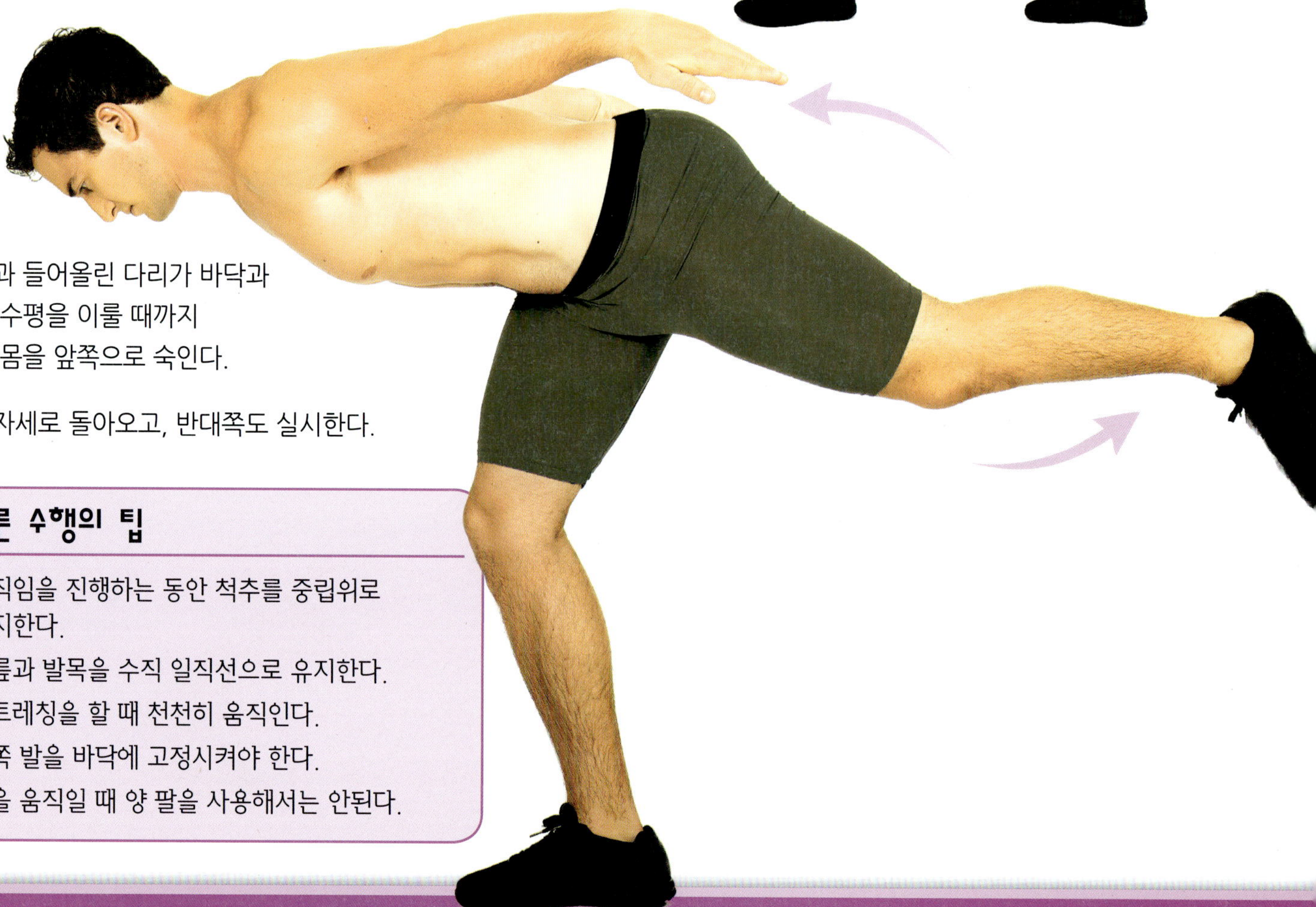

- 몸통과 들어올린 다리가 바닥과 거의 수평을 이룰 때까지 계속 몸을 앞쪽으로 숙인다.
- 시작자세로 돌아오고, 반대쪽도 실시한다.

올바른 수행의 팁

- 움직임을 진행하는 동안 척추를 중립위로 유지한다.
- 무릎과 발목을 수직 일직선으로 유지한다.
- 스트레칭을 할 때 천천히 움직인다.
- 뒤쪽 발을 바닥에 고정시켜야 한다.
- 몸을 움직일 때 양 팔을 사용해서는 안된다.

팩트 파일

목표 근육
- 슬괵근
- 둔부

유형
- 정적

장점
- 신체 안정성 보조
- 코어 강화

주의사항
- 등 문제
- 어깨 통증

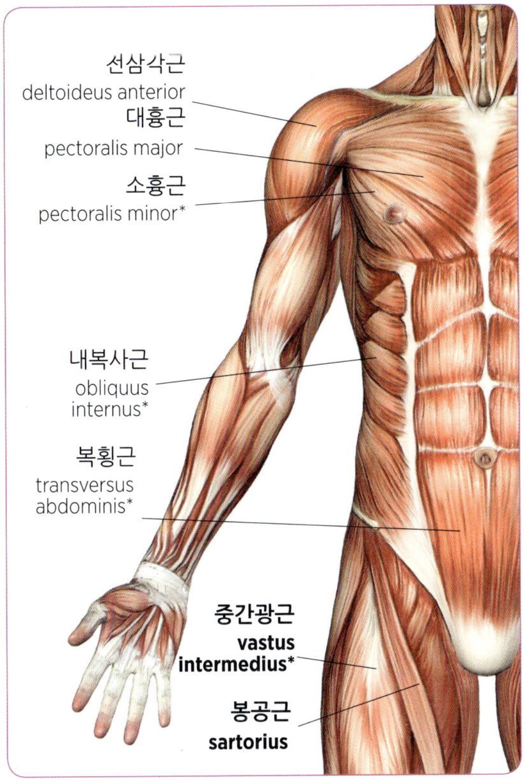

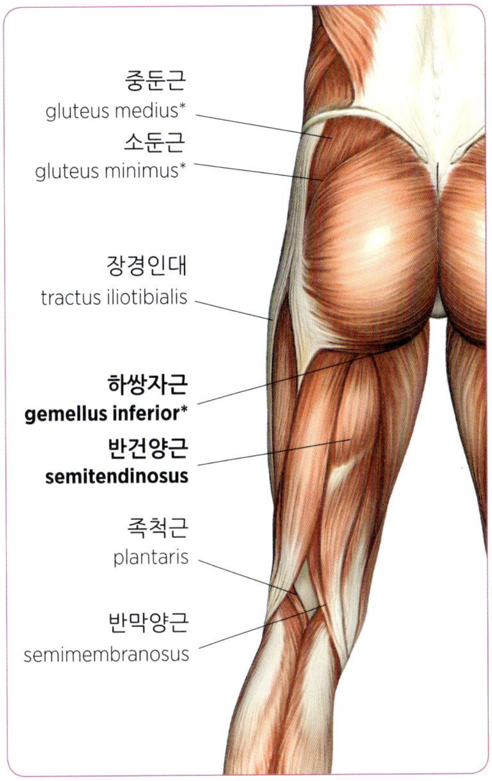

주석(Anotation Key)

굵은 글자는 목표 근육(**target muscles**)을 의미한다.
가는 글자는 본 운동에 작용하는 다른 근육들을 의미한다.
* 심부 근육(deep muscles)

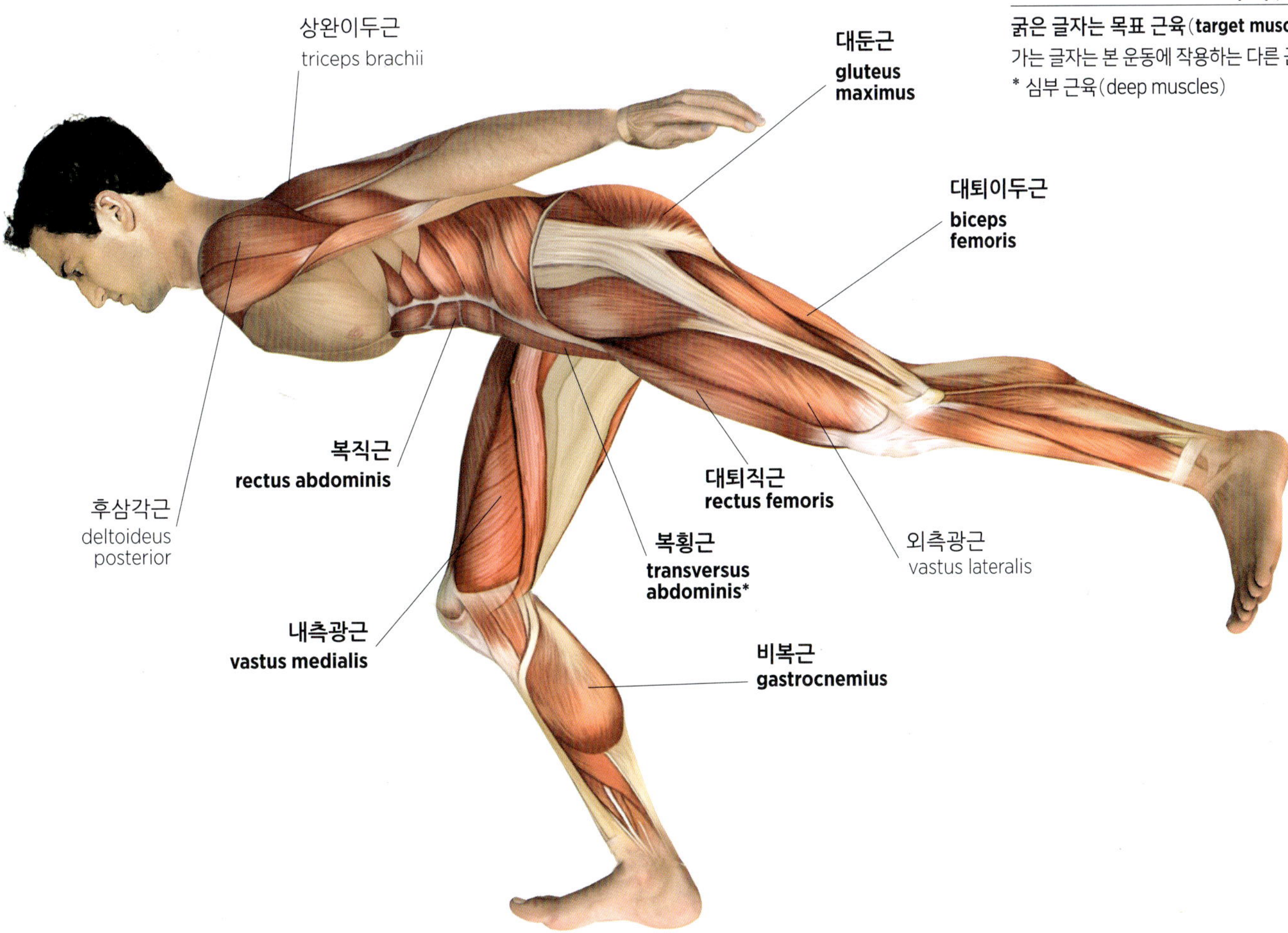

힙 플렉서 스트레치 (Hip Flexor Stretch)

고관절 굴곡근은 골반 영역과 허벅지의 위쪽과 안쪽에 위치하는 근육군이다. 고관절 굴곡근은 고관절에 있는 관골과 다리를 함께 끌어 당긴다. 달리기, 점핑 및 스탠딩도 이들 근육을 요구하기 때문에, 이런 스트레치를 이용하여 이들 근육을 유연하고 탄력 있게 유지시키자.

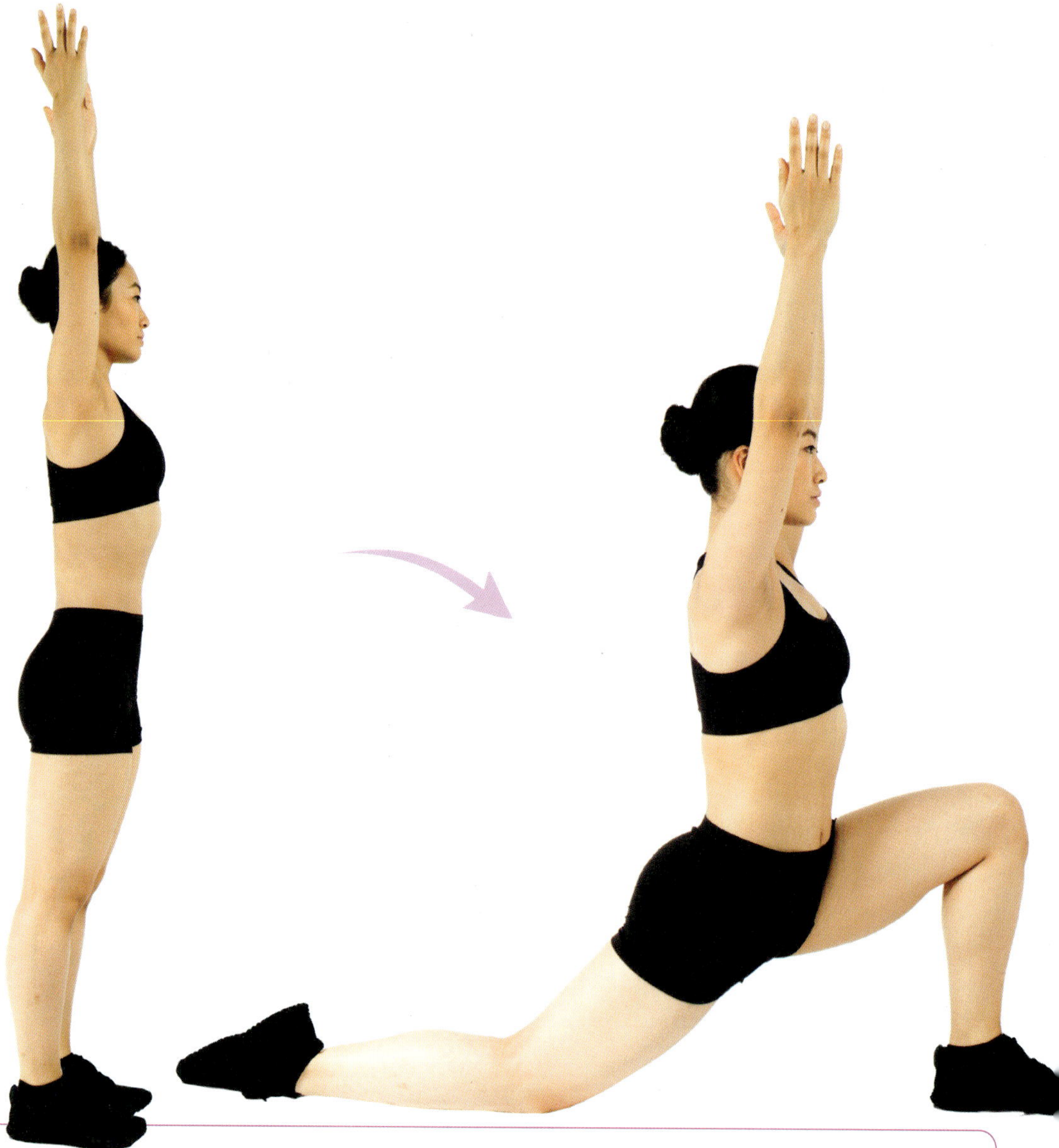

운동 방법

- 무릎을 바닥에 꿇고, 오른발을 90° 미만으로 굴곡하여 여러분의 앞쪽에 배치한다.
- 오른쪽 무릎을 굴곡하면서 몸통이 오른쪽 발가락 쪽으로 이동하도록 몸통을 앞쪽으로 가져간다.
- 몸통을 중립위로 유지하고, 허벅지 앞쪽 위로 스트레치를 하기 위해 왼쪽 고관절을 앞쪽과 아래쪽으로 압박한다. 어깨를 이완한 채 양 팔을 천장 쪽으로 올린다.
- 양 팔을 아래로 가져가고, 엉덩이를 뒤쪽으로 움직인다. 오른쪽 다리를 쭉 뻗고 몸통을 앞쪽으로 가져간다. 지지하기 위해 양 손을 오른쪽 다리 옆에 배치한다.
- 권장시간 동안 자세를 유지한 후, 반대쪽도 실시한다.

다른 버전

높은 난이도: 뒤쪽으로 움직이는 동안, 뒤쪽 무릎을 바닥으로부터 들어올려 쭉 뻗는다. 양 손은 바닥 위에 그대로 유지한다.

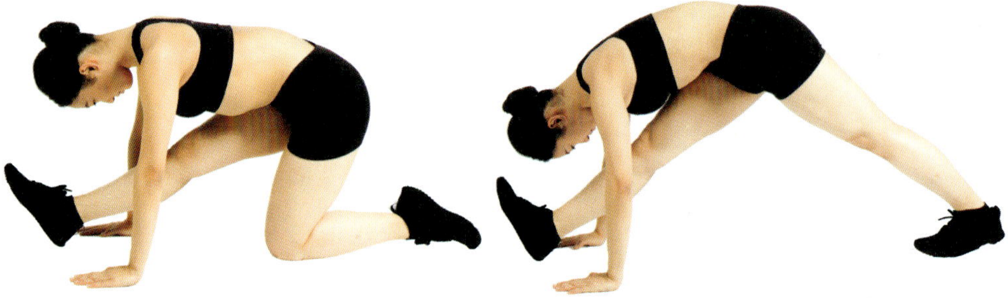

올바른 수행의 팁

- 어깨와 목을 이완한다.
- 스트레치 내내 하나의 단일체로 몸을 움직인다.
- 앞쪽 무릎이 발을 벗어나지 않도록 한다.
- 고관절을 회전하지 않는다.
- 뒤쪽 다리의 무릎을 가쪽으로 이동시키지 않는다.

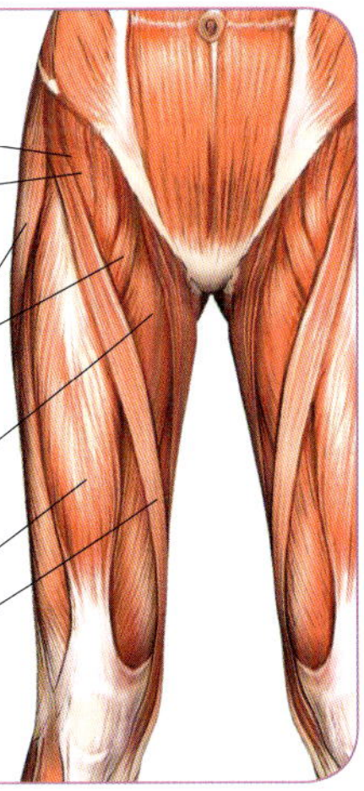

팩트 파일

목표 근육

- 고관절 굴곡근
- 내전근
- 대퇴시두근

유형

- 동적

장점

- 고관절 굴곡근의 강화와 신장
- 달리기와 점프를 위한 고관절 향상

주의사항

- 고관절 문제
- 무릎 통증

주석(Anotation Key)

굵은 글자는 목표 근육(target muscles)을 의미한다.
가는 글자는 본 운동에 작용하는 다른 근육들을 의미한다.
* 심부 근육(deep muscles)

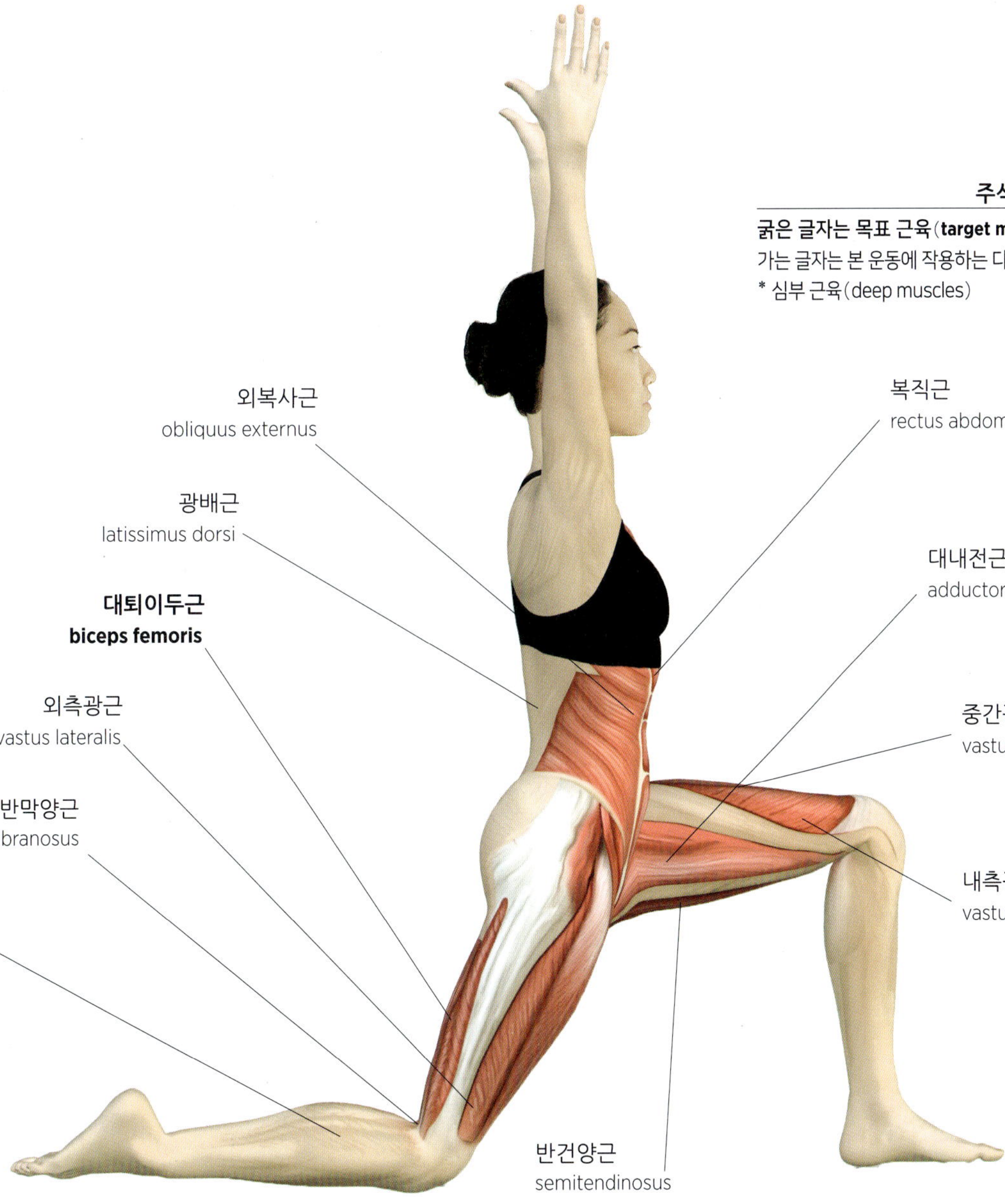

힙-투-싸이 스트레치
(Hip-to-Thigh Stretch)

둔부와 슬괵근은 고관절을 확장(넓히는)시키는 주요 근육이다.
힙-투-싸이 스트레치는 이들 근육의 형태를 유지시켜
일상 움직임을 더 쉽게 만들 것이다.

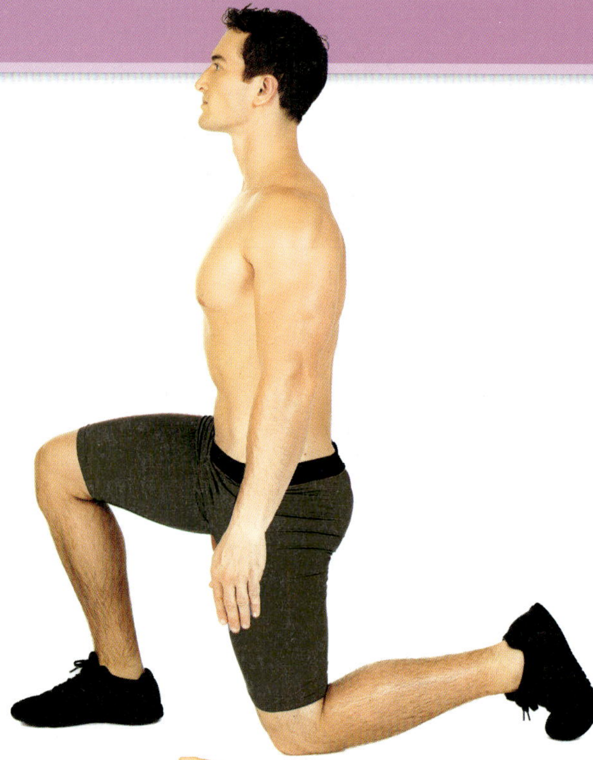

운동 방법

- 바닥에 무릎을 꿇은 후, 오른발을 여러분 앞쪽으로 내딛는다. 오른발을 바닥에 붙이고, 왼발을 배측굴곡한다.
- 무릎이 발가락 쪽으로 이동하도록 오른쪽 무릎을 굴곡하고, 체중을 앞쪽으로 이동하면서 점진적으로 몸통을 앞쪽으로 가져간다.
- 양 팔을 앞쪽으로 쭉 뻗는다.
- 몸통을 안정되게 유지하고, 허벅지 앞쪽이 스트레칭되는 느낌을 가질 때까지 왼쪽 고관절을 앞쪽으로 압박한다.
- 천장 쪽으로 양 팔을 들어올린다.
- 권장시간 동안 자세를 유지한 후, 스트레치를 해제한다. 반대쪽도 실시한다.

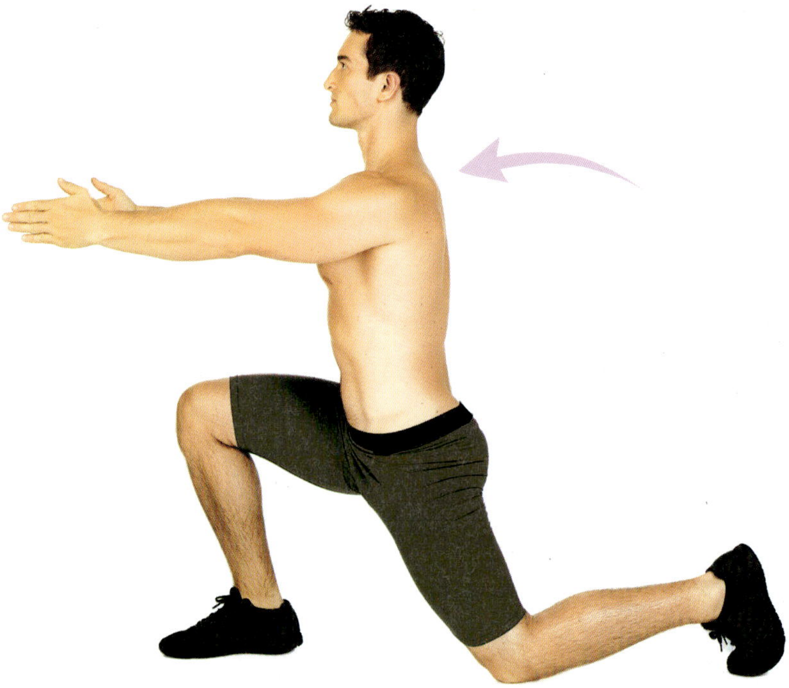

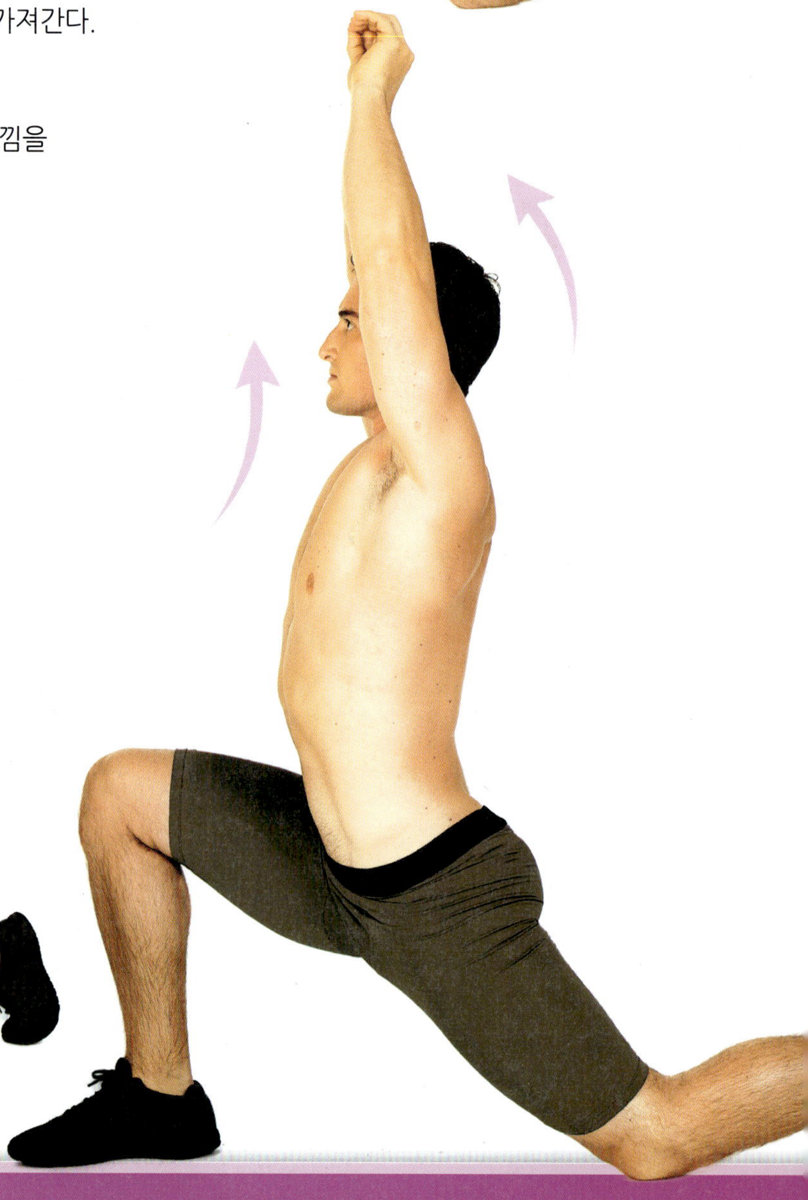

팩트 파일

목표 근육
- 둔부
- 슬괵근
- 대퇴사두근

유형
- 정적

장점
- 엉덩이와 둔부의 신장
- 다리 가동범위의 향상

주의사항
- 고관절 또는 서혜부 문제
- 무릎 문제

주석(Anotation Key)

굵은 글자는 목표 근육(target muscles)을 의미한다.
가는 글자는 본 운동에 작용하는 다른 근육들을 의미한다.
* 심부 근육(deep muscles)

올바른 수행의 팁

- 어깨를 이완한다
- 상체를 안정되게 유지한다.
- 팔을 위로 뻗지만, 강하게 스트레칭하지 않는다.
- 앞쪽 무릎이 발끝을 벗어나지 않도록 한다.
- 허벅지를 과도하게 신장하지 않는다.

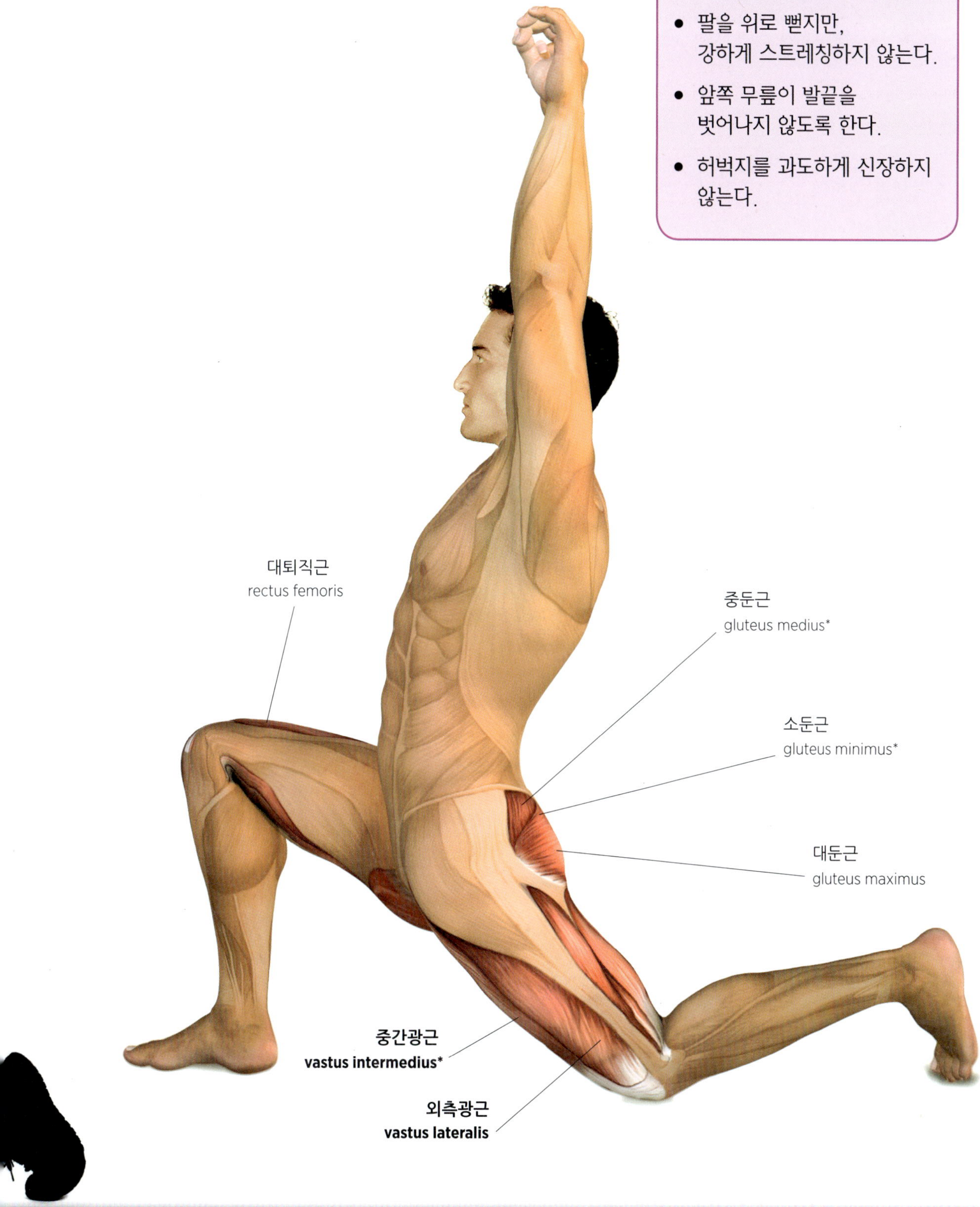

체어 플리에 (Chair Plié)

체어 플리에는 안쪽 허벅지, 대퇴사두근, 둔부, 슬괵근 및 고관절 굴곡근을 주로 대상으로 하는 스쿼팅 스트레칭 방법이다. 튼튼한 의자가 있다면, 이 운동을 어디에서나 수행할 수 있다.

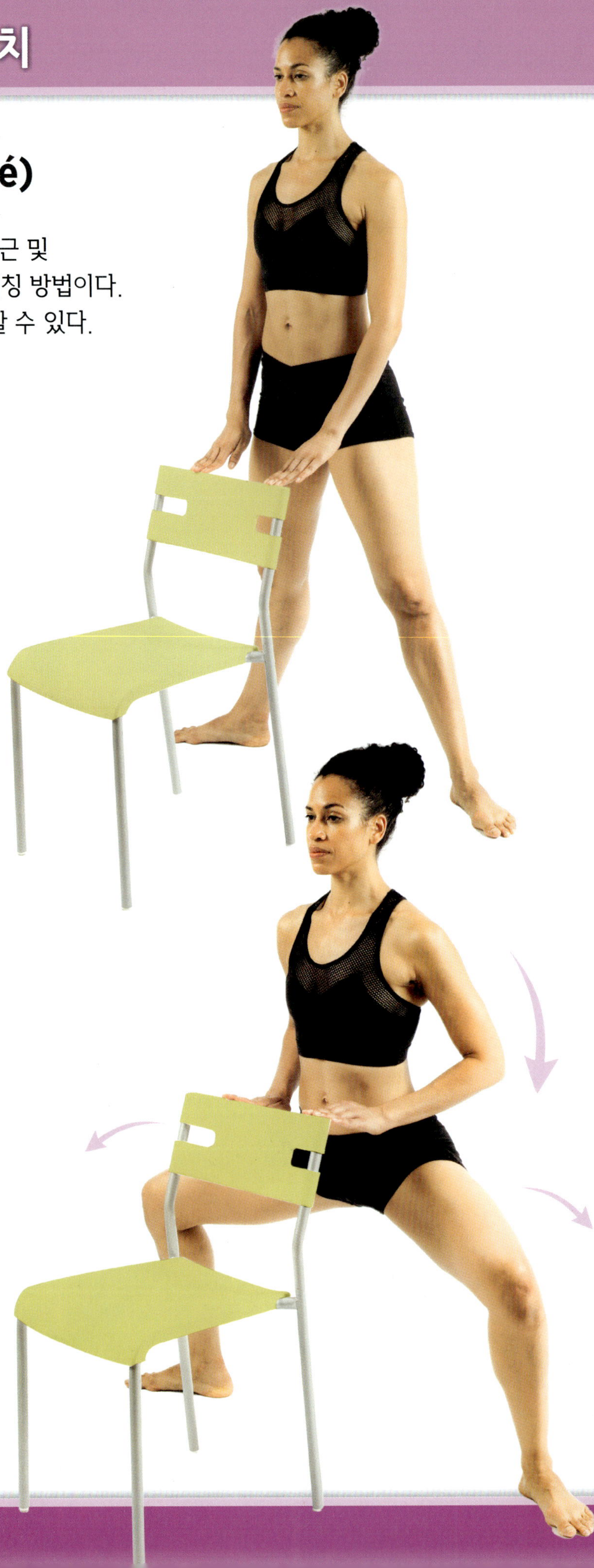

운동 방법

- 튼튼한 의자 뒤에서 선 자세를 취한다. 양 발을 어깨너비만큼 벌리고 발가락을 바깥쪽으로 돌린다.
- 양쪽 무릎을 굴곡하여 스쿼트 자세로 몸을 낮출 때, 균형을 위해 의자를 사용한다. 양쪽 무릎이 발가락과 수직 일직선되게 유지한다.
- 시작자세로 돌아오고, 권장 반복횟수만큼 실시한다.

올바른 수행의 팁

- 상체를 안정되게 유지한다.
- 운동할 때 의자에 너무 의존하지 않는다.
- 모멘텀을 이용해 움직이기 보다는 부드럽게 움직인다.
- 둔부가 무릎을 벗어나지 않도록 하면서 몸을 낮춘다.
- 허리에 스트레스가 가해지지 않도록 한다.

주석(Anotation Key)

굵은 글자는 목표 근육(target muscles)을 의미한다.
가는 글자는 본 운동에 작용하는 다른 근육들을 의미한다.
* 심부 근육(deep muscles)

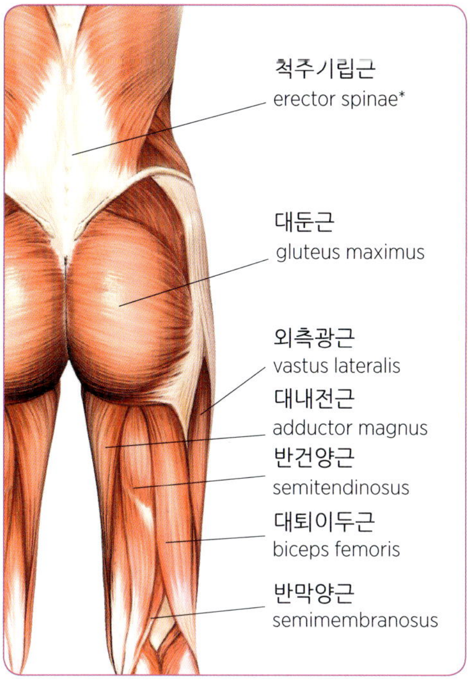

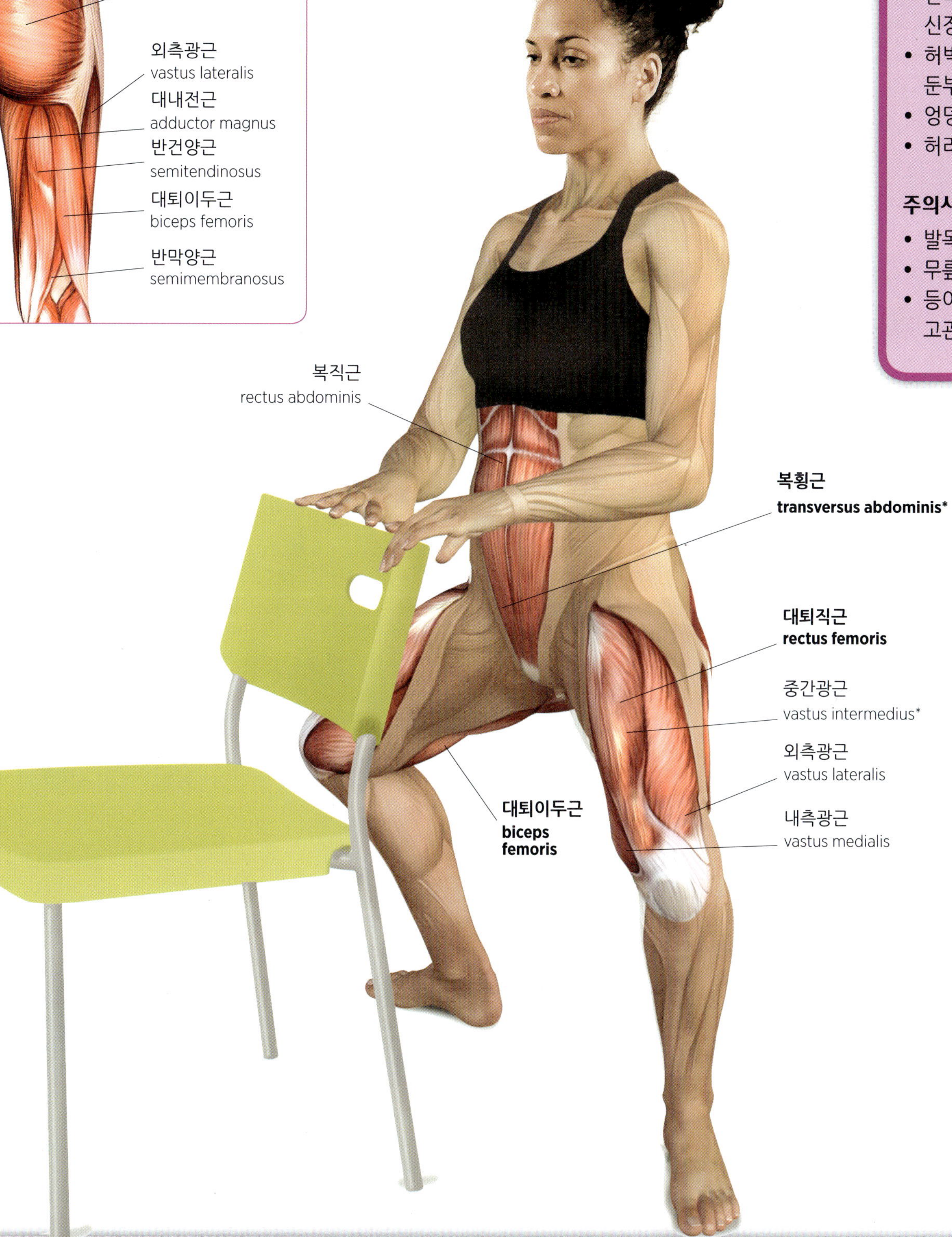

팩트 파일

목표 근육
- 안쪽 허벅지
- 대퇴사두근

유형
- 동적

장점
- 안쪽 허벅지 신장
- 허벅지와 둔부의 강화
- 엉덩이 확장
- 허리통증 완화

주의사항
- 발목 문제
- 무릎 손상
- 등이나 고관절 통증

체어 스쿼트 (Chair Squat)

체어 스쿼트는 적절한 스쿼트 기법을 배우는 초급자에게 특히 유익하다. 이 스트레칭 운동은 균형이나 협응의 문제를 가진 모든 사람에게 유용하다.

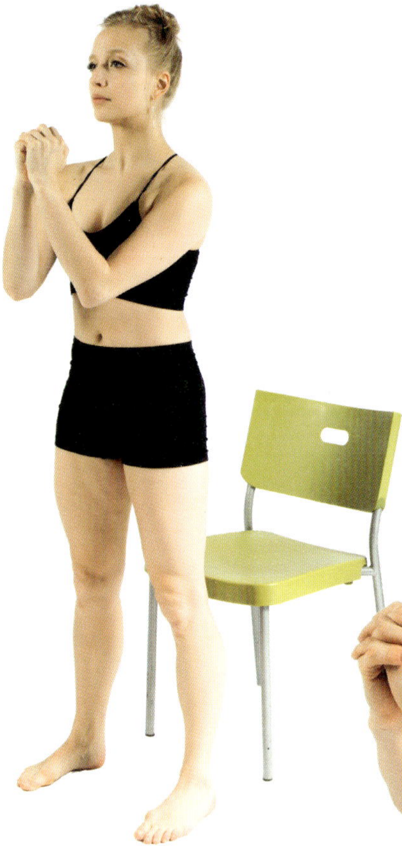

운동 방법

- 튼튼한 의자 앞에서 선 자세를 취한다.
- 양 손을 깍지끼고, 가슴 앞쪽에 위치시킨다.
- 천천히 몸을 낮추면서 스쿼트 자세를 취한다.
- 의자 위에 앉을 때까지 계속 몸을 낮춘다.
- 조절하면서 다시 시작자세로 돌아온다.
- 권장 반복횟수만큼 수행한다.

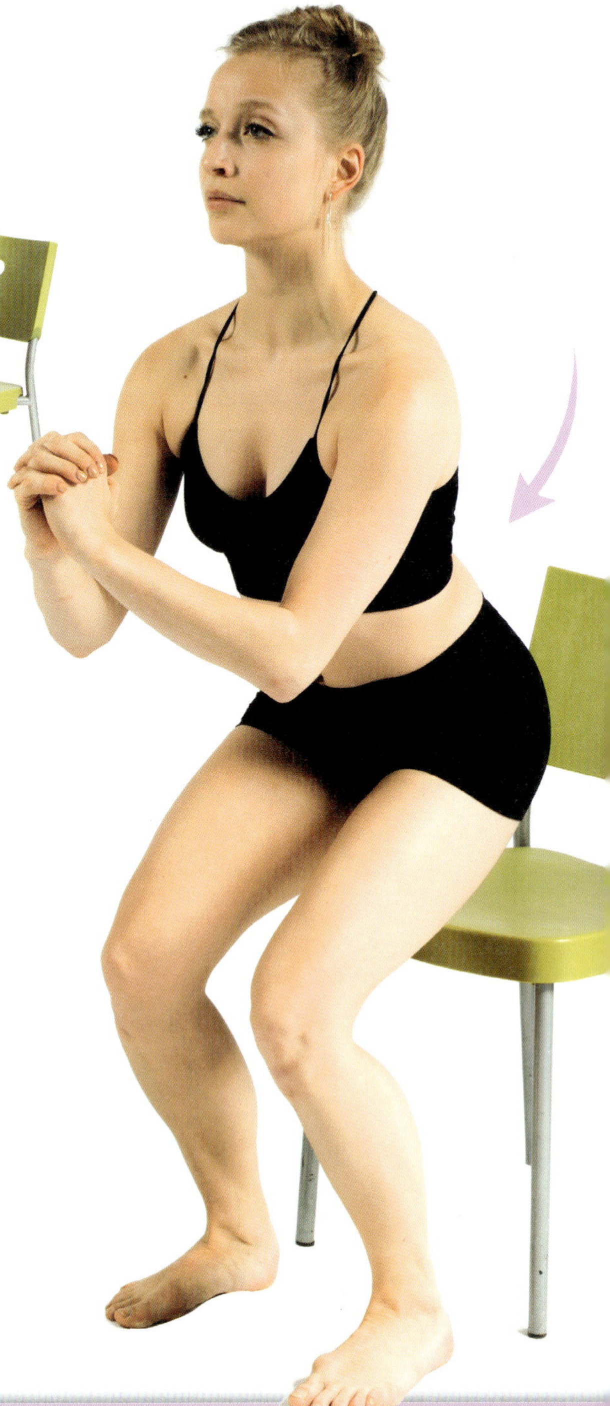

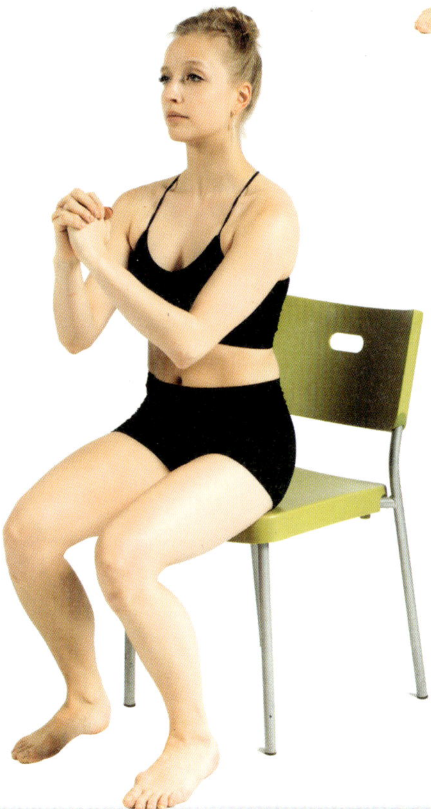

올바른 수행의 팁

- 전방을 응시하고, 등을 일자로 유지한다.
- 등이 활처럼 휘거나 앞쪽으로 구부정해져서는 안된다.

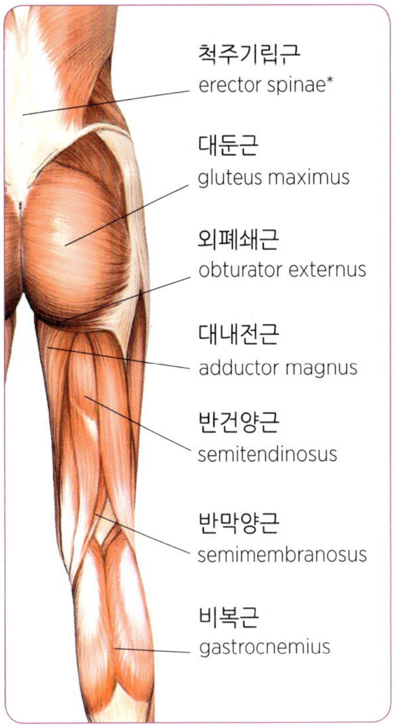

팩트 파일

목표 근육
- 대퇴사두근
- 둔부

유형
- 동적

장점
- 허벅지와 둔부의 신장
- 좌식 생활로 인한 문제 해결

주의사항
- 고관절 문제
- 무릎 손상
- 허리 통증

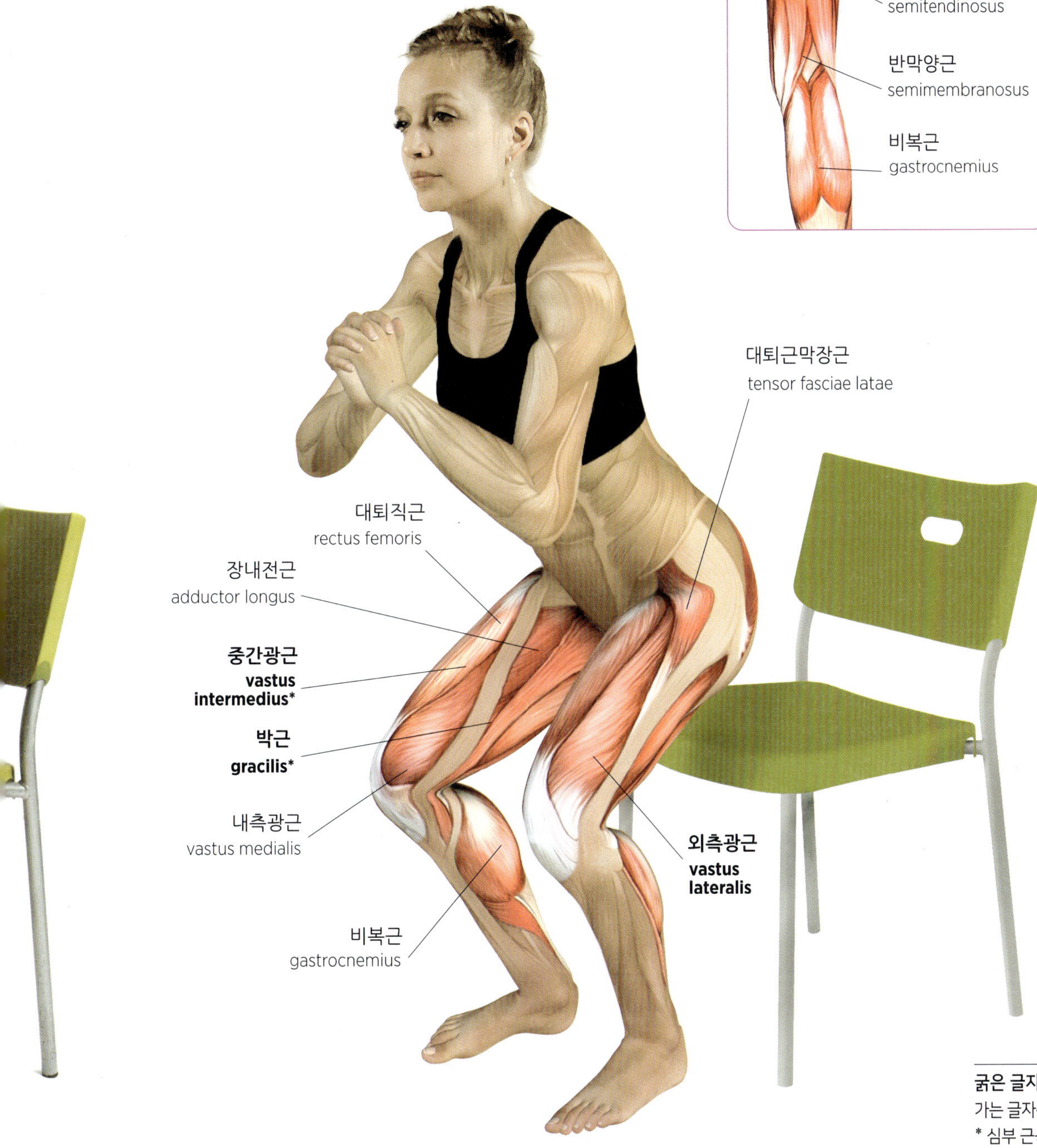

주석(Anotation Key)

굵은 글자는 목표 근육(target muscles)을 의미한다.
가는 글자는 본 운동에 작용하는 다른 근육들을 의미한다.
* 심부 근육(deep muscles)

포워드 런지 (Forward Lunge)

포워드 런지는 워밍-업 운동이나 쿨다운 운동으로 매우 유용하다. 이것은 앉기, 달리기 및 사이클링으로부터 초래될 수 있는 타이트한 슬괵근과 고관절 굴곡근을 신장하는데 도움이 된다. 이 운동을 올바르게 수행하면, 모든 하체 근육이 사용되고 균형이 향상될 수 있다.

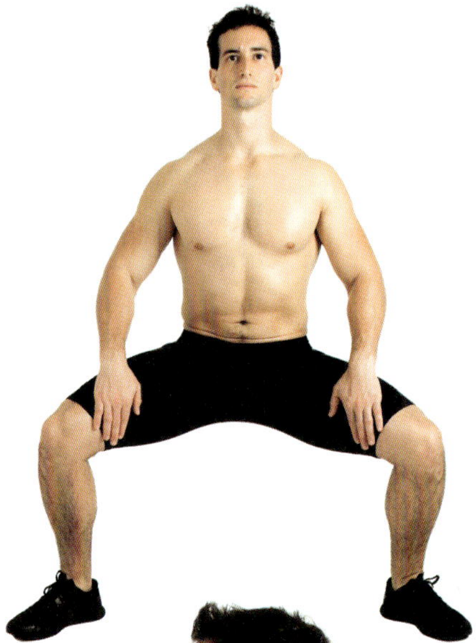

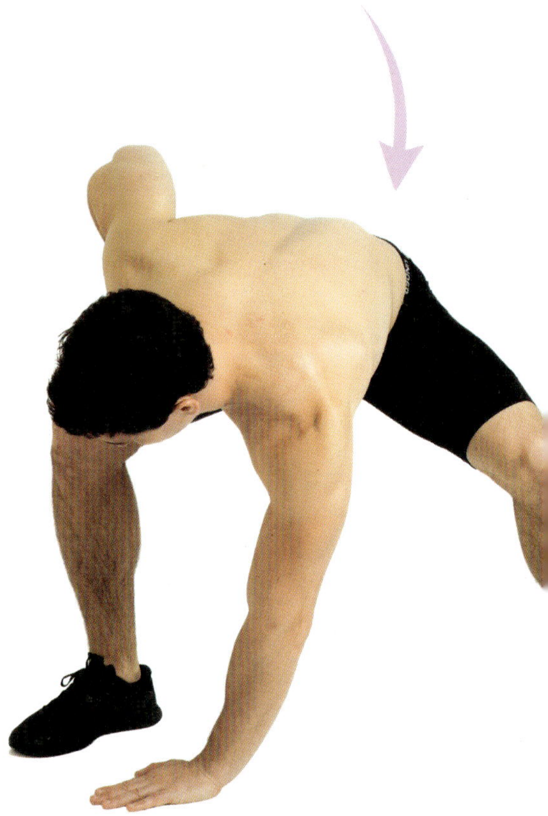

운동 방법

- 스모 스쿼트에서 시작한다.
- 양 손을 여러분 앞쪽의 바닥에 배치하고, 체중의 일부를 양 팔에 싣는다.
- 오른발을 앞으로 돌리면서 손을 오른쪽으로 조심스럽게 걷는다.
- 왼발을 뒤쪽으로 내딛고, 일자로 쭉 뻗는다. 오른쪽 무릎은 굽힘 자세로 유지한다.
- 양 손을 오른쪽 무릎 위에 배치하고, 권장시간 동안 그 자세를 유지한다.
- 스모 스쿼트 자세로 돌아가고, 이번에는 반대쪽으로 실시한다.

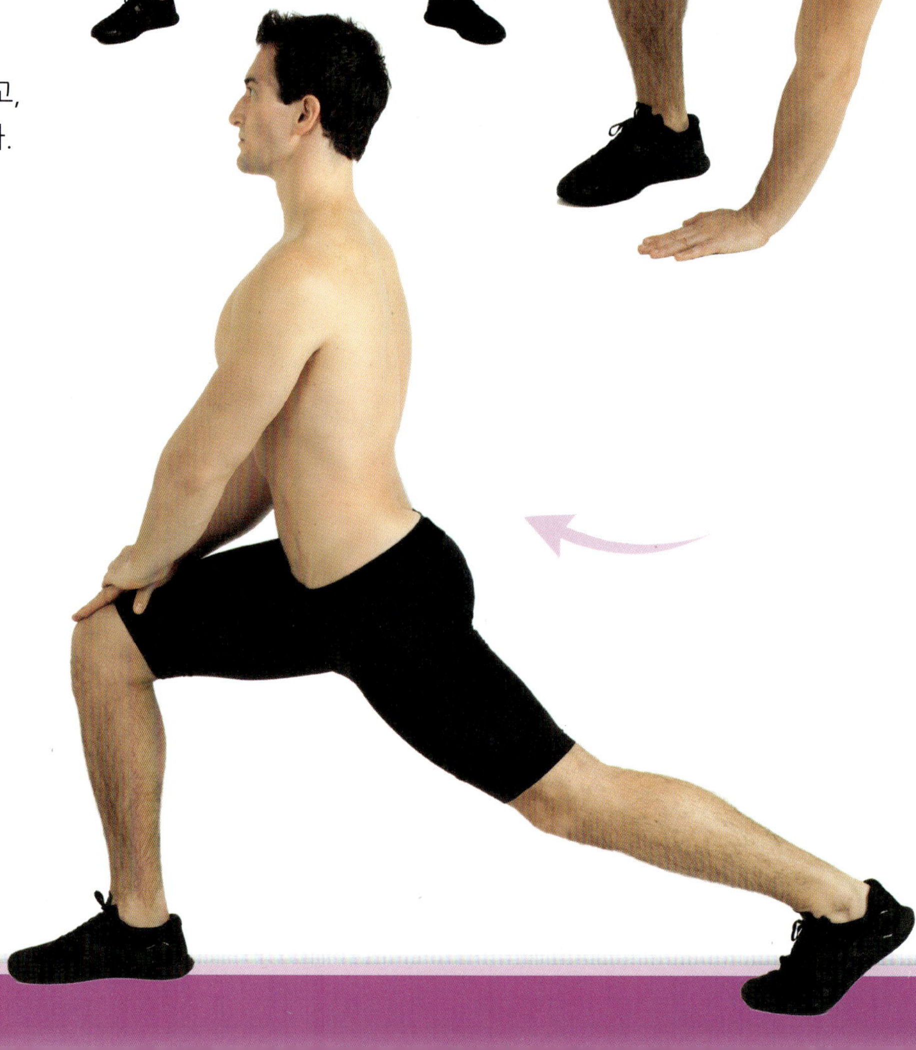

올바른 수행의 팁

- 뒤쪽 다리를 쭉 펴서 엉덩이와 일직선을 만든다.
- 굽힘된 무릎을 발목과 수직 일직선으로 유지시킨다.
- 뒤쪽 다리가 바닥으로 떨어져서는 안된다.
- 어깨를 이완한다.

다른 버전

높은 난이도: 손바닥이나 손가락끝을 앞쪽 발 옆의 바닥 위에 배치한다. 머리와 척추를 일직선으로 유지한다. 여러분 앞쪽으로 몇 피트 떨어진 지점을 응시한다.

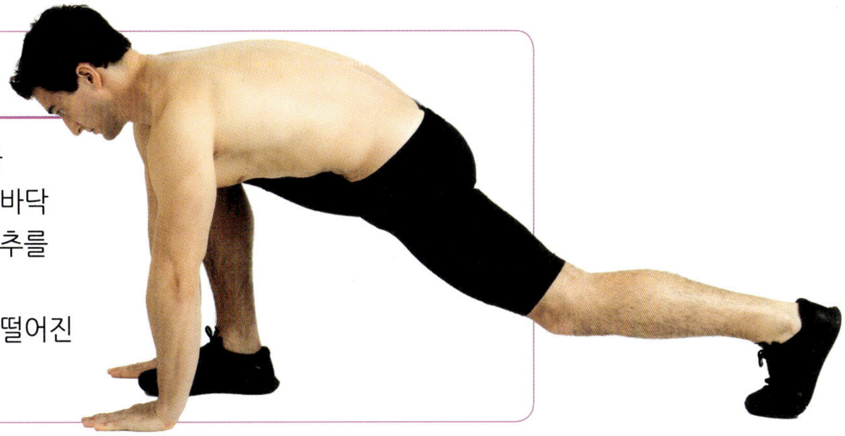

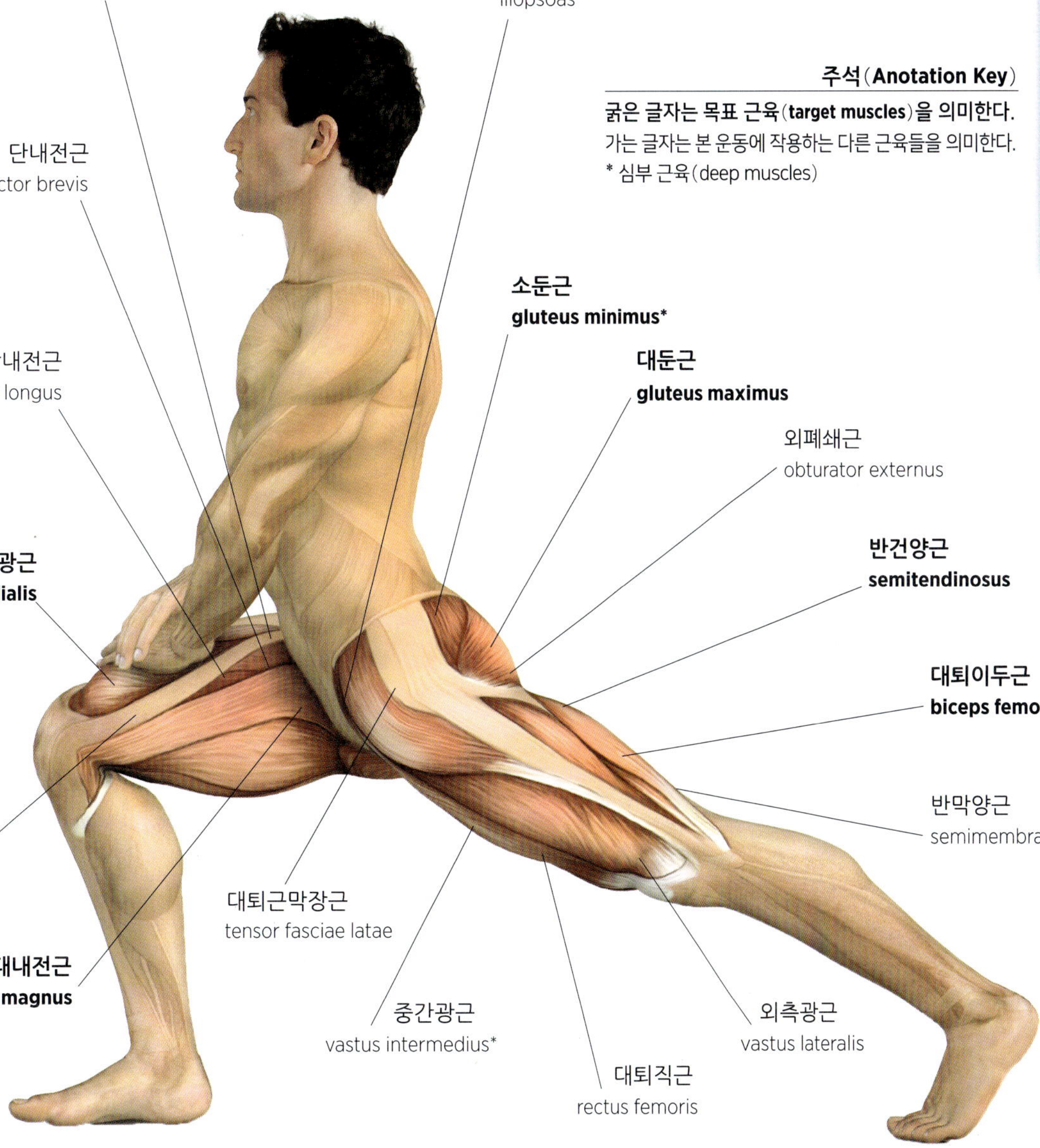

주석(Anotation Key)

굵은 글자는 목표 근육(target muscles)을 의미한다.
가는 글자는 본 운동에 작용하는 다른 근육들을 의미한다.
* 심부 근육(deep muscles)

팩트 파일

목표 근육
- 대퇴사두근
- 둔부
- 허벅지 안쪽
- 슬괵근

유형
- 동적

장점
- 엉덩이와 슬괵근의 타이트니스 감소
- 복부와 둔부 근육의 활성화
- 스포츠 관련 손상의 위험 감소

주의사항
- 고관절 통증
- 무릎 문제
- 허리 통증

포워드 런지 위드 트위스트
(Forward Lunge with Twist)

이와 같은 깊은 런지 운동은
기본 런지 운동의 장점을 증대시키는
척추의 가쪽 비틀림을 동반하고, 가슴 확장 운동과
엉덩이 스트레칭을 추가적으로 일으킨다.

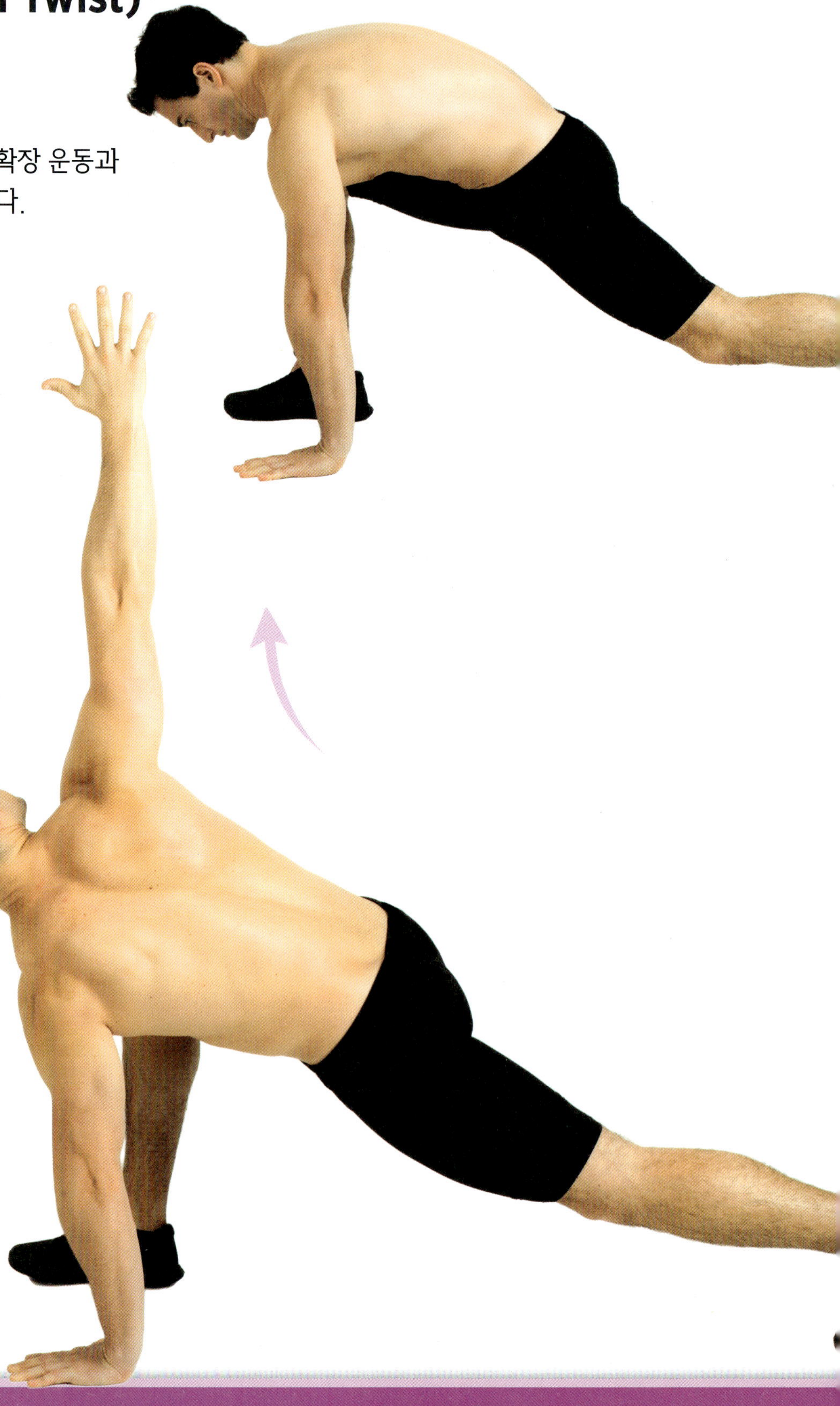

운동 방법

- 오른쪽 다리를 앞쪽으로 내민 포워드 런지 자세에서 시작한다.
- 양 손을 오른발 옆의 바닥 위에 배치한다.
- 체중을 왼손으로 가져가고, 천천히 조심스럽게 오른팔을 천장쪽으로 들어올린다. 이때 몸통을 위쪽으로 회전시킨다.
- 시작자세로 돌아오고, 반대쪽도 실시한다.

올바른 수행의 팁

- 거상된 팔의 손 쪽을 응시하고, 거상된 팔을 위쪽으로 스트레칭한다.
- 가슴을 약간 들어올린다.
- 다리와 발이 평행해야 한다.
- 호흡을 중단하지 않는다.
- 등이 구부정하지 않아야 한다.

주석(Anotation Key)

굵은 글자는 목표 근육(target muscles)을 의미한다.
가는 글자는 본 운동에 작용하는 다른 근육들을 의미한다.
* 심부 근육(deep muscles)

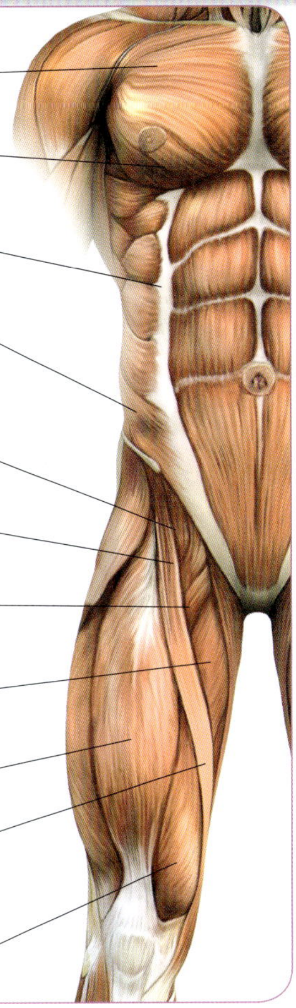

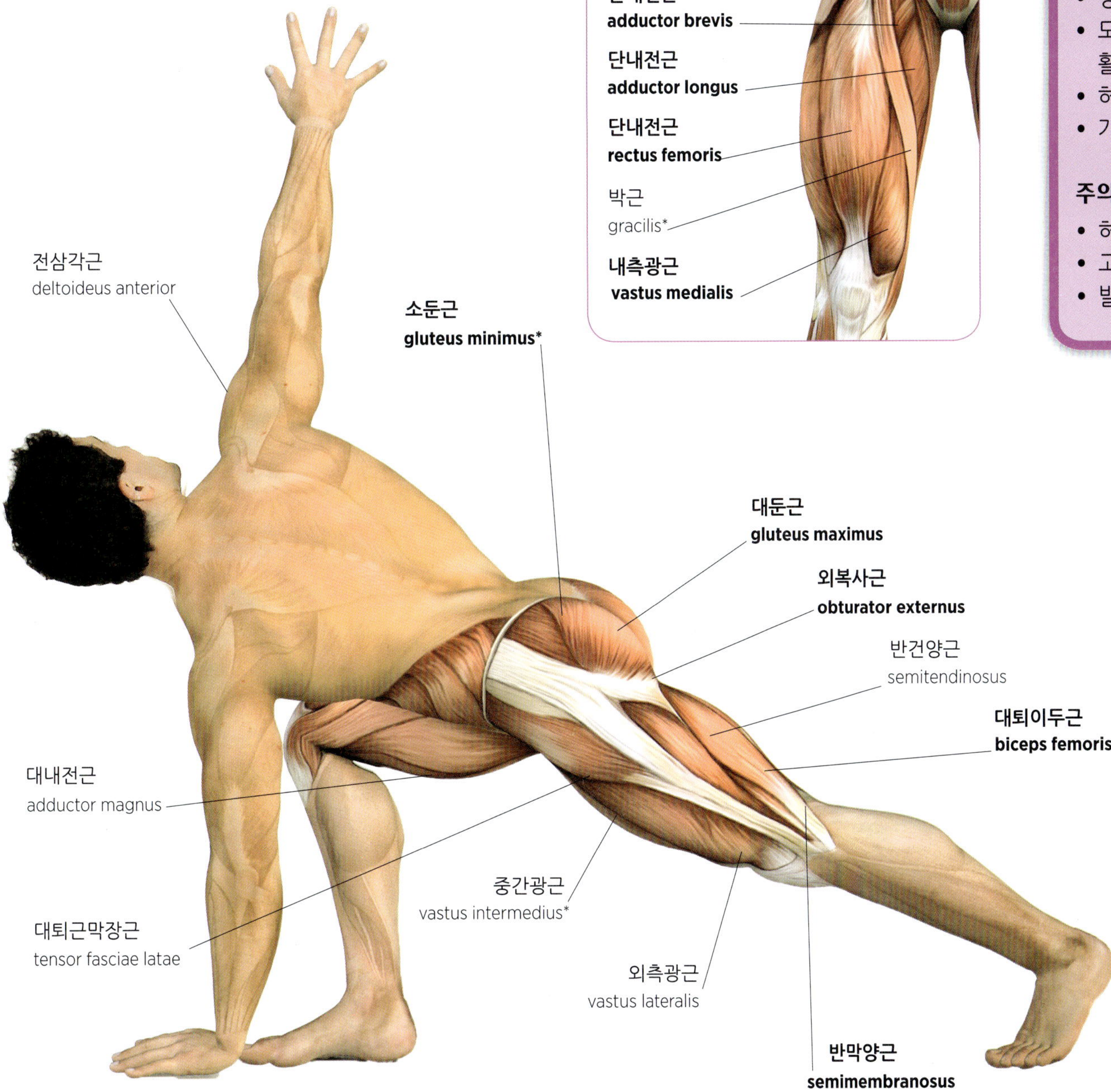

팩트 파일

목표 근육
- 대퇴사두근
- 둔부
- 내전근
- 슬괵근
- 복사근
- 흉곽
- 가슴
- 어깨

유형
- 동적

장점
- 엉덩이 확장
- 모든 다리 근육 활성화
- 허리 통증 완화
- 가슴 확장

주의사항
- 허리 손상
- 고관절 통증
- 발목 약증

리버스 런지 위드 래터럴 익스텐션
(Reverse Lunge with Lateral Extension)

리버스 런지 스트레치는 포워드 런지에 비해 보다 복잡한 움직임을 요구한다.
그러나 리버스 런지는 무릎에 스트레스를 주지 않고, 다리와 몸통의 전체 길이를 신장시킨다.

운동 방법

- 선 자세에서 양 발을 붙이고, 양 팔을 몸통 옆에 위치시킨다. 오른쪽 다리를 뒤쪽으로 내딛고, 발가락을 바닥에 붙인다.
- 런지 자세로 움직이면서 양쪽 다리를 굽힌다.
- 오른쪽 하퇴가 바닥에 거의 닿을 때까지 왼쪽 무릎과 고관절을 굴곡하면서 몸을 낮춘다.
- 양 팔을 어깨높이까지 들어올리면서 옆으로 벌린다.
- 시작자세로 돌아오고, 반대쪽도 실시한다.

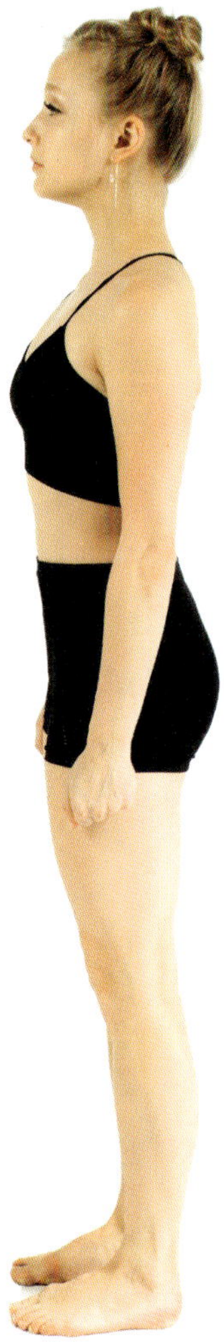

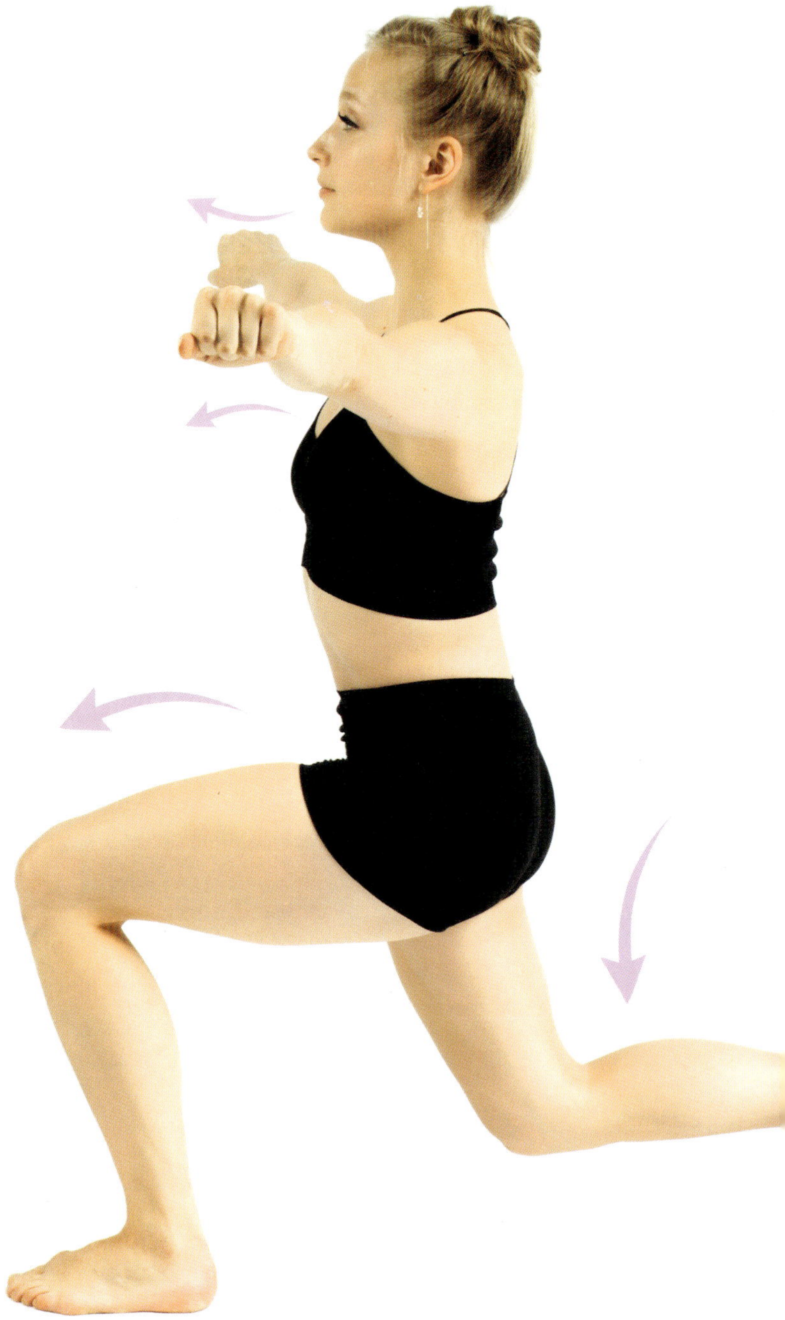

올바른 수행의 팁

- 어깨를 하강한다.
- 목과 어깨를 이완한다; 구부정해져서는 안된다.
- 스트레치 내내 상체를 똑바로 세운다.
- 등이 활처럼 휘지 않아야 한다.
- 양쪽 고관절이 한쪽으로 돌아가지 않아야 한다.

주석(Anotation Key)

굵은 글자는 목표 근육(target muscles)을 의미한다.
가는 글자는 본 운동에 작용하는 다른 근육들을 의미한다.
* 심부 근육(deep muscles)

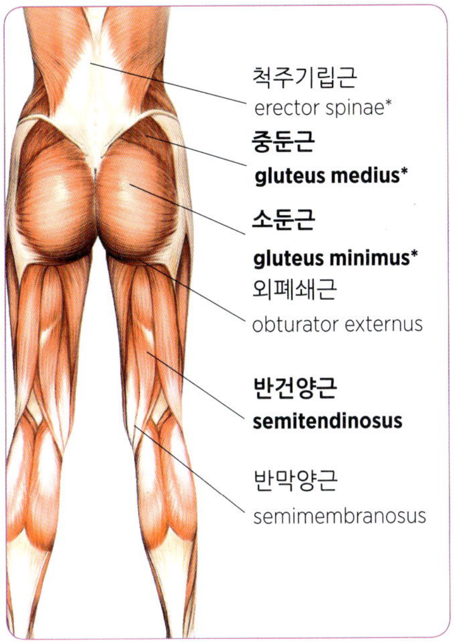

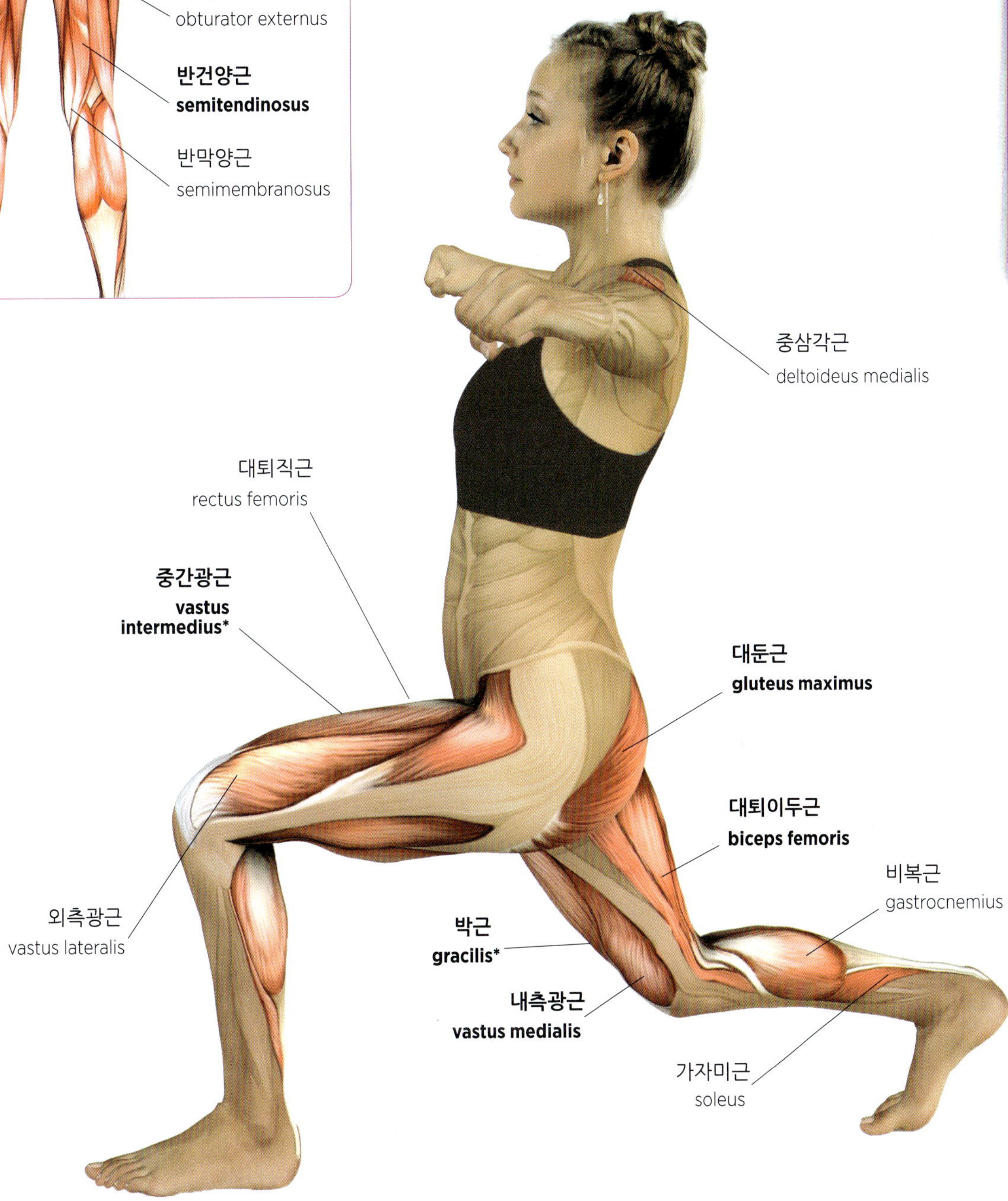

팩트 파일

목표 근육
- 대퇴사두근
- 둔부
- 안쪽 허벅지
- 슬괵근
- 장딴지

유형
- 동적

장점
- 허벅지 신장
- 둔부와
  다리 근육 강화
- 자세 향상
- 균형 증진

주의사항
- 팔이나 어깨 손상
- 무릎 문제

스트레이트-레그 런지 (Straight-Leg Lunge)

이런 런지 스트레치 버전은 타이트한 장딴지 근육과 아킬레스건을 가진 사람에게 유익하다.
적절한 스트레이트-레그 런지는 코어의 안정성을 발달하고, 균형을 향상하고, 또 다리와 둔부 근육을 강화한다.

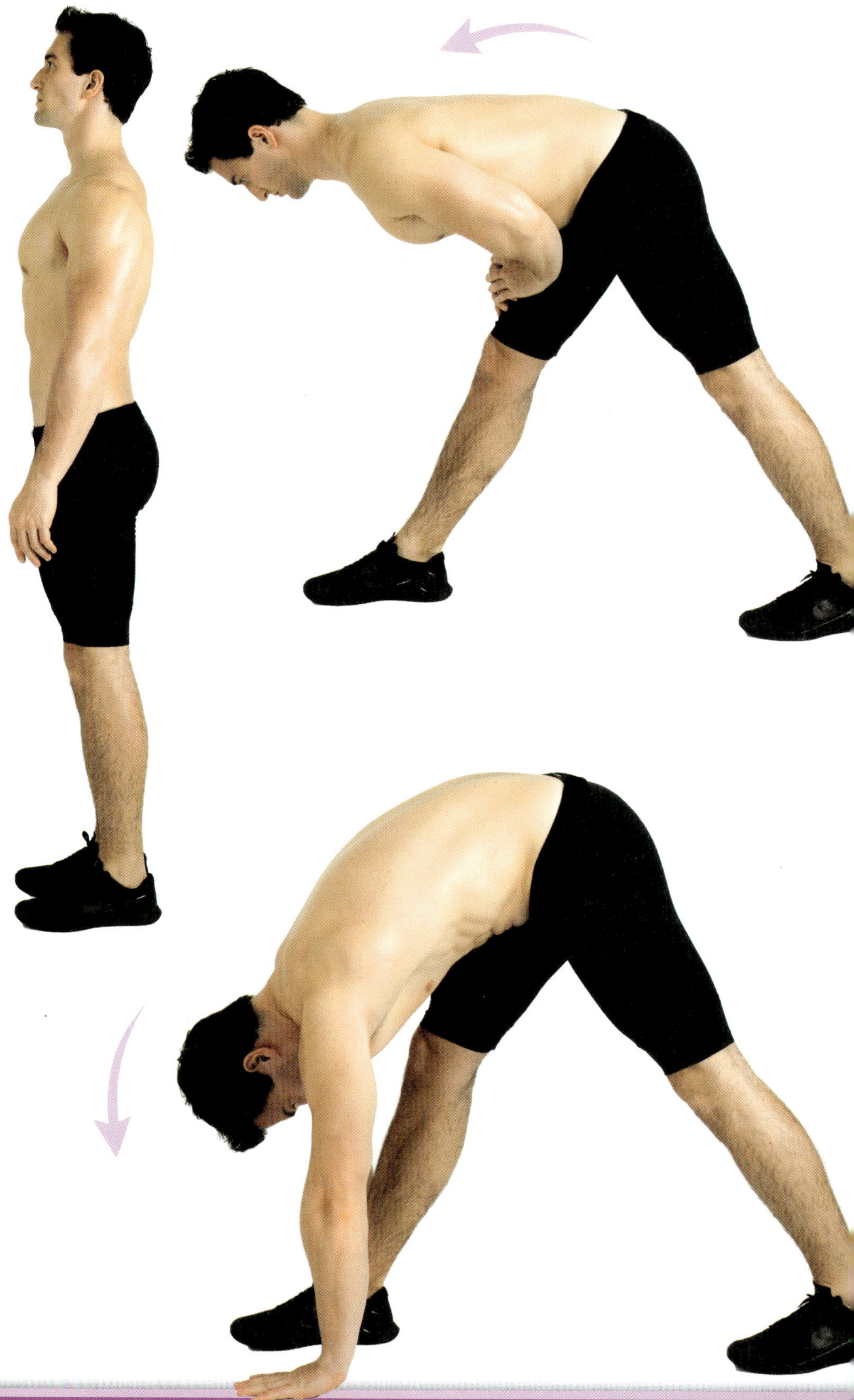

운동 방법

- 선 자세에서 양 발을 어깨너비만큼 벌린다.
- 양쪽 무릎을 약간 굴곡하고 골반을 약간 후방경사한다. 가슴을 들어올리고 어깨를 하강한다.
- 오른발을 한 발짝 앞으로 내딛는다.
- 양쪽 다리를 곧게 뻗고, 오른쪽 다리 위로 몸통을 가능하면 많이 앞쪽으로 숙인다.
- 상체의 무게로 스트레칭 강도를 증가시킨다.
- 권장시간 동안 자세를 유지한 후, 스트레치를 해제한다. 반대쪽도 실시한다.

팩트 파일

목표 근육
- 슬괵근
- 장딴지

유형
- 동적

장점
- 코어 강화
- 균형 향상
- 다리 강화
- 척추 유연성 증진

주의사항
- 고관절 통증
- 무릎 손상
- 허리 통증

올바른 수행의 팁

- 스트레칭을 최대로 강하게 하기 위해 앞쪽 발을 굴곡시키고, 발의 볼 부위를 바닥으로부터 들어올린다.
- 스트레치 내내 뒤쪽 다리의 발꿈치로 바닥을 압박한다.
- 상체의 불필요한 긴장을 피한다-이완하고 자연스럽게 호흡을 한다.

주석(Anotation Key)

굵은 글자는 목표 근육(**target muscles**)을 의미한다.
가는 글자는 본 운동에 작용하는 다른 근육들을 의미한다.
* 심부 근육(deep muscles)

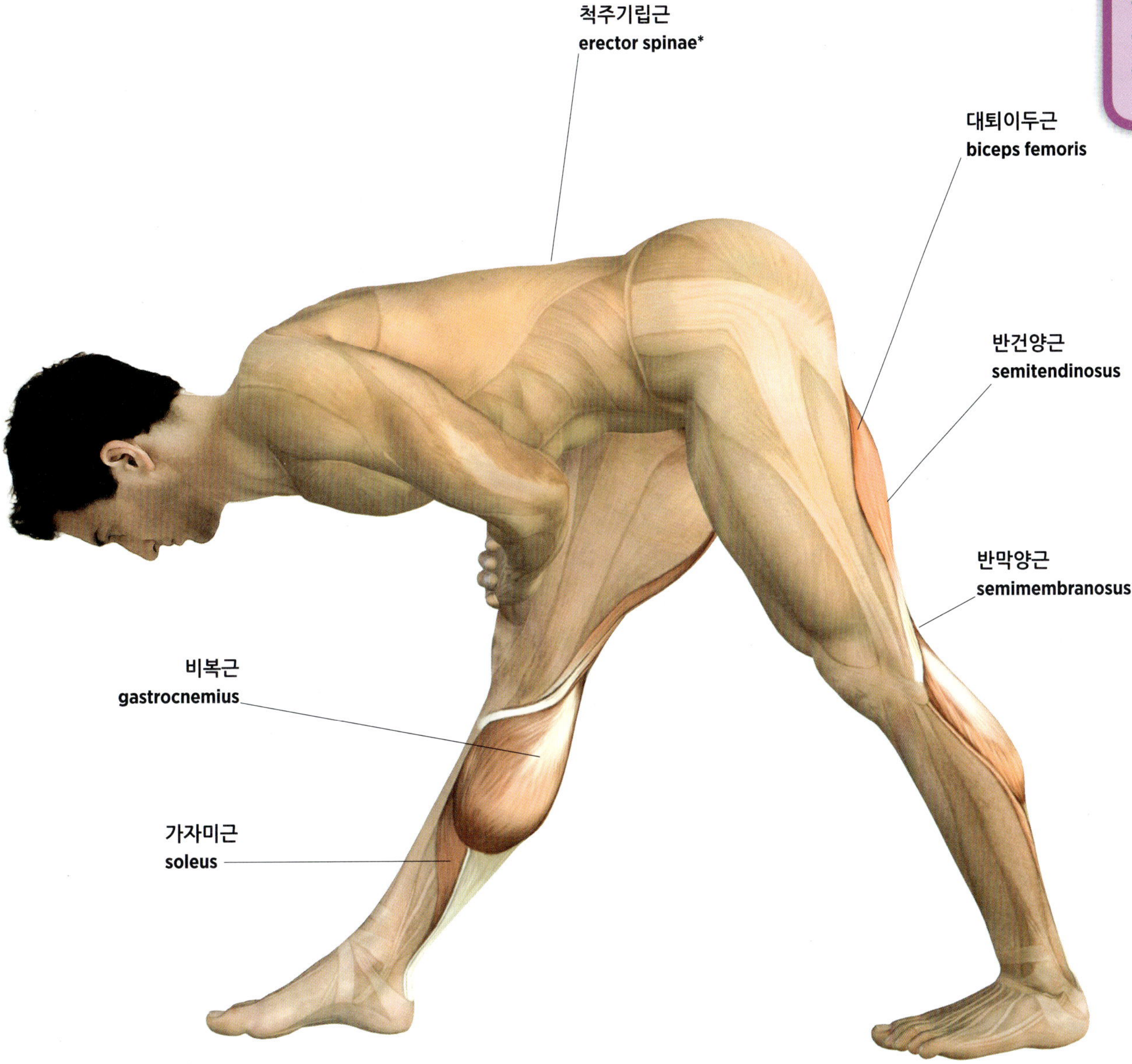

딥 런지 (Deep Lunge)

상완이두근 스트레칭은 시간과 장소에 구애받지 않고 쉽게 할 수 있는 운동이다.
이 운동은 어깨와 상체의 유연성을 향상시키고 근육통을 완화하는데 도움이며, 가동범위를 증가시킨다.
포워드 런지의 이 버전 운동은 요가의 하이 런지(high lunge)로 알려져 있으며,
로우 포워드 런지(Low Forward Lunge)로도 알려져 있다. 이 운동은 슬괵근과 장딴지 근육과 함께 둔부와 대퇴사두근을 목표로 하는 효율적인 다리와 팔의 강화 운동이다.
깊은 자세는 서혜부 근육도 신장할 수 있다.

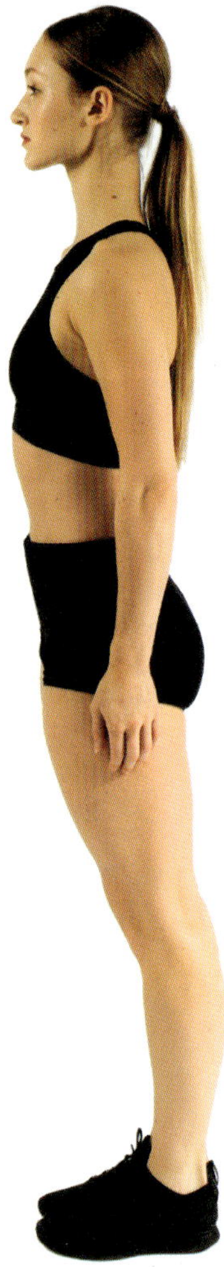

올바른 수행의 팁

- 허벅지로부터 복부를 당긴다.
- 스트레치를 할 때 고관절을 견고하게 유지한다.
- 뻗은 다리의 안쪽 허벅지를 내회전하면서 천장 쪽으로 롤링한다.
- 만약 손가락끝이 바닥에 뻗을 때 등이 구부정해지기 시작하면, 척추를 신장하기 위해 양 손을 블록 위에 배치한다.
- 무릎이 발목을 벗어나서는 안된다. 만약 무릎이 발가락끝을 벗어나게 되면 슬관절에 강한 스트레스가 가해질 수 있다.

운동 방법

- 다운워드-페이싱 도그 자세 (72-73 페이지)에서 시작한다. 오른발을 앞쪽으로 내밀어 양 손 사이에 배치한다. 이때 오른쪽 무릎과 정강이를 오른쪽 발목과 수직 일직선되게 유지한다.
- 손가락끝을 바닥 위에 배치한다. 양쪽 고관절을 정면으로 향하게 하고, 오른쪽 발꿈치로 바닥을 누른다. 오른쪽 고관절 주름을 뒤쪽으로 당긴다.
- 왼쪽 다리를 뒤쪽으로 뻗고, 발의 볼 부위를 바닥에 댄다. 정수리에서 왼쪽 발꿈치까지 몸을 길게 신장한다. 목 뒤를 길게 유지하면서 전방을 응시한다.
- 권장시간 동안 자세를 유지한 후, 반대쪽도 실시한다.

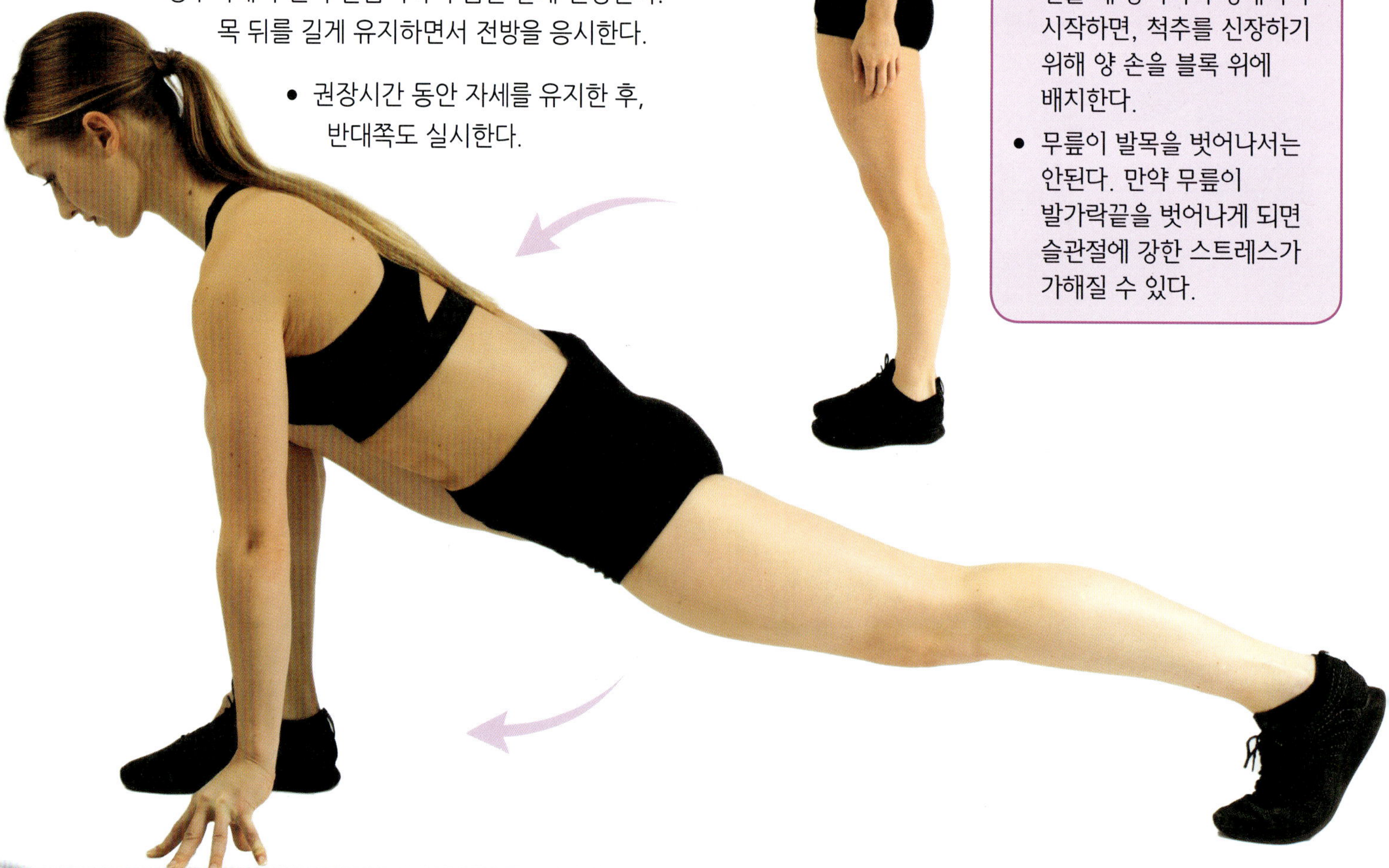

팩트 파일

목표 근육
- 하체

유형
- 동적

장점
- 허벅지 강화
- 고관절 굴곡근, 어깨 및 가슴의 신장

주의사항
- 무릎 손상

주석(Anotation Key)

굵은 글자는 목표 근육(target muscles)을 의미한다.
가는 글자는 본 운동에 작용하는 다른 근육들을 의미한다.
* 심부 근육(deep muscles)

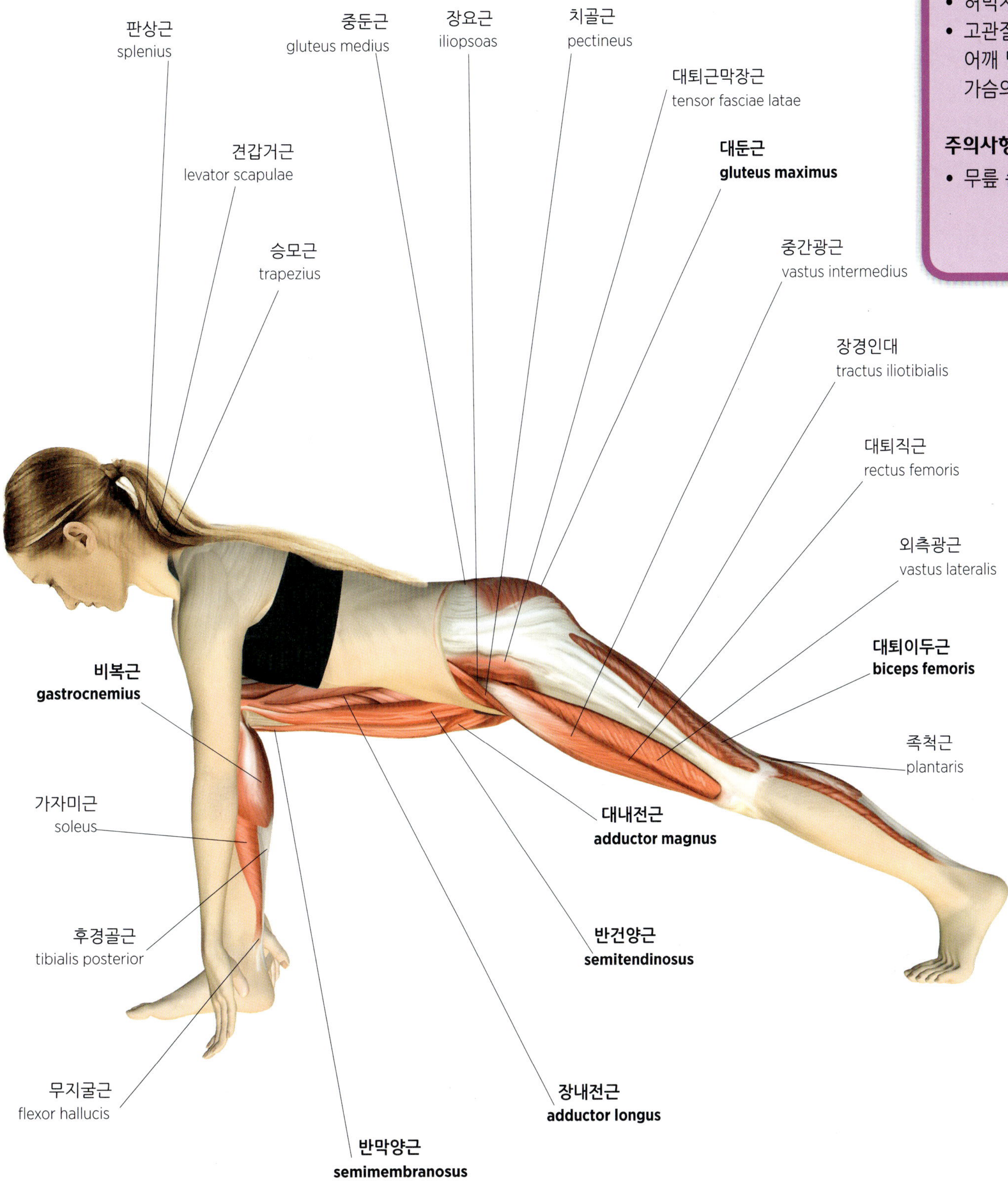

와이드-레기드 포워드 벤드
(Wide-Legged Forward Bend)

와이드-레기드 포워드 벤드는 슬괵근과 등 근육을 신장시키는 가장 효율적인 방법 중의 하나이다. 이 버전의 스트레치는 고관절의 가동성을 향상시키면서 에너지와 혈액순환을 증진시킨다.

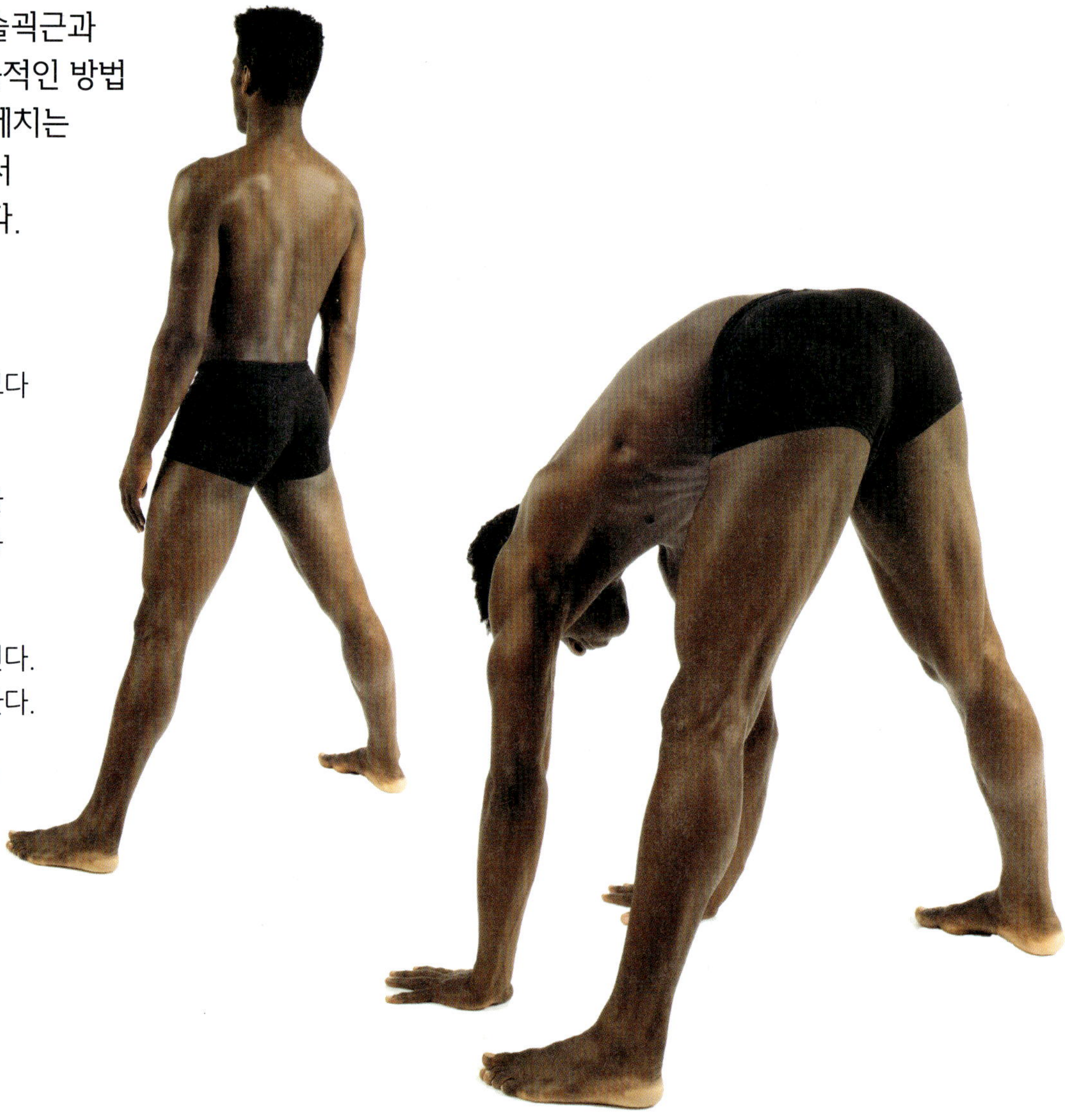

운동 방법

- 선 자세에서 양쪽 발을 어깨너비보다 넓게 벌린다.
- 양쪽 무릎을 약간 굴곡하고 골반을 약간 후방경사한다. 그리고 가슴을 들어올리고 어깨를 하강한다.
- 고관절을 굽혀 앞쪽으로 몸을 숙인다. 이때 등은 편평하게 유지되어야 한다.
- 손가락끝이나 손바닥을 바닥 위에 배치한다.
- 권장시간 동안 자세를 유지한 후, 스트레치를 해제한다.

다른 버전

높은 난이도: 다리 사이에 양 손을 이동시키고, 팔꿈치를 굴곡한 후 이마를 바닥 위에 댄다. 균형을 위해 필요하다면 양 손을 이용할 수도 있다.

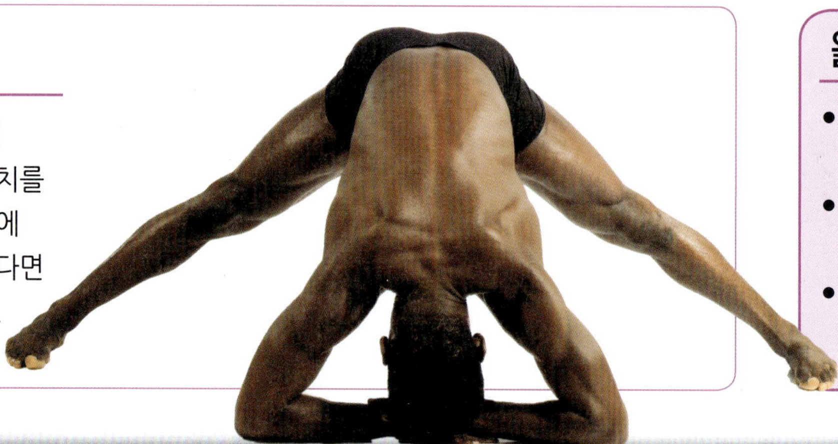

올바른 수행의 팁

- 가슴을 들어올린 채로 유지한다.
- 고관절을 굽혀 앞쪽으로 숙일 때 내쉰다.
- 목과 어깨를 긴장하지 않는다.

팩트 파일

목표 근육

- 슬괵근
- 둔부
- 등

유형

- 동적

장점

- 다리와 발의 유연성 증진
- 허리 통증 완화
- 엉덩이 확장

주의사항

- 고관절 통증
- 허리 손상
- 발목 약증

다른 버전

낮은 난이도: 양쪽 다리를 더 넓게 벌리거나 지지를 위해 바닥 위에 요가 블록을 배치한다.

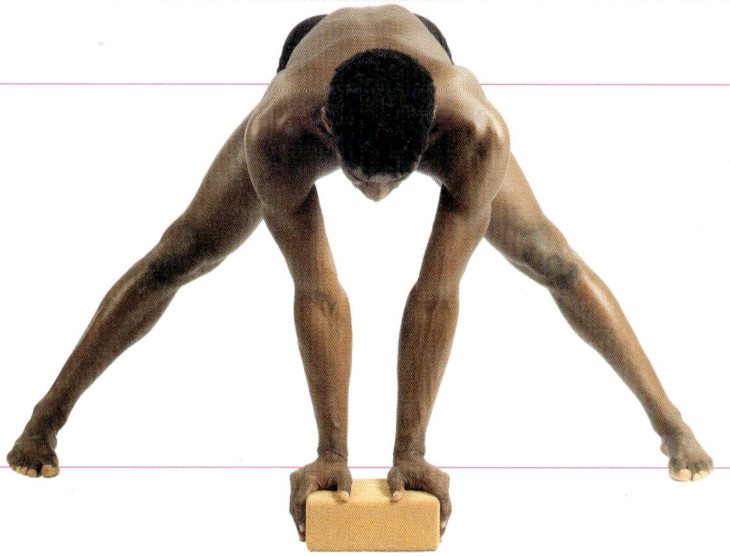

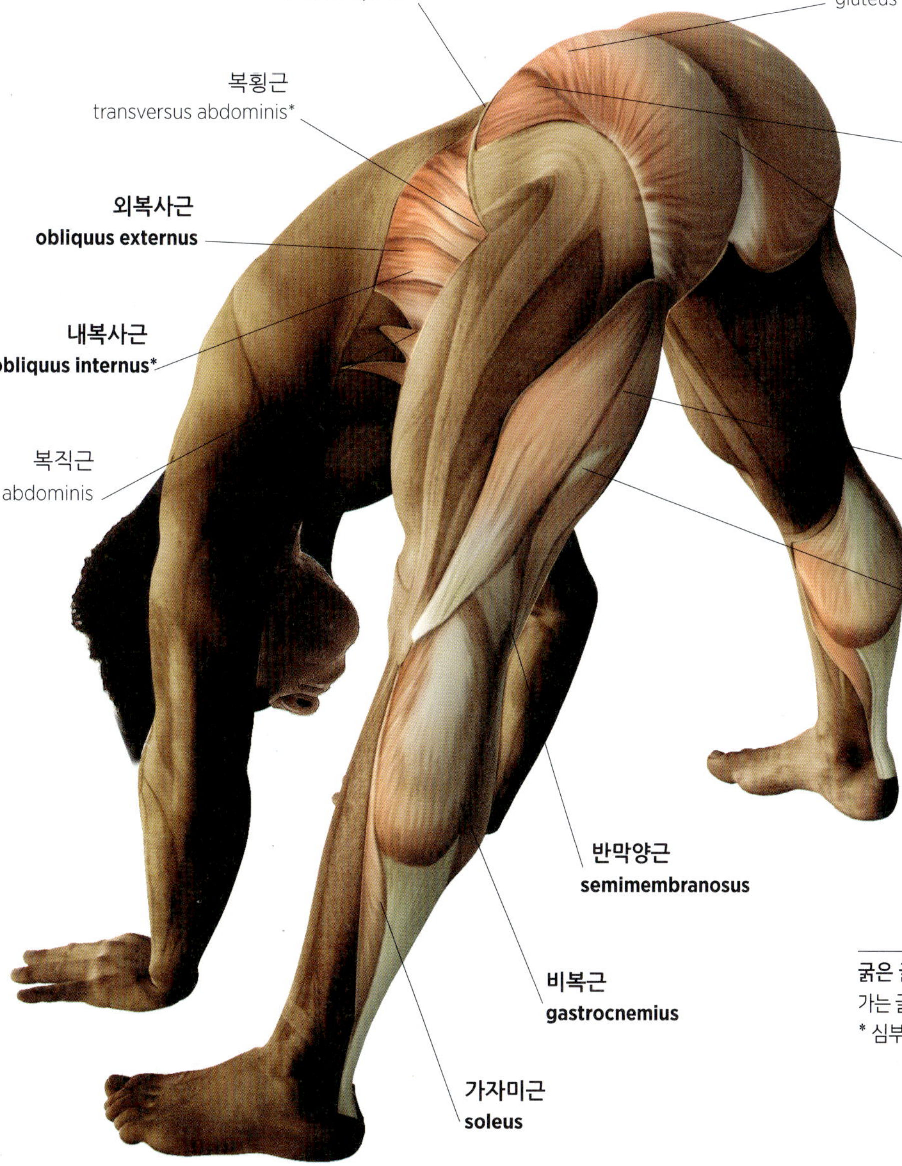

주석(Anotation Key)

굵은 글자는 목표 근육(**target muscles**)을 의미한다.
가는 글자는 본 운동에 작용하는 다른 근육들을 의미한다.
* 심부 근육(deep muscles)

일리오티비얼 밴드 스트레치
(Iliotibial Band Stretch)

특히 장거리 달리기 선수는 종종 타이트한 장경인대(고관절에서 무릎까지 주행하는 두꺼운 결합조직 띠)로 고생한다. 이 스트레치는 대퇴의 가동성을 향상시키고, 스포츠 관련 손상을 예방하는데 도움을 준다.

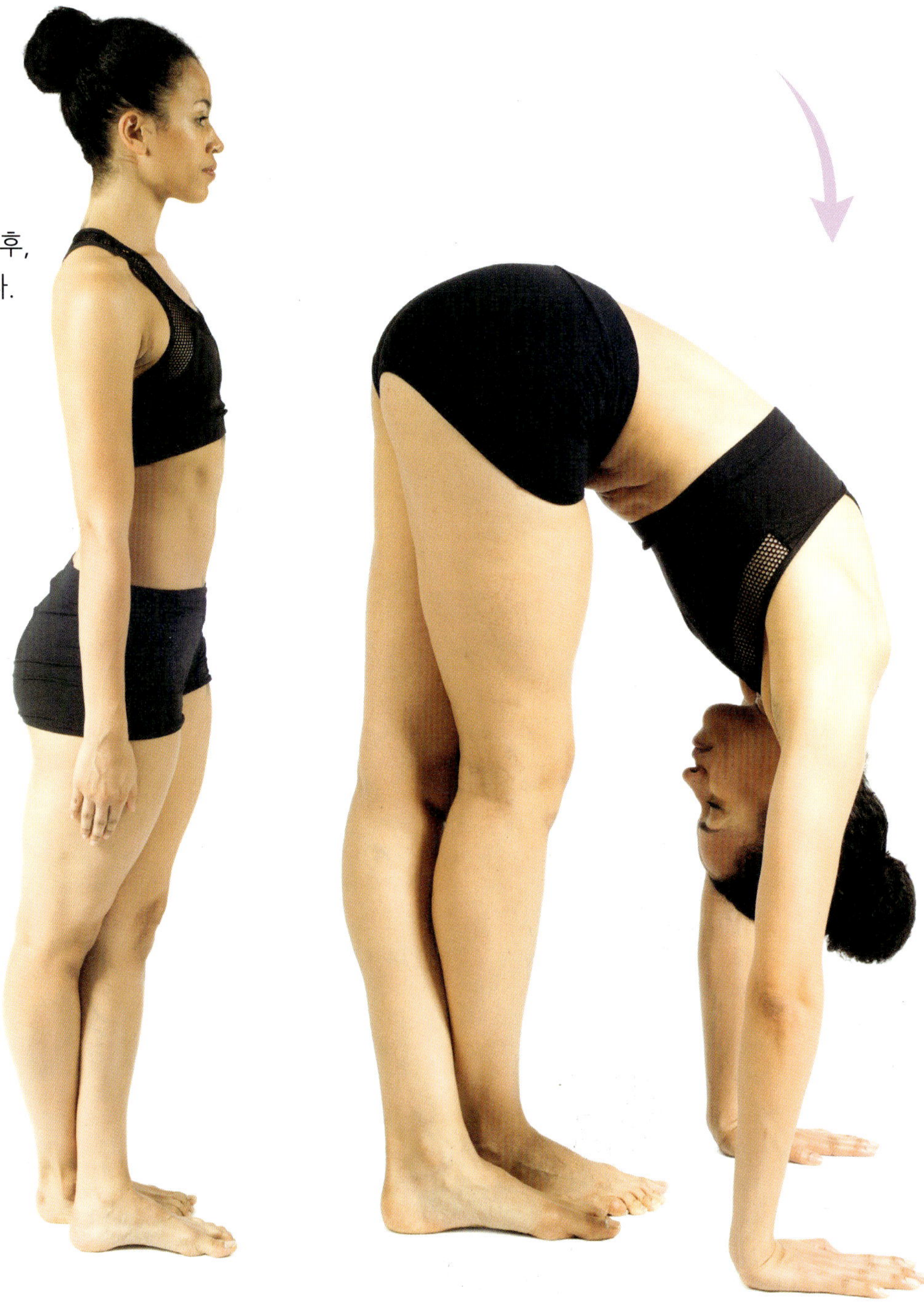

운동 방법

- 양 팔을 몸통 옆에 위치시키고 선 자세를 취한다.
- 오른쪽 다리를 왼쪽 다리 앞으로 교차한 후, 오른발을 왼발의 가쪽면을 따라 배치한다. 이때 양쪽 발가락은 전방을 향한다.
- 뒤쪽 다리를 쭉 뻗은 후 고관절을 굴곡하여 전방으로 몸을 숙인다.
- 손가락끝을 바닥쪽으로 뻗는다. 만약 여러분이 이것을 할 수 있으면, 손바닥을 바닥에 닿을 수 있다.
- 권장시간 동안 자세를 유지한 후, 스트레치를 해제한다. 반대쪽도 실시한다.

올바른 수행의 팁

- 양 발을 바닥 위에 붙인다.
- 척추와 뒤쪽 다리를 일직선으로 하여 적절한 정렬을 유지한다.
- 뒤쪽 발꿈치가 바닥에서 떨어져서는 안된다.
- 등을 활처럼 휘거나 둥들게 말지 않아야 한다.

다른 버전

높은 난이도: 바닥 쪽으로 손가락끝을 뻗는다. 만약 손가락이 바닥에 닿으면, 손바닥을 바닥에 닿게 한다. 그리고 얼굴이 무릎에 닿고 양 손이 발꿈치 뒤로 이동할 수 있도록 몸을 더 앞쪽으로 숙인다.

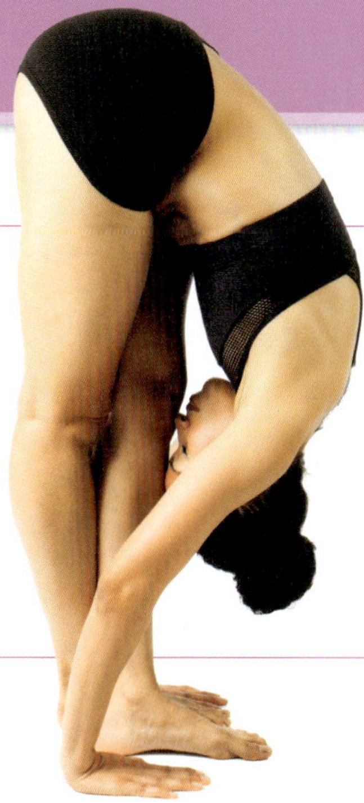

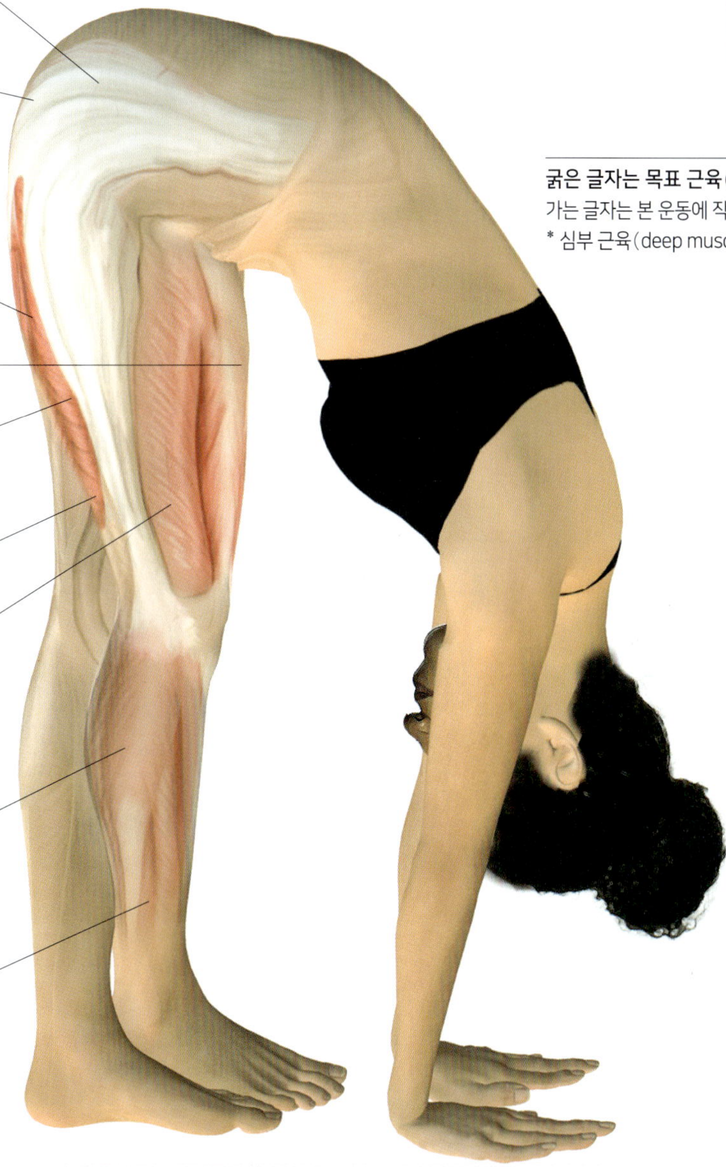

팩트 파일

목표 근육
- 장경인대
- 슬괵근
- 둔부

유형
- 동적

장점
- 장경인대, 슬괵근, 장딴지 및 등의 신장
- 슬관절 안정화
- 고관절 유연성 증진

주의사항
- 목 문제
- 허리 통증

주석(Anotation Key)

굵은 글자는 목표 근육(**target muscles**)을 의미한다.
가는 글자는 본 운동에 작용하는 다른 근육들을 의미한다.
* 심부 근육(deep muscles)

힐-드롭/토우-업 스트레치
(Heel-Drop/Toe-Up Stretch)

힐-드롭/토우-업 스트레치는 주요 장딴지 근육(비복근과 가자미근)을 목표로 하고, 아킬레스건을 신장시킨다. 장딴지 근육과 건의 스트레칭은 하체 스트레칭의 필수 부분이다.

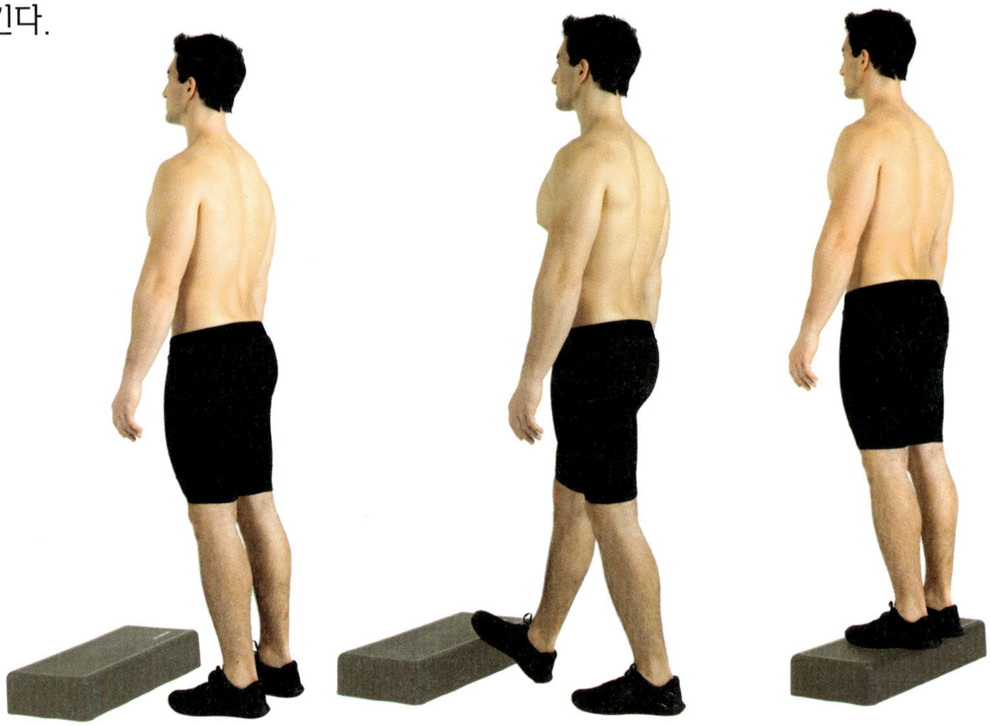

운동 방법

- 양 발을 어깨너비만큼 벌리고, 라이저(riser)인 에어로빅 스텝이나 단계 위에 선 자세를 취한다. 이때 양 팔을 몸통 옆에 위치시킨다.
- 양쪽 무릎을 매우 작게 굴곡하고, 골반을 후방경사한다. 가슴을 들어올리고 어깨를 하강한다.
- 오른발의 볼 부위를 스텝의 가장자리에 올려놓는다.
- 장딴지에 가해지는 스트레치의 강도를 증가시키거나 감소시키기 위해 오른쪽 다리에 가해지는 체중을 조절하면서 오른발의 발꿈치를 아래쪽으로 떨어뜨린다.
- 스트레치를 해제한다. 반대쪽도 실시한다.
- 라이저로부터 내려 서서, 양쪽 발을 어깨너비만큼 벌린다. 골반을 약간 후방경사한다. 가슴을 들어올리고 어깨를 하강한다.
- 스텝 위에 오른발의 볼 부위를 올려놓는다.
- 오른쪽 장딴지가 스트레칭되는 것을 느끼기 위해 양쪽 무릎을 뻗으면서, 고관절을 앞쪽으로 가져간다.
- 스트레치를 해제한다. 반대쪽도 실시한다.

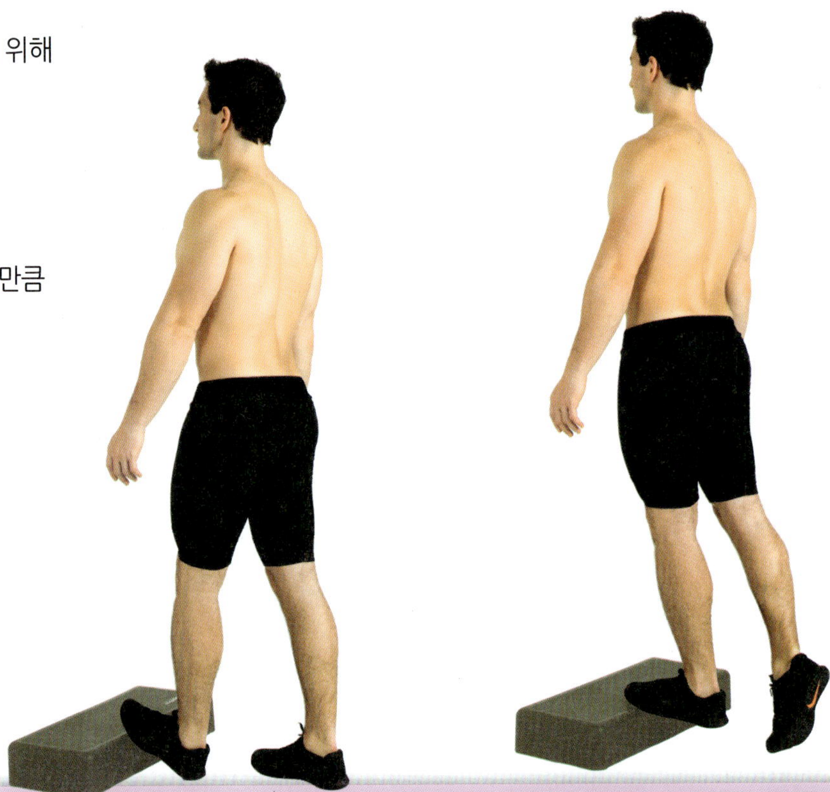

팩트 파일

목표 근육
- 장딴지
- 아킬레스건

유형
- 정적

장점
- 장딴지 근육과 종골건의 신장
- 발목 가동성 증진

주의사항
- 장딴지 근육 좌상

주석(Anotation Key)

굵은 글자는 목표 근육(target muscles)을 의미한다.
가는 글자는 본 운동에 작용하는 다른 근육들을 의미한다.
* 심부 근육(deep muscles)

올바른 수행의 팁

- 필요하다면 균형을 잡기 위해 벽이나 고정 물체를 이용한다.
- 엄지에서 새끼발가락으로 천천히 그리고 부드럽게 롤링하고 다시 반대 방향으로 롤링시킴으로써 모든 장딴지 근육을 활성화한다. 그리고 스트레칭을 할 때 체중을 발가락 위로 이동시킨다.
- 더 강한 스트레칭을 하기 위해 바운딩 동작을 해서는 안된다—모든 움직임은 섬세해야 하고, 조심스럽게 수행되어야 한다.

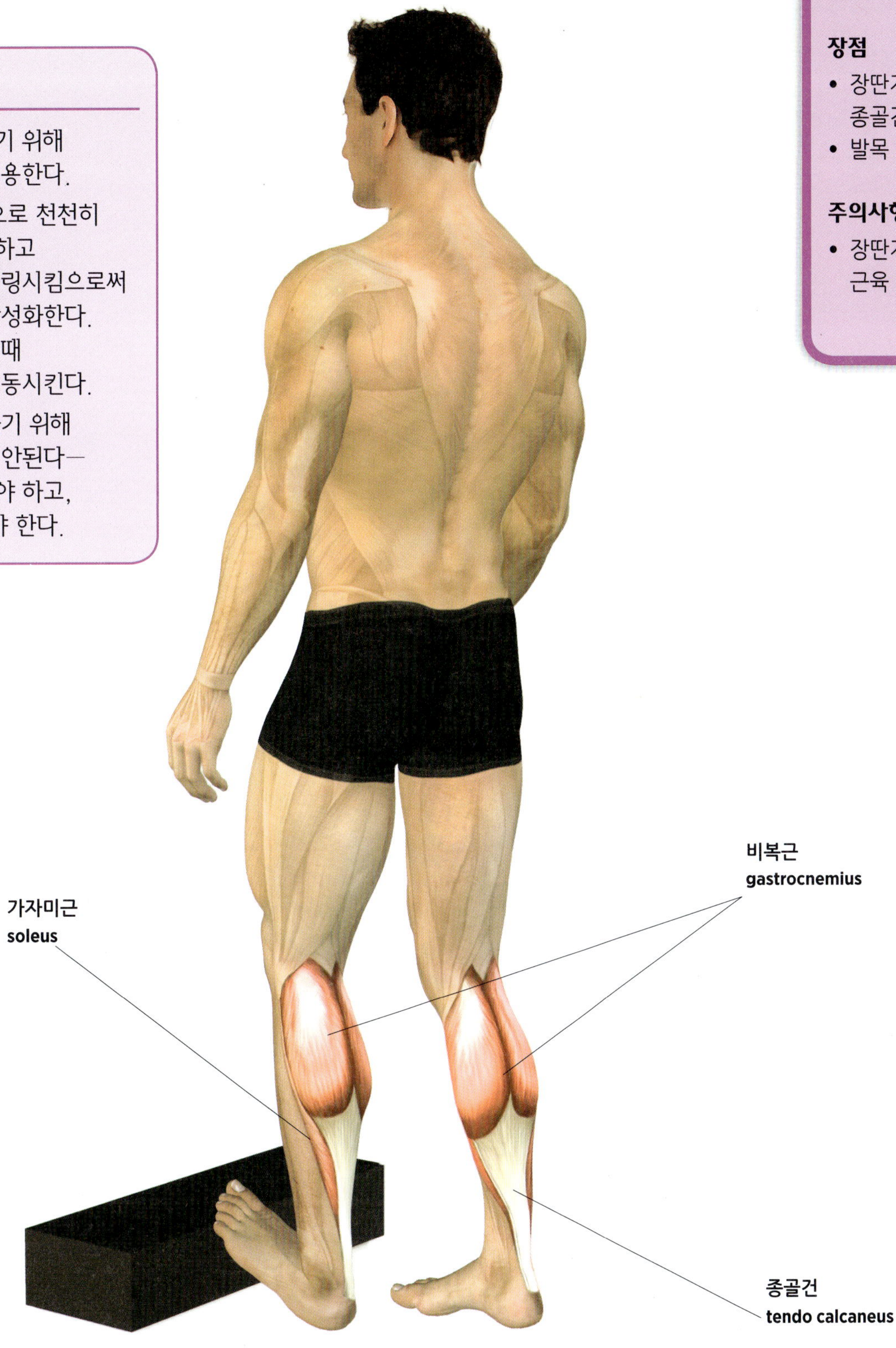

니이-풀 플랭크 (Knee-Pull Plank)

니이-풀 플랭크의 목적은 코어를 강화하고, 또 장딴지 근육과 아킬레스건을 강하게 스트레칭하는 것이다.

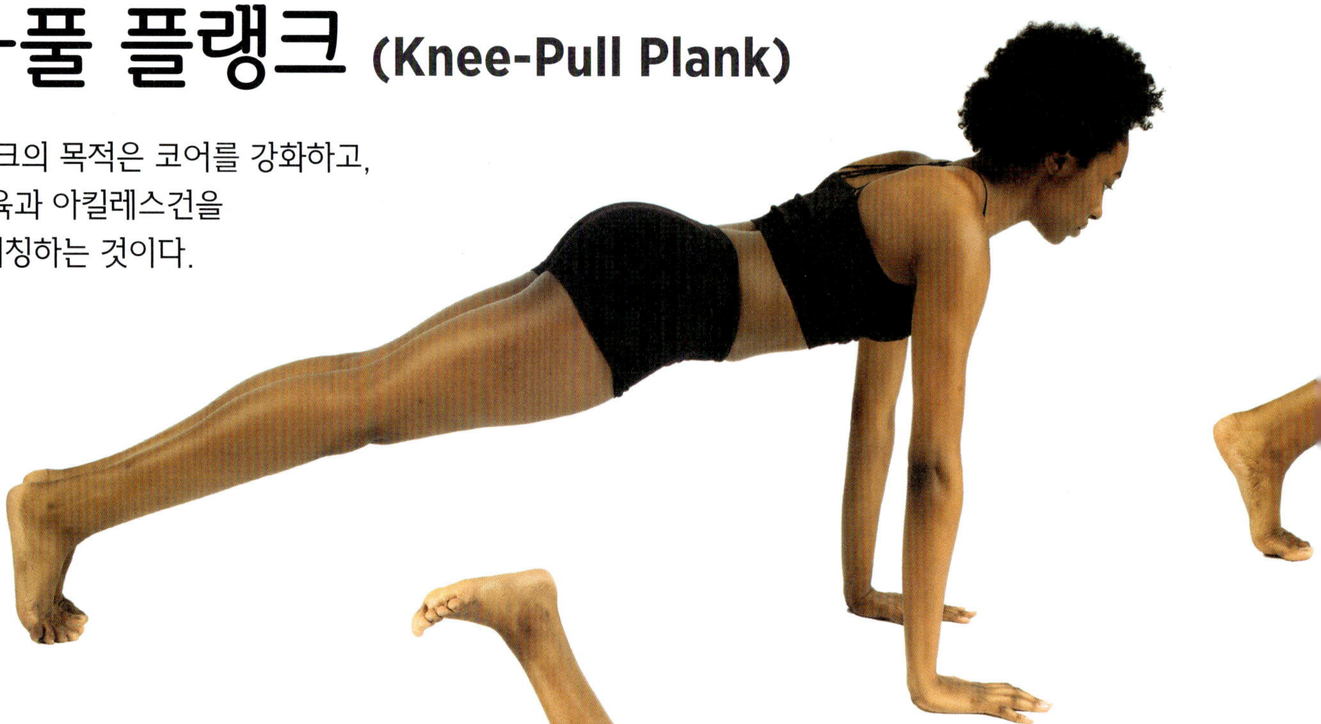

운동 방법

- 기본 플랭크 자세(푸쉬-업 자세)에서 시작한다.
- 앞쪽으로 기울이고 발을 굴곡할 때 오른쪽 무릎을 가슴 쪽으로 당긴다. 왼발을 배측굴곡하고 발가락으로 균형을 잡는다.
- 발꿈치를 통해 왼쪽 다리를 뻗고, 체중을 왼발로 이동하면서 몸을 뒤쪽으로 흔든다.
- 척추를 일직선으로 유지하고, 오른쪽 다리를 천장 쪽으로 뻗는다.
- 권장시간 동안 자세를 유지한 후, 스트레치를 해제한다. 반대쪽도 실시한다.

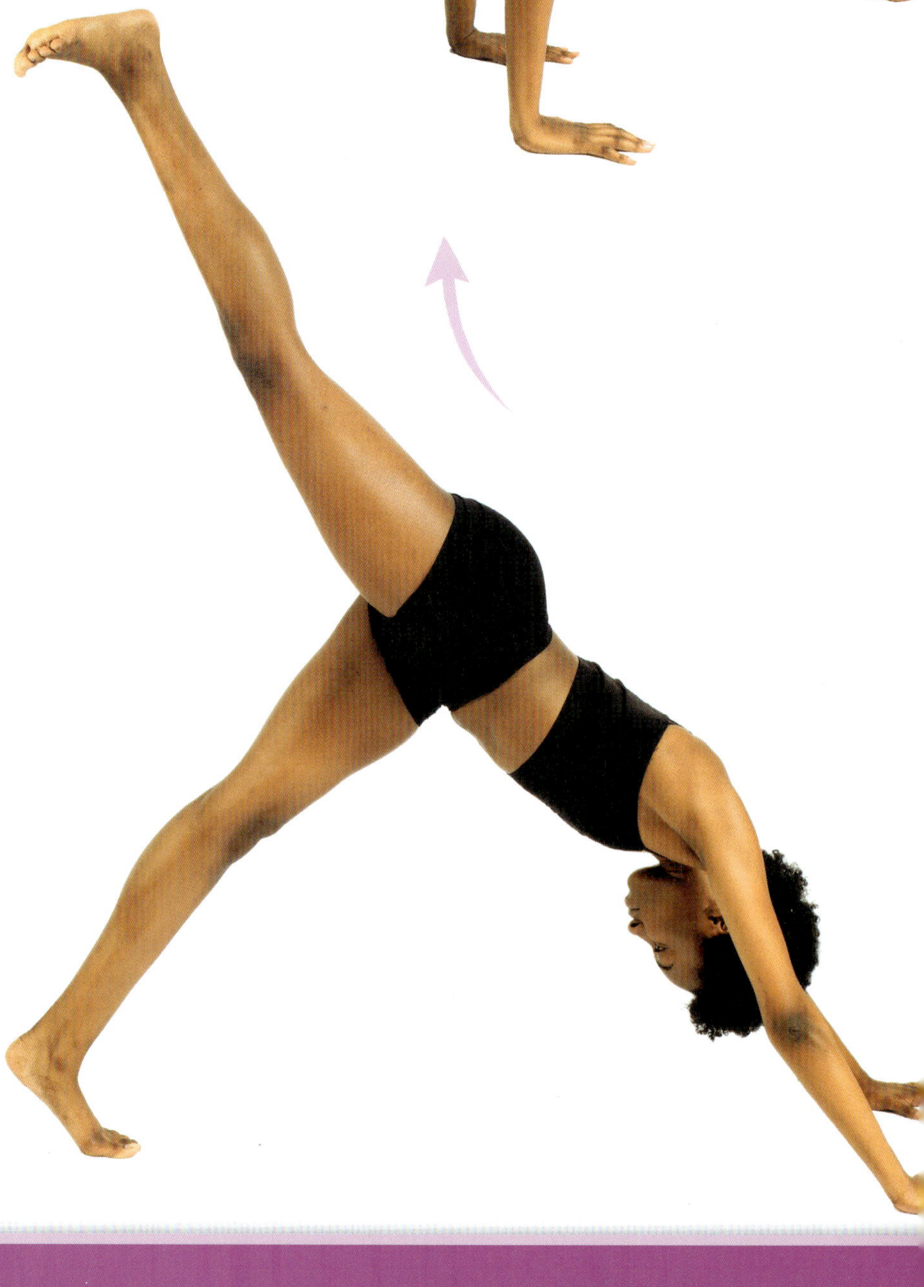

올바른 수행의 팁

- 운동 내내 몸을 일직선으로 유지한다.
- 지탱하는 다리의 무릎을 굽혀서는 안된다.

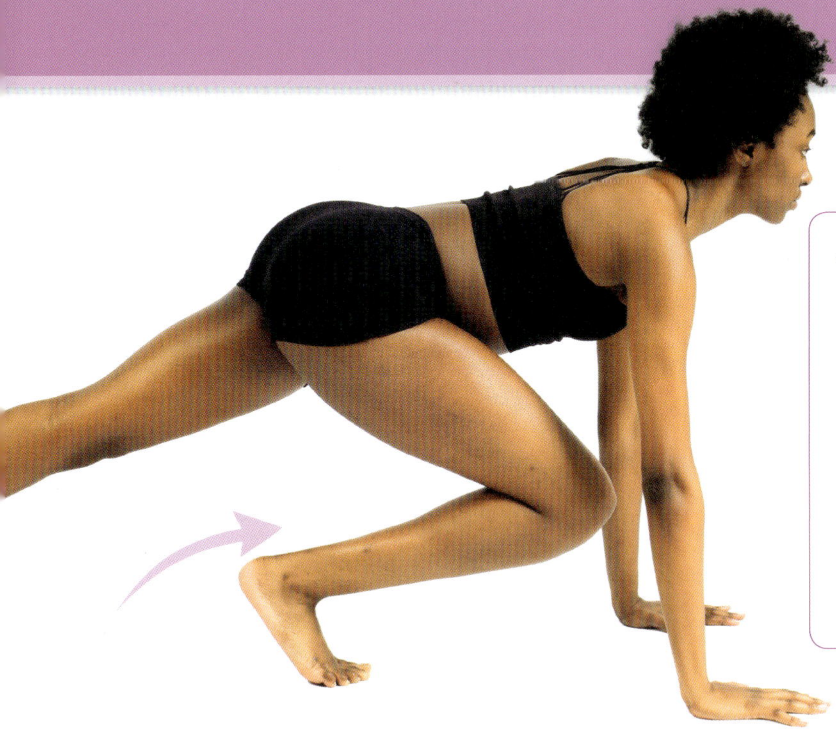

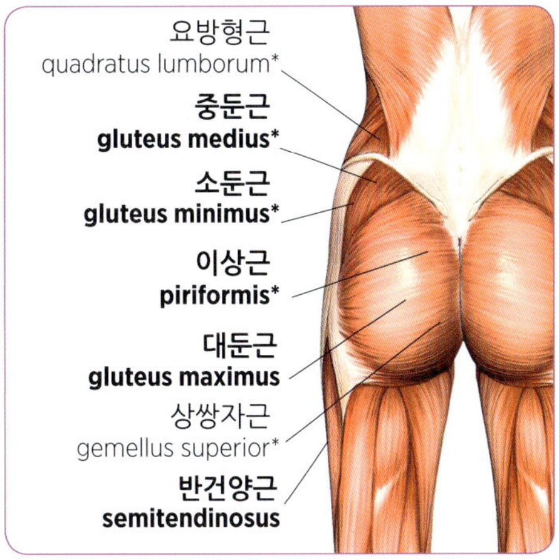

팩트 파일

목표 근육
- 장딴지
- 아킬레스건

유형
- 동적

장점
- 코어 안정성 증진
- 유연성 발달
- 모든 다리 근육의 신장

주의사항
- 허리 문제
- 어깨 통증
- 손목 손상

주석(Anotation Key)

굵은 글자는 목표 근육(target muscles)을 의미한다.
가는 글자는 본 운동에 작용하는 다른 근육들을 의미한다.
* 심부 근육(deep muscles)

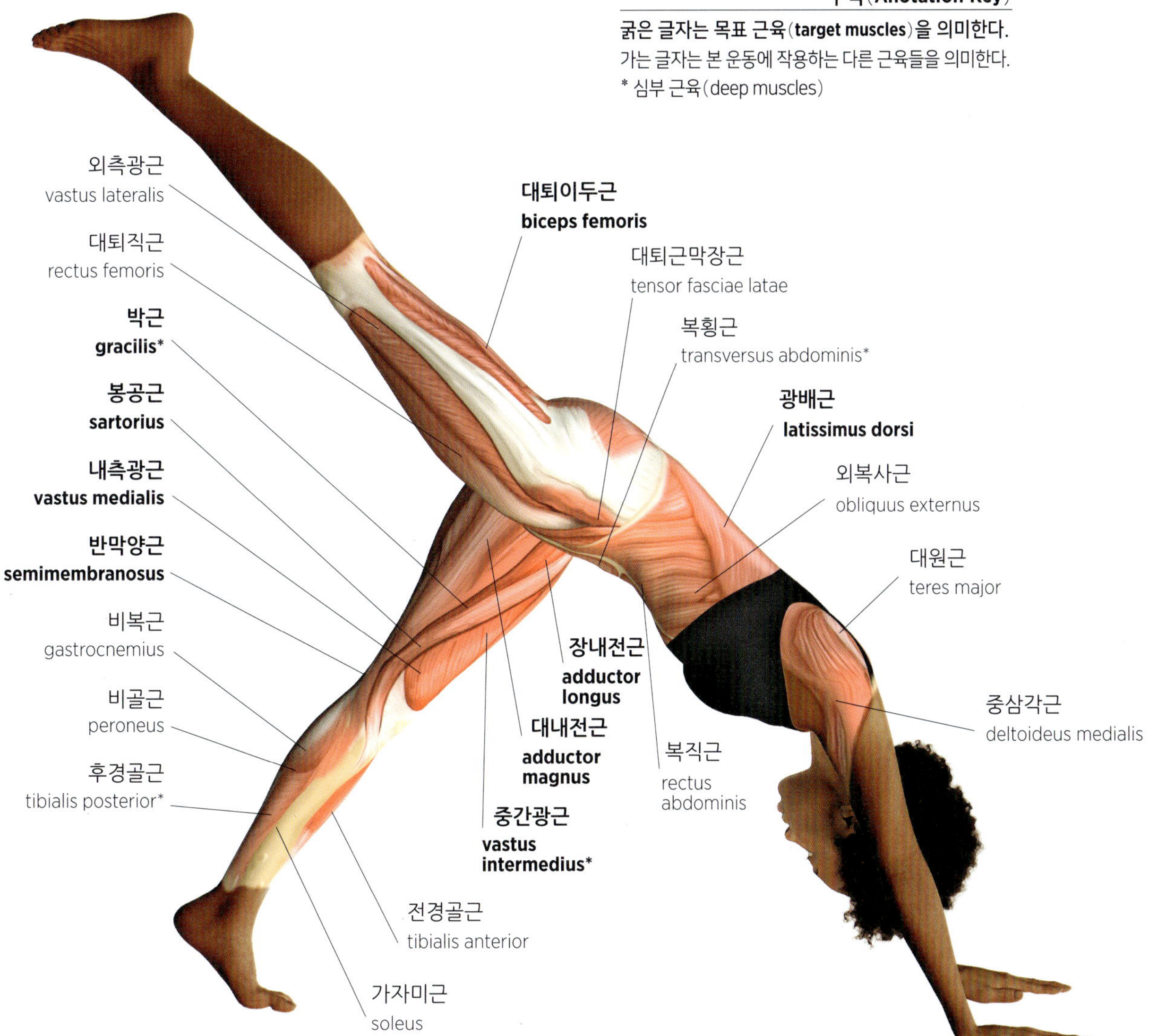

마운틴 클라이머 스트레치
(Mountain Climber Stretch)

마운틴 클라이머 스트레치는 스트레치를 수행하는데 작용하는 팔, 다리 및 코어에 있는 많은 근육의 지구력을 증진시킨다. 비록 힘들지만, 이 운동은 여러분께 유연한 다리, 강한 팔과 코어, 그리고 큰 고관절 가동성을 제공한다.

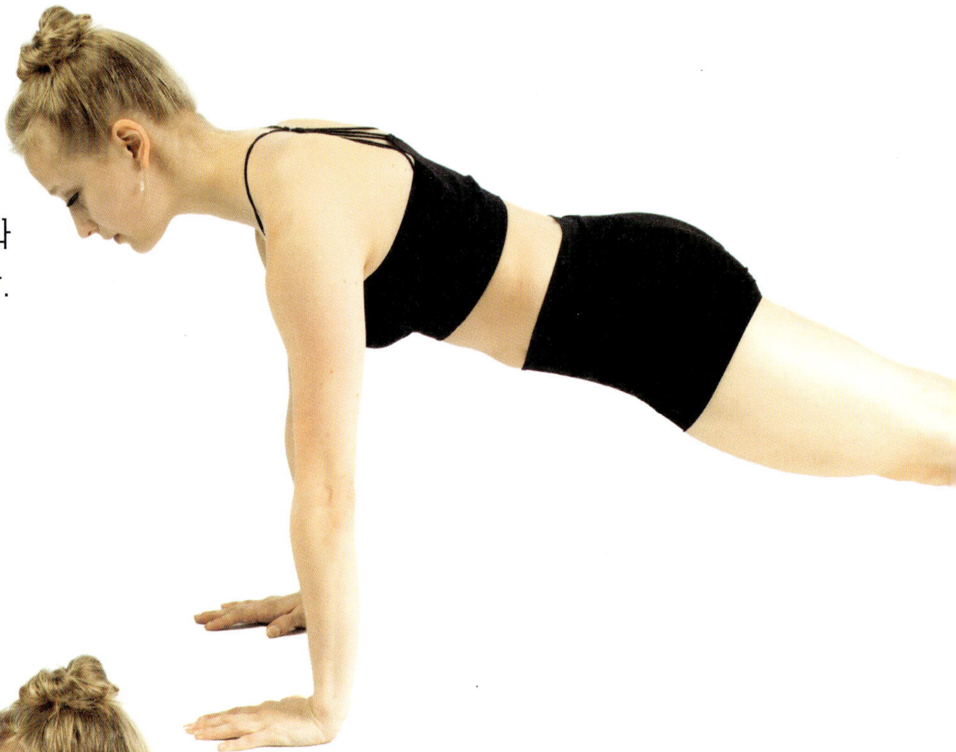

운동 방법

- 양쪽 팔을 쭉 뻗은 하이 플랭크 자세에서 시작한다. 이때 양 손을 어깨너비만큼 벌리고, 손바닥과 어깨를 수직 일직선으로 정렬시킨다. 그리고 양쪽 발을 붙힌 상태로 뒤쪽으로 뻗는다.
- 왼쪽 무릎을 가슴 쪽으로 가져간다. 왼발의 볼 부위를 바닥에 배치한다.
- 양 발의 위치를 바꾸기 위해 공중으로 점프한 후 오른발을 앞쪽으로 배치하고 왼발을 뒤쪽으로 배치한다.
- 권장 반복횟수만큼 양 발을 지속적으로 빠르게 교대한다.

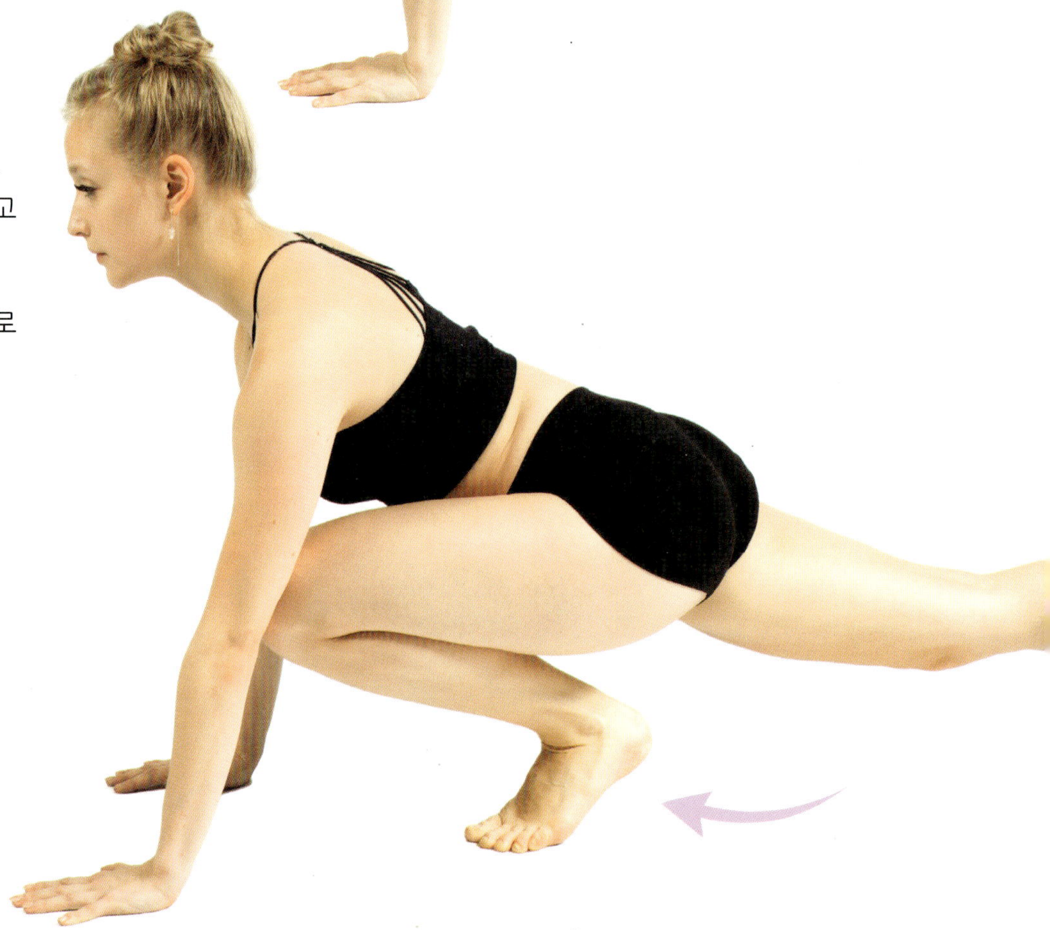

올바른 수행의 팁

- 등을 일자로 유지한다.
- 어깨 스트레스를 피하기 위해 양 손을 바깥쪽으로 돌린다.
- 작은 다리 움직임을 피한다; 가슴 쪽으로 각 무릎을 안전하게 가져간다.

팩트 파일

목표 근육
- 고관절 굴곡근
- 대퇴사두근
- 슬괵근
- 둔부
- 팔
- 어깨

유형
- 동적

장점
- 근육 워밍-업
- 협응 향상
- 복부, 가슴, 팔 및 다리의 강화
- 심폐지구력 증진

주의사항
- 손목 문제
- 무릎 손상

주석(Anotation Key)

굵은 글자는 목표 근육(target muscles)을 의미한다.
가는 글자는 본 운동에 작용하는 다른 근육들을 의미한다.
* 심부 근육(deep muscles)

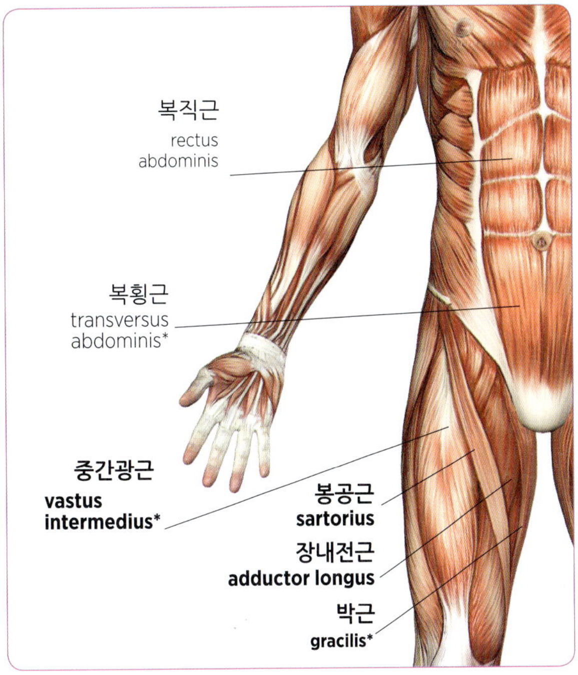

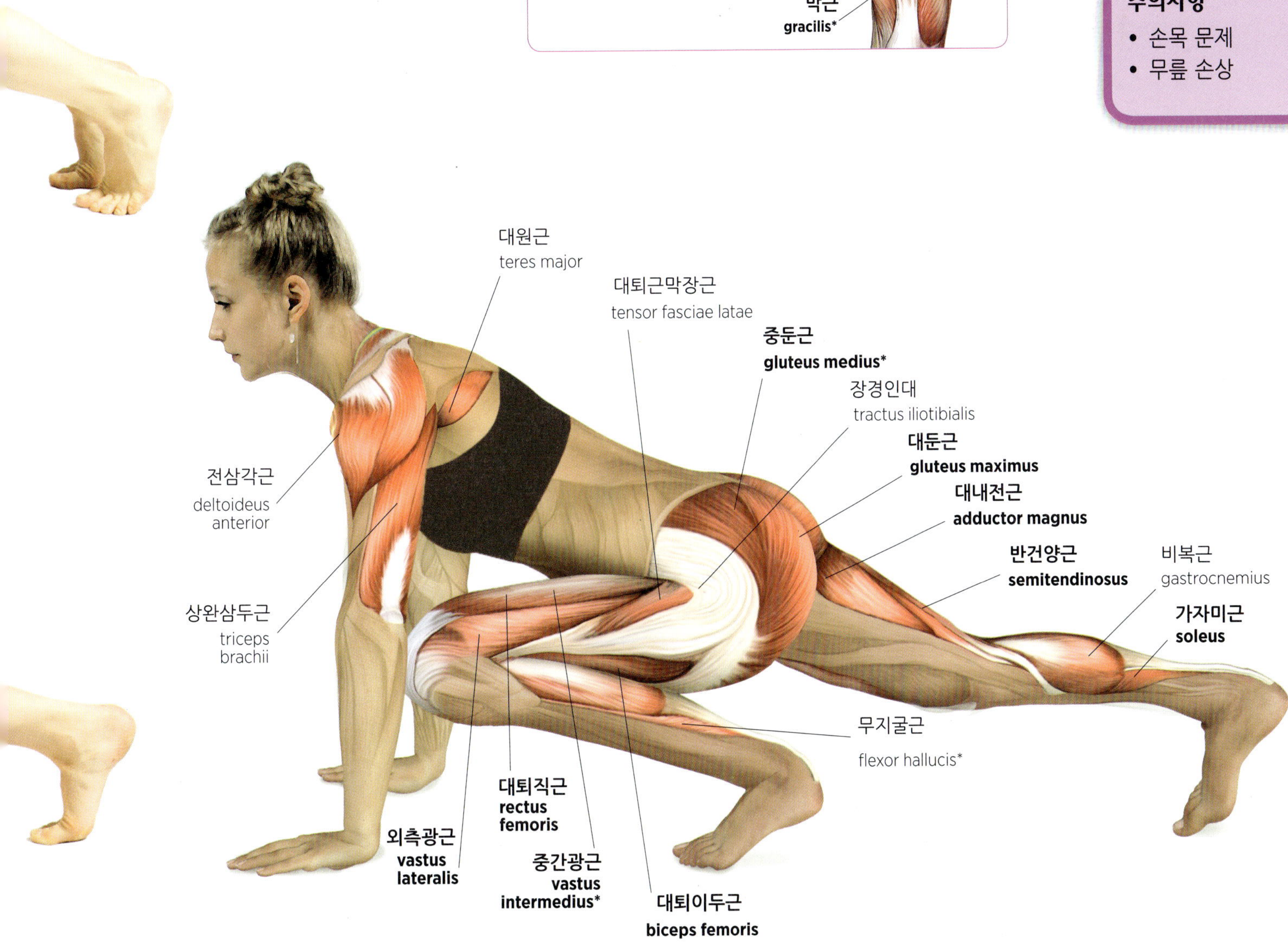

유니래터럴 시티드 포워드 벤드

(Unilateral Seated Forward Bend)

유니래터럴 시티드 포워드 벤드는 발꿈치에서 목까지 전체 등을 강하게 스트레칭한다. 이런 형태의 시티드 포워드 벤드는 한 번에 한쪽 다리씩만 집중하기 때문에, 초급자에게 좋은 스트레칭이다.

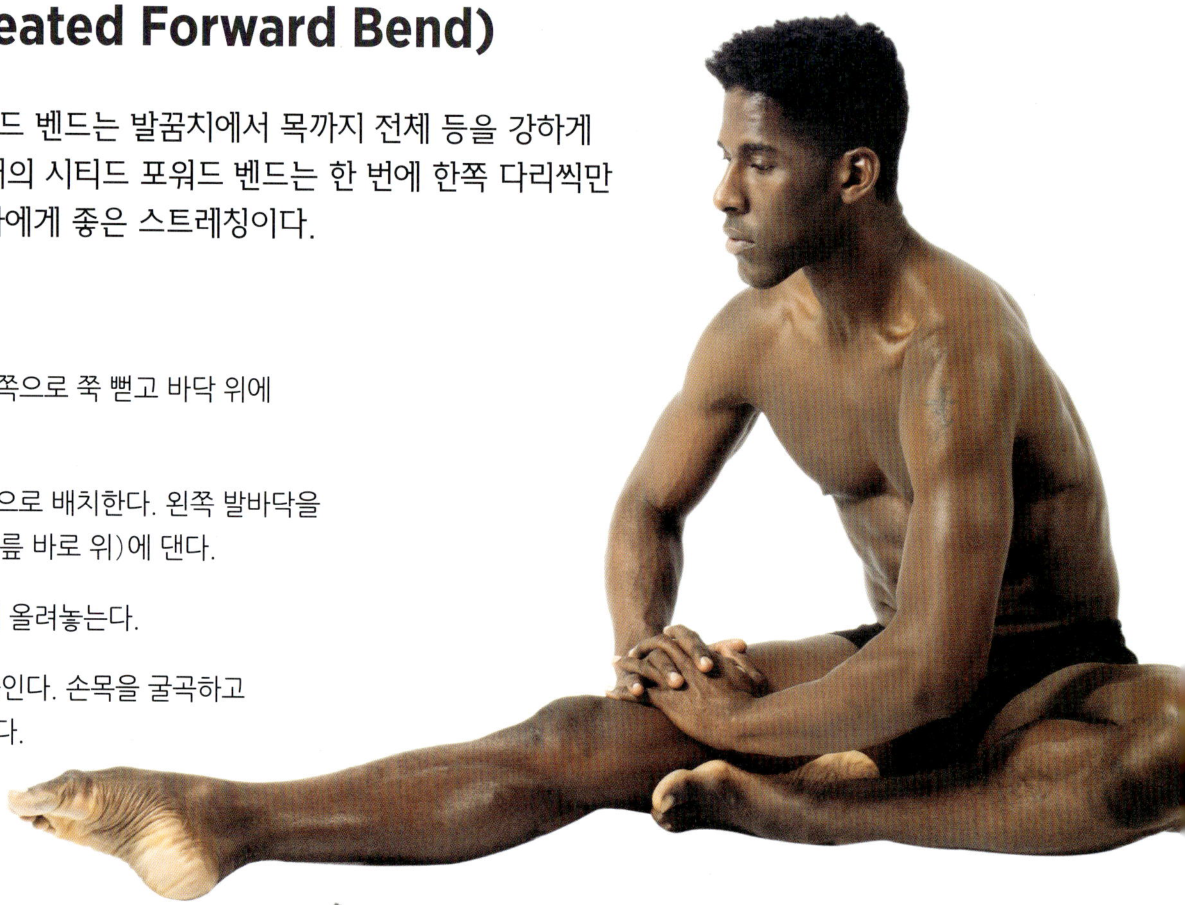

운동 방법

- 양쪽 다리를 가능하면 앞쪽으로 쭉 뻗고 바닥 위에 앉는다.
- 왼쪽 무릎을 굴곡하여 옆으로 배치한다. 왼쪽 발바닥을 오른쪽 허벅지 안쪽면(무릎 바로 위)에 댄다.
- 양 손을 오른쪽 무릎 위에 올려놓는다.
- 오른쪽 다리 위로 몸을 숙인다. 손목을 굴곡하고 양쪽 전완을 옆으로 벌린다.
- 권장시간 동안 자세를 유지한 후, 반대쪽도 실시한다.

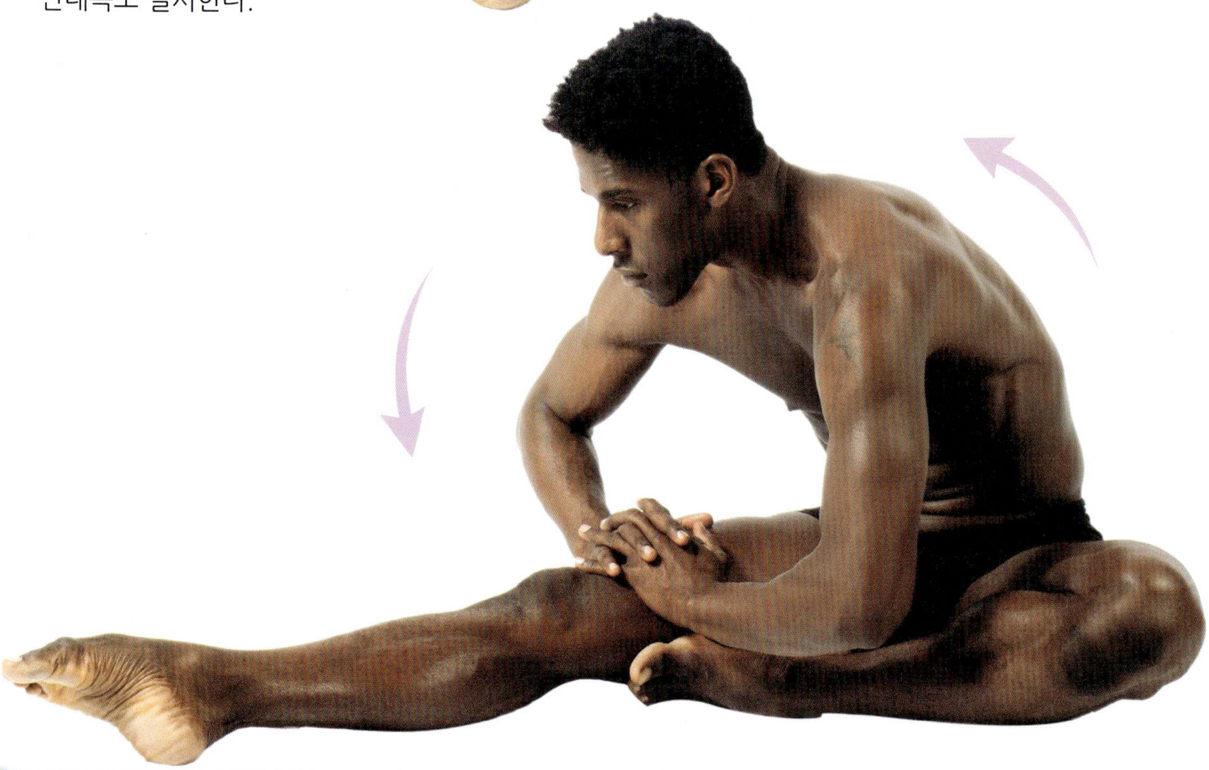

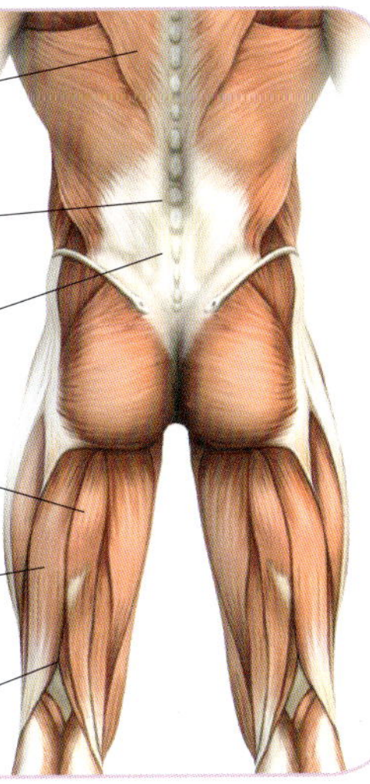

주석(Anotation Key)

굵은 글자는 목표 근육(target muscles)을 의미한다.
가는 글자는 본 운동에 작용하는 다른 근육들을 의미한다.
* 심부 근육(deep muscles)

올바른 수행의 팁

- 양쪽 견갑골 사이에 위치하는 능형근을 활성화하고 스트레칭의 강도를 증가시키기 위해 머리를 아래로 숙인다.
- 등에 가해지는 부담을 피한다-만약 등이 타이트하다면, 여러분 뒤에 있는 벽이나 소파로 지지하고 스트레치를 시도해 본다. 가능하면 여러분의 등을 소파나 벽에 가깝게 위치시킨다.

팩트 파일

목표 근육
- 슬괵근
- 장딴지
- 등

유형
- 정적

장점
- 장딴지와 슬괵근의 신장
- 무릎 손상 위험 감소

주의사항
- 무릎 통증
- 허리 통증

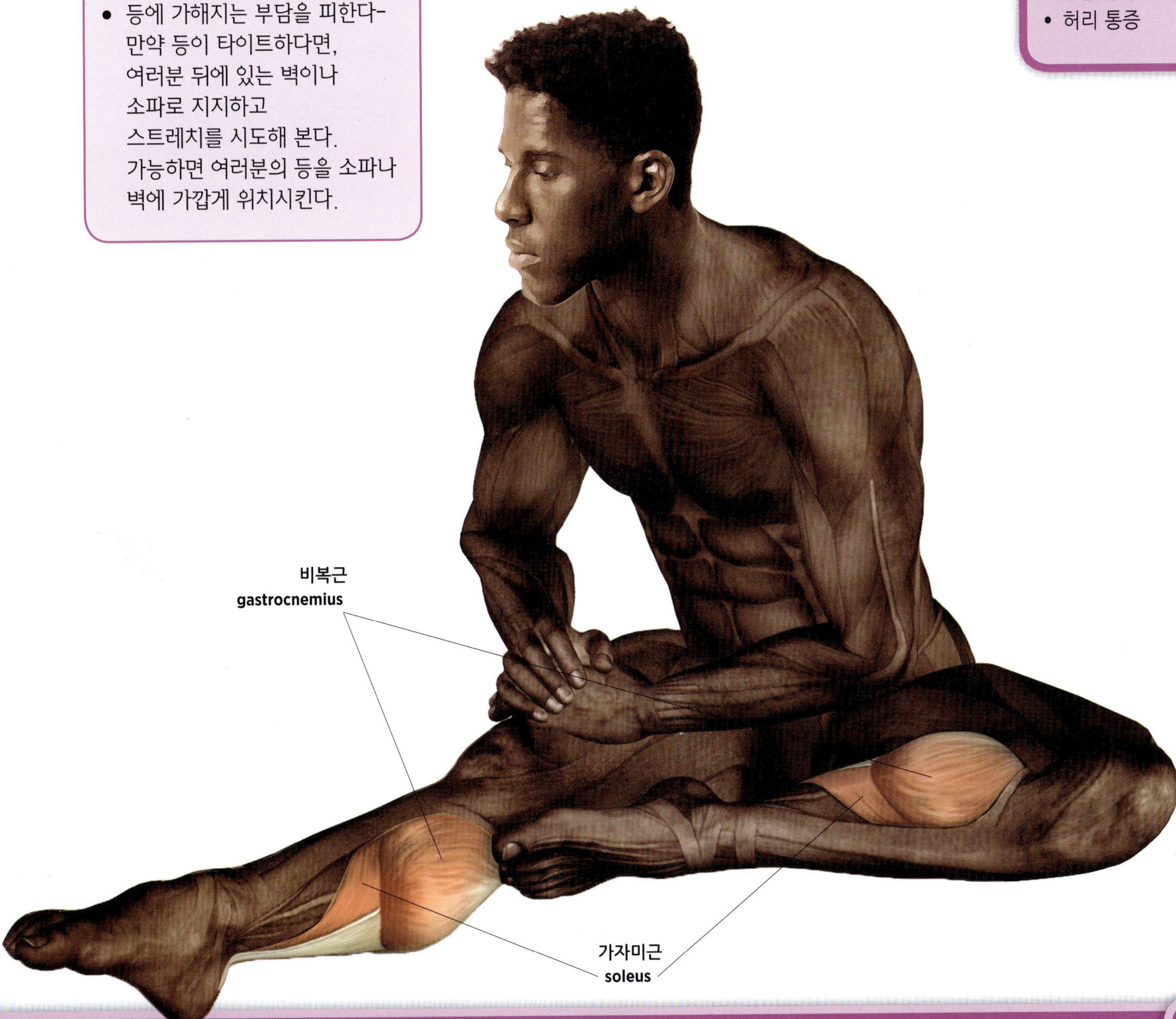

바이래터럴 시티드 포워드 벤드
(Bilateral Seated Forward Bend)

바이래터럴 시티드 포워드 벤드는 다리 근육을 강하게 스트레칭한다. 이런 자세는 실제로 강한 느낌이 들지만, 중요한 것은 스트레칭할 때 너무 강한 힘을 적용하지 않아야 하는 것이다.
이런 포즈에서 이완하는 것을 배우면 배울수록, 더 강한 스트레칭을 할 수 있을 것이다.

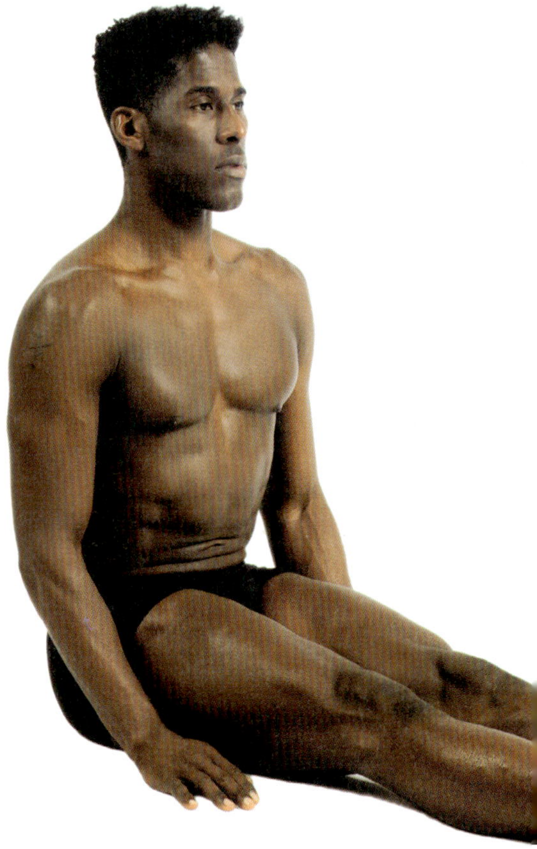

운동 방법

- 가능하면 양쪽 다리를 앞쪽으로 나란하게 뻗고 바닥 위에 앉는다. 이때 등을 편평하게 유지한다.
- 양 발은 약간 배측굴곡되어야 한다.
- 몸을 앞쪽으로 굽힘하여 복부를 허벅지 위로 내린다. 그리고 스트레칭할 때 양쪽 전완을 양쪽 무릎 위에 댄다.
- 권장시간 동안 자세를 유지한 후, 천천히 시작자세로 돌아온다.

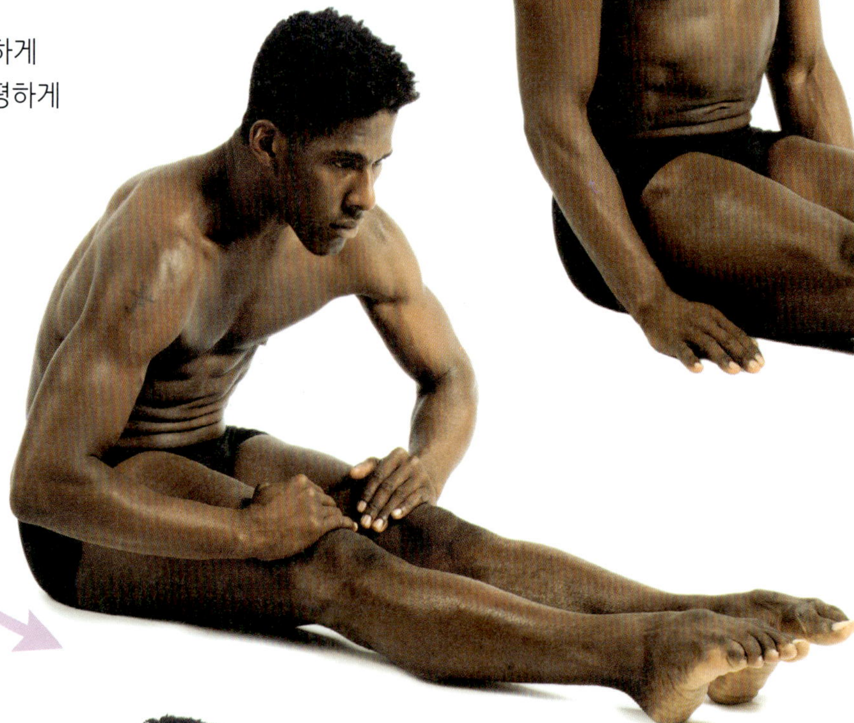

다른 버전

높은 난이도: 더 강한 슬괵근 스트레칭을 위해, 저항밴드를 발의 볼에 적용하여 여러분 쪽으로 저항밴드를 당긴다.

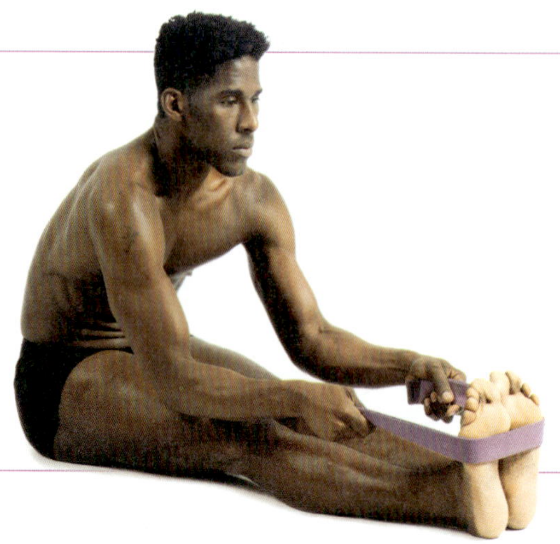

주석(Anotation Key)

굵은 글자는 목표 근육(target muscles)을 의미한다.
가는 글자는 본 운동에 작용하는 다른 근육들을 의미한다.
* 심부 근육(deep muscles)

올바른 수행의 팁

- 고관절을 굴곡하고, 스트레치 내내 척추를 곧게 유지한다.
- 가능하면 많이 앞쪽으로 몸통을 뻗는다.
- 자연스럽게 호흡한다; 호흡을 중단해서는 안된다.

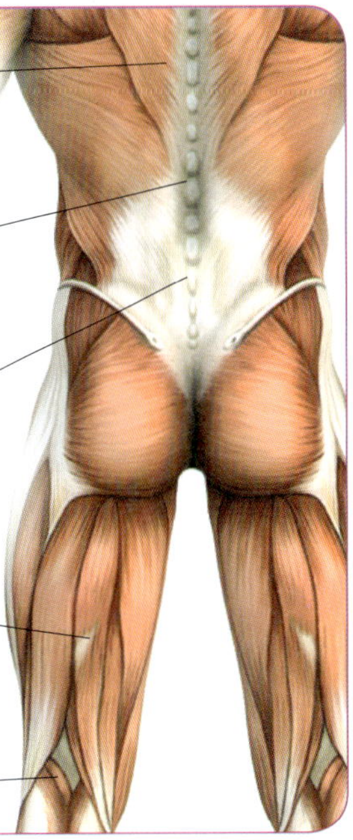

팩트 파일

목표 근육
- 슬괵근
- 장딴지
- 등

유형
- 정적

장점
- 슬괵근의 신장과 탄력 증진
- 타이트한 장딴지 근육의 신장
- 아킬레스건의 신장

주의사항
- 무릎 손상
- 허리 통증

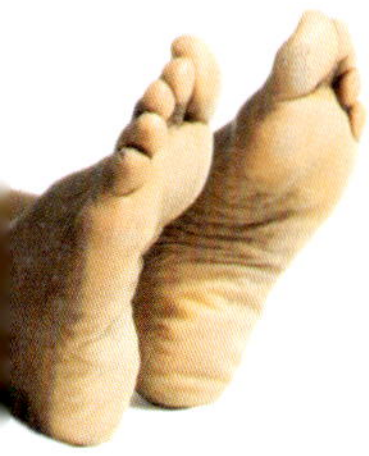

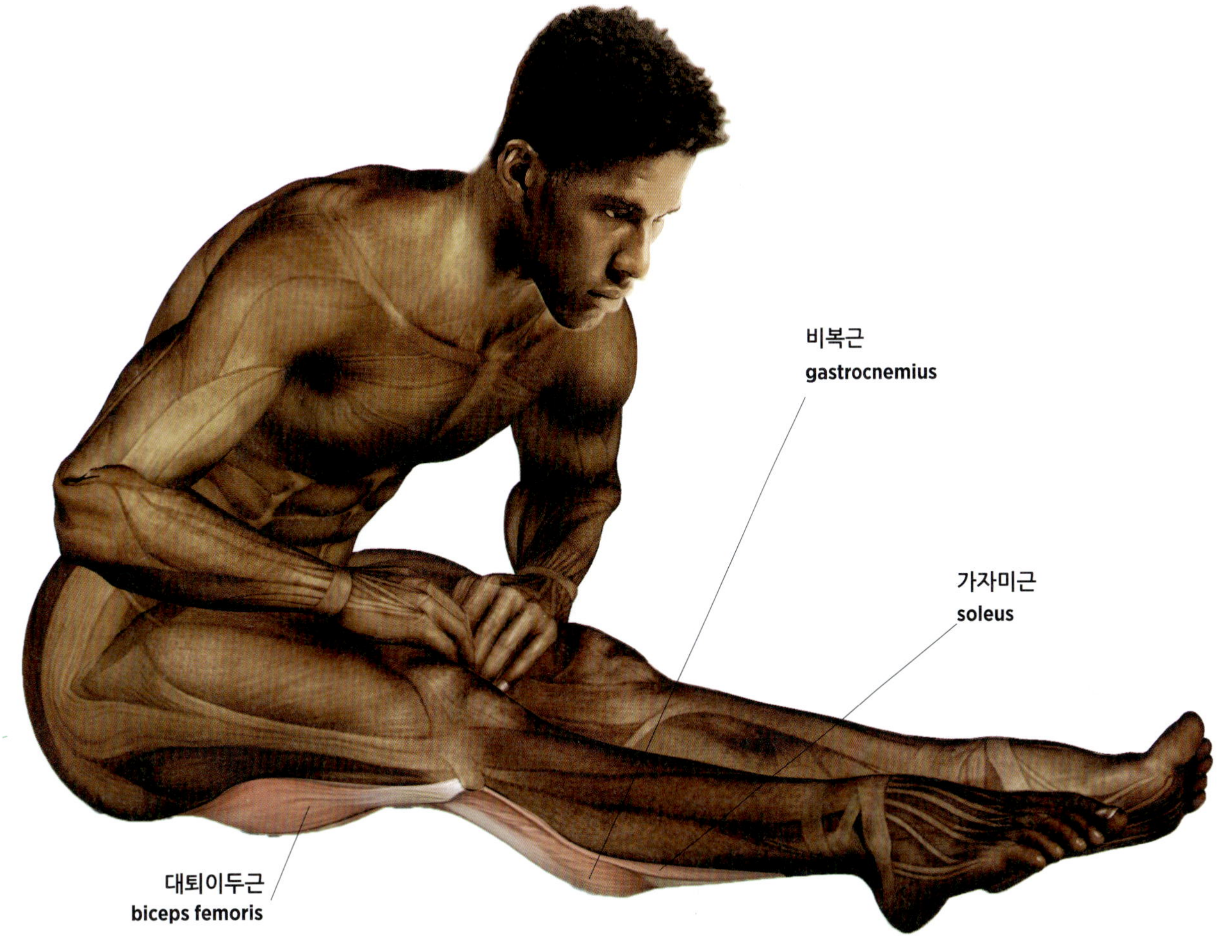

힙 스트레치 (Hip Stretch)

고관절 가동성은 골반과 척추 자세에 영향을 미친다. 건강한 자세 정렬을 유지하고 균형을 향상시키기 위해, 여러분의 일상 운동 루틴 안에 힙 스트레치를 포함시키자.

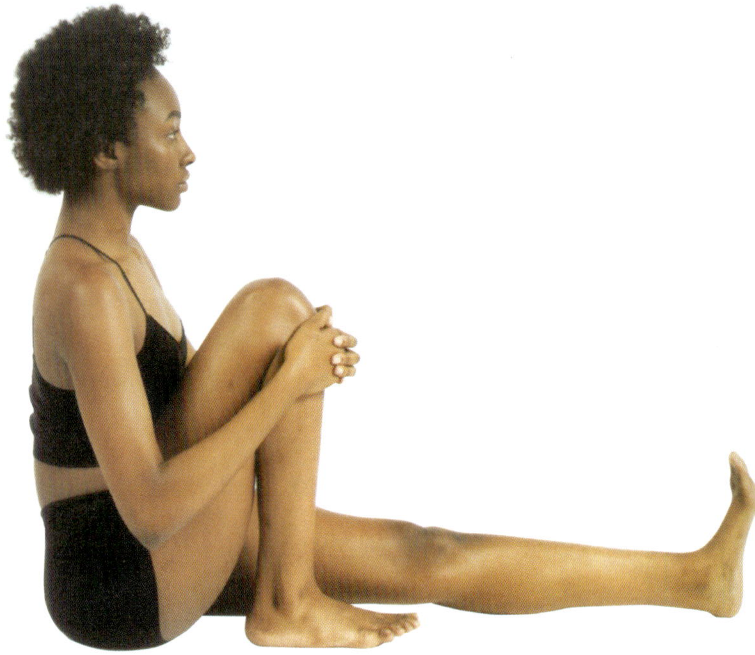

운동 방법

- 앞쪽으로 양쪽 다리를 쭉 뻗고 바닥 위에 앉는다. 그리고 발을 배측굴곡한다.
- 오른쪽 무릎을 굴곡하여 왼쪽 허벅지 위로 교차한다. 오른발을 왼쪽 허벅지의 가쪽면 바닥 위에 배치한다.
- 왼손으로 굽힘된 무릎을 감싼다.
- 몸통의 회전을 돕기 위해 오른쪽 다리에 부드러운 압박을 적용한다. 무릎을 가슴 쪽으로 당길 때 양쪽 고관절의 정렬을 유지한다.
- 권장시간 동안 자세를 유지한 후, 천천히 스트레치를 해제한다.

올바른 수행의 팁

- 목과 어깨를 이완한다.
- 활동 손으로 균등한 압박을 다리에 적용한다.
- 등을 둥글게 말지 않는다.
- 굽힘된 다리의 발을 바닥에서 떼지 않는다.

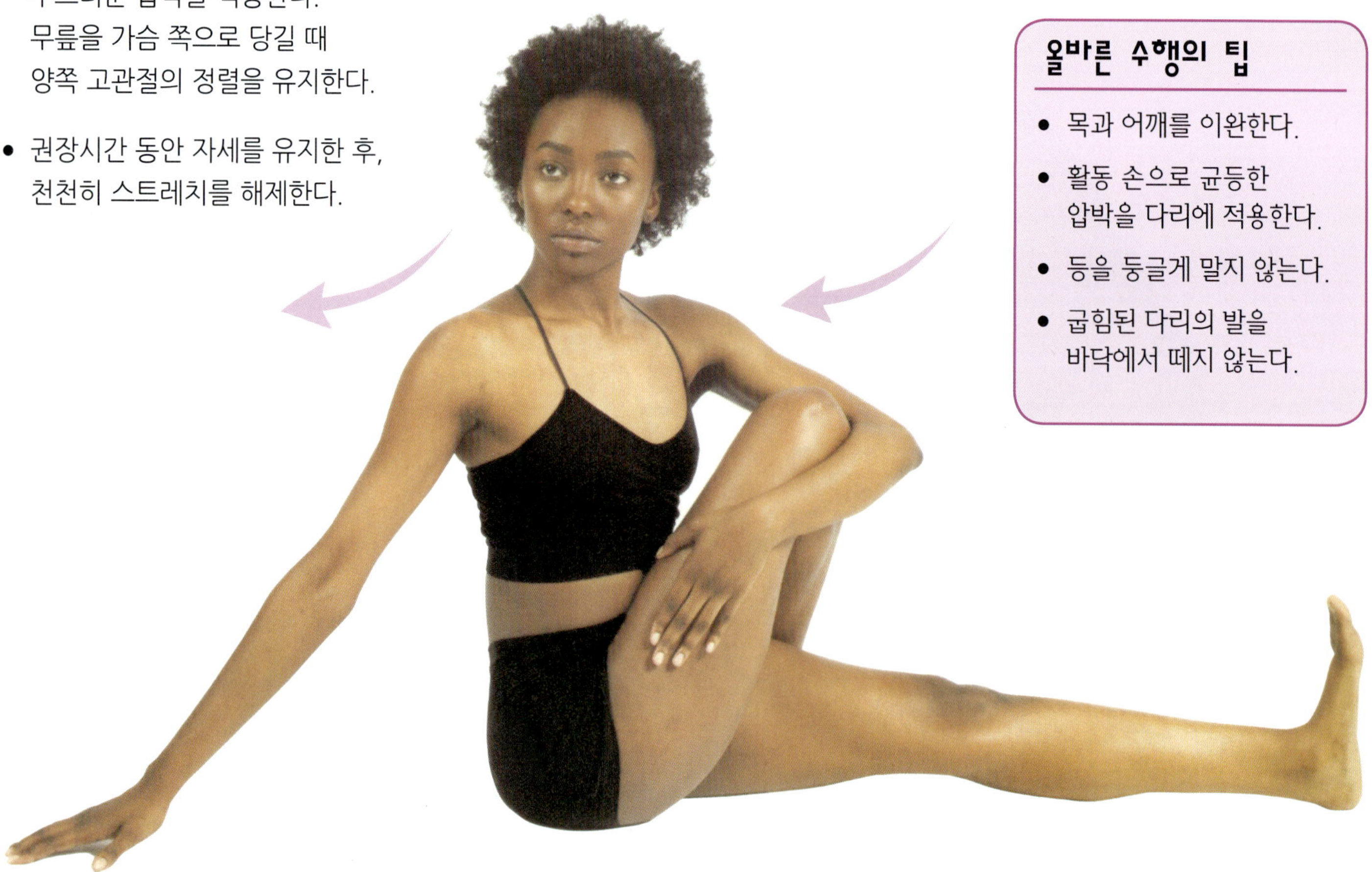

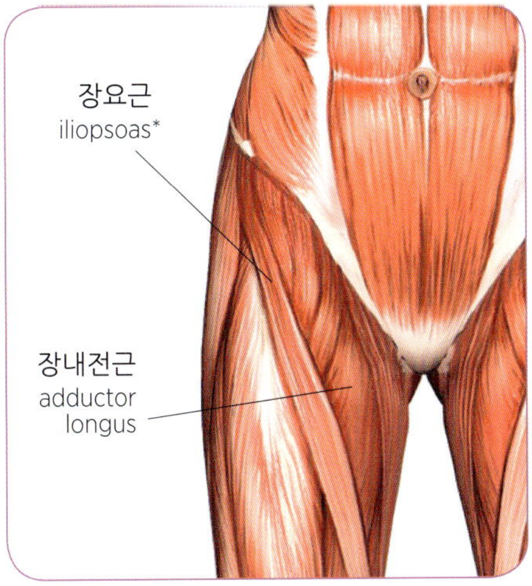

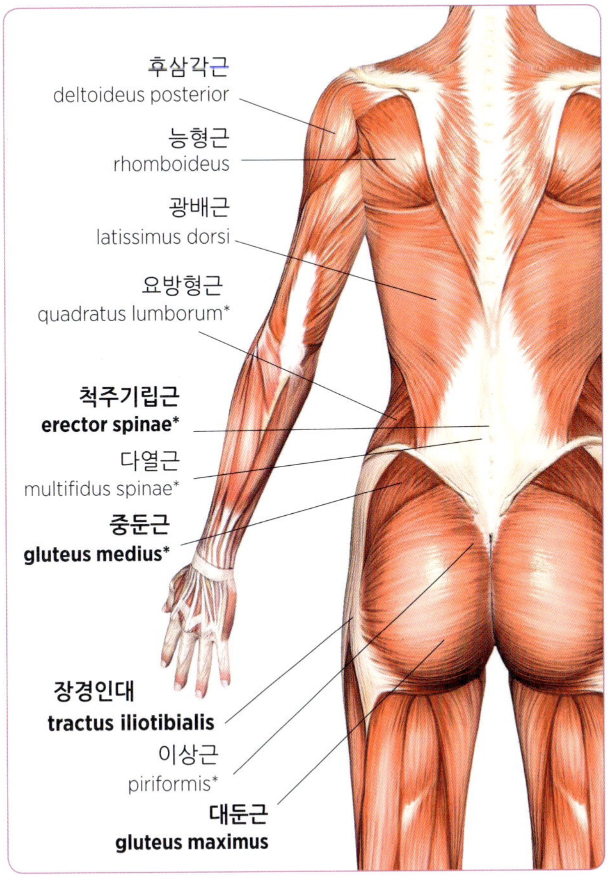

팩트 파일

목표 근육

- 엉덩이
- 등
- 어깨
- 복사근

유형

- 정적

장점

- 고관절 신전근과 굴곡근의 신장
- 척추 가동성 증진

주의사항

- 허리 문제
- 어깨 통증
- 고관절 문제

주석(Anotation Key)

굵은 글자는 목표 근육(**target muscles**)을 의미한다.
가는 글자는 본 운동에 작용하는 다른 근육들을 의미한다.
* 심부 근육(deep muscles)

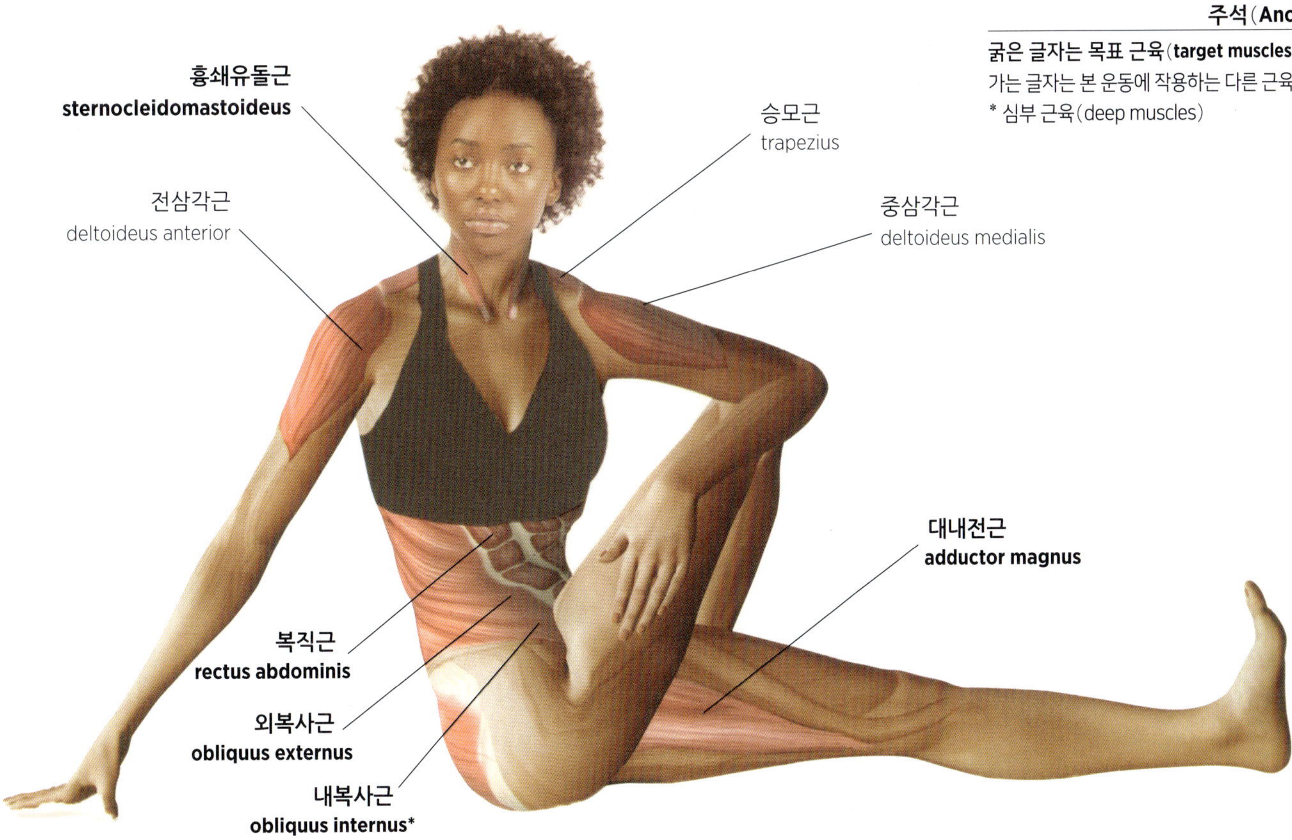

사이드-라잉 니이 벤드 (Side-Lying Knee Bend)

대퇴사두근 스트레칭의 사이드-라잉 버전은
한쪽 다리로 균형을 잡을 때 서 있을 수 필요가 없으며, 타이트하거나 과로해진 대퇴 근육을
목표로 한다. 이것은 낙상에 대한 두려움 없이 더 강한 스트레치를
할 수 있다는 것이다.

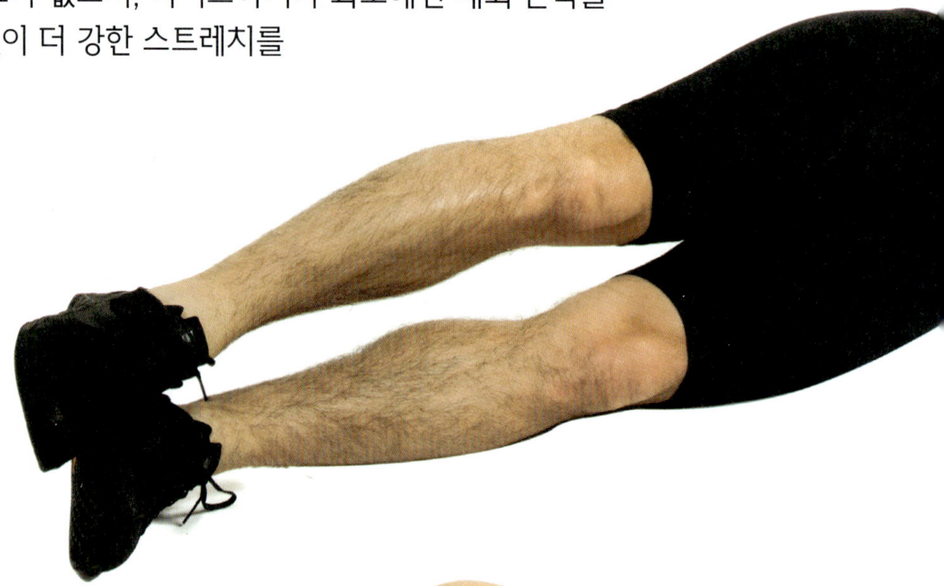

운동 방법

- 몸통과 일직선 되게 양쪽 다리를 위아래로 쌓듯이 배치하고 왼쪽으로 눕는다.
- 왼팔을 머리 위로 뻗은 후, 머리를 그 팔의 상완 위에 올려놓는다.
- 오른쪽 무릎을 굴곡하고, 오른손으로 그 발목을 잡는다.
- 스트레칭할 때 발목을 둔부 쪽으로 당긴다.
- 시작자세로 돌아오고, 반대쪽도 실시한다.

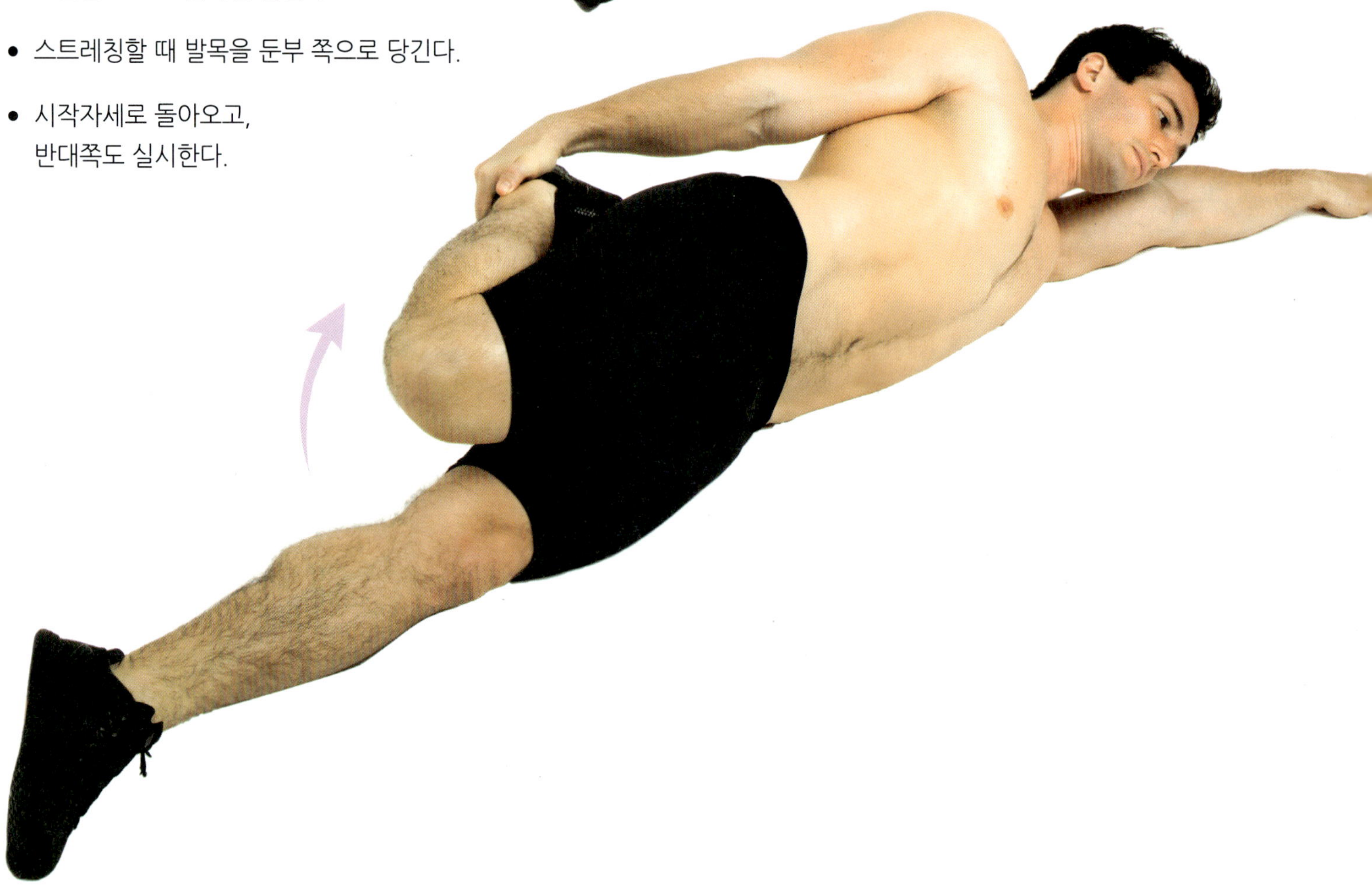

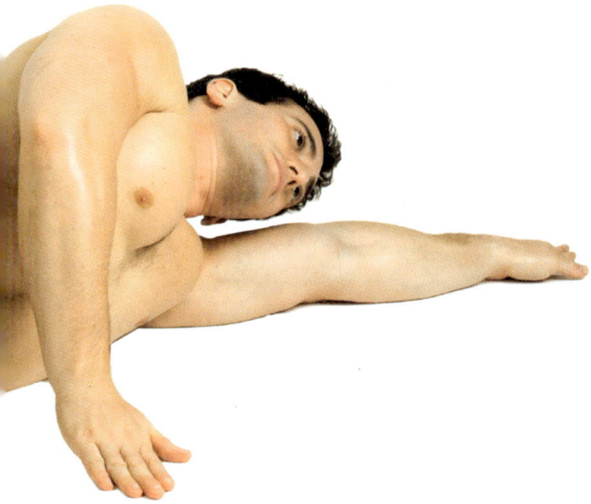

올바른 수행의 팁

- 양쪽 무릎을 위아래로 쌓는다.
- 코어를 활성화하기 위해 골반을 약간 후방경사하고 가슴을 들어올린다.
- 스트레치 내내 발끝을 뾰족하게 유지하고, 양쪽 다리를 평행되게 배치한다.
- 둔부 근육 위인 뒤쪽으로 롤링하지 않는다.

팩트 파일

목표 근육
- 대퇴사두근

유형
- 정적

장점
- 허벅지의 신장
- 가슴 확장

주의사항
- 고관절 문제
- 무릎 손상

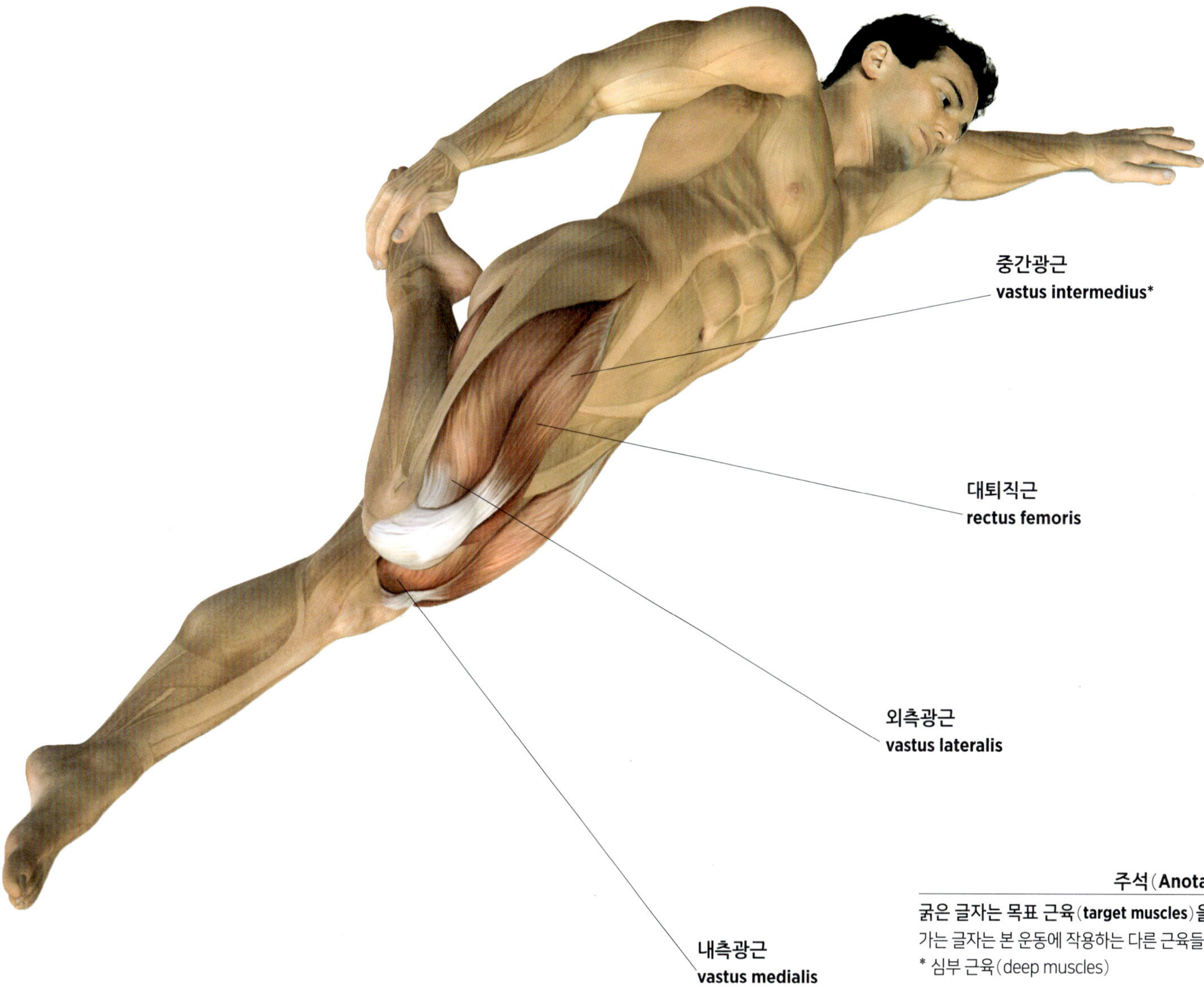

주석(Anotation Key)

굵은 글자는 목표 근육(**target muscles**)을 의미한다.
가는 글자는 본 운동에 작용하는 다른 근육들을 의미한다.
* 심부 근육(deep muscles)

일리오티비얼 밴드 롤
(Iliotibial Band Roll)

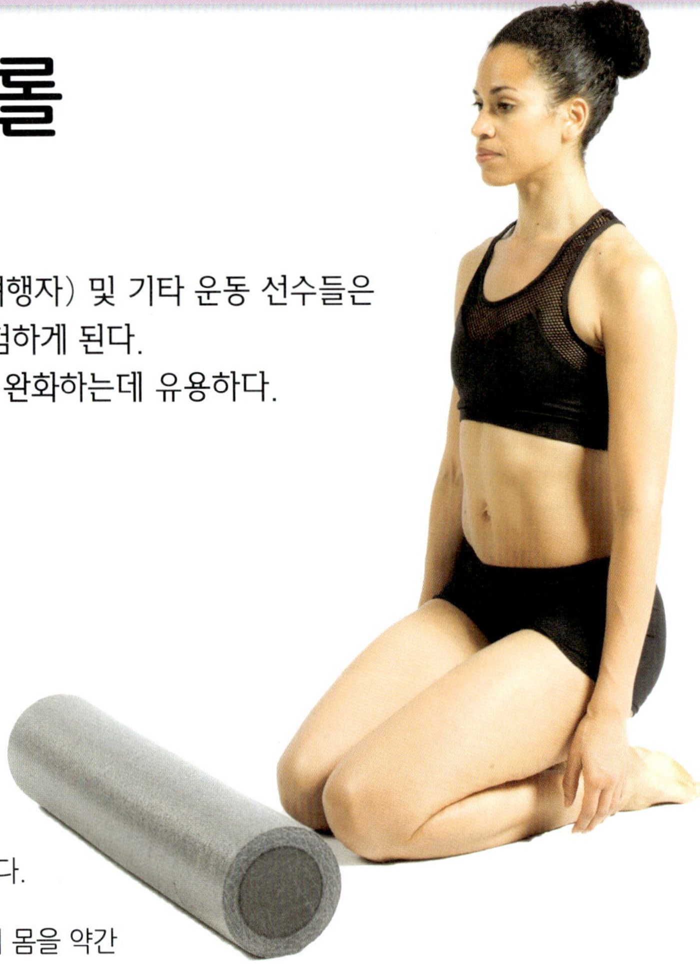

많은 댄서, 달리기 선수, 사이클 선수, 하이커(도보 여행자) 및 기타 운동 선수들은 장경인대 증후군으로 불리는 가쪽 허벅지 손상을 경험하게 된다.
폼 롤러 마사지는 이 문제로 인한 불편을 예방하거나 완화하는데 유용하다.

운동 방법

- 폼 롤러를 바라보면서 무릎꿇은 자세를 취한다. 이때 무릎을 폼 롤러로부터 몇 인치 뒤에 배치한다.
- 네발자세를 취하기 위해 앞쪽으로 몸을 기울인다. 폼 롤러로부터 1 피트 정도 떨어진 앞쪽의 바닥 위에 양 손을 배치한다.
- 왼쪽 무릎을 들어올리고, 가능한 만큼 왼발을 바닥 위에 배치한다. 그리고 오른쪽 엉덩이를 폼 롤러 위에 내려놓는다.
- 바람직한 압박을 허벅지에 가하기 위해 체중을 조절하면서 몸을 약간 오른쪽으로 기울이고, 무릎 바로 위쪽까지 천천히 아래쪽 방향으로 롤링한다.
- 불편한 부위에서 롤링을 멈추고, 어느 정도 이완을 느낄 때까지 부드럽게 앞뒤로 롤링을 적용한다.
- 시작자세로 돌아오고, 반대쪽도 실시한다.

올바른 수행의 팁

- 적절한 강도를 찾기 위해 양 손과 양 발에 가해지는 체중을 조절한다.
- 필요하다면 추가적인 지지를 위해 팔꿈치를 바닥에 댄다.
- 허벅지 가쪽면을 강조한다.
- 호흡을 중단해서는 안된다.

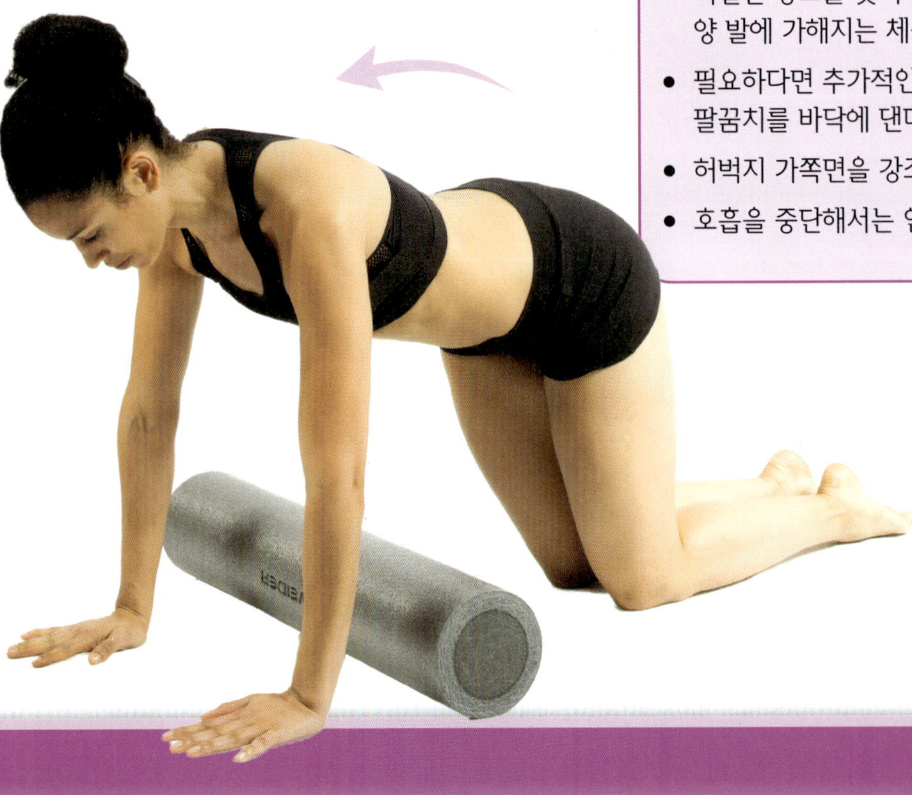

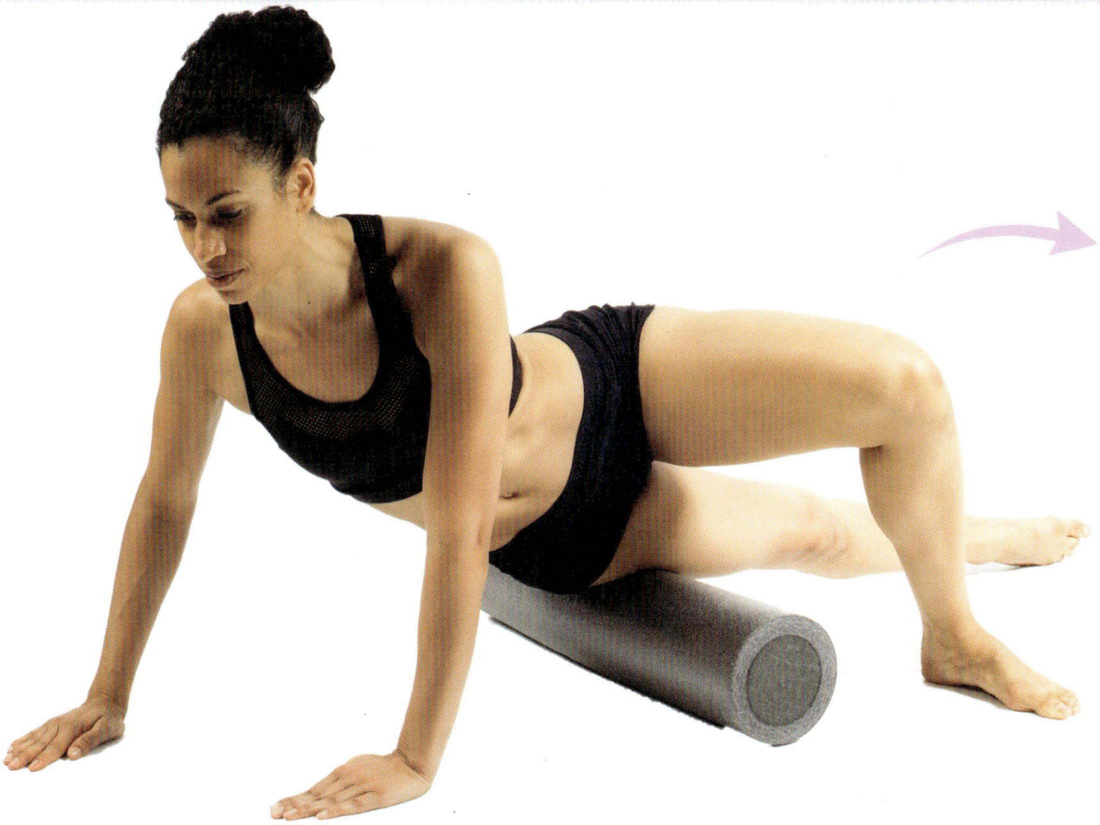

팩트 파일

목표 근육
- 장경인대

유형
- 동적

장점
- 무릎 안정화
- 타이트한 엉덩이 이완

주의사항
- 고관절 통증
- 무릎 손상

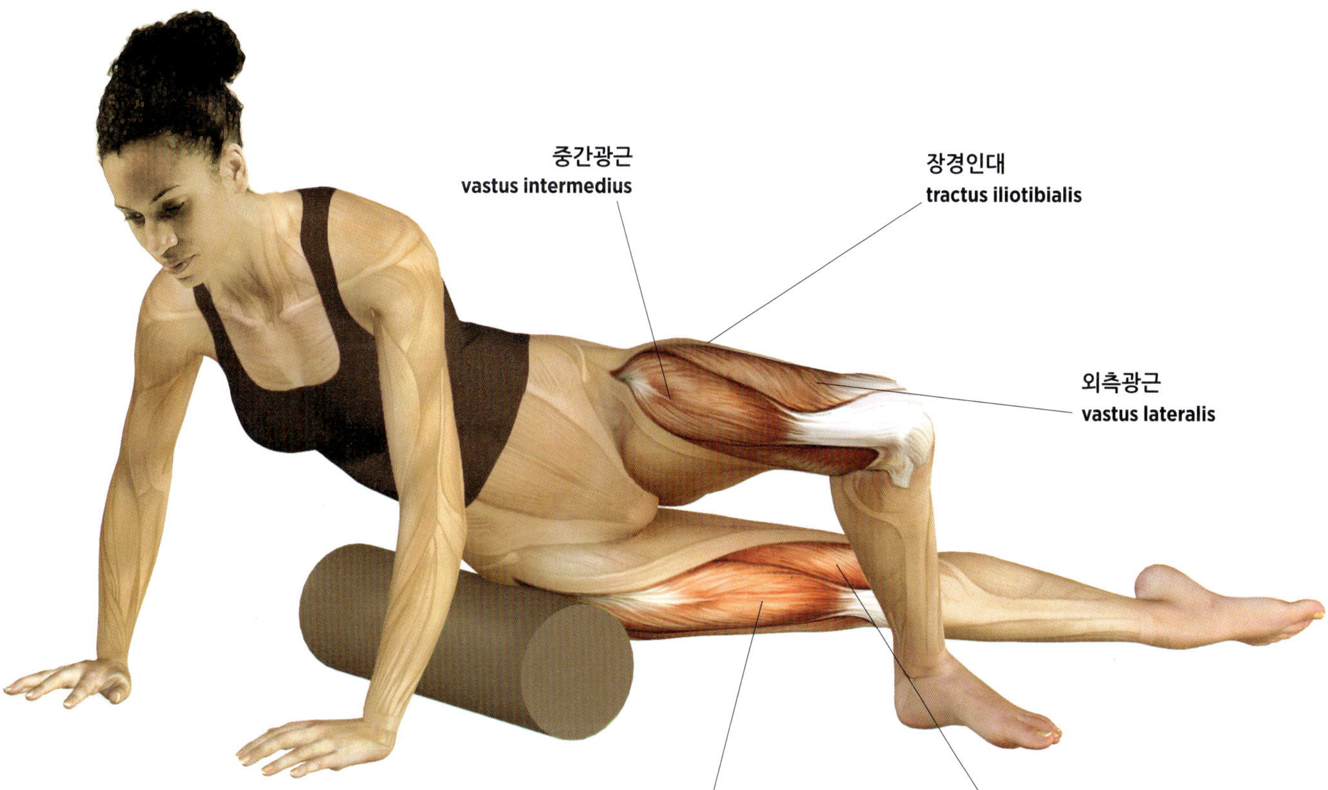

주석(**Anotation Key**)

굵은 글자는 목표 근육(target muscles)을 의미한다.
가는 글자는 본 운동에 작용하는 다른 근육들을 의미한다.
* 심부 근육(deep muscles)

카프 앤드 햄스트링 스트레치

(Calf and Hamstrings Stretch)

카프 앤드 햄스트링 스트레치는 다리 뒤쪽의 근육을 목표로 하며, 폼 롤러와 여러분의 체중에 좌우된다.
코어의 활성화를 유지함으로써, 여러분은 폼 롤러에 가해지는 체중의 양을 조절할 수 있고, 편안한 압박의 수준을 찾을 수 있다.

운동 방법

- 양 손을 무릎 뒤쪽의 폼 롤러에 배치하고, 똑바른 무릎꿇기 자세를 취한다.
- 폼 롤러를 슬개골 뒤쪽에 배치하기 위해 조심스럽게 골반을 약간 앞쪽으로 이동시킨다.
- 엉덩이를 폼 롤러 위에 부드럽게 내려놓는다.
- 여러분이 앉기를 시작할 때, 폼 롤러가 장딴지 근육 위에서 자연스럽게 움직이는 것을 알게 될 것이다.
- 양 손으로 폼 롤러를 가이드하여 발꿈치 쪽으로 천천히 폼 롤러를 이동시킨다.

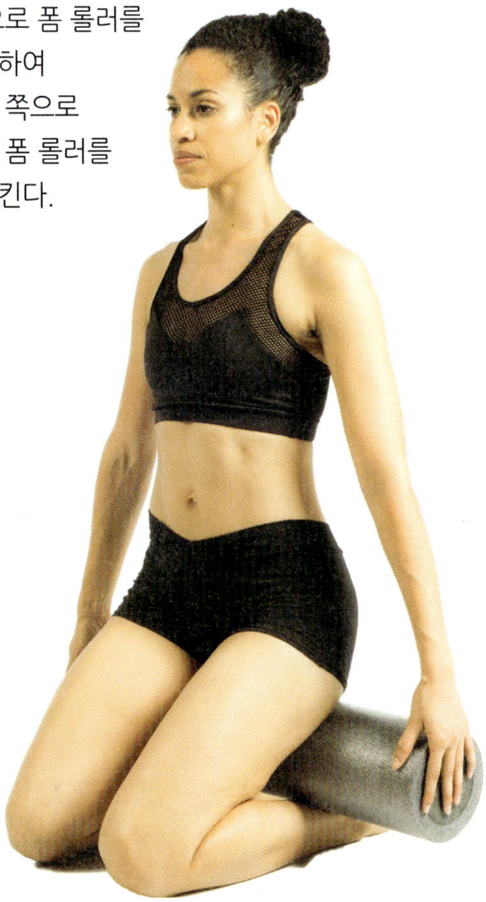

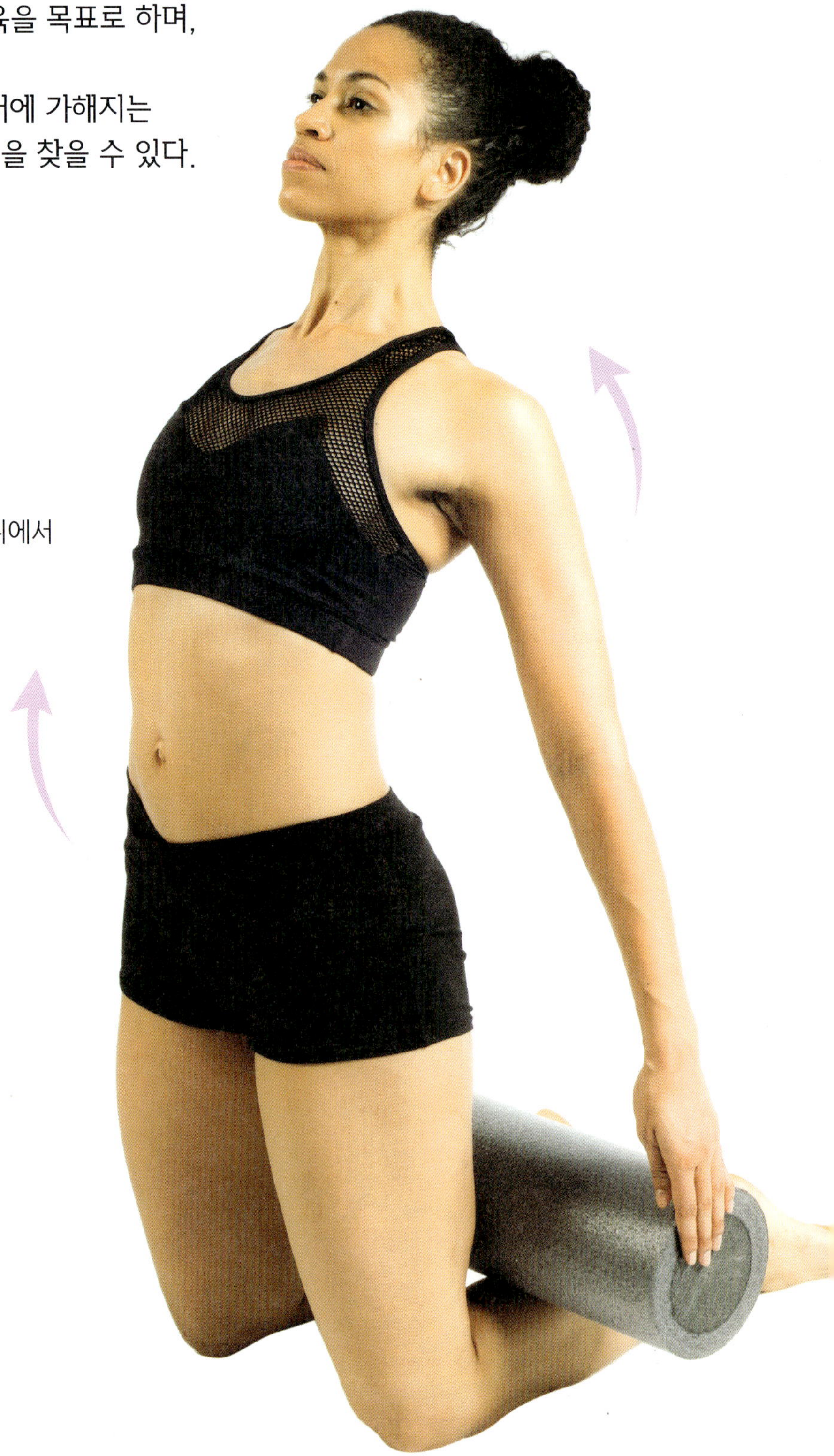

주석(Anotation Key)

굵은 글자는 목표 근육(**target muscles**)을 의미한다.
가는 글자는 본 운동에 작용하는 다른 근육들을 의미한다.
* 심부 근육(deep muscles)

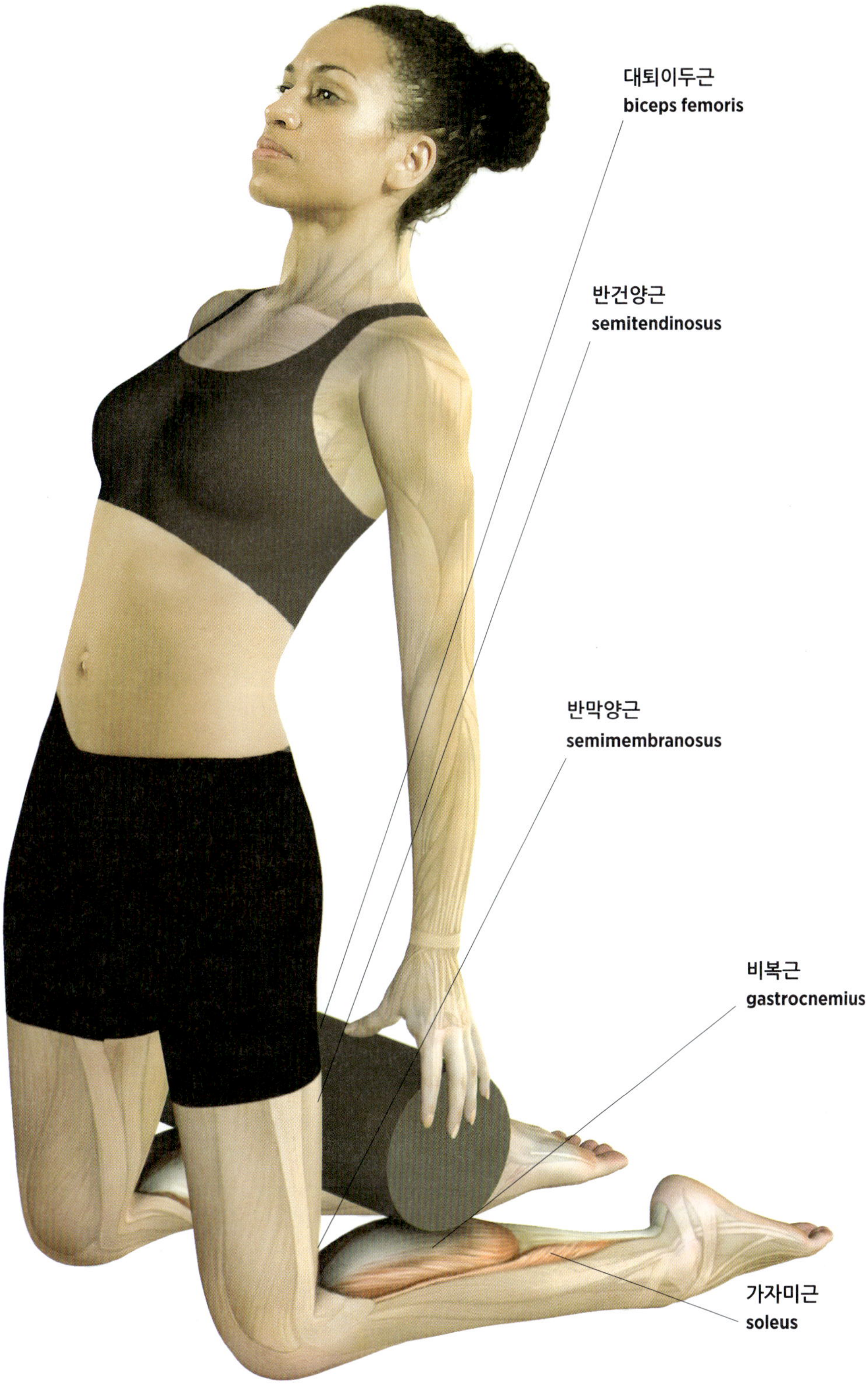

팩트 파일

목표 근육

- 등
- 척추
- 코어

유형

- 동적

장점

- 타이트한 장딴지와 슬괵근의 이완
- 하퇴 가동성의 증진

주의사항

- 발목 통증
- 무릎 통증이나 약증
- 고관절 통증

올바른 수행의 팁

- 폼 롤러와 다리에 가해지는 체중을 조절하기 위해 코어를 활성화한다.
- 전방으로 기울이지 않는다; 상체를 똑바로 유지한다.
- 천천히 그리고 신중하게 움직인다.

폼 롤러 쉰 스트레치
(Foam Roller Shin Stretch)

정강이 통증(shin splint)은 일반 스포츠와 관련된 손상이다. 정강이 근육을 유연하게 유지하고 정강이 손상을 예방하는데 도움을 주기 위해 폼 롤러 쉰 스트레치를 정기적으로 수행하자. 폼 롤러 위에서 균형을 잡을 때 여러분의 코어 근육이 많은 운동을 하게 된다.

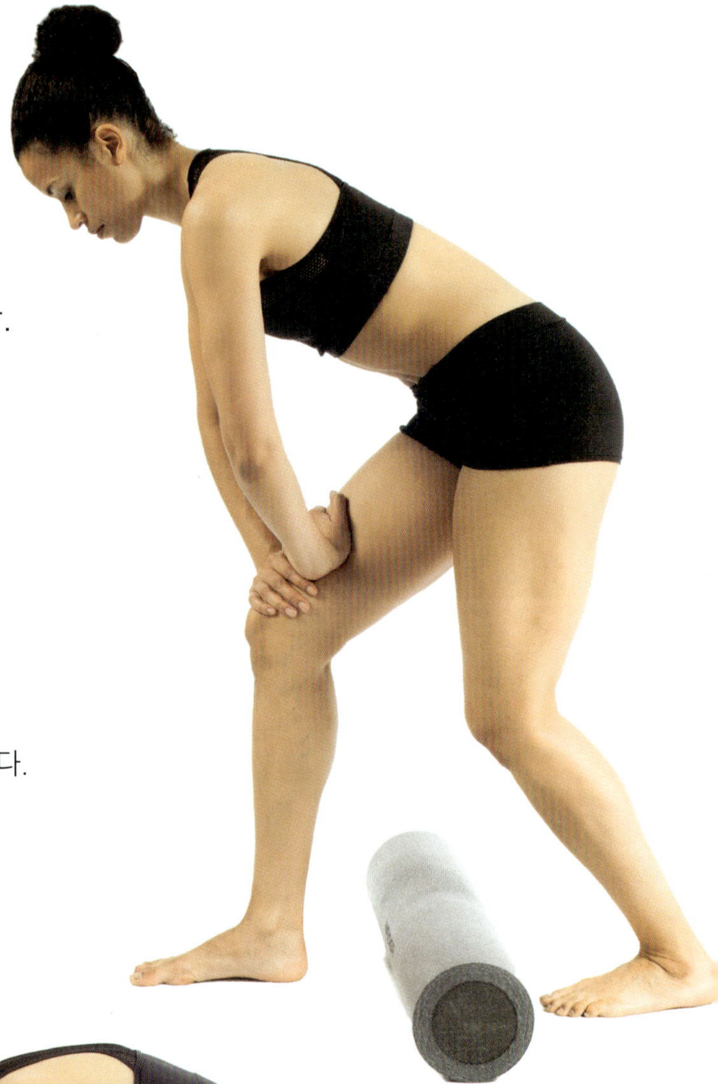

운동 방법

- 약간의 런지 자세로 폼 롤러 위에 선 자세를 취한다. 이때 오른쪽 다리를 폼 롤러 앞쪽에 배치하고, 왼쪽 다리를 폼 롤러 뒤쪽에 배치한다.
- 지지를 하기 위해 양 손을 오른쪽 허벅지(무릎 바로 위) 위에 배치한다.
- 몸을 아래쪽으로 낮추어 양 손을 오른발 옆의 바닥 위에 배치한다.
- 정강이를 폼 롤러 위에 내려놓고, 부드럽게 앞뒤로 롤링한다.
- 불편한 지점에서 롤링을 멈추고, 어느 정도 이완을 느낄 때까지 그 지점에서 여러 번 롤링한다.
- 시작자세로 돌아오고, 반대쪽도 실시한다.

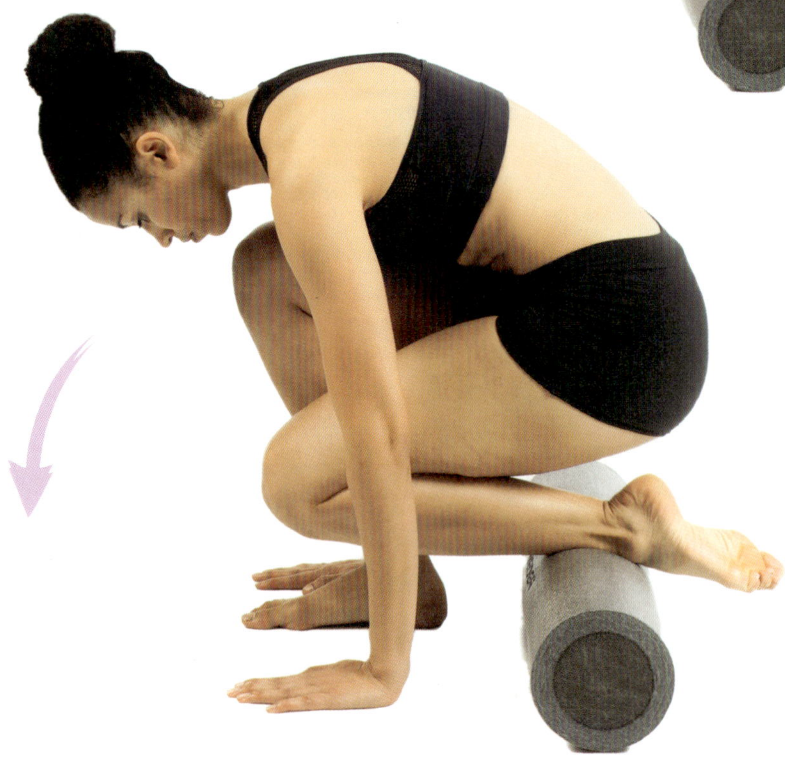

올바른 수행의 팁

- 여러분의 손에 가해지는 체중의 양을 조절하면서 폼 롤러 위에 가해지는 압박의 양을 조절하자.
- 호흡을 중단하지 않는다.

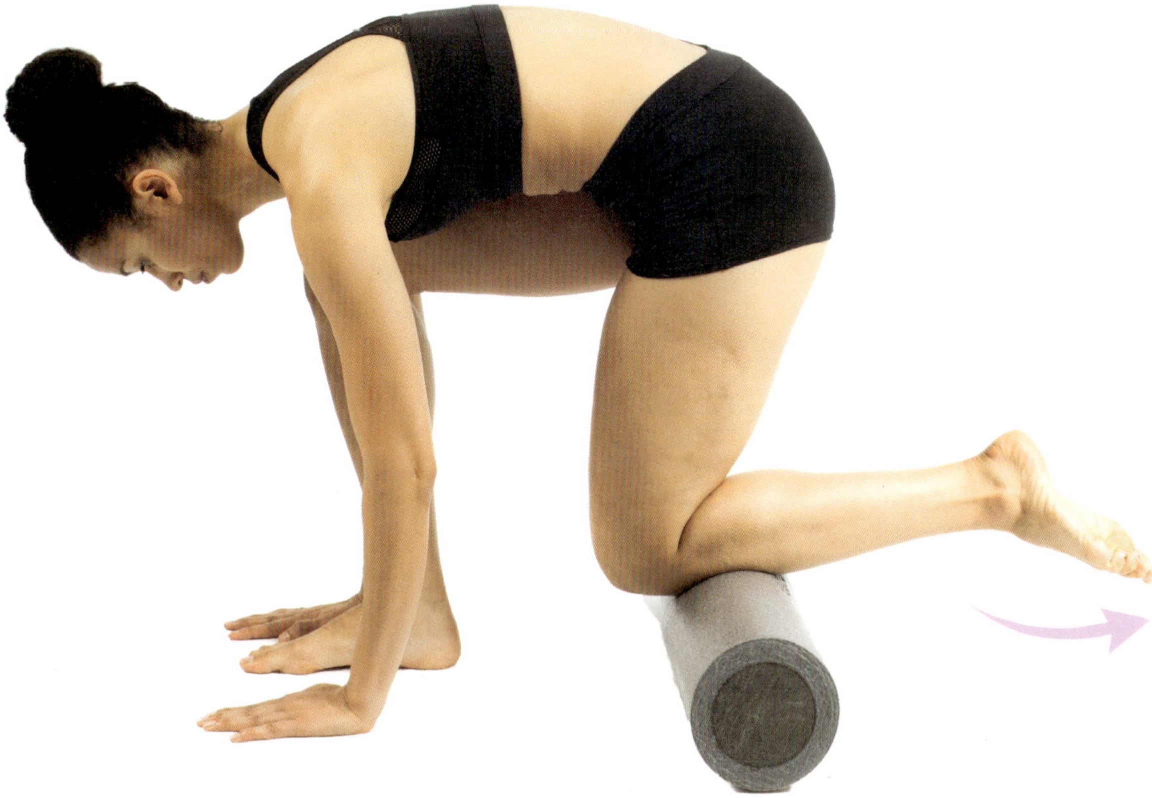

팩트 파일

목표 근육

- 정강이

유형

- 정적

장점

- 정강이 통증과 타이트니스의 완화
- 보행과 자세 향상

주의사항

- 발목 통증
- 정강이 손상
- 손목 통증이나 약증

주석(Anotation Key)

굵은 글자는 목표 근육(**target muscles**)을 의미한다.
가는 글자는 본 운동에 작용하는 다른 근육들을 의미한다.
* 심부 근육(deep muscles)

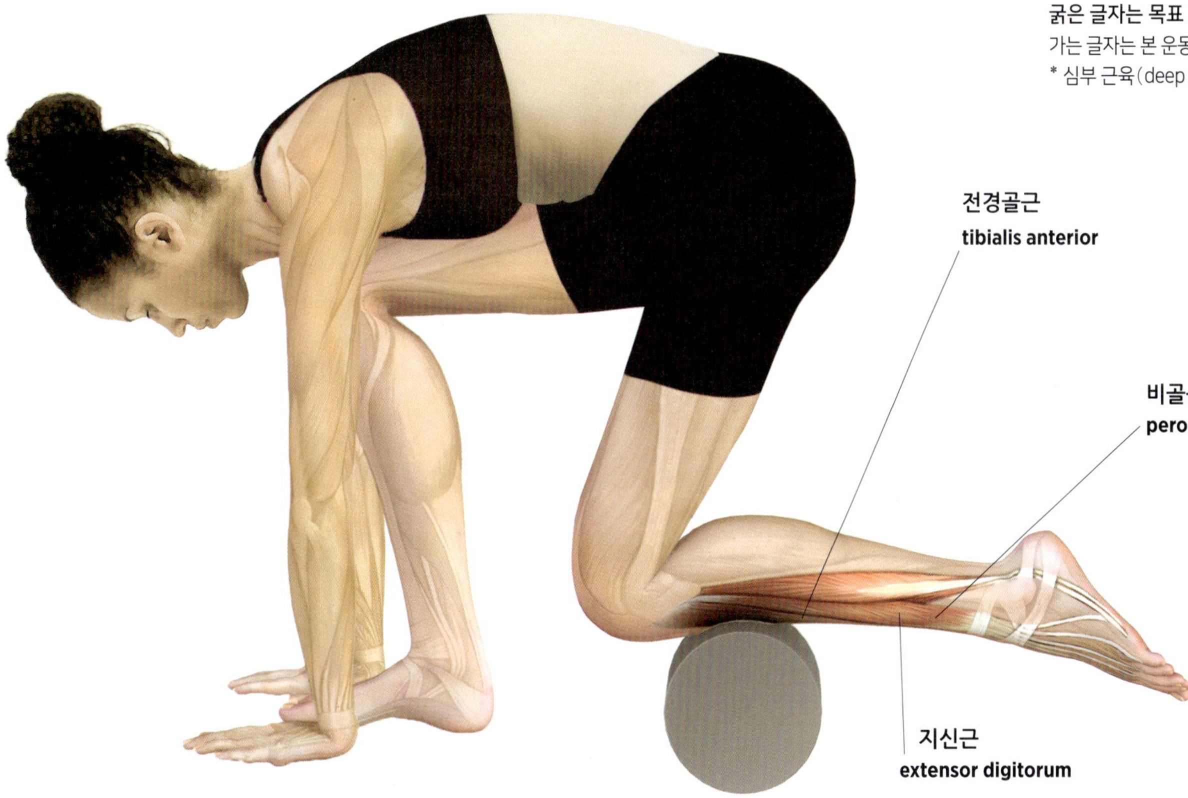

니이 스쿼트 (Knee Squat)

니이 스쿼트는 다리 근육을 목표로 하기 위해 균형, 협응, 저항 및 스트레칭을 통합한 운동이다. 이 운동은 발의 근육들도 강화시킨다.

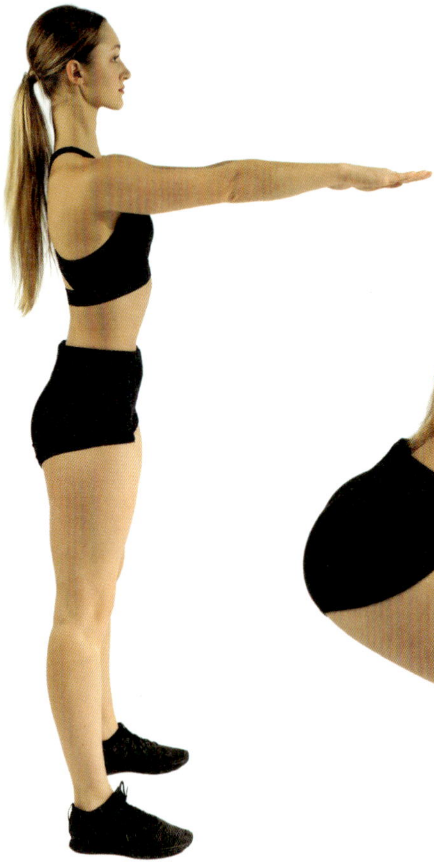

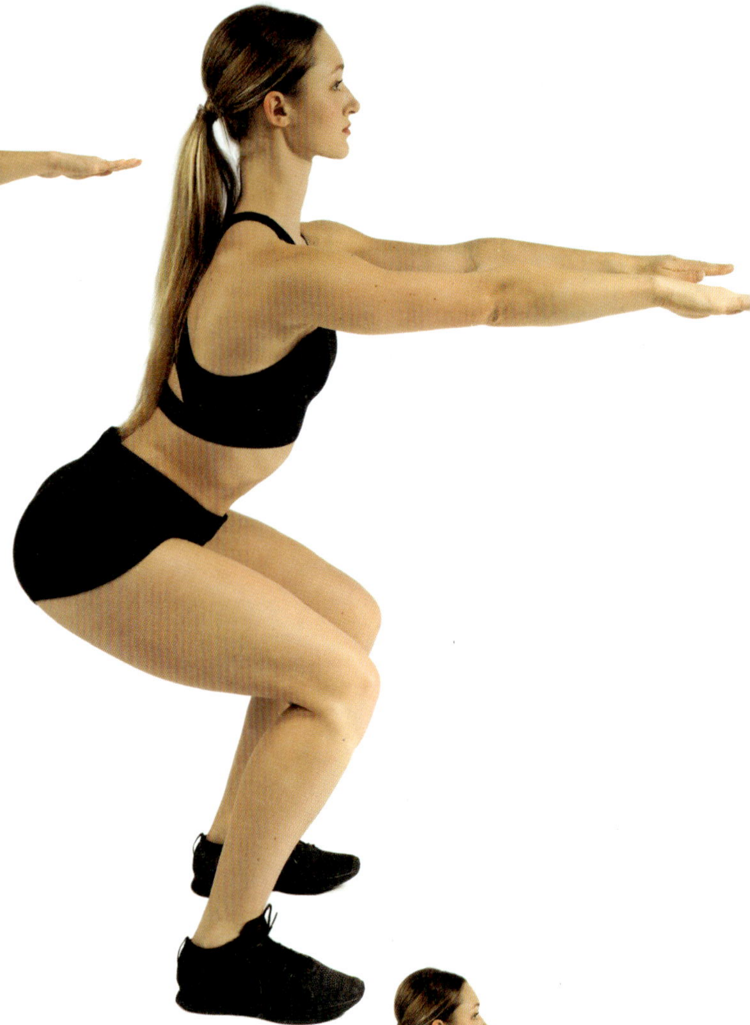

운동 방법

- 양쪽 발을 어깨너비만큼 벌리고 선 자세를 취하고, 양쪽 무릎을 약간 굴곡한다. 그리고 골반을 약간 후방경사한다. 가슴을 들어올리고, 어깨를 하강한다.
- 안정성을 위해 여러분의 몸 앞쪽으로 양 팔을 뻗는다. 양쪽 발을 바닥에 고정하고, 발가락을 약간 굴곡한다.
- 복부 근육을 당기고, 스쿼트를 수행한다. 양쪽 발꿈치를 바닥에 고정하고, 가능한 만큼 가슴을 똑바로 들어올린다. 너무 멀리 전방으로 굴곡하지 않아야 한다.
- 내쉬면서 시작자세로 돌아오고, 5-6회를 반복한다.

올바른 수행의 팁

- 여러분 자신의 저항이 다리 근육에 생기도록, 스쿼트에서 일어설 때 바닥을 압박한다고 상상하자.

다른 버전

높은 난이도: 이 운동에 웨이트를 추가하여 운동을 어렵게 만들자. 즉, 양 손으로 무거운 메디신 볼을 잡고서 단계 1에서 단계 4까지 수행해 보자.

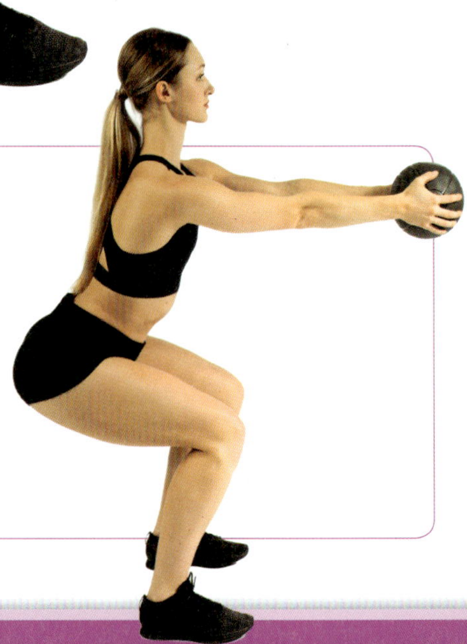

다른 버전

높은 난이도: 이 운동에 저항을 주기 위해, 저항밴드를 양 발 밑에 고정하자. 양 발을 어깨너비만큼 벌리고 서서 양 손으로 저항밴드의 끝을 잡는다. 그리고 양 손을 어깨 높이까지 가져간다. 단계 3과 단계 4를 수행하자.

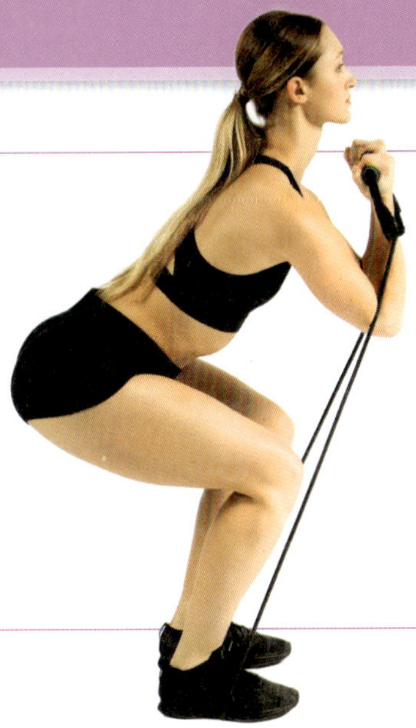

팩트 파일

목표 근육
- 엉덩이
- 하퇴

유형
- 동적

장점
- 장딴지 근육의 신장과 강화

주의사항
- 발 통증

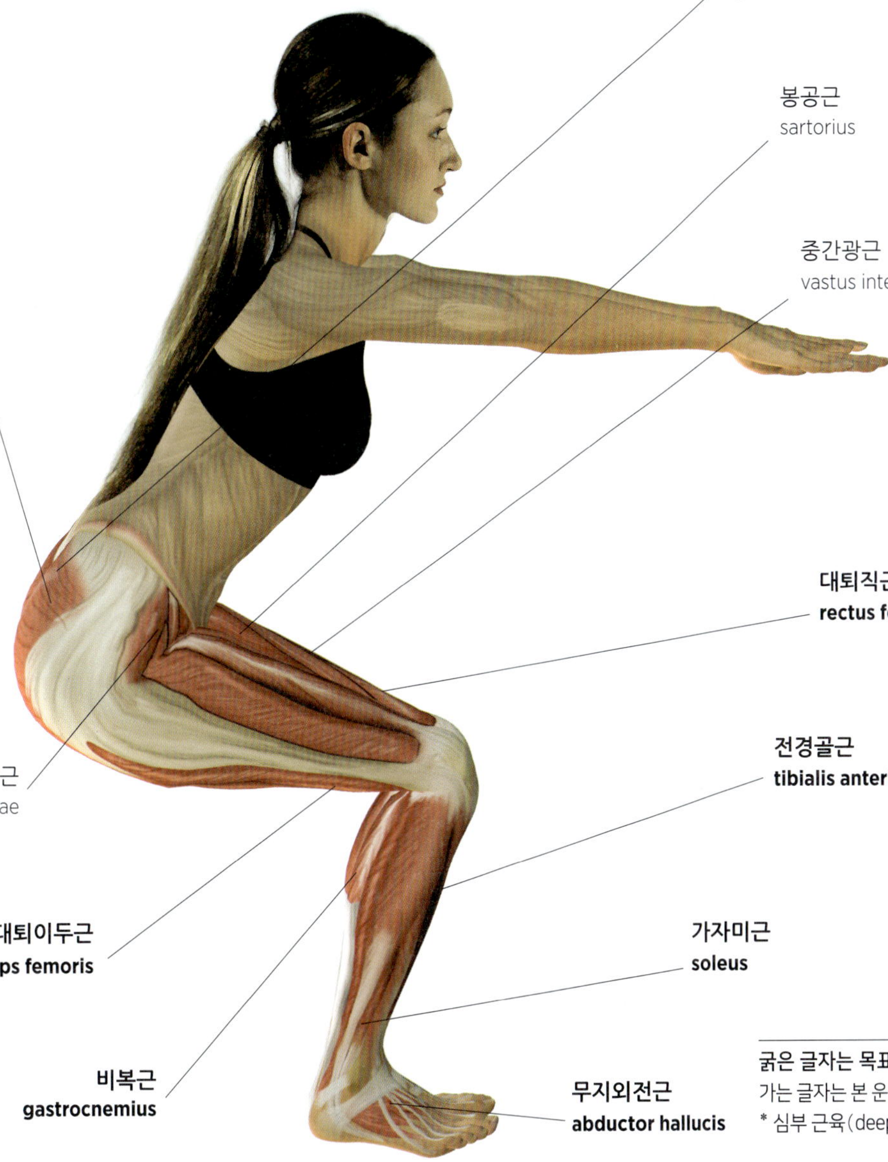

주석(Anotation Key)

굵은 글자는 목표 근육(target muscles)을 의미한다.
가는 글자는 본 운동에 작용하는 다른 근육들을 의미한다.
* 심부 근육(deep muscles)

바이래터럴 쿼드 스트레치
(Bilateral Quad Stretch)

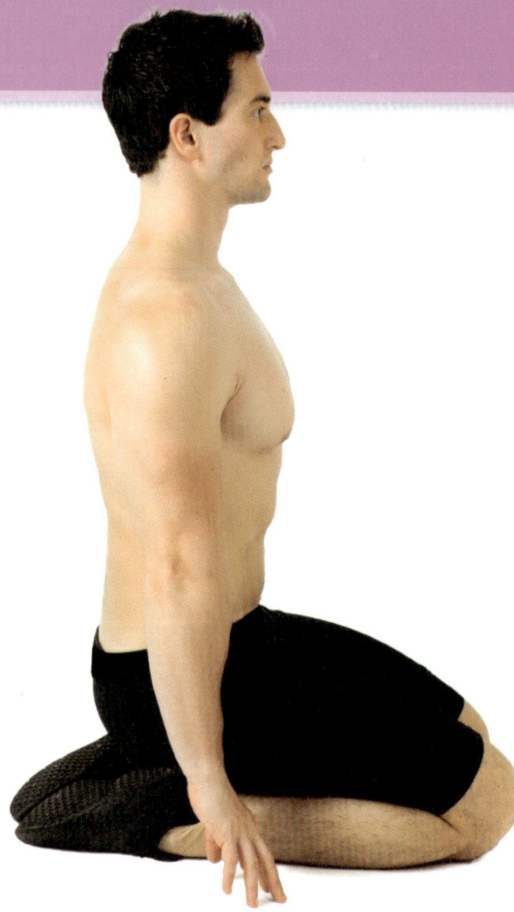

대퇴사두근은 균형, 근력 및 유연성을 유지하는 중요한 근육이다. 몸을 뒤로 젖히는 쿼드 스트레치(reclining quad stretch)는 타이트한 허벅지를 이완시키는 효율적인 방법이다.

운동 방법

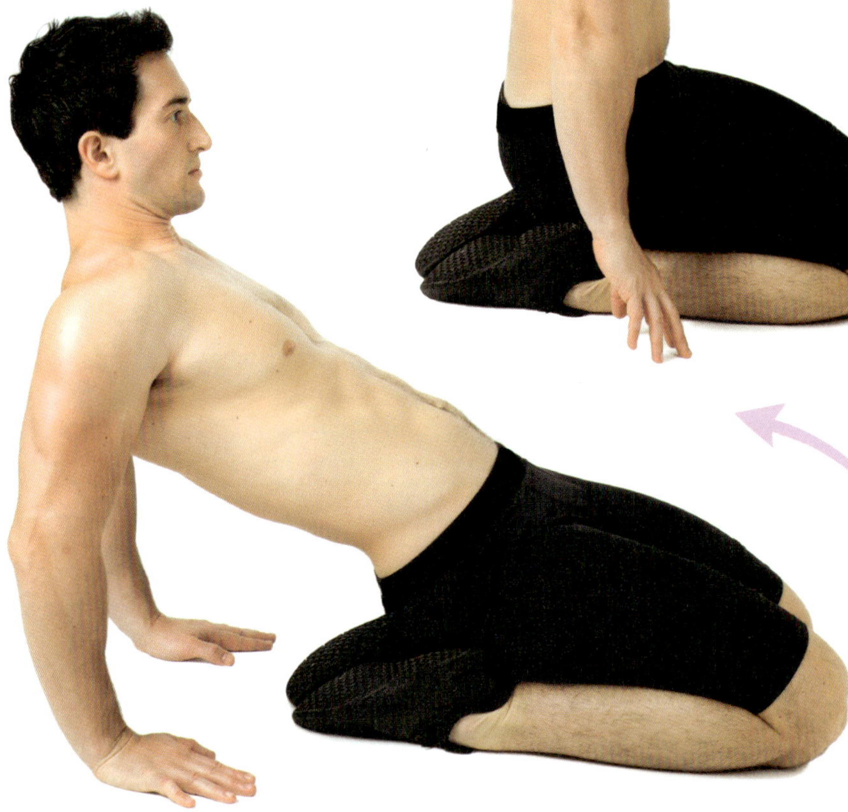

- 무릎을 꿇고 가볍게 둔부를 발꿈치 위에 올려놓는다.
- 양 팔을 뒤쪽을 뻗고, 양 손을 바닥에 댄다. 이때 손가락 방향은 전방으로 향한다.
- 양쪽 팔꿈치를 약간 굽힘한 채로 유지한다.
- 스트레치의 강도를 증가시키기 위해 몸을 약간 뒤쪽으로 기울인다.
- 바닥 위에 누울 때까지 주의깊게 뒤쪽으로 몸을 계속 기울인다. 양 팔을 몸통으로부터 멀리 뻗고, 손바닥을 위쪽으로 향하게 한다.
- 권장시간 동안 자세를 유지한 후, 스트레치를 해제한다.

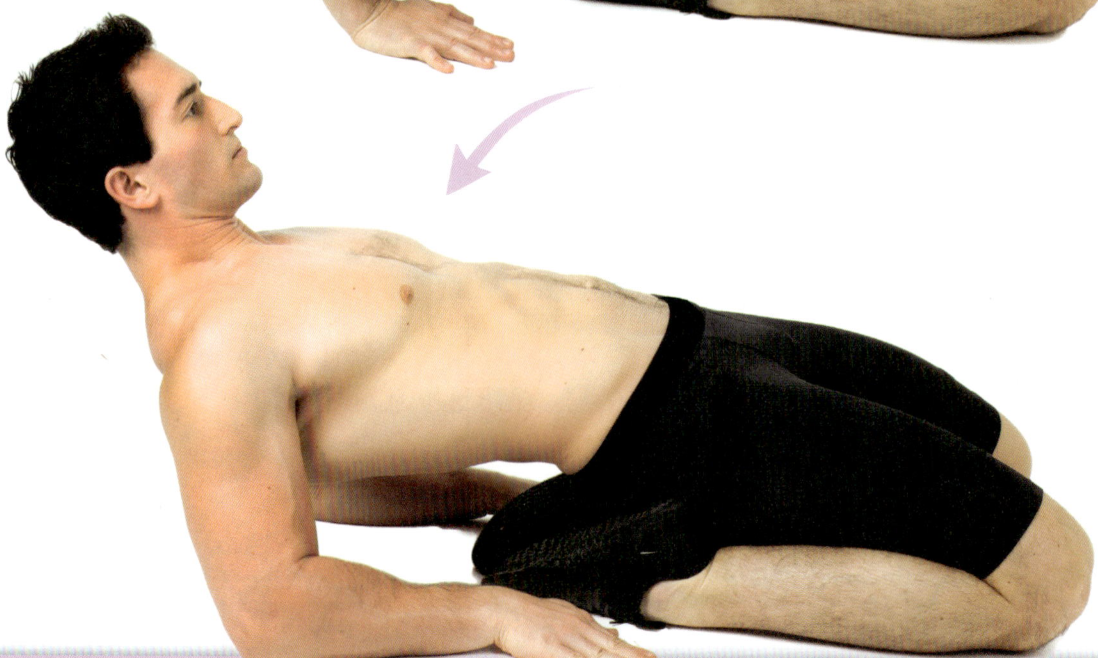

올바른 수행의 팁

- 요추의 만곡을 피하기 위해 둔부 근육을 수축하고 활성화한다.
- 허리가 활처럼 휘어져서는 안된다.

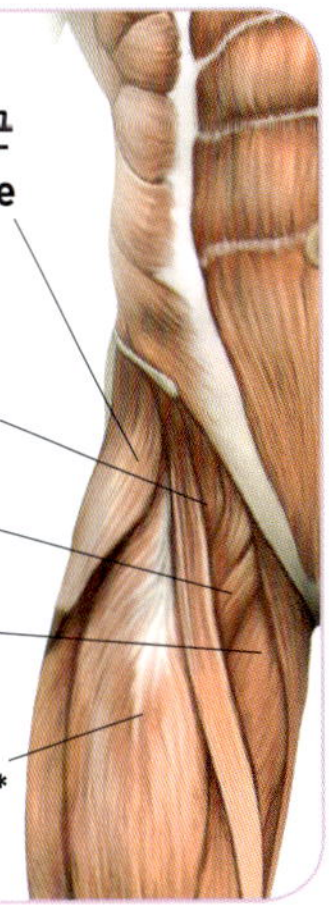

주석(Anotation Key)

굵은 글자는 목표 근육(target muscles)을 의미한다.
가는 글자는 본 운동에 작용하는 다른 근육들을 의미한다.
* 심부 근육(deep muscles)

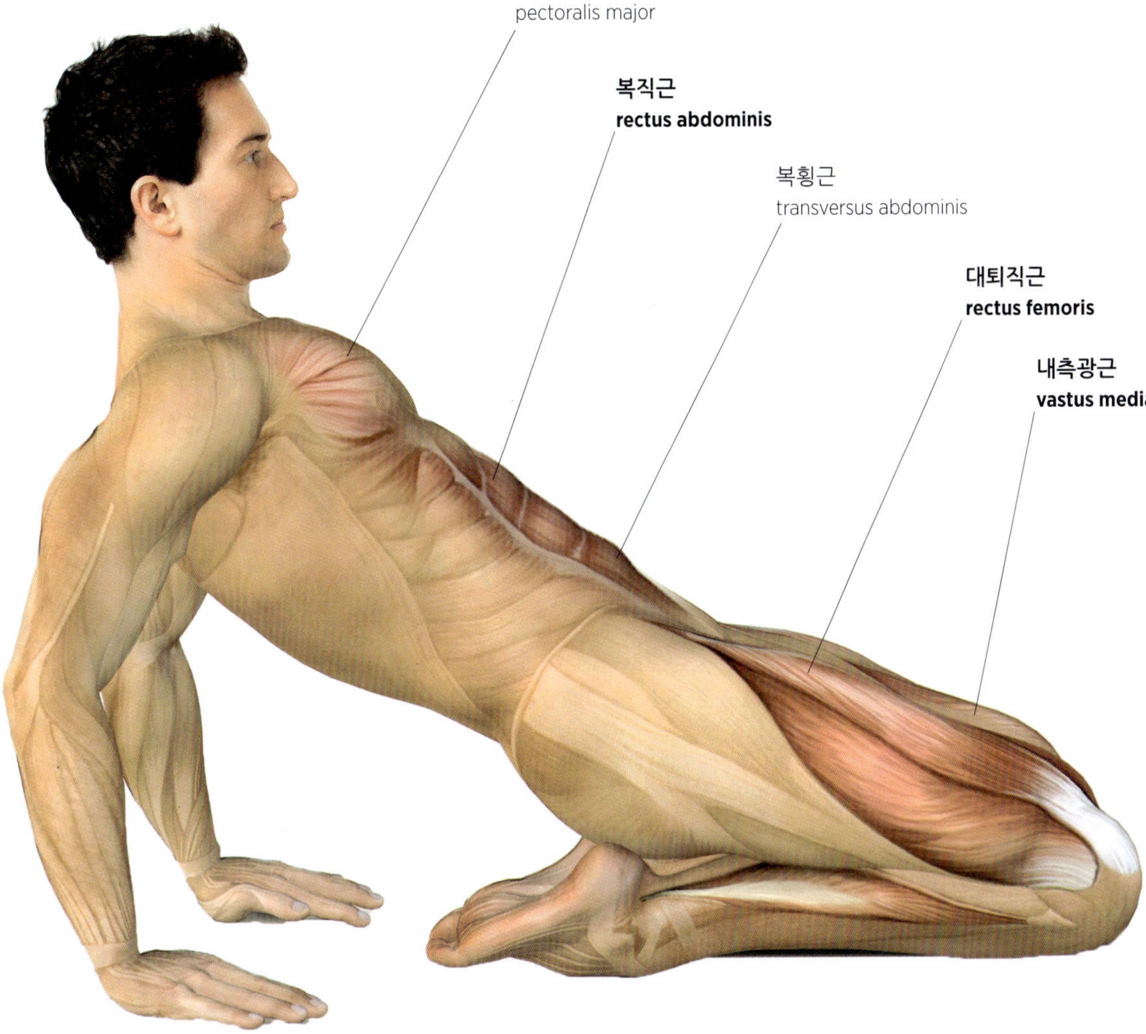

팩트 파일

목표 근육
- 대퇴사두근

유형
- 동적

장점
- 대퇴사두근의 신장과 강화
- 보행과 자세의 향상
- 대퇴사두근과 슬괵근 사이의 근육 균형 증진

주의사항
- 무릎 손상
- 고관절 통증
- 허리 문제

시저즈 스트레치 (Scissors Stretch)

시저즈 스트레치로 복부의 근력과 지구력을 증진하면서 코어의 안정성을 향상시키자.
이런 전통적인 필라테스 운동도 뒤넙다리근에 좋은 신장력을 제공한다.
정확하게 수행하면, 이런 운동이 어깨와 상완을 가동시키는데 도움이 된다.

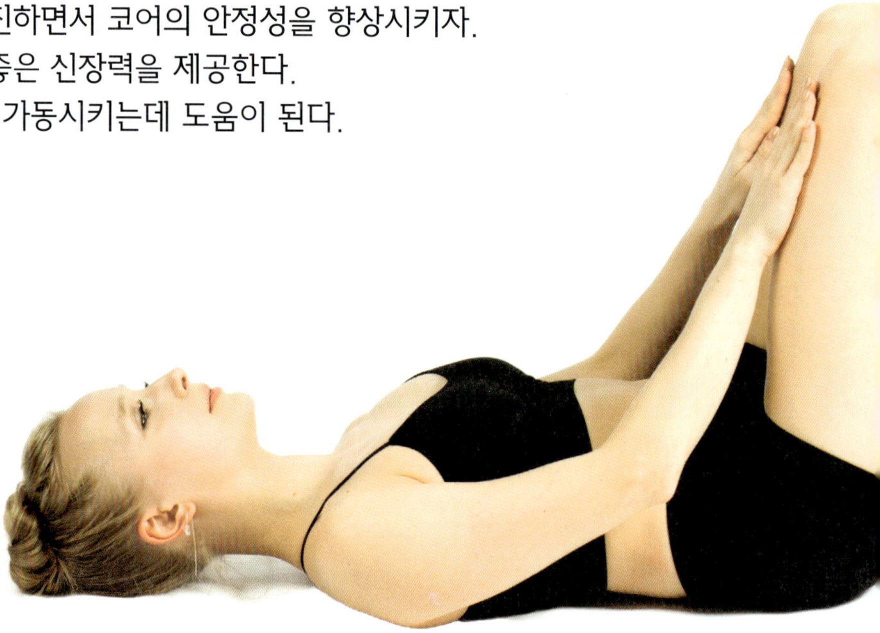

운동 방법

- 양 팔을 몸통 옆에 위치시키고 바닥 위에 눕는다. 그리고 양쪽 다리를 탁자 자세로 들어올린다.
- 복부를 안쪽으로 당긴다.
- 머리와 어깨를 바닥으로부터 들어올리면서 왼쪽 다리를 위쪽으로 뻗는다.
- 왼쪽 장딴지의 뒤쪽면을 잡고, 여러분 쪽으로 당긴다. 이때 어깨를 이완한다.
- 바닥으로 왼발을 내리고, 반대쪽도 실시한다.

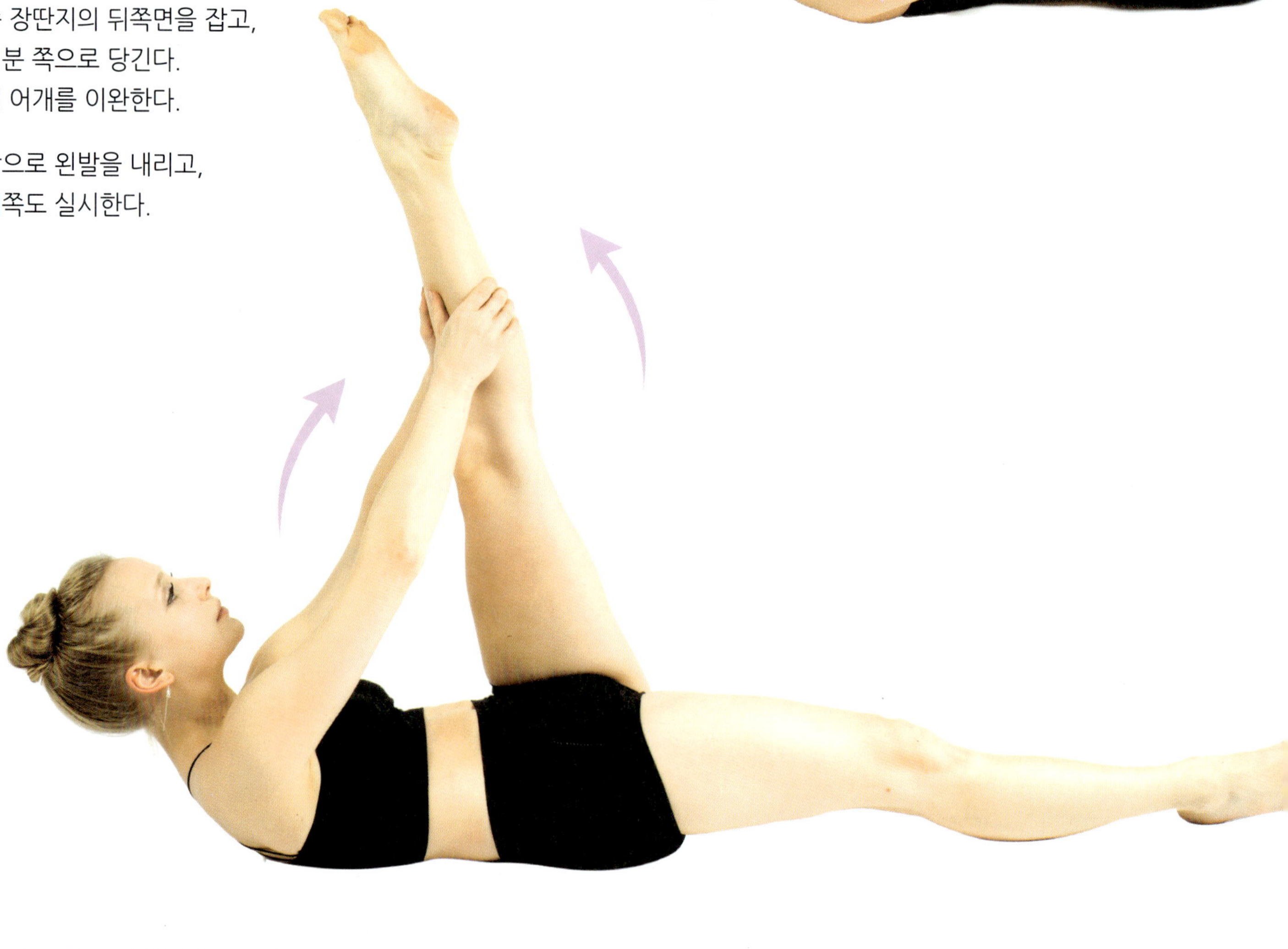

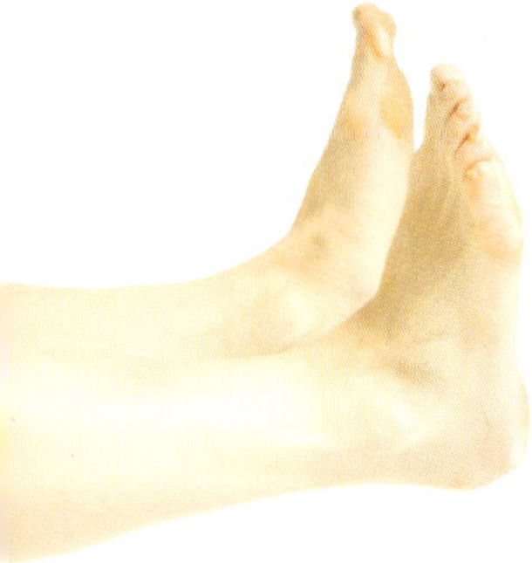

올바른 수행의 팁

- 골반을 고정하고 척추를 곧게 유지한다.
- 들어올린 다리를 과도하게 뻗지 않는다.

팩트 파일

목표 근육

- 슬괵근

유형

- 동적

장점

- 코어 안정화
- 엉덩이 확장
- 대퇴 근육 유연성 증진

주의사항

- 등 통증
- 어깨 문제
- 타이트한 슬괵근

주석(Anotation Key)

굵은 글자는 목표 근육(target muscles)을 의미한다.
가는 글자는 본 운동에 작용하는 다른 근육들을 의미한다.
* 심부 근육(deep muscles)

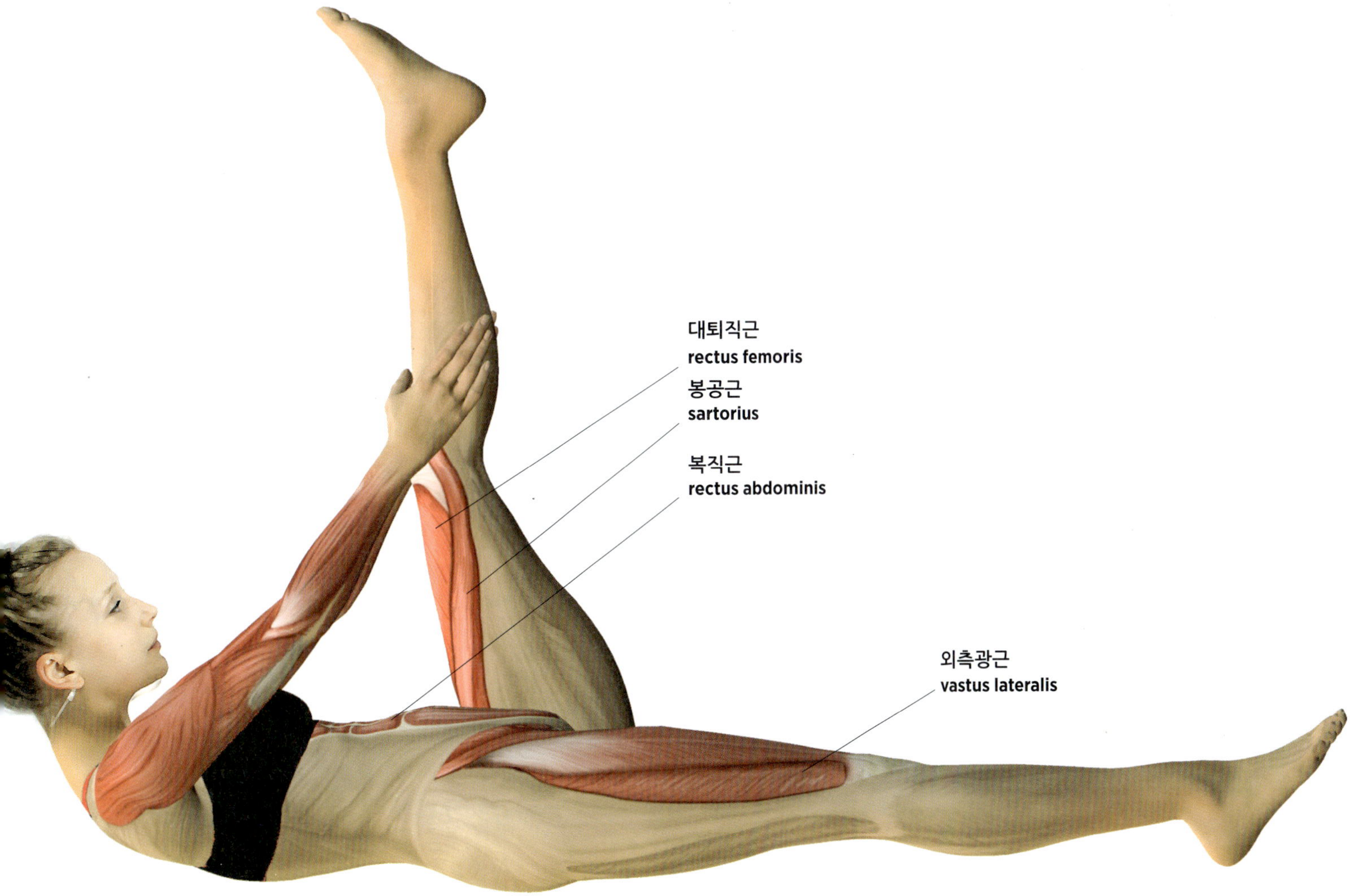

포인트 풋 스트레치 (Point Foot Stretch)

발의 적절한 스트레칭은 좋은 균형과 발목 가동성을 유지하는데 도움을 준다. 부가적으로, 풋 스트레치는 하퇴 근육의 유연성을 향상시켜, 발꿈치 통증과 아킬레스건 손상을 예방할 수 있다.

운동 방법

- 의자에 앉는다. 왼쪽 다리의 발목을 오른쪽 허벅지 위에 올린다.
- 왼손으로 왼쪽 발목을 고정하고, 오른손으로 왼쪽 발등을 잡는다. 손바닥을 이용해, 발끝이 안쪽으로 뾰족해지도록 발등과 발가락을 아래쪽으로 누른다.
- 스트레치를 해제한 후, 반대쪽도 실시한다.

올바른 수행의 팁

- 슬로프-다운 단계 동안, 손바닥으로 강하게 민다. 아랫방향으로 당기는 손가락의 힘은 윗방향의 힘보다 강해야 한다.

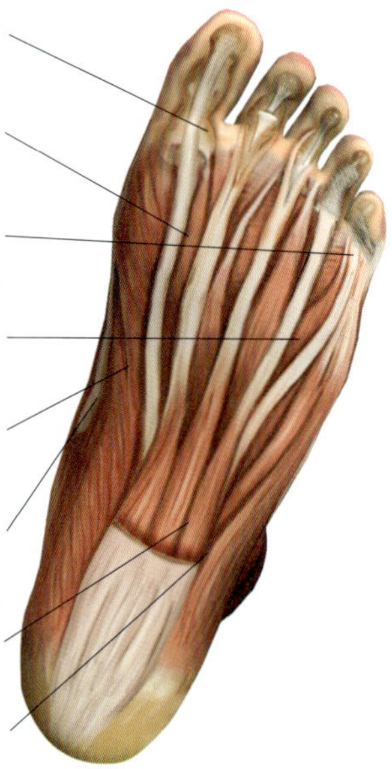

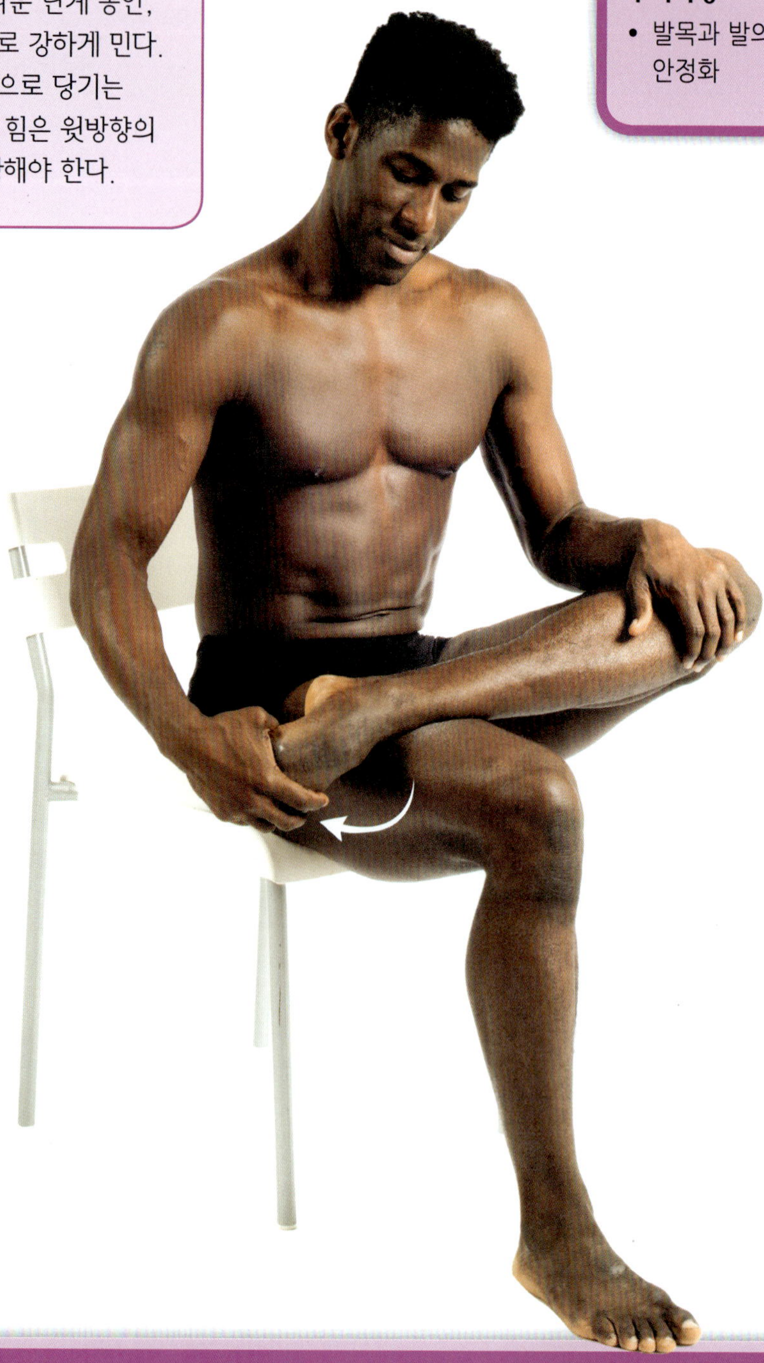

팩트 파일

목표 근육
- 발
- 장딴지
- 족궁

유형
- 정적

장점
- 발목 강화
- 심혈관 활동 도움

주의사항
- 발목과 발의 안정화

플렉션 풋 스트레치 (Flexion Foot Stretch)

플렉션 풋 스트레치와 같은, 풋 스트레치의 정기적 수행은 발의 근력을 강화시킬 것이다. 발의 근력이 더 강해지고 유연해지면, 족궁의 통증이나 건의 열상이 적게 일어날 것이다.

운동 방법

- 의자에 앉는다. 왼쪽 다리의 발목을 오른쪽 허벅지 위에 올린다.
- 오른손으로 왼쪽 발꿈치를 고정하고, 왼손으로 발가락과 발의 볼 부위를 잡는다.
- 족궁이 신장되는 것을 느낄 때까지 발가락을 발등쪽으로 당긴다.
- 스트레치를 해제한 반대쪽도 실시한다.

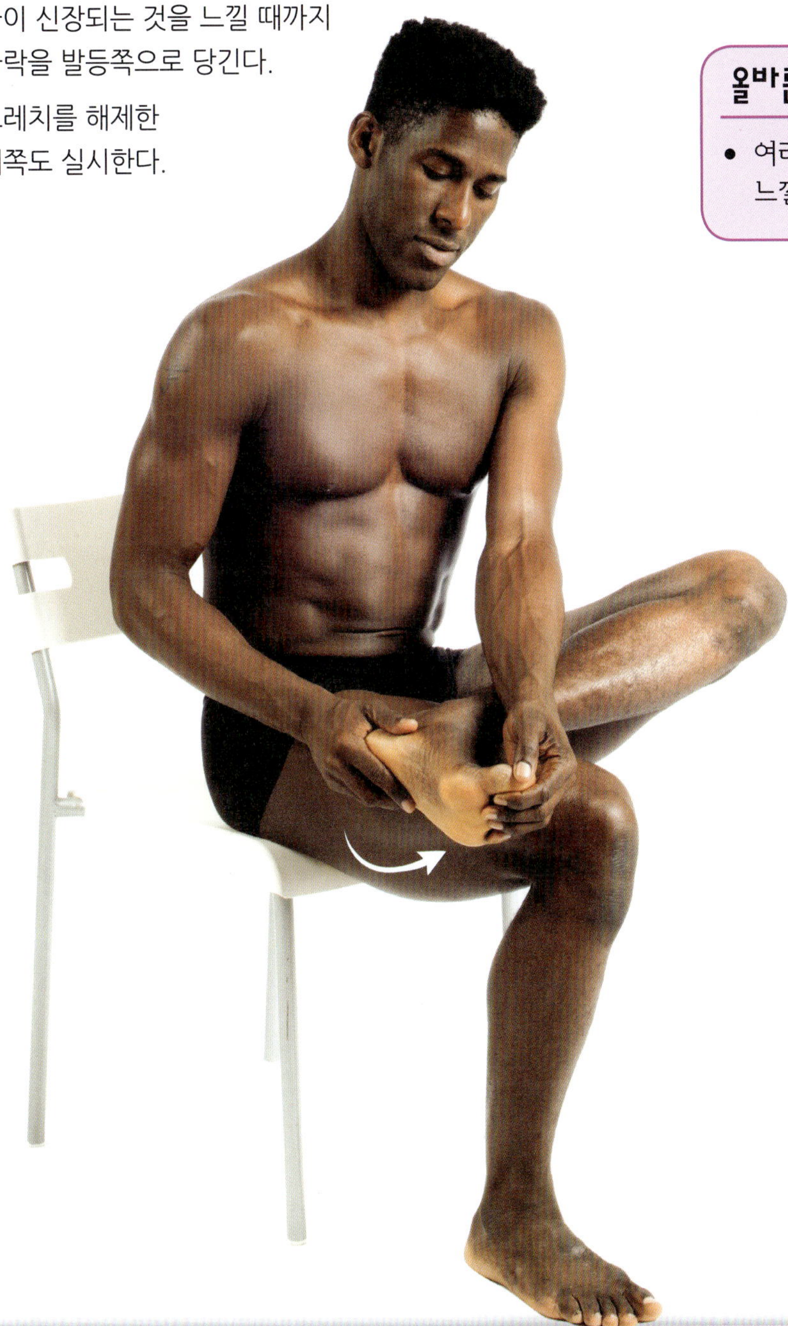

올바른 수행의 팁

- 여러분이 편안한 스트레칭을 느낄 때까지만 당긴다.

팩트 파일

목표 근육
- 발
- 장딴지
- 족궁

유형
- 수동

장점
- 발목과 발꿈치 통증 완화
- 보행과 자세 향상
- 아킬레스건 신장과 손상 위험 감소
- 장딴지 가동범위 증진

주의사항
- 발목 손상
- 발꿈치 통증

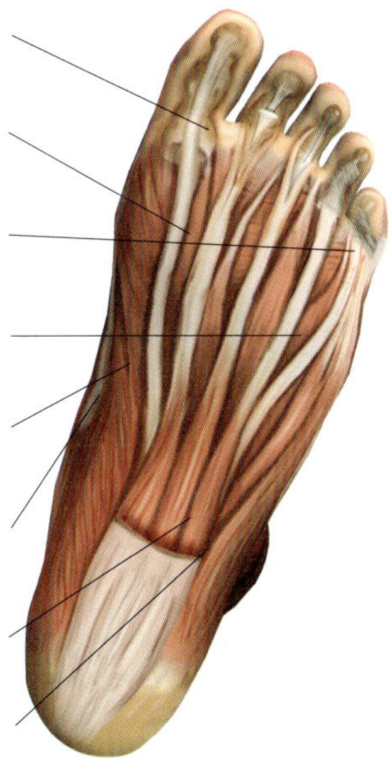

주석(Anotation Key)

굵은 글자는 목표 근육(**target muscles**)을 의미한다.
가는 글자는 본 운동에 작용하는 다른 근육들을 의미한다.
* 심부 근육(deep muscles)

슬로프-업 풋 스트레치
(Slope-Up Foot Stretch)

슬로프-다운 스트레치와 반대되는 동작으로서 슬로프-업 풋 스트레치를 사용해 보자. 이것은 발등에서 발바닥까지 더 많은 스트레칭을 제공한다.

운동 방법

- 의자에 앉는다. 왼쪽 발목을 오른쪽 허벅지 위에 올린다.
- 발등을 가로질러 손바닥이 배치되도록 발을 잡는다. 이때 손가락으로 발바닥을 감싼다.
- 손바닥을 이용해, 발등의 가쪽면을 아래쪽으로 민다. 이와 동시에, 손가락으로 발바닥을 위쪽을 당긴다; 이런 동작이 "슬로프-업"을 일으킨다.
- 스트레치를 해제한 후, 반대쪽도 실시한다.

올바른 수행의 팁

- 손가락으로 강하게 민다-손바닥으로 미는 윗방향의 힘은 아랫방향의 힘보다 강해야 한다.
- 발을 이동해서는 안된다; 발목과 발꿈치를 견고하게 고정해야 한다.

팩트 파일

목표 근육
- 발
- 정강이

유형
- 정적

장점
- 발목과 발꿈치 통증 완화
- 보행과 자세 향상
- 아킬레스건 신장과 손상 위험 감소
- 장딴지 가동범위 증진

주의사항
- 심한 발목이나 발꿈치 통증

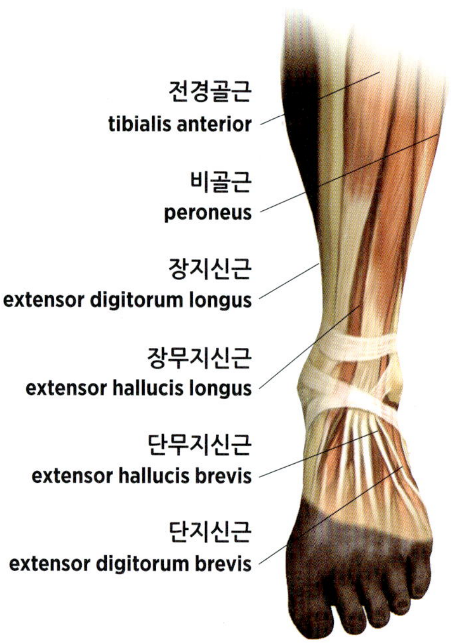

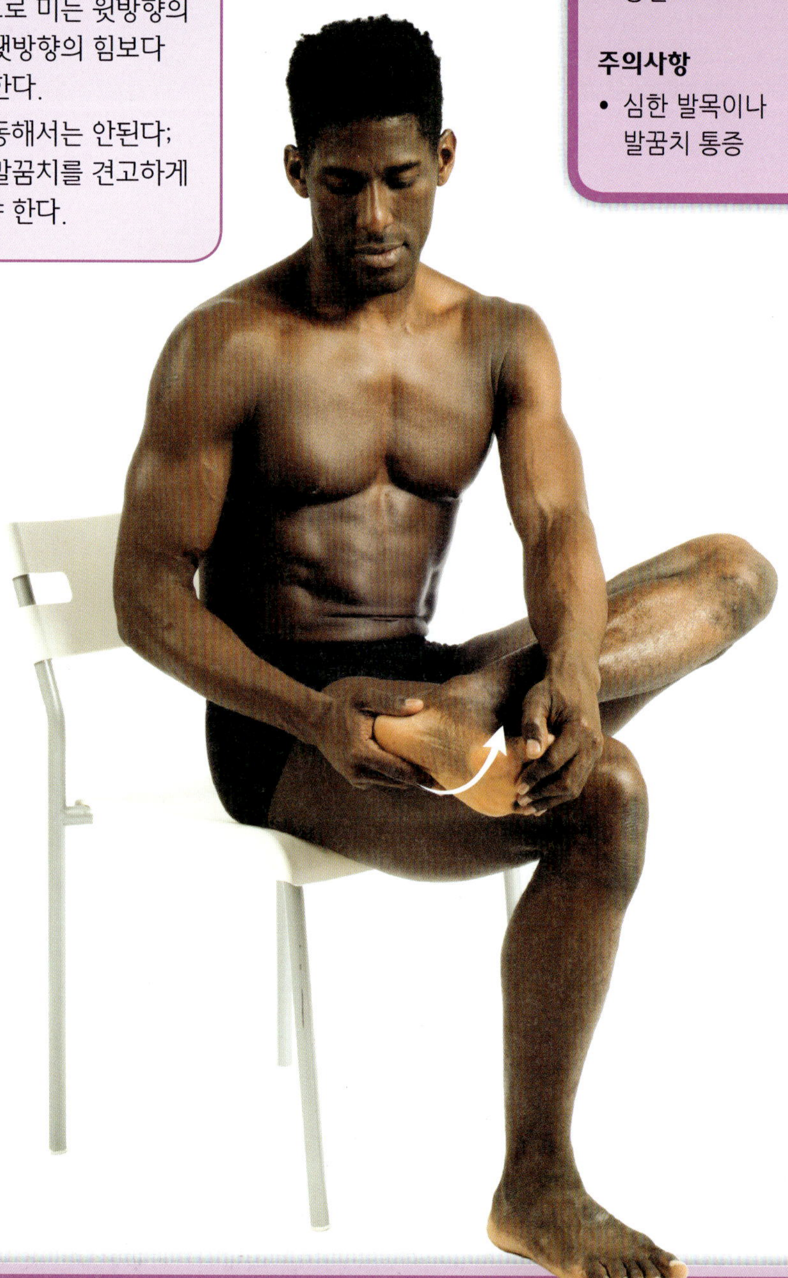

슬로프-다운 풋 스트레치
(Slope-Down Foot Stretch)

등척성 슬로프-다운 풋 스트레치는 발등과 정강이를 진정시키는 스트레치를 만들기 위해 여러분 자신의 저항을 이용한다.

운동 방법

- 의자에 앉고, 왼쪽 발목을 오른쪽 허벅지 위에 올린다.
- 오른손으로 왼쪽 발꿈치를 고정한다.
- 발등을 가로질러 손바닥이 배치되도록 발을 잡는다. 이때 손가락으로 발바닥을 감싼다.
- 손바닥을 이용해, 발등의 가쪽면을 아래쪽으로 민다. 이와 동시에, 손가락으로 발바닥을 아래쪽으로 민다; 이런 동작이 "슬로프-다운"을 일으킨다.
- 스트레치를 해제한 후, 반대쪽도 실시한다.

올바른 수행의 팁

- 손바닥으로 강하게 민다- 아랫방향의 힘은 손가락으로 당기는 윗방향의 힘보다 강해야 한다.
- 발을 이동해서는 안된다; 발목과 발꿈치를 견고하게 고정해야 한다.

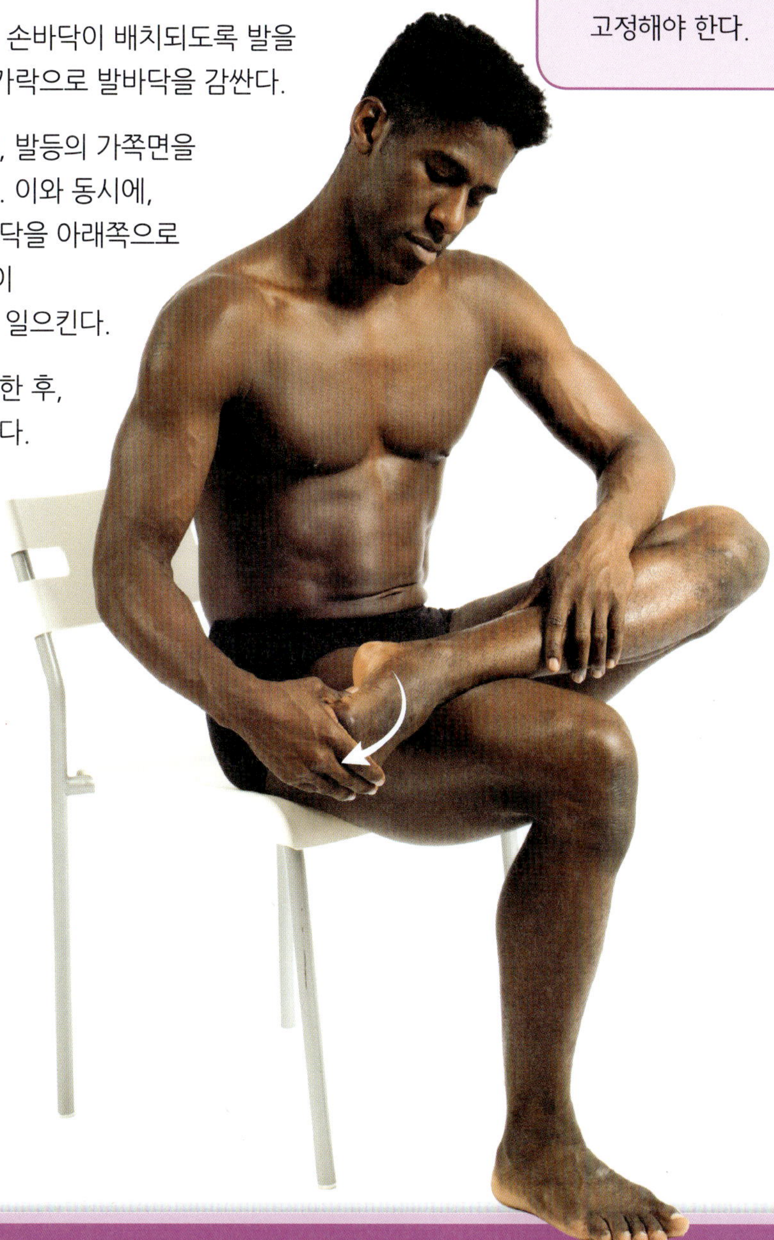

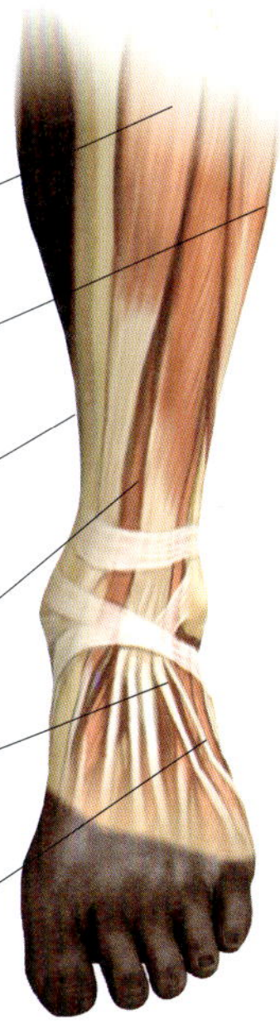

팩트 파일

목표 근육
- 발
- 정강이

유형
- 정적

장점
- 발목과 발꿈치 통증 완화
- 보행과 자세 향상
- 아킬레스건 신장과 손상 위험 감소
- 장딴지 가동범위 증진

주의사항
- 발목 통증
- 발꿈치 통증

주석(Anotation Key)

굵은 글자는 목표 근육(target muscles)을 의미한다.
가는 글자는 본 운동에 작용하는 다른 근육들을 의미한다.
* 심부 근육(deep muscles)

밴드-어시스티드 윙 스트레치
(Band-Assisted Wing Stretch)

발목의 스트레칭은 많은 이점을 제공할 수 있다. 발목은 체중을 수용하고, 쉽게 피로해져서 경련과 통증을 일으킬 수 있다. 밴드-어시스티드 윙 스트레치는 더 강하고 유연한 발목을 유지하는데 도움을 줄 수 있다.

올바른 수행의 팁

- 저항밴드가 없으면, 타월을 사용한다.
- 스트레칭하는 측면으로 체중을 이동해서는 안된다; 여러분의 체중을 양쪽 좌골에 균등히 배분되어야 한다.

운동 방법

- 의자에 앉아서, 양쪽 발을 고관절너비 보다 약간 넓게 벌린다.
- 저항밴드를 오른발의 안쪽면을 둘러싼다. 오른손으로 밴드의 양쪽 끝단을 잡는다.
- 오른발을 바닥 위에 안정되게 유지한다. 여러분의 오른쪽으로 밴드를 당겨 발목의 안쪽면을 스트레칭한다.
- 스트레치를 해제한 후, 반대쪽도 실시한다.

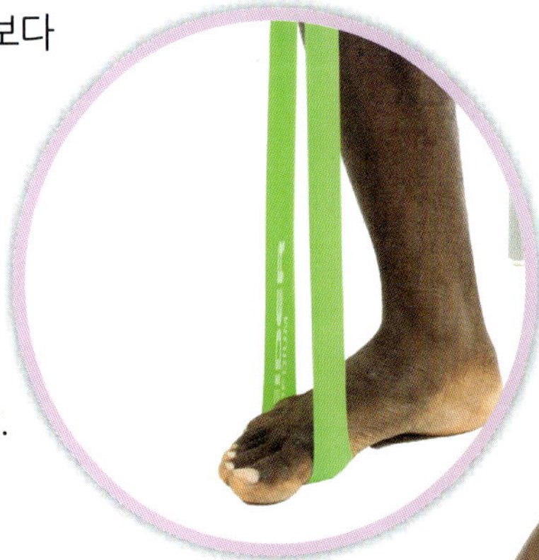

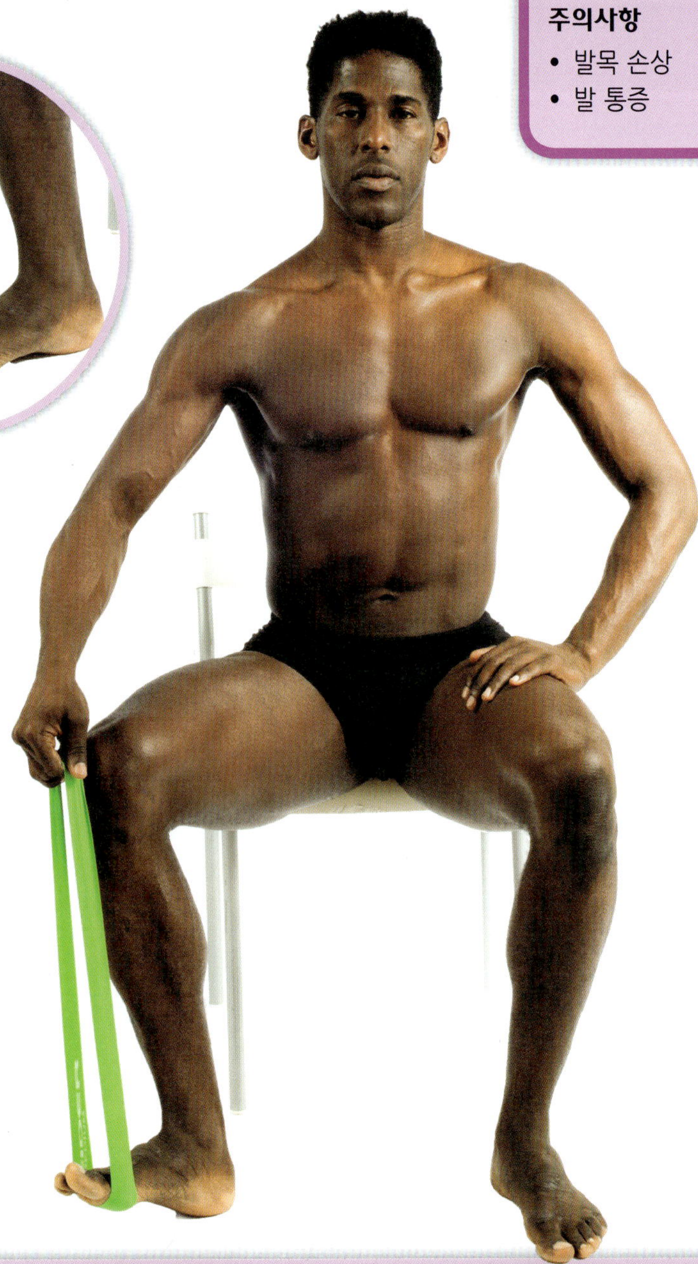

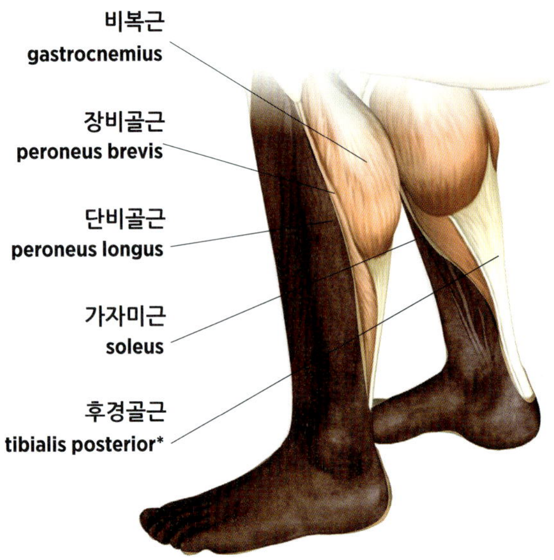

팩트 파일

목표 근육
- 발목
- 장딴지

유형
- 정적

장점
- 발목의 통증과 타이트니스 감소
- 발목과 주위 건의 가동성 증진
- 보행과 자세 향상

주의사항
- 발목 손상
- 발 통증

밴드-어시스티드 씩클 스트레치
(Band-Assisted Sickle Stretch)

밴드-어시스티드 씩클 스트레치는 운동선수나 유산소 활동을 하는 사람에게 특히 유익할 수 있다. 만약 여러분이 일상에서 지속적으로 선 자세를 취하고 있다면, 여러분의 운동 방법에 이런 발목 스트레치를 첨가해야 한다.

운동 방법

- 의자에 앉아서, 양쪽 발을 고관절너비보다 약간 넓게 벌린다.
- 저항밴드를 오른발의 안쪽면을 둘러싼다. 왼손으로 밴드의 양쪽 끝단을 잡는다.
- 오른발을 바닥 위에 안정되게 유지한다. 여러분의 오른쪽으로 밴드를 당겨 발목의 가쪽면을 스트레칭한다.
- 스트레치를 해제한 후, 반대쪽도 실시한다.

올바른 수행의 팁

- 만약 저항밴드가 없으면, 타월을 사용한다.
- 스트레칭하는 측면으로 체중을 이동해서는 안된다; 여러분의 체중을 양쪽 좌골에 균등히 배분되어야 한다.

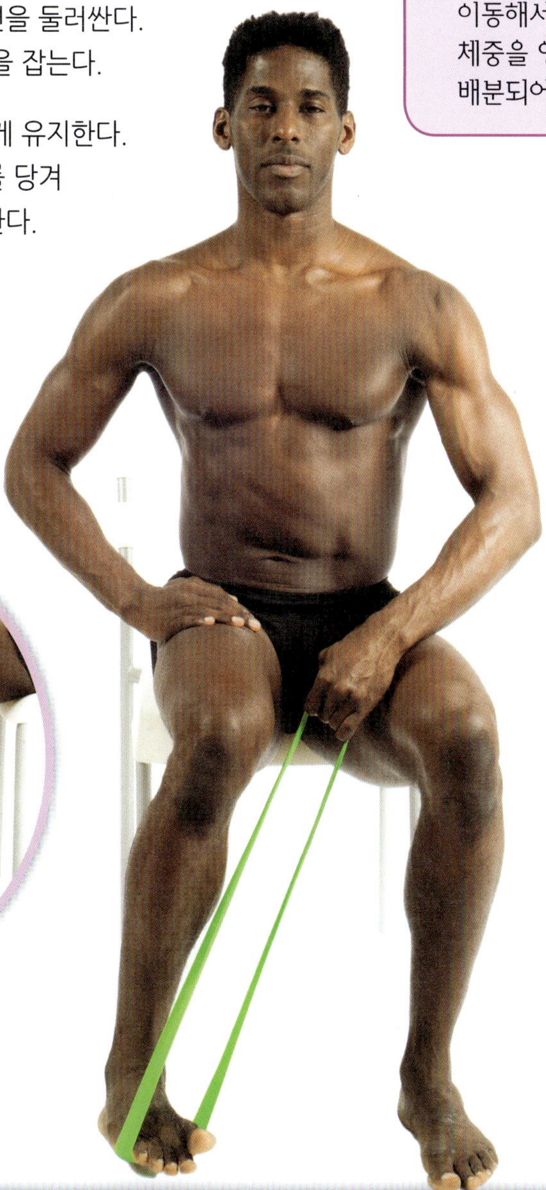

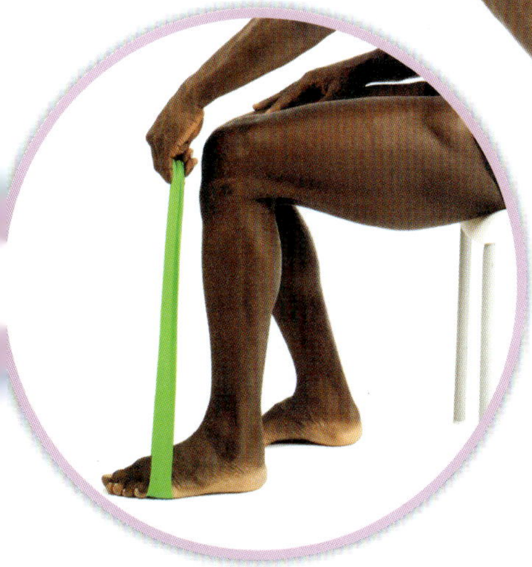

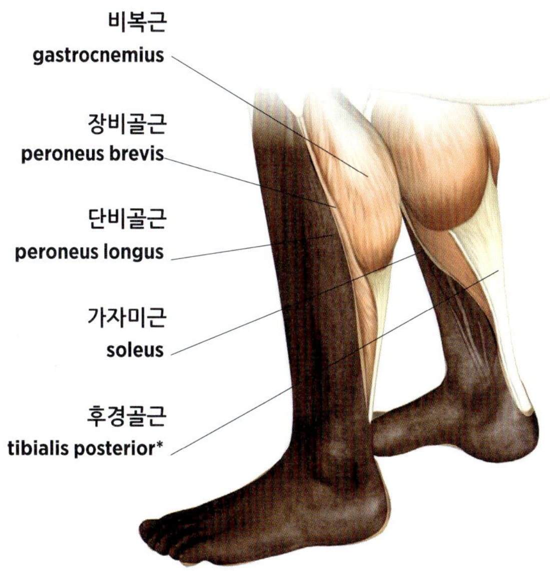

팩트 파일

목표 근육
- 발목
- 장딴지

유형
- 정적

장점
- 발목의 통증과 타이트니스 감소
- 발목과 주위 건의 가동성 증진
- 보행과 자세 향상

주의사항
- 심한 발목이나 발의 통증

주석(Anotation Key)

굵은 글자는 목표 근육(**target muscles**)을 의미한다.
가는 글자는 본 운동에 작용하는 다른 근육들을 의미한다.
* 심부 근육(deep muscles)

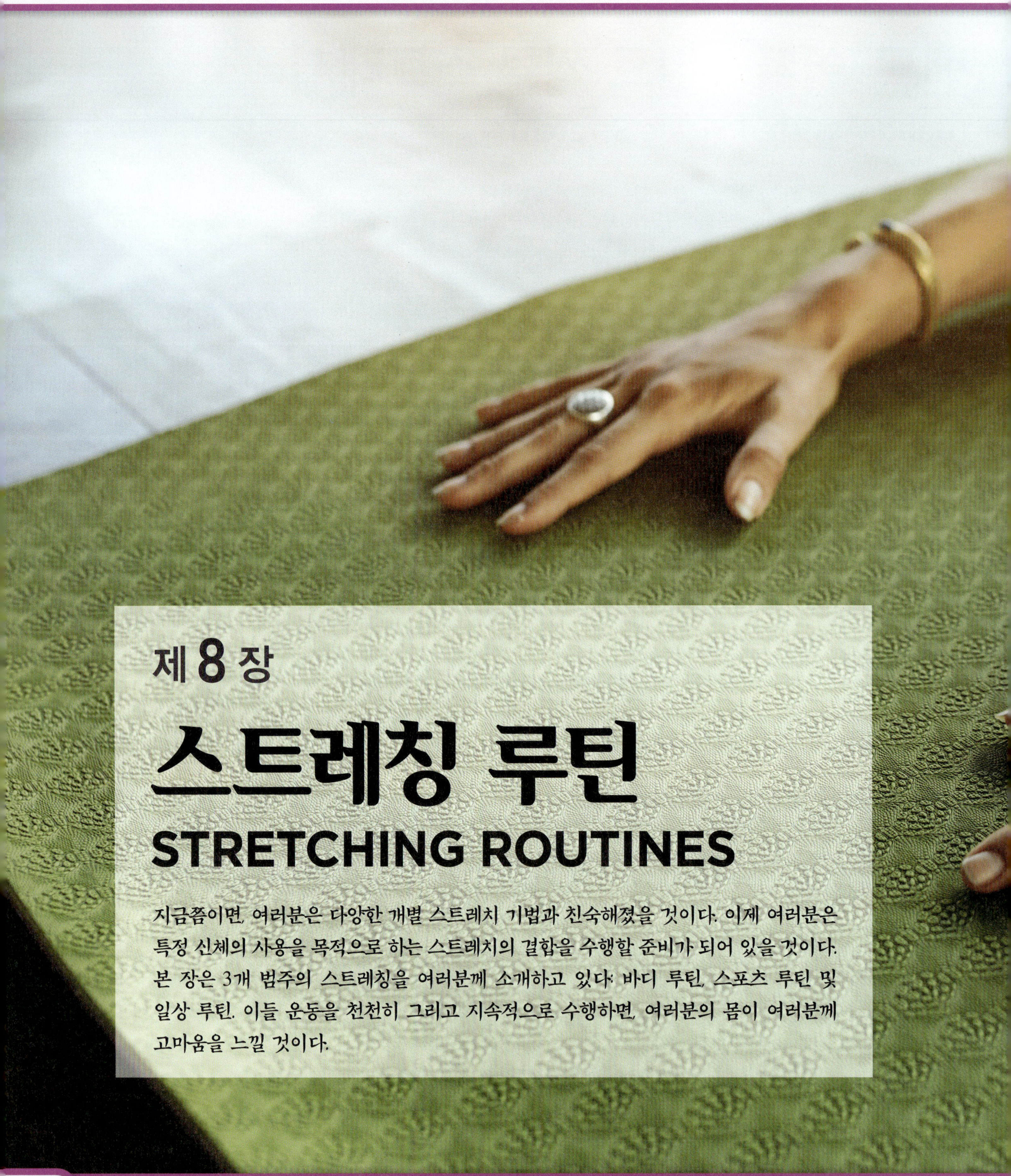

제 8 장

스트레칭 루틴

STRETCHING ROUTINES

지금쯤이면, 여러분은 다양한 개별 스트레치 기법과 친숙해졌을 것이다. 이제 여러분은 특정 신체의 사용을 목적으로 하는 스트레치의 결합을 수행할 준비가 되어 있을 것이다. 본 장은 3개 범주의 스트레칭을 여러분께 소개하고 있다: 바디 루틴, 스포츠 루틴 및 일상 루틴. 이들 운동을 천천히 그리고 지속적으로 수행하면, 여러분의 몸이 여러분께 고마움을 느낄 것이다.

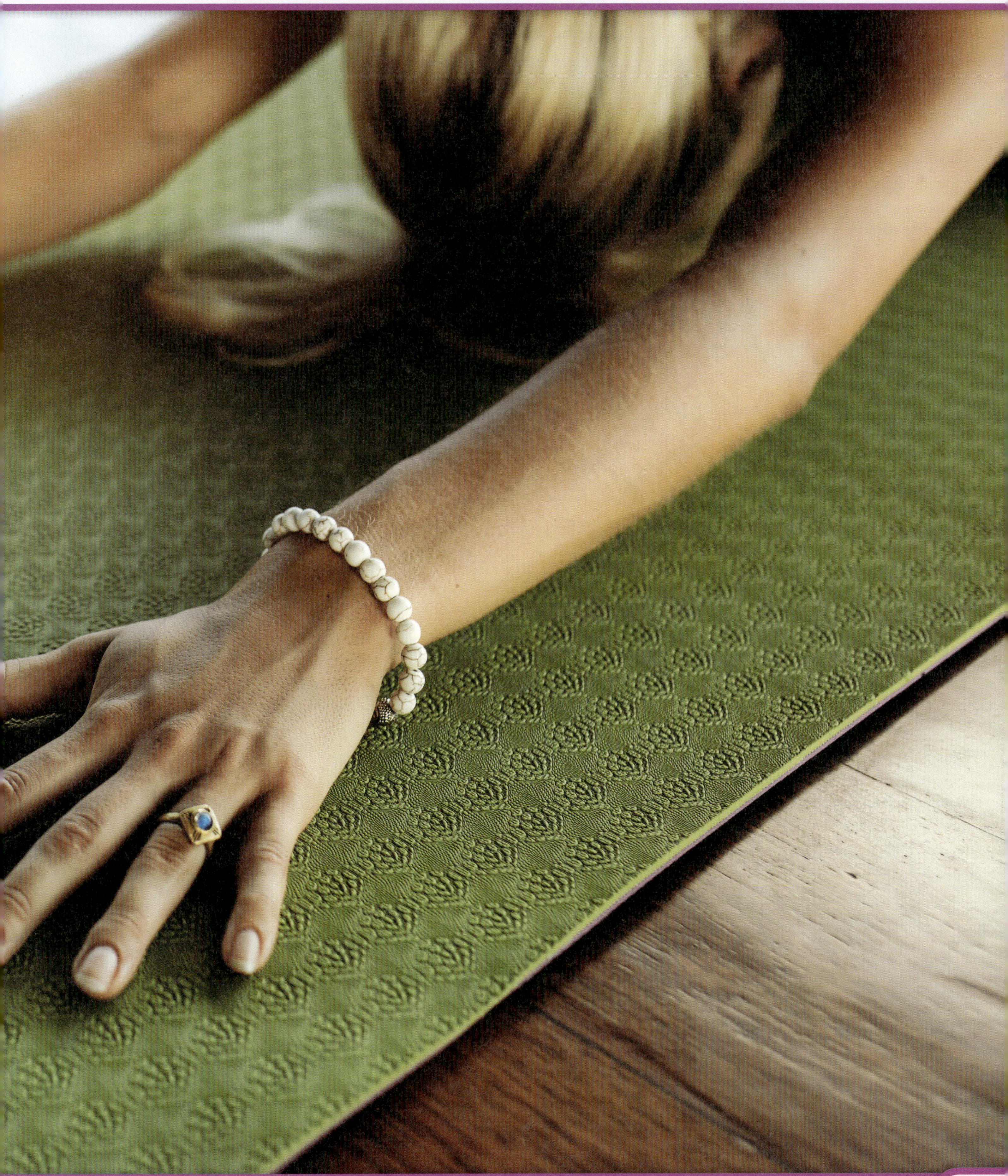

풀 바디 (Full Body)

이런 간단한 전신 운동 시리즈는
여러분의 가슴과 엉덩이를 벌리고 전신 정렬과 가동범위를 향상시키는데 도움을 준다.

1. 월-어시스티드 체스트 스트레치

페이지 104-5

- 좌우 30-45초 수행

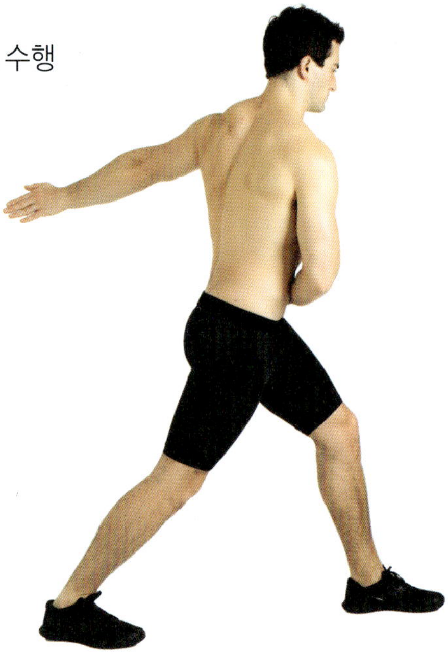

2. 바우 요가 스트레치

페이지 122-23

- 30-45초 수행

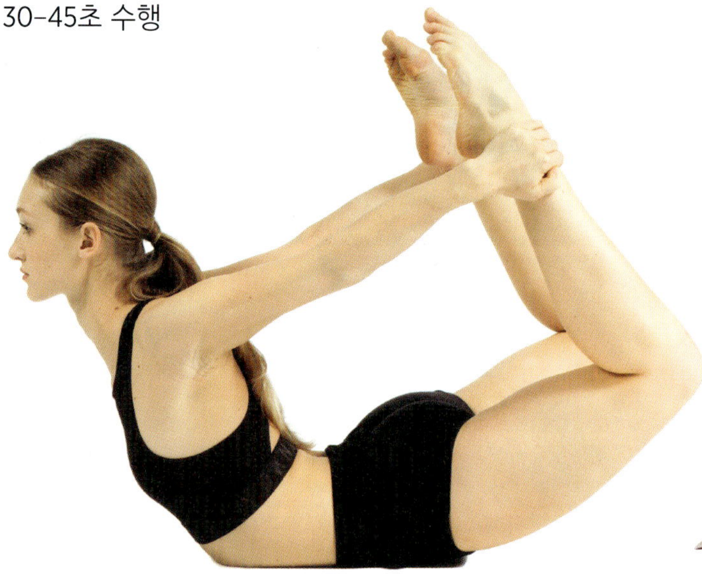

3. 익스터니드 사이드 앵글 요가 스트레치

페이지 132-33

- 좌우 30-45초 수행

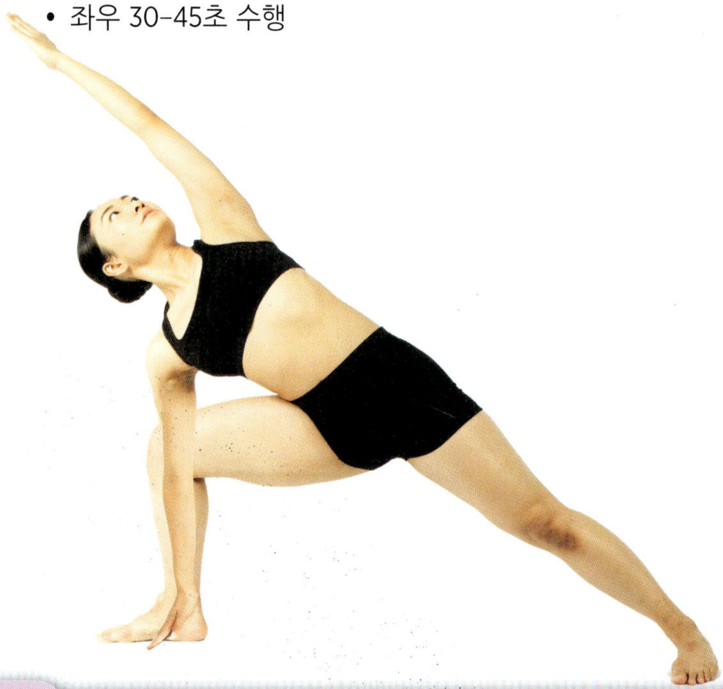

4. 하프 문 요가 스트레치

페이지 134-35

- 좌우 30-45초 수행

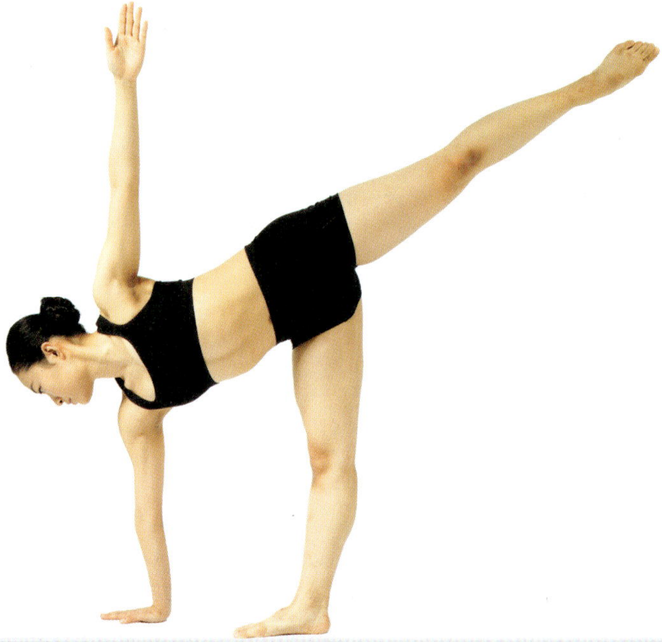

팩트 파일

목표 근육
- 전신

도구
- 체중

장점
- 가슴과 엉덩이를 벌리고, 팔과 다리 근육을 신장한다.

5. 더블-레그 스트레치

페이지 156-57
- 30초 수행

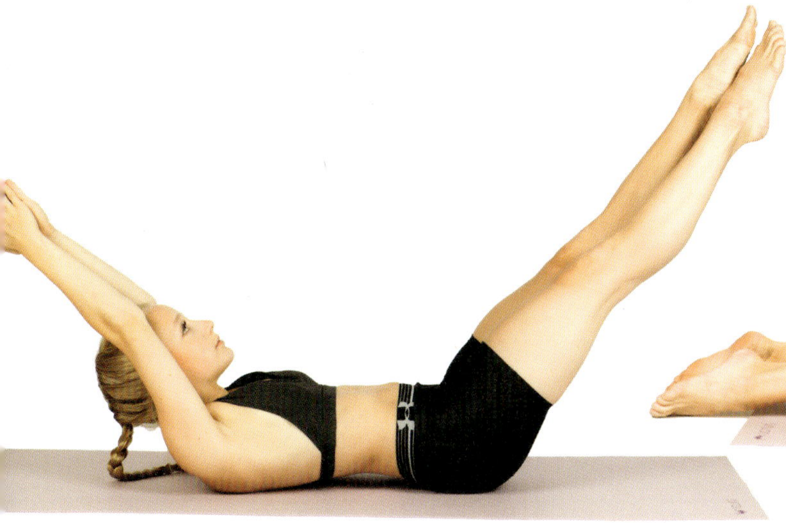

6. 브레스트 스트로크 스트레치

페이지 84-85
- 6회 수행

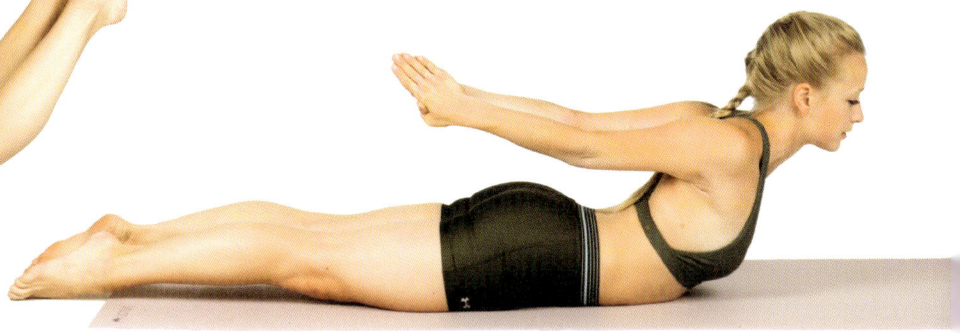

7. 스탠딩 쿼드리셉스 스트레치

페이지 264
- 좌우 30-45초 수행

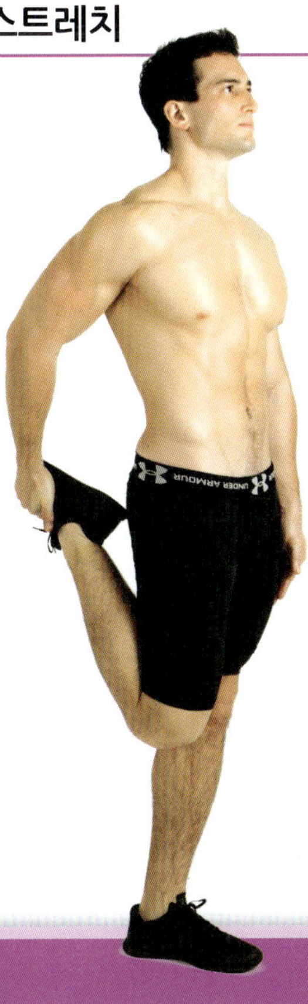

8. 포워드 런지 위드 트위스트

페이지 280-81
- 좌우 30-45초 수행

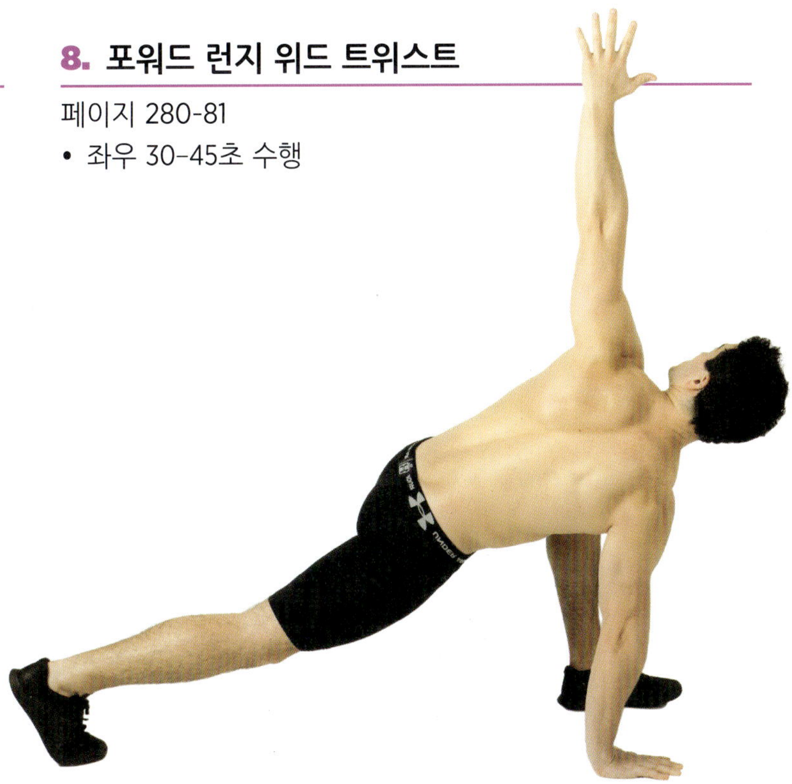

넥 (Neck)

이런 이완 운동으로 불쾌한 목 경련을 풀어준다.
이 운동은 목의 앞쪽, 등쪽 및 측면에 위치하는 모든 목 근육을 대상으로 한다.

1. 스캘프 스트레치

페이지 26

- 30초 수행

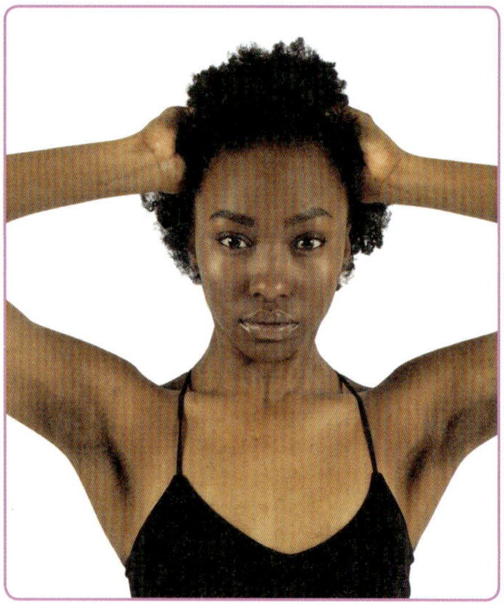

2. 서비컬 스트레치

페이지 28-29

- 각 방향 30초 수행

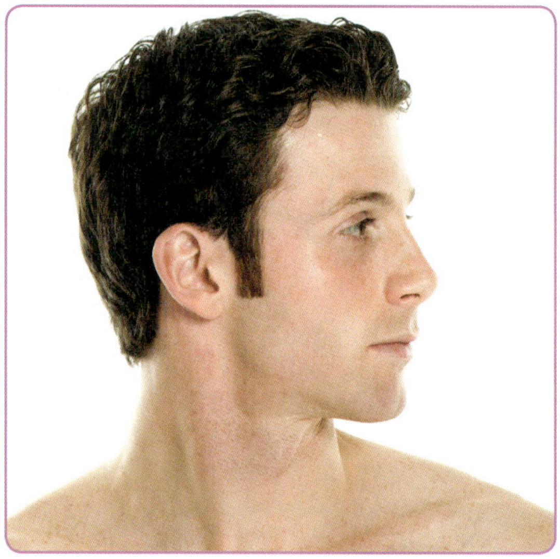

3. 플렉션 스트레치

페이지 30

- 30초 수행

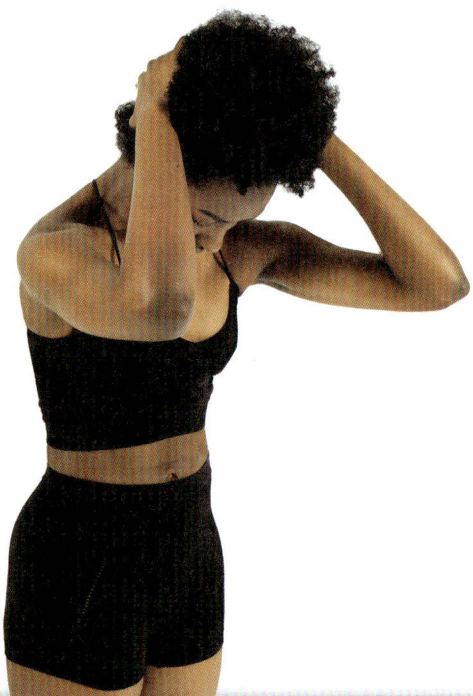

4. 플렉션 아이소메트릭

페이지 31

- 30초 수행

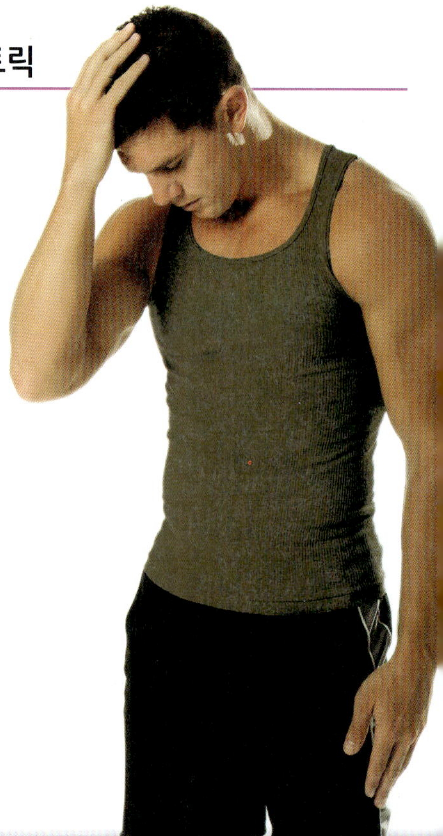

팩트 파일

목표 근육

- 목
- 상부 등

도구

- 체중

장점

- 뻣뻣한 목 근육을 이완하고, 상부 등 움직임의 긴장을 줄인다.

5. 래터럴 스트레치

페이지 32

- 각 방향 30초 수행

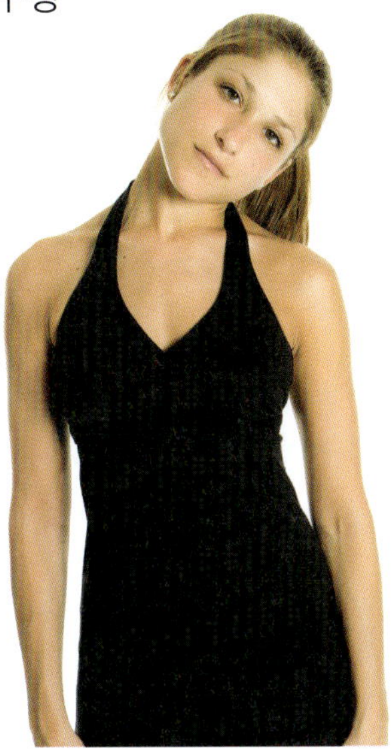

6. 래터럴 아이소메트릭

페이지 33

- 각 방향 30초 수행

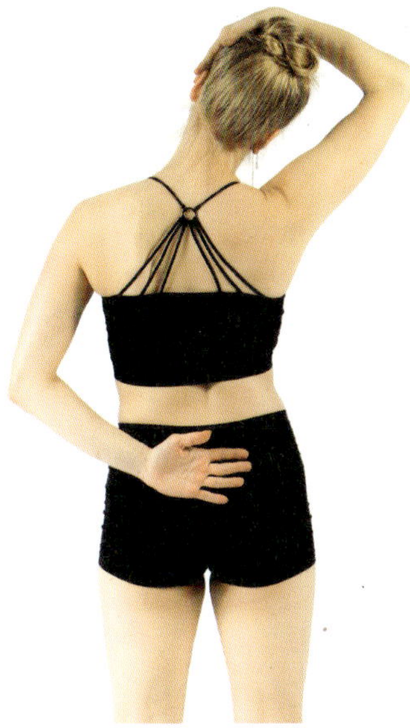

7. 익스텐션 스트레치

페이지 36

- 30초 수행

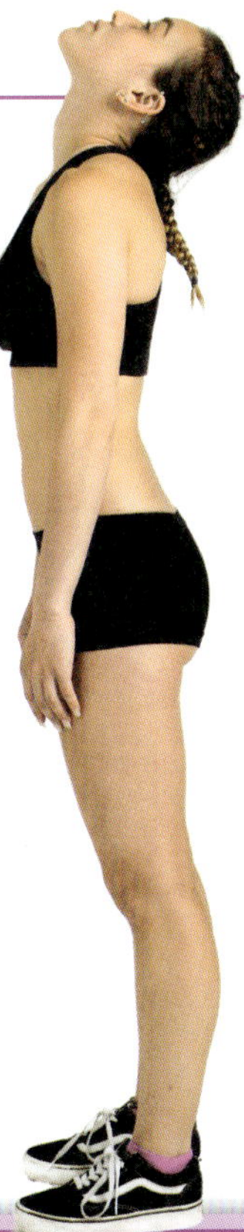

8. 익스텐션 아이소메트릭

페이지 37

- 30초 수행

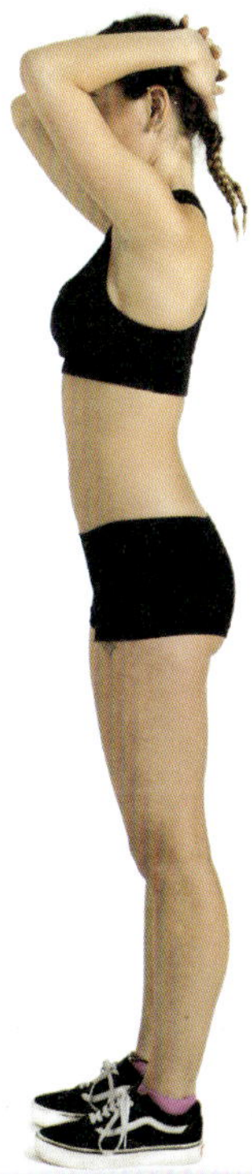

암 (Arms)

장시간 컴퓨터를 사용한 후나 힘든 작업을 한 후에 이런 팔 스트레칭으로 상완이두근과 상완삼두근을 신장하고, 손목을 풀어 준다.

1. 체어 요가 스트레치

페이지 48-49

- 30-45초 수행

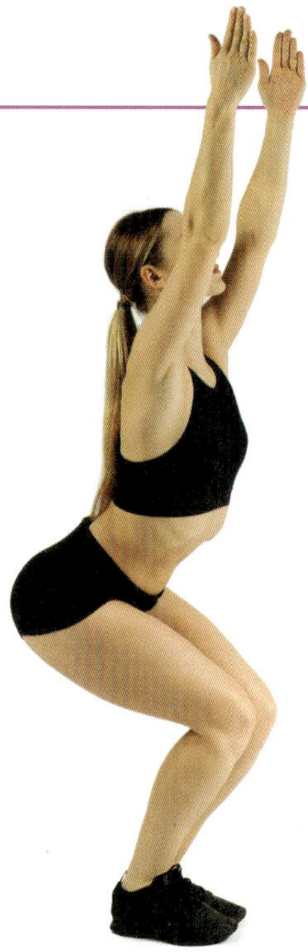

2. 카우 페이스 요가 스트레치

페이지 58-59

- 30초 수행

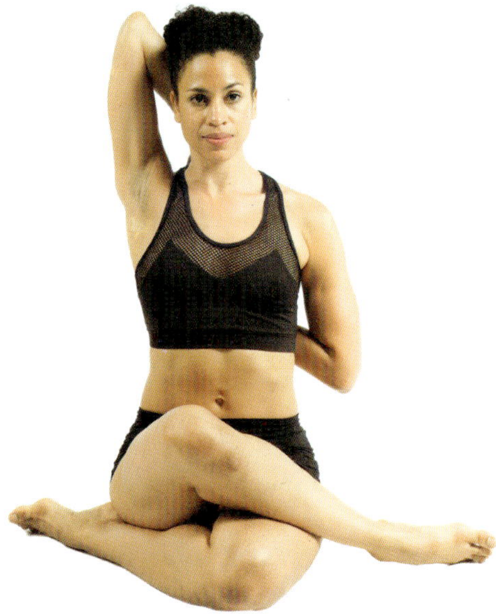

3. 다운워드-페이싱 도그

페이지 2-73

- 30-45초 수행

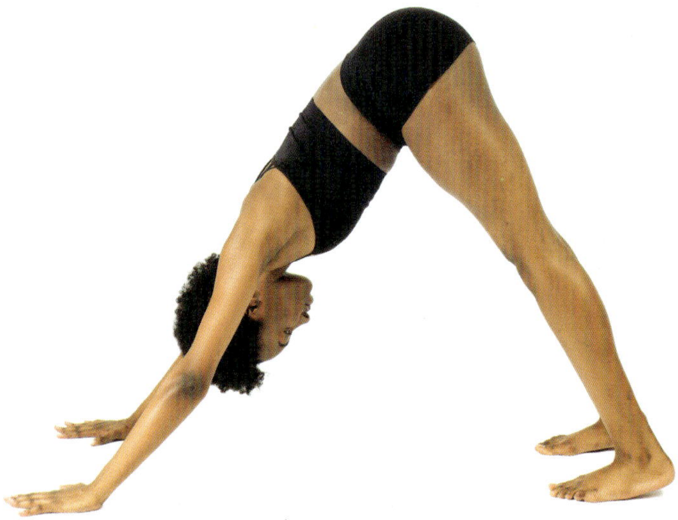

4. 쓰리-레기드 도그

페이지 74-75

- 좌우 30초 수행

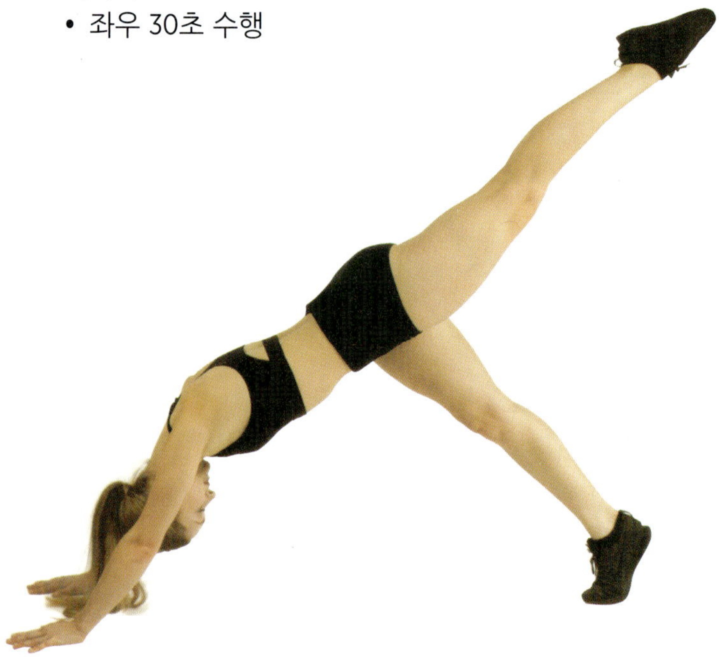

팩트 파일

목표 근육

- 상완이두근
- 상완삼두근
- 전완
- 손목

도구

- 체중
- 체어

장점

- 팔과 손목의 통증과 뻣뻣함을 줄인다.

5. 트라이셉스 스트레치

페이지 96-97

- 좌우 30초 수행

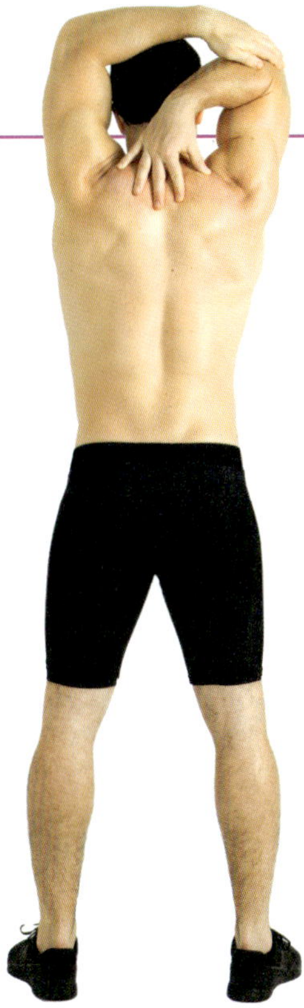

6. 바이셉스 스트레치

페이지 98-99

- 6회 수행

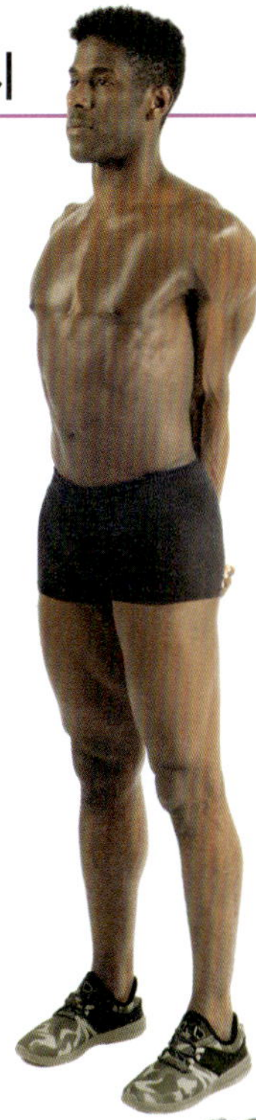

7. 리스트 플렉션

페이지 100

- 각 방향 30초 수행

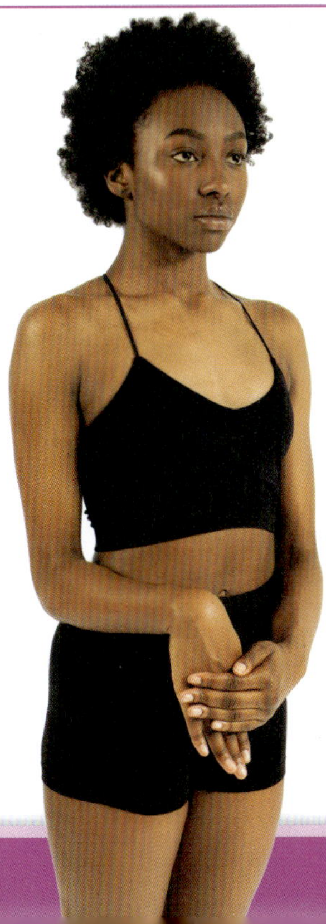

8. 리스트 익스텐션

페이지 101

- 각 방향 30초 수행

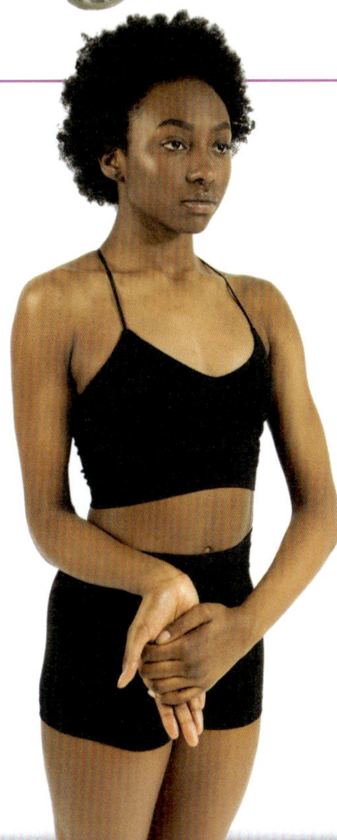

체스트 (Chest)

가슴을 벌리는 이런 운동은 여러분의 자세와 폐 능력을 향상시키는데 도움을 주고, 또 타이트한 어깨의 가동범위를 증가시키는데도 도움을 준다.

1. 월-어시스티드 체스트 스트레치

페이지 104-5
- 좌우 30-45초 수행

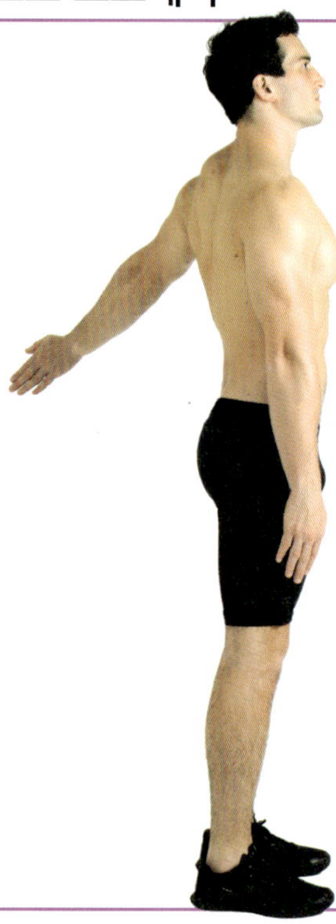

2. 카멜 요가 스트레치

페이지 106-7
- 30-45초 수행

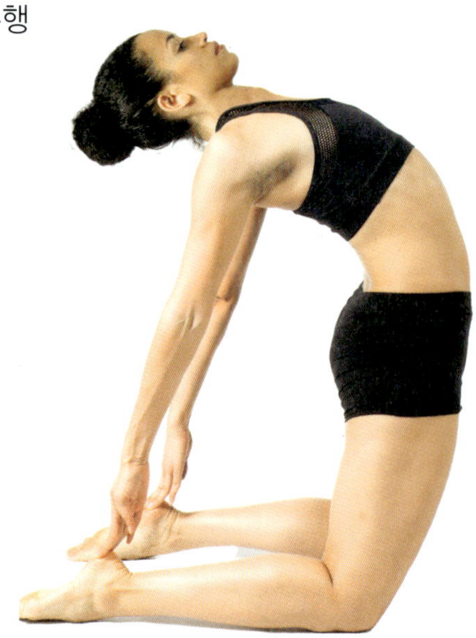

3. 쏘우 스트레치

페이지 108-9
- 30-45초 수행

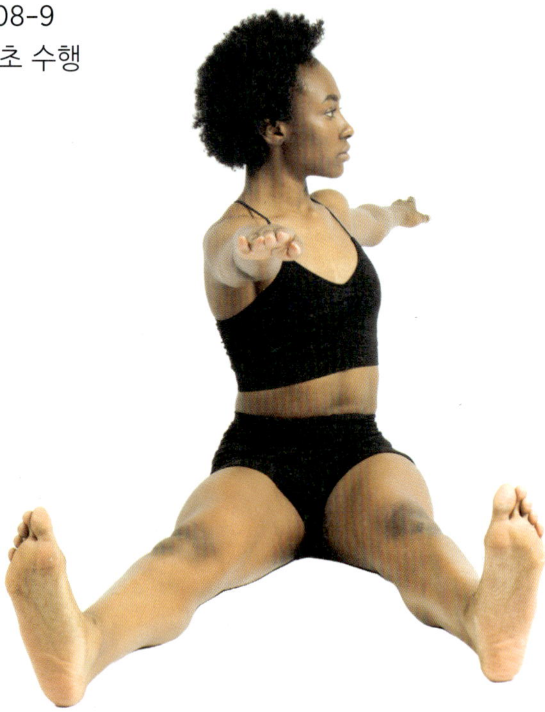

4. 원-레기드 로얄 피존 요가 스트레치

페이지 110-11
- 좌우 30초 수행

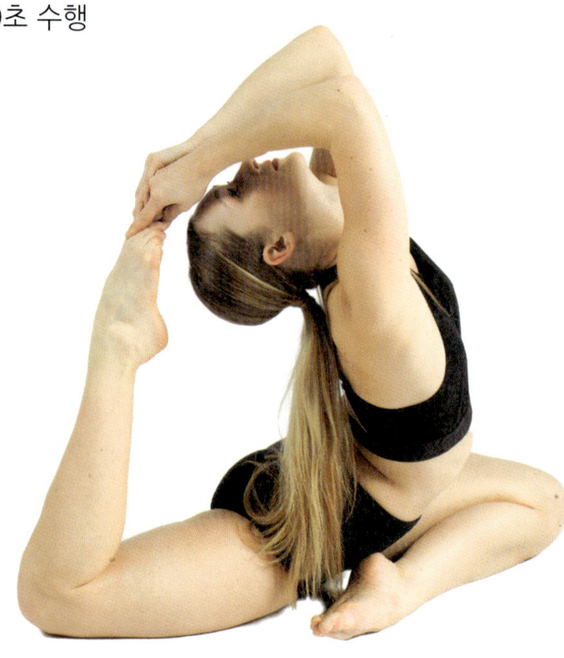

팩트 파일

목표 근육

- 가슴 근육

도구

- 체중

장점

- 가슴 근육을 벌리고, 상부 등과 어깨 근육의 긴장을 완화한다.

5. 업워드-페이싱 플랭크 스트레치

페이지 112-13

- 30-45초 수행

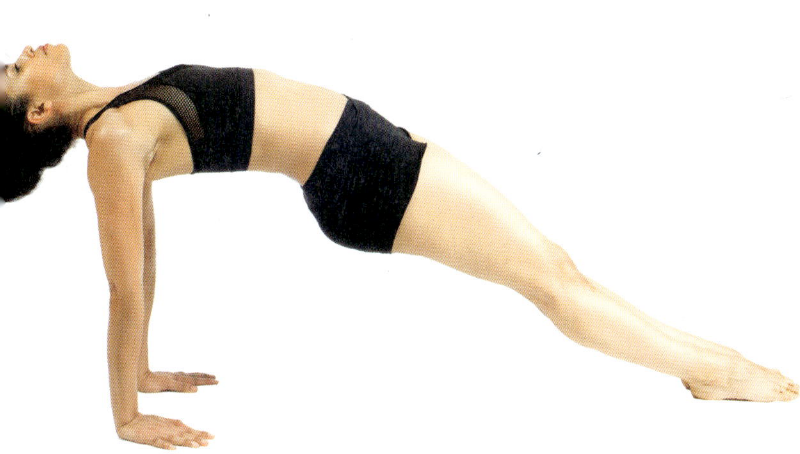

6. 업워드-페이싱 도그 요가 스트레치

페이지 114-15

- 30-45초 수행

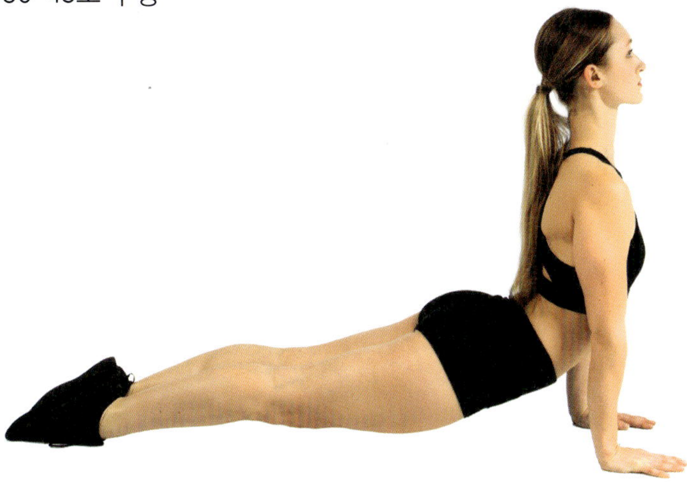

7. 라이징 스완 스트레치

페이지 116-17

- 30-45초 수행

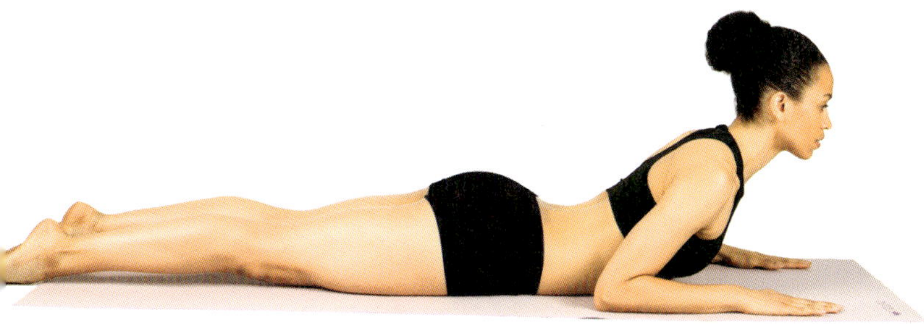

8. 피쉬 요가 스트레치

페이지 118-19

- 30-45초 수행

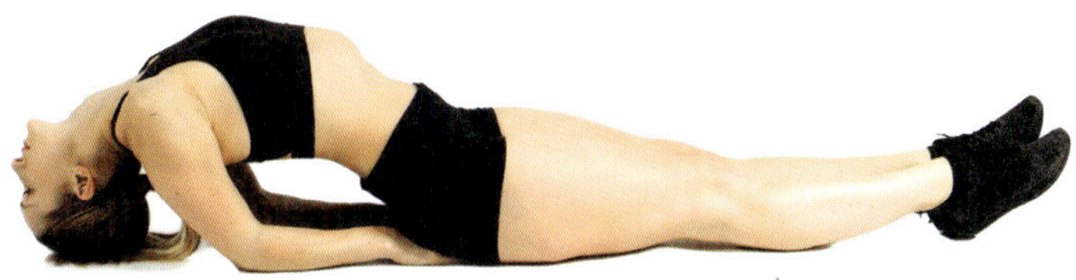

어브도미널 (Abdominals)

코어 안정성과 전반적인 균형을 향상시키기 위해 이런 복부 스트레칭 운동을 시도해 보자. 이 운동은 허리 손상의 위험도 감소시킨다.

1. 다이어고널 스트레치

페이지 128-29

- 각 방향 30초 수행

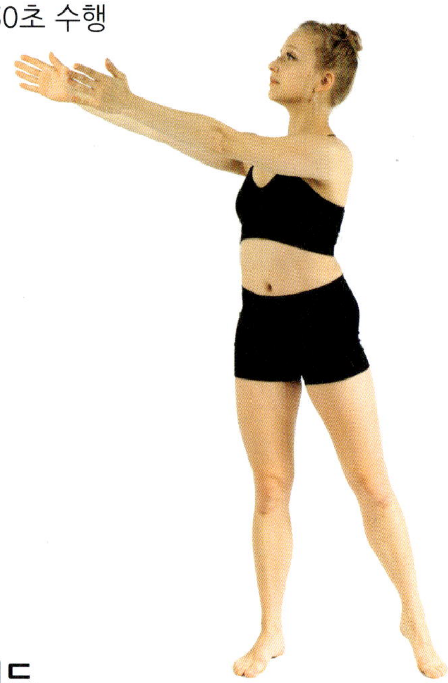

2. 트라이 앵글 요가 스트레치

페이지 130-31

- 좌우 30초 수행

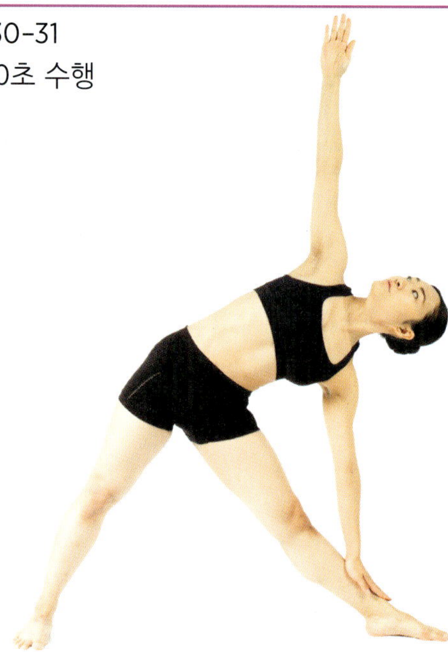

3. 머메이드

페이지 136-37

- 좌우 30초 수행

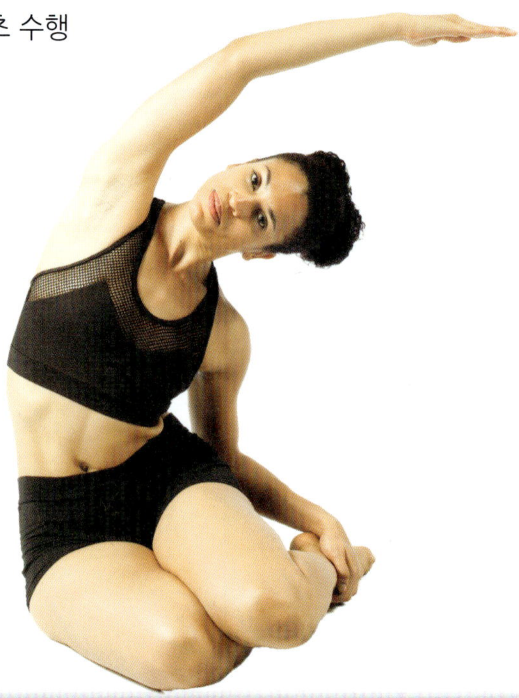

4. 사이드-리닝 하프 스트래들

페이지 140

- 좌우 30초 수행

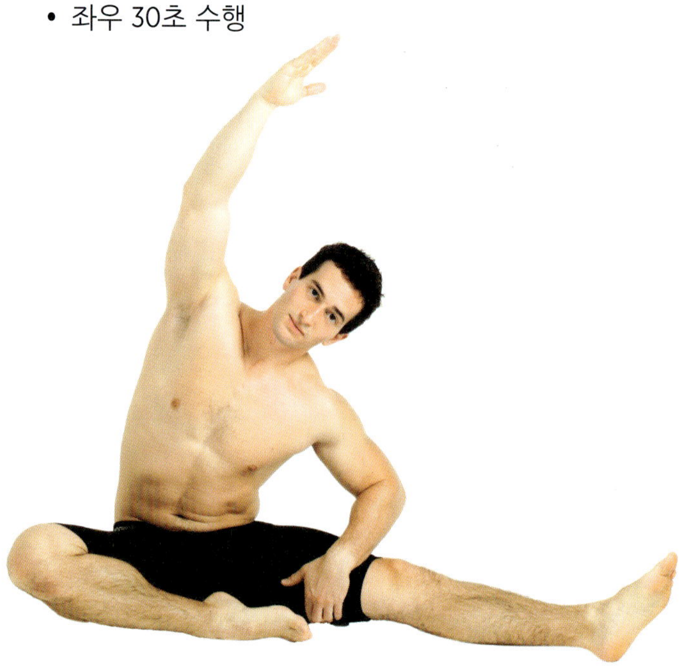

5. 라잉-다운 아치 스트레치

페이지 141

- 30-45초 수행

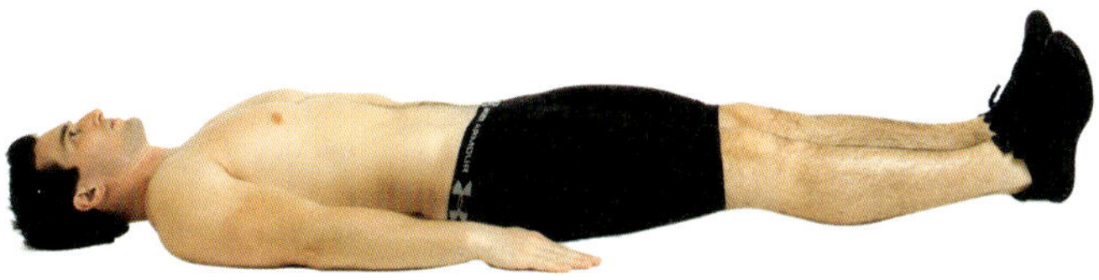

6. 사이드-라잉 립 스트레치

페이지 146-47

- 좌우 30초 수행

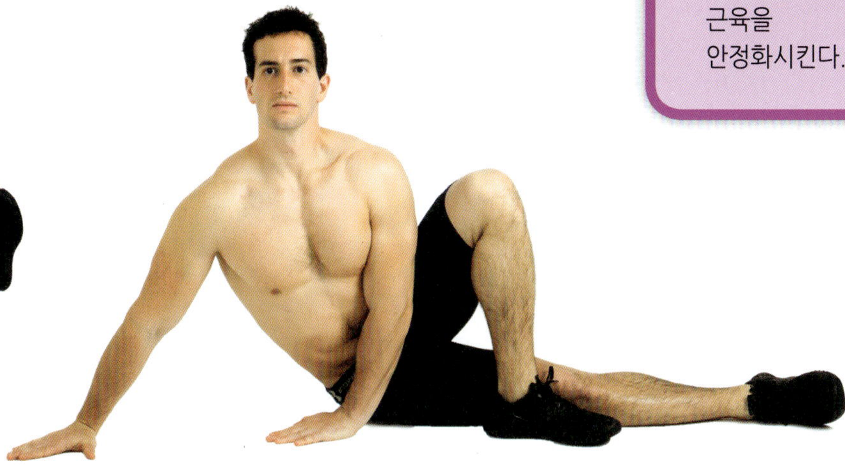

7. 휠 요가 스트레치

페이지 152-53

- 30-45초 수행

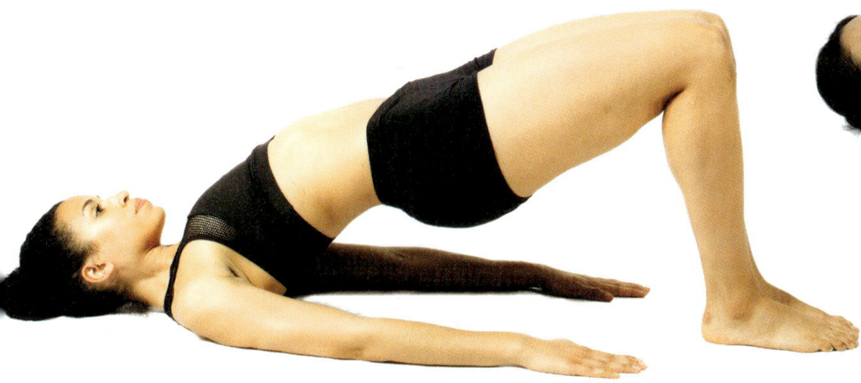

8. 클라이닝 히어로 요가 스트레치

페이지 158-59

- 30-45초 수행

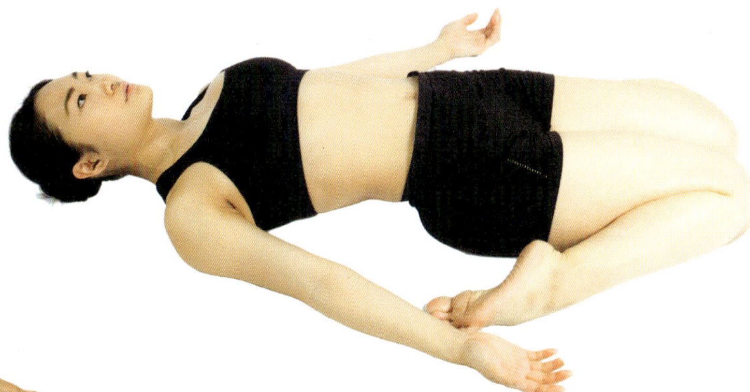

팩트 파일

목표 근육

- 복부
- 복사근
- 허리

도구

- 체중

장점

- 전반적인 유연성을 향상시키면서 복부와 허리의 근육을 안정화시킨다.

로어 백 (Lower Back)

이런 운동을 통해 여러분의 유연성을 향상시키고, 허리 통증을 완화시켜 보자. 익스텐션 스트레치는 장시간 앉아서 일한 사람에게 큰 도움을 줄 수 있다.

1. 하프 로드 오브 더 피쉬 요가 스트레치

페이지 168-69

- 좌우 30초 수행

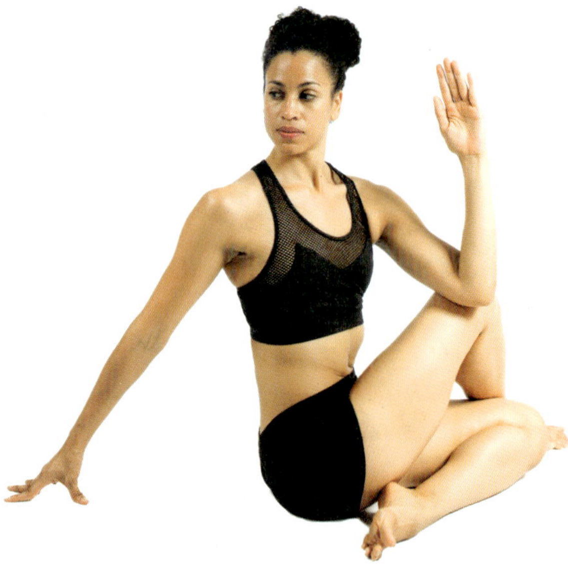

2. 힙 서클

페이지 172-73

- 각 방향 30초 수행

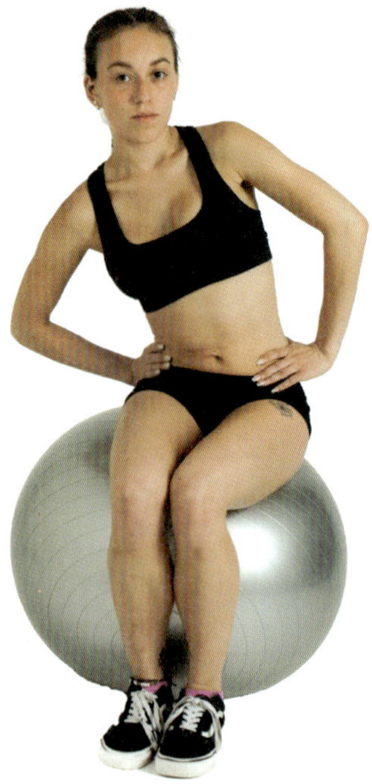

3. 코브라 스트레치

페이지 176-77

- 30-45초 수행

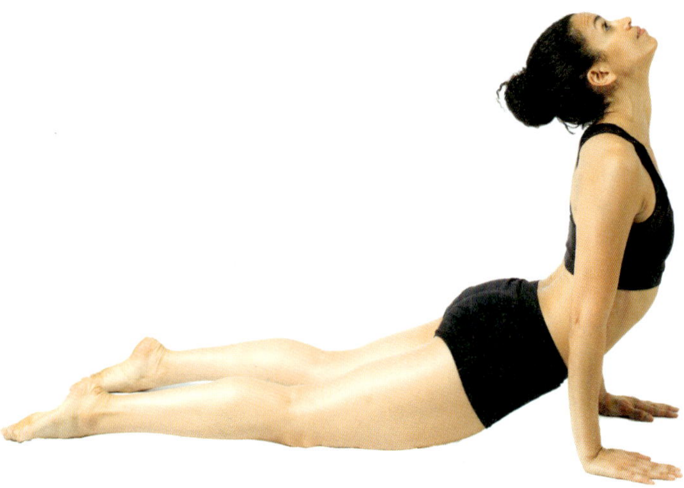

4. 프론 트렁크 레이즈

페이지 178-79

- 30-45초 수행

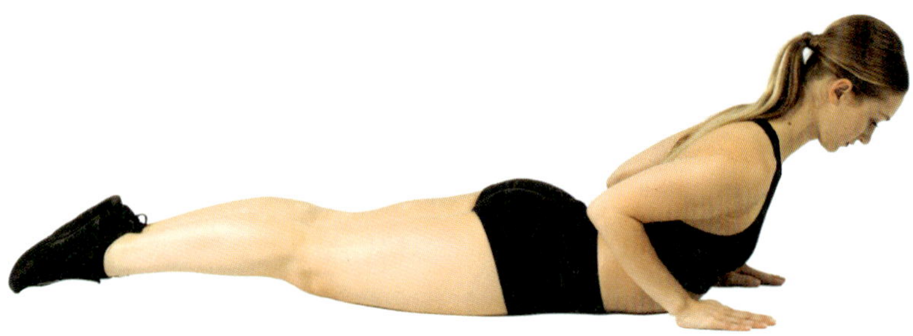

팩트 파일

목표 근육
- 허리

도구
- 체중
- 스위스 볼

장점
- 허리의 유연성을 향상하고, 허리 통증을 줄인다.

5. 암-레그 익스텐션

페이지 180-81

- 좌우 30초 수행

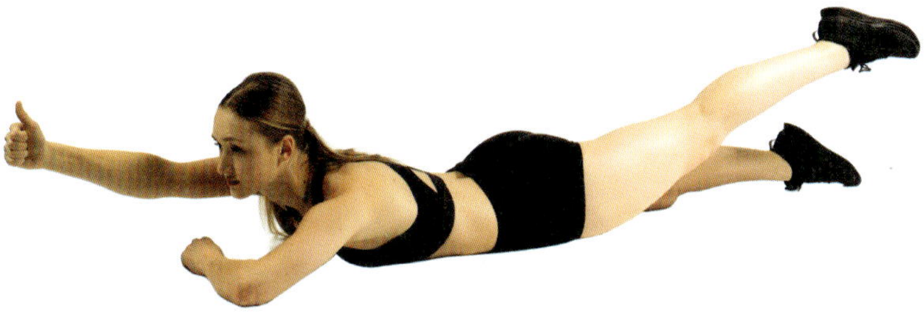

6. 로테이티드 백 익스텐션

페이지 182-83

- 좌우 30초 수행

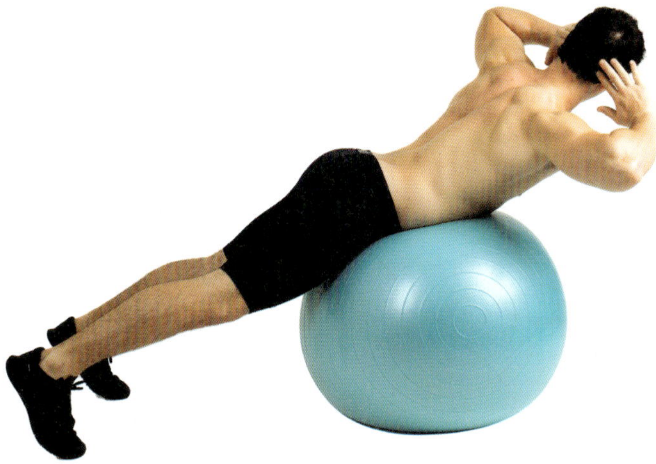

7. 유니래터럴 니이-투-체스트 스트레치

페이지 188

- 좌우 30초 수행

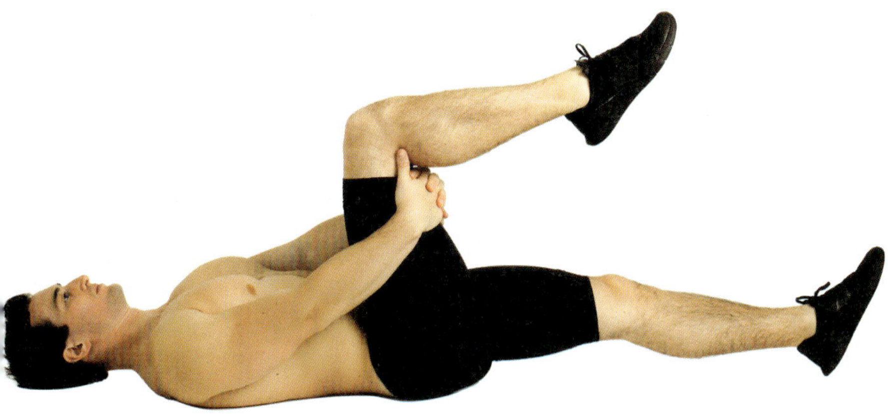

8. 라티시머스 돌시 스트레치

페이지 190-91

- 좌우 30초 수행

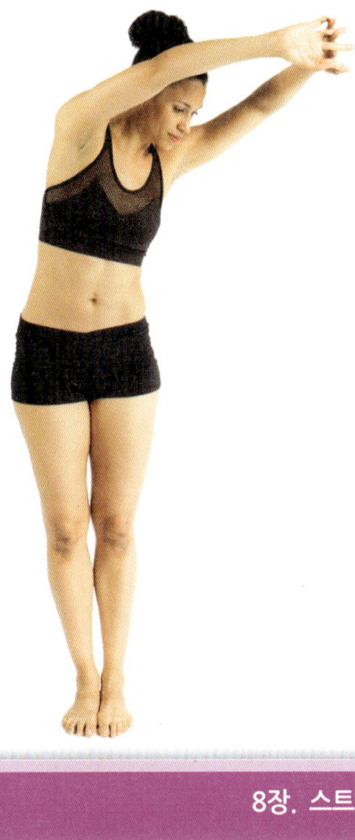

힙 (Hips)

엉덩이를 확장시키는 이들 운동을 통해 여러분의 보폭을 조금 더 넓혀 보자. 이것은 하체의 나쁜 자세와 근불균형을 해결하는데 도움을 줄 것이다.

1. 힙 앤드 일리오티비얼 밴드 스트레치

페이지 196-97

- 좌우 30초 수행

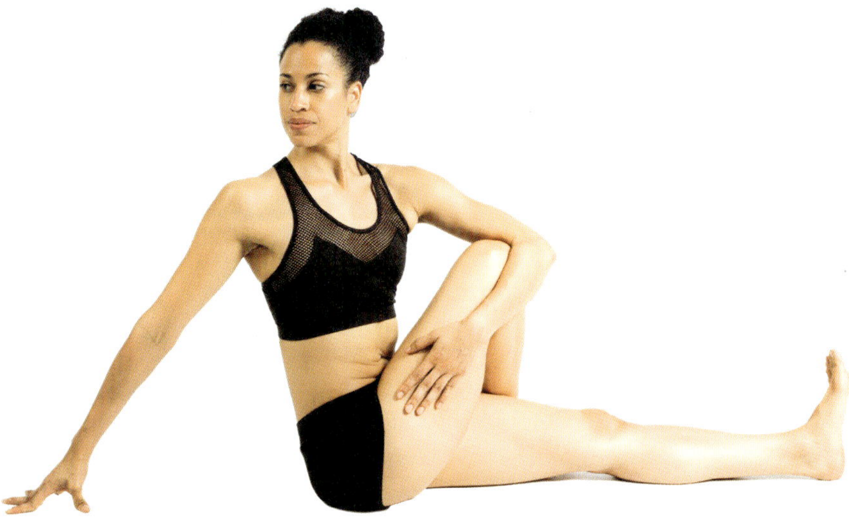

2. 스모 스쿼트

페이지 204-5

- 30-45초 수행

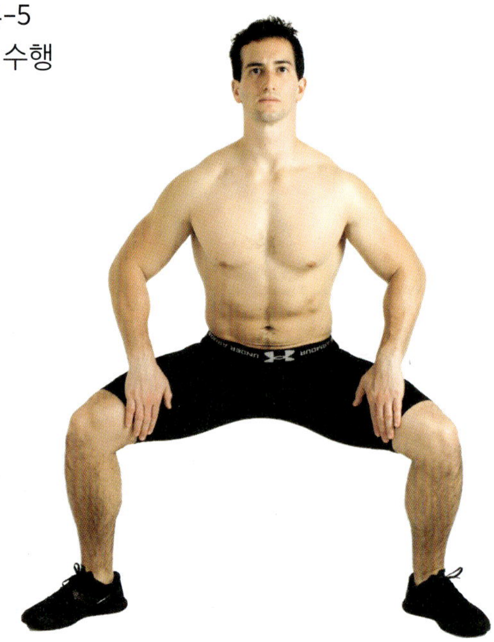

3. 사이드-리닝 스모 스쿼트

페이지 206-7

- 좌우 30초 수행

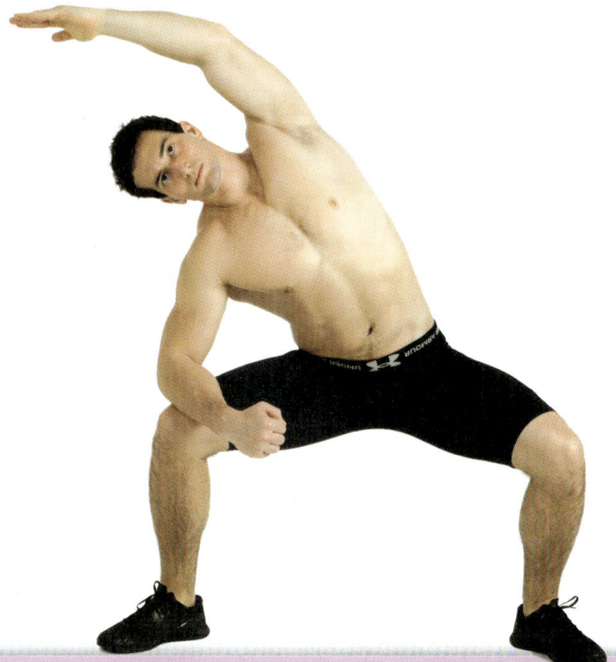

4. 사이드 어덕션 스트레치

페이지 208-9

- 좌우 30초 수행

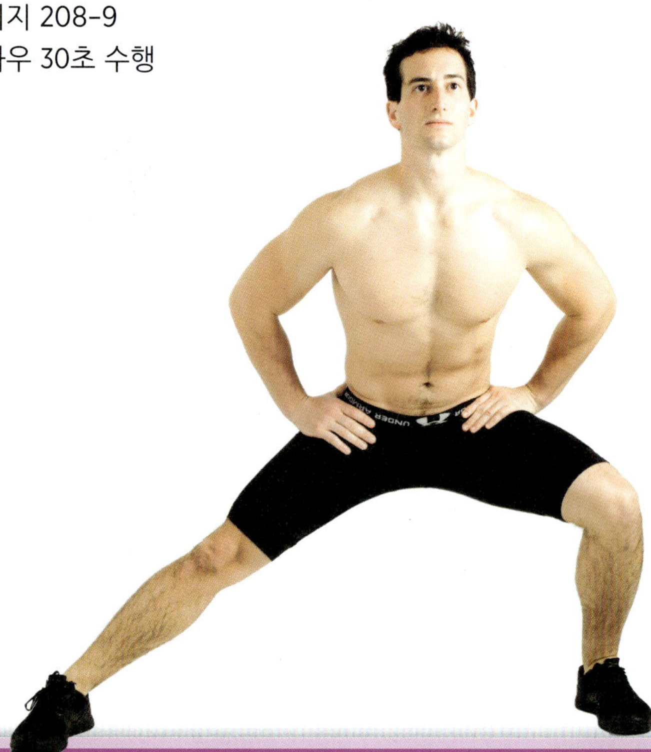

팩트 파일

목표 근육

- 하체

도구

- 체중

장점

- 고관절의 가동범위를 증가하고, 전반적인 균형을 향상시킨다.

5. 가랜드 요가 스트레치

페이지 212-13

- 30-45초 수행

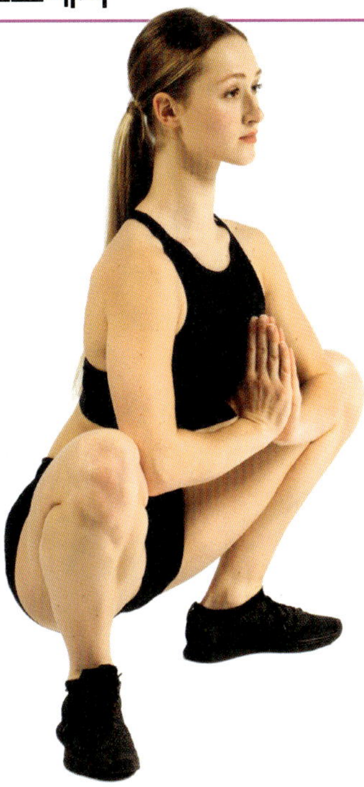

6. 콰드룹트 레그 리프트

페이지 216-17

- 좌우 30초 수행

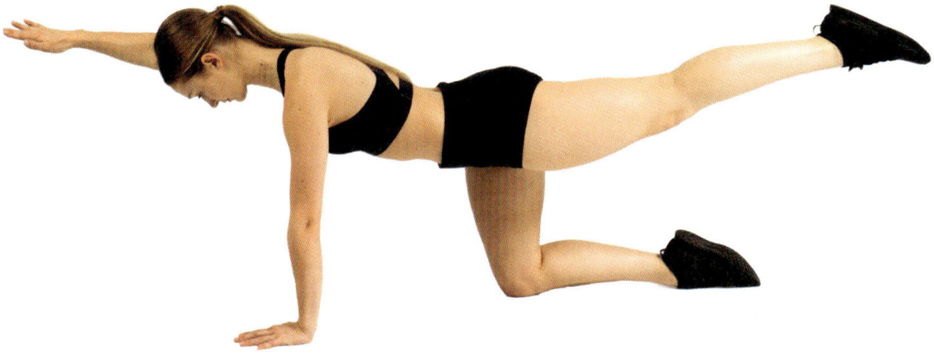

7. 프로그 스트래들

페이지 218-19

- 좌우 30초 수행

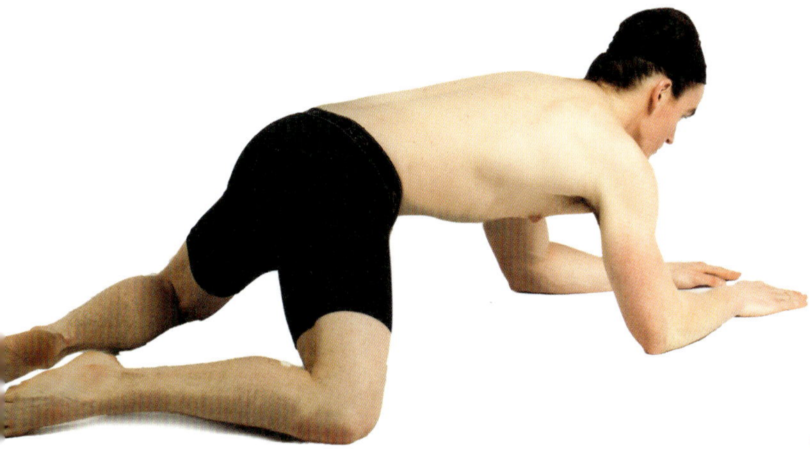

8. 피죤 스트레치

페이지 220-21

- 좌우 30초 수행

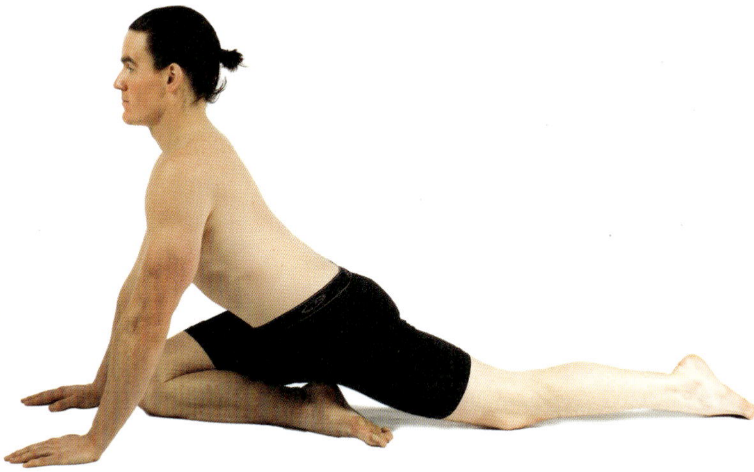

레그 (Legs)

다리 운동 시리즈는 타이트한 슬괵근이나 장딴지 근육을 풀어주고 신장시킬 것이다.
유연성을 증가시키고 손상 위험을 감소시키기 위해 이런 다리 스트레칭 운동을 시도해 보자.

1. 스탠딩 포워드 벤딩

페이지 258-59

- 30-45초 수행

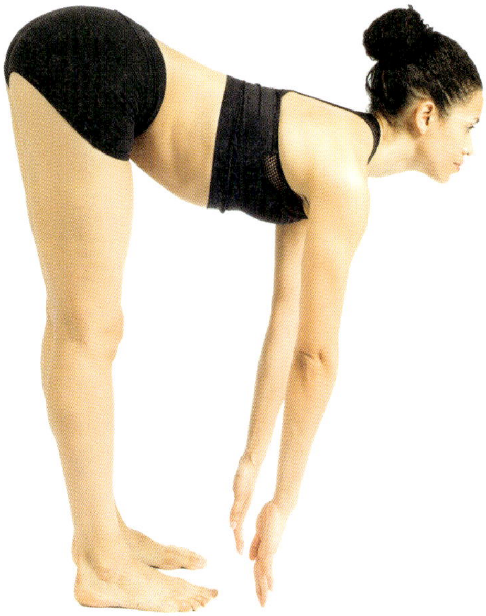

2. 스탠딩 쿼드리셉스 스트레치

페이지 264

- 좌우 30-45초 수행

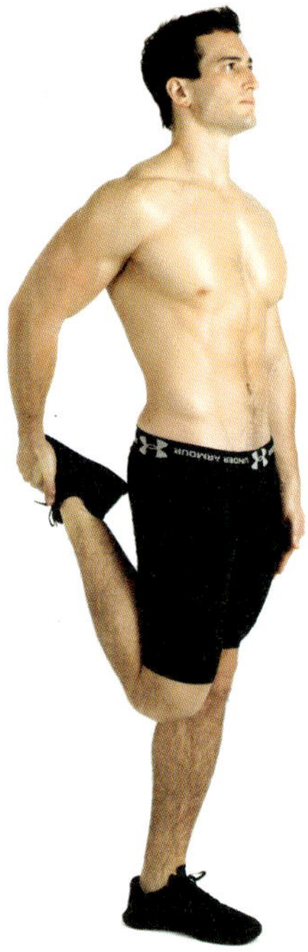

3. 인버티드 햄스트링 스트레치

페이지 268-69

- 좌우 30초 수행

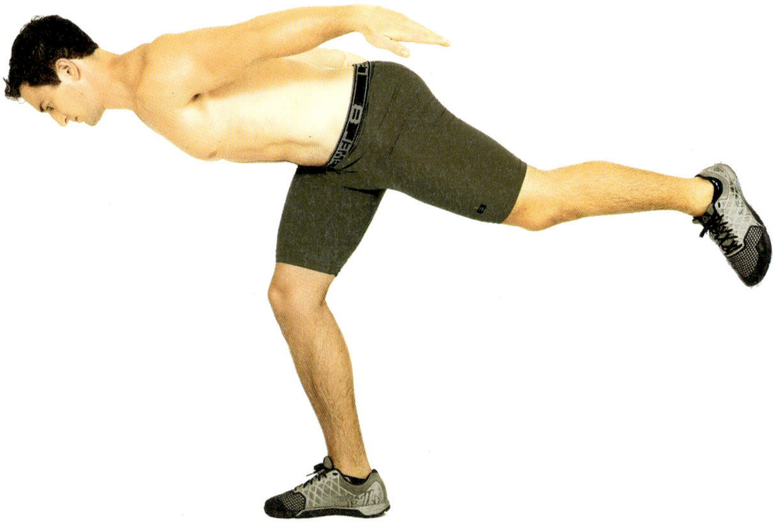

4. 힙 플렉서 스트레치

페이지 270-71

- 좌우 30초 수행

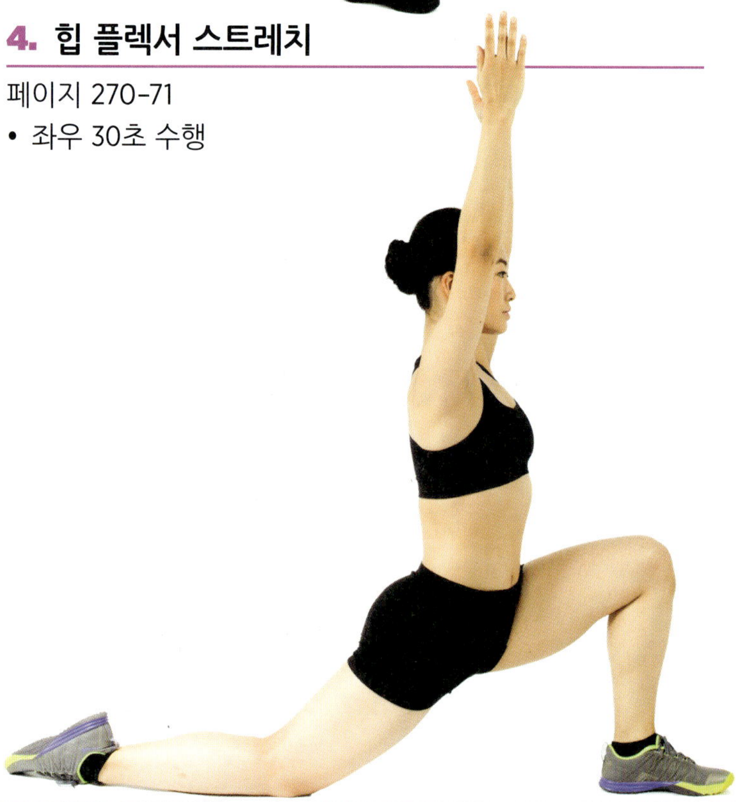

팩트 파일

목표 근육
- 대퇴사두근
- 슬괵근
- 장딴지
- 발목

도구
- 체중

장점
- 다리 근육을 신장하고, 가동범위를 향상하고, 손상 예방을 돕는다.

5. 힙-투-싸이 스트레치
페이지 272-73
- 좌우 30초 수행

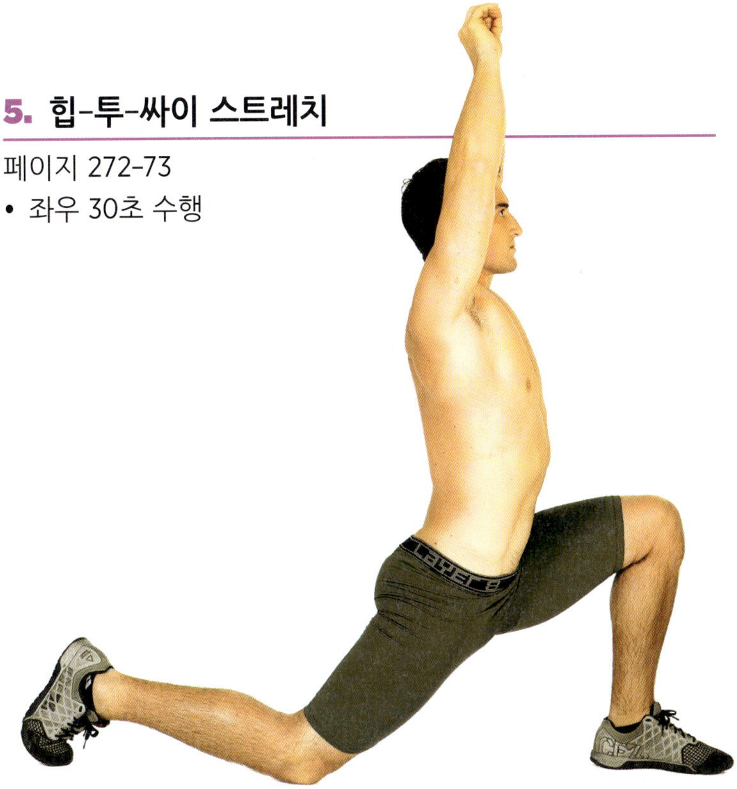

6. 포워드 런지
페이지 278-79
- 좌우 30초 수행

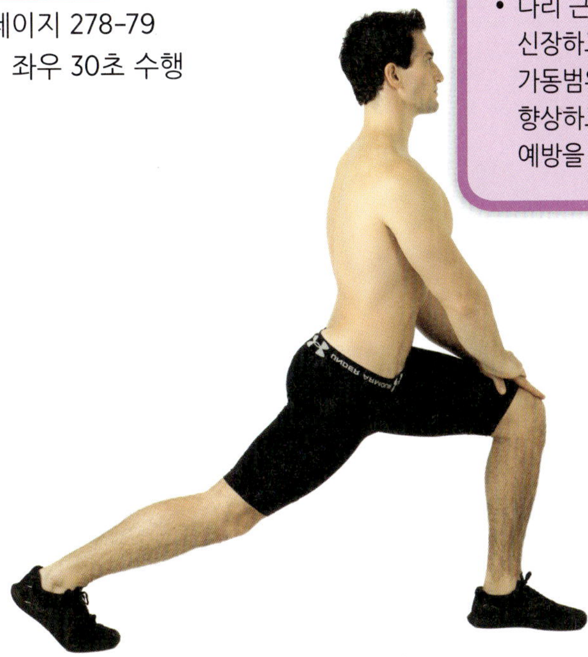

7. 딥 런지
페이지 286-87
- 좌우 30초 수행

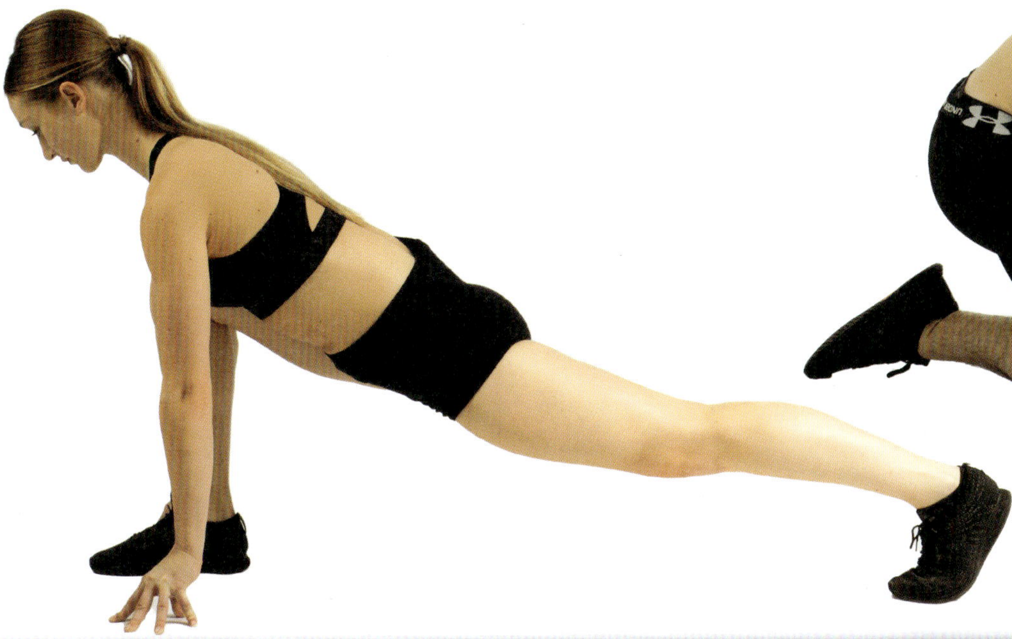

8. 닐링 스플린터 스트레치
페이지 265
- 좌우 30초 수행

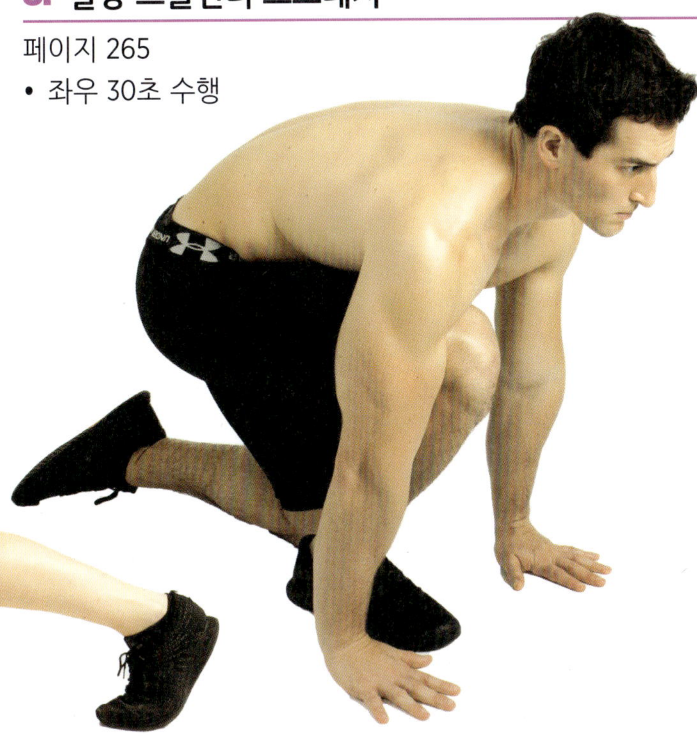

숄더 (Shoulders)

어깨 스트레칭 운동 시리즈를 통해 여러분의 어깨 긴장을 풀어 주자. 이것은 상체의 불편함을 해소하고 어깨의 가동성을 향상시킨다.

1. 워리어 III 요가 스트레치

페이지 52-53

- 좌우 30초 수행

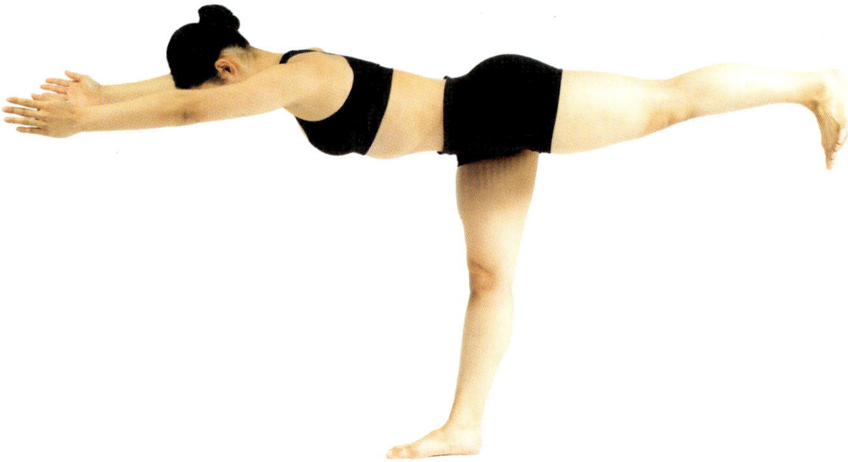

2. 바라드와자 트위스트

페이지 62-63

- 좌우 30초 수행

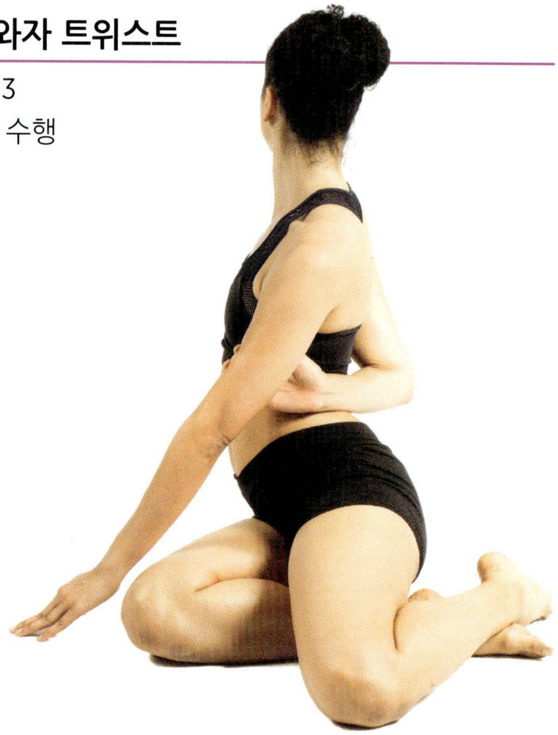

3. 프론트 델토이드 타월 스트레치

페이지 68

- 30초 수행

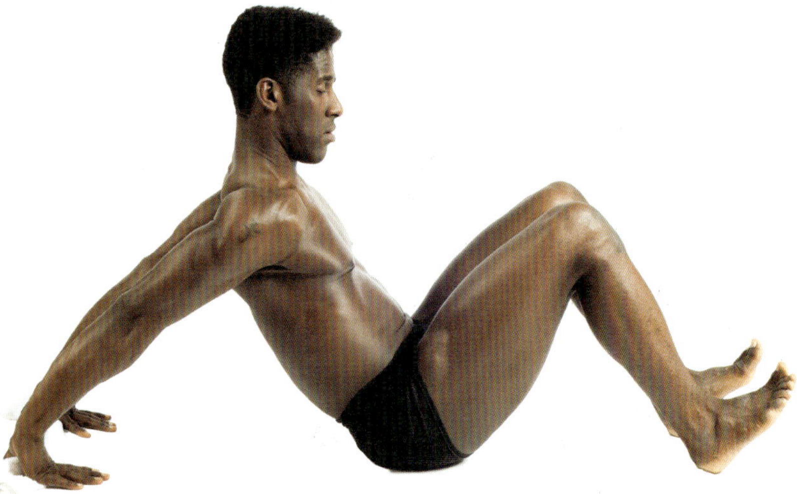

4. 스파인 스트레치 리칭

페이지 69

- 30-45초 수행

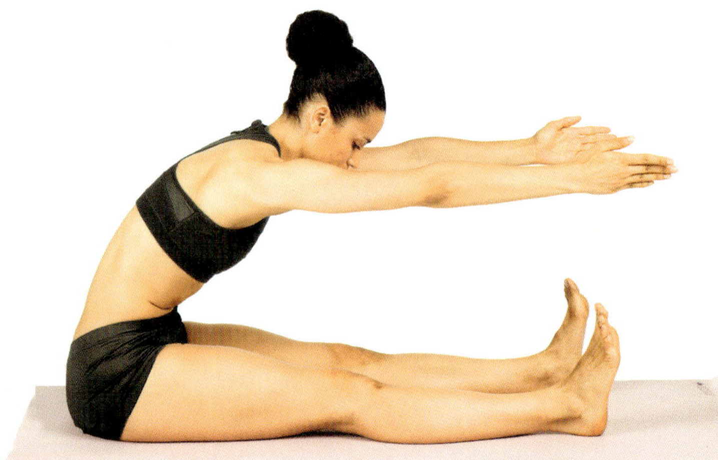

팩트 파일

목표 근육

- 삼각근

도구

- 체중
- 타월

장점

- 상체의 긴장을 줄이고, 자세를 향상시킨다.

5. 다운워드-페이싱 도그

페이지 72-73

- 30-45초 수행

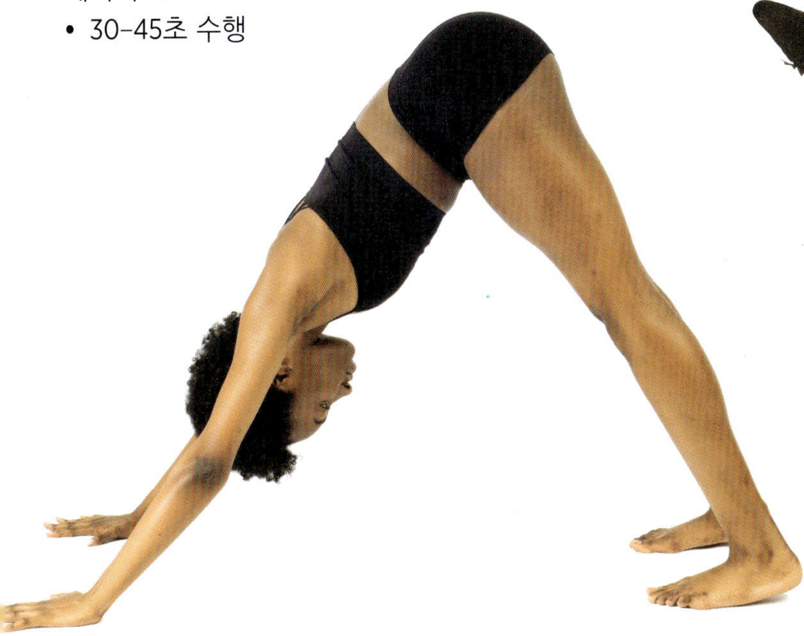

6. 쓰리-레기드 도그

페이지 74-75

- 좌우 30초 수행

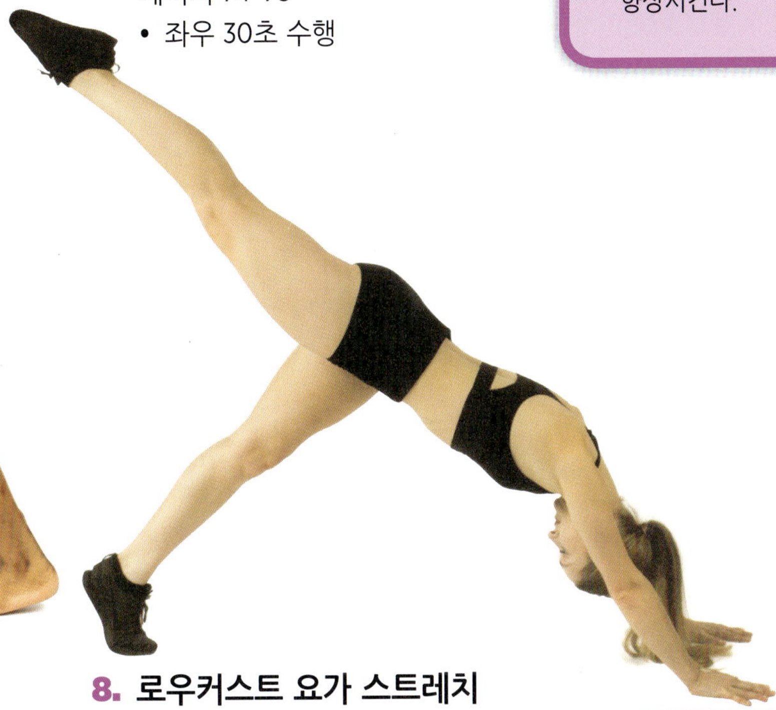

7. 스레드 더 니들

페이지 80-81

- 좌우 30초 수행

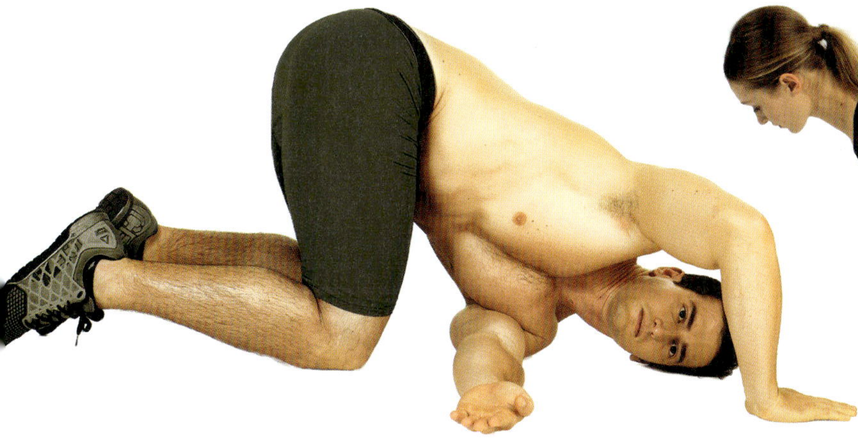

8. 로우커스트 요가 스트레치

페이지 82-83

- 30-45초 수행

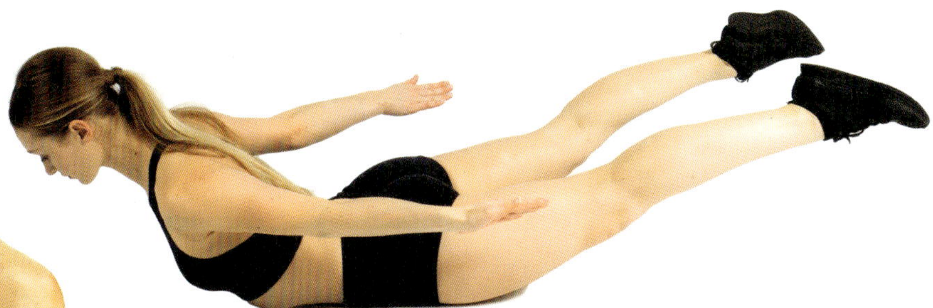

베이스볼 (Baseball)

광범위한 스트레칭을 통해 야구 게임을 준비한다.
여러분은 손상의 위험을 줄이면서 스윙과 전반적인 운동능력을 향상시킬 것이다.

1. 라이언 스트레치 앤드 아이 박스 스트레치 콤보

페이지 27
- 5초 수행

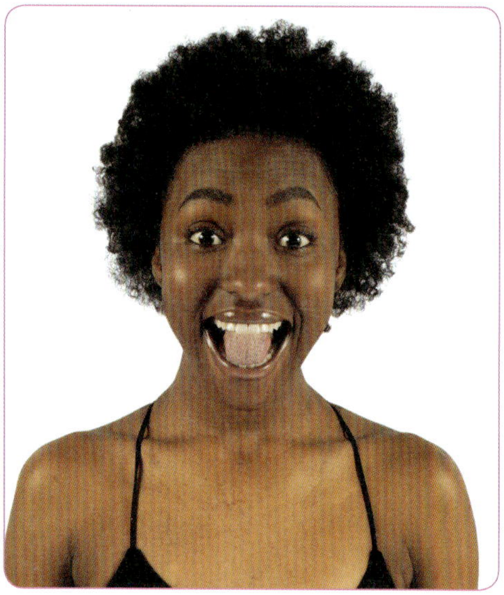

2. 프론트 델토이드 타월 스트레치

페이지 68
- 30초 수행

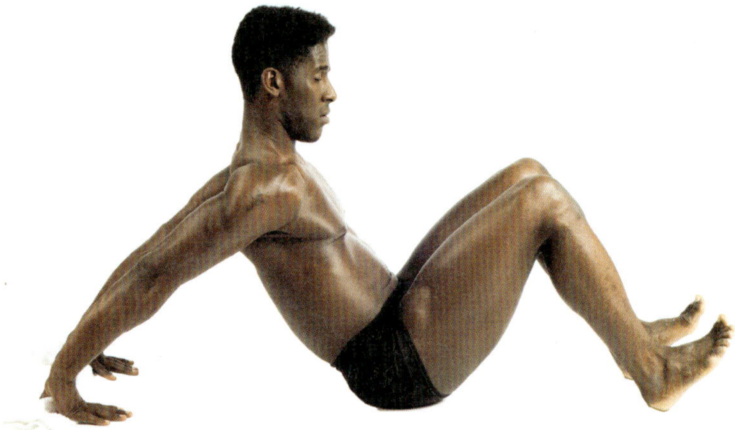

3. 사이드 플랭크

페이지 144-45
- 좌우 30초 수행

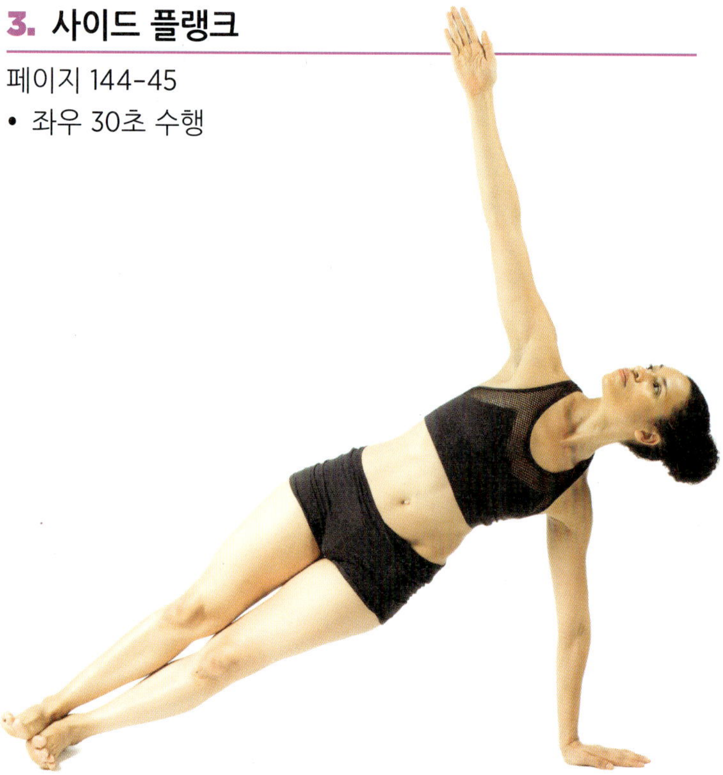

4. 시티드 러시안 트위스트

페이지 174-75
- 좌우 30초 수행

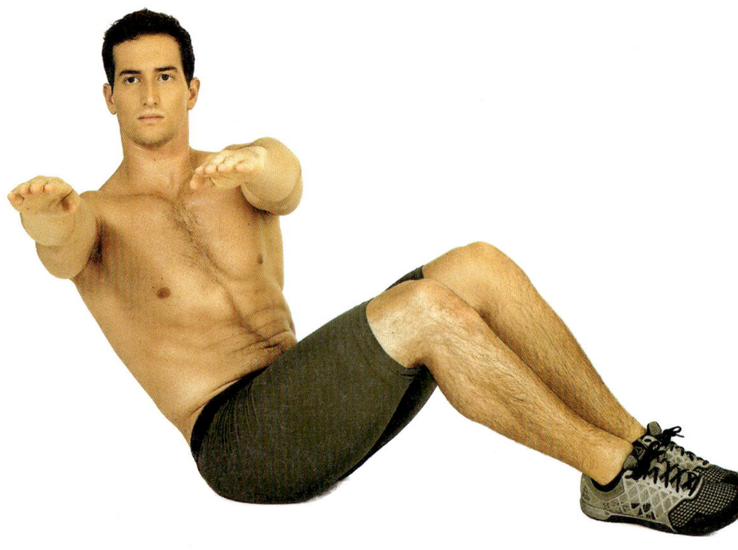

팩트 파일

목표 근육

- 가슴
- 어깨
- 팔
- 엉덩이
- 대퇴사두근

도구

- 체중
- 타월

장점

- 가슴과 엉덩이를 벌리고, 팔과 코어의 유연성을 증가시킨다.

5. 트라이셉스 스트레치

페이지 96-97

- 좌우 30초 수행

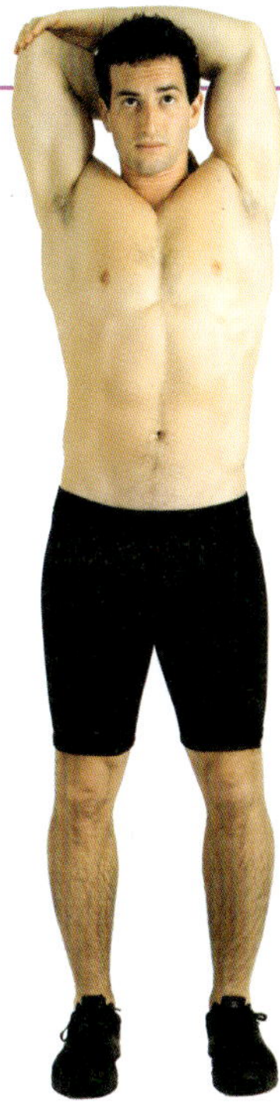

6. 바이셉스 스트레치

페이지 98-99

- 좌우 30초 수행

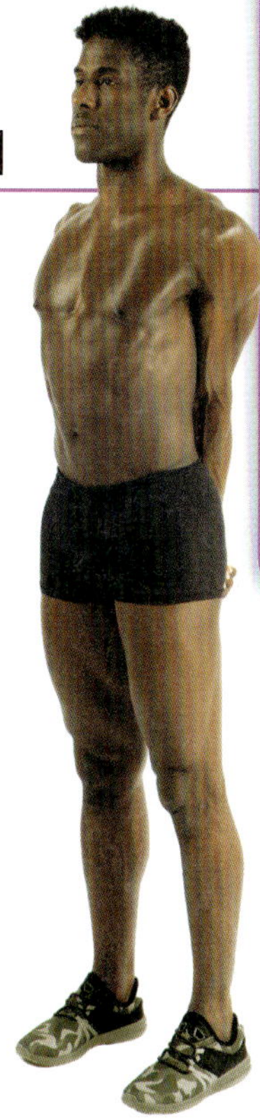

7. 사이드 어덕터 스트레치

페이지 208-9

- 좌우 30초 수행

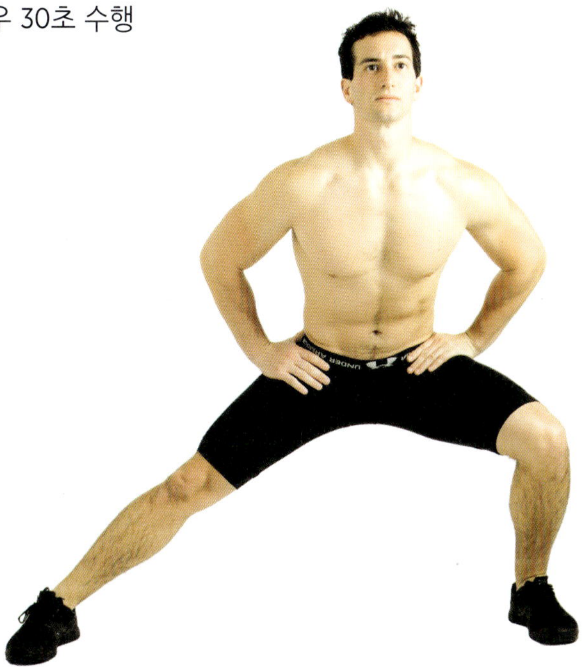

8. 스탠딩 쿼드리셉스 스트레치

페이지 264

- 좌우 30-45초 수행

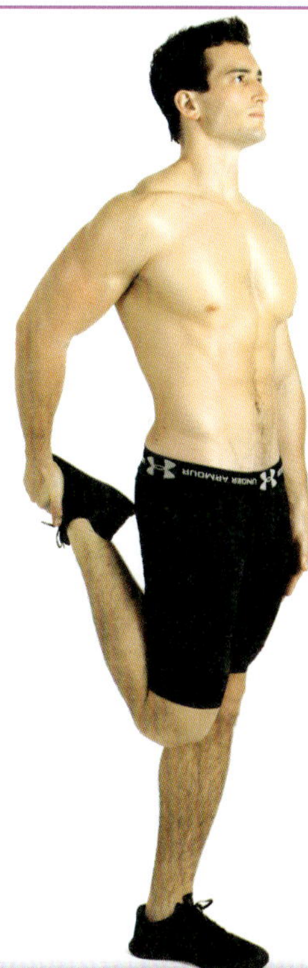

풋볼 (Football)

모든 풋볼 선수 루틴의 필수 부분인 스트레칭은
고관절 근육, 둔부 근육 및 다리 근육을 활성화하고 근불균형을 개선한다.

1. 터틀 넥

페이지 40

- 10회 수행

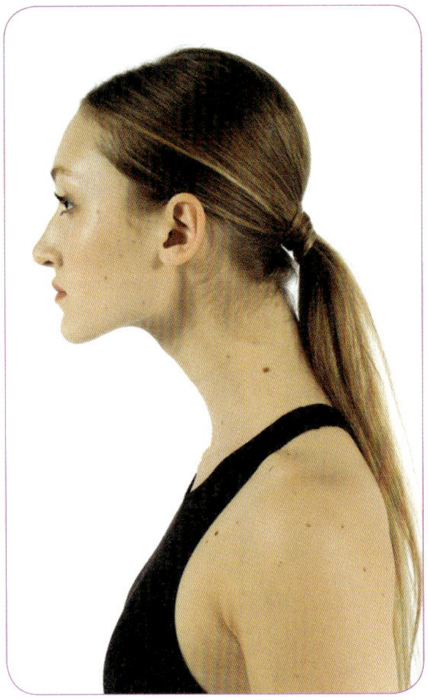

2. 스러그

페이지 41

- 30-45초 수행

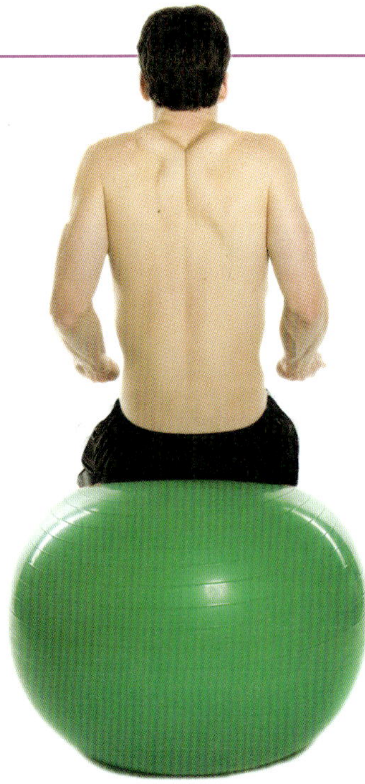

3. 스쿠프 룸보이드

페이지 57

- 10회 수행

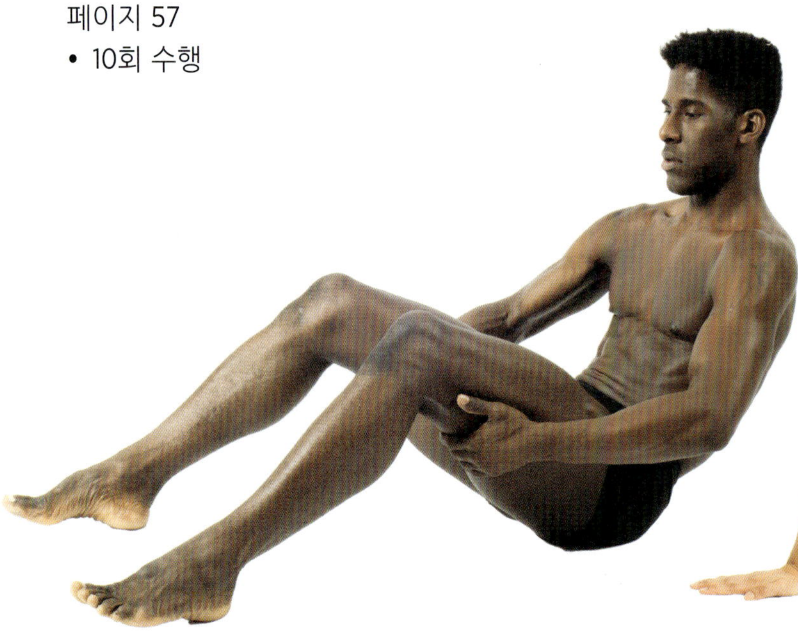

4. 마리치의 요가 스트레치

페이지 60-61

- 10회 수행

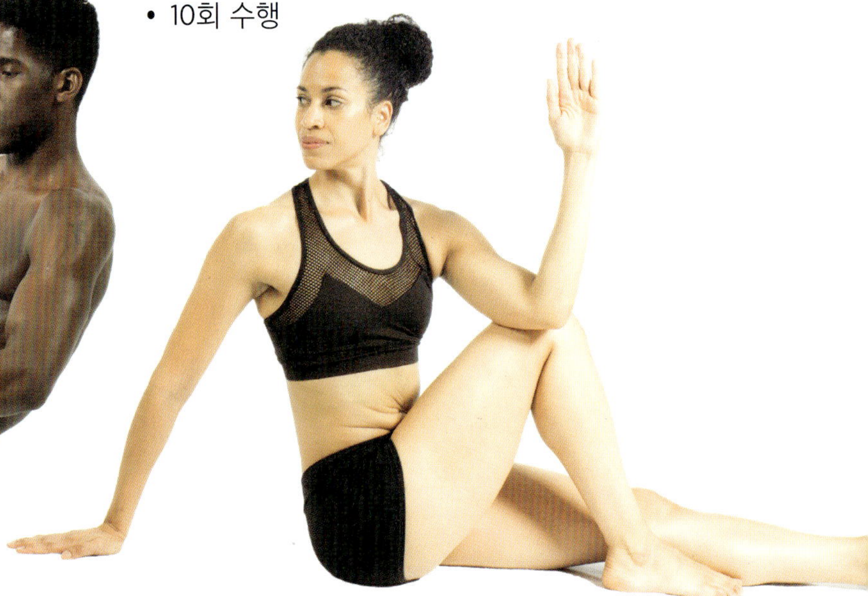

5. 사이드 어덕터 스트레치

페이지 208-9

• 좌우 30-45초 수행

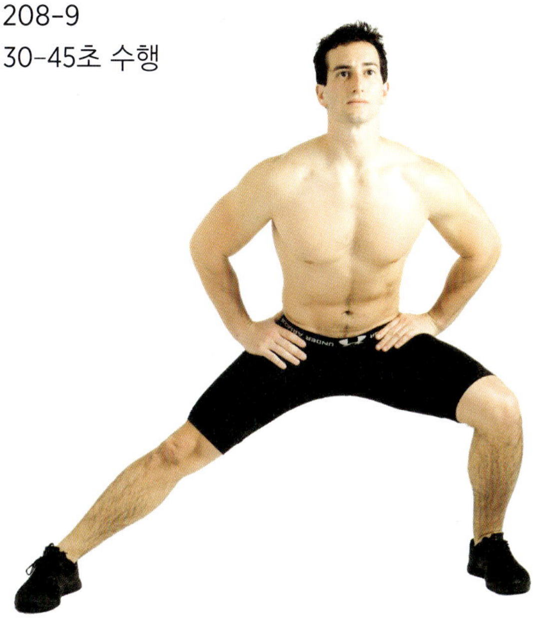

6. 닐링 스플린터 스트레치

페이지 265

• 좌우 30초 수행

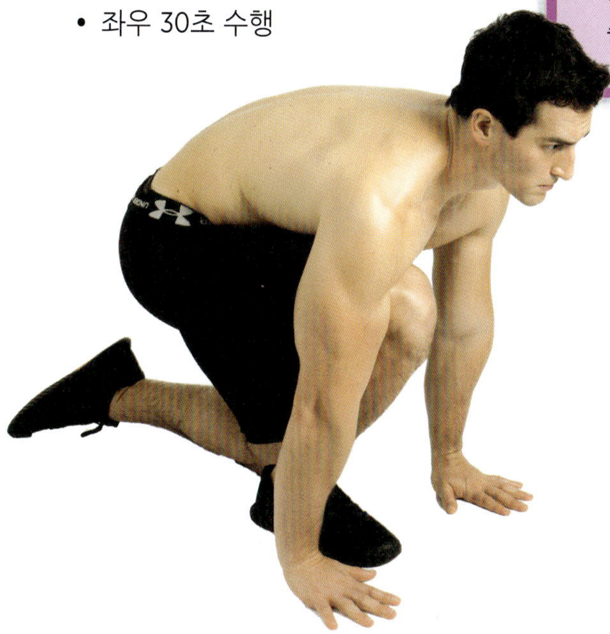

7. 마운티 클라이머 스트레치

페이지 296-97

• 좌우 30초 수행

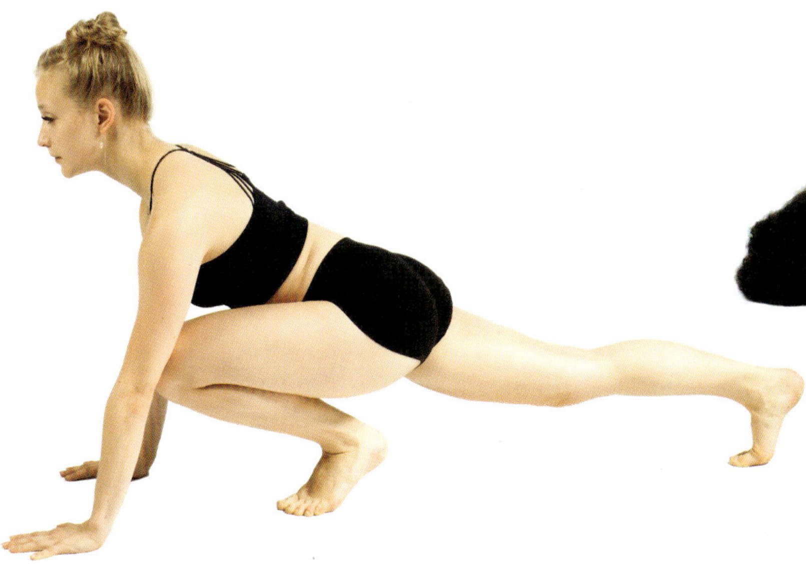

8. 리클라이닝 트위스트

페이지 92-93

• 좌우 30초 수행

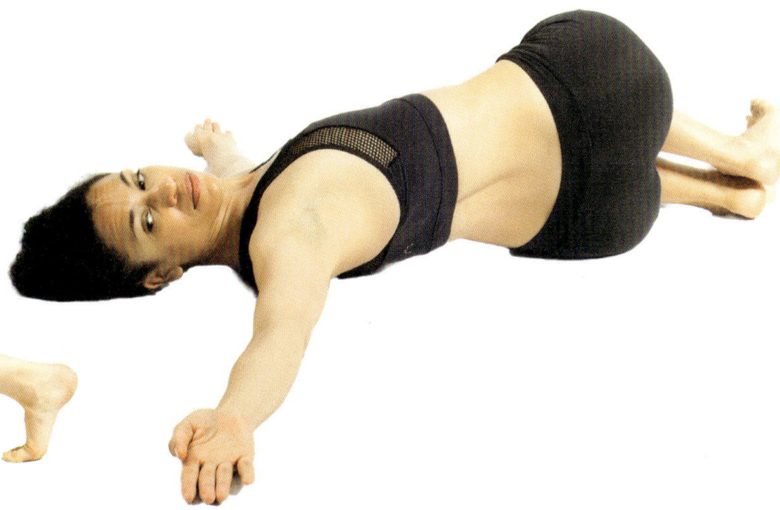

팩트 파일

목표 근육

• 등
• 코어
• 다리

도구

• 체중
• 스위스 볼

장점

• 어깨, 등 및 다리의 가동성을 증가시킨다.

테니스 (Tennis)

올라운드 루틴으로 여러분의 다음 서브를 에이스해 보자.
이것은 모든 주요 근육군(팔, 다리 및 코어)을 스트레칭한다.

1. 쏘우 스트레치

페이지 108-9

- 좌우 30초 수행

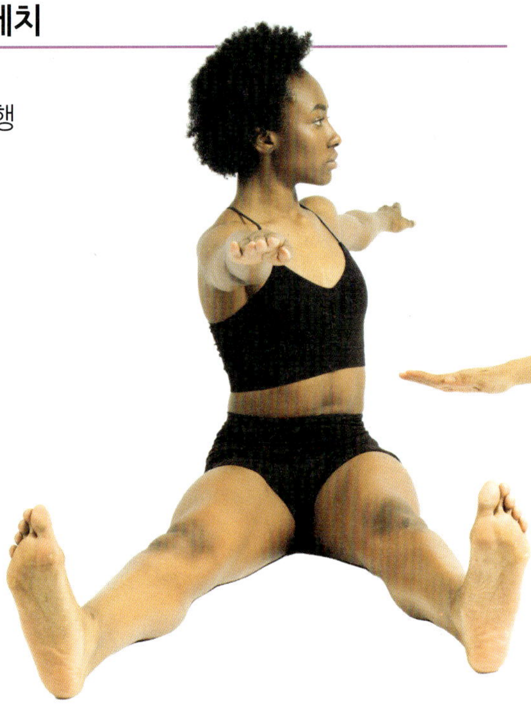

2. 스파인 트위스트

페이지 64-65

- 좌우 30초 수행

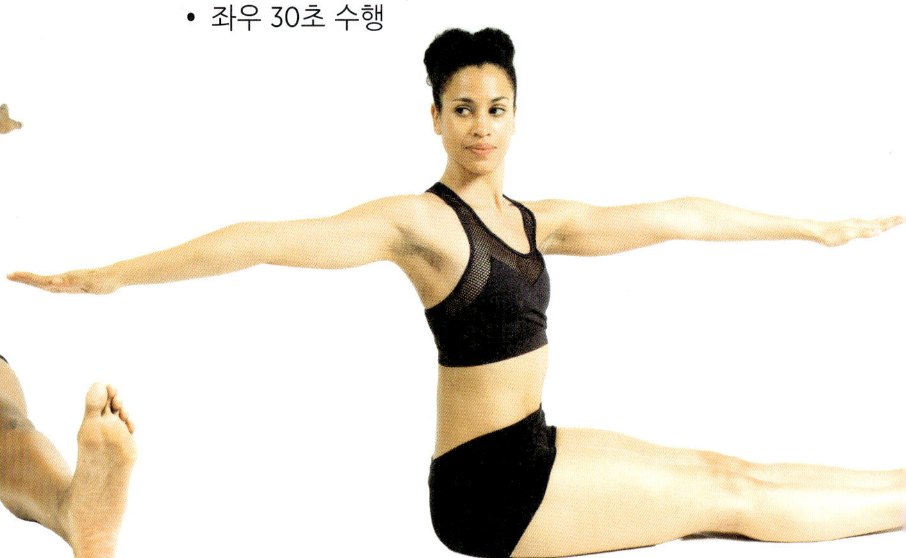

3. 스파인 스트레치 포워드

페이지 66-67

- 30-45초 수행

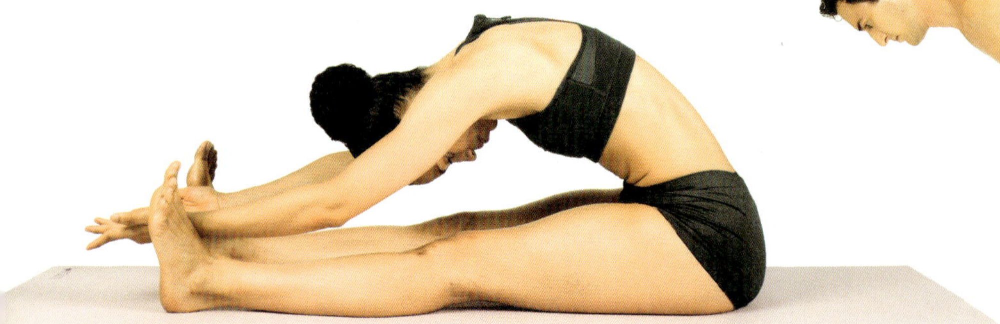

4. 인버티드 햄스트링

페이지 268-69

- 좌우 30초 수행

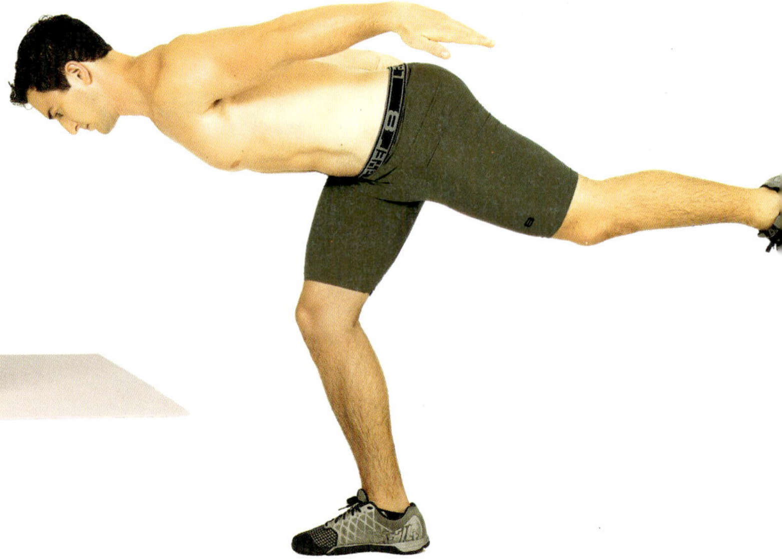

팩트 파일

목표 근육

- 하체 근육
- 코어
- 엉덩이
- 대퇴사두근
- 슬괵근

도구

- 체중

장점

- 코어 유연성을 발달시키고, 어깨와 엉덩이의 가동범위를 향상시킨다.

5. 리볼브드 헤드-투-니이 요가 스트레치

페이지 142-43
- 좌우 30초 수행

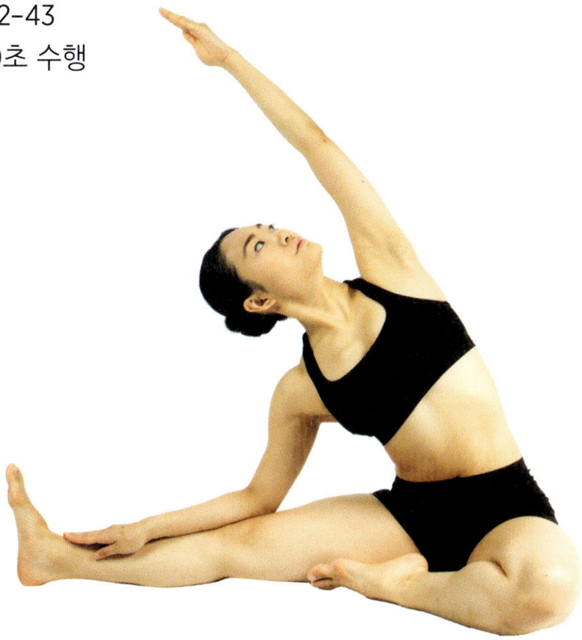

6. 사이드 플랭크

페이지 144-45
- 좌우 30초 수행

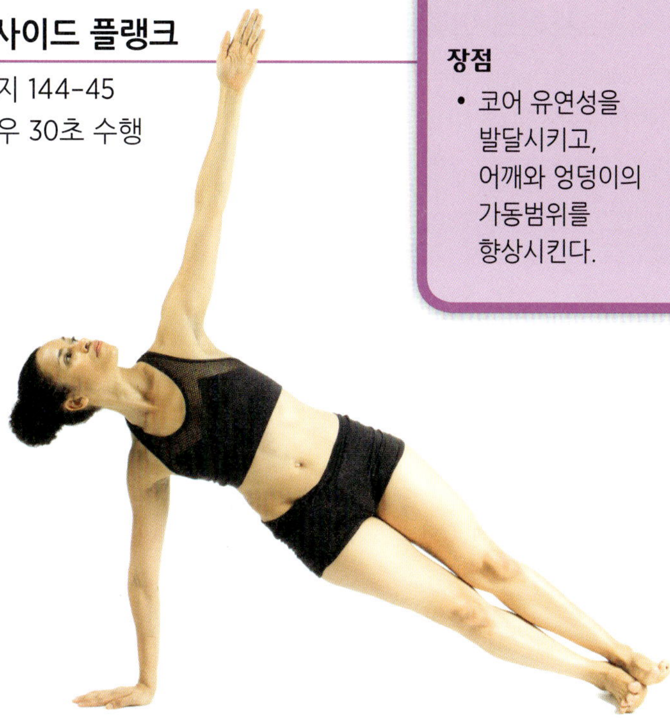

7. 시티드 러시안 트위스트

페이지 174-75
- 좌우 30초 수행

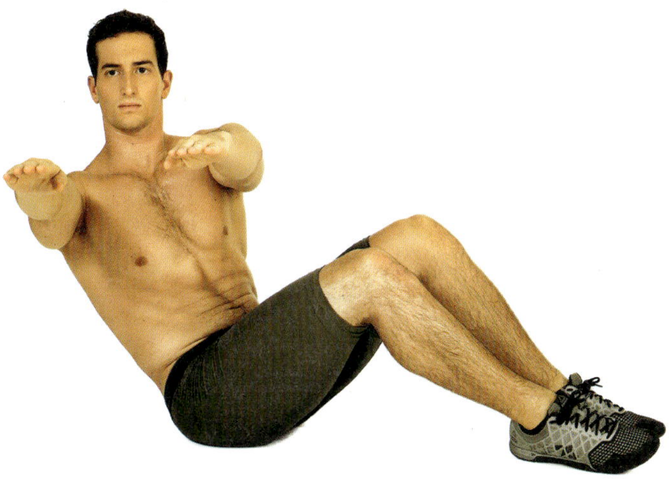

8. 사이드-라잉 니이 벤드

페이지 304-5
- 좌우 30초 수행

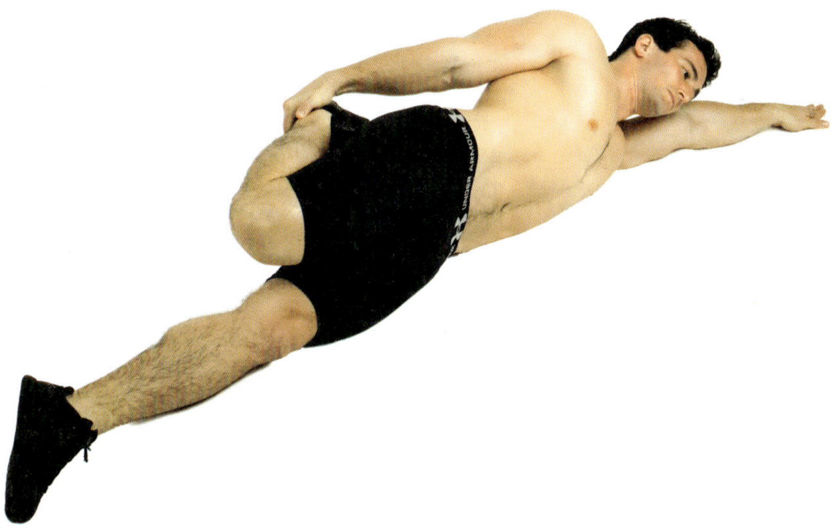

사커 (Soccer)

사커 스트레치로 유연성과 가동범위를 발달시켜
여러분의 게임을 다음 레벨로 가져가 보자.

1. 사이드 어덕터 스트레치

페이지 208-9

• 좌우 30초 수행

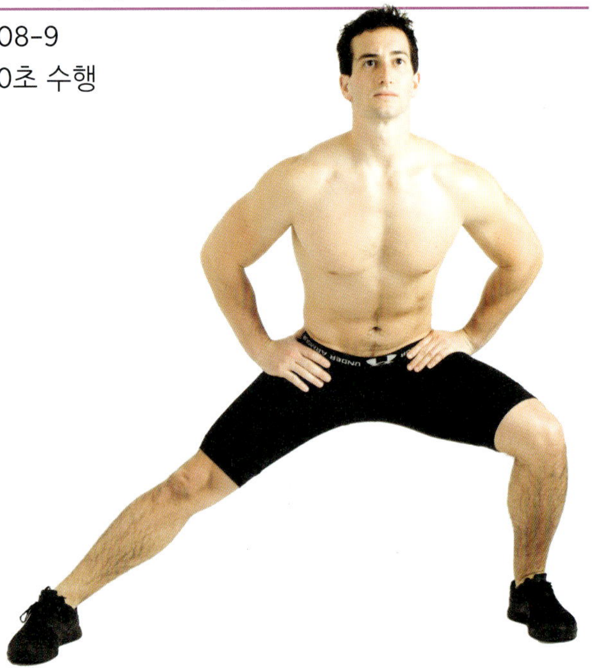

2. 니이-풀 플랭크

페이지 294-95

• 좌우 좌우 30초 수행

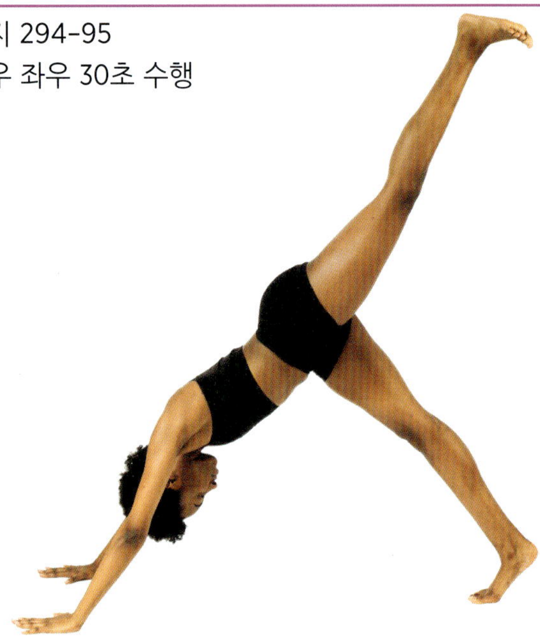

3. 마운틴 클라이머 스트레치

페이지 296-97

• 좌우 30초 수행

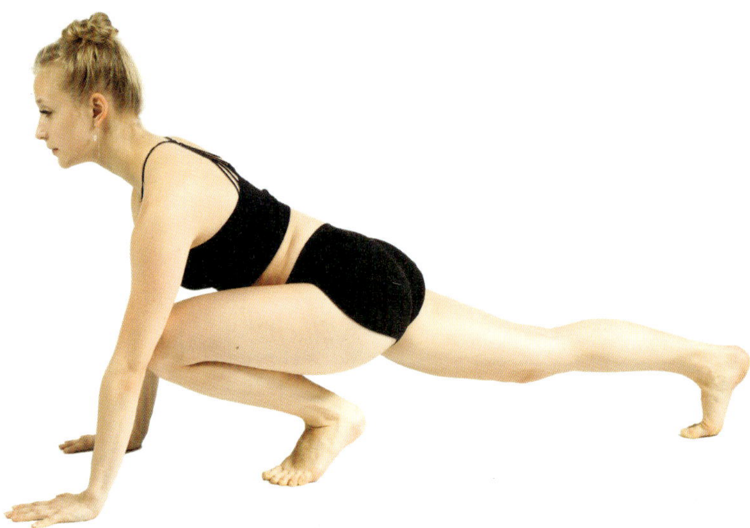

4. 니이 스쿼트

페이지 312-13

• 30-45초 수행

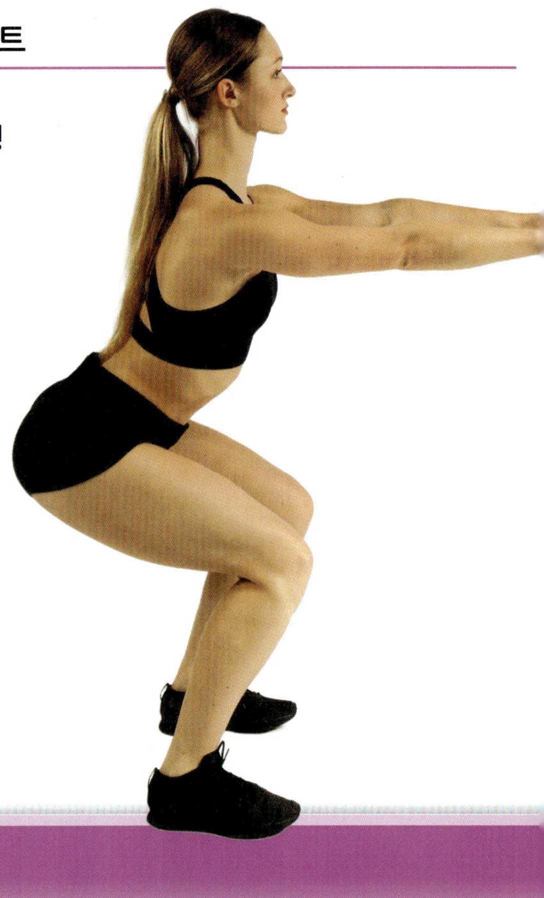

팩트 파일

목표 근육

- 코어
- 엉덩이
- 대퇴사두근
- 슬괵근

도구

- 체중
- 스위스 볼

장점

- 고관절의 가동성을 증가시키고, 서혜부와 다리 근육을 신장한다.

5. 바이래터럴 쿼드 스트레치

페이지 314-15

- 30-45초 수행

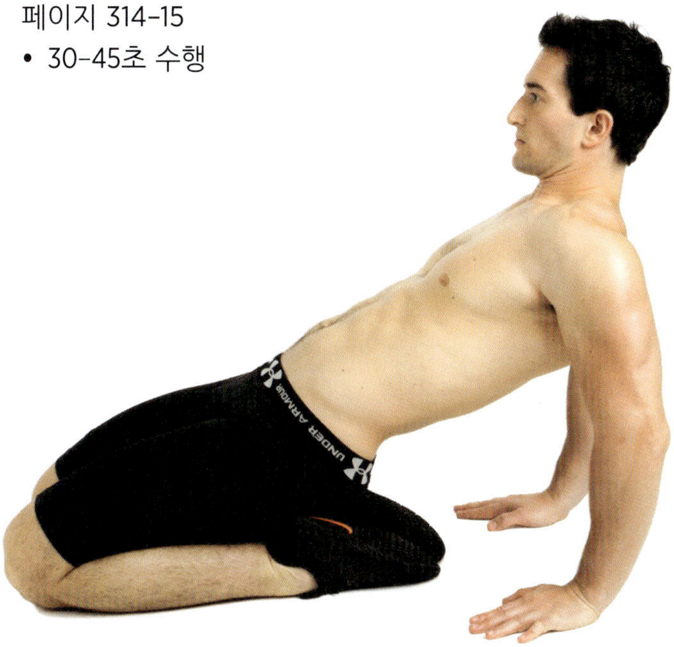

6. 싱글-레그 스트레치

페이지 154-55

- 좌우 30초 수행

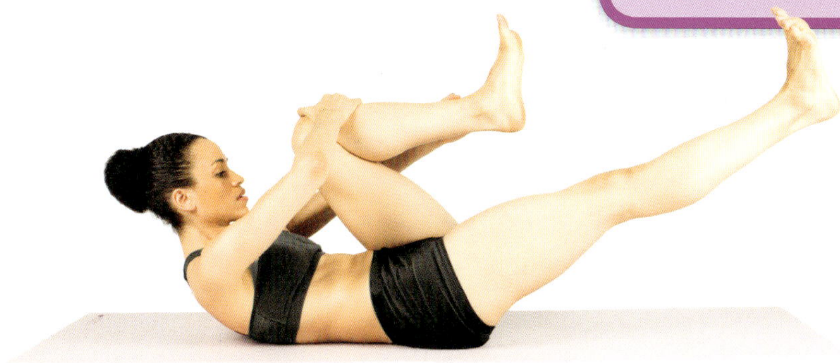

7. 리볼브드 트라이앵글 요가 스트레치

페이지 170-71

- 좌우 30초 수행

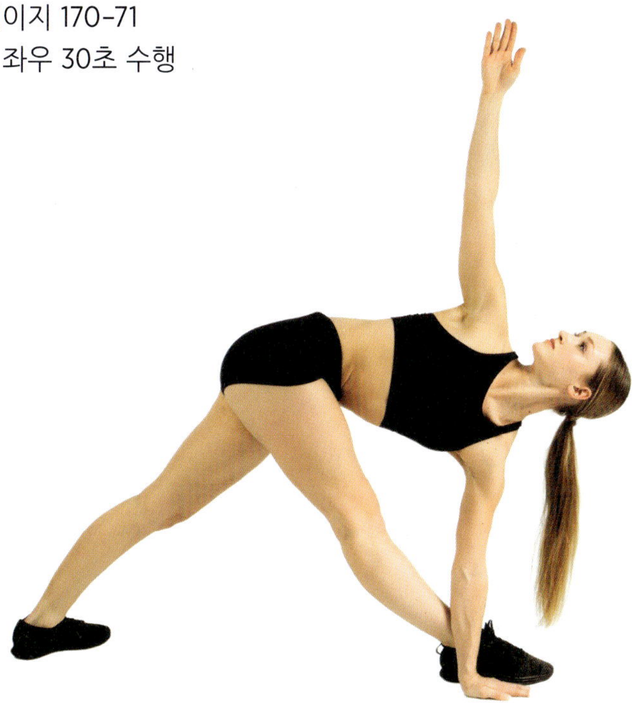

8. 힙 서클

페이지 172-73

- 각 방향 30초 수행

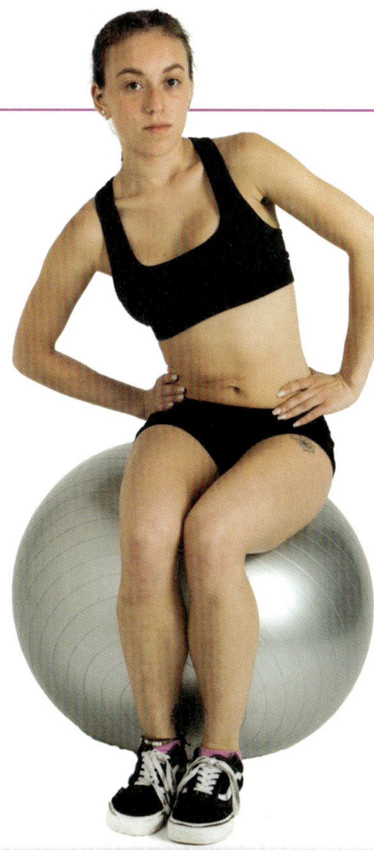

스위밍 (Swimming)

이들 스트레치는 수영을 위한 준비 운동으로서 매우 좋고,
또 더 나은 가동범위와 유연성으로 여러분의 수영 영법을 마스터시킬 것이다.

1. 라이언 스트레치 앤드 아이 박스 스트레치 콤보

페이지 27

- 각 방향 5초 수행

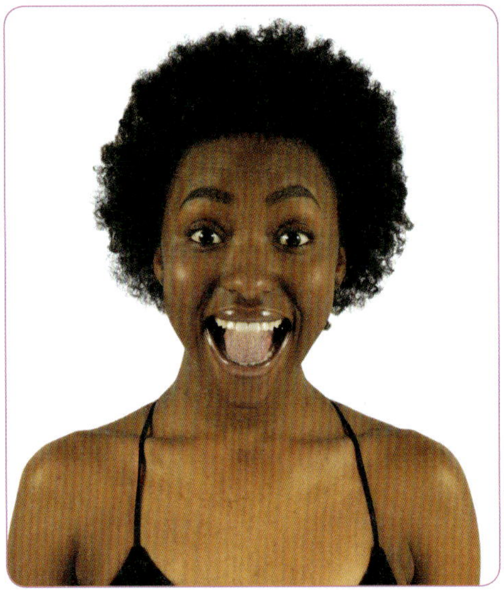

2. 하이 플랭크 파이크

페이지 42-43

- 30-45초 수행

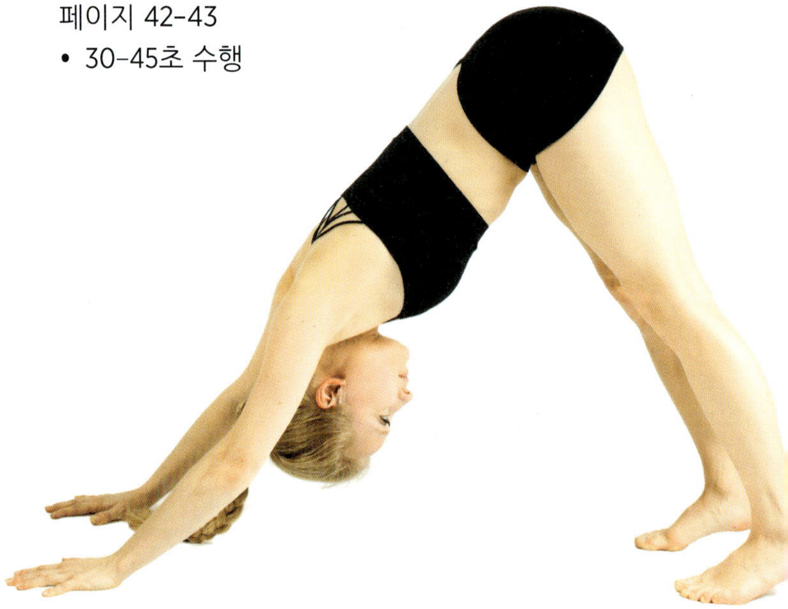

3. 업워드 살루트

페이지 54-55

- 30-45초 수행

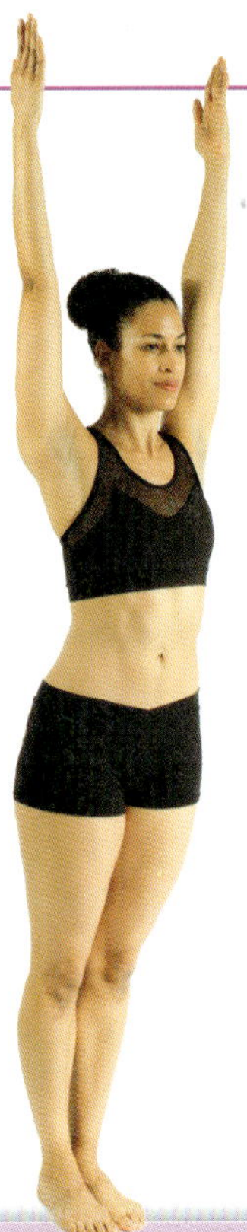

4. 스탠딩 백 롤

페이지 56

- 30초 수행

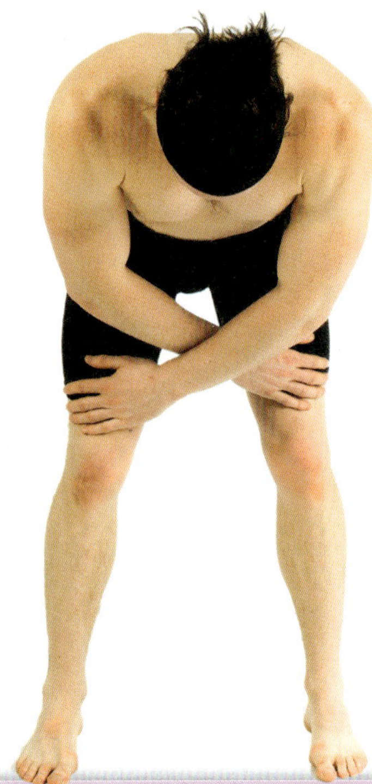

팩트 파일

목표 근육
- 전신

도구
- 체중

장점
- 가슴을 벌리고, 어깨와 엉덩이의 가동성을 향상시킨다.

5. 브레스트 스트로크 스트레치

페이지 84-85
- 30-초 수행

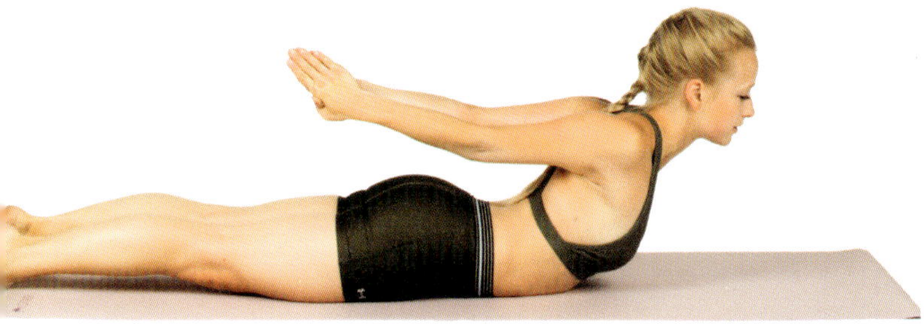

6. 시저즈 스트레치

페이지 316-17
- 좌우 30-45초 수행

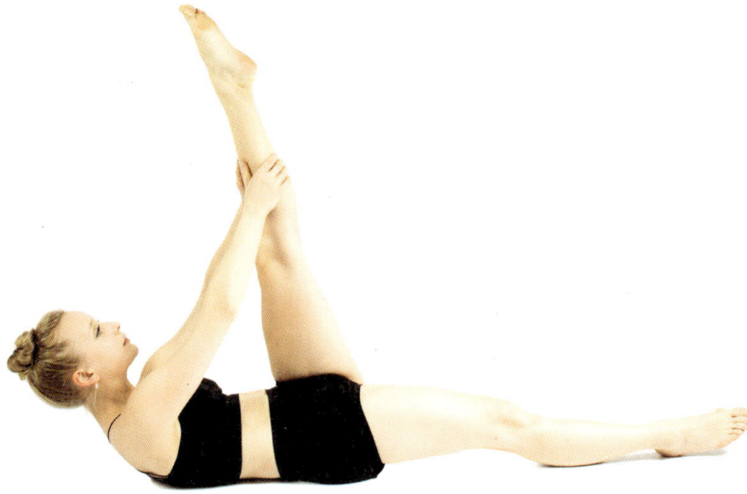

7. 코르크스크류 스트레치

페이지 160-61
- 30-45초 수행

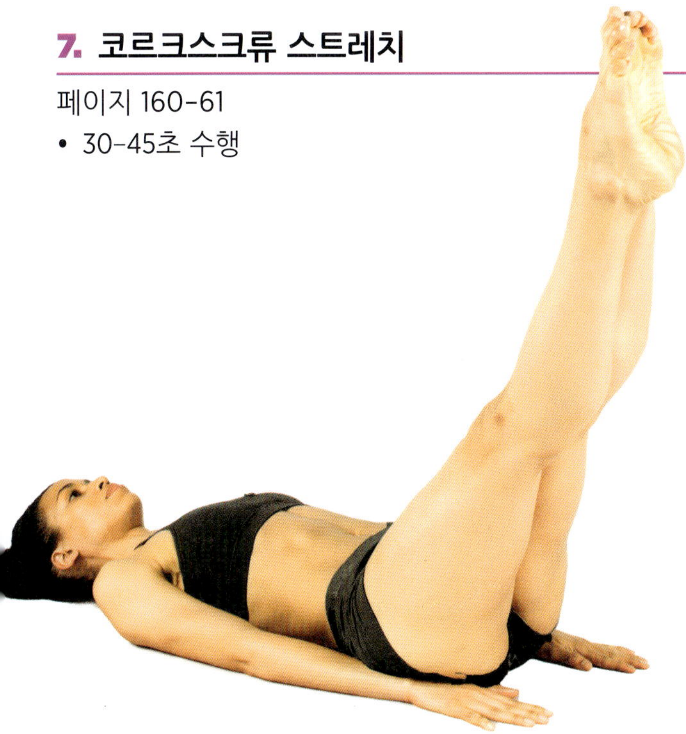

8. 시티드 러시안 트위스트

페이지 174-75
- 좌우 30초 수행

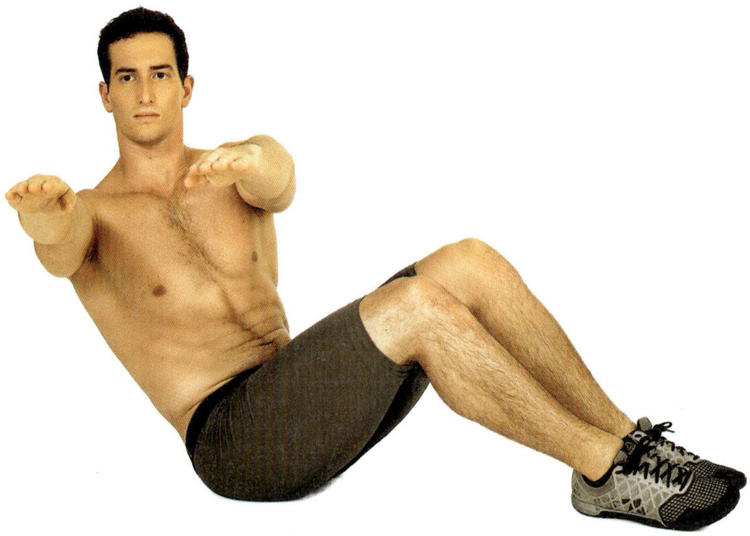

마샬 아트 (Martial Arts)

이들 스트레치는 여러분의 집중력을 높이고, 그 다음 수행할 마샬 아트를 위해 여러분의 관절을 느슨하게 만들 것이다. 여러분은 손상의 위험을 감소시킬 뿐만 아니라, 가동범위를 증가시킬 것이다.

1. 로테이션 스트레치

페이지 34

- 좌우 30초 수행

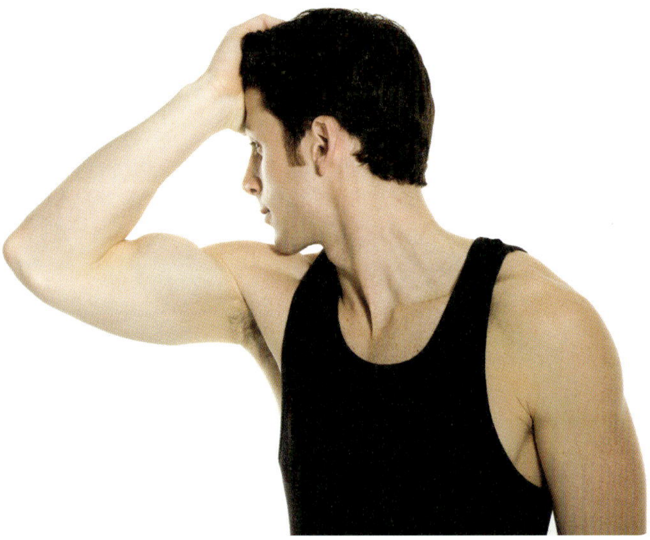

2. 로테이션 아이소메트릭

페이지 35

- 좌우 30초 수행

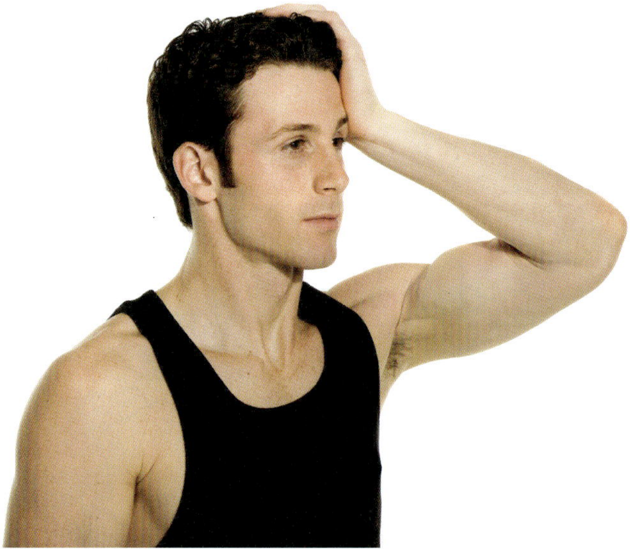

3. 캣-투-카우 스트레치

페이지 78-79

- 30-45초 수행

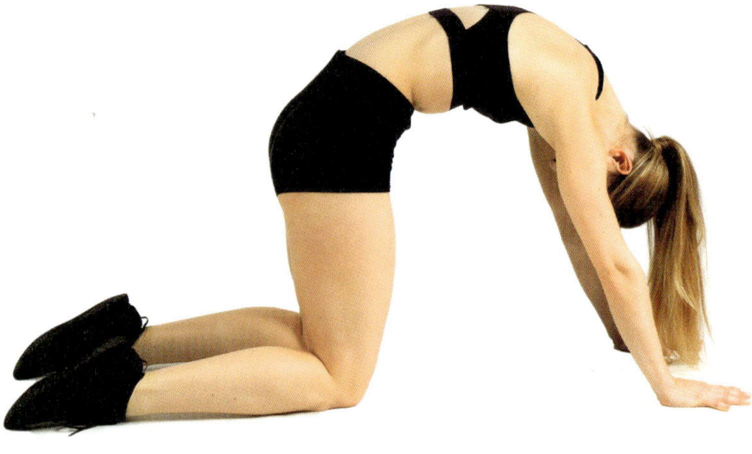

4. 브릿지 스트레치

페이지 86-87

- 30-45초 수행

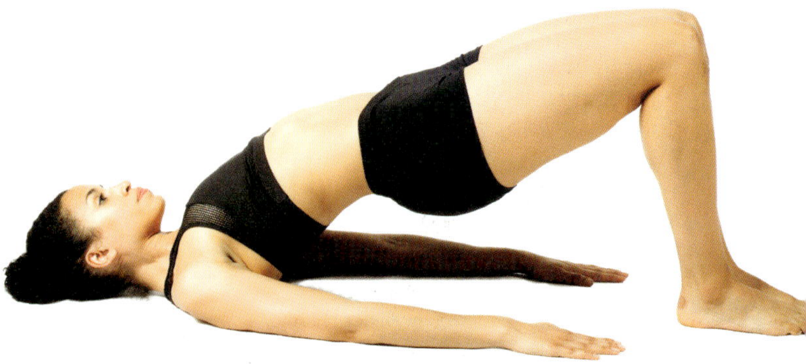

팩트 파일

목표 근육

- 목
- 등
- 엉덩이
- 다리

도구

- 체중

장점

- 엉덩이와 다리의 전반적인 민첩성과 유연성을 향상시킨다.

5. 시티드 러시안 트위스트

페이지 174-75

- 좌우 30초 수행

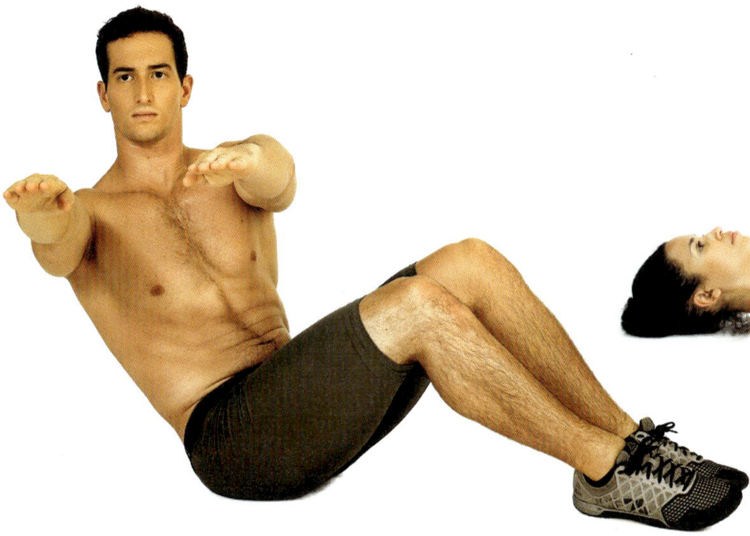

6. 니이-투-체스트 허그

페이지 88-89

- 좌우 30초 수행

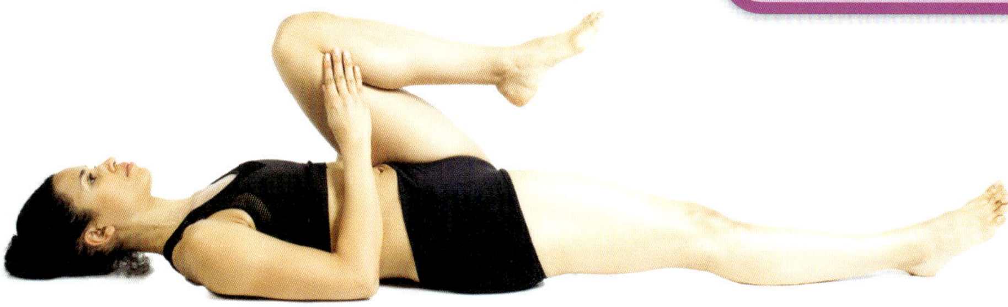

7. 니이-풀 플랭크

페이지 294-95

- 좌우 30초 수행

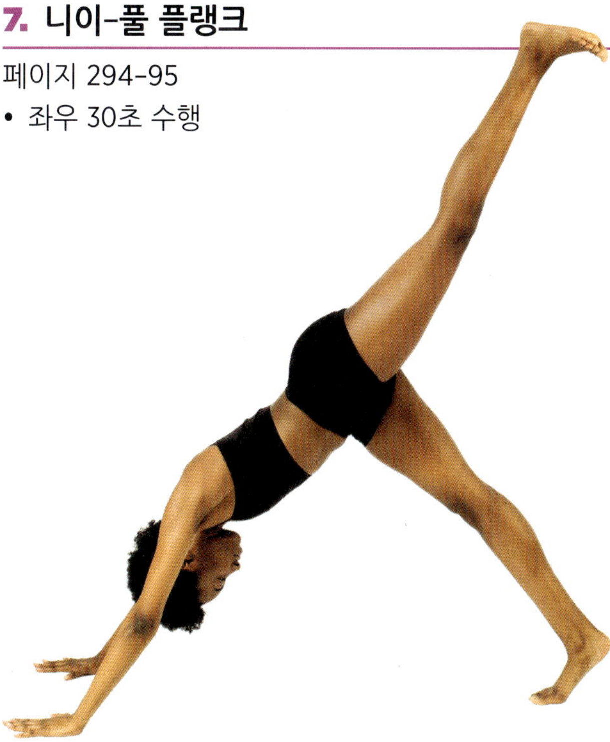

8. 롤오버 스트레치

페이지 192-93

- 30-45초 수행

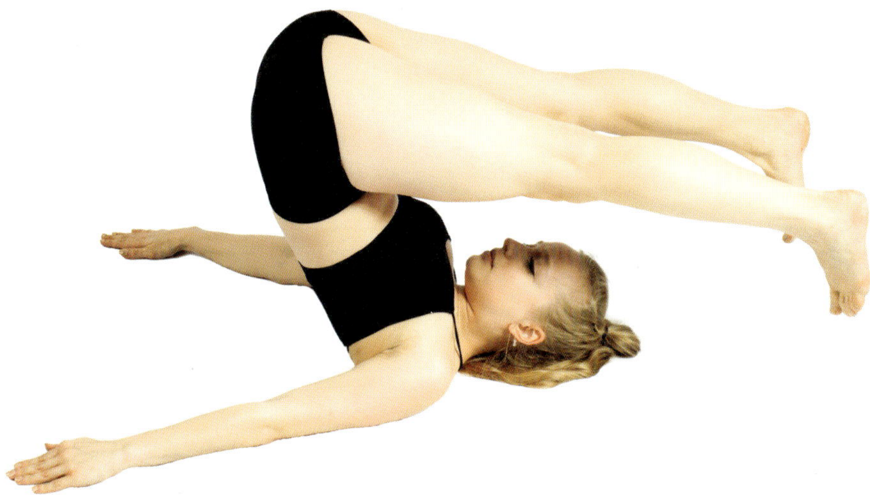

러닝(Running)

더 유연한 보폭으로 빠르게 피니쉬 라인을 통과하자.
여러분은 이런 러너 루틴을 통해 슬괵근과 대퇴사두근을 신장시킬 수 있다.

1. 코브라 스트레치

페이지 176-77

- 30-45초 수행

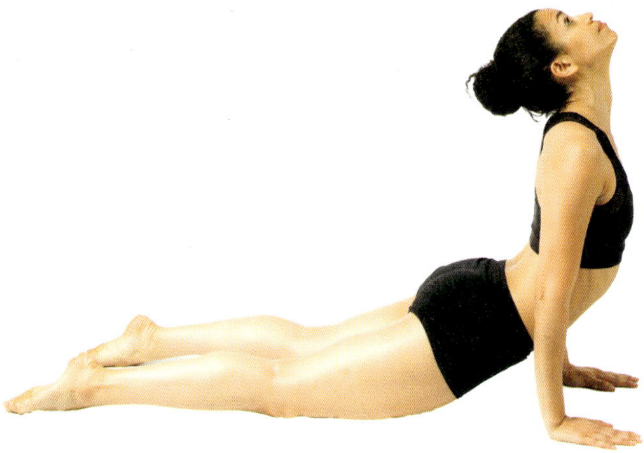

2. 암-레그 익스텐션

페이지 180-81

- 좌우 30초 수행

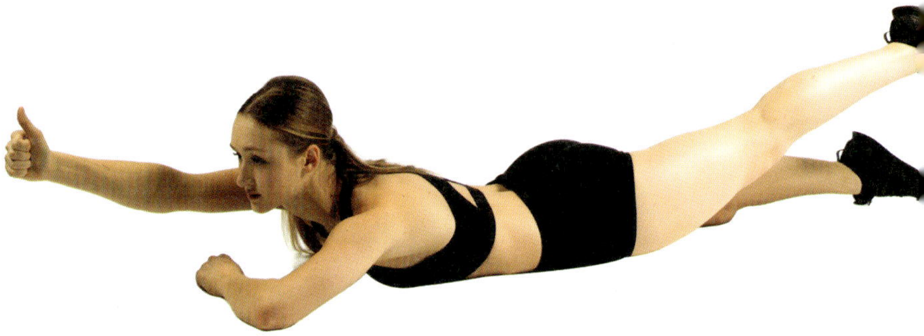

3. 어드도미널 킥

페이지 184-85

- 좌우 30초 수행

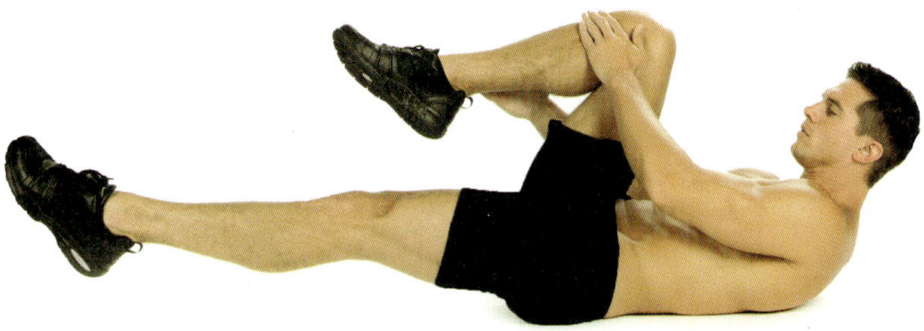

4. 인치웜 스트레치

페이지 186-87

- 좌우 30초 수행

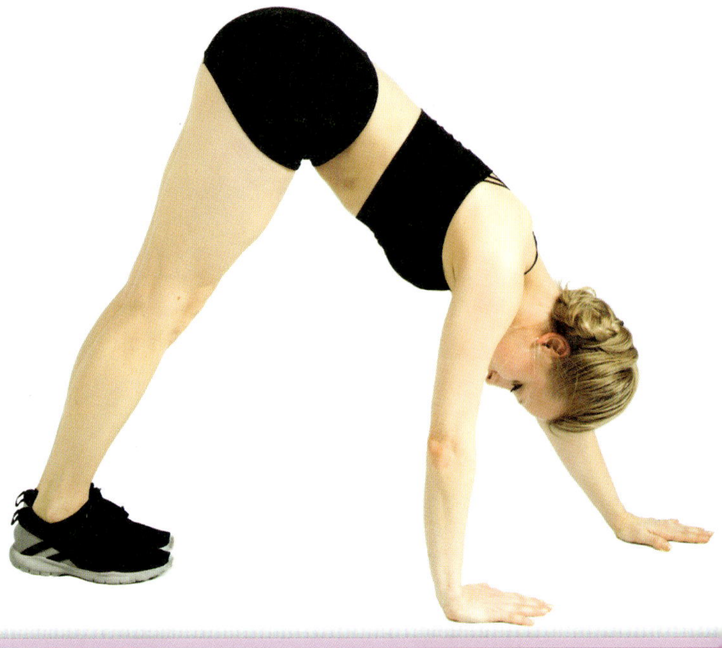

팩트 파일

목표 근육
- 엉덩이
- 코어
- 대퇴사두근
- 슬괵근
- 장딴지

도구
- 체중

장점
- 슬괵근과 대퇴사두근을 신장하고, 고관절 가동성을 향상시킨다.

5. 유니래터럴 레그 레이즈

페이지 189

- 좌우 30초 수행

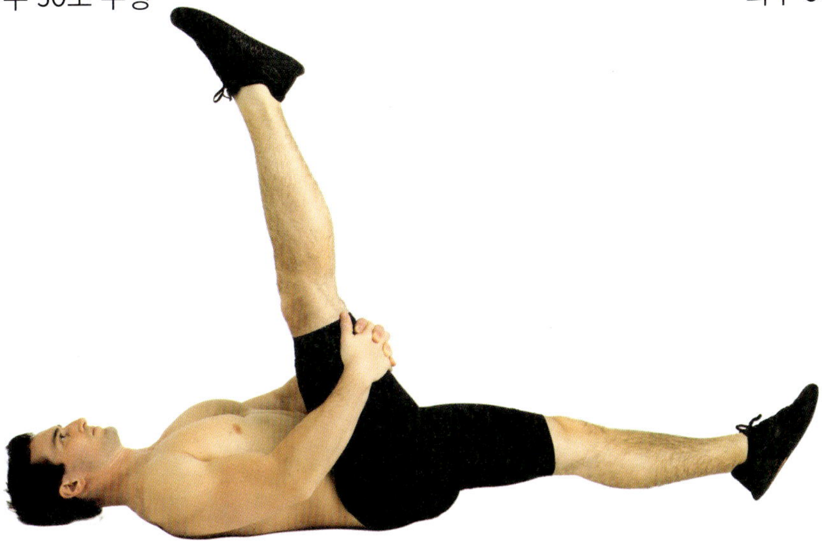

6. 사이드-리닝 스모 스쿼트

페이지 206-7

- 좌우 30초 수행

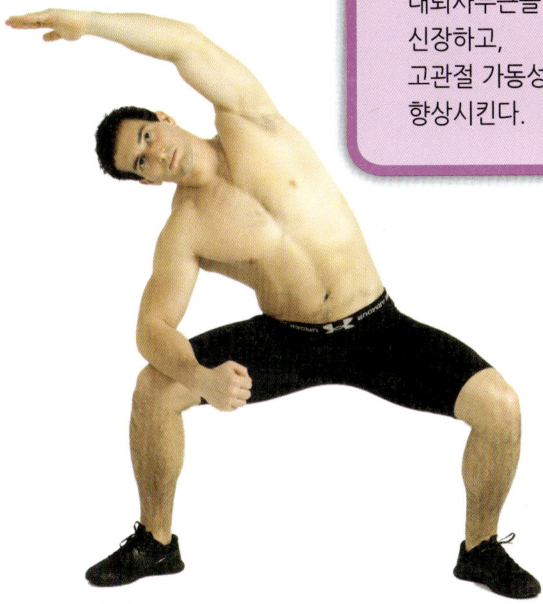

7. 리볼브드 트라이앵글 요가 스트레치

페이지 170-71

- 좌우 30초 수행

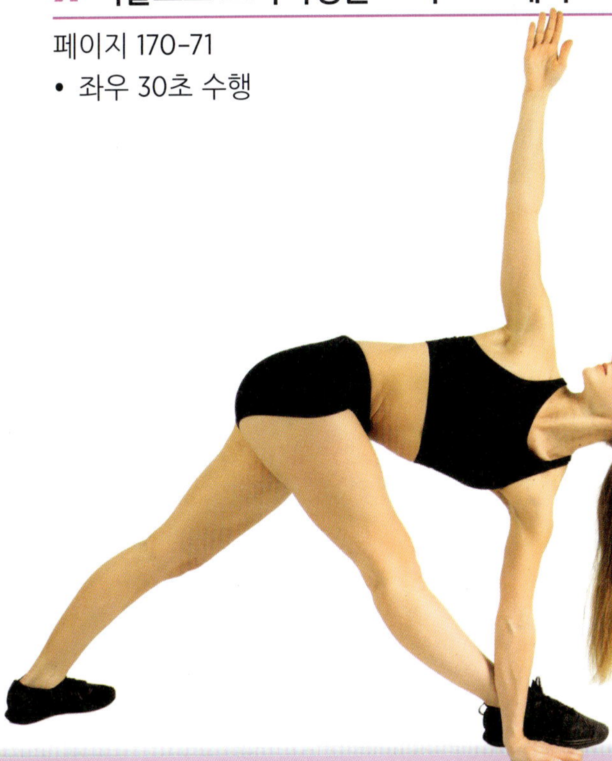

8. 시저즈 스트레치

페이지 316-17

- 좌우 30초 수행

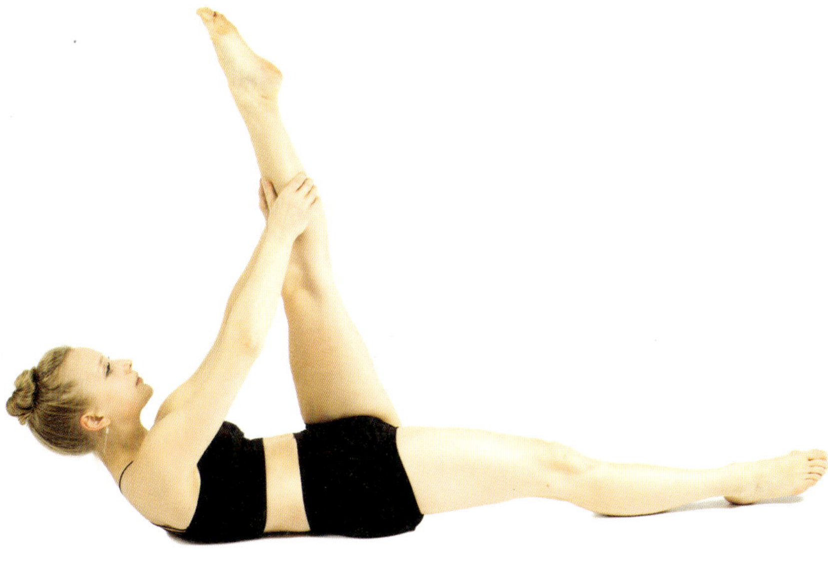

선라이즈 요가 (Sunrise Yoga)

나마스테... 여러분의 요가 매트를 펼치고, 혈액순환과 하루를 위해 활기로운 아들 운동을 해 보자.

1. 굿모닝 스트레치

페이지 46-47

- 30-45초 수행

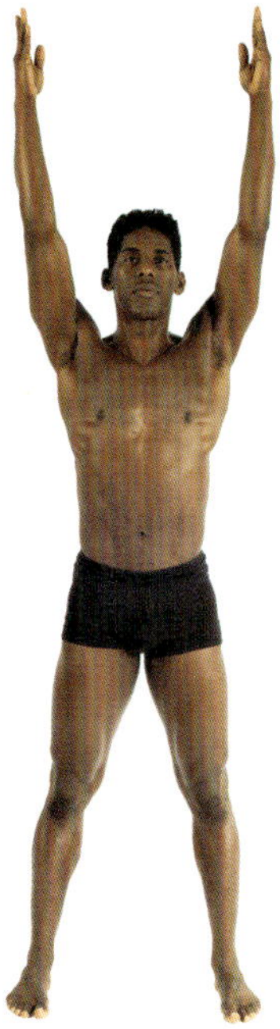

2. 트위스팅 체어 스트레치

페이지 50-51

- 좌우 30초 수행

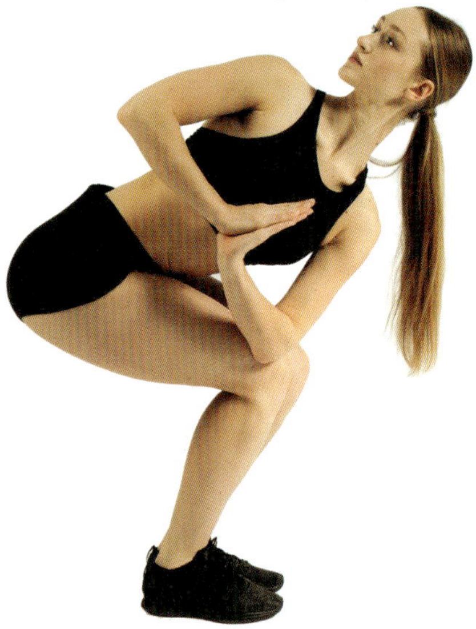

3. 워리어 I 요가 스트레치

페이지 266-67

- 좌우 30초 수행

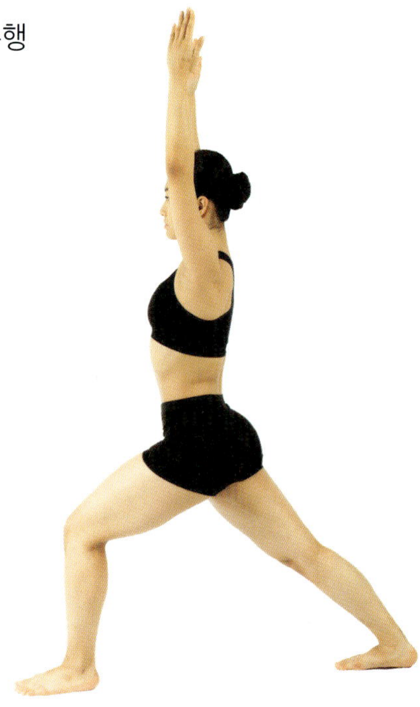

4. 워리어 II 요가 스트레치

페이지 198-99

- 좌우 30초 수행

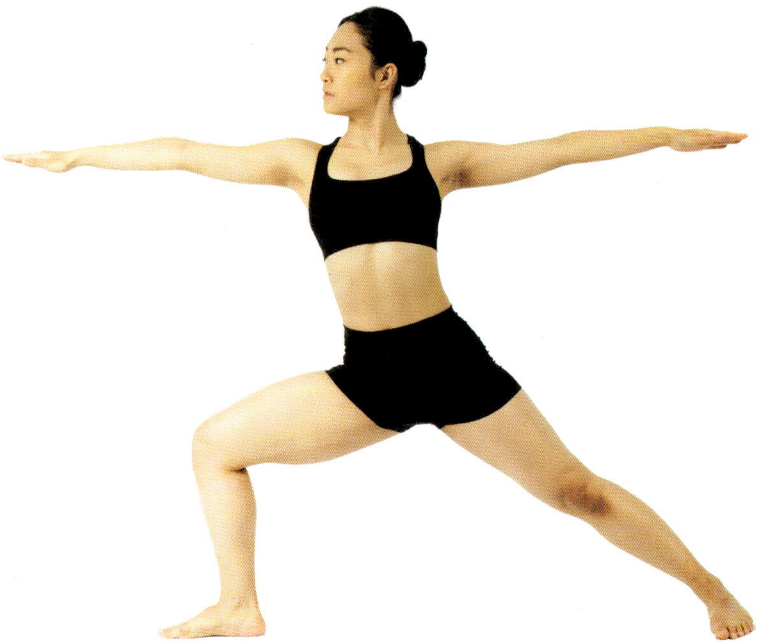

팩트 파일

목표 근육

- 전신

도구

- 체중

장점

- 균형과 유연성을 향상하고, 순환을 좋게 한다.

5. 워리어 III 요가 스트레치

페이지 52-53

- 좌우 30초 수행

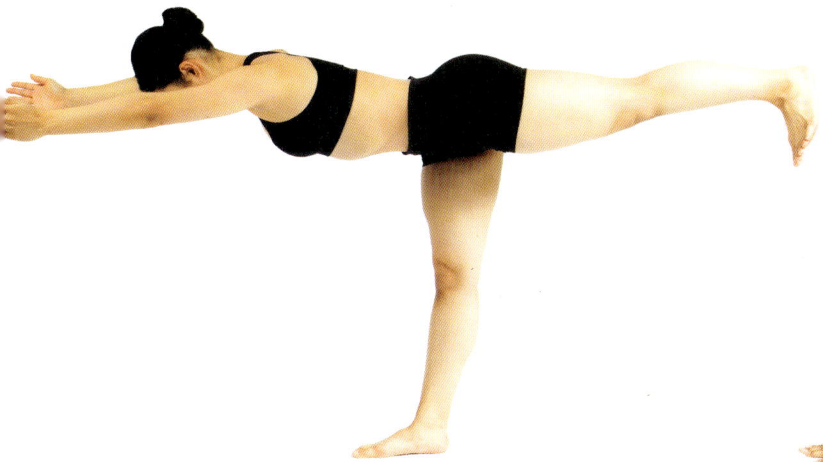

6. 다운워드-페이싱 도그

페이지 72-73

- 30-45초 수행

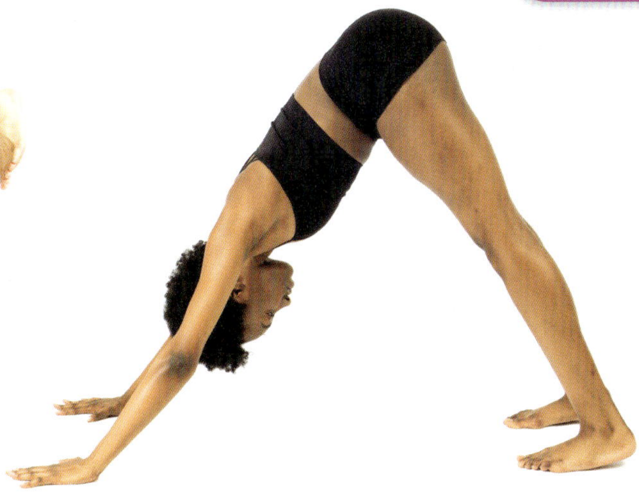

7. 업워드-페이싱 도그 요가 스트레치

페이지 114-15

- 30-45초 수행

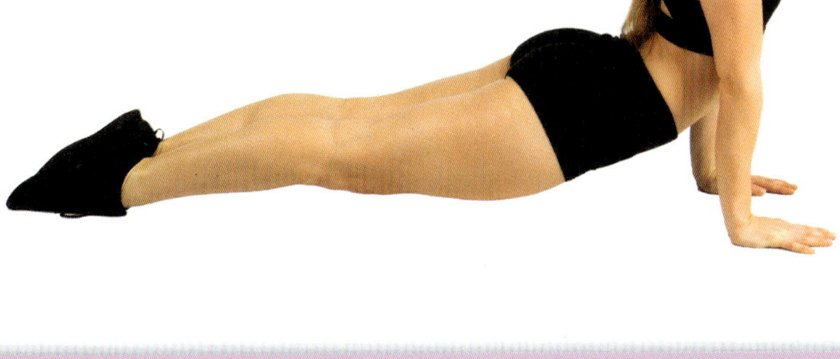

8. 트리 요가 스트레치

페이지 200-201

- 좌우 30초 수행

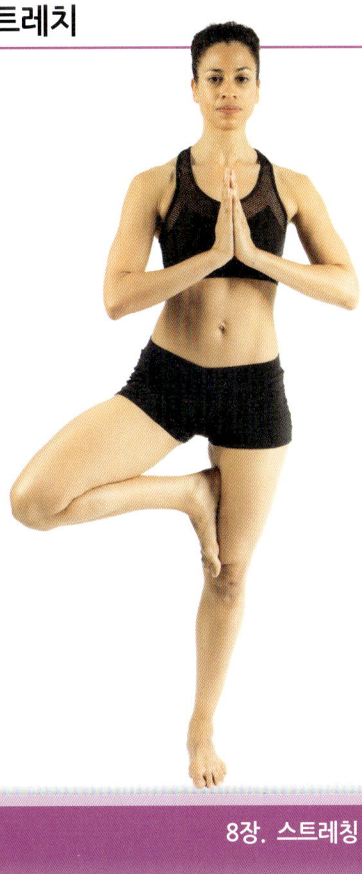

모닝 블래스트 (Morning Blast)

가슴과 엉덩이를 벌리고 모든 주요 근육군을 대상으로 하는 기운을 돋구는 이런 전신 운동 시리즈를 통해 여러분의 하루를 시작해 보자.

1. 하프-프로그 요가 스트레치

페이지 120-21

- 좌우 30초 수행

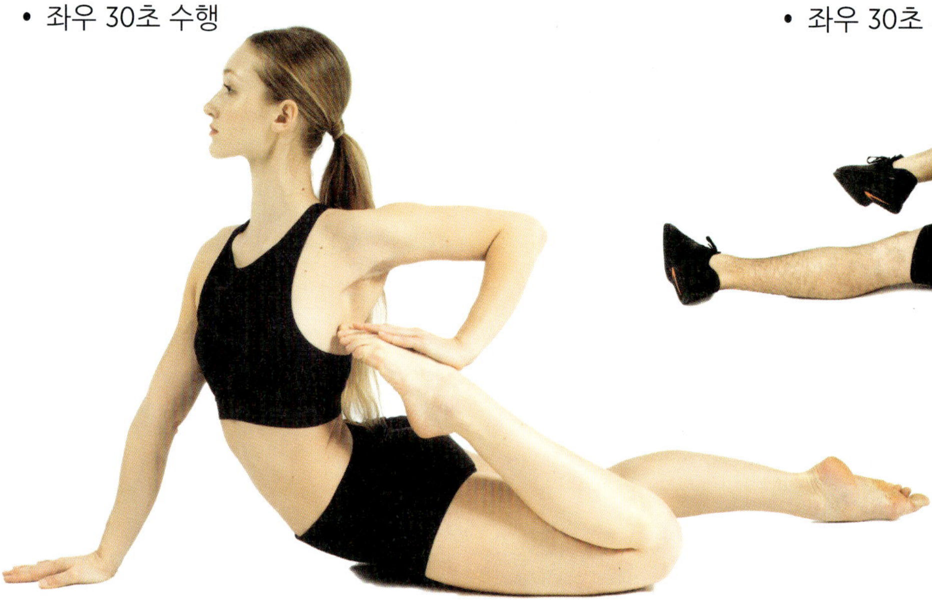

2. 라잉-다운 프레첼 스트레치

페이지 124-25

- 좌우 30초 수행

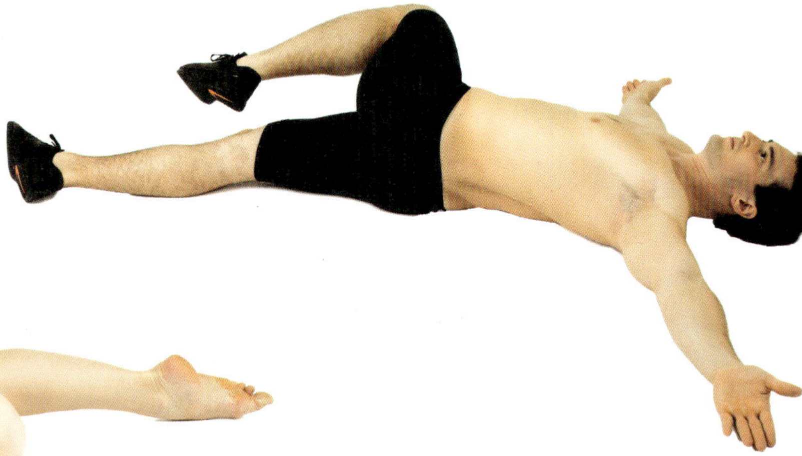

3. 하프 스트래들 스트레치

페이지 138-39

- 좌우 30초 수행

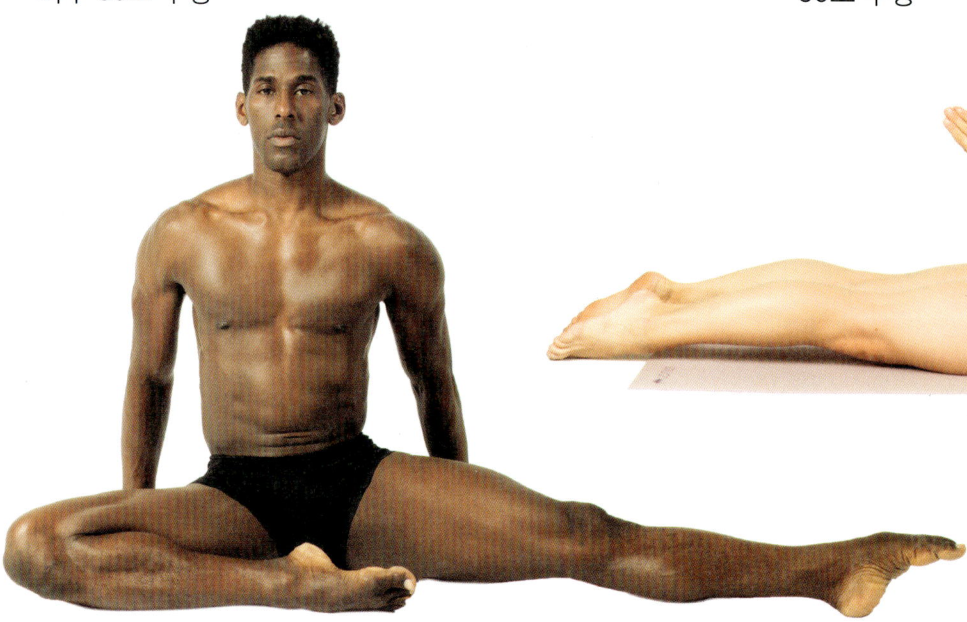

4. 브레스트 스트로크 스트레치

페이지 84-85

- 30초 수행

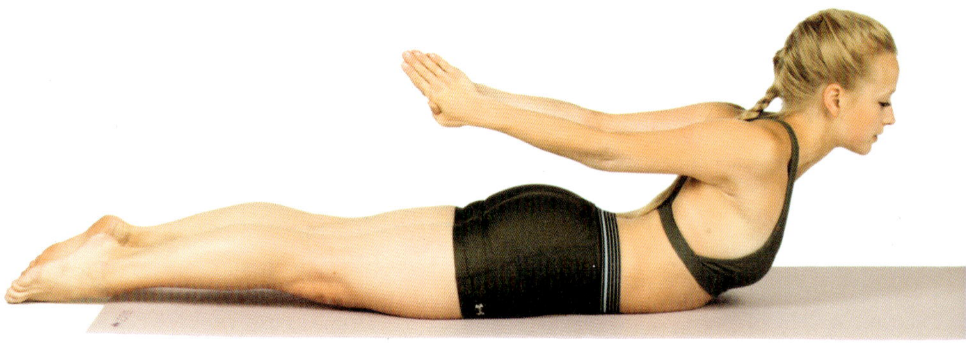

팩트 파일

목표 근육
- 전신

도구
- 체중

장점
- 순환을 좋게 하고, 엉덩이와 가슴을 연다.

5. 리버스 런지 위드 래터럴 익스텐션

페이지 282-83
- 좌우 30초 수행

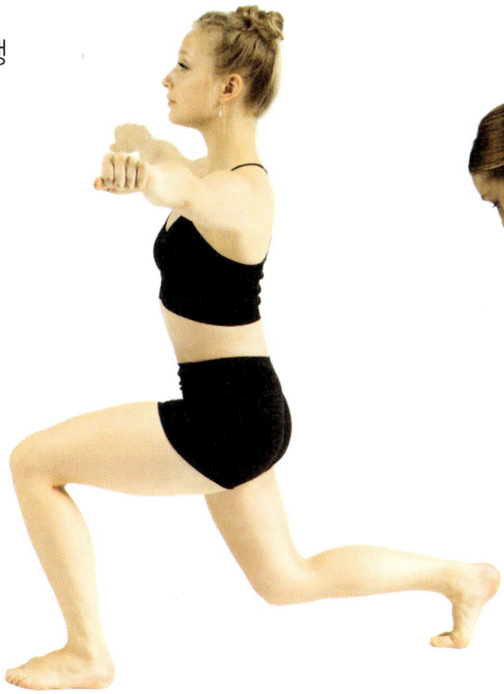

6. 딥 런지

페이지 286-87
- 좌우 30초 수행

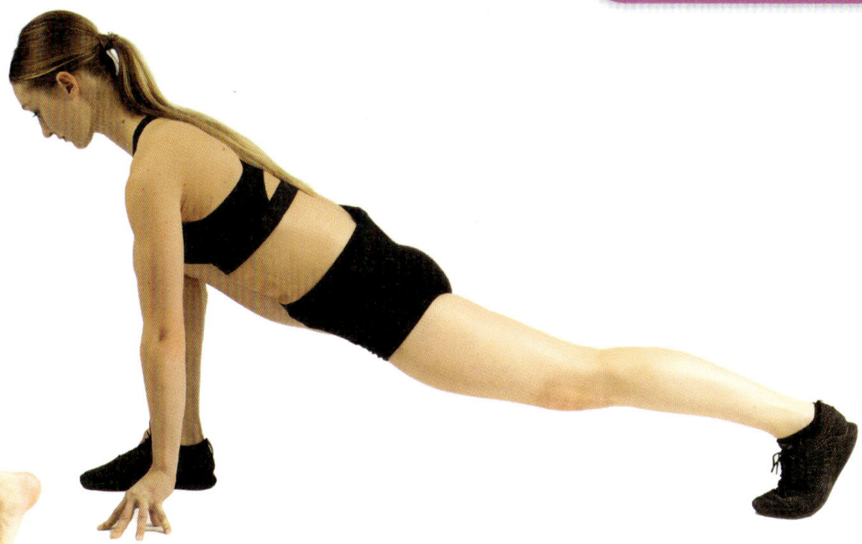

7. 니이-풀 플랭크

페이지 294-95
- 좌우 30초 수행

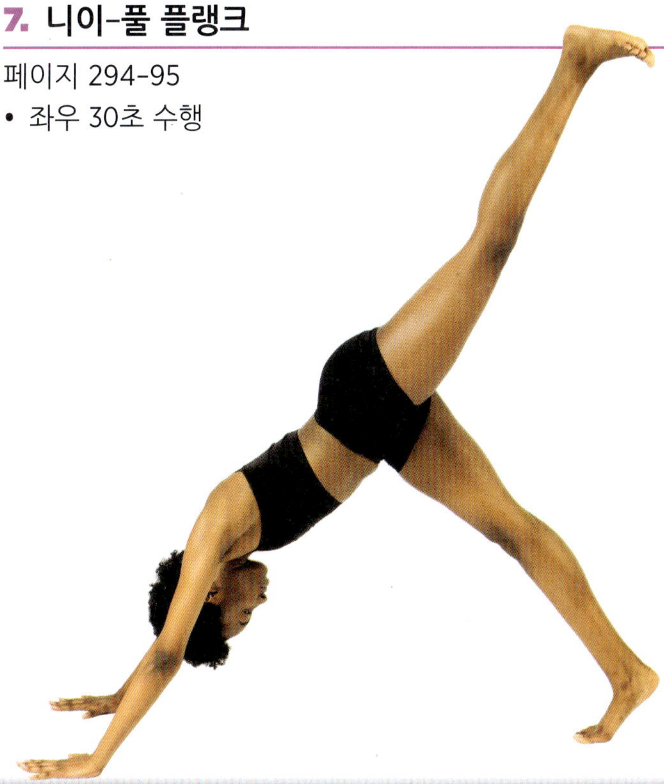

8. 사이드-라잉 니이 벤드

페이지 304-5
- 좌우 30초 수행

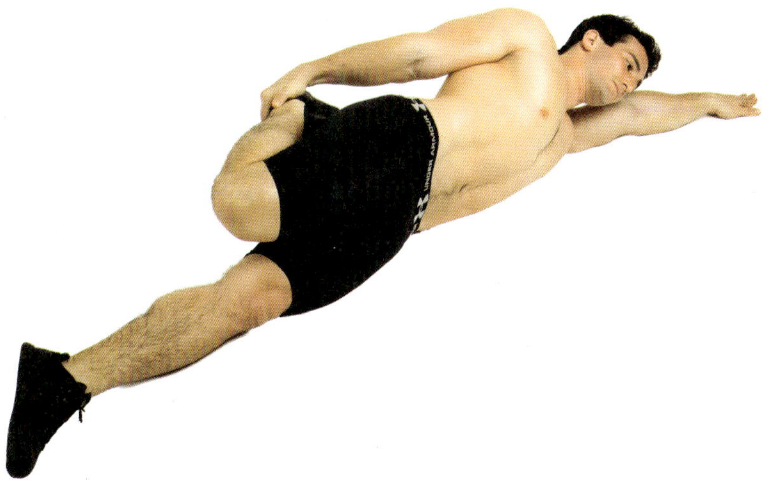

이브닝 리포즈 (Evening Repose)

허리와 다리 근육을 위한 이런 운동 시리즈로 하루의 스트레스를 풀어보자.

1. 닐링 랫 스트레치

페이지 70-71

- 좌우 30초 수행

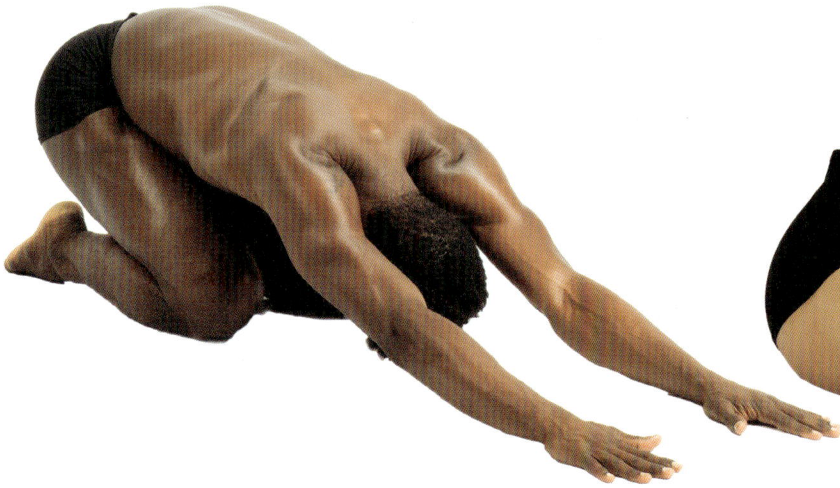

2. 헤드-투-니이 요가 스트레치

페이지 76-77

- 좌우 30초 수행

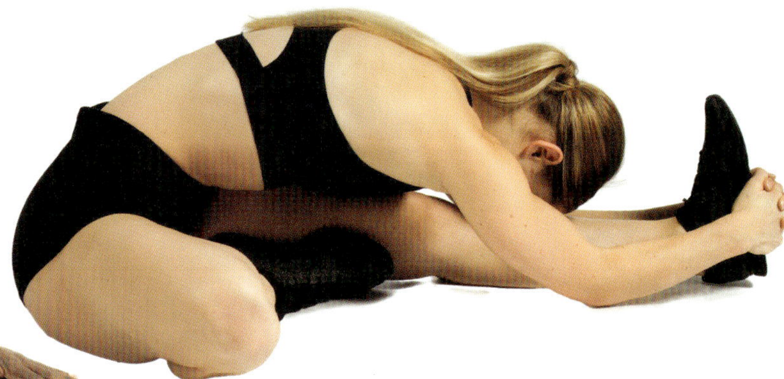

3. 시티드 레그 크래들

페이지 222-23

- 좌우 30초 수행

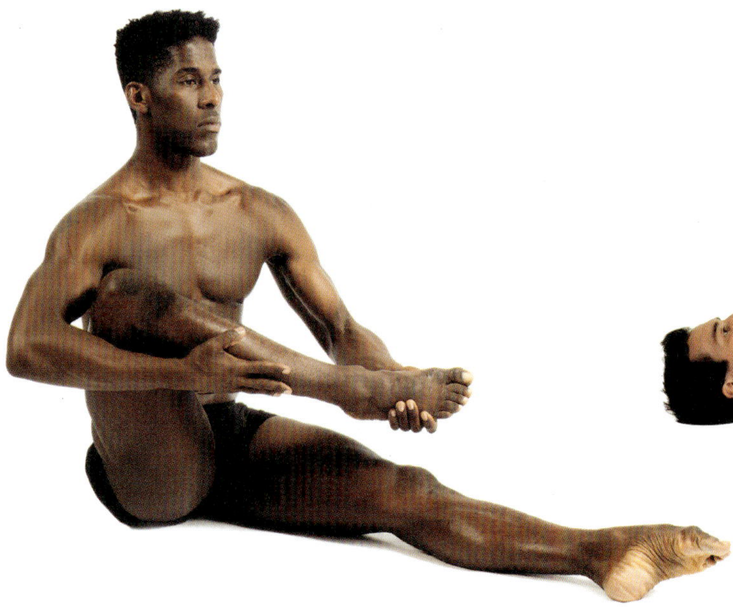

4. 유니래터럴 니이-투-체스트 스트레치

페이지 188

- 좌우 30초 수행

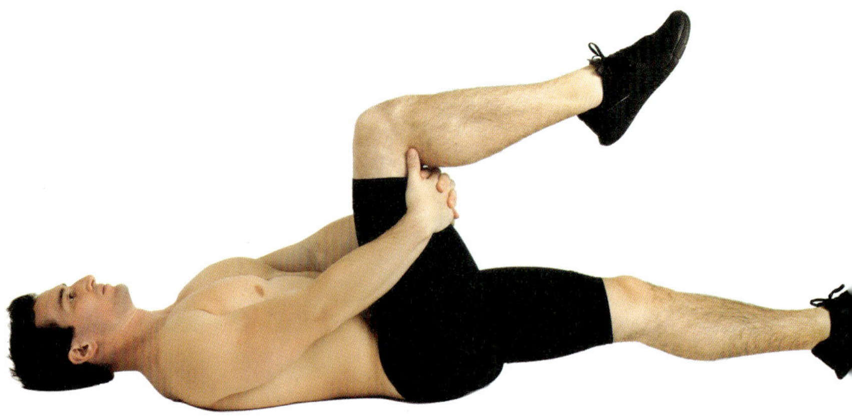

팩트 파일

목표 근육

- 슬괵근
- 대퇴사두근
- 고관절 굴곡근
- 허리

도구

- 체중

장점

- 타이트한 엉덩이를 벌리고, 허리를 이완하고 다리 근육을 신장한다.

5. 피쉬 요가 스트레치

페이지 118-19

- 30초 수행

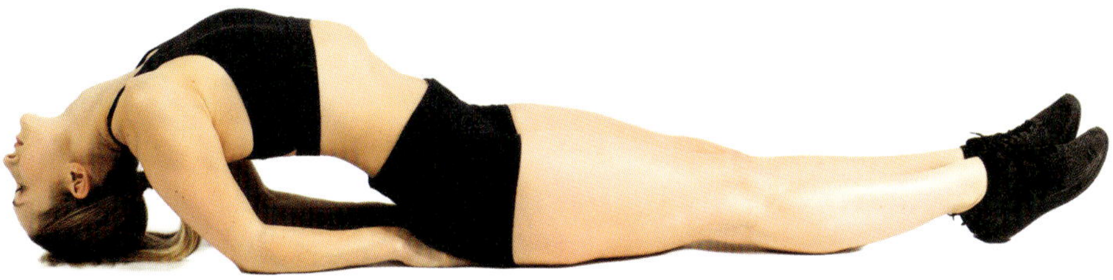

6. 바운드 앵글 요가 스트레치

페이지 238-39

- 30-45초 수행

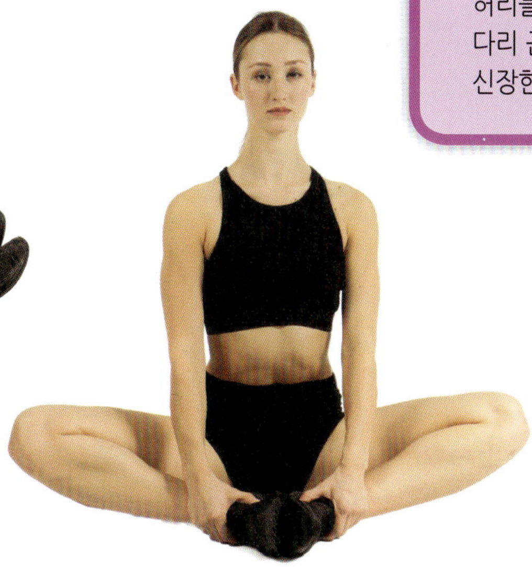

7. 유니래터럴 시티드 포워드 벤드

페이지 298-99

- 좌우 30초 수행

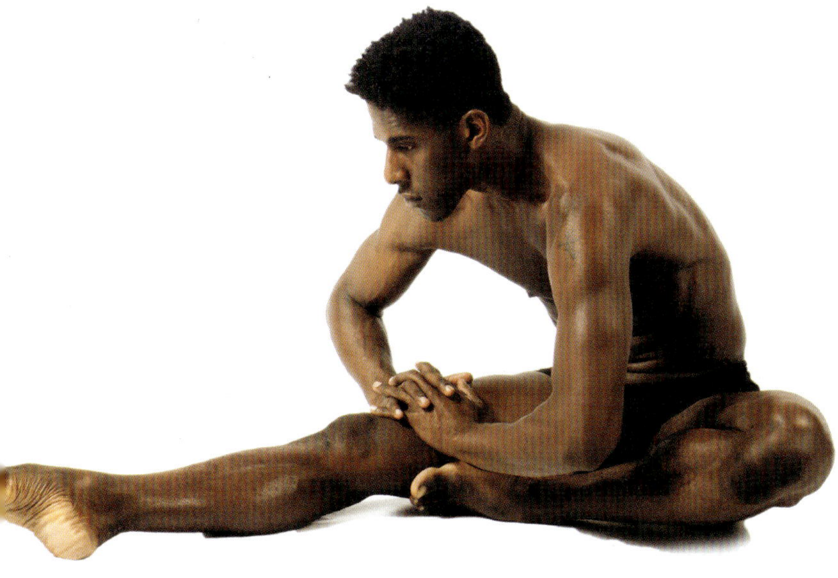

8. 바이래터럴 시티드 포워드 벤드

페이지 300-301

- 좌우 30초 수행

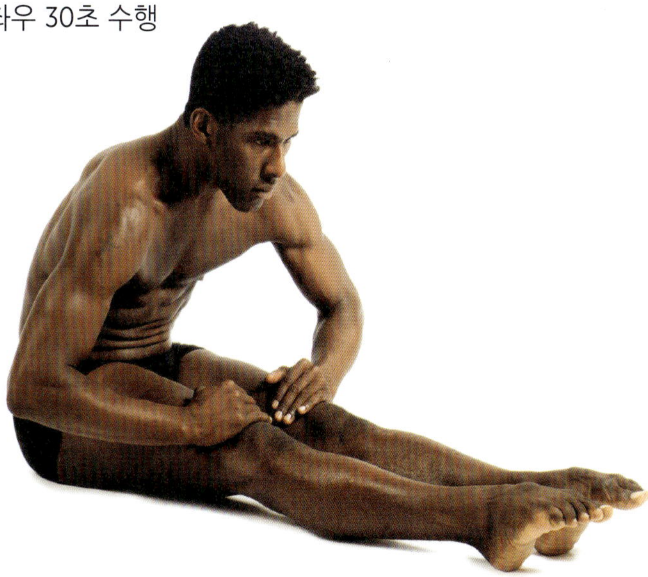

테이크 파이브 (Take Five)

장경인대, 정강이 및 이상근 등과 같이 종종 무시되는 영역을 대상으로 몇 분 동안 이런 깊은 조직 루틴을 수행해 보자.

1. 일리오티비얼 밴드 롤

페이지 306-7

- 좌우 30초 수행

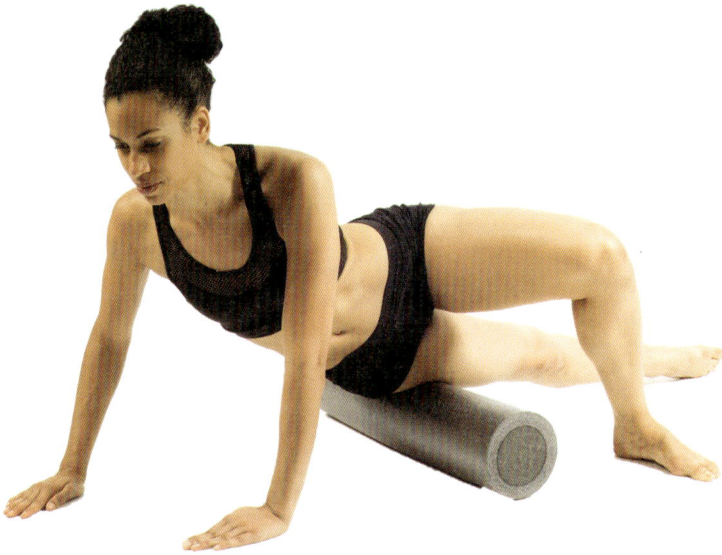

2. 카프 앤드 햄스트링 스트레치

페이지 308-9

- 30-45초 수행

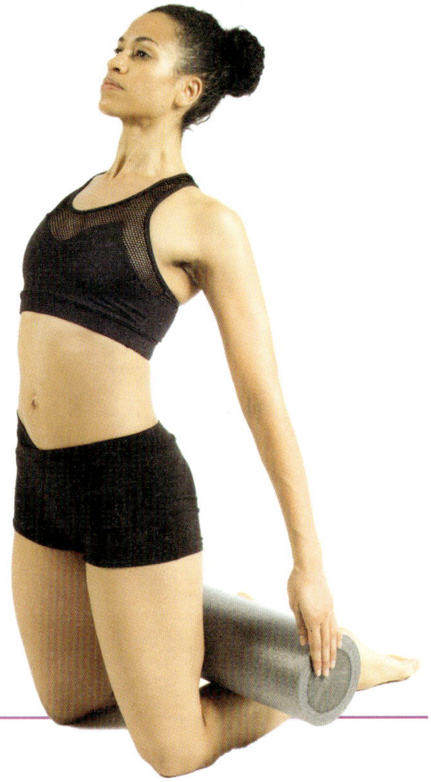

3. 폼 롤러 쉰 스트레치

페이지 310-11

- 좌우 30초 수행

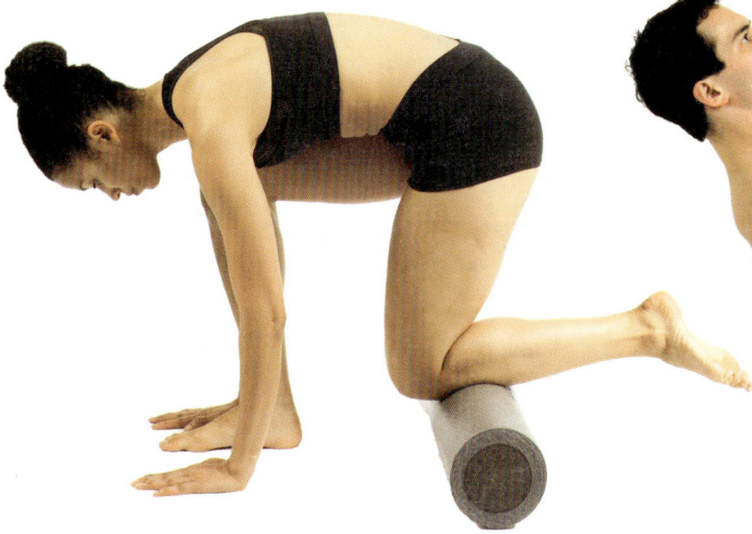

4. 백 롤

페이지 94-95

- 30초 수행

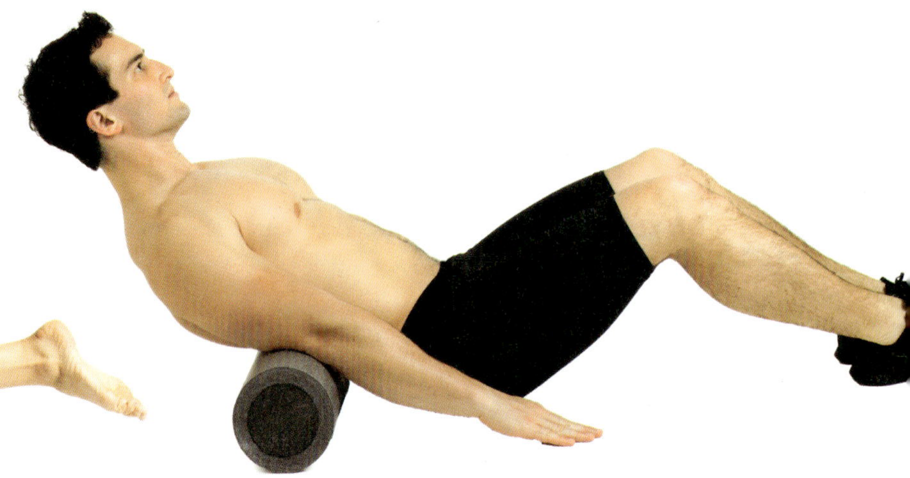

팩트 파일

목표 근육

- 장경인대
- 목
- 이상근
- 정강이
- 발목

도구

- 저항밴드
- 폼 롤러
- 스위스 볼

장점

- 접근하기 어려운 부위를 스트레칭하고 마사지한다.

5. 밴드-어시스티드 윙 스트레치

페이지 322

- 좌우 30초 수행

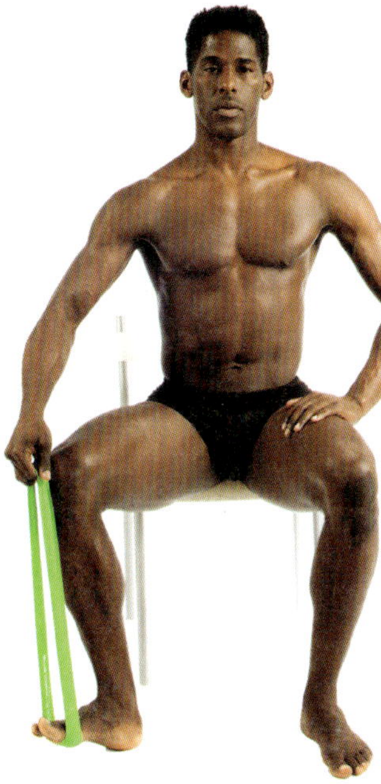

6. 밴드-어시스티드 씩클 스트레치

페이지 323

- 좌우 30초 수행

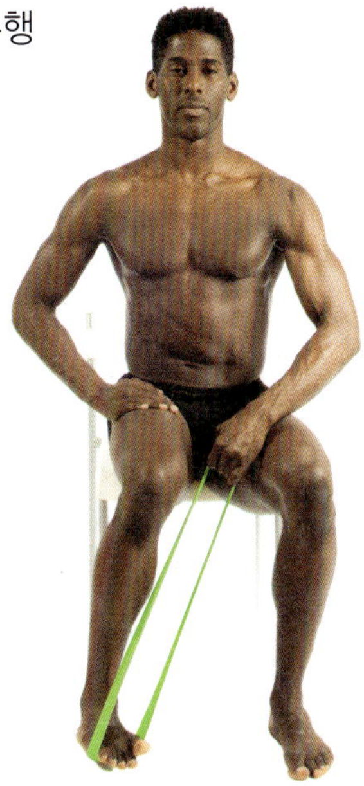

7. 라잉-다운 피규어 4 스트레치

페이지 250-51

- 좌우 30초 수행

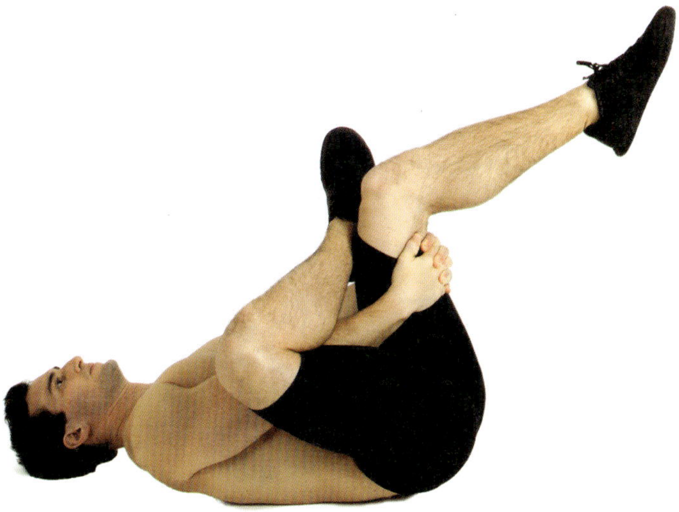

8. 레베이터 스캐플러 스트레치

페이지 39

- 각 방향 30초 수행

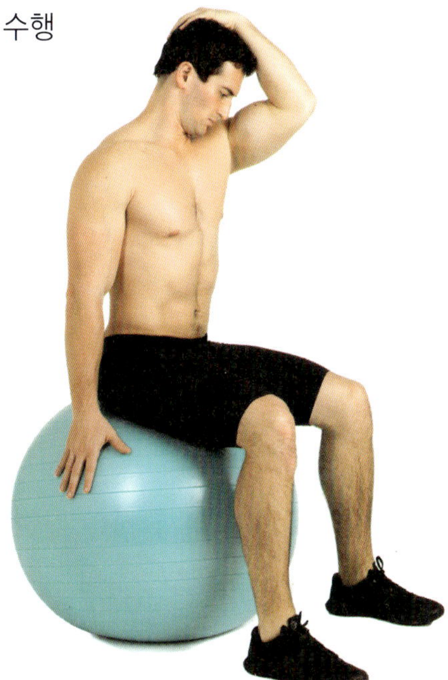

미드데이 (Midday)

한낮의 슬럼프를 완벽하게 해소시킬 수 있는 미드데이 루틴은 전신을 스트레칭하고 기분을 좋게 만든다.

1. 토우 터치

페이지 260-61

• 30-45초 수행

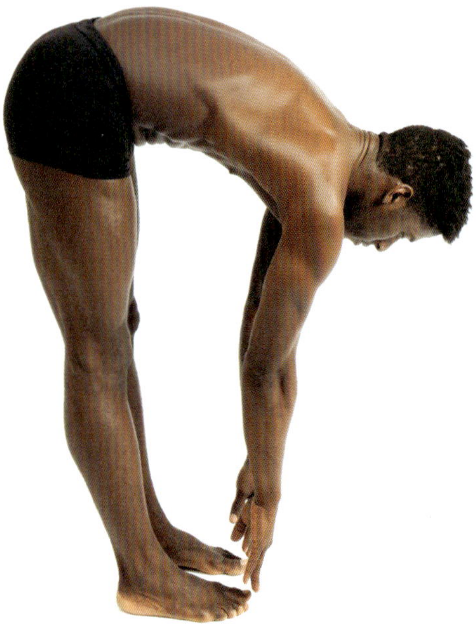

2. 스탠딩 스플릿

페이지 262-63

• 좌우 30초 수행

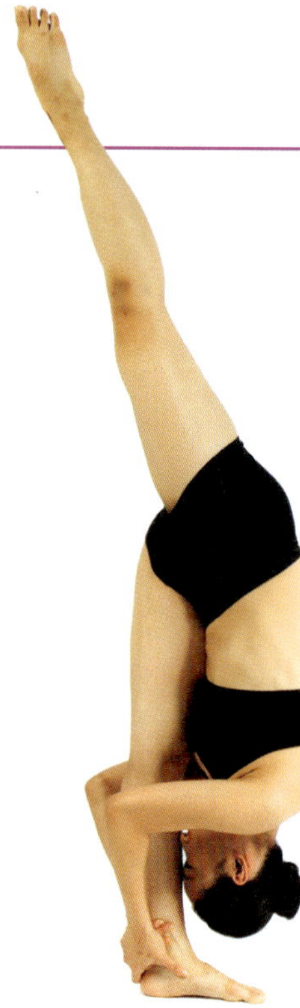

3. 포워드 런지 위드 트위스트

페이지 280-81

• 좌우 30초 수행

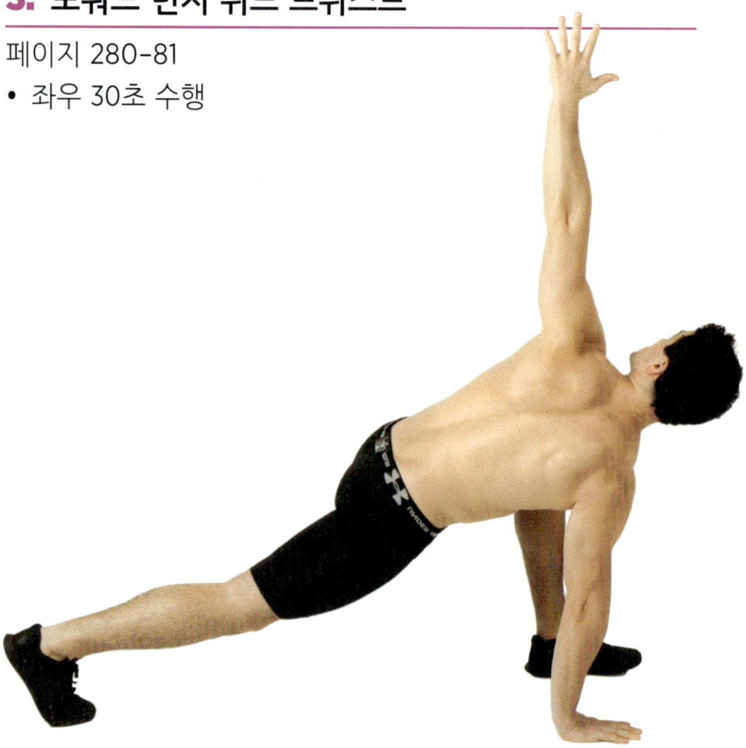

4. 리버스 런지 위드 래터럴 익스텐션

페이지 282-83

• 좌우 30초 수행

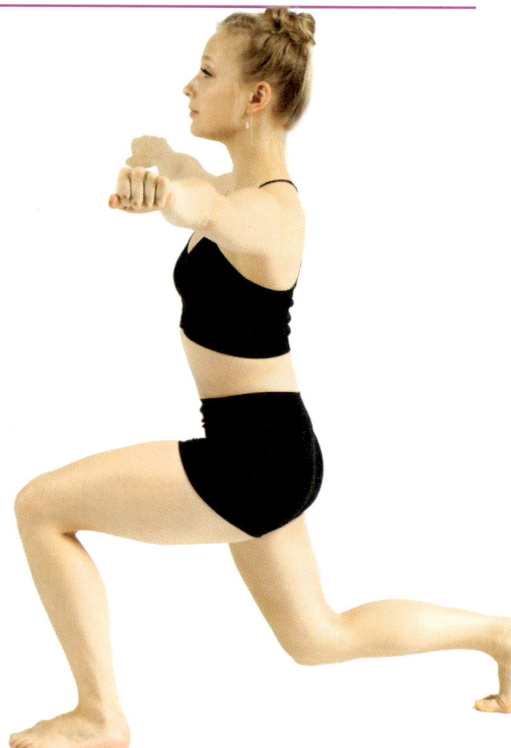

팩트 파일

목표 근육

- 하체

도구

- 체중
- 스텝

장점

- 순환을 좋게 하고, 균형과 코어 유연성을 향상시킨다.

5. 스트레이트-레그 런지

페이지 284-85

- 좌우 30초 수행

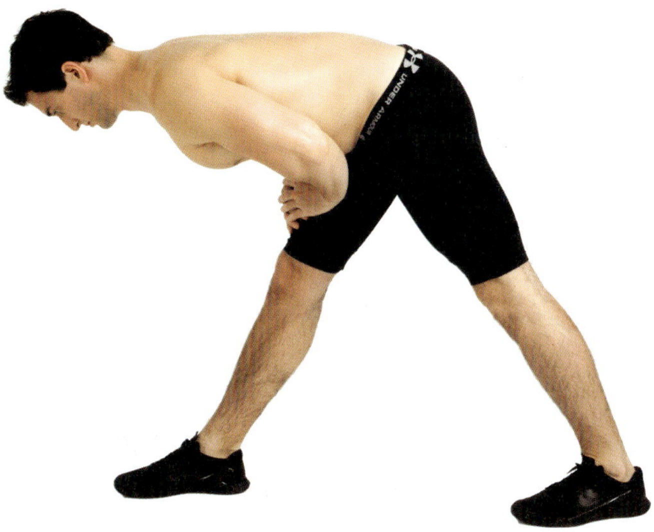

6. 와이드-레기드 포워드 벤드

페이지 288-89

- 30-45초 수행

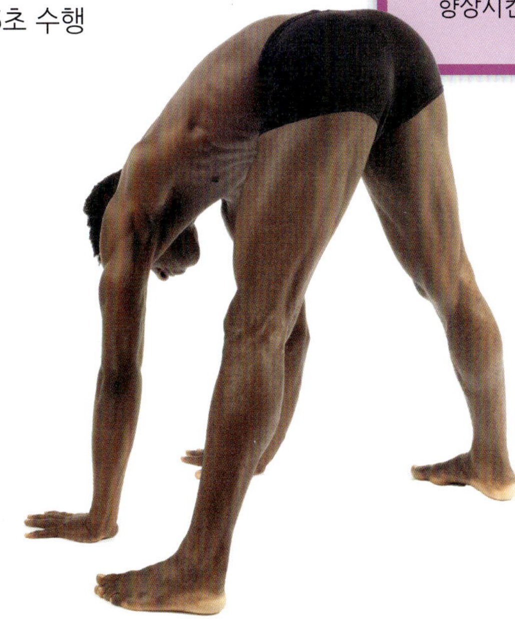

7. 힐-드롭/토우-업 스트레치

페이지 292-93

- 좌우 30초 수행

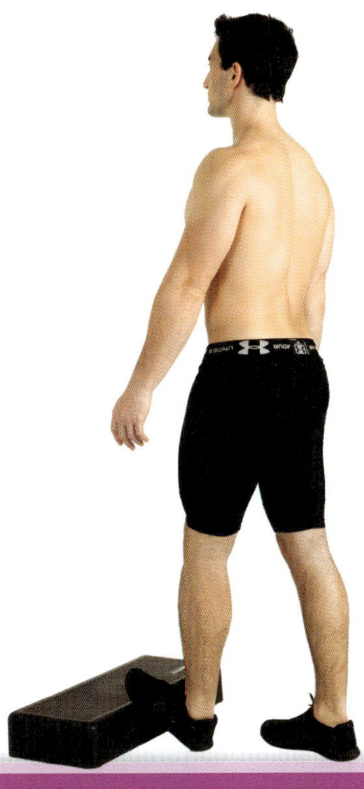

8. 힙 스트레치

페이지 302-3

- 좌우 30초 수행

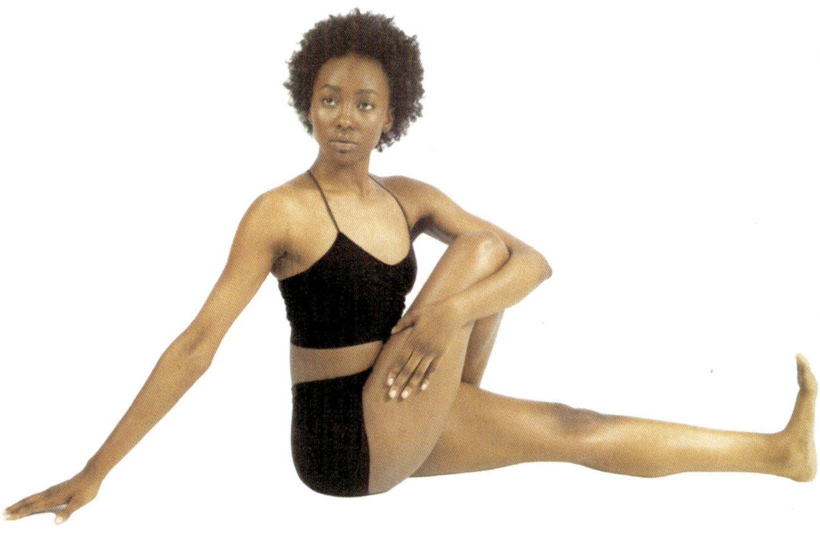

선셋 스트래들 (Sunset Stradle)

만약 여러분이 하루 종일 서 있었다면,
이런 고급 스트레칭 운동으로 엉덩이를 벌리고 하체의 긴장을 풀어 준다.

1. 사이드 어덕터 스트레치

페이지 208-9

- 좌우 30초 수행

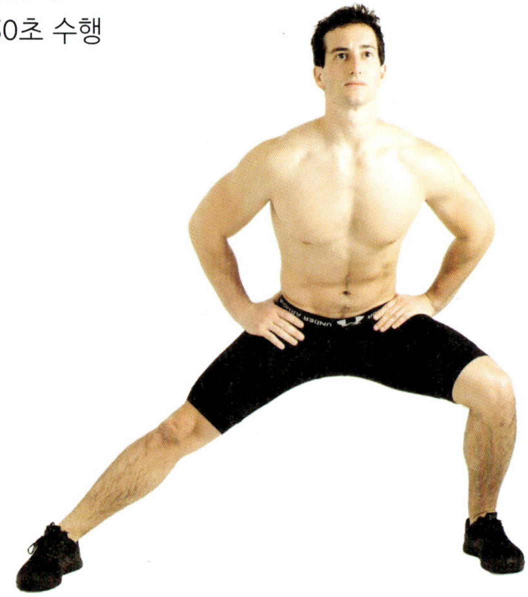

2. 해피 베이비 스트레치

페이지 254-55

- 좌우 30초 수행

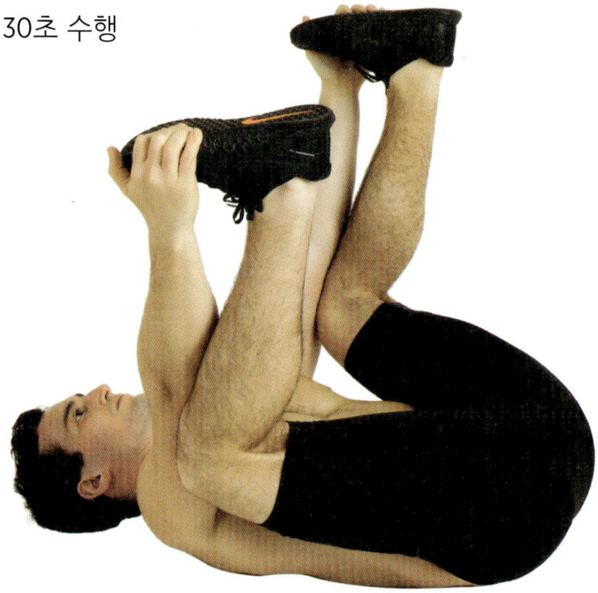

3. 시티드 레그 크래들

페이지 222-23

- 좌우 30초 수행

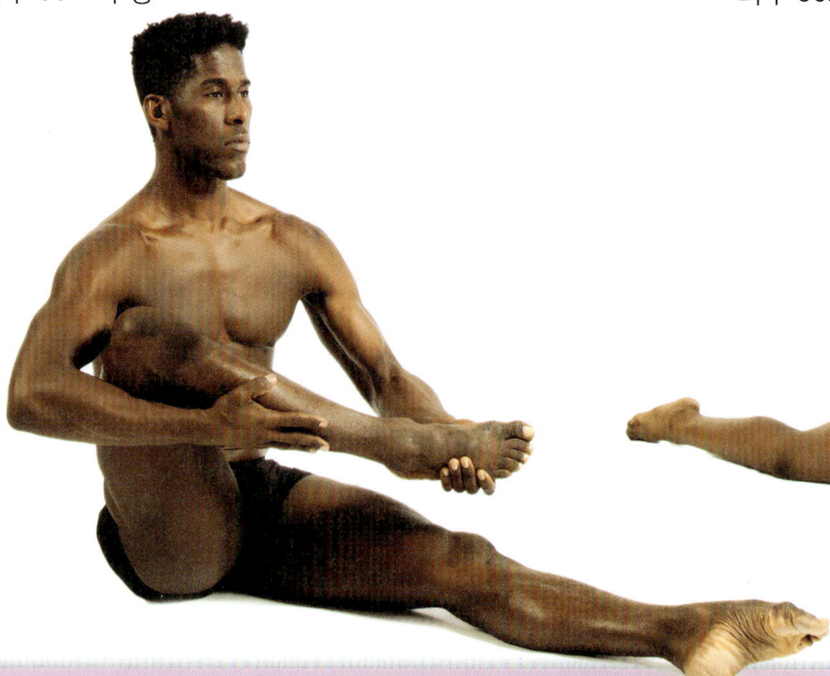

4. 프론트 스플릿

페이지 224-25

- 좌우 30초 수행

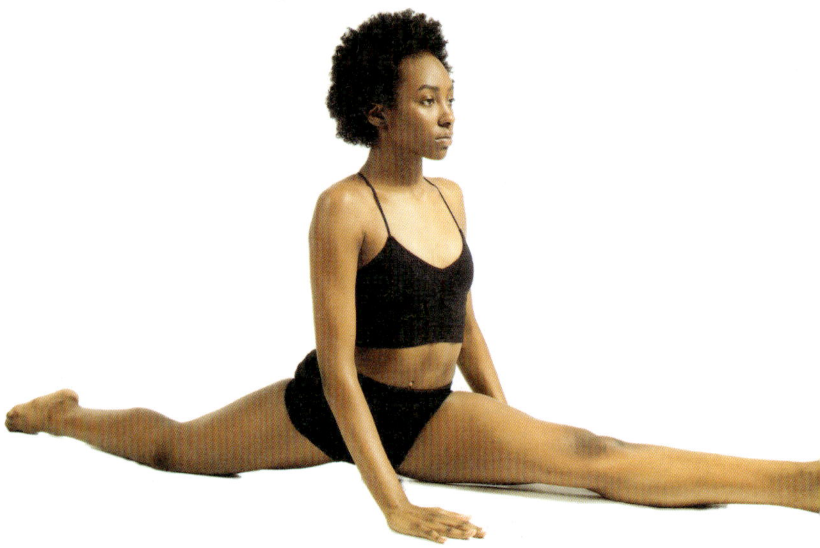

팩트 파일

목표 근육
- 하체

도구
- 체중

장점
- 하체의 긴장을 완화한다.

5. 라잉-다운 그로인 스트레치

페이지 246-47
- 30초 수행

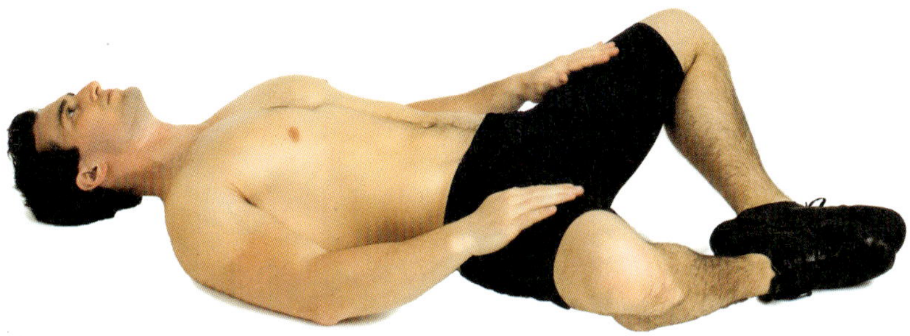

6. 프로그 스트레치

페이지 218-19
- 30-45초 수행

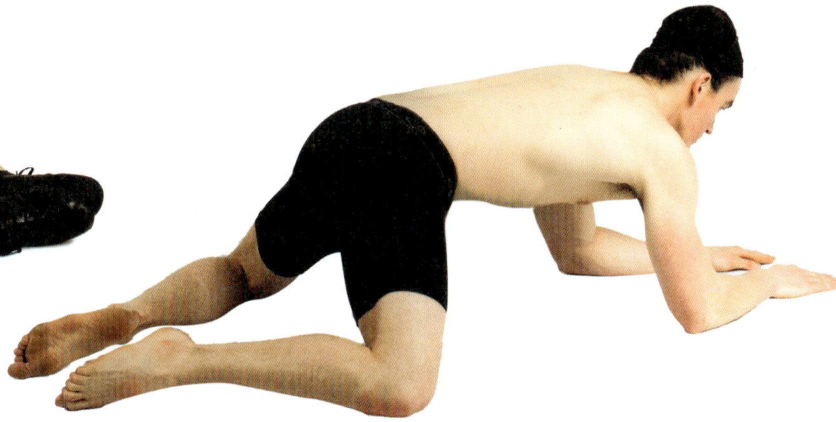

7. 체스트-투-싸이 스트래들 스플릿

페이지 230-31
- 좌우 30초 수행

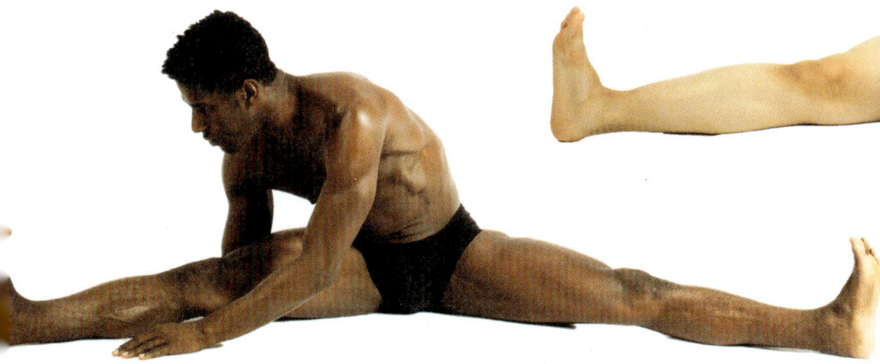

8. 와이드-앵글 시티드 포워드 벤드

페이지 232-33
- 30-45초 수행

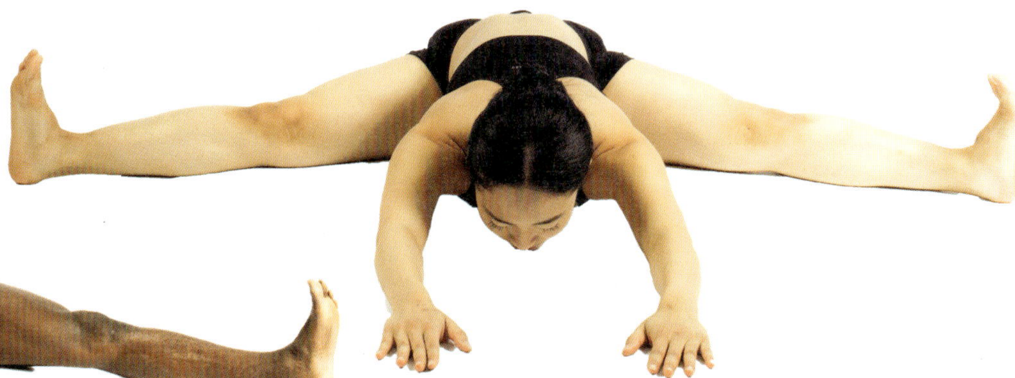

커피 브레이크 (Coffee Break)

컴퓨터 작업을 중단하고 휴식을 취해 어깨, 가슴 및 등 근육의 긴장을 해소시킨다. 여러분의 아픈 발을 만진다.

1. 월-어시스티드 체스트 스트레치

페이지 104-5

- 좌우 30-45초 수행

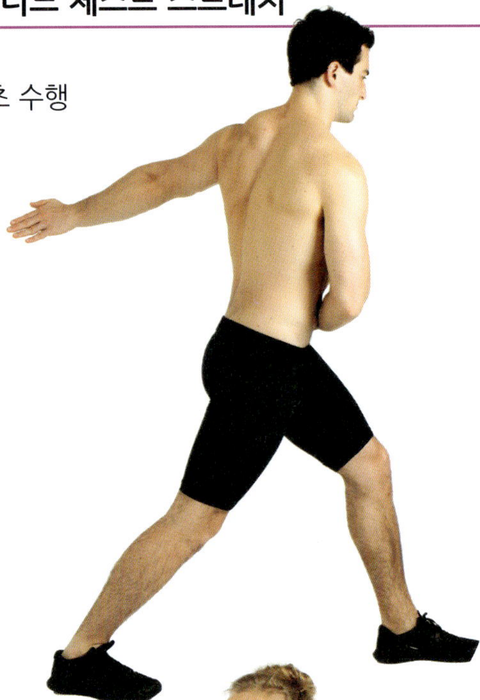

2. 체어 플리에

페이지 274-75

- 좌우 30초 수행

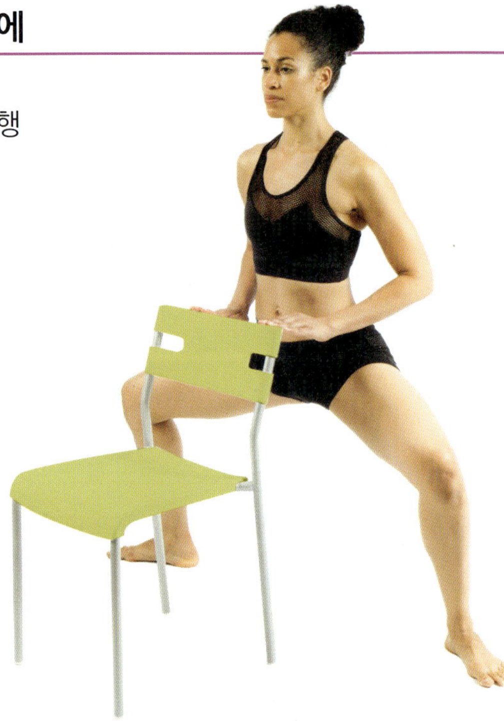

3. 체어 스쿼트

페이지 276-77

- 30-45초 수행

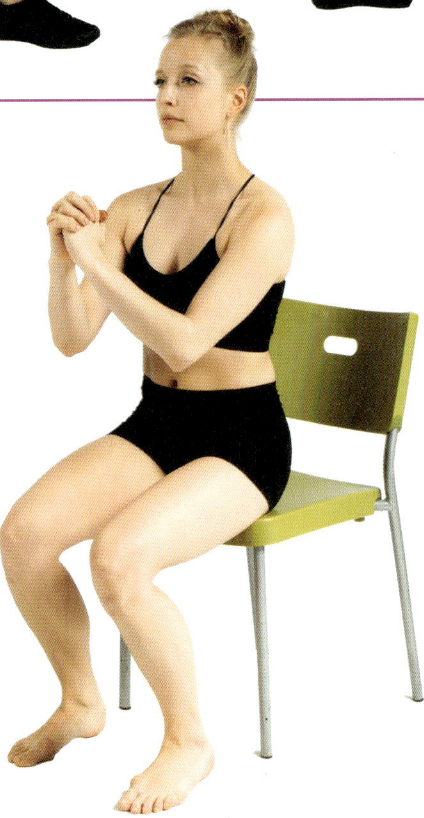

4. 백워드 볼 스트레치

페이지 90-91

- 30-45초 수행

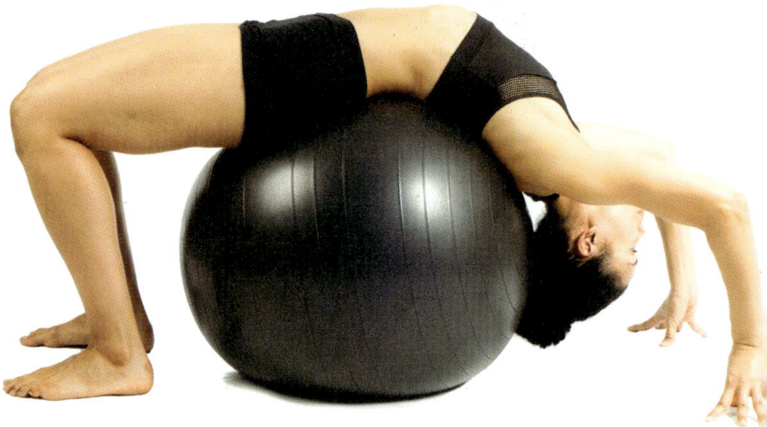

팩트 파일

목표 근육
- 전신

노구
- 체중
- 스위스 볼

장점
- 가슴과 엉덩이를 벌리고, 어깨와 상부 등 근육의 긴장을 완화한다.

5. 포인트 풋 스트레치

페이지 318
- 좌우 30초 수행

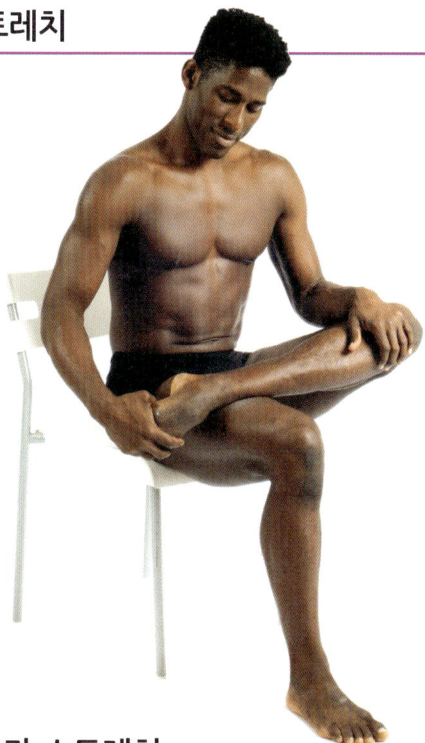

6. 플렉션 풋 스트레치

페이지 319
- 좌우 30초 수행

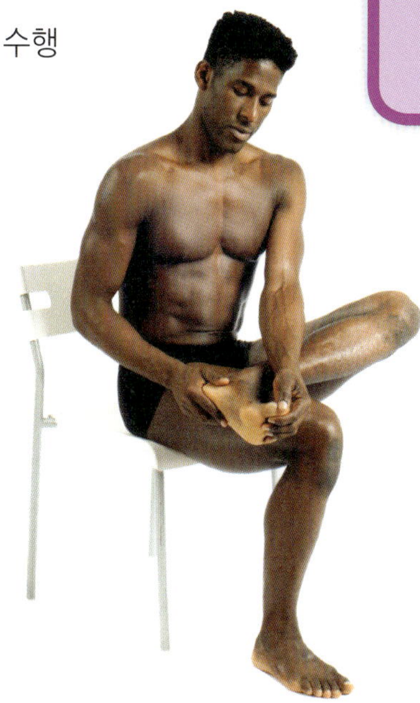

7. 카우 페이스 요가 스트레치

페이지 58-59
- 30-60초 수행

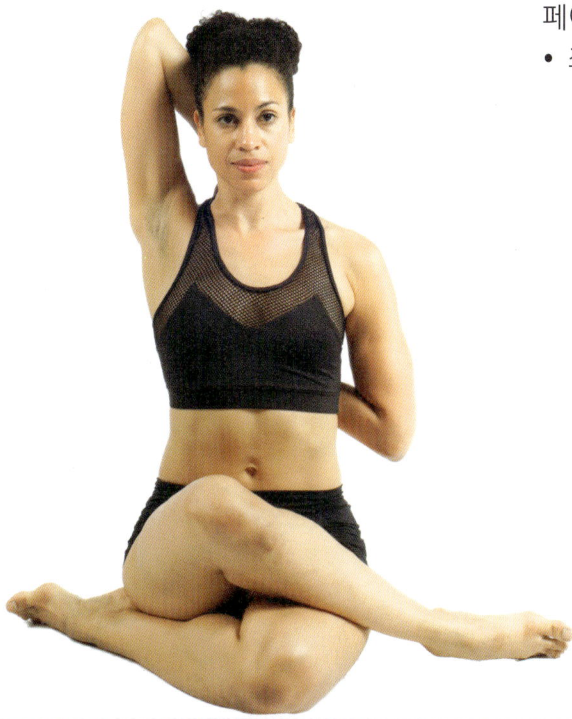

8. 라티시머스 돌시 스트레치

페이지 190-91
- 좌우 3회 수행

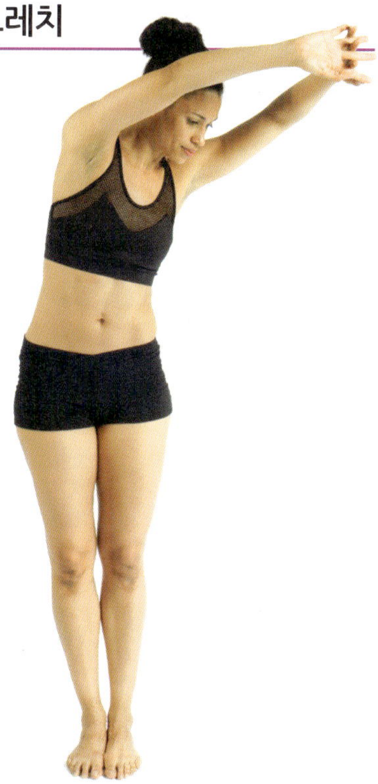

해피 아워 (Happy Hour)

이 운동은 고난이도의 운동으로서 코어를 안정화시키고 척추를 재정렬시키는데 효과가 좋다. 이런 운동을 통해 몇몇 근육을 유연하게 만드는 동시에 여러분의 균형 능력을 향상시켜 보자.

1. 힙 서클

페이지 172-73

- 각 방향 30초 수행

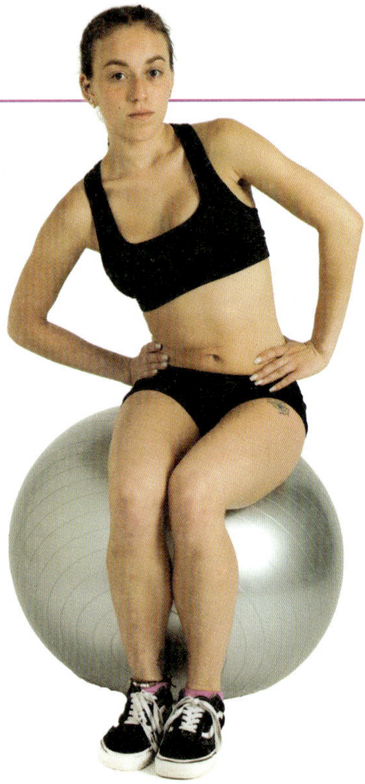

2. 로테이티드 백 익스텐션

페이지 182-83

- 각 방향 30초 수행

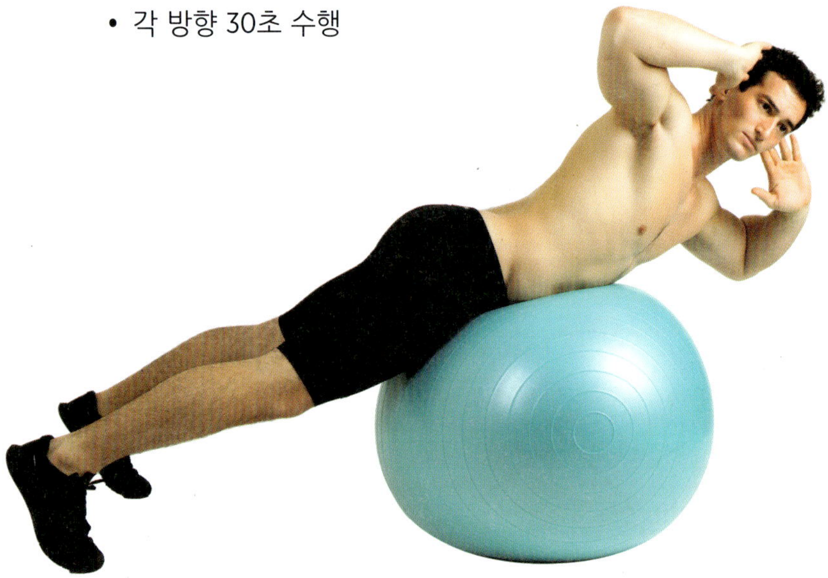

3. 어퍼-트라페지어스 스트레치

페이지 28

- 30-45초 수행

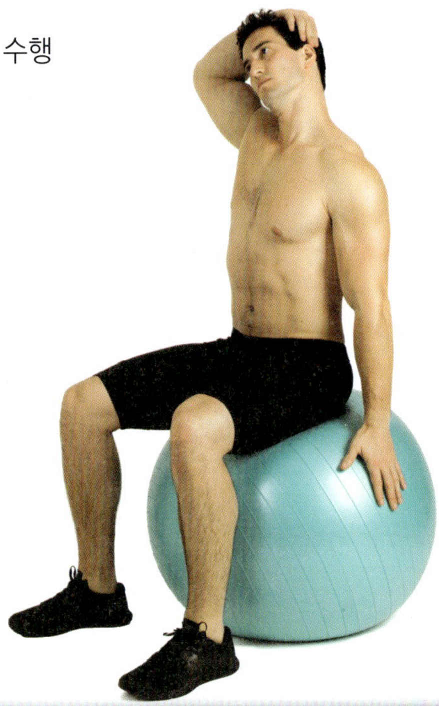

4. 백워드 볼 스트레치

페이지 90-91

- 30-45초 수행

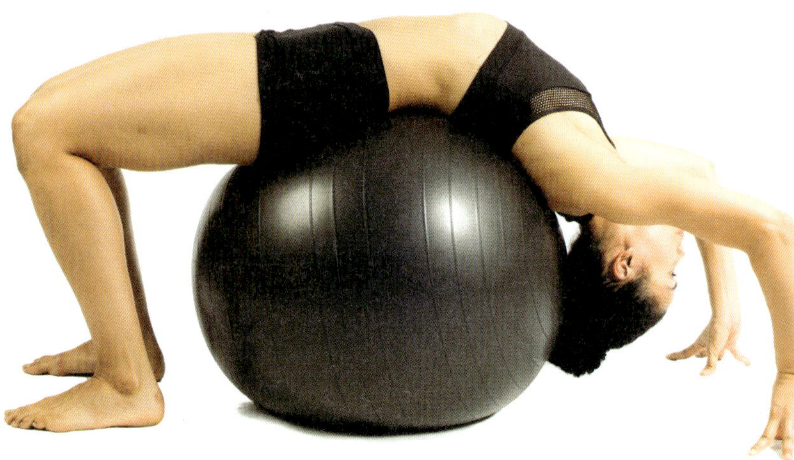

팩트 파일

목표 근육

- 전신

도구

- 스위스 볼

장점

- 균형을 발달하고, 코어를 안정화하고, 척추를 재정렬시킨다.

5. 리버스 브릿지 로테이션

페이지 148-49

- 각 방향 30초 수행

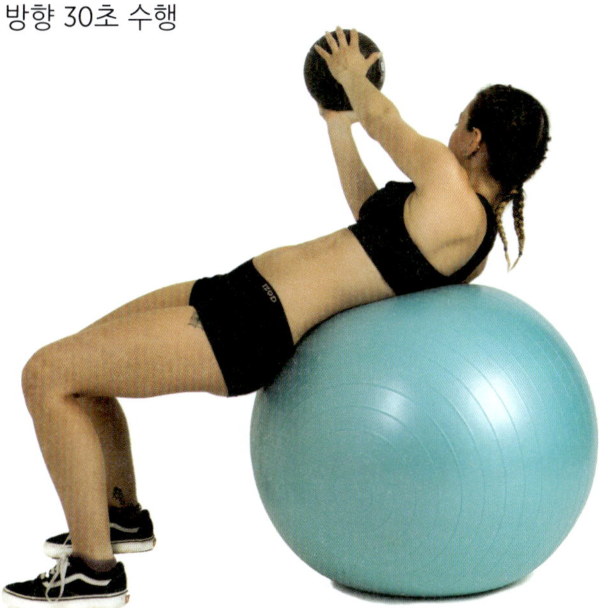

6. 리버스 브릿지 볼 롤

페이지 150-51

- 각 방향 30초 수행

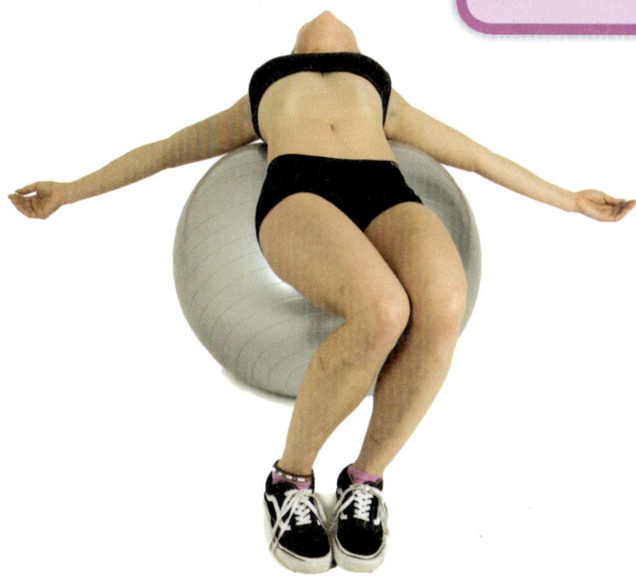

7. 잭나이프 스트레치

페이지 162-63

- 30-45초 수행

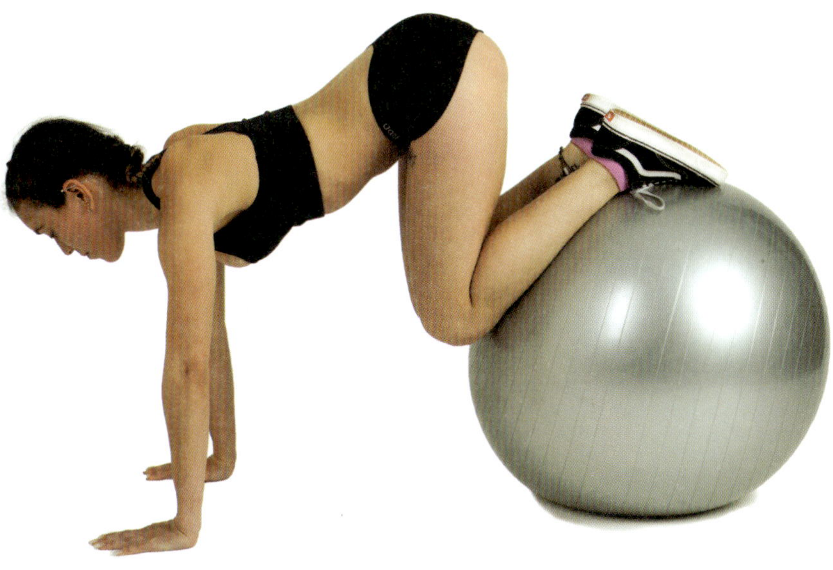

8. 스러그

페이지 41

- 30-45초 수행

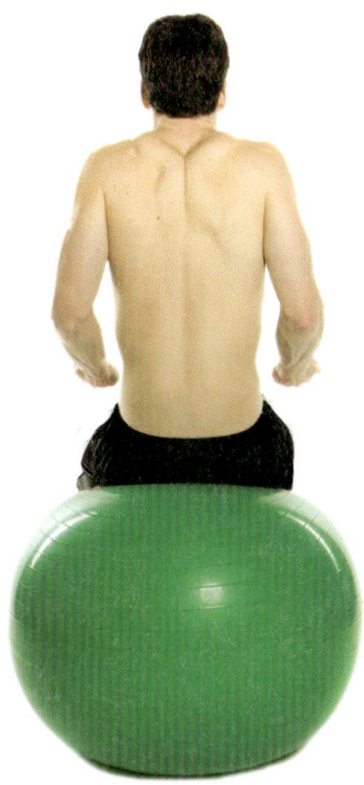

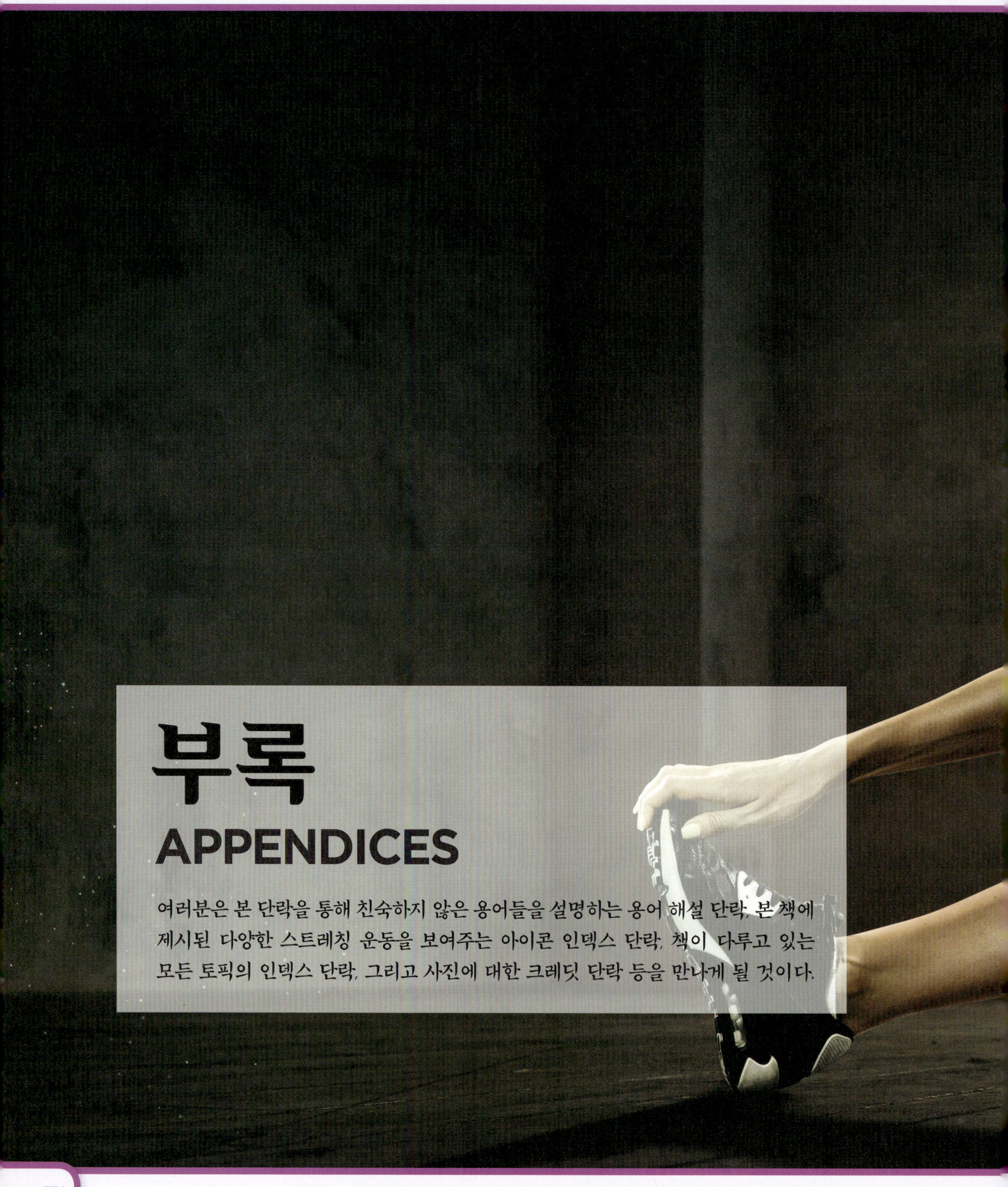

부록

APPENDICES

여러분은 본 단락을 통해 친숙하지 않은 용어들을 설명하는 용어 해설 단락, 본 책에 제시된 다양한 스트레칭 운동을 보여주는 아이콘 인덱스 단락, 책이 다루고 있는 모든 토픽의 인덱스 단락, 그리고 사진에 대한 크레딧 단락 등을 만나게 될 것이다.

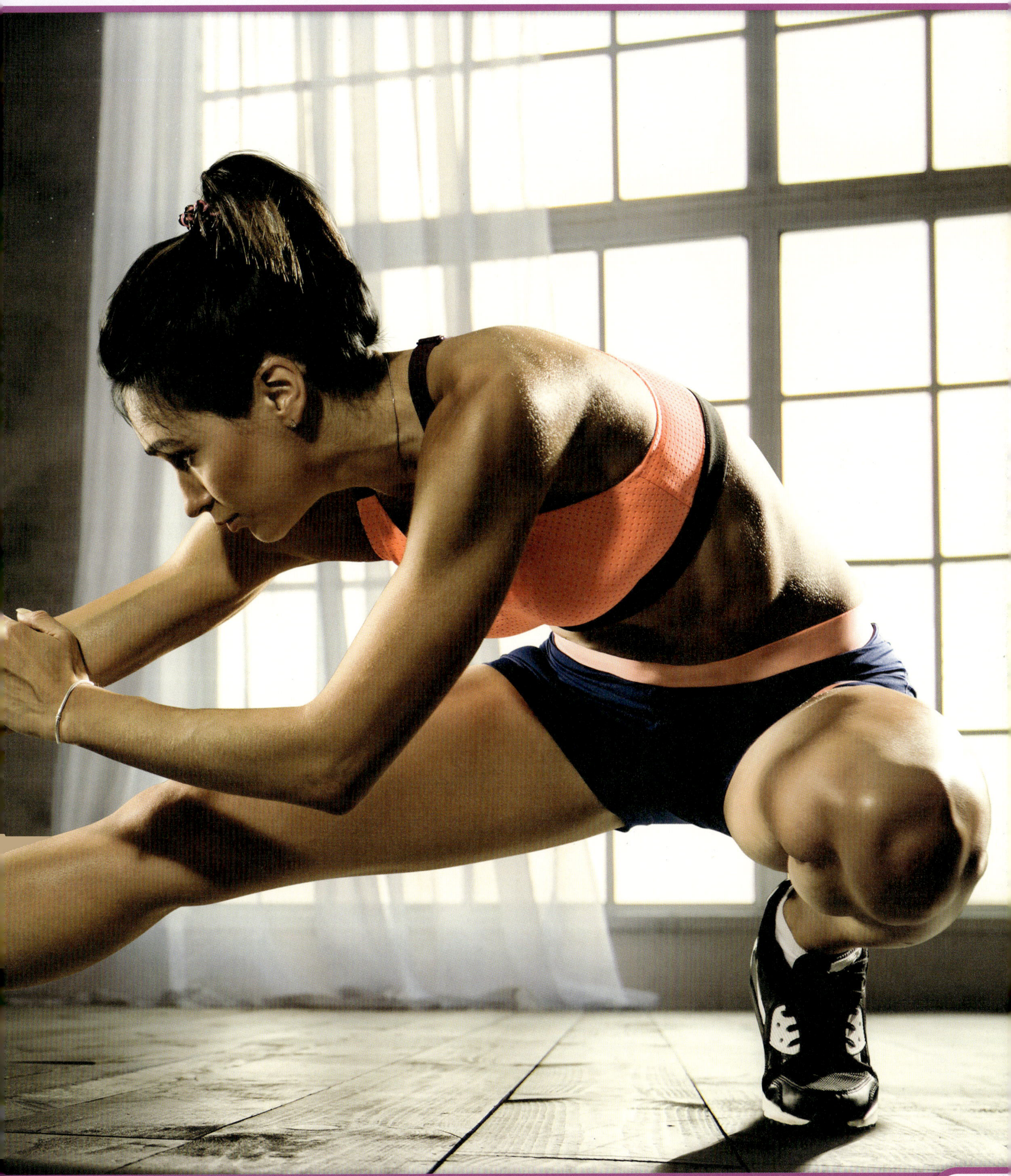

일반 용어 GENERAL TERMS

이것은 이 책에서 사용된 용어와 다른 곳에서 만날 수 있는 용어들을 포함한다.

외전(abduction): 몸으로부터 멀어지는 움직임

능동적 고립 스트레칭(active isolated stretching [AIS]): 이전의 저항지점을 초과할 목적으로 한 번할 때 2초간만 스트레칭하는 기법으로써 이를 여러 번 반복하는 신장 기법이다.

능동적 스트레칭(active stretching): 더 강한 강도를 위해 그 사람이 힘을 부가함으로써 수행하는 신장 기법이다.

내전(adduction): 몸쪽으로 향하는 움직임

유산소 운동(aerobic exercise): 신체가 산소를 에너지로 사용하는 운동 형태

무산소 운동(anaerobic exercise): 근육이 에너지로서 당원을 사용하는 운동 형태

전방(anterior): 앞쪽에 위치한

탄성 스트레칭(ballistic stretching): 정상 가동범위를 초과하기 위해 신장된 위치로 바운딩함으로써 신체 일부에 힘을 적용하는 능동 스트레칭의 한 종류이다.

심혈관 운동(cardiovascular exercise): 심박동수를 증가시키는 운동으로, 산소와 영양분이 풍부한 혈관을 근육에 작용시킨다.

마무리 운동(cooldown): 운동의 끝단계에서 수행되는 운동으로, 신체를 냉각시키고 이완시키는 운동이다.

코어(core): 척추 가까이 위치하는 깊은 근육층이고, 상체에 구조적 지지를 제공한다. 코어 근육은 2 개 그룹으로 나누어진다: 주 그룹(major)과 부 그룹(minor). 주 그룹은 몸통에 위치하고, 복부 영역과 중간 등 및 허리 등을 포함한다. 이 영역은 골반저 근육(항문거근, 치골미골근, 장골미골근, 치골직장근, 미골근), 복부 근육(복직근, 복횡근, 외복사근 및 내복사근), 척추 신전근(다열근, 척주기립근, 판상근, 최장근, 반극근) 및 횡격막을 둘러싼다. 부 그룹은 광배근, 대둔근 및 승모근이다. 부 그룹은 신체가 추가적인 안정성을 요구하는 활동이나 움직임을 할 때 주 그룹을 보조한다.

동적 스트레칭(dynamic stretching): 복부 근육과 깊은 고정근의 활동을 통해 요추의 움직임에 저항하는 운동이다; 이것은 코어 근육과 지구력을 향상시킨다.

코어 강화 운동(core strengthener): 복부 근육과 깊은 고정근이 작용하는 동안, 요추의 움직임을 허용하는 운동이다; 코어의 근력을 향상시킨다.

동적 스트레칭(dynamic stretching): 지속적인 움직임 패턴의 사용을 요구하는 신장 기법이다.

신전(extension): 뻗는 동작

신전근(extensor muscle): 신체로부터 멀리 신체 분절을 뻗는데 작용하는 근육

굴곡된 발: 뾰족한 발과 반대되는 의미로, 다리와 90°을 이루는 발.

굴곡(flexion): 관절의 굽힘

굴곡근(flexor muscle): 허벅지를 복부 쪽으로 올리거나, 또는 팔꿈치를 굴곡할 때처럼, 두 뼈사이의 각도를 감소시키는 근육.

슬괵근(hamstrings): 허벅지 뒤쪽에 있는 3개의 근육(반건양근, 반막양근 및 대퇴이두근)이며, 슬관절을 굴곡하고 고관절을 신전시킨다.

과신전(hyperextension): 중간등과 상부 등 뿐만 아니라, 허리(아랫등)에 작용하는 운동으로서, 골반을 고정한 채 바닥으로부터 몸통과 하체를 들어올리거나 하체를 들어올리는 움직임이다.

내회전(internal rotation): 신체 중심 쪽으로 움직이는 동작

간격(interval): 활동 기간이나 휴식 기간

고립 운동(isolation exercise): 단일 근육이나 단일 근육군만 사용하는 운동

장경인대(iliotibial band [ITB]): 엉덩이에서 시작해 경골의 가쪽면까지 뻗어 있고, 다리의 가쪽을 주행하는 두꺼운 섬유조직이다. 장경인대는 몇몇 허벅지 근육과 연결되어 슬관절의 가쪽면에 안정성을 제공한다.

측방(lateral): 가쪽 또는 측면에 위치한

런지(lunge): 양쪽 다리를 앞뒤로 배치한 후, 상체를 그대로 낮추는 하체 운동이다.

내측(medial): 중심 쪽에 위치하거나, 중심 쪽으로 움직이는 동작

명상(meditation): 깊은 의식 수준에 도달하기 위해 호흡을 통해 마음을 안정시키는 것

근막이완 스트레칭(myofascial release stretching): 타이트하거나 불편한 근육의 특정 지점에 부드럽고 지속적인 압박을 적용하기 위해 힘을 적용하거나 외적 신장 장비를 사용하는 신장 기법이다.

중립(neutral): 다리, 골반, 엉덩이 또는 다른 신체 부위 활처럼 휘지 않고 또 앞쪽으로 숙이지 않는 자세를 의미한다.

중립위(neutral position): 척추의 자연스런 만곡이 유지되는 자세이고, 일반적으로 바닥에 한발이나 양쪽 발을 놓고 누웠을 때 채택된다.

수동적 스트레칭 또는 등척성 스트레칭(passive, or isometric, stretching): 강도를 증가시키기 위해 외부의 힘(예, 파트너나 보조 장비)을 적용하는 신장 기법이다.

후방(posterior): 몸의 뒤쪽

후방 사슬(posterior chain): 둔부, 슬괵근 및 등

프로프스(props): 매트, 블록, 담요, 그리고 가동범위를 증가시키거나 포즈 달성을 촉진하기 위해 사용되는 스트랩 등과 같은 도구

당기는 작용 근육(pulling muscle): 당기는 움직임과 관련된 1차 근육군: 복부 근육, 상완이두근, 전완 근육, 광배근, 슬괵근, 복사근 및 승모근 등.

미는 작용 근육(pushing muscle): 미는 움직임과 관련된 1차 근육군: 장딴지 근육, 삼각근, 둔부 근육, 가슴 근육, 대퇴사두근 및 상완삼두근 등.

대퇴사두근(quadriceps): 커다란 근육군으로 허벅지 앞쪽면을 덮고 있는 4개의 근육을 포함한다: 대퇴직근, 중간광근, 외측광근 및 내측광근. 이것은 슬관절 신전근이고, 대퇴의 앞쪽과 측면을 덮는 커다란 근육이다.

가동범위(range of motion): 굴곡된 자세와 신전된 자세 사이에서 관절이 움직일 수 있는 거리와 방향

저항(resistance): 덤벨과 같은 웨이트를 이용하거나 자신의 체중만을 이용하여 근육이 운동을 완수하는데 반대로 작용하는 힘.

회전근(rotator muscle): 고관절과 견관절과 같은 관절의 회전을 돕는 근육

견갑골(scapula): 중간등에서 상부 등까지 돌출된 뼈로서 "shoulder blade"로도 알려짐

세트(set): 주어진 반복횟수로 운동을 얼마나 반복하는지를 나타내는 것

정적(static stretching): 목표 근육을 최대 지점까지 신장한 후, 특정 시간 동안 그 자세를 유지하는 신장 기법이다.

스트레치(stretch): 신체를 길게 늘이는 것

복측면(ventral aspect): 신체의 앞쪽면

워밍-업(warm-up): 강한 운동을 위해 신체를 준비시키는 짧은 기간의 가벼운 운동

요가(yoga): 단체(union)라는 의미의 산스크리트어인 yug ("yoke")에서 나온 단어. 요가는 해방을 달성하기 위해, 신체 자세, 호흡, 명상 및 철학 연구 등을 도구로서 사용하는 고대의 훈련방법.

요기(yogi): 요가를 수련하는 사람

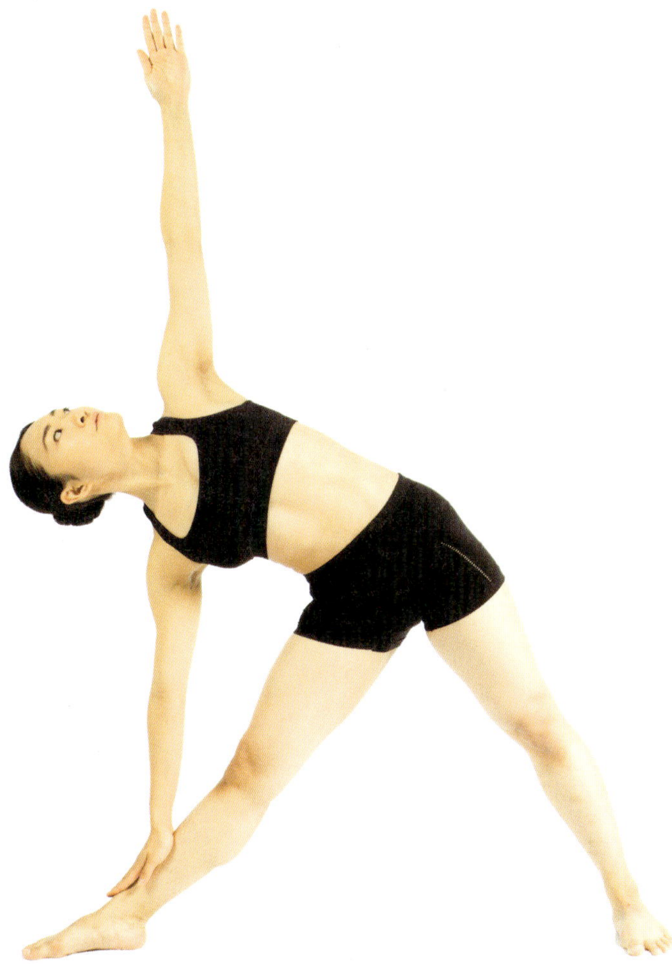

라틴 용어 LATIN TERMS

다음 용어들은 인체 근육을 설명하는데 사용되는 라틴어를 설명한다. 특정 단어는 그리스어에서 유래되었다.

가슴

오구상완근(coracobrachialis): Greek *korakoeidés* = 부리모양을 의미하고, *brachium* = 팔을 의미한다.

흉근(pectoralis; 대흉근과 소흉근): *pectus* = 가슴을 의미한다.

복부

복사근(obliquus; 외복사근과 내복사근): *obliquus* = 사선을 의미한다.

복직근(rectus abdominis): *rego* = 일직선을 의미하고, *abdomen* = 배(복부)를 의미한다.

전거근(serratus anterior): *serra* = 톱을 의미하고, *ante* = 이전 또는 앞을 의미한다.

복횡근(transversus abdominis): *transversus* = 가로방향을 의미하고, *abdomen* = 배(복부)를 의미한다.

목

사각근(scalenus): Greek *skalénós* = 균등하지 않음을 의미한다.

반극근(semispinalis): *semi* = 절반을 의미하고, *spinae* = 가시(극)를 의미한다.

판상근(splenius): Greek *splénion* = 패치를 의미한다.

흉쇄유돌근(sternocleidomastoideus): Greek *stérnon* = 가슴을 의미하고, Greek *kleis* = 열쇠를 의미하고, Greek *mastoeidés* = 가슴과 비슷함을 의미한다.

등

척주기립근(erector spinae): *erectus* = 일직선을 의미하고, *spina* = 가시를 의미한다.

광배근(latissimus dorsi): *latus* = 넓음을 의미하고, *dorsum* = 등을 의미한다.

다열근(multifidus spinae): *multifid* = 여러 갈래를 의미하고, *spina* = 가시를 의미한다.

요방형근(quadratus lumborum): *quadratus* = 사각형을 의미하고, *lumbus* = 허리를 의미한다.

능형근(rhomboideus): Greek *rhembesthai* = 회전하는 것을 의미한다.

승모근(trapezius): Greek *trapezion* = 작은 탁자를 의미한다.

어깨

삼각근(deltoideus; 전, 중, 후): Greek *deltoeidés* = 델타 모양을 의미함.

극하근(infraspinatus): *infra* = 아래쪽을 의미하고, *spina* = 가시를 의미한다.

견갑거근(levator scapulae): *levare* = 들어올린다, *scapulae* = 어깨를 의미한다.

견갑하근(subscapularis): *sub* = 밑을 의미하고, *scapulae* = 어깨를 의미한다.

극상근(supraspinatus): *supra* = 위쪽, *spina* = 가시를 의미한다.

원근(teres; 대원근, 소원근): *teres* = 둥글다.

상완

상완이두근(biceps brachii): *biceps* = 머리가 2개임을 의미하고, *brachium* = 팔을 의미한다.

상완근(brachialis): *brachium* = 팔을 의미한다.

상완삼두근(triceps brachii): *triceps* = 머리가 3개임을 의미하고, *brachium* = 팔을 의미한다.

전완

주근(anconeus): Greek *anconad* = 팔꿈치를 의미한다.

상완요골근(brachioradialis): *brachium* = 팔을 의미한다. *radius* = 수레 바퀴살을 의미한다.

요측수근신근(extensor carpi radialis): extendere = 펴짐을 의미하고, Greek *karpós* = 손목을 의미하고, *radius* = 수레 바퀴살을 의미한다.

지신근(extensor digitorum): *extendere* = 펴짐을 의미하고, *digitus* = 손가락과 발가락을 의미한다.

장무지수근굴근(flexor carpi pollicis longus): *flectere* = 굽힘을 의미하고, Greek *karpós* = 손목을 의미하고, *pollicis* = 엄지, *longus* = 길다는 것을 의미한다.

요측수근굴근(flexor carpi radialis): *flectere* = 굽힘을 의미하고, Greek *karpós* = 손목을 의미하고, *radius* = 수레 바퀴살을 의미한다.

척측수근굴근(flexor carpi ulnaris): *flectere* = 굽힘을 의미하고, Greek *karpós* = 손목을 의미하고, *ulnaris* = 전완을 의미한다.

지굴근(flexor digitorum): *flectere* = 굽힘을 의미하고, *digitus* = 손가락과 발가락을 의미한다.

장장근(palmaris longus): *palmaris* = 손바닥, *longus* = 길다는 것을 의미한다.

원회내근(pronator teres): *pronate* = 회전을 의미하고, *teres* = 둥글다.

엉덩이

쌍자근(gemellus; 하쌍자근과 상쌍자근): *geminus* = 쌍둥이를 의미한다.

대둔근(gluteus maximus): Greek *gloutós* = 엉덩이를 의미하고, *maximus* = 가장 크다는 것을 의미한다.

중둔근(gluteus medius): Greek *gloutós* = 엉덩이를 의미하고, *medialis* = 중간을 의미한다.

소둔근(gluteus minimus): Greek *gloutós* = 엉덩이를 의미하고, *minimus* = 가장 작은 것.

장요근(iliopsoas): *ilium* = 사타구니를 의미하고, *psoa* = 서혜부 근육을 의미한다.

외폐쇄근(obturator externus): *obturare* = 막음을 의미하고, *externus* = 바깥을 의미한다.

내폐쇄근(obturator internus): *obturare* = 막음을 의미하고, *internus* = 내부를 의미한다.

치골근(pectineus): *pectin* = 빗을 의미한다.

이상근(piriformis): *pirum* = "배"를 의미하고, *forma* = 모양을 의미한다.

대퇴방형근(quadratus femoris): *quadratus* = 사각형을 의미하고, *femur* = 허벅지를 의미한다.

대퇴

장내전근(adductor longus): *adducere* = 수축을 의미, *longus* = 길다.

대내전근(adductor magnus): *adducere* = 수축을 의미, *magnus* = 크다.

대퇴이두근(biceps femoris): *biceps* = 머리가 2개, *femur* = 허벅지를 의미한다.

박근(gracilis): *gracilis* = 가늘다.

대퇴직근(rectus femoris): *rego* = 일자를 의미하고, *femur* = 허벅지를 의미한다.

봉공근(sartorius): *sarcio* = 패치를 붙이다. 수리하다.

반막양근(semimembranosus): *semi* = 절반, *membrum* = 손발

반건양근(semitendinosus): *semi* = 절반, *tendo* = 힘줄을 의미한다.

대퇴근막장근(tensor fasciae latae): *tenere* = 늘어나다, *fasciae* = 띠, *latae* = "내려놓다"

중간광근(vastus intermedius): *vastus* = 크다; 넓다, *intermedius* = 사이에 위치하다.

외측광근(vastus lateralis): *vastus* = 크다; 넓다, *lateralis* = 측면

내측광근(vastus medialis): *vastus* = 크다; 넓다, *medialis* = 중간

하퇴

소지내전근(adductor digiti minimi): *adducere* = 수축한다는 것을 의미하고, *digitus* = 손가락, 발가락, *minimum* = 가장 작은 것

무지내전근(adductor hallucis): *adducere* = 수축한다는 것을 의미하고, *hallex* = 엄지발가락을 의미한다.

장지신근(extensor digitorum longus): *extendere* = 펴짐, *digitus* = 손가락, 발가락, *longus* = 길다.

장무지신근(extensor hallucis longus): *extendere* = 펴짐, *hallex* = 엄지발가락, *longus* = 길다

장지굴근(flexor digitorum longus): *flectere* = 굴곡, *digitus* = 손가락, 발가락, *longus* = 길다

장무지굴근(flexor hallucis longus): *flectere* = 굴곡, *hallex* = 엄지발가락, *longus* = 길다.

비복근(gastrocnemius): Greek *gastroknémia* = 장딴지

비골근(peroneus): *peronei* = 종아리

족척근(plantaris): *planta* = 발바닥

가자미근(soleus): *solea* = 샌들

경골근(tibialis; 전경골근과 후경골근): *tibia* = 갈대 피리

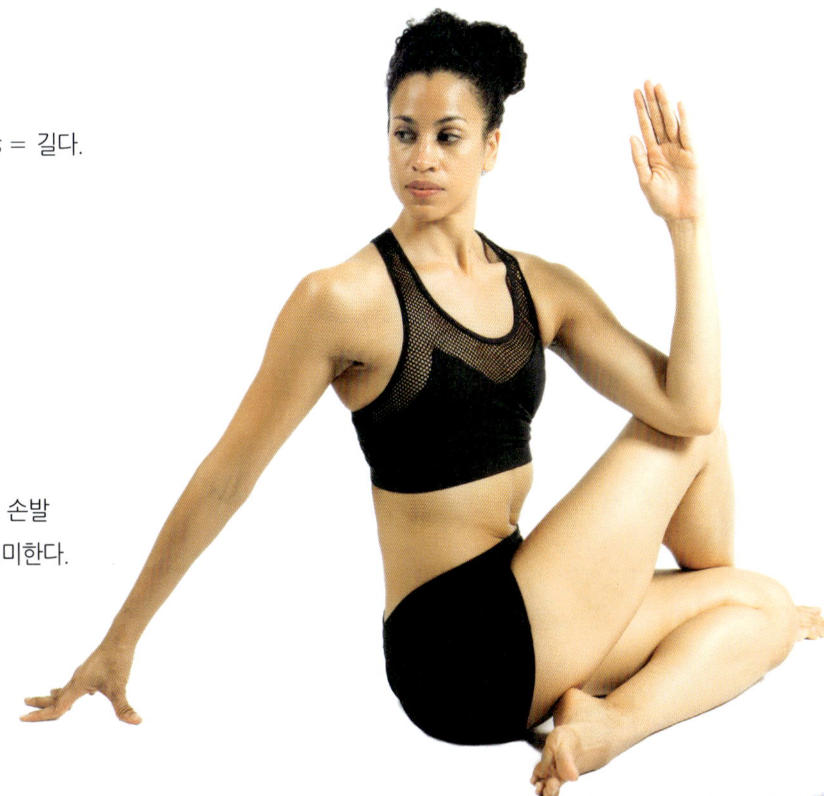

아이콘 인덱스

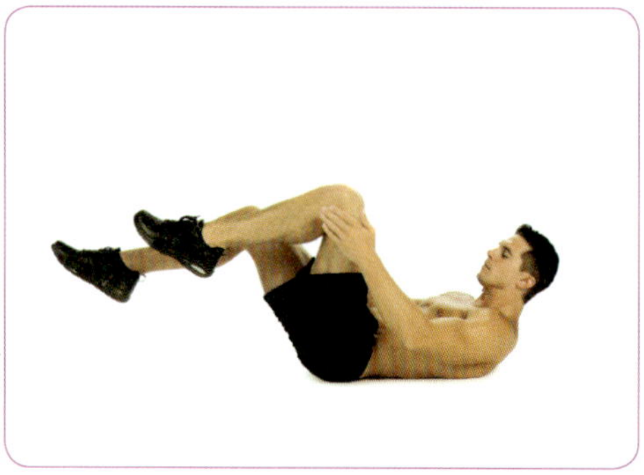

Abdominal Kick
Pages 184–85

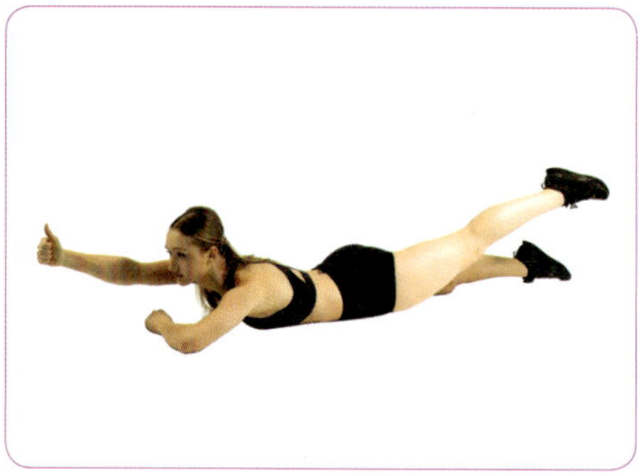

Arm-Leg Extension
Pages 180–81

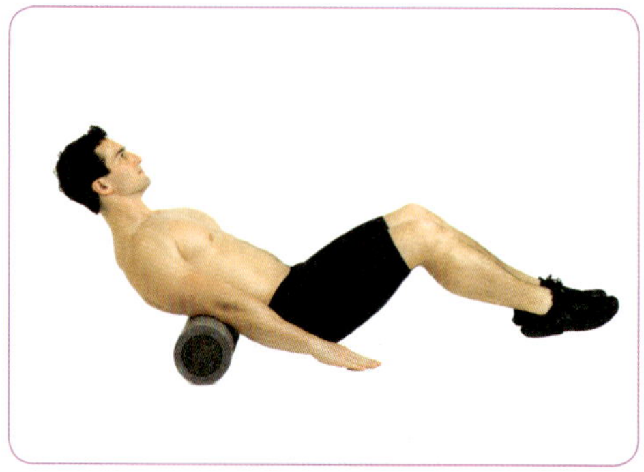

Back Roll
Pages 94–95

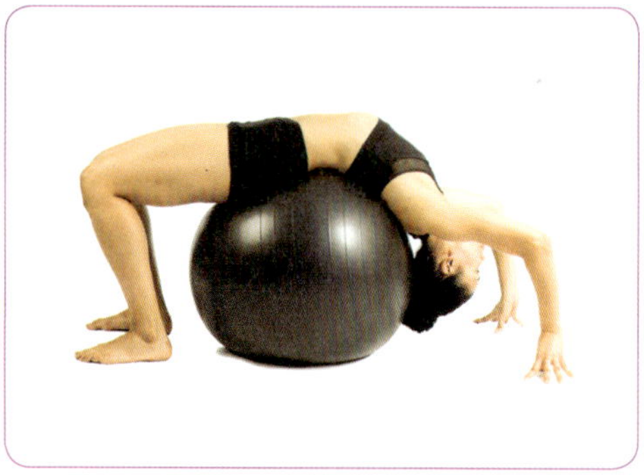

Backward Ball Stretch
Pages 90–91

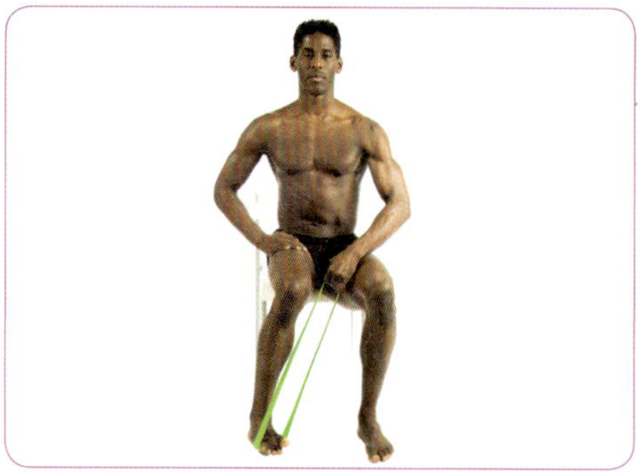

Band-Assisted Sickle Stretch
Page 323

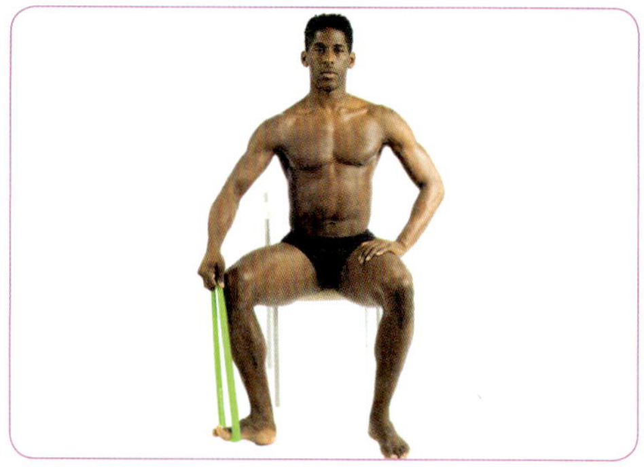

Band-Assisted Wing Stretch
Page 322

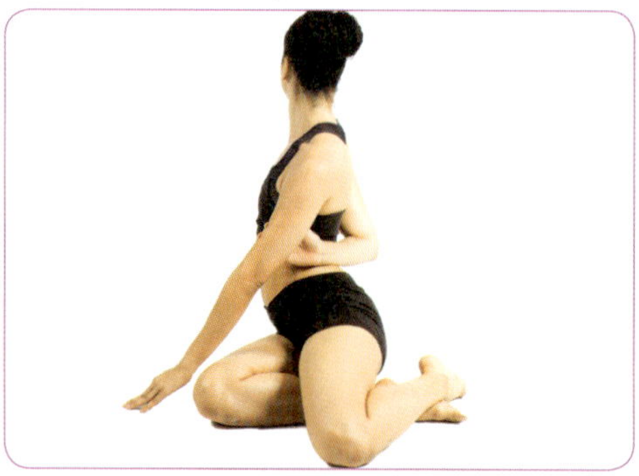

Bharadvaja's Twist
Pages 62–63

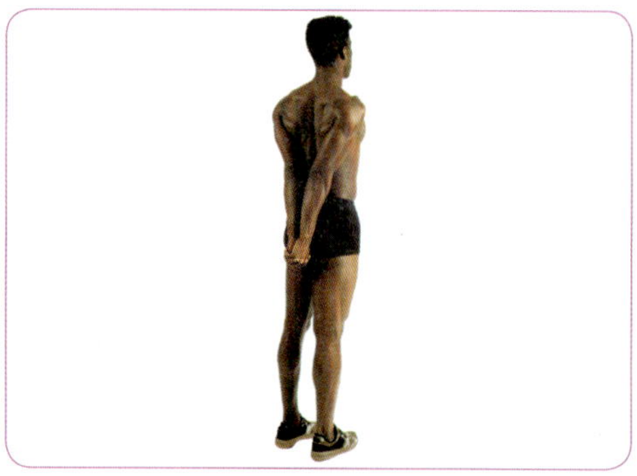

Biceps Stretch
Pages 98–99

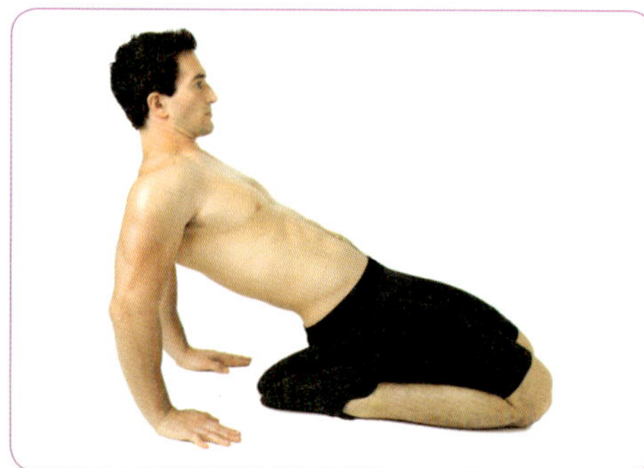

Bilateral Quad Stretch
Pages 314–15

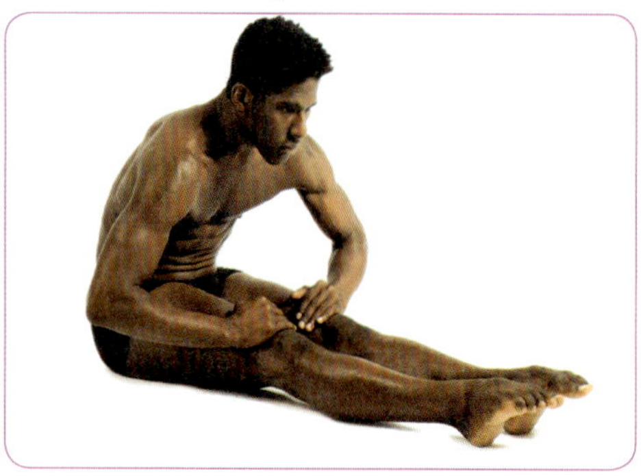

Bilateral Seated Forward Bend
Pages 300–1

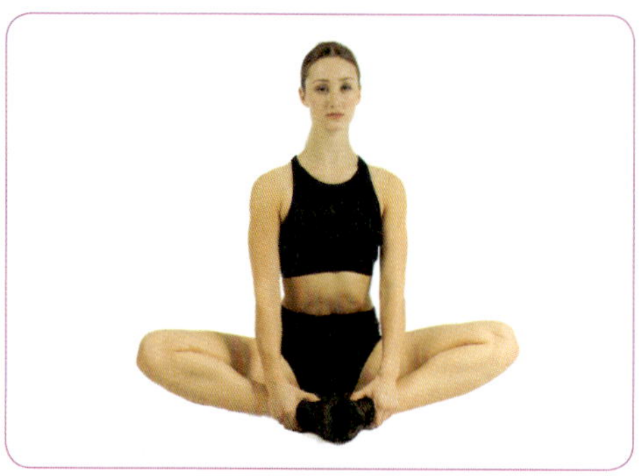

Bound Angle Yoga Stretch
Pages 238–39

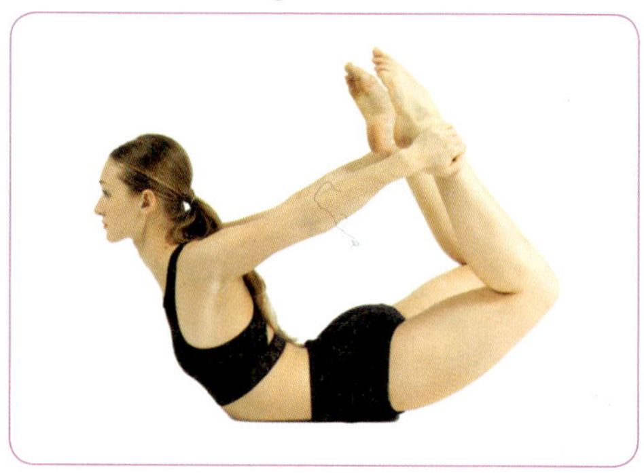

Bow Yoga Stretch
Pages 122–23

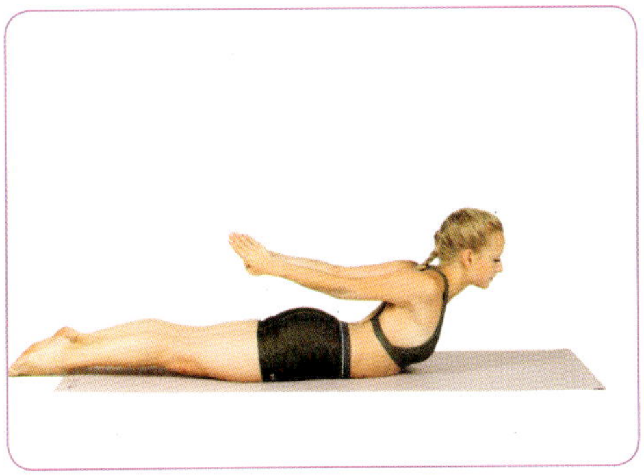

Breaststroke Stretch
Pages 84–85

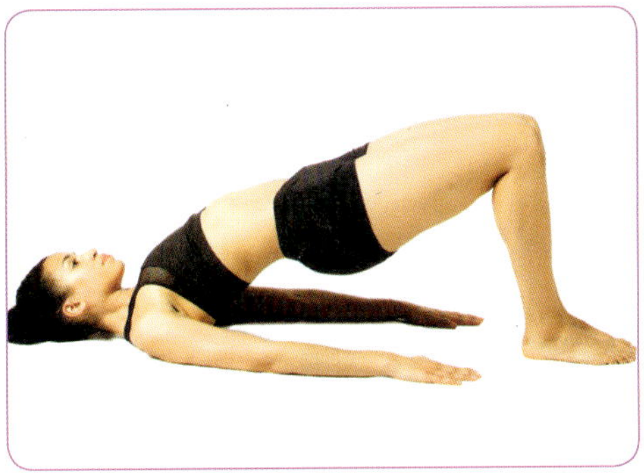

Bridge Stretch
Pages 86–87

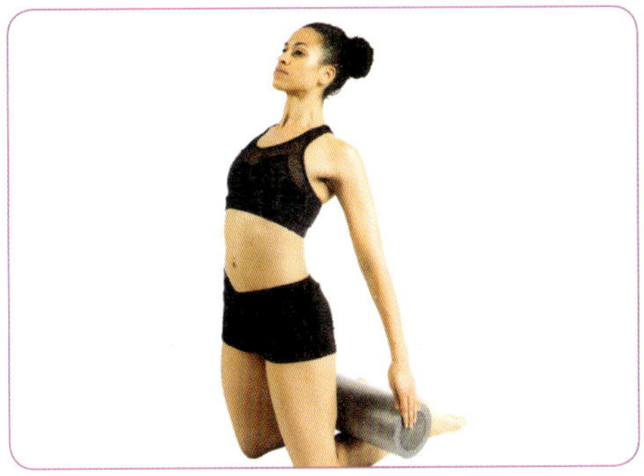

Calf and Hamstrings Stretch
Pages 308–9

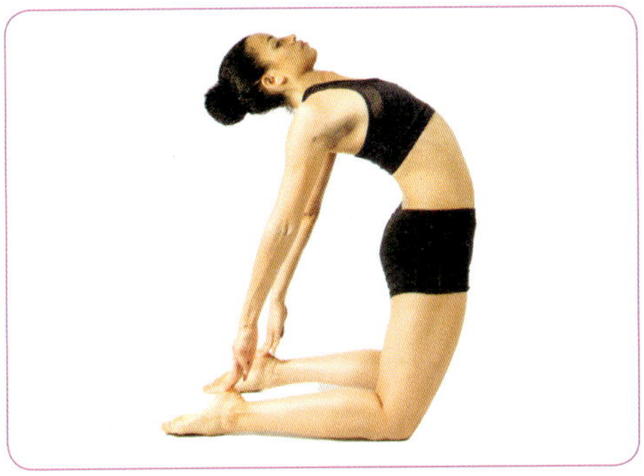

Camel Yoga Stretch
Pages 106–7

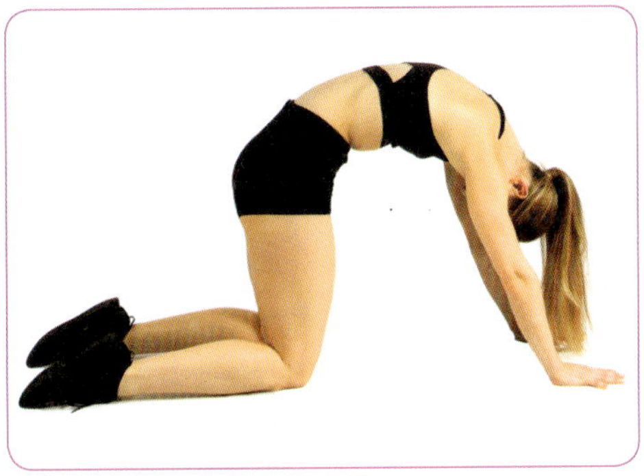

Cat-to-Cow Stretch
Pages 78–79

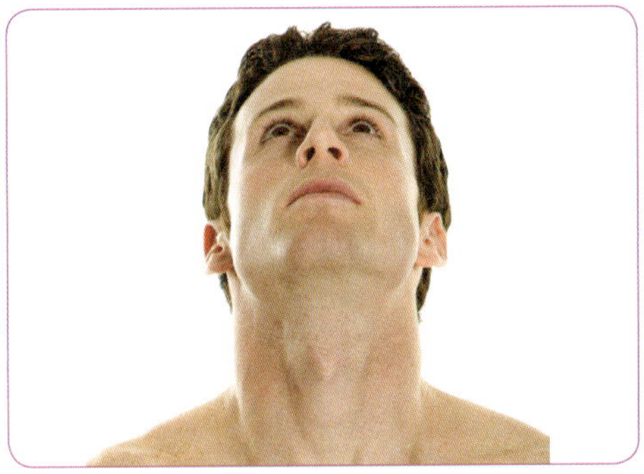

Cervical Stars
Page 28–29

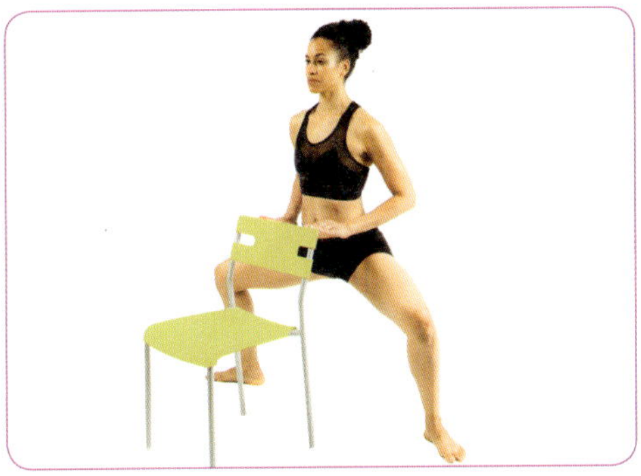

Chair Plié
Pages 274–75

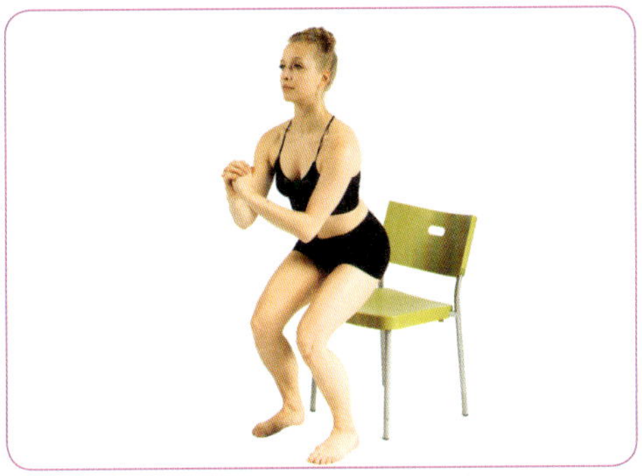

Chair Squat
Pages 276–77

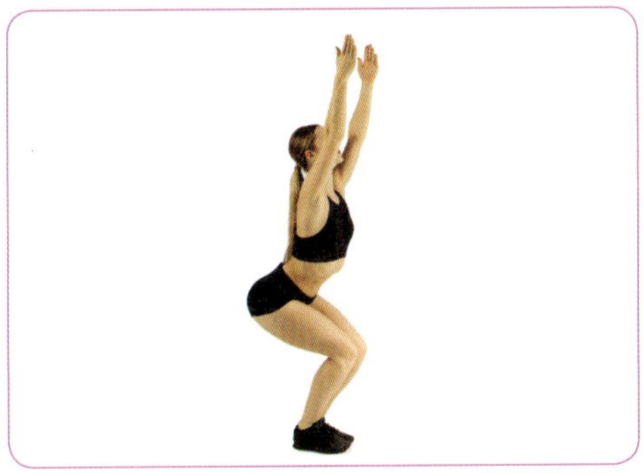

Chair Yoga Stretch
Pages 48–49

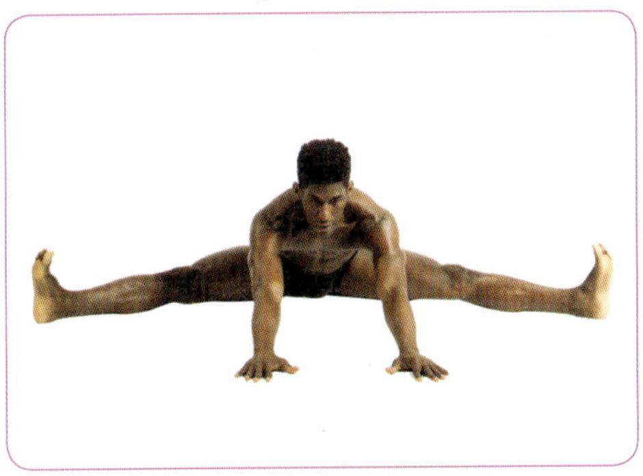

Chest-to-Floor Straddle Split
Pages 226–27

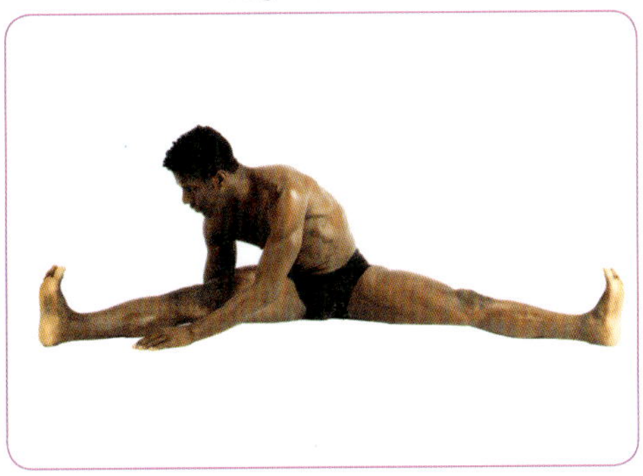

Chest-to-Thigh Straddle Split
Pages 230–31

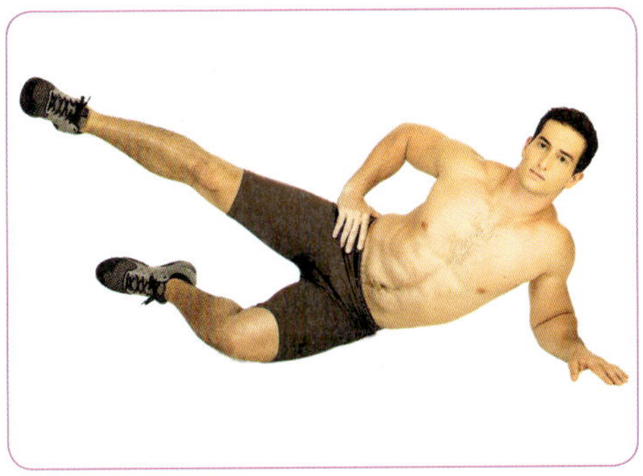

Clamshells
Pages 240–41

아이콘 인덱스

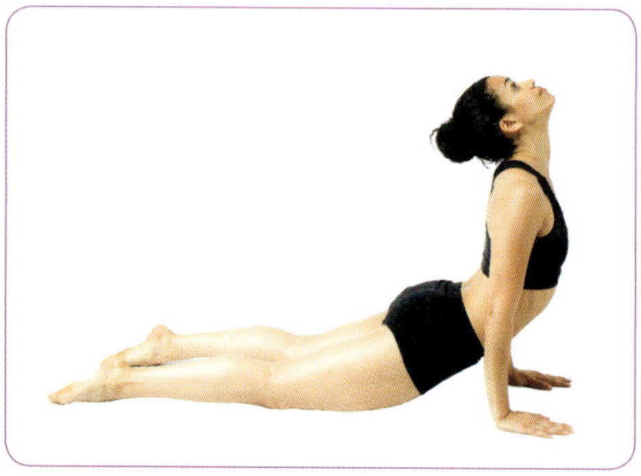

Cobra Stretch
Pages 176–77

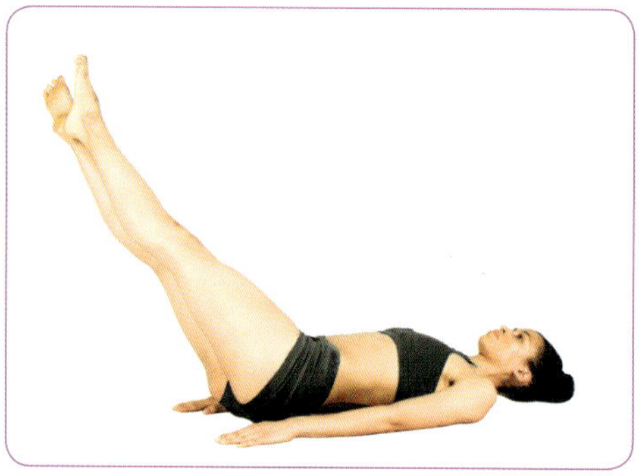

Corkscrew Stretch
Pages 160–61

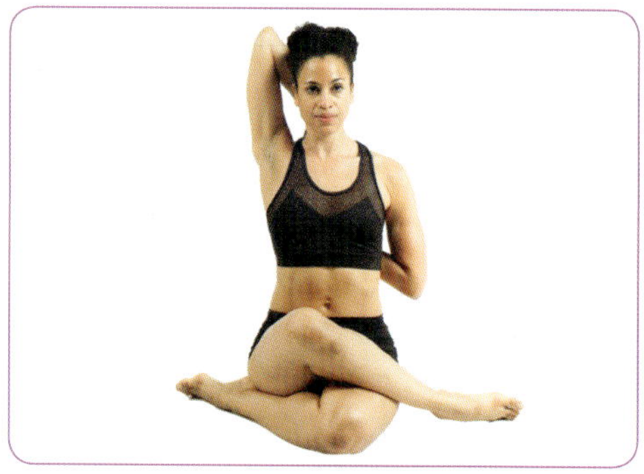

Cow Face Yoga Stretch
Pages 58–59

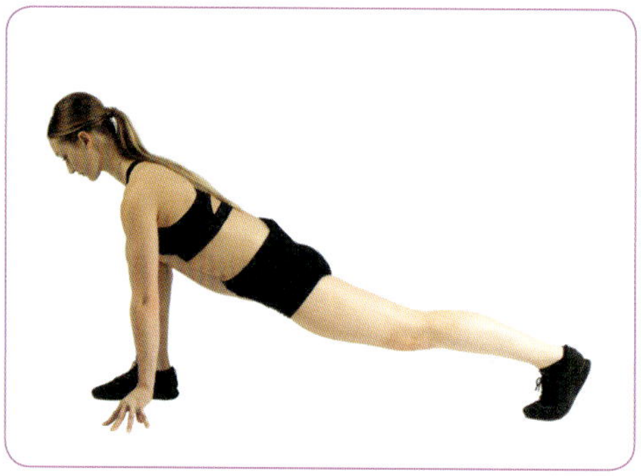

Deep Lunge
Pages 286–87

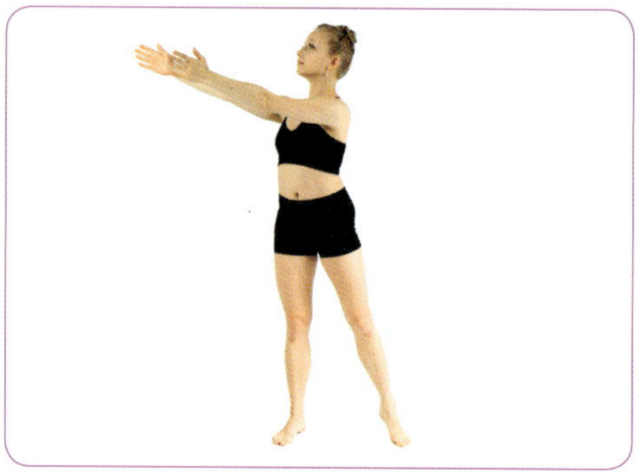

Diagonal Reach
Pages 128–29

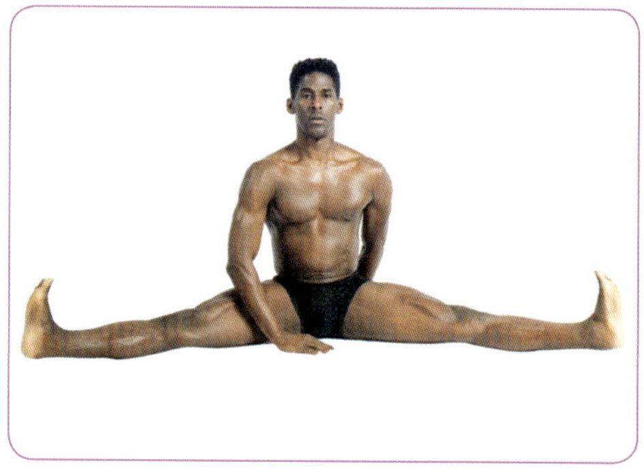

Double-Leg Straddle Split
Pages 228–29

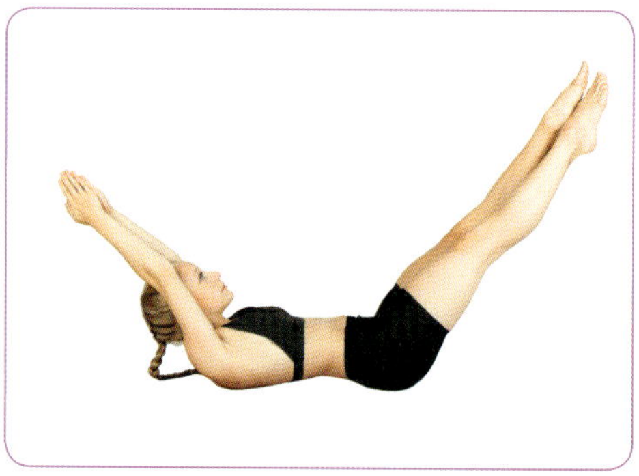

Double-Leg Stretch
Pages 156–57

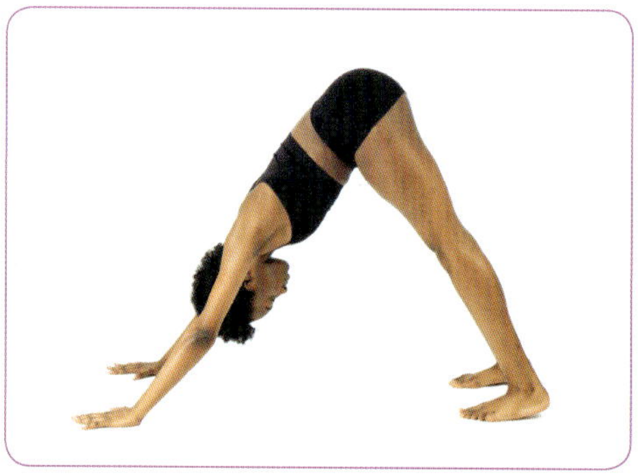

Downward-Facing Dog
Pages 72–73

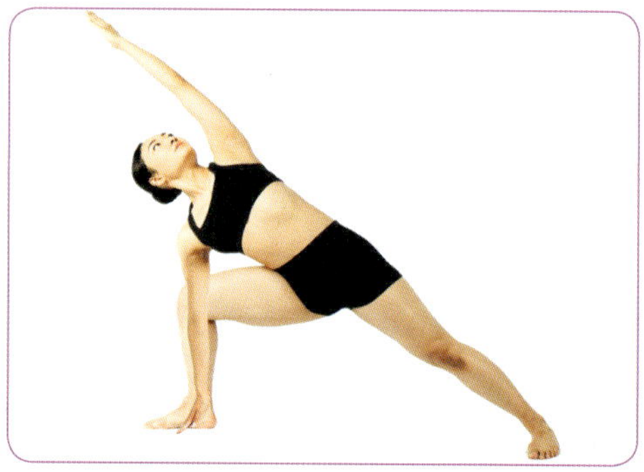

Extended Side Angle Yoga Stretch
Pages 132–33

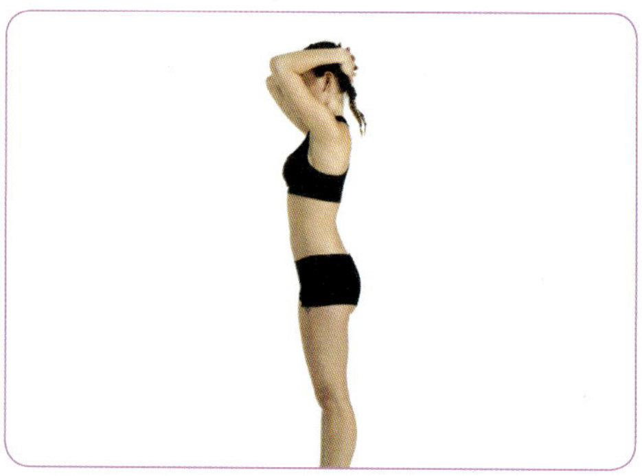

Extension Isometric
Page 37

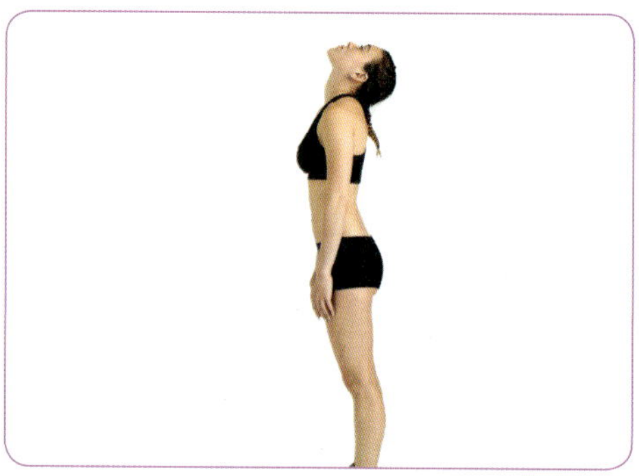

Extension Stretch
Page 36

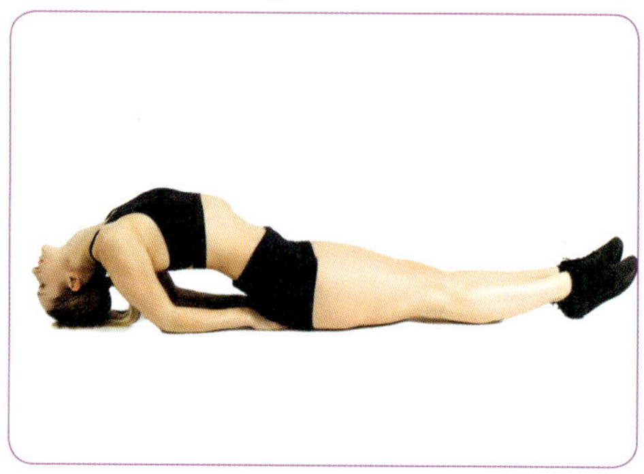

Fish Yoga Stretch
Pages 118–19

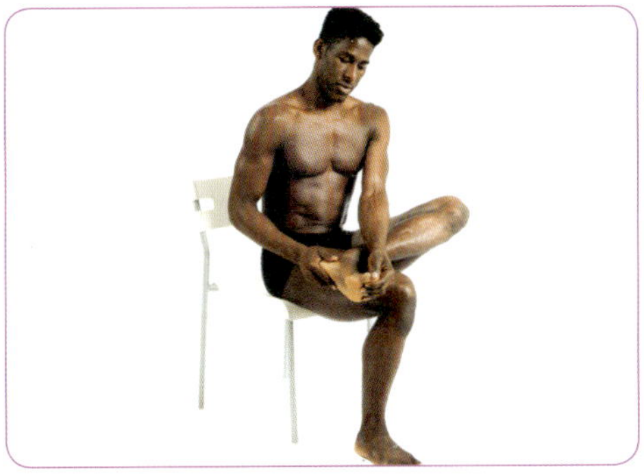

Flexion Foot Stretch
Page 319

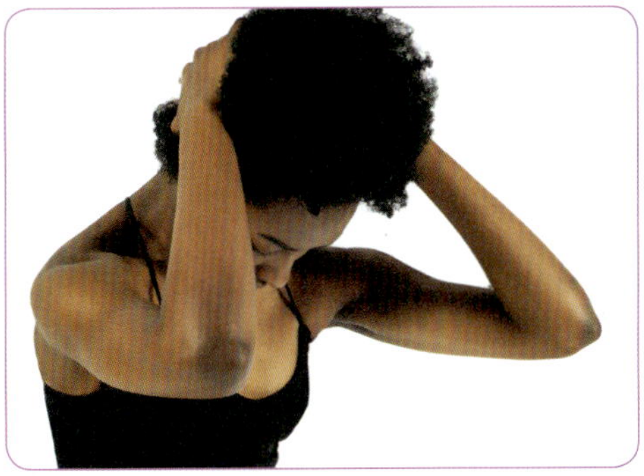

Flexion Stretch
Page 30

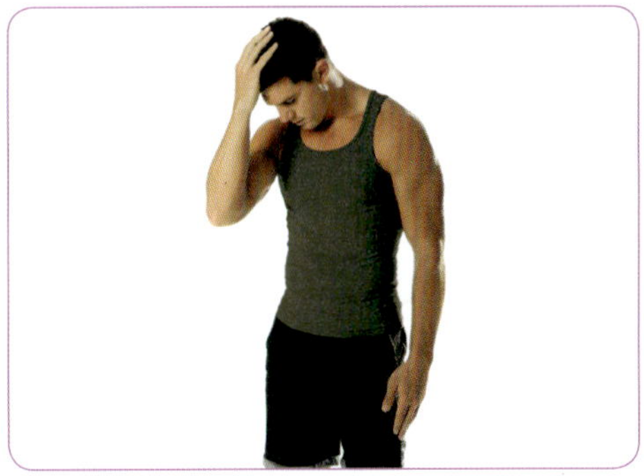

Flexion Isometric
Page 31

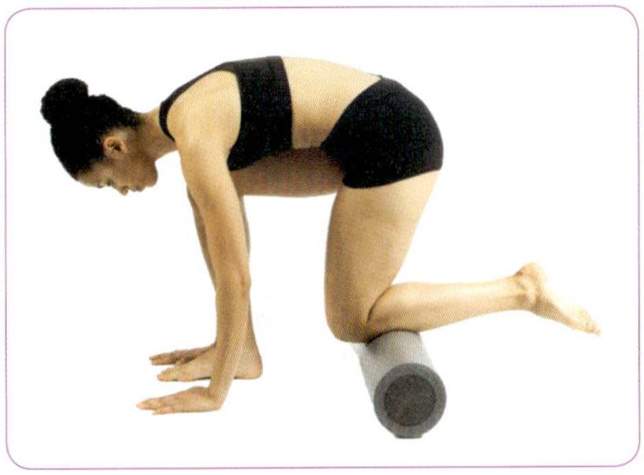

Foam Roller Shin Stretch
Pages 310–11

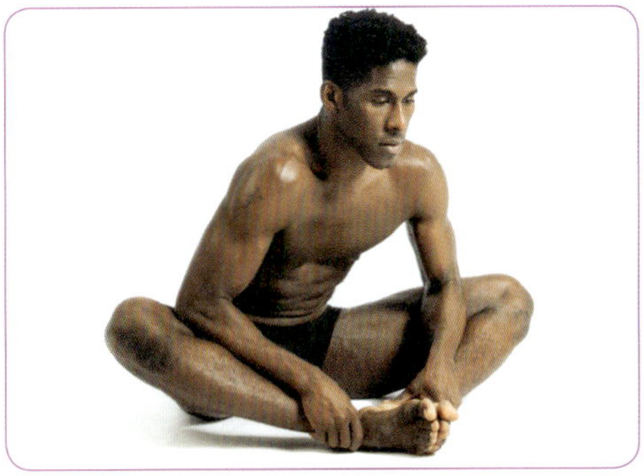

Folded Butterfly Stretch
Page 237

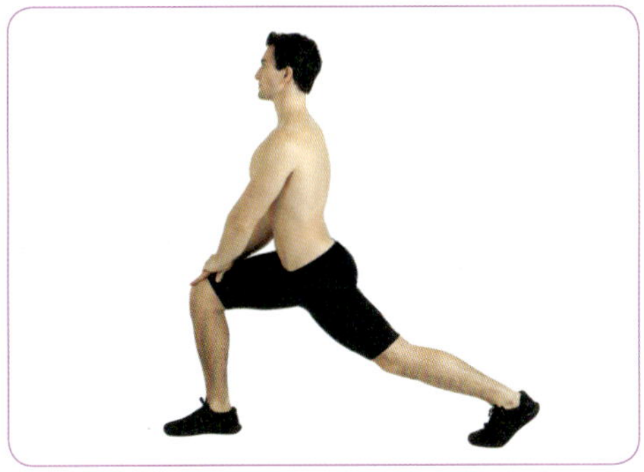

Forward Lunge
Pages 278–79

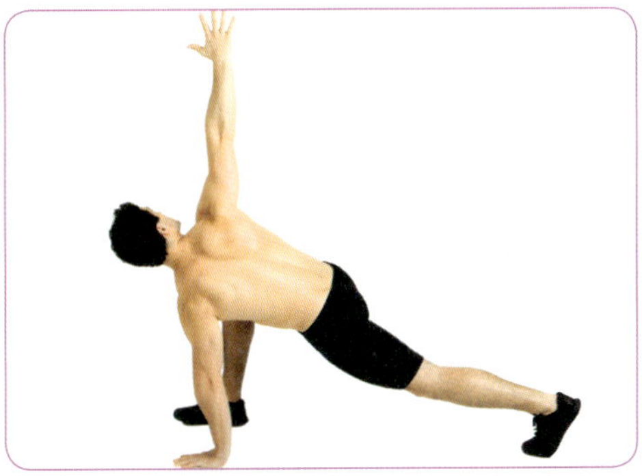

Forward Lunge with Twist
Pages 280–81

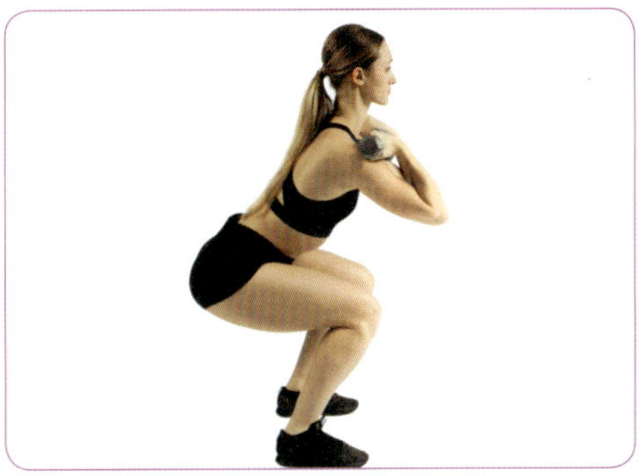

Forward Squat
Pages 202–3

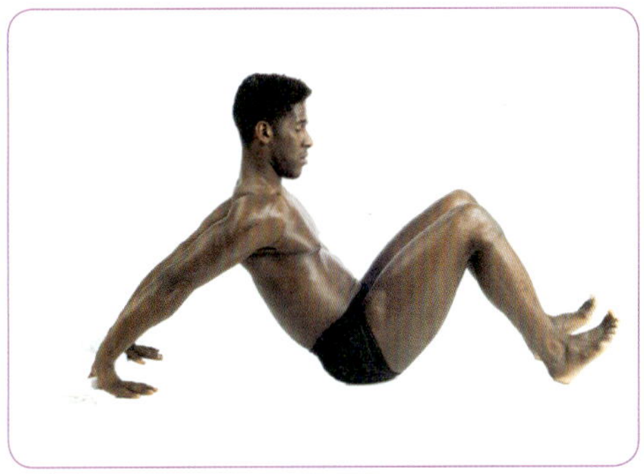

Front Deltoid Towel Stretch
Page 68

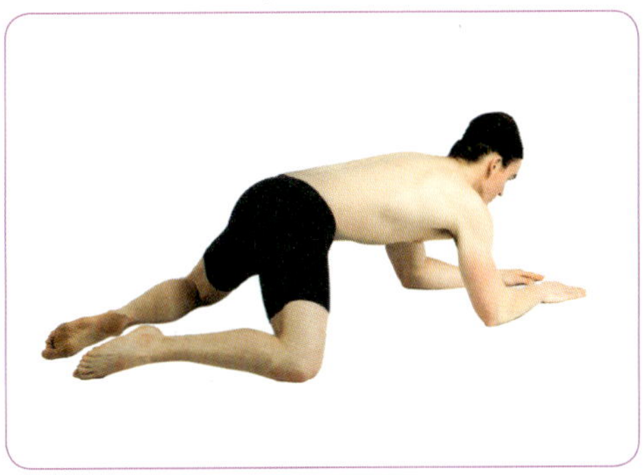

Frog Straddle
Pages 218–19

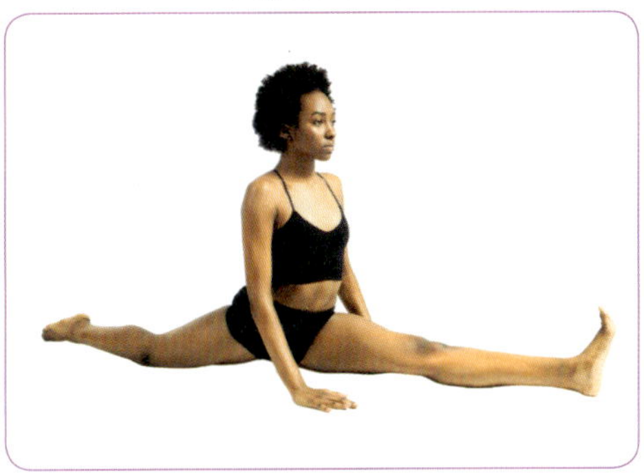

Front Split
Pages 224–25

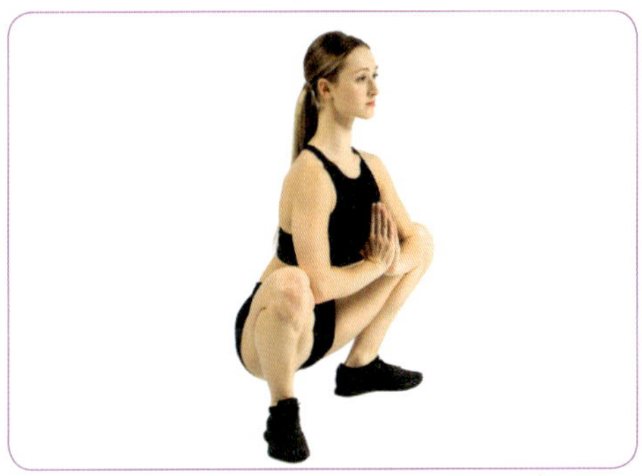

Garland Yoga Stretch
Pages 212–13

아이콘 인덱스

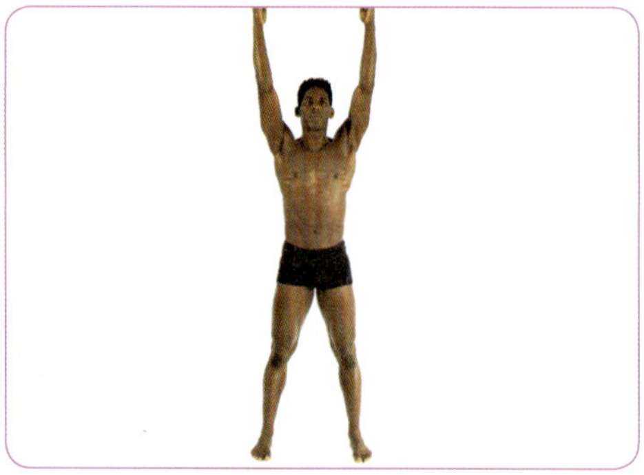

Good Morning Stretch
Pages 46–47

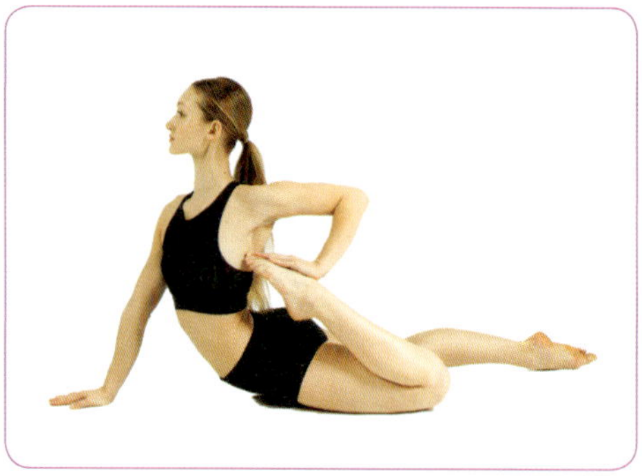

Half-Frog Yoga Stretch
Pages 120–21

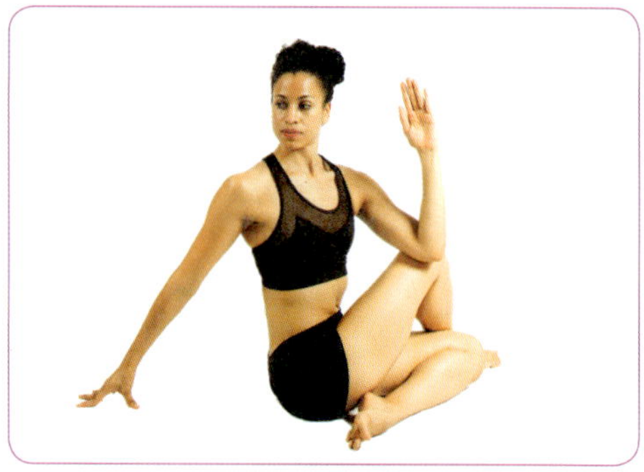

Half Lord of the Fishes Yoga Stretch
Pages 168–69

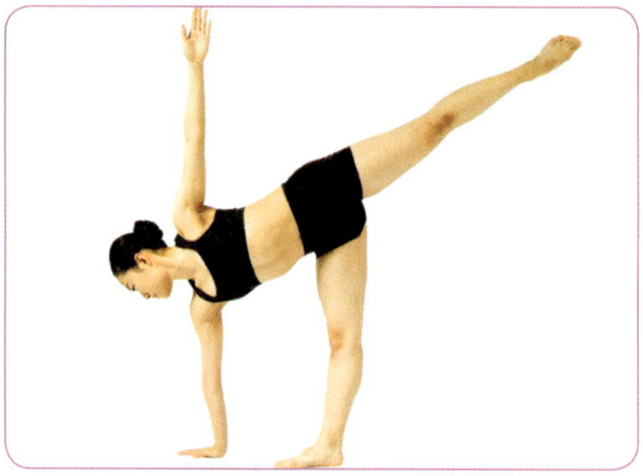

Half Moon Yoga Stretch
Pages 134–35

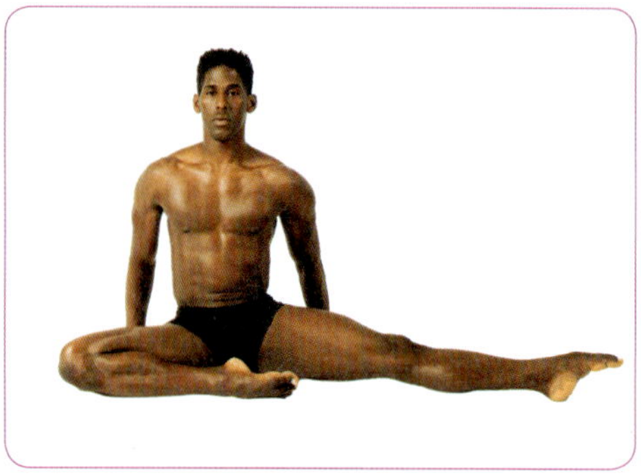

Half Straddle Stretch
Pages 138–39

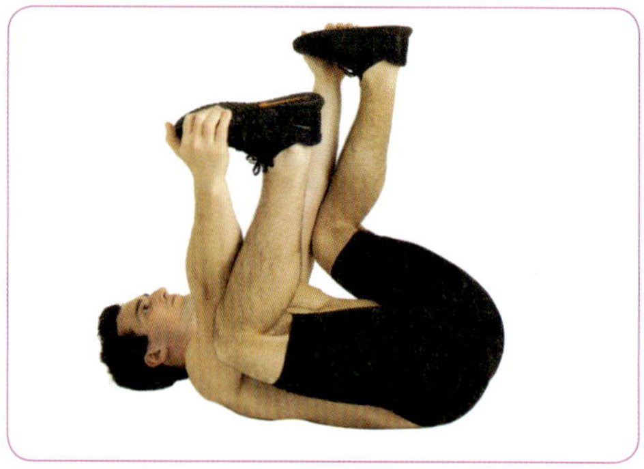

Happy Baby Stretch
Pages 254–55

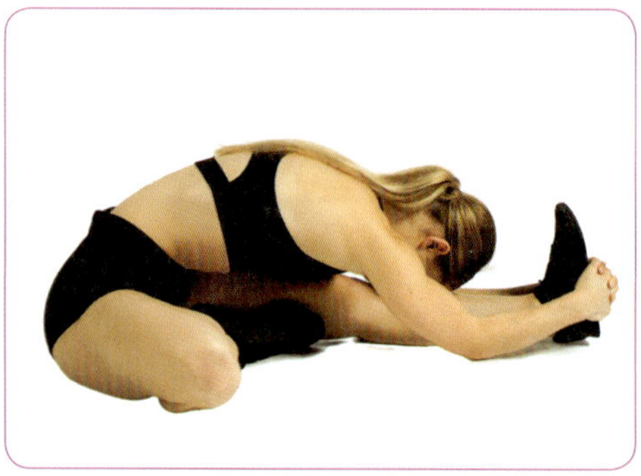

Head-to-Knee Yoga Stretch
Pages 76–77

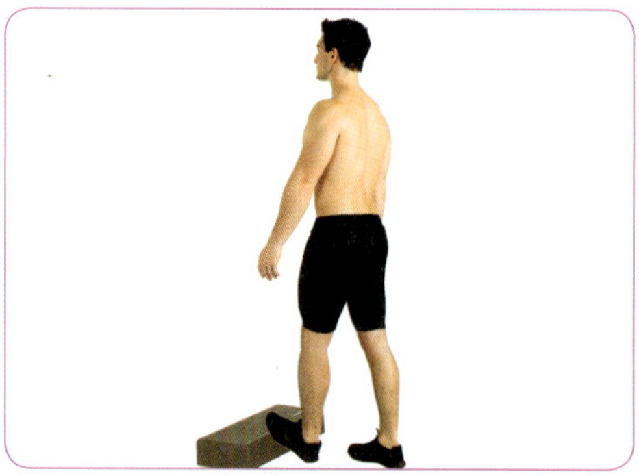

Heel-Drop/Toe-Up Stretch
Pages 292–93

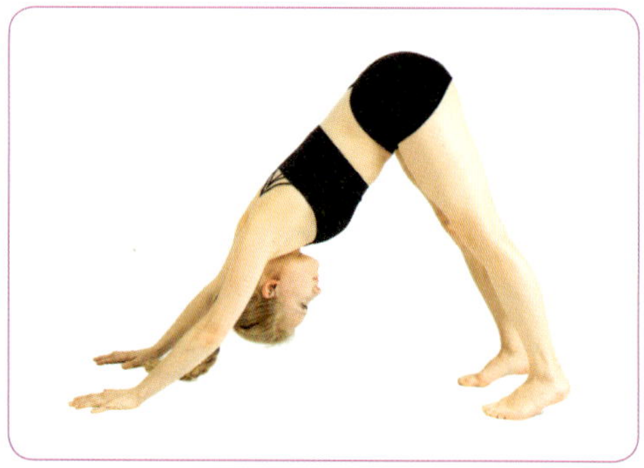

High Plank Pike
Pages 42–43

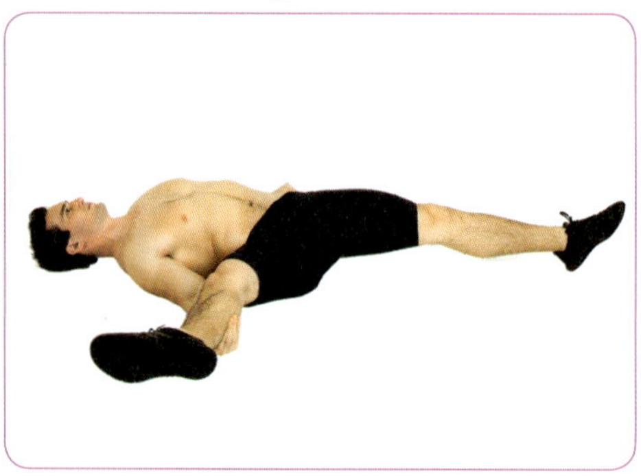

Hip Adductor Stretch
Pages 248–49

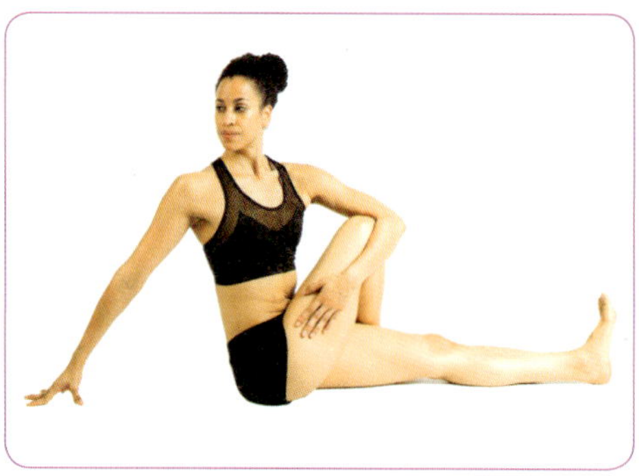

Hip and Iliotibial Band Stretch
Pages 196–97

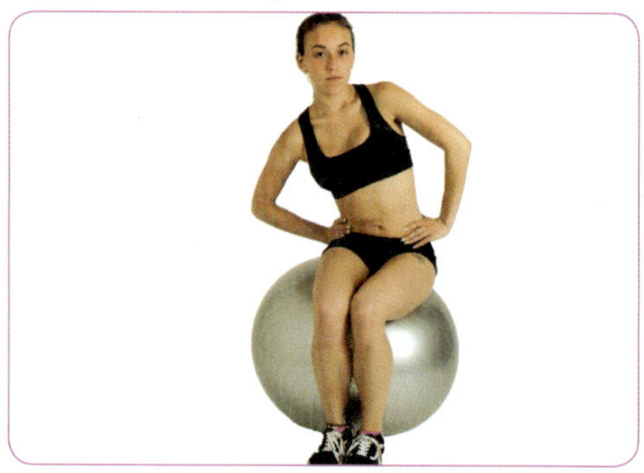

Hip Circles
Pages 172–73

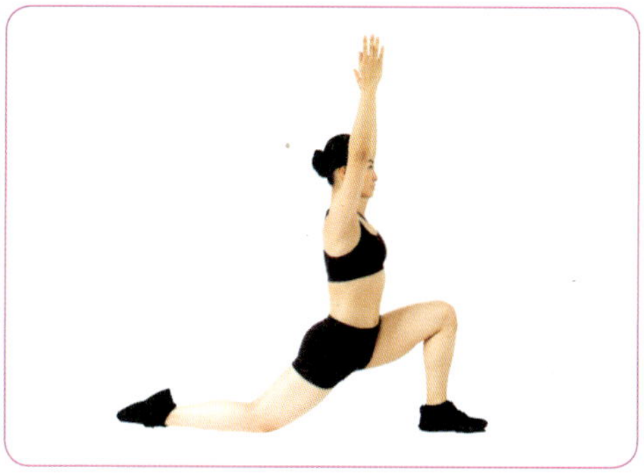

Hip Flexor Stretch
Pages 270–71

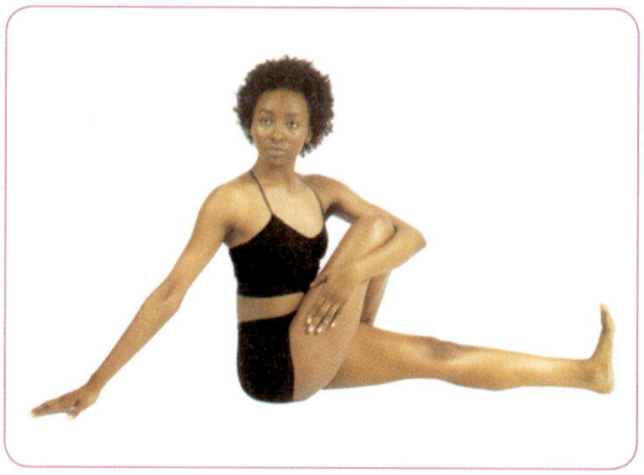

Hip Stretch
Pages 302-3

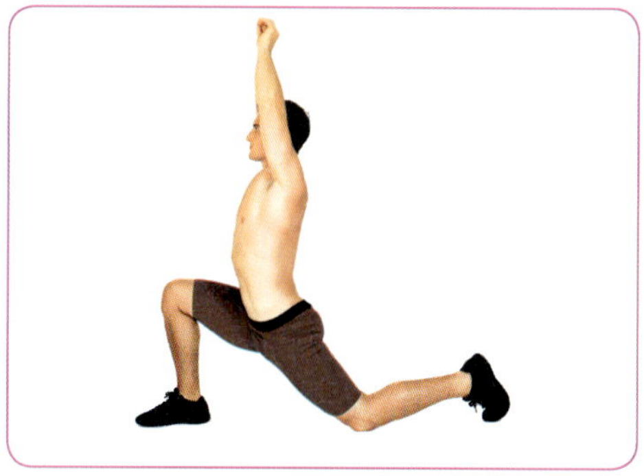

Hip-to-Thigh Stretch
Pages 272–73

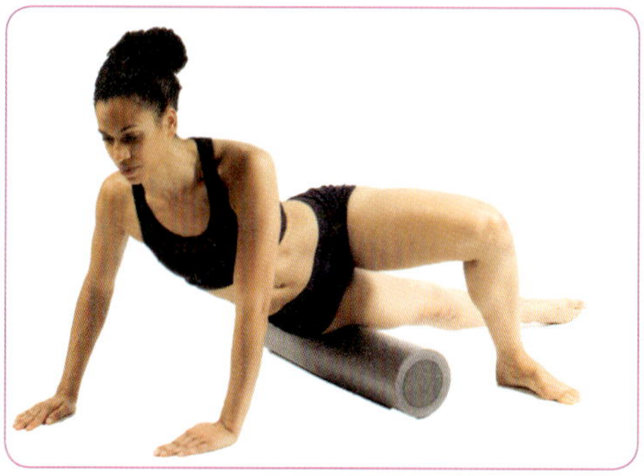

Iliotibial Band Roll
Pages 306–7

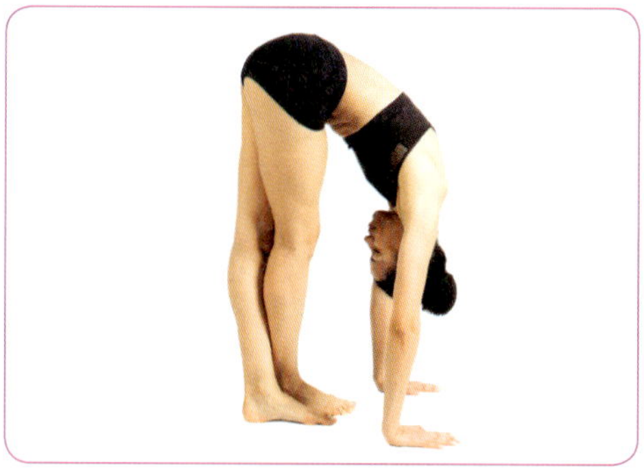

Iliotibial Band Stretch
Pages 290–91

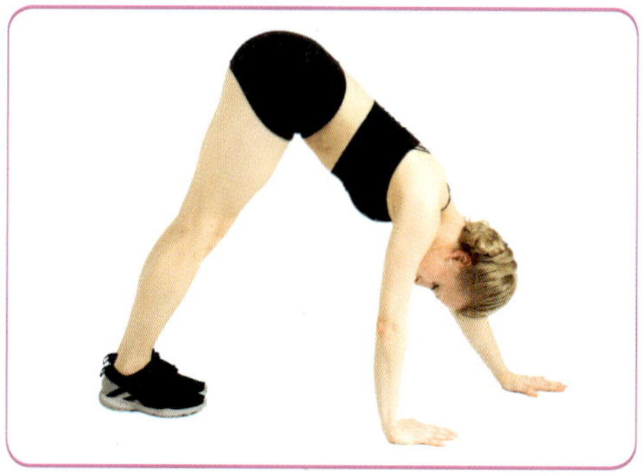

Inchworm Stretch
Pages 186–87

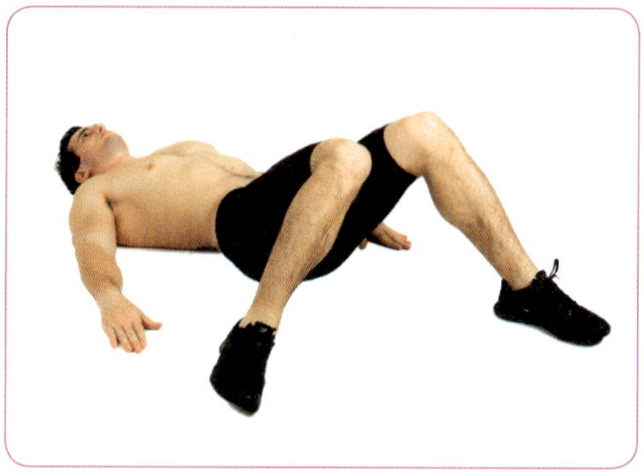

Internal Hip Rotator Stretch
Pages 252–53

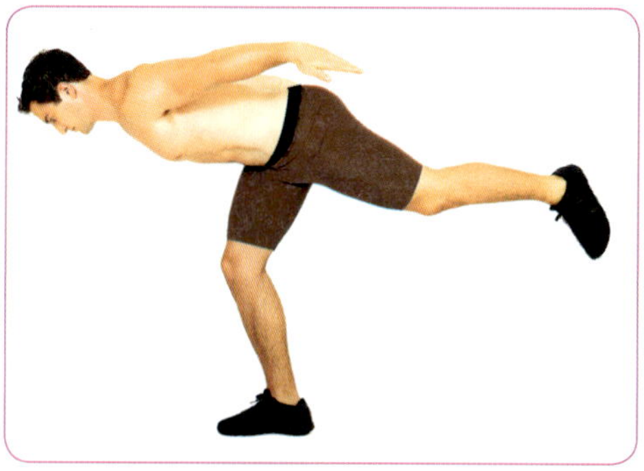

Inverted Hamstring Stretch
Pages 268–69

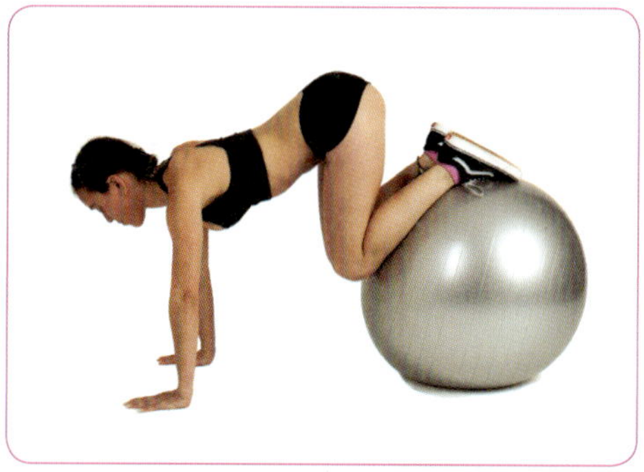

Jackknife Stretch
Pages 162–63

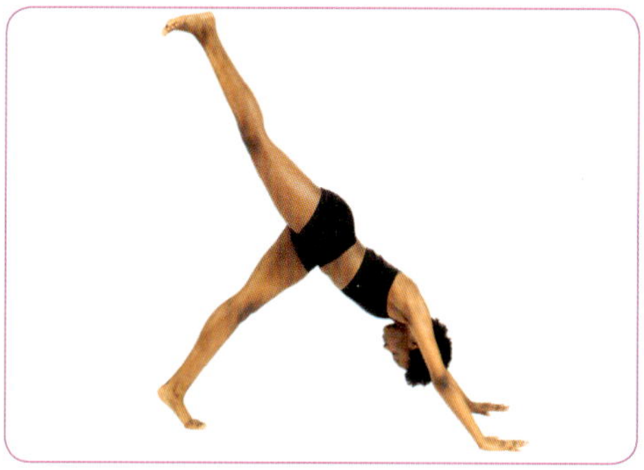

Knee-Pull Plank
Pages 294–95

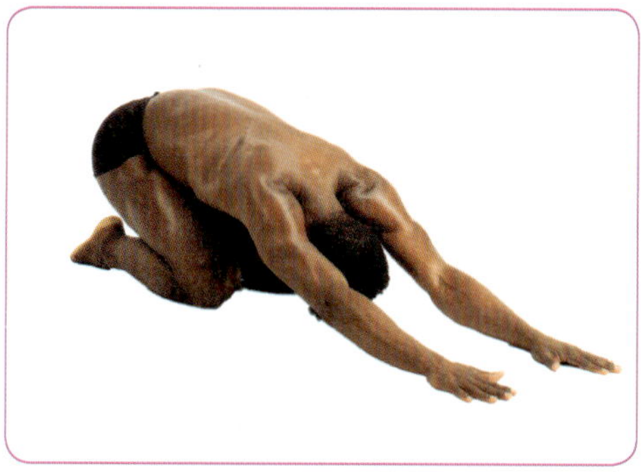

Kneeling Lat Stretch
Pages 70–71

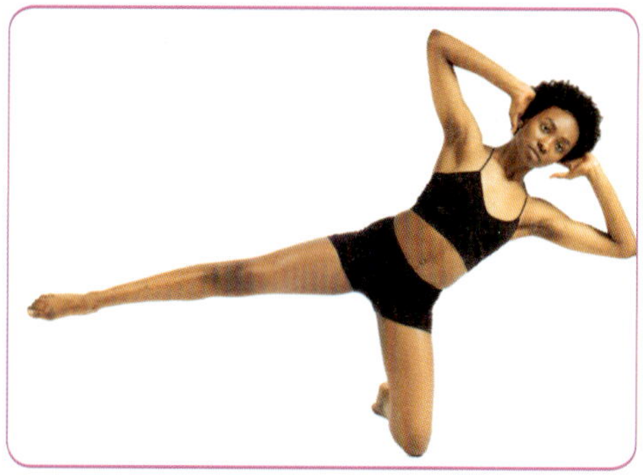

Kneeling Side Lift
Pages 214–15

아이콘 인덱스

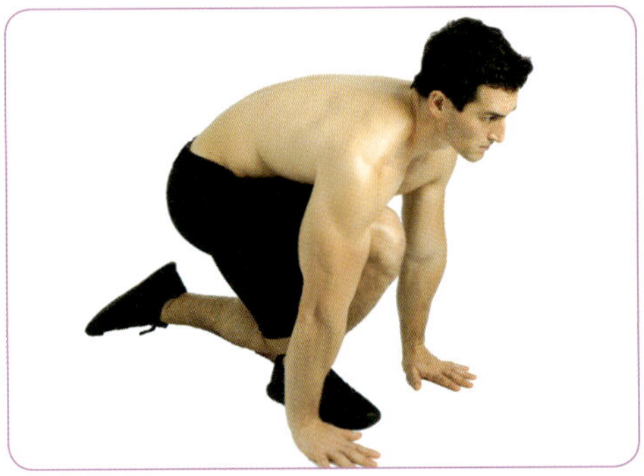
Kneeling Sprinter Stretch
Page 265

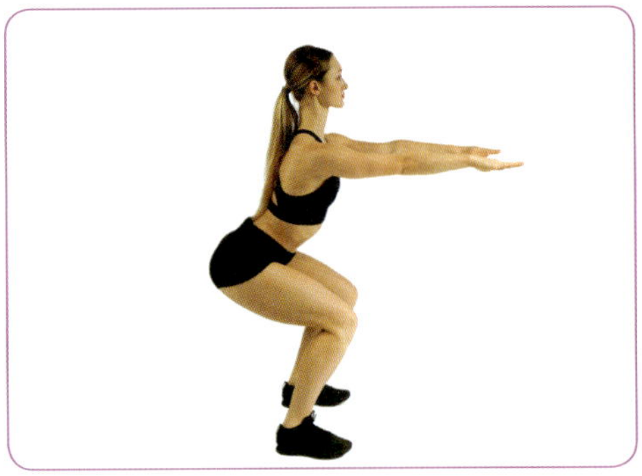
Knee Squat
Pages 312–13

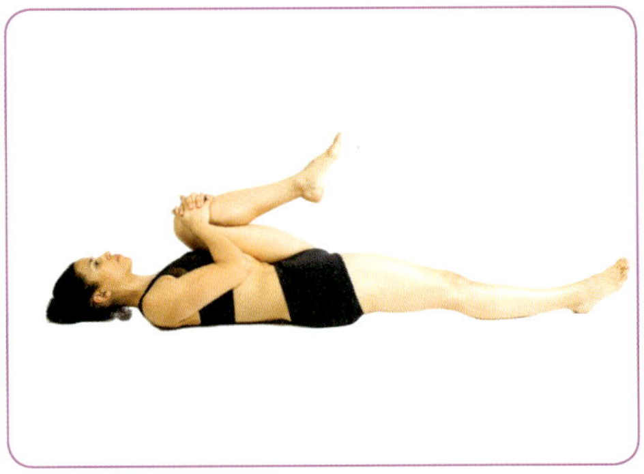
Knee-to-Chest Hug
Pages 88–89

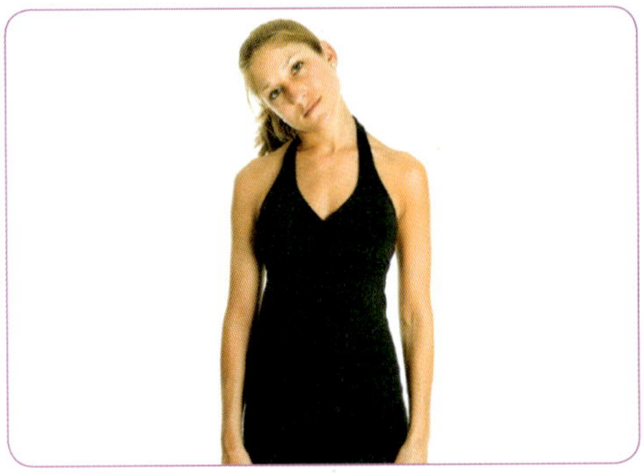
Lateral Stretch
Page 32

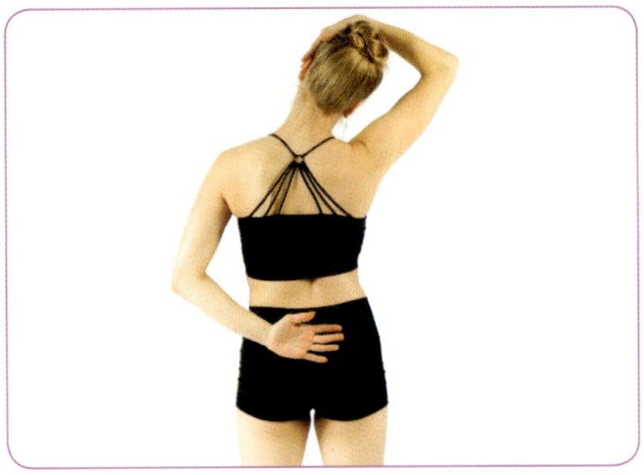
Lateral Isometric
Page 33

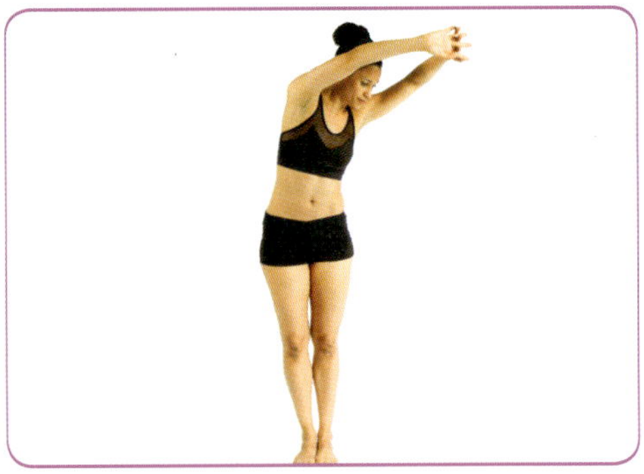
Latissimus Dorsi Stretch
Pages 190–91

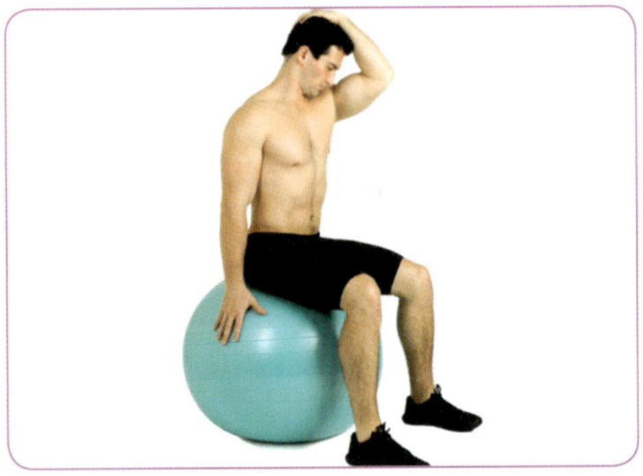
Levator Scapulae Stretch
Page 39

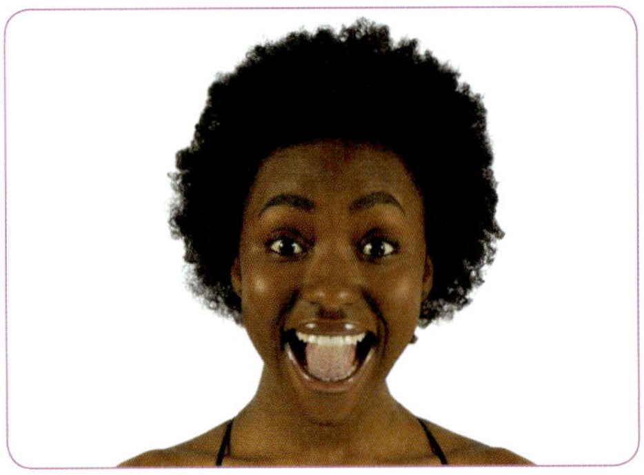
Lion Stretch and Eye Box Stretch Combo
Page 27

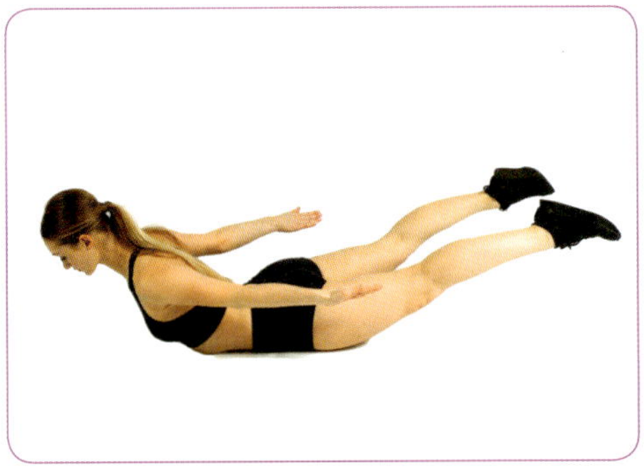
Locust Yoga Stretch
Pages 82–83

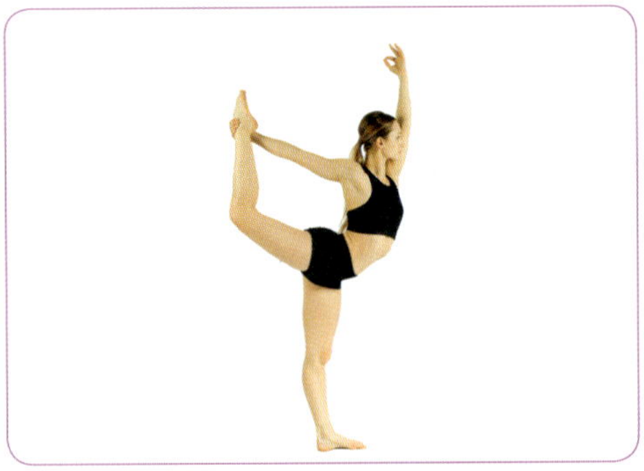
Lord of the Dance Yoga Stretch
Pages 166–67

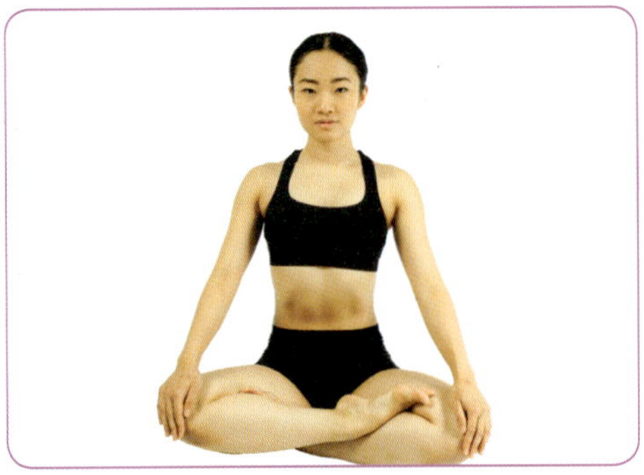
Lotus Yoga Stretch
Pages 234–35

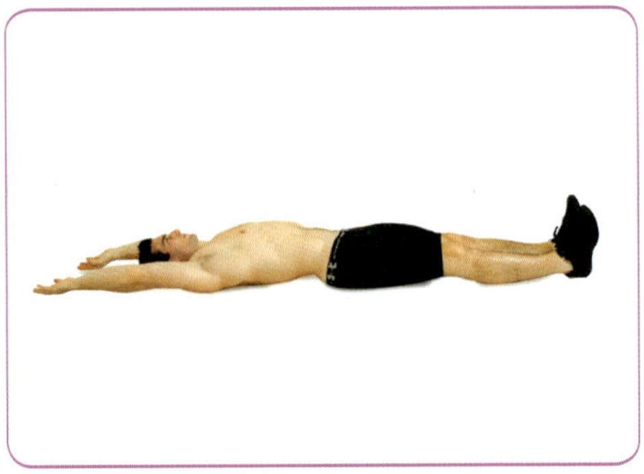
Lying-Down Arch Stretch
Page 141

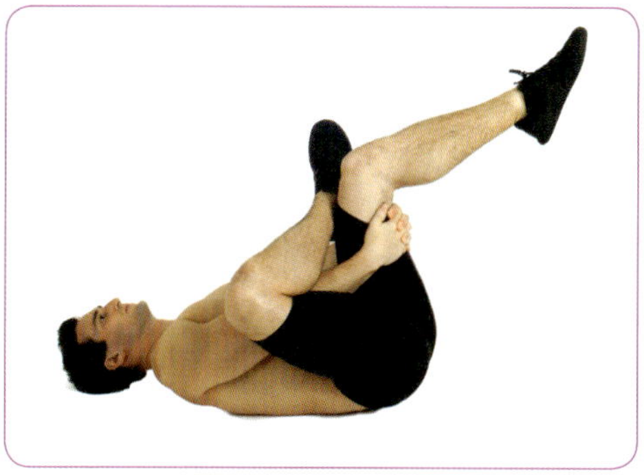

Lying-Down Figure 4 Stretch
Pages 250–51

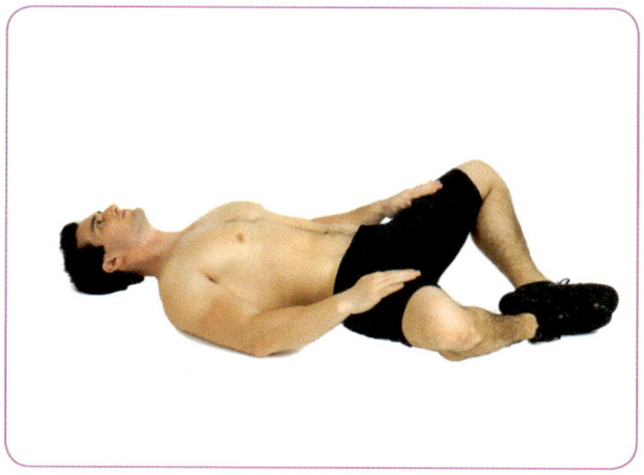

Lying-Down Groin Stretch
Pages 246–47

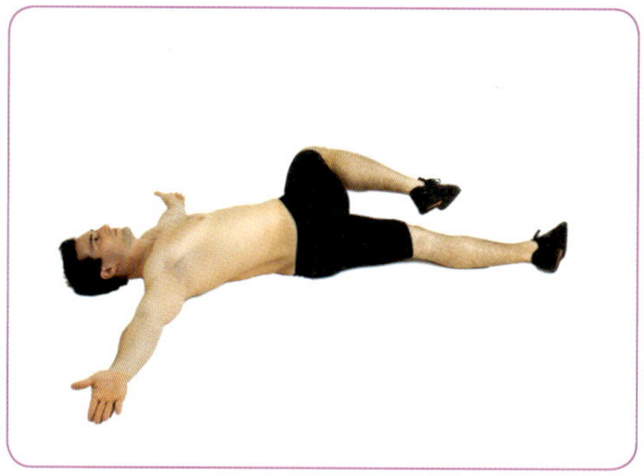

Lying-Down Pretzel Stretch
Pages 124–25

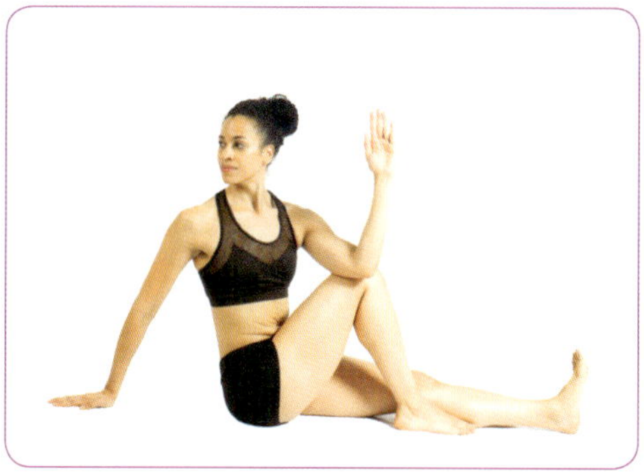

Marichi's Yoga Stretch
Pages 60–61

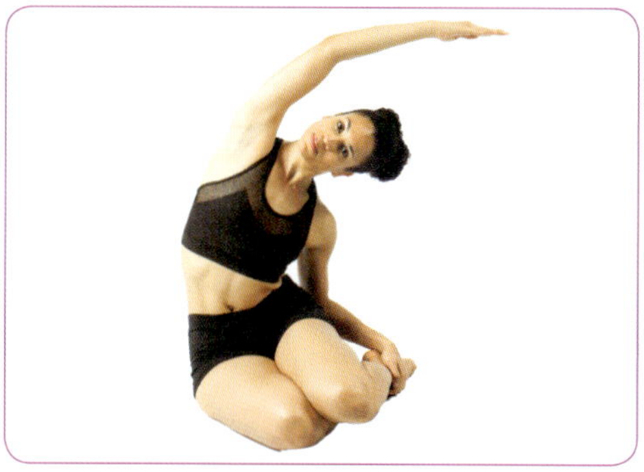

Mermaid Stretch
Pages 136–37

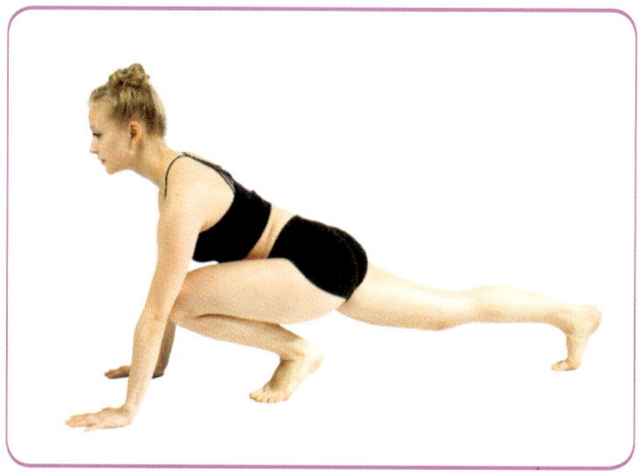

Mountain Climber Stretch
Pages 296–97

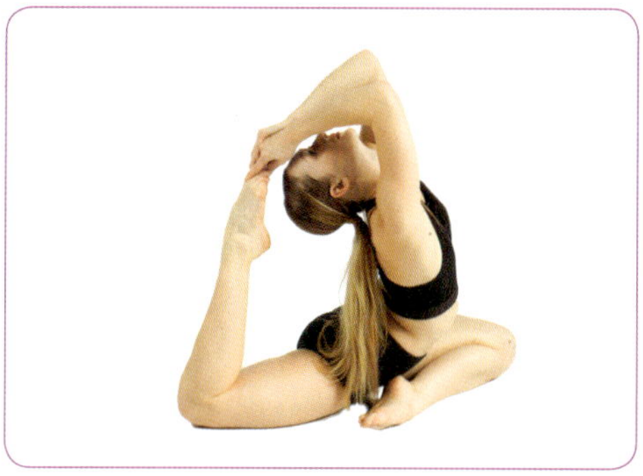

One-Legged Royal Pigeon Yoga Stretch
Pages 110–11

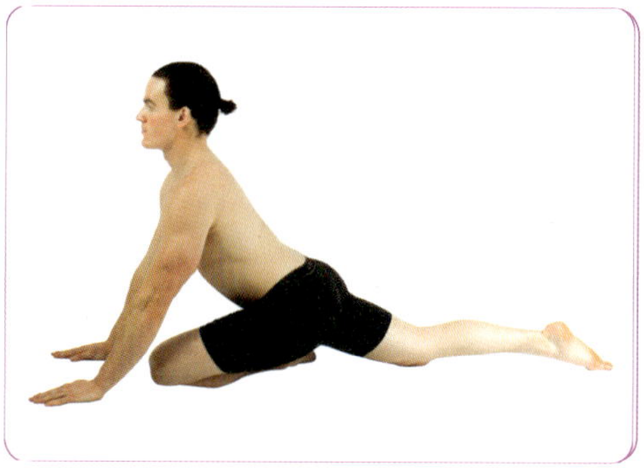

Pigeon Stretch
Pages 220–21

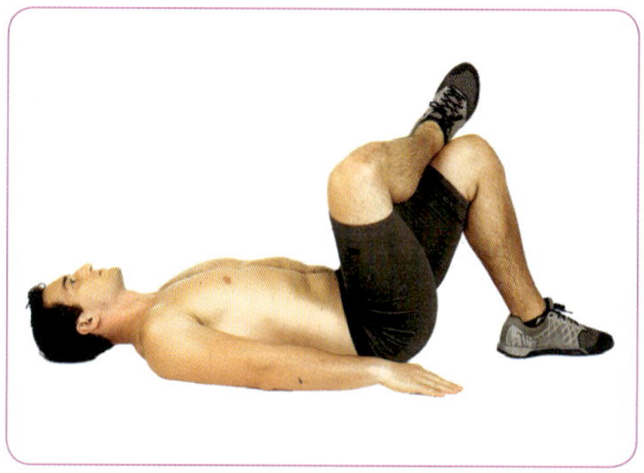

Piriformis Bridge
Pages 244–45

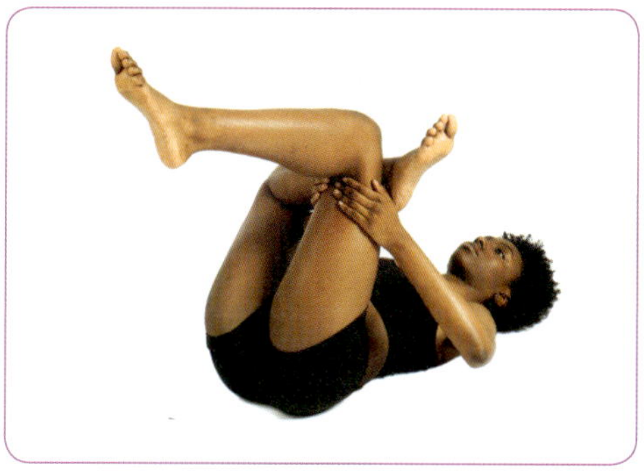

Piriformis Stretch
Pages 242–43

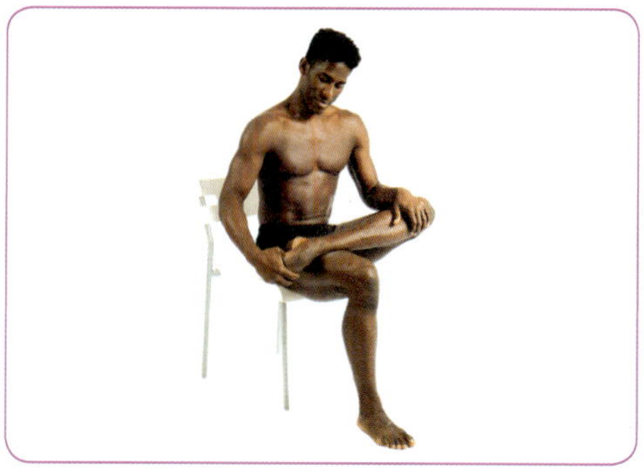

Point Foot Stretch
Page 318

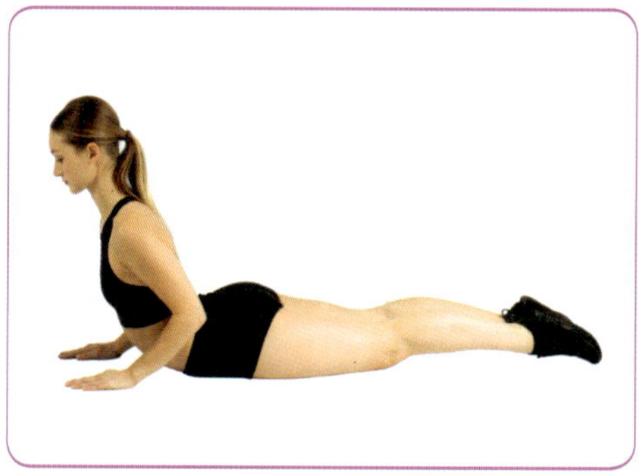

Prone Trunk Raise
Pages 178–79

아이콘 인덱스

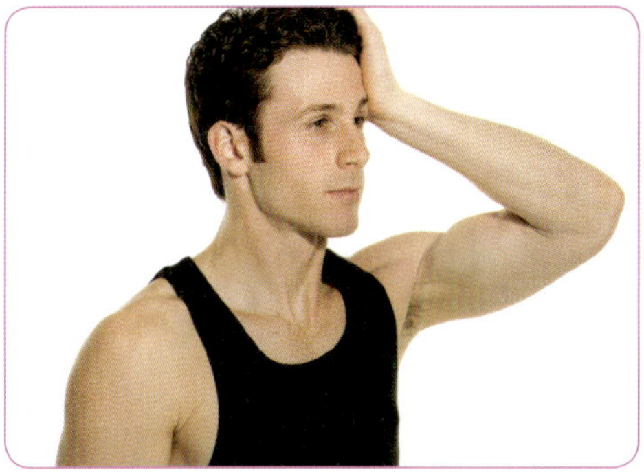
Rotation Isometric
Page 35

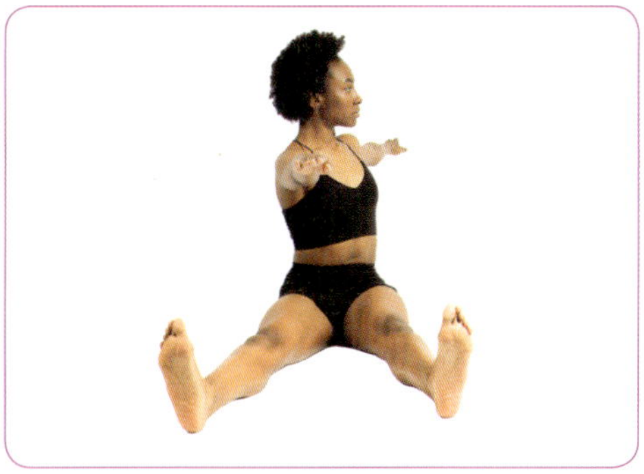
Saw Stretch
Pages 108–9

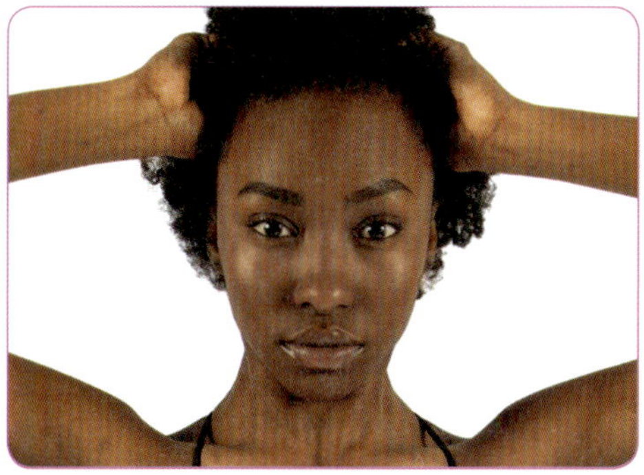
Scalp Stretch
Page 26

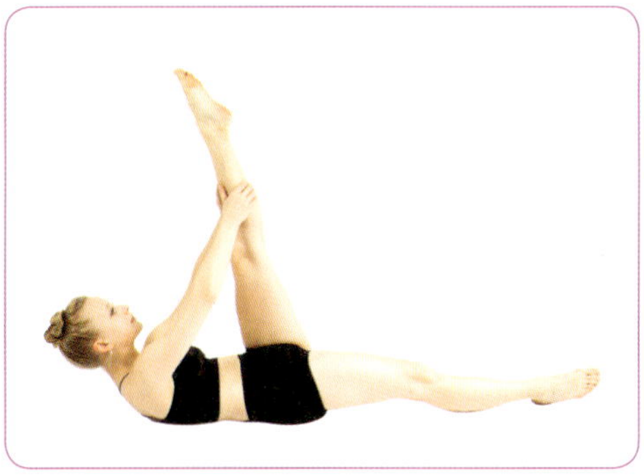
Scissors Stretch
Pages 316–17

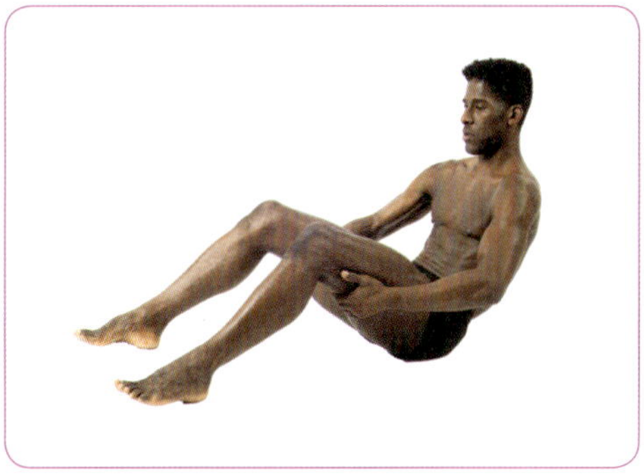
Scoop Rhomboids
Page 57

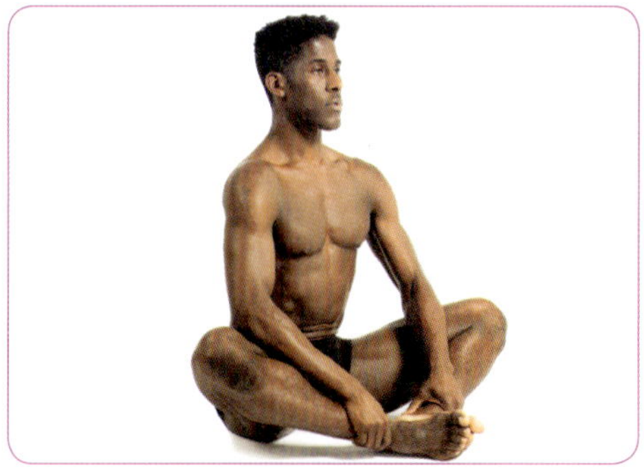
Seated ButterflyStretch
Page 236

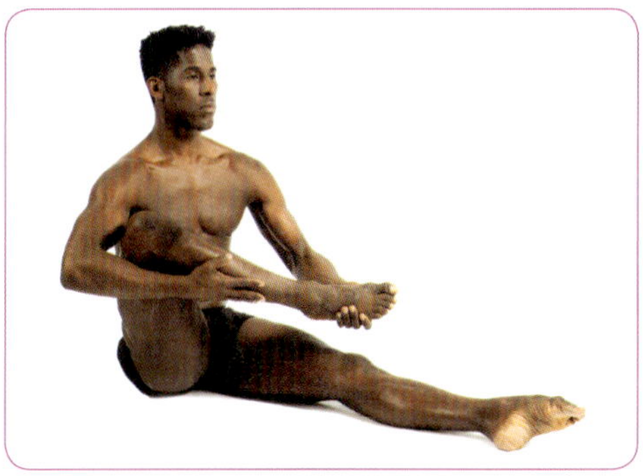
Seated Leg Cradle
Pages 222–23

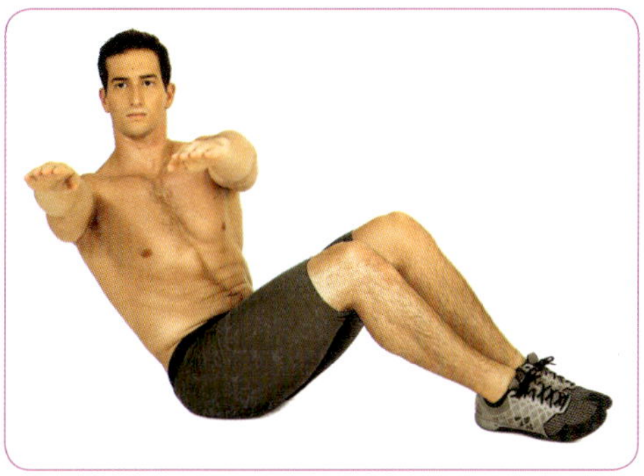
Seated Russian Twist
Pages 174–75

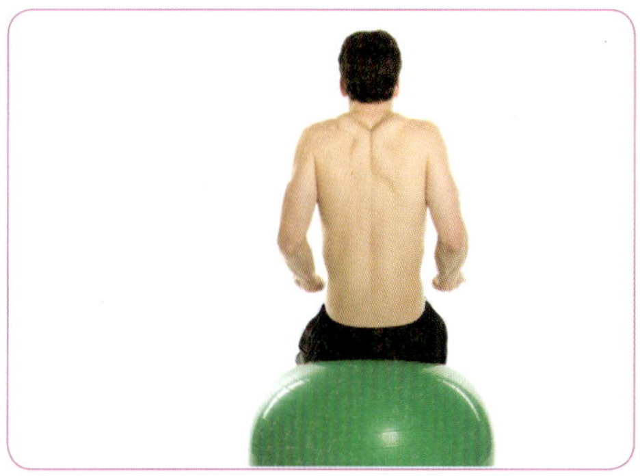
Shrug
Page 41

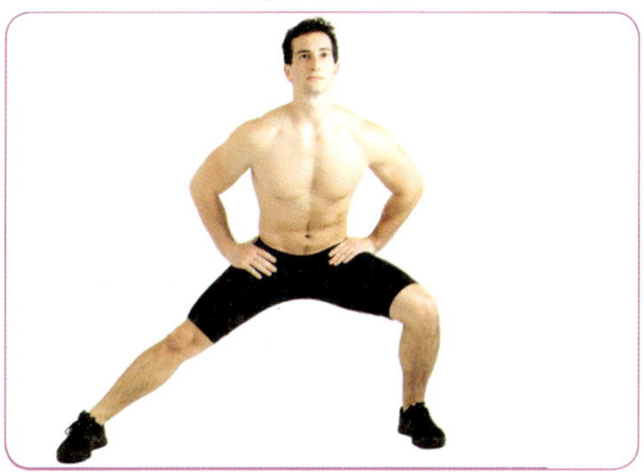
Side Adductor Stretch
Pages 208–9

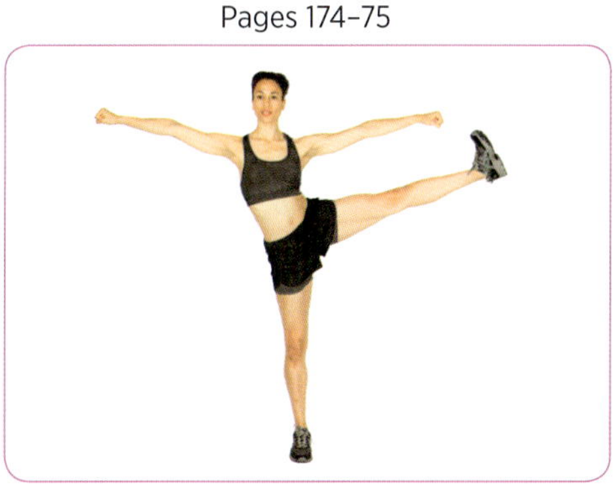
Side Kick
Pages 210–11

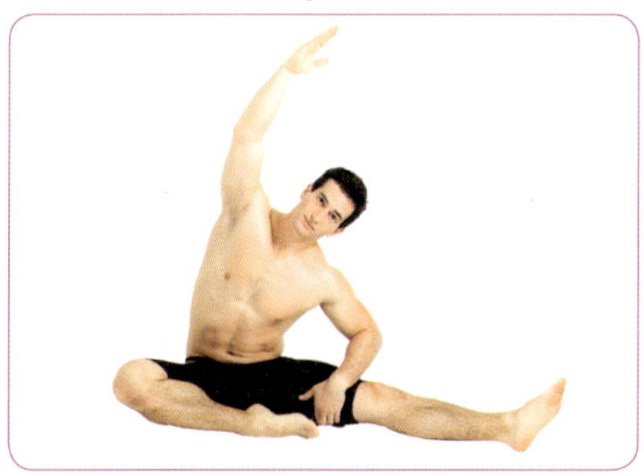
Side-Leaning Half Straddle
Page 140

아이콘 인덱스

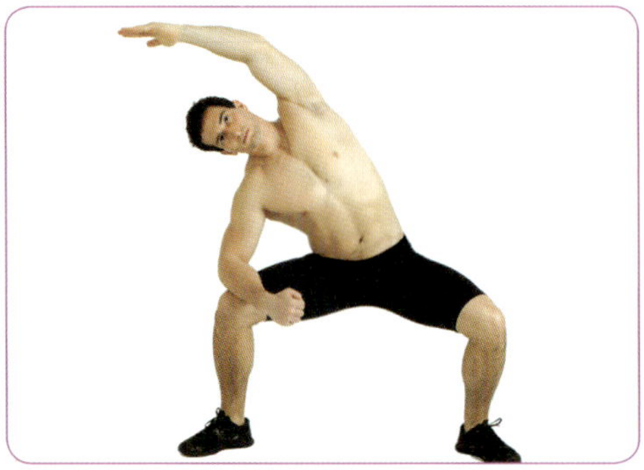

Side-Leaning Sumo Squat
Pages 206-7

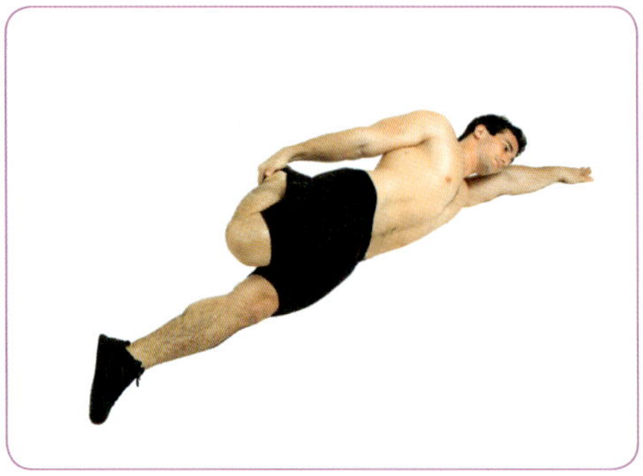

Side-Lying Knee Bend
Pages 304-5

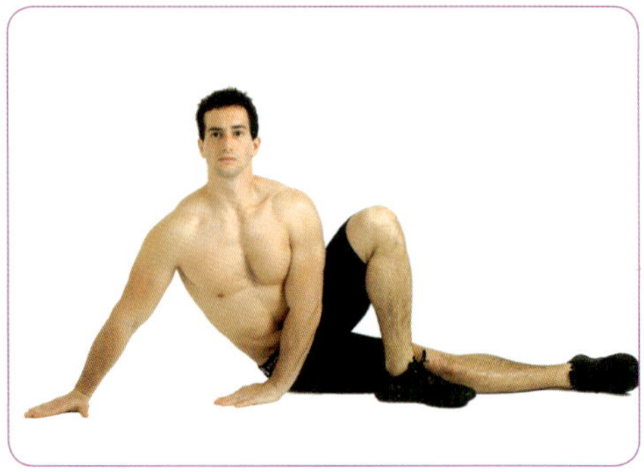

Side-Lying Rib Stretch
Pages 146-47

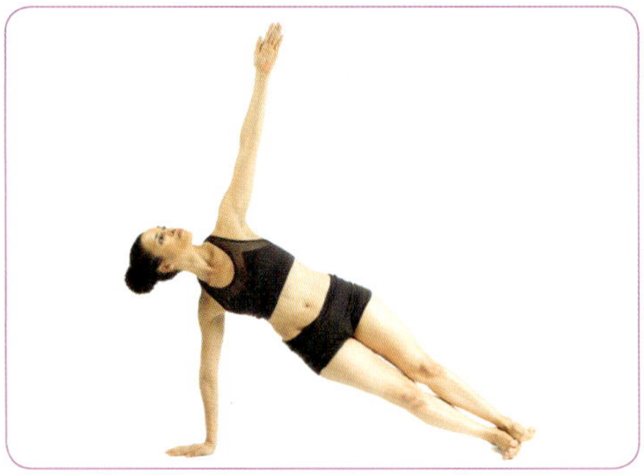

Side Plank
Pages 144-45

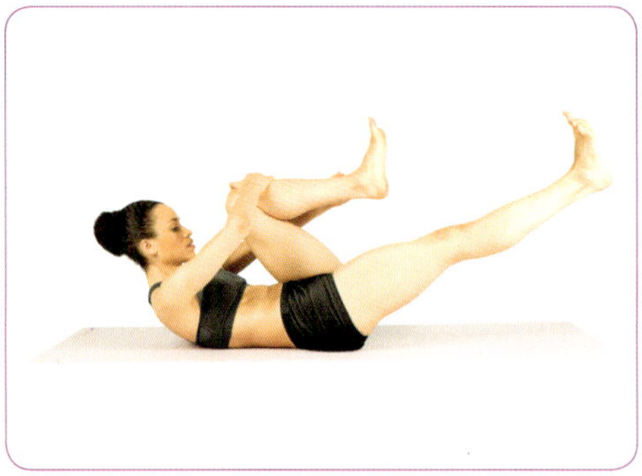

Single-Leg Stretch
Pages 154-55

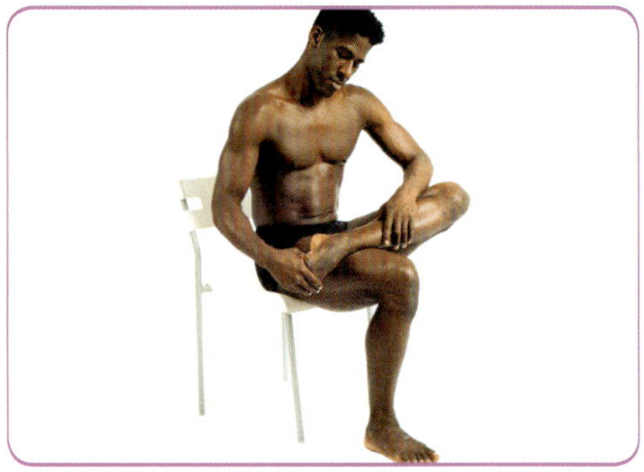

Slope-Down Foot Stretch
Page 321

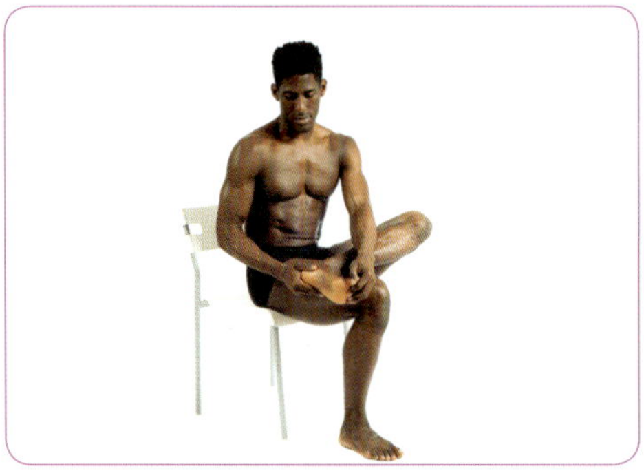

Slope-Up Foot Stretch
Page 320

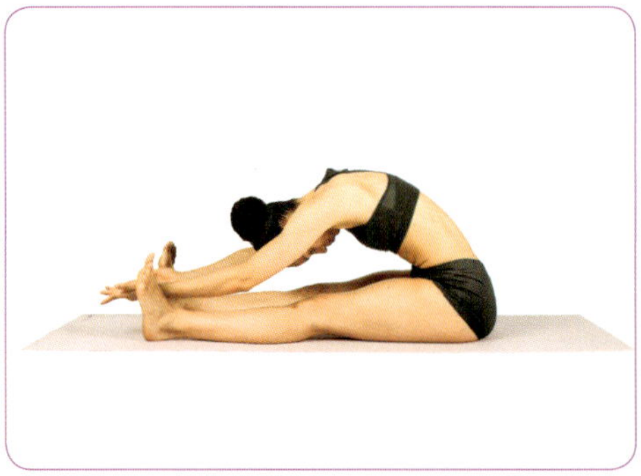

Spine Stretch Forward
Pages 66-67

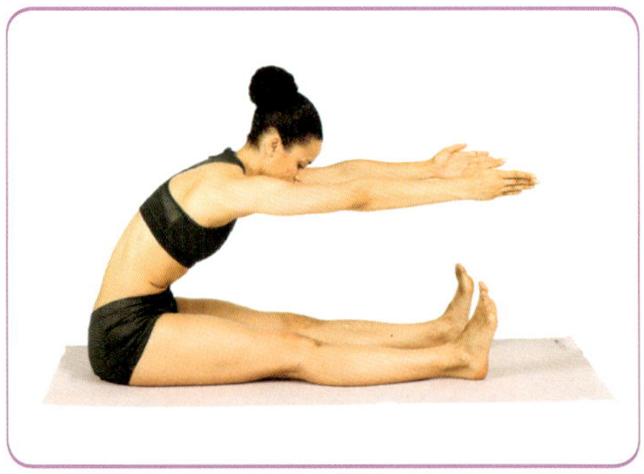

Spine Stretch Reaching
Page 69

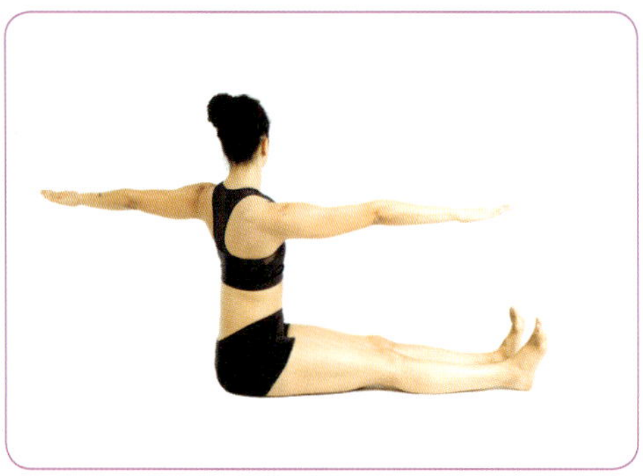

Spine Twist
Pages 64-65

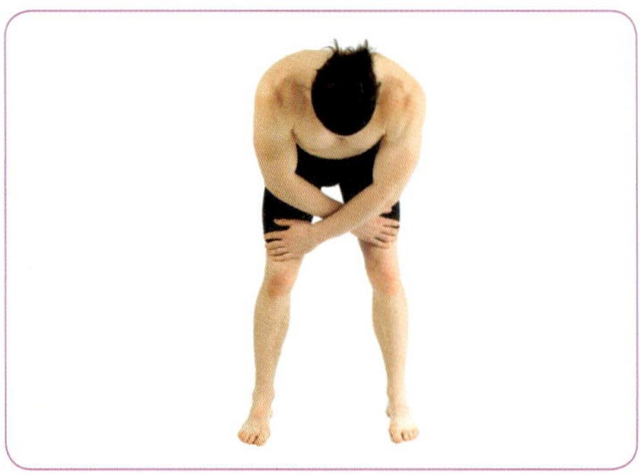

Standing Back Roll
Page 56

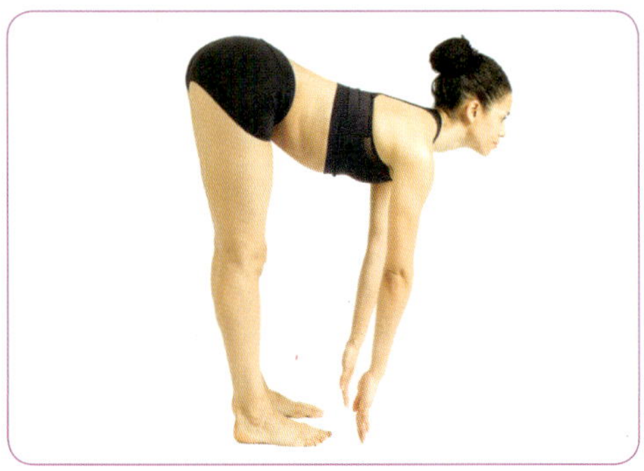

Standing Forward Bend
Pages 258-59

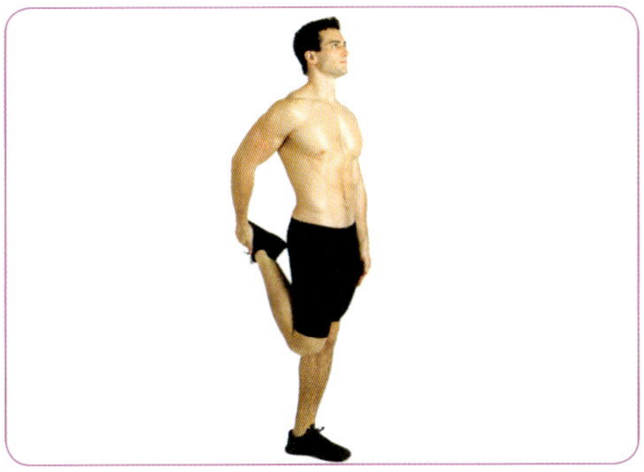

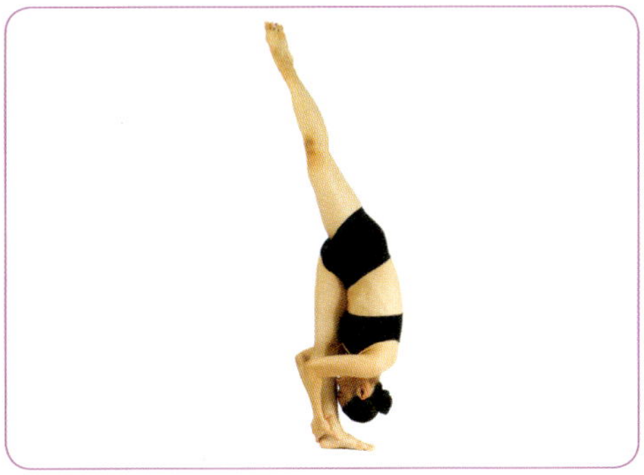

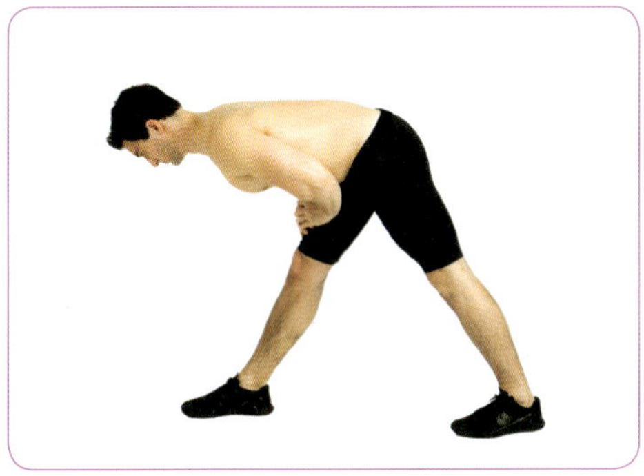

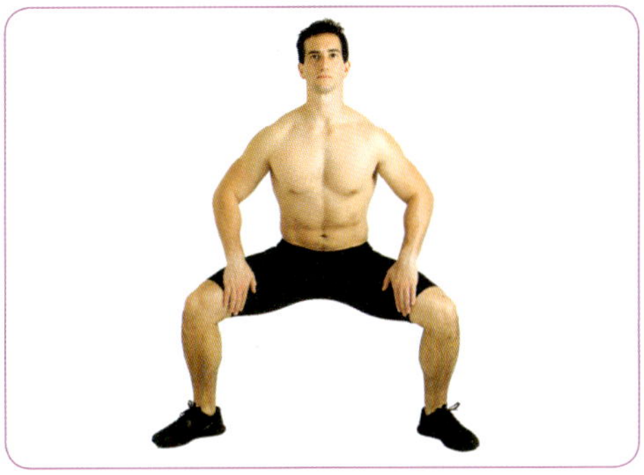

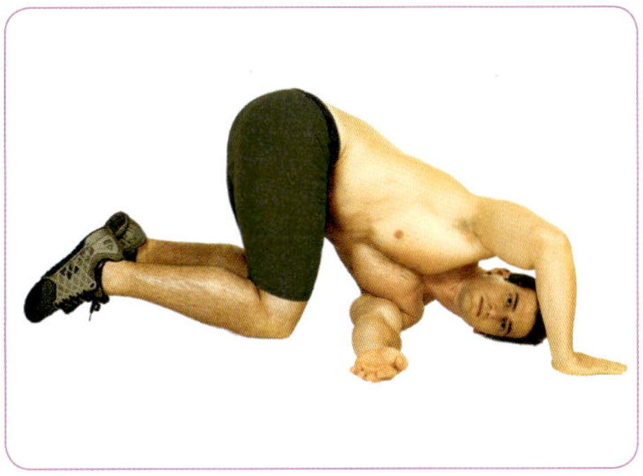

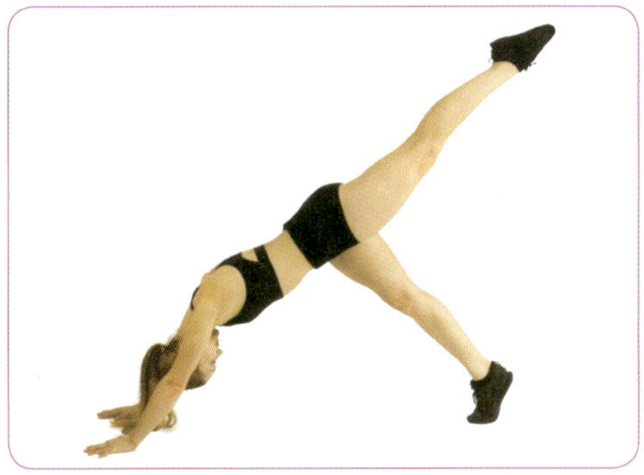

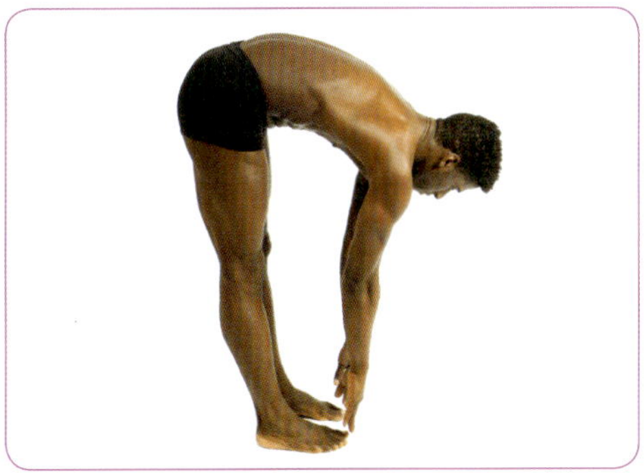

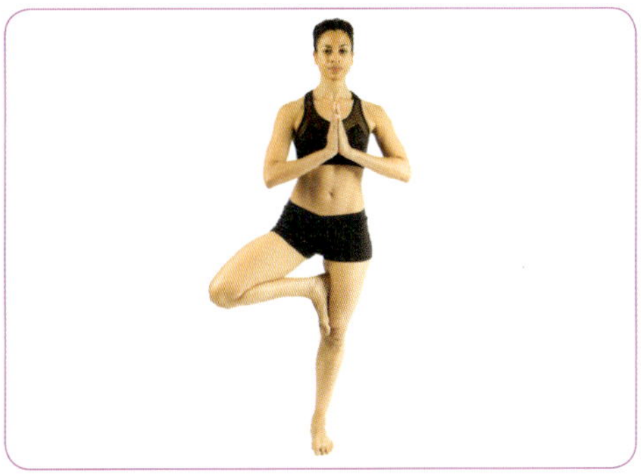

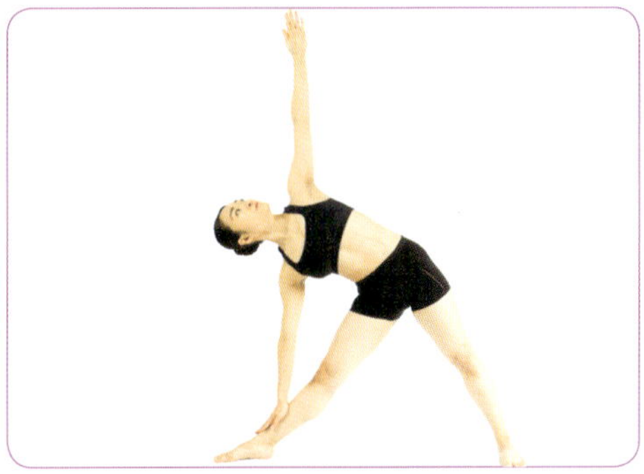

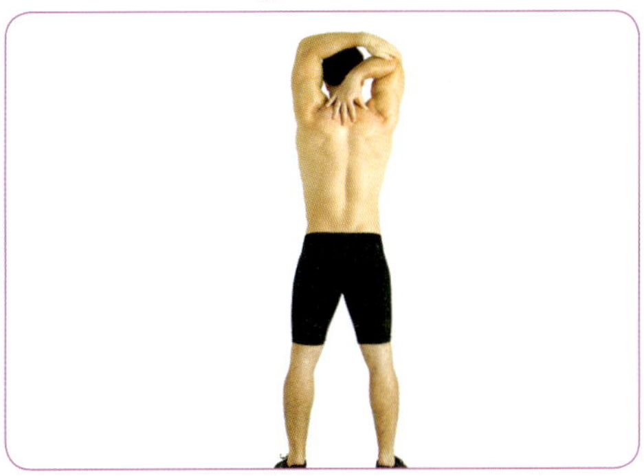

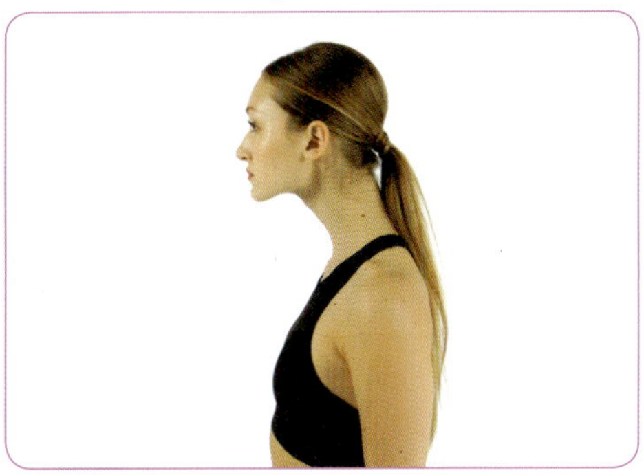

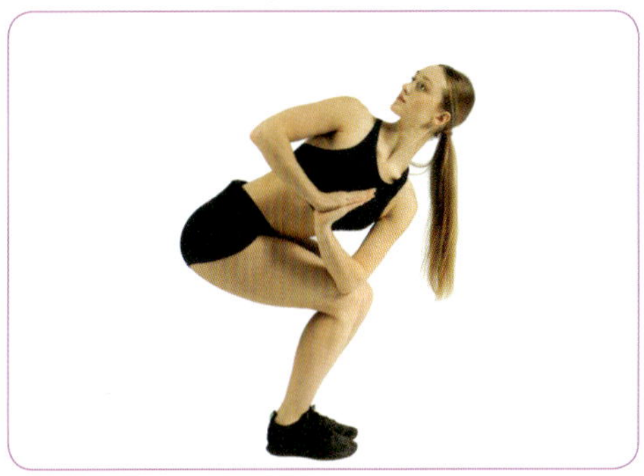

아이콘 인덱스

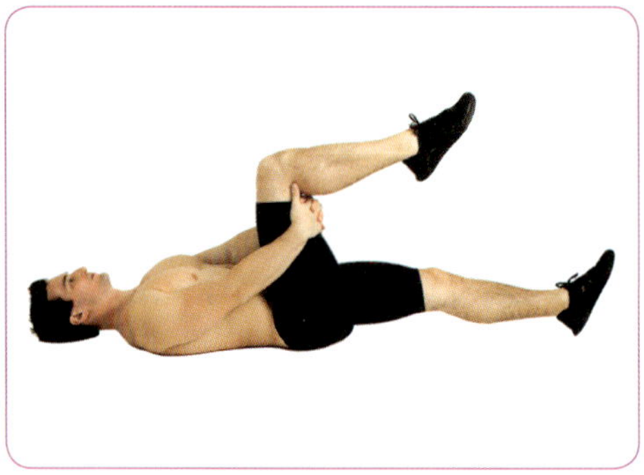

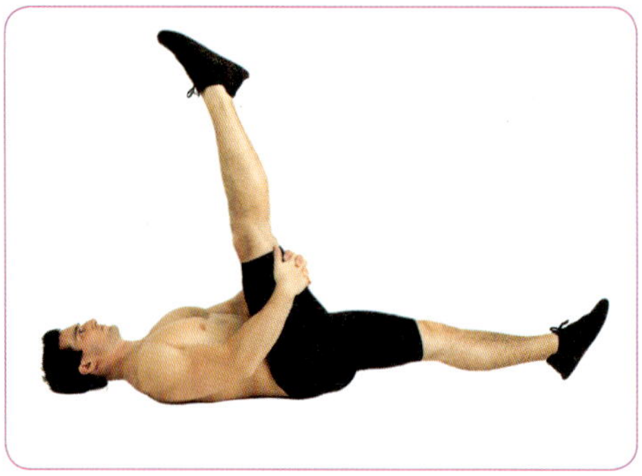

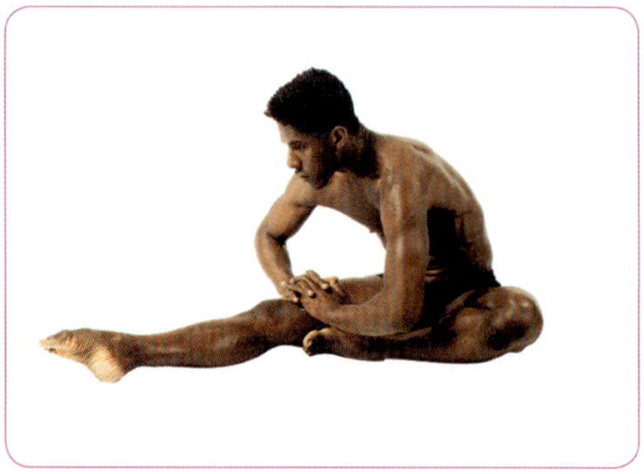

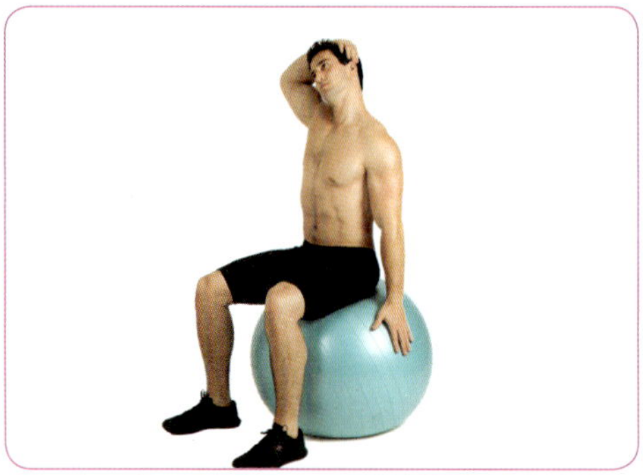

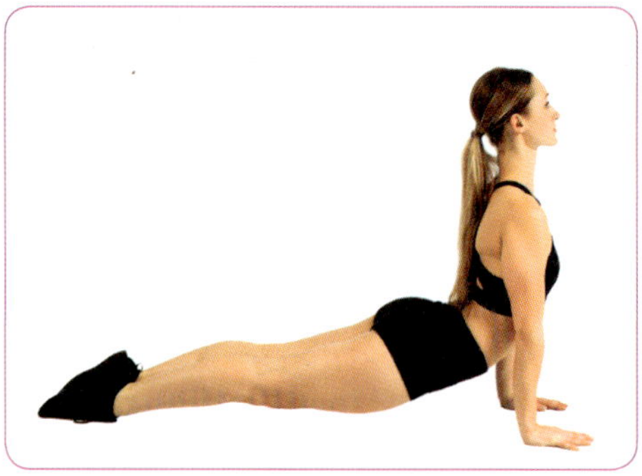

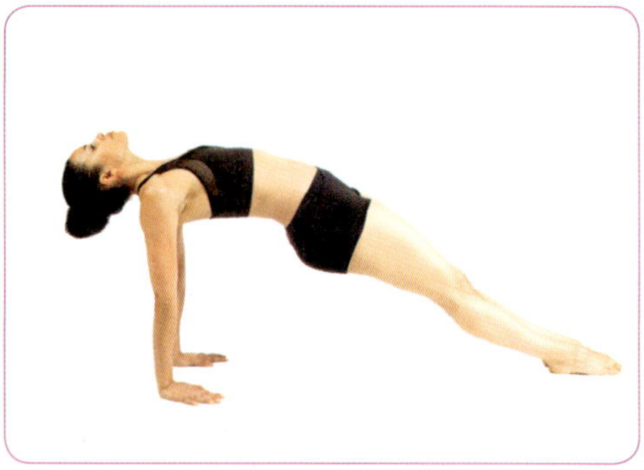

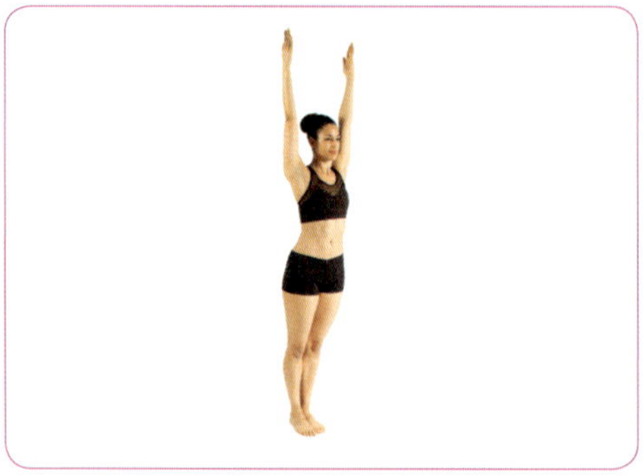

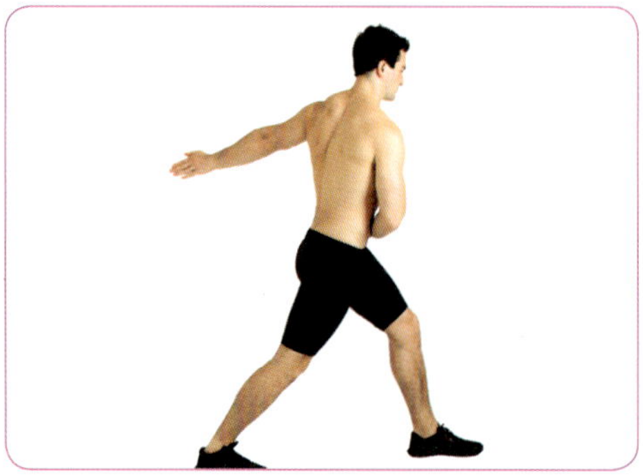

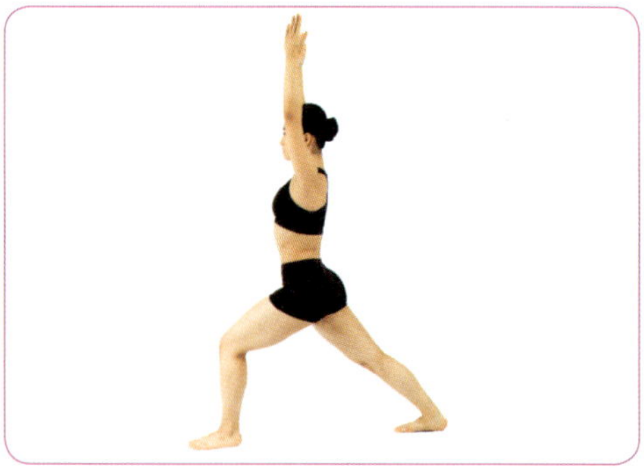

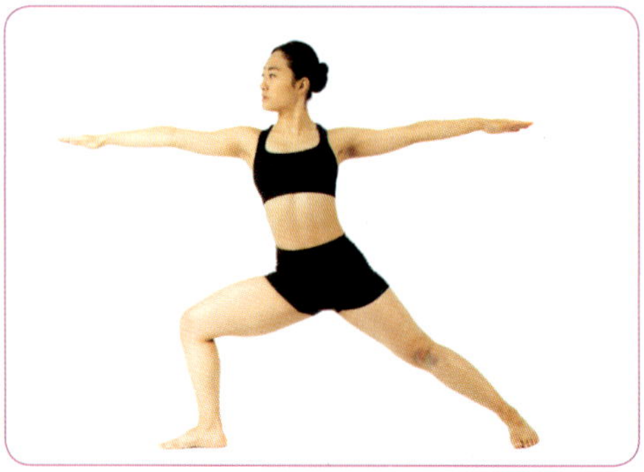

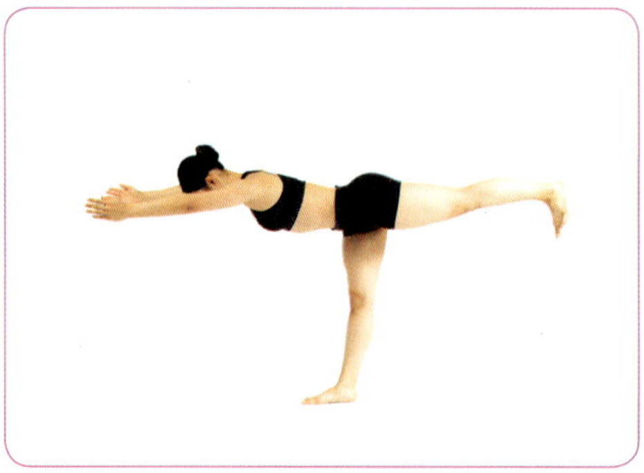

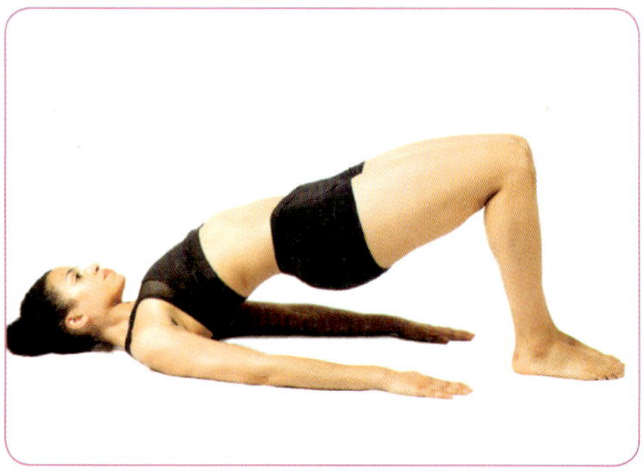

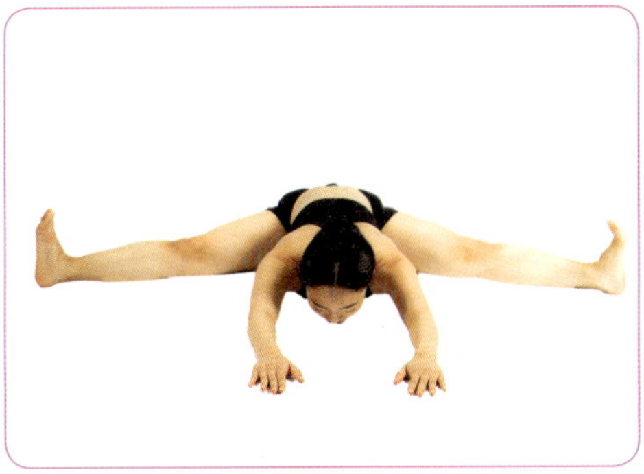

Wide-Angle Seated Forward Bend
Pages 232–33

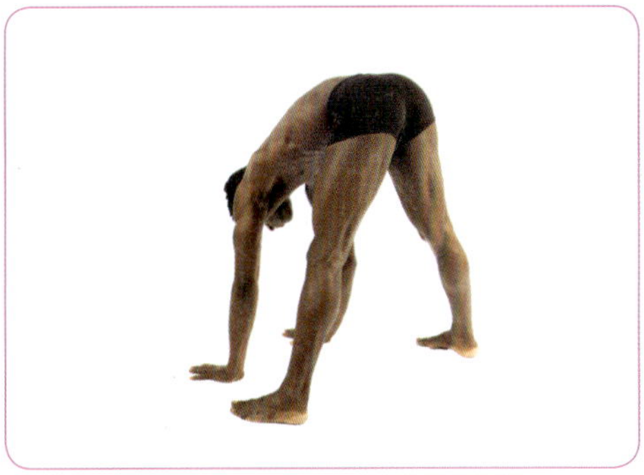

Wide-Legged Forward Bend
Pages 288–89

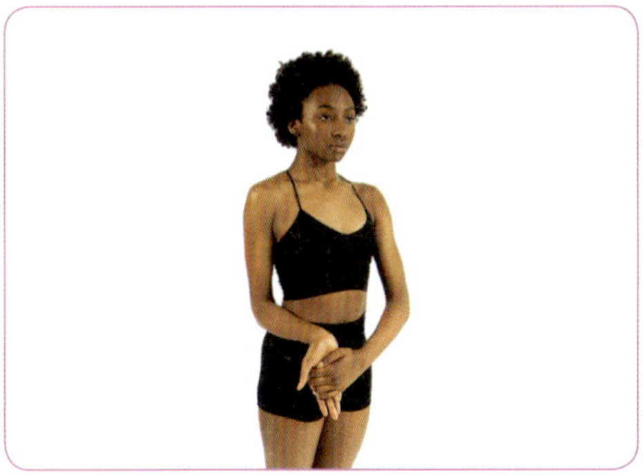

Wrist Extension
Page 101

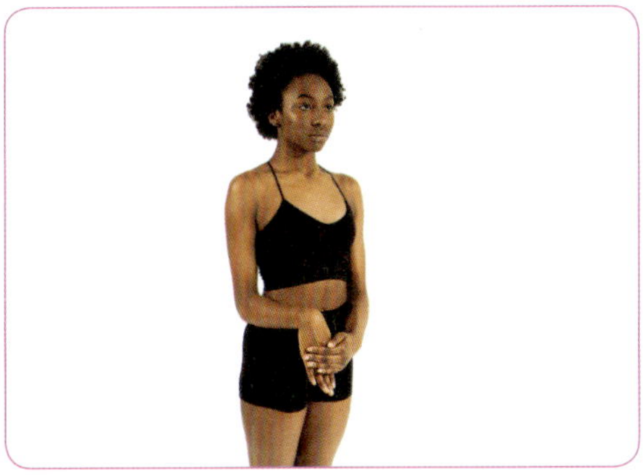

Wrist Flexion
Page 100

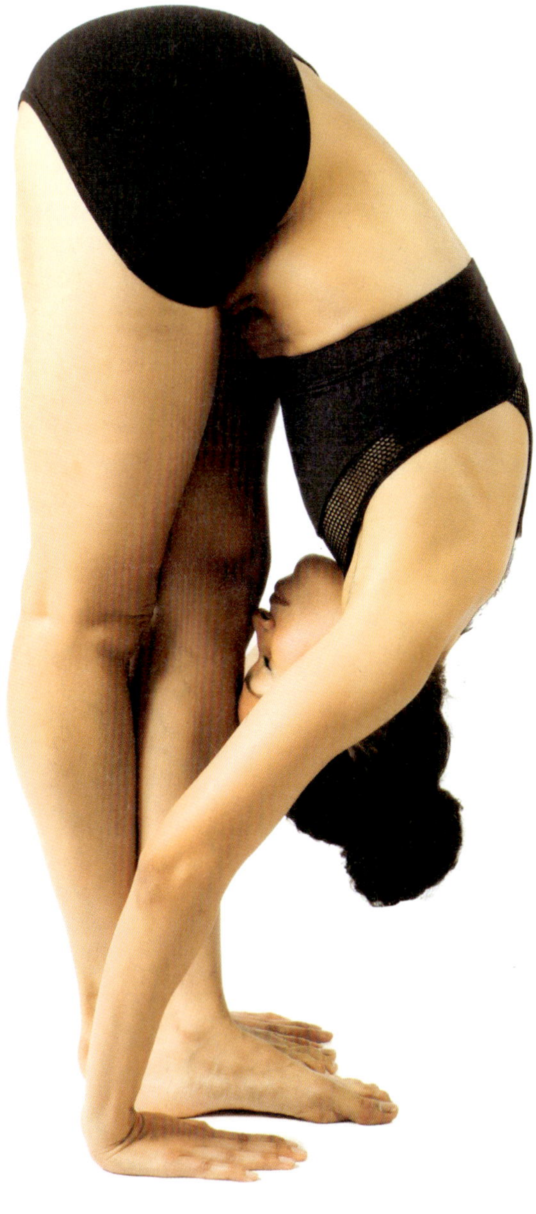

인덱스

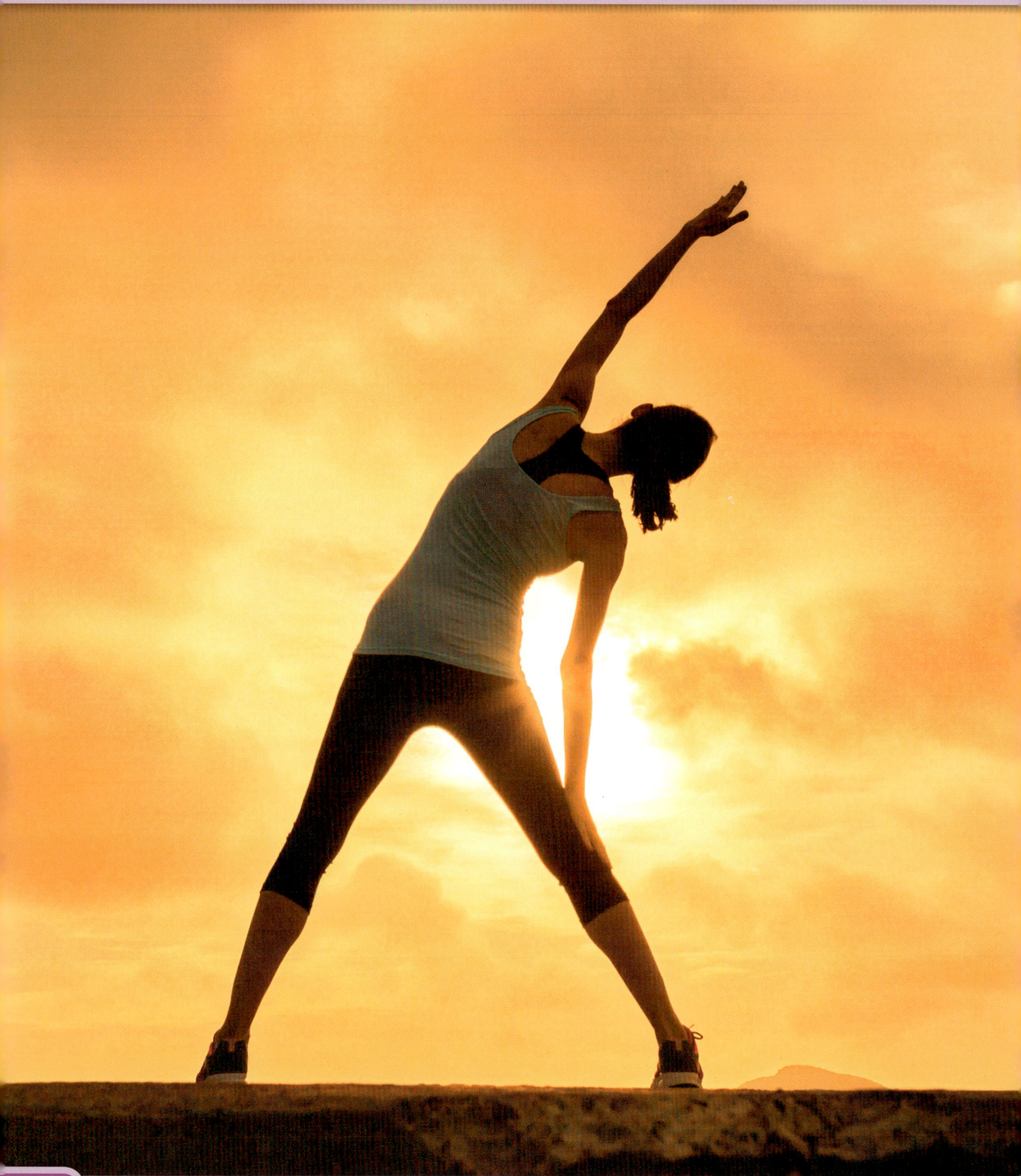

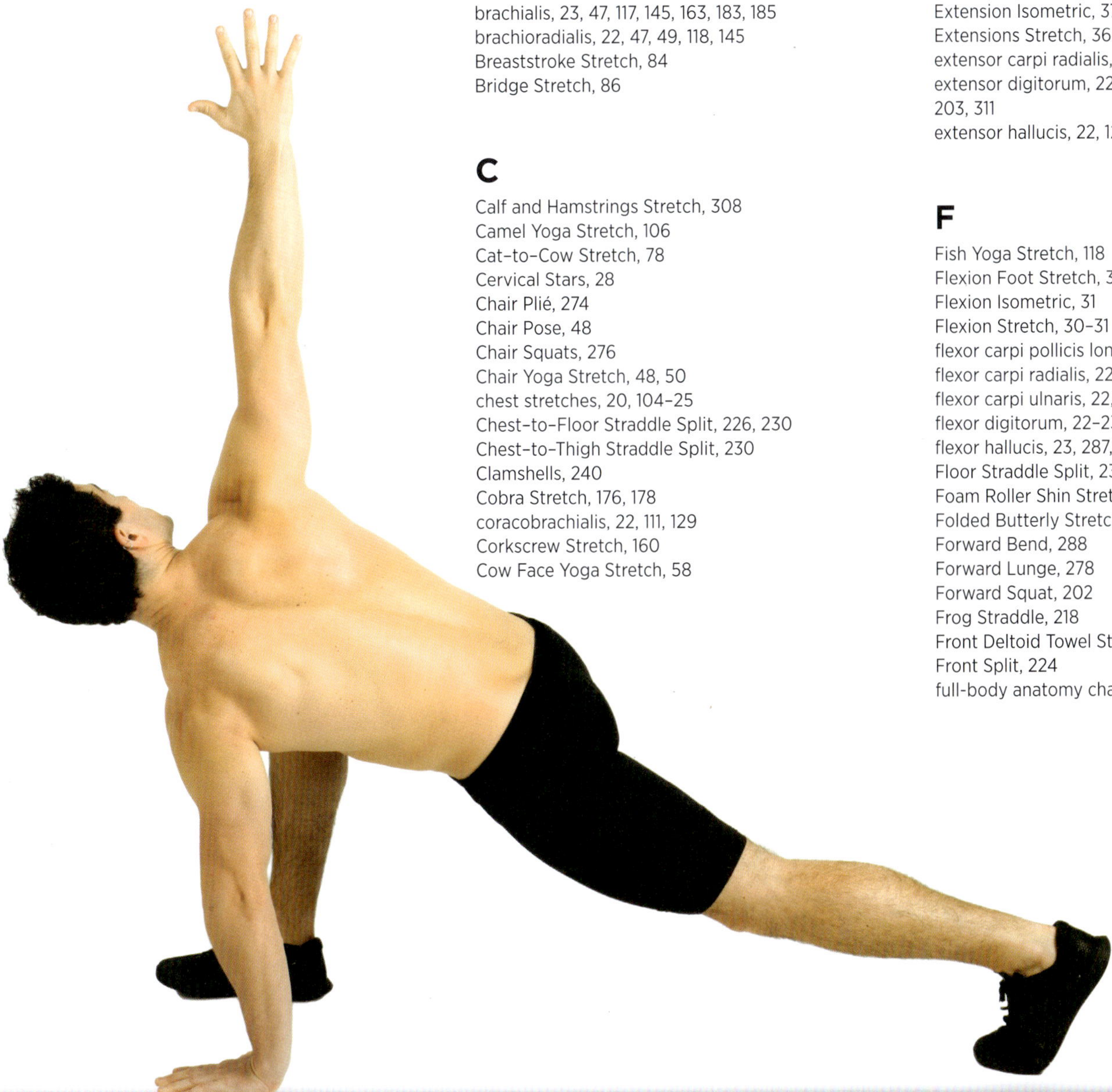

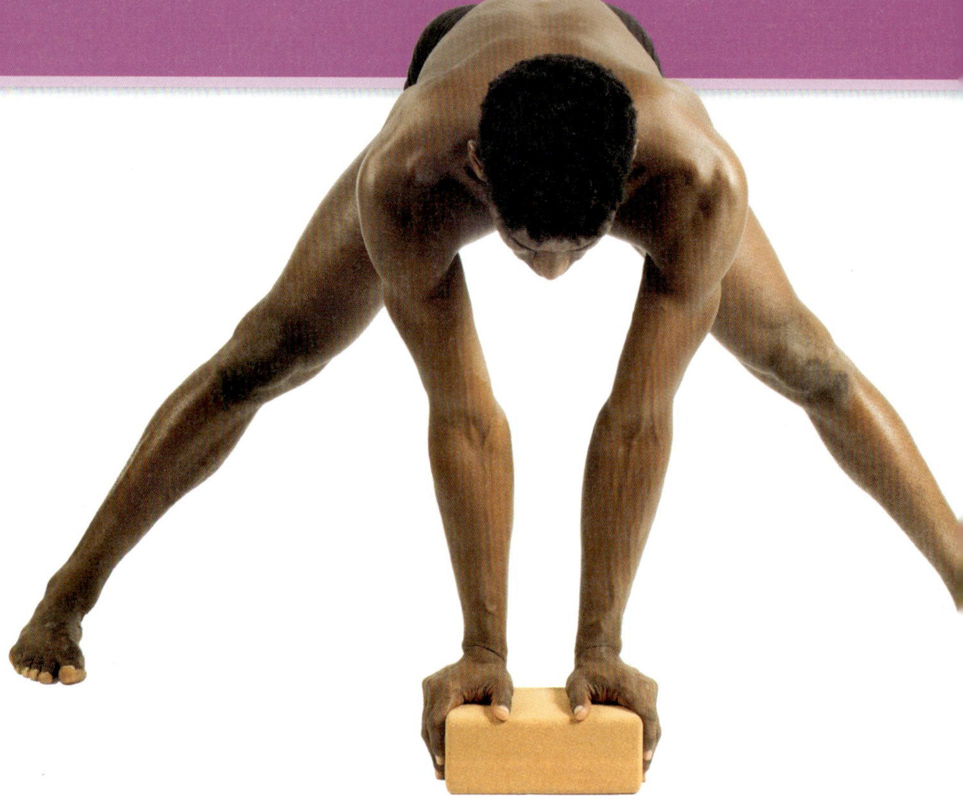

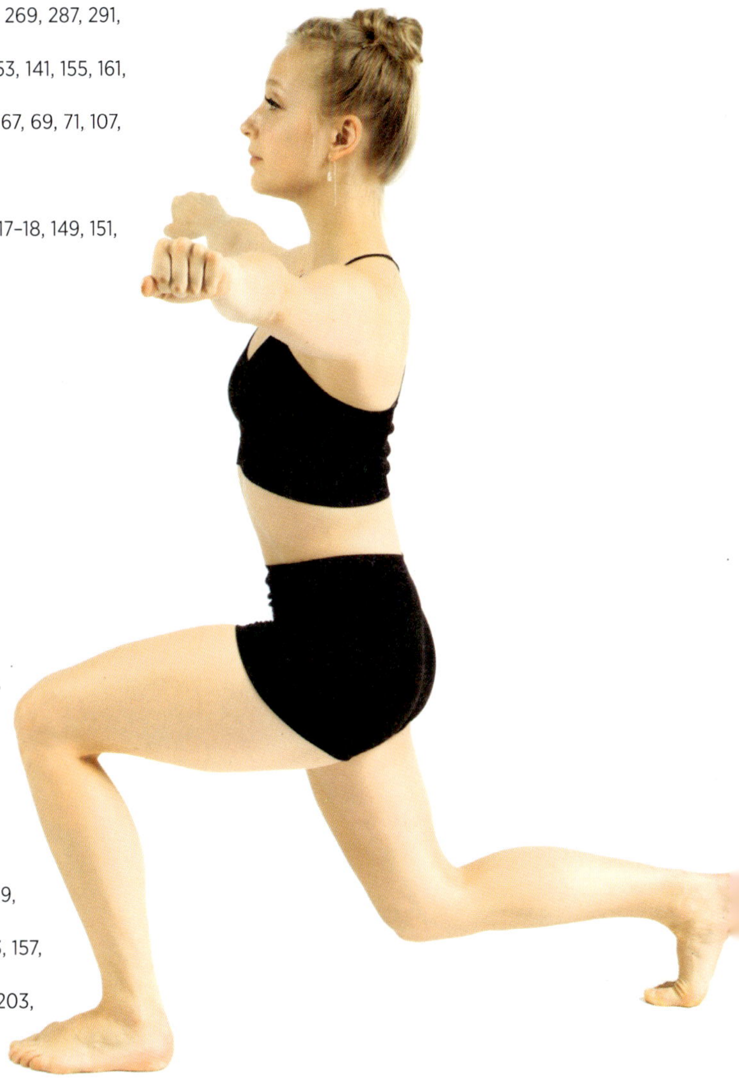

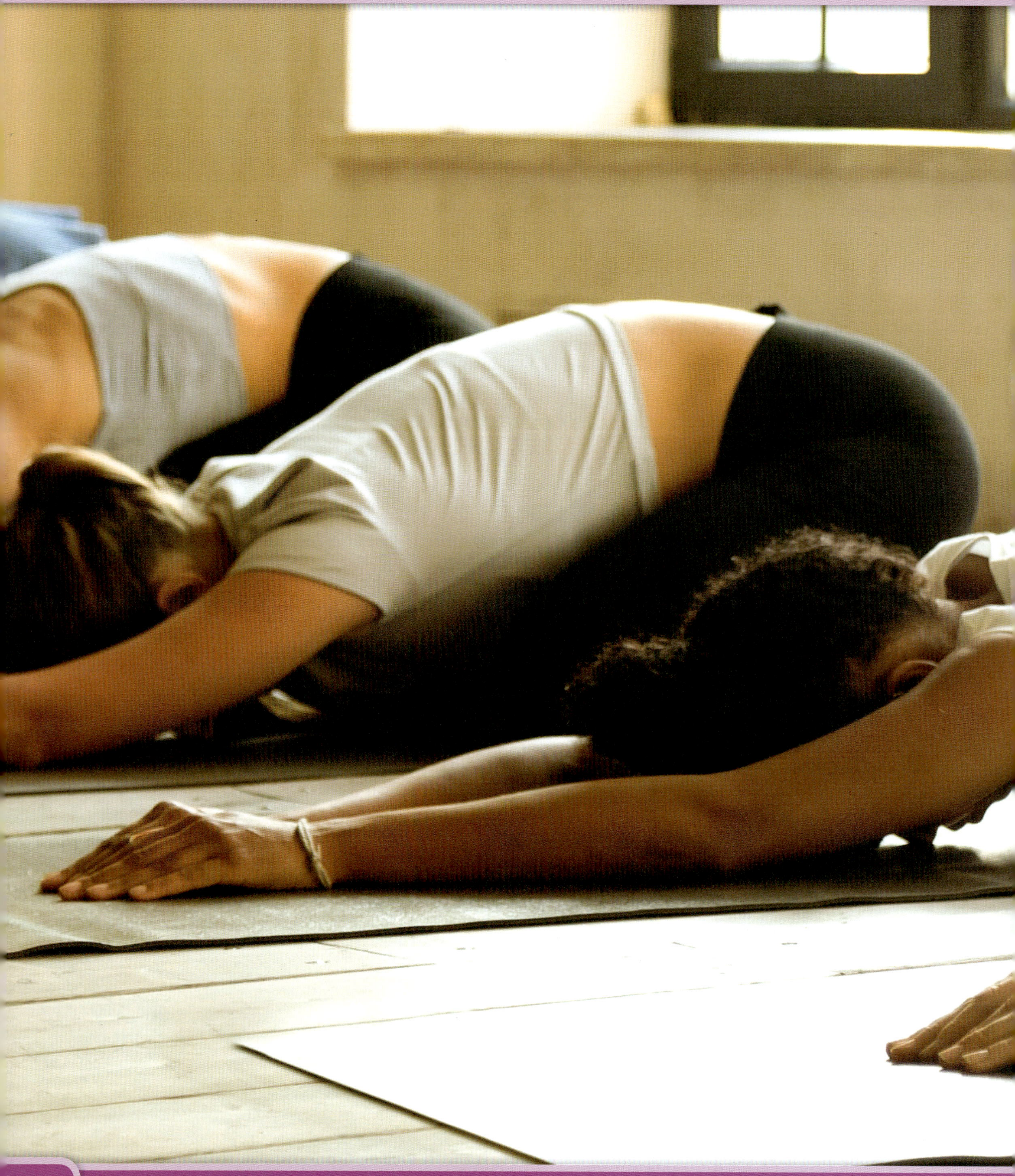

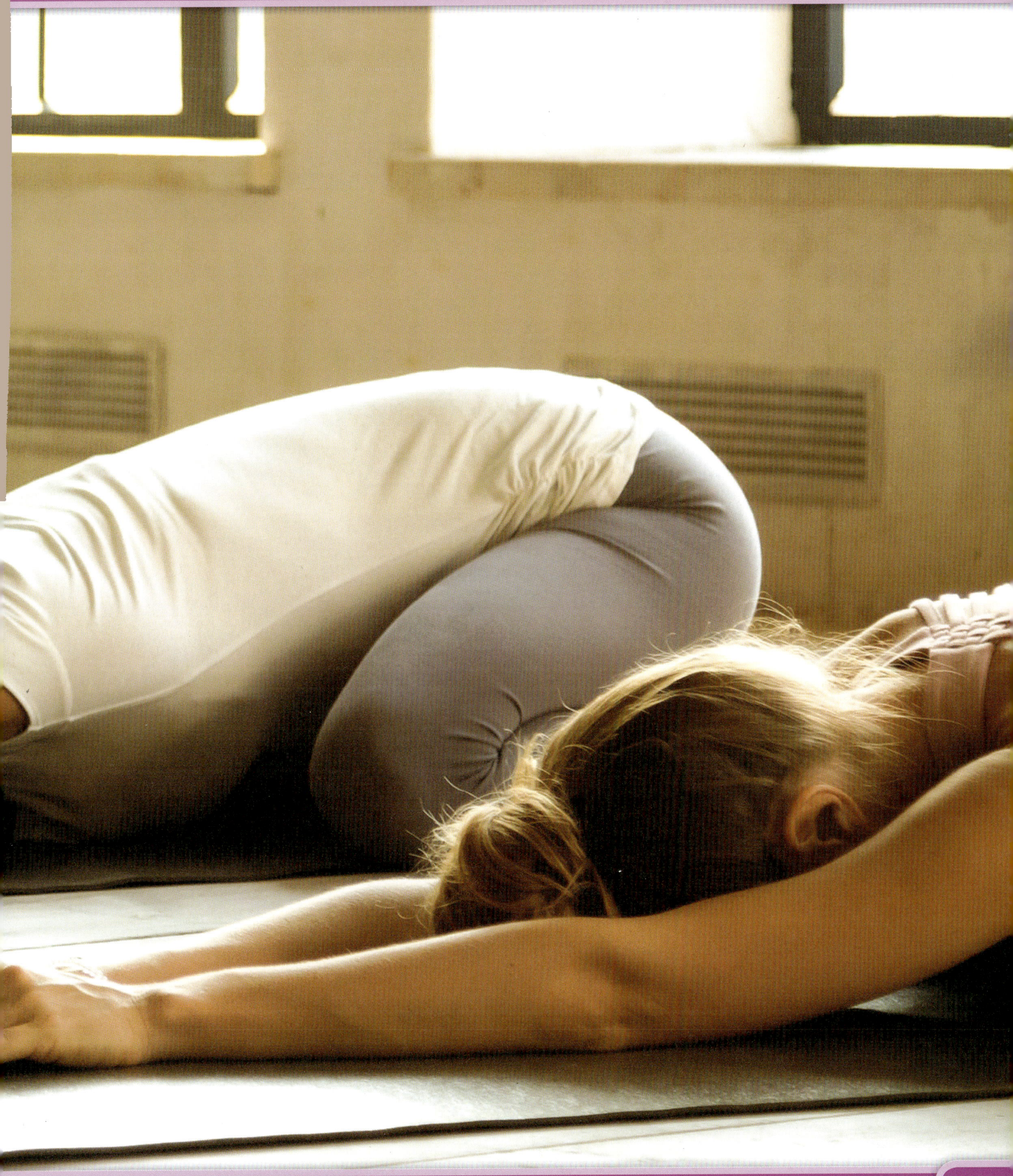

크레딧과 감사글

사진
Naila Ruechel

사진 촬영 보조
Finn Moore

모델
Natasha Diamond-Walker
Jessica Gambellur
Lloyd Knight
Daniel Wright

추가 사진
페이지 4 spwidoff/Shutterstock.com
페이지 7 Maridav/Shutterstock.com
페이지 9 Syda Productions/Shutterstock.com
페이지 10 kikovic/Shutterstock.com
페이지 11 Zynatisg/Shutterstock.com
페이지 12 Nomad_Soul/Shutterstock.com
페이지 13 fizkes/Shutterstock.com
페이지 15 bluedog studio/Shutterstock.com
페이지 16 Rido/Shutterstock.com
페이지 17 GP Studio/Shutterstock.com
페이지 18 Goolia Photography/Shutterstock.com
페이지 19 Jacob Lund/Shutterstock.com
페이지 24-25 Dean Drobot/Shutterstock.com
페이지 44-45 mavo/Shutterstock.com
페이지 102-3 Dusan Petkovic/Shutterstock.com
페이지 126-27 lenetstan/Shutterstock.com
페이지 164-65 Jacob Lund/Shutterstock.com
페이지 194-95 fizkes/Shutterstock.com
페이지 256-57 djile/Shutterstock.com
페이지 374-75 Rocksweeper/Shutterstock.com
페이지 394 KieferPix/Shutterstock.com
페이지 398-99 fizkes/Shutterstock.com

그림
모든 해부학 그림: Adam Moore, Hector Diaz/3DLabz Animation Limited

전신 해부학과 삽입 그림: Linda Bucklin/Shutterstock.com